Temas em psico-oncologia

Dados Internacionais de Catalogação na Publicação (CIP)
(Câmara Brasileira do Livro, SP, Brasil)

Temas em psico-oncologia. São Paulo: Summus, 2008.

Vários autores.
Vários organizadores.
Bibliografia
ISBN 978-85-323-0383-7

1. Câncer – Aspectos psicológicos 2. Câncer – Pacientes – Saúde mental 3. Câncer – Tratamento.

08-05584   CDD-616.9940019
                                                        NLM-QZ 266

Índice para catálogo sistemático:
1. Psico-oncologia: Medicina 616.9940019

Compre em lugar de fotocopiar.
Cada real que você dá por um livro recompensa seus autores
e os convida a produzir mais sobre o tema;
incentiva seus editores a encomendar, traduzir e publicar
outras obras sobre o assunto;
e paga aos livreiros por estocar e levar até você livros
para a sua informação e o seu entretenimento.
Cada real que você dá pela fotocópia não autorizada de um livro
financia o crime
e ajuda a matar a produção intelectual de seu país.

Temas em psico-oncologia

Organizadores

Vicente Augusto de Carvalho

Maria Helena Pereira Franco

Maria Julia Kovács

Regina Liberato

Rita de Cássia Macieira

Maria Teresa Veit

Maria Jacinta Benites Gomes

Luciana Holtz

summus editorial

TEMAS EM PSICO-ONCOLOGIA
Copyright © 2008 by autores
Direitos desta edição reservados por Summus Editorial

Editora executiva: **Soraia Bini Cury**
Assistentes editoriais: **Bibiana Leme e Martha Lopes**
Capa e projeto gráfico: **Daniel Rampazzo/Casa de Idéias**
Diagramação: **Lucas Godoy e Jordana Chaves/Casa de Idéias**
Impressão: **Gráfica Santa Marta**

Summus Editorial
Departamento editorial:
Rua Itapicuru, 613 – 7º andar
05006-000 – São Paulo – SP
Fone: (11) 3872-3322
Fax: (11) 3872-7476
http://www.summus.com.br
e-mail: summus@summus.com.br

Atendimento ao consumidor:
Summus Editorial
Fone: (11) 3865-9890

Vendas por atacado:
Fone: (11) 3873-8638
Fax: (11) 3872-7476
e-mail: vendas@summus.com.br

Impresso no Brasil

SUMÁRIO

Prefácio, 9
Maria Margarida M. J. de Carvalho (Magui)

Apresentação, 11
Os organizadores

PARTE I – Psico-oncologia: conceituação, definições, abrangência do campo, 13

Psico-oncologia: definições e área de atuação, 15
Maria Teresa Veit; Vicente Augusto de Carvalho

PARTE II – Câncer: definições, principais sítios, diagnósticos e formas de tratamento, 21

O aconselhamento genético em câncer, 23
Bernardo Garicochea; Maria Cristina Monteiro de Barros

Biologia do câncer, 32
Ricardo Caponero

Câncer de mama, 40
Alfredo Carlos S. D. Barros

Câncer e gestação, 46
Adriana Tourinho Ferreira Buzaid; Antonio Carlos Buzaid

Câncer de próstata e de testículo, 52
Jorge Hallak; Marcello Cocuzza; William Carlos Nahas

Câncer ginecológico: ovário, útero e vagina, 59
João Carlos Mantese

Câncer de pele, 67
Sergio Henrique Hirata; Fernando Augusto de Almeida; Mauro Y. Enokihara; Ival Peres Rosa; Guilherme O. Olsen de Almeida

Câncer de cabeça e pescoço, 82
Anói Castro Cordeiro; Elaine Stabenow

Leucemias e linfomas, 92
Nelson Hamerschlak

Câncer gastrointestinal, 100
José Carlos Evangelista

Tumores do parênquima renal, 109
Marcus V. Sadi

Câncer ósseo, 120
Antonio Sérgio Petrilli

Câncer de pulmão, 130
Otavio Gampel

Tumores primários do sistema nervoso central, 134
José Marcus Rotta; Fernando Campos Gomes Pinto

A cirurgia de câncer e suas fronteiras, 145
A. André Magoulas Perdicaris

Radioterapia, 150
João Victor Salvajoli; Maria Leticia Gobo Silva

Quimioterapia, 155
Ricardo Caponero; Luciana M. Lage

Imunoterapia e tratamentos biológicos do câncer, 168
Nise Hitomi Yamaguchi

Transplante de célula-tronco hematopoiética: visão geral, 172
Daniela Carinhanha Setúbal; Maribel Pelaez Dóro

PARTE III – Prevenção do câncer, 187

Prevenção do câncer, 189
Rafael A. Kaliks; Auro Del Giglio

PARTE IV – Psico-oncologia: aspectos psicossociais, 193

Qualidade de vida do enfermo oncológico: um panorama sobre o campo e suas formas de avaliação, 195
Sebastião Benício da Costa Neto; Tereza Cristina Cavalcanti Ferreira de Araujo

Câncer: recursos de enfrentamento na trajetória da doença, 209
Dóris Lieth Nunes Peçanha

Compreendendo as vivências de adolescentes com câncer: análise fenomenológica do TAT, 218
Adriana Bigheti; Elizabeth Ranier Martins do Valle

Psiconeuroimunologia, 233
Regina Paschoalucci Liberato

PARTE V – Aspectos psiquiátricos do paciente com câncer, 241

Transtornos do humor em psico-oncologia, 243
Karen Mendes Graner; Luiz Teixeira Sperry Cezar; Chei Tung Teng

Transtorno de ansiedade em pacientes com câncer, 257
Vicente Augusto de Carvalho

Reação de ajustamento em oncologia, 271
Pedro Altenfelder Silva; Carolina de Mello-Santos

Outros transtornos psiquiátricos em oncologia, 276
Rodrigo Fonseca Martins Leite; Chei Tung Teng

PARTE VI – Sintomas e seqüelas do câncer e de seus tratamentos: aspectos psicossociais, 285

Dor e câncer, 287
Ana Claudia de Lima Quintana Arantes

Dor: aspectos médicos e psicológicos, 294
Fernanda Rizzo di Lione

Sexualidade e câncer, 303
Rita de Cássia Macieira; Maria Fernanda Maluf

Terapia antiemética em quimioterapia, 316
James Farley Rafael Maciel; Celso Massumoto

Complicações orais do tratamento oncológico, 323
Marcos Martins Curi

PARTE VII – Intervenções psicossociais, 333

Reabilitação psicossocial do paciente com câncer, 335
Angela Damasio da Cunha; Frida Abezgauz Rúmen

Psicoterapia, 341
Regina Paschoalucci Liberato; Vicente Augusto de Carvalho

Terapias integradas à oncologia, 351
Regina Paschoalucci Liberato; Vicente Augusto de Carvalho

A família em psico-oncologia, 358
Maria Helena Pereira Franco

Intervenções em psico-oncologia em instituições, 362
Maria Teresa Veit; Luciana Holtz de Camargo Barros

A psico-oncologia e o atendimento domiciliar em cuidados paliativos, 373
Marco Tullio de Assis Figueiredo; Vera Anita Bifulco

Cuidados paliativos, 382
Maria das Graças Mota Cruz de Assis Figueiredo

Aproximação da morte, 388
Maria Julia Kovács

Trabalho com pessoas enlutadas, 398
Maria Helena Pereira Franco

A comunicação essencial em oncologia, 403
A. André Magoulas Perdicaris; Maria Júlia Paes da Silva

Espiritualidade no enfrentamento do câncer, 414
Regina Paschoalucci Liberato; Rita de Cássia Macieira

PARTE VIII – Especialidades integradas ao tratamento do paciente oncológico, 433

Fisioterapia em câncer, 435
Angela G. Marx; Marcia Colliri Camargo

Abordagem nutricional no tratamento do paciente oncológico, 443
Claudia Cristina Alves; Lilian Mika Horie; Letícia De Nardi; Dan Linetzky Waitzberg

Terapia ocupacional em oncologia, 456
Marilia Bense Othero

Fonoaudiologia em câncer, 465
Lica Arakawa Sugueno; Alessandra Cristina dos Santos Fornari

PARTE IX – Psico-oncologia pediátrica, 475

Oncologia pediátrica, 477
Maria Lydia Mello de Andréa

Efeitos tardios do tratamento do câncer na infância e na adolescência, 496
Elisa Maria Perina; Maria José Mastellaro; Nely Aparecida Guernelli Nucci

O câncer na criança: a difícil trajetória, 505
Elizabeth Ranier Martins do Valle; Mirian Aydar Nascimento Ramalho

A reinserção escolar de crianças com câncer: desenvolvimento de uma proposta interprofissional de apoio em oncologia pediátrica, 517
Gisele Machado da Silva; Elizabeth Ranier Martins do Valle

PARTE X – Equipe multidisciplinar em psico-oncologia, 529

Serviços de psico-oncologia: configuração e implementação, 531
Maria Teresa Veit

Formação profissional em psico-oncologia, 543
Maria Julia Kovács; Rita de Cássia Macieira; Vicente Augusto de Carvalho

Estresse e síndrome de *burnout* em equipes que cuidam de pacientes com câncer: cuidando do cuidador profissional, 556
Regina Paschoalucci Liberato; Vicente Augusto de Carvalho

PARTE XI – Temas especiais, 573

Questões legais e de direito no câncer, 575
Maria Cecília Mazzariol Volpe

Pesquisa em psico-oncologia, 590
Maria Helena Pereira Franco; Maria Julia Kovács

Internet em oncologia: pacientes, 596
Luciana Holtz de Camargo Barros

Internet e câncer: profissionais de saúde, 602
Ricardo Caponero

Programas de educação continuada para pacientes oncológicos, 608
Arli Melo Pedrosa; Maria Jacinta Benites Gomes

Grupos de ajuda mútua a pacientes com câncer, 612
Maria Jacinta Benites Gomes

PARTE XII – Epílogo, 617

A psico-oncologia no Brasil: notas sobre o passado e o presente; aspirações e estratégias para o futuro, 619
Márcia Maria Alves de Carvalho Stephan

PREFÁCIO

Quando fui convidada pelos organizadores para escrever dois capítulos neste livro, estava com problemas de saúde, mais especificamente de visão, e não foi possível aceitar o convite. Por algum tempo fiquei triste, sentindo que algo de muito importante acontecia na minha área de atuação e eu não estava participando. Meus colegas e amigos estavam reunidos e eu me via impedida de acompanhá-los nesse processo. A possibilidade de escrever o prefácio agora, no final da elaboração do livro, trouxe a alegria de volta. Não estarei ausente nesse novo marco da psicologia no Brasil!

Recebi o título e o sumário e fiquei agradavelmente surpresa com a amplitude dos temas, a interação entre oncologia, psicologia e outras áreas, enfim, com o exercício da multidisciplinaridade e transdisciplinaridade, anseio sempre presente na psico-oncologia.

O livro é mais que uma coletânea de textos sobre temas importantes na área. É uma obra que descreve um campo de conhecimento, focalizando suas bases técnicas e seus níveis de atuação. Somos membros de uma área nova, recente na história das profissões, o que faz de nós membros de um setor de estudos ainda desconhecido por muitos. Nesse sentido, o livro focaliza as propostas e os objetivos da psico-oncologia, costurando suas partes para esclarecer o conjunto; divulga a importância da compreensão e do amparo psicológico aos pacientes de câncer, à sua família e aos profissionais de saúde que os têm sob seus cuidados; acompanha todas as fases da doença, desde a sua prevenção, o diagnóstico temido, os tratamentos difíceis, muitas vezes mutiladores e agressivos, a cura que traz alívio, mas também o medo de recidivas, a fase terminal e o luto; enfatiza a importância de cuidar das dores sofridas no processo de adoecer. São dores de perda – da saúde, do corpo saudável, de papéis sociais comprometidos – e dores físicas, muitas vezes presentes no paciente oncológico.

Comecei a seguir o roteiro e a apreciar a seqüência proposta, a organização dos temas e os títulos dos capítulos. E, lendo alguns textos mais detalhadamente, valorizei o tratamento científico dado aos temas. Todas as afirmações têm por base pesquisas, conhecimentos aprofundados, informações essenciais. A leitura deste livro corresponde a um curso completo de psico-oncologia, apenas sem o estágio. Temos, portanto, um roteiro para os cursos de especialização na área. Júlio de Mello Filho, na citação inicial de seu livro *Identidade médica* (São Paulo: Casa do Psicólogo, 2007), escreve: "Em medicina e em amor, nem nunca, nem sempre". Mas, neste momento, este livro é um excelente manual, que será refeito e revisto quando as modificações vierem.

É importante ressaltar a preocupação com o detalhamento das características dos tipos de câncer em função de sua localização e diferentes formas de tratamento, iniciativa de enorme importância para os profissionais não médicos da área, bem como para os médicos que atendem esses pacientes e não são oncologistas – como psiquiatras e cirurgiões plásticos.

Por outro lado, a obra detalha questões psicológicas muitas vezes ignoradas por aqueles médicos que tratam de doenças e não de doentes. Essas questões foram muito bem elaboradas e apresentadas em vários capítulos, e trazem subsídios para a compreensão psicossomática do ser humano. No livro *Medicina psicossomática* (Porto Alegre: Artes Médicas, 1989), Franz Alexander diz que fenômenos somáticos e psicológicos ocorrem no mesmo organismo e são dois aspectos do mesmo processo – o objeto dos estudos psicológicos não difere daquele da fisiologia; os dois diferem apenas na abordagem.

Outro aspecto relevante do livro é a importância dada aos cuidados paliativos, que devem estar sempre presentes no cuidar, mesmo quando ainda se pode curar. E especialmente quando não há mais possibilidades de cura, mas necessidades de cuidados especiais. O atendimento ao paciente gravemente enfermo, a morte, o morrer e a espiritualidade são partes integrantes e fundamentais na psico-oncologia. Sem falar na importância da comunicação adequada – contar ou não contar, o que contar, como contar, em que momento, quando as notícias não são boas.

Cuidar dos sobreviventes do câncer infantil e de todos os sobreviventes, que vivem com marcas e mudanças, cuidar do estresse dos cuidadores, formais e informais; cuidar das questões legais e bioéticas; enfim, muitos são os tópicos abordados neste livro de imenso valor no trato com o paciente de câncer.

Também se aborda, com muita propriedade, a história da nossa Sociedade Brasileira de Psico-Oncologia, no seu pioneirismo e na sua coragem de existir.

Concluo com a certeza de que este é um excelente livro para todos os profissionais da área da saúde que queiram conhecer a psico-oncologia. Parabéns aos organizadores e a todos os participantes!

Maria Margarida M. J. de Carvalho (Magui)
Professora doutora do Instituto de Psicologia da USP
Sócia honorária da Sociedade Brasileira
de Psico-Oncologia
Prêmio Carmem Prudente em Oncologia 2007

APRESENTAÇÃO

Psico-oncologia, psicooncologia, oncopsicologia, oncologia psicossocial... Designações diferentes e grafias diversas para a mesma idéia: a do melhor conhecimento teórico e técnico sobre o câncer, seus tratamentos, efeitos colaterais, seqüelas e, acima de tudo, sobre o cuidado com o paciente, seus familiares e seus cuidadores, sejam estes leigos ou profissionais.

Nas necessidades humanas presentes por todo o trajeto do paciente oncológico se estabeleceu, desde o início, a base dessa subespecialidade ainda jovem.

Psico-oncologia, a designação oficializada entre nós, nasceu na Argentina, na década de 1960. A seguir, nos Estados Unidos, a área se instituiu e fortaleceu, assim como aconteceu na Europa e nos demais continentes.

Entre nós, o interesse pela área surgiu no fim dos anos 1970. De lá para cá muitos passos foram dados. Encontros e congressos, atividades isoladas de profissionais dedicados, formação de grupos que se constituíram em verdadeiras equipes de trabalho e produção acadêmica de qualidade foram criando o que hoje podemos considerar o corpo de conhecimento e prática da psico-oncologia brasileira.

Nosso saber repousa sobre a experiência recolhida da prática clínica, do aprofundamento de estudos e reflexões que a singularidade de nossa realidade vem suscitando. Foi-se construindo gradativamente e contou sempre com uma interação de qualidade entre os profissionais envolvidos.

Em 2005, com a finalização de dois exercícios subseqüentes na diretoria da Sociedade Brasileira de Psico-Oncologia, nasceu entre seus integrantes esta idéia: a de reunir, em uma única obra, os diversos elementos que se haviam acumulado com a experiência brasileira.

Buscamos, na nova diretoria de nossa Sociedade, o apoio ao que idealizáramos. E foi assim que ela assumiu a publicação deste livro, estimulando-nos e acompanhando-nos por todo o tempo.

Como coordenadores desse projeto instigante, elaboramos roteiros, buscamos colegas representantes de especialidades afins, formulamos convites e assumimos a autoria de alguns capítulos.

Percalços não impediram que levássemos a caminhada até o fim. Aqui estamos hoje, com a obra terminada. No entanto, estamos cientes de que essa finalização sugere um recomeço, em que lacunas que independeram da nossa vontade, mas resultaram de impedimentos objetivos importantes, venham a ser preenchidas. Desde já convidamos colegas autores e todos os leitores a permanecer conosco nos próximos passos.

Agradecemos aos autores convidados o empenho e a generosidade com que, ao compartilharem seus saberes, agregaram brilho e qualidade a este primeiro tratado de psico-oncologia brasileira.

Os organizadores

PARTE I
PSICO-ONCOLOGIA: CONCEITUAÇÃO, DEFINIÇÕES, ABRANGÊNCIA DO CAMPO

PSICO-ONCOLOGIA: DEFINIÇÕES E ÁREA DE ATUAÇÃO

Maria Teresa Veit; Vicente Augusto de Carvalho

A psico-oncologia constitui-se em uma área do conhecimento da psicologia da saúde, aplicada aos cuidados com o paciente com câncer, sua família e os profissionais envolvidos no seu tratamento.

A origem da psico-oncologia está associada a fatos relacionados ao desenvolvimento da oncologia e da psicologia.

Do ponto de vista histórico vale lembrar que, desde a Antiguidade, o câncer tem sido associado a estados emocionais, embora apenas em nossos dias essa associação tenha adquirido mais clareza, bem como a necessidade de combinar o tratamento do câncer com cuidados psicológicos.

Já Hipócrates (460-370 a.C.), da Escola de Cós, afirmava que a saúde era uma evidência de que o indivíduo havia atingido um estado de harmonia entre instâncias internas, assim como com o meio ambiente. Manter-se saudável era uma questão de reconhecer esse equilíbrio e respeitá-lo, vivendo conforme as leis da natureza. Ele estabeleceu a teoria dos humores, segundo a qual o equilíbrio entre esses humores (sangue, bile amarela, bile negra e fleuma) garantia a permanência da saúde. Alguns resquícios dessa teoria chegaram aos nossos dias, quer em nossa linguagem, quando se fala de um indivíduo sanguíneo, bilioso ou fleumático, quer por sua concepção dinâmica que prefigura a abordagem psicossomática.

Séculos mais tarde, Galeno (131-201 d.C.) estabeleceu uma visão mais positivista e mecanicista da medicina, gerando uma inflexão da linha de desenvolvimento do pensamento médico. Em certo momento observou que mulheres deprimidas tinham mais tendência ao câncer do que as mais animadas e bem-dispostas.

No século XVII Descartes (1596-1650) estabeleceu um sistema dicotômico de pensamento. Em sua concepção de indivíduo, observa-se a divisão em duas instâncias: *res cogitans* e *res extensa*. Essa forma de ver o ser humano exerceu grande influência no pensamento ocidental, sendo responsável pelo significativo desenvolvimento das ciências do qual somos testemunhas. No entanto, dividir o ser em duas instâncias dificulta a visão integrada dele.

O caminho cartesiano foi sendo reforçado pelos estudos médicos desenvolvidos posteriormente, como, por exemplo, os trabalhos de Koch (1843-1910) e Pasteur (1822-1895), cujas descobertas contribuíram para a formulação da Teoria da Etiologia Específica, segundo a qual cada doença teria um agente etiológico próprio.

Outros eventos importantes foram o desenvolvimento da vacina contra a tuberculose, em 1906, e o surgimento de vários medicamentos, como o salvarsan, para a sífilis, em 1911; a insulina, na década de 1920; a sulfa, na década de 1930; a penicilina, na década de 1940; e os neurolépticos e quimioterápicos, na década de 1950.

Paradoxalmente, foi o grande desenvolvimento científico e tecnológico, fruto da dicotomia cartesiana, que aproximou mente e corpo, descobrindo inter-relações entre esses dois elementos e fazendo que gradualmente passássemos a ver o indivíduo como um todo, como o organismo que é.

Trabalhos de vários autores, como Hans Selye, na década de 1920, na Universidade MacGill (Canadá), descrevendo o fenômeno do estresse; e Walter Cannon, na década de 1930, na Universidade de Harvard (Estados Unidos), desenvolvendo experimentos em psiconeurofisiologia e descrevendo o fenômeno da homeostase, muito contribuíram para o posterior desenvolvimento do que mais tarde se chamou de medicina psicossomática.

Ainda outras descobertas, como as que levaram ao detalhamento do funcionamento do sistema imunológico, acabaram por dar origem a uma nova especialidade médica, a imunologia. A descoberta da inter-relação do sistema nervoso central com o funcionamento do sistema imunológico ampliou essa especialidade, que passou a ser chamada de neuroimunologia. Com a percepção de que elementos de ordem psicológica influíam, por sua vez, no funcionamento desse complexo, a especialidade se tornou ainda mais abrangente, passando a ser conhecida como psiconeuroimunologia. Finalmente, a inclusão dos conhecimentos da endocrinologia a transformou em psiconeuroendocrinoimunologia. Assim, a abordagem científica que fez que as observações convergissem, chegando à intimidade do funcionamento do organismo humano, acabou por abrir esse foco ao revelar a interação de aspectos físicos e psíquicos.

Além dessa vertente, passou a ser considerada outra, trazida pela percepção de que aspectos psicossociais estavam envolvidos no adoecimento.

O câncer é uma doença que desencadeia comportamentos peculiares. Sempre foi algo a ser escondido por vir acompanhado de muitos estigmas, como a inevitabilidade da morte e as explicações equivocadas a respeito de sua etiologia, que atribuíam a sua origem à promiscuidade sexual ou à falta de higiene e transmitiam a idéia de ser uma enfermidade contagiosa ou repugnante.

O câncer passou a ser visto da mesma forma que a lepra e a sífilis, distinguindo-se, no entanto, da tuberculose, que passou a ser vista como uma doença ligada à sensibilidade do espírito e tratada com certo *glamour*. Sontag (1984, p. 39) cita, em sua obra *A doença como metáfora*, que o compositor Camille Saint-Saëns, em 1913, teria afirmado que "Chopin foi tuberculoso numa época em que boa saúde não era elegante".

Dada a associação com a idéia de morte inevitável, o diagnóstico era dado somente a familiares e nunca aos pacientes, prática que permaneceu até pouco tempo em nosso meio. Esse fato trazia algumas conseqüências importantes, como o afastamento do paciente do conhecimento de um fato que dizia respeito a ele e, com isso, sua exclusão da esfera decisória em relação a condutas que o envolviam diretamente. Esperava-se a cooperação submissa do paciente nas determinações dos médicos e de familiares.

Ocultar a informação trazia outras conseqüências. A comunicação de médicos e familiares com o paciente ficava truncada. O segredo a ser ocultado, ao impedir uma comunicação aberta, acabava por comprometer o contato mais amplo com o paciente, deixando-o numa condição de isolamento, além de infantilizá-lo. Todos se tornavam atores de uma representação de má qualidade na qual paciente, médicos e familiares fingiam não saber o que sabiam.

Em certo momento da história das doenças, o câncer passou também a simbolizar as emoções que não podiam ser expressas, ficando reservada ao paciente de câncer a idéia da incapacidade de lidar adequadamente com as vicissitudes emocionais de sua vida, gerando mais um estigma (Sontag, 1984).

O câncer também tem sido usado freqüentemente como metáfora de comportamentos e condições sociais que significam destruição ou desintegração moral ou social. Lemos ou ouvimos amiúde expressões como "Os políticos são o câncer de nosso país", o que contribui para a manutenção e ampliação do preconceito.

Deve-se lembrar que a oncologia, desde fins do século XIX, vem experimentando progressos consideráveis. A primeira área a viver avanços importantes foi a da cirurgia. O advento da anestesia e o desenvolvimento de técnicas cirúrgicas possibilitaram a realização de extensas cirurgias nas quais tumores passaram a ser extirpados, tendo como resultado a possibilidade de cura. Isso fez que surgisse a noção de que diagnóstico precoce e intervenção rápida eram elementos importantes, já que possibilitavam a extirpação do câncer antes da formação de metástases. Criava-se assim a necessidade de que essas noções fossem divulgadas para a população.

O primeiro esforço de educação pública para o câncer aconteceu na Europa nos anos 1890. Winter, um ginecologista da Prússia, propunha que mulheres fossem mais bem informadas sobre os sinais característicos do câncer. Uma campanha jornalística desencadeada naquele local em 1903 tornava públicos os sinais de alerta do surgimento de câncer. Na Inglaterra, Childe desenvolveu uma campanha similar, alertando sobre o fato de que o diagnóstico precoce fazia que o câncer não mais se caracterizasse como sentença de morte. Também sugeriu que se criassem por todo o mundo sociedades de controle de câncer para ter um público bem informado (Holland, 1989).

Paralelamente a essa nova atitude em relação ao câncer, continuava o progressivo desenvolvimento dos tratamentos médicos. No início da segunda metade do século XX, surgiram os primeiros medicamentos que podiam tratar o câncer. O primeiro deles foi derivado da mostarda nitrogenada, gás usado como arma química na Segunda Guerra Mundial. No início da década de 1950 conseguiu-se o primeiro sucesso no tratamento quimioterápico do câncer, um caso de coriocarcinoma, com o uso de um único agente, o metotrexate, inaugurando uma nova era na história dessa doença.

Passou-se a usar a associação de quimioterapia, radioterapia e cirurgia, o que ajudou a ampliar o número de casos tratados com sucesso, tanto no que diz respeito à cura quanto ao aumento da sobrevida dos pacientes.

Exemplo disso é o fato de que nos Estados Unidos, país que sempre se mostrou pioneiro em pesquisas sobre o câncer e na criação de procedimentos terapêuticos, obtiveram-se, no tratamento de crianças com leucemia, resultados expressivos. Em 1956 todas as crianças com esse diagnóstico morriam num prazo de cerca de um ano. Em 1980, 60% a 80% das crianças diagnosticadas obtinham cura. Dados semelhantes foram observados em várias outras modalidades de câncer, como doença de Hodgkin, tumor de Wilms, tumor não-Hodgkin, rabdomiossarcoma, sarcoma osteogênico, neuroblastoma e tumores cerebrais.

Esses fatos levaram a uma progressiva mudança no comportamento dos médicos em relação a informar o paciente do diagnóstico. À medida que esse diagnóstico deixava de ser considerado sentença de morte, a informação podia ser dada sem que o médico tivesse de retê-la ou informar apenas a família, como conduta caridosa em relação ao paciente.

Hoje em dia esses dados são ainda melhores, abrangendo um número maior de tumores e transformando o câncer numa doença crônica, o que resulta em grande número de pacientes curados ou vivendo muitos anos com a doença, controlando-a e tratando de seus sintomas. Isso levou ao surgimento de uma nova área de intervenção psicológica voltada aos cuidados com os sobreviventes do câncer e suas necessidades de lidar com a condição de cura ou com a cronicidade, com as possíveis sensações de insegurança – resultado de terem adoecido –, e eventuais seqüelas, além de sua inserção no novo cotidiano.

Os dados anteriormente citados contribuíram também para a mudança no comportamento social de uma parte da população em relação ao câncer. A partir da década de 1950, inicialmente nos Estados Unidos, algumas pessoas que ocupavam posições de destaque na sociedade começaram a tornar público o fato de estarem com câncer e a debater, de forma mais aberta, questões relativas ao adoecimento, criando programas de apoio a novos pacientes e contribuindo para a diminuição dos estigmas envolvidos.

Em nosso meio o mesmo passou a acontecer. Campanhas de arrecadação de fundos para a construção e manutenção de hospitais específicos para o tratamento do câncer ajudaram a colocar em evidência questões relacionadas a essa doença, tirando-a gradualmente de um território pouco nítido no qual a sustentação dos preconceitos era favorecida. Na cidade de São Paulo, pessoas como Carmen Prudente tiveram um papel importante nesse processo. Em meados da década de 1940 ela iniciou uma campanha de arrecadação de fundos para a construção de um hospital para pacientes com câncer, o Hospital A. C. Camargo, conhecido como Hospital do Câncer. Fundou ainda a Liga Feminina de Combate ao Câncer, instituindo um serviço de voluntárias que contribuíram para essa tarefa, bem como para o apoio aos pacientes. Esse trabalho foi de grande ajuda no processo de desmistificação da imagem atribuída ao câncer. Serviu também como modelo para outras iniciativas que se multiplicaram por todo o país.

Simultaneamente, outras ações foram desenvolvidas pelos governos federal e estadual. No âmbito nacional foi criado o Instituto Nacional de Câncer (Inca), cuja história se iniciou em 13 de janeiro de 1937, quando o então presidente Getúlio Vargas assinou o decreto de criação do Centro de Cancerologia no Serviço de Assistência Hospitalar do Distrito Federal, no Rio de Janeiro. Em 1941 o governo federal, buscando desenvolver uma política nacional de controle do câncer, criou o Serviço Nacional de Câncer (SNC). Três anos mais tarde, o Centro de Cancerologia transformou-se no Instituto de Câncer, órgão de suporte executivo daquele serviço.

Em 1961 o SNC tornou-se o Instituto Nacional de Câncer, sendo atualmente órgão do Ministério da Saúde. Tem como missão realizar "ações nacionais integradas para prevenção e controle do câncer", tendo como visão estratégica "exercer plenamente o papel governamental na prevenção e no controle do câncer, assegurando a implantação das ações correspondentes em todo o Brasil, e, assim, contribuir para a melhoria da qualidade de vida da população" ("Missão e visão", *site* do Inca).

Na década de 1980 o Inca e a Campanha Nacional de Combate ao Câncer reorientaram suas ações por meio do Sistema Integrado de Controle do Câncer (SICC). A partir daquele momento, observou-se uma ação contínua por todo o território nacional, na forma de programas que abrangiam vários aspectos do controle do câncer, como informação (registros de câncer), campanhas contra o tabagismo, prevenção de cânceres prevalentes, educação em cancerologia nos cursos de graduação em ciências da saúde e divulgação técnica e científica, ações que se estenderam até nossos dias.

Na década de 1990 tivemos a promulgação da Lei Orgânica da Saúde, que, entre outras medidas, criou o Sistema Único de Saúde (SUS) e reforçou a posição do Inca, já que ele passou a ser considerado órgão referencial para o estabelecimento de parâmetros e a avaliação de serviços prestados ao SUS. Nos anos subseqüentes, 1991, 1998 e 2000, "decretos presidenciais ratificariam a função do Inca como órgão governamental responsável pela formulação da Política Nacional de Prevenção e Controle do Câncer (PNPCC) e como respectivo órgão normativo, coordenador e avaliador" ("Inca comemora 70 anos: um exemplo para a saúde do Brasil", 2007).

No ano de 2000, com o intuito de levar para a população que não vivia em capitais uma assistência oncológica integral, o Ministério da Saúde publicou a portaria 3.535, que regulamentou o Projeto Expande – Projeto de Expansão da Assistência Oncológica – e determinou que o Inca assumisse sua coordenação. Para atender às intenções desse projeto planejaram-se a criação, implantação e implementação de centros de oncologia em hospitais gerais: os Centros de Alta Complexidade em Oncologia. Dessa forma o Inca pretendia ampliar a oferta de serviços de diagnóstico, cirurgia, quimioterapia, radioterapia e cuidados paliativos em áreas do país que não contassem com eles. Essa mesma portaria determinou que os serviços de oncologia a serem credenciados pelo SUS contassem com um psicólogo clínico, refletindo a percepção da necessidade de cuidar dos aspectos emocionais envolvidos no adoecimento por câncer. Atualmente o decreto 741/05 ratifica a obrigatoriedade de suporte psicológico ao paciente com câncer, e a Agência Nacional de Saúde (ANS) aponta, no rol dos procedimentos mínimos a serem cobertos por planos e operadoras de saúde, a psicoterapia em situações de crise, o que engloba, indubitavelmente, os diagnósticos e tratamentos oncológicos.

O surgimento da psico-oncologia

Gradualmente, no decorrer da prática médica, foi-se percebendo que aspectos psicossociais estavam envolvidos na incidência, evolução e remissão do câncer. Assim, muitos médicos passaram a se preocupar com os aspectos psicológicos presentes no adoecimento por câncer. Então, psiquiatras começaram a ser chamados para atender pacientes em função do diagnóstico e dos tratamentos, muitas vezes, assustadores.

Além disso, à medida que foi sendo reconhecido que a etiologia e o desenvolvimento do câncer e a adesão aos tratamentos estavam associados a fatores psicológicos, comportamentais e sociais, tornou-se necessário desenvolver técnicas de abordagem psicológica na área da saúde que pudessem melhorar a qualidade de vida dos pacientes e seus familiares e também garantissem sua participação ativa em todo o processo de tratamento. Dessa forma, a psicologia desenvolveu um corpo de conhecimentos específicos – compreensão do paciente oncológico e técnicas de intervenção especiais, com conseqüente melhora da qualidade de vida. De seu lado, o desenvolvimento da medicina levou a significativo aumento do tempo de sobrevida, do número de sobreviventes e também à melhora da qualidade de vida.

De início, alguns autores que adotavam diversas abordagens psicológicas passaram a tentar estabelecer relações entre diferentes tipos de personalidade ou padrões comportamentais e o câncer. Geralmente eram estudos retrospectivos que tentavam identificar um padrão de personalidade pré-mórbida que tivesse predisposto o paciente a desenvolver câncer. Com freqüência esses estudos eram feitos com amostragens pequenas e sem controle.

Outros autores desenvolveram trabalhos prospectivos, como Caroline Thomas (1979) e George Vaillant (1977). Lydia Temoshok (1992), trabalhando com pacientes com melanoma em uma abordagem comportamental, estabeleceu um padrão de comportamento predisponente ao câncer, ao qual chamou padrão de comportamento tipo C. Segundo Temoshok, são pessoas que tendem a ser harmoniosas, a não expressar sentimentos e a priorizar as necessidades das outras pessoas sobre as suas próprias. Pierre Marti, usando uma abordagem psicanalítica, propôs que falhas no aparato mental do indivíduo poderiam ser predisponentes ao adoecimento físico, inclusive o câncer. No entanto, hoje se pensa que as emoções podem estar envolvidas no desenvolvimento do câncer como elemento que contribui para a eventual baixa da eficiência do sistema imunológico, diminuindo sua vigilância, embora o principal foco adotado atualmente seja o do estudo de temas ligados ao impacto psicológico do câncer em pacientes, familiares e equipe de saúde.

Gradativamente foram sendo desenvolvidos estudos que estabeleciam a relação entre estilos de vida e determinados comportamentos e o surgimento do câncer, a relação entre aspectos psicológicos e a adesão às práticas preventivas ou aos tratamentos, a melhor evolução e o maior tempo de sobrevida. Foram também estudados fatores psicossociais envolvidos na reabilitação, e obtidos subsídios para o manejo do paciente terminal.

Com tudo isso, passou-se a ter um corpo de conhecimentos teóricos a respeito dos aspectos psicológicos relacionados com o câncer, além do desenvolvimento de técnicas de intervenção. Foi surgindo uma subespecialidade que alguns autores julgaram pertencer à oncologia, outros à psicologia. Assim, em 1961, na Argentina, José Schavèlson, cirurgião oncológico e posteriormente psicanalista, propôs o termo *psico-oncologia* para designar essa nova área do conhecimento. Schavèlson sugeriu uma definição para a psico-oncologia, afirmando ser o ramo da medicina que se ocupa da assistência ao paciente com câncer, do seu contexto familiar (e social) e de aspectos médico-administrativos presentes no cotidiano desse paciente.

Surgiram outras definições de psico-oncologia. Nos Estados Unidos, Jimmie Holland (1989), fundadora e presidente de honra da International Psycho-Onchology Society (Ipos), propôs a seguinte definição para esse campo de ação:

> Psico-oncologia é uma subespecialidade da oncologia e procura estudar duas dimensões psicológicas presentes no diagnóstico do câncer: (1) o impacto do câncer no funcionamento emocional do paciente, de sua família e dos profissionais envolvidos em seu tratamento; (2) o papel das variáveis psicológicas e comportamentais na incidência e sobrevivência do câncer.

Já Ramón Bayes, da Universidade de Barcelona, usou o termo *psicologia oncológica*. Afirmou que ela é um ramo da medicina comportamental e justificou o nome alegando que são princípios psicológicos aplicados à medicina.

No Brasil temos a definição elaborada pela psicóloga Maria da Glória Gimenes em 1993. Para a autora, a psico-oncologia representa uma área de interface entre psicologia e medicina que utiliza conhecimentos educacionais, profissionais e metodológicos provenientes da psicologia da saúde, aplicando-os: na assistência ao paciente oncológico, à sua família e aos profissionais de saúde envolvidos com a prevenção, o tratamento, a reabilitação e a fase terminal da doença; na pesquisa e no estudo de variáveis psicológicas e sociais relevantes para a compreensão da incidência do câncer, de sua recuperação e do tempo de sobrevida após o diagnóstico; por fim, na organização de serviços oncológicos que visem ao atendimento integral do paciente (físico e psicológico), enfatizando a formação e o aprimoramento dos profissionais de saúde envolvidos nas diferentes etapas do tratamento.

Em nosso país temos testemunhado um progressivo avanço da psico-oncologia em termos do aumento da demanda de atendimento psicológico por parte de muitos serviços de oncologia, com sua conseqüente implantação.

Define-se a área como de atuação interdisciplinar, uma vez reconhecidos os múltiplos fatores presentes na etiologia da doença, em seu desenvolvimento e em suas condições prognósticas. Configura-se uma equipe de saúde capacitada a atuar de forma integrada, de acordo com uma visão abrangente que não mais se restringe à doença, mas contempla o paciente e o meio (interno e externo) em que se insere.

Também tem sido expressiva, nos profissionais, a demanda por formação e treinamento para uma prática adequada. A Sociedade Brasileira de Psico-Oncologia (SBPO), fundada em 1994, ofereceu cursos itinerantes de especialização realizados em várias cidades do país. A SBPO apresentou em 2003, por ocasião de seu 8º Congresso Brasileiro, as "Recomendações mínimas"[1], em que definia normas para cursos de formação em nível de especialização, aperfeiçoamento ou extensão universitária, seguindo a Resolução CNE/CES 1, de 3 de abril de 2001.

Já em 2006, foi instituído o certificado de distinção de conhecimento na área de psico-oncologia e, durante o 9º Congresso Brasileiro, foi realizada a primeira certificação, que distinguiu 134 profissionais da área da saúde com a habilitação ao trabalho no campo da psico-oncologia.

Hoje o Brasil conta com inúmeras instituições dotadas de ações e serviços de psico-oncologia, além de organizações não governamentais que atuam no segmento. Contamos, ainda, com importante produção científica na especialidade, expressa em trabalhos acadêmicos e publicações diversas.

---

1 As "Recomendações mínimas" podem ser encontradas no *site* da SBPO: www.sbpo.org.br.

Referências bibliográficas

HOLLAND, J. C. "Historical overview". In: HOLLAND, J. C.; ROWLAND, J. H. (eds.). *Handbook of psycho-oncology: psychological care of the patient with cancer*. Nova York: Oxford University Press, 1989.

"INCA comemora 70 anos: um exemplo para a saúde do Brasil". *Rede Câncer*, Rio de Janeiro, n. 1, p. 22, maio 2007. Disponível em: <http://www.inca.gov.br/70anos/revista/revistaredecancer1.pdf>.

"MISSÃO e visão". Disponível em: <http://www.inca.gov.br/conteudo_view.asp?id=55>. Acesso em 23 out. 2007.

SONTAG, S. *A doença como metáfora*. Rio de Janeiro: Graal, 1984.

TEMOSHOK, L.; DREHER, H. *The type C connection: the behavioral links to cancer and your health*. Nova York: Random House, 1992.

THOMAS, C. B; DUSZYNSKI, K. R.; SHAFFER, J. W. "Family attitudes reported in youth as potential predictors of cancer". *Psychosomatic Medicine*, v. 41, n. 4, 1979, p. 287-302.

VAILLANT, G. *Adaptation of life*. Boston: Little Brown, 1977.

PARTE II

CÂNCER: DEFINIÇÕES, PRINCIPAIS SÍTIOS, DIAGNÓSTICOS E FORMAS DE TRATAMENTO

O ACONSELHAMENTO GENÉTICO EM CÂNCER

Bernardo Garicochea; Maria Cristina Monteiro de Barros

Relatos de famílias que apresentam muitos casos de câncer acompanham a história da medicina desde os seus primórdios. A percepção de que esses casos não ocorriam ao acaso nessas famílias, mas, contrariamente, obedeciam a um claro padrão mendeliano de herança genética, ocorreu apenas no início do século XX. Foram necessários outros cem anos para que as ferramentas da genética molecular permitissem a discriminação exata dos genes que causam câncer hereditário. A descoberta desses genes é um dos capítulos recentes mais instigantes da medicina e dependeu não só do desenvolvimento de novas tecnologias, mas, especialmente, do trabalho árduo e cuidadoso de observação dessas famílias tão intrigantes por diversas gerações, feito por geneticistas e outros profissionais em vários locais do mundo. Os cânceres hereditários compreendem hoje cerca de cinqüenta síndromes diferentes e estima-se que aproximadamente 5% de todos os casos de câncer diagnosticados sejam hereditários. A possibilidade de detectar essas famílias, de diagnosticar com precisão que indivíduos pertencentes a elas herdaram os genes de câncer e, finalmente, de intervir nesses casos com medidas de prevenção muito eficientes gerou a demanda para profissionais com treinamento nesse tipo de cuidado. Esses profissionais, que provêm das mais diversas áreas – oncologistas, geneticistas, epidemiologistas, assistentes sociais, psicólogos –, hoje são a base de unidades de saúde especializadas, denominadas *clínicas de câncer hereditário*, presentes nos maiores centros de oncologia do mundo. Este capítulo discorre, na sua primeira parte, sobre bases biológicas e sobre o diagnóstico e os cuidados das famílias com cânceres hereditários; na segunda parte, é abordado o estado atual do conhecimento sobre suporte psicológico aos portadores dessa condição.

Síndromes de câncer hereditário

As síndromes de câncer hereditário caracterizam-se por cânceres que se apresentam em freqüência acima da normal e atingem os mesmos órgãos na família, como cânceres de mama ou de cólon, por exemplo, que se repetem em diversos de seus membros. A análise dos casos de câncer da família permite a identificação do padrão de transmissão do gene, ou seja, se o câncer ocorre em gerações consecutivas (padrão dominante) ou, muito raramente, se pula gerações, poupando os pais, comprometendo grande número dos filhos e poupando novamente a geração seguinte (padrão recessivo). Algumas peculiaridades dos cânceres nessas famílias não são comumente observadas em indivíduos com câncer não hereditário, como a idade anormalmente jovem em que o câncer é diagnosticado, múltiplos casos de câncer em uma mesma pessoa ou ainda casos do mesmo tipo de tumor (na mama, por exemplo), que reaparece anos após o tratamento da primeira ocorrência.

As síndromes de câncer hereditário mais comuns estão descritas no Quadro 1.

Genes de câncer

As características genéticas de um indivíduo são herdadas em dose dupla, ou seja, uma cópia paterna e outra materna. Em determinadas situações, um embrião pode ser formado por células germinativas (espermatozóide ou óvulo) que contêm a cópia alterada de certo gene, condição denominada de mutação germinativa. Mutações em alguns genes podem não trazer nenhuma repercussão para o portador, no entanto, em certos genes, o efeito pode ser devastador, como em casos de doenças genéticas gravíssimas que se manifestam no nascimento ou nos primeiros meses de vida. Genes responsáveis pelo controle da divisão celular ou pelo reparo dos danos no DNA de uma célula que ocorrem ao longo da vida podem albergar também mutações germinativas. O resultado dessas mutações pode ser visto no decorrer dos anos. Mesmo que uma das cópias do gene seja normal, a cópia deficiente produz na célula danos que se manifestam por meio do acúmulo de defeitos em muitos outros genes.

Quadro 1

Síndrome	Genes implicados/ penetrância*	Tipos de câncer associados
Síndrome de câncer hereditário de mama/ovário	BRCA1, BRCA2 – 85%	Mama (masculino e feminino), ovário, cólon, próstata. Somente BRCA2: pâncreas, vesícula biliar, estômago e melanoma.
Síndrome de Cowden	PTEN – 100%	Mama, tireóide (especialmente papilar), rins, fibróides uterinos.
Polipose adenomatosa familial	APC – 100%	Inúmeros pólipos intestinais/câncer colorretal, duodeno, estômago.
Síndrome de Lynch (HNPCC)	MSH2, MLH1, PMS1, PMS2, MSH6 – 70 a 90%	Cólon e reto, estômago, intestino delgado, útero, ureter e pelve renal.
Síndrome de Li-Fraumeni	TP53 – 90%	Sarcomas, mama, leucemia, carcinoma de supra-renal, sistema nervoso central.
Melanoma familial	CMM1, CDK4 – 100%	Melanoma, dezenas de nevos displásicos.
Neoplasia endócrina múltipla do tipo 1	MEN1 – 80%	Paratireóide, pâncreas, tireóide, feocromocitoma, hipófise.
Neoplasia endócrina múltipla do tipo 2	RET – 100%	Carcinoma medular de tireóide, feocromocitoma, tumores benignos de paratireóide.
Neurofibromatose tipo 1	NF1 – 100%	Neurofibrossarcomas, gliomas, astrocitomas.
Retinoblastoma familial	RB – 90%	Tumores da retina, osteossarcoma, linfomas, leucemias, sarcoma de Ewing.
Síndrome de von Hippel-Lindau	VHL – 90%	Carcinoma renal, feocromocitoma, pâncreas.

*Penetrância: refere-se à freqüência com que determinado genótipo manifesta-se como fenótipo. Um gene de síndrome de câncer hereditário que apresenta penetrância de cerca de 100% deve produzir um dos cânceres da síndrome em praticamente todos os portadores.

Esse acúmulo de danos genéticos, induzido pela herança de um gene mutante, é uma bomba-relógio, tendo grande probabilidade de resultar em câncer após algumas décadas de vida. Os genes cujos defeitos produzem as síndromes hereditárias também estão envolvidos na vasta maioria dos cânceres não hereditários, mas, nesses casos, a mutação é adquirida durante a vida, nas células somáticas, e não durante a fecundação, nas células germinativas. Portanto, sem nenhuma surpresa, quando se examinam as síndromes de câncer hereditário mais comuns, verifica-se que são resultado de mutações germinativas em genes que cuidam da integridade do DNA. A falha na função desses genes, não por acaso, resulta em alta probabilidade de defeitos genéticos em uma célula cada vez que se divide.

Uma vez que a mutação foi herdada, ela pode ser passada para as gerações subseqüentes. A chance de um descendente de um portador de uma mutação também herdá-la obedece ao padrão de herança mendeliana clássica, e é de 50%. Portanto, em uma família com síndrome de câncer hereditário, a possibilidade de cada indivíduo vir a ter câncer é bastante variável e depende fundamentalmente de dois fatores: a chance de ter herdado o gene mutado e a penetrância dessa mutação. Lembrando que penetrância refere-se à estimativa da freqüência com que certo genótipo produz o fenótipo. Na maioria das síndromes de câncer hereditário a penetrância das mutações é muito alta, indicando que, uma vez herdada a mutação, a chance de apresentar um dos cânceres da síndrome em algum momento da vida é muito elevada. Em alguns casos, como na polipose adenomatosa familial e na neoplasia endócrina múltipla, todos os indivíduos portadores terão câncer se viverem pelo menos até os 30 ou 40 anos.

Diagnóstico de síndrome de câncer hereditário

Se uma família apresentar casos de câncer que a tornem suspeita de ser portadora de uma síndrome hereditária, o diagnóstico definitivo dependerá da identificação da mutação no DNA do indivíduo suspeito. Todavia, como os testes de DNA são ainda muito restritos, pela dificuldade de sua execução e pelo custo elevado, a grande maioria dos casos, pelo menos no nosso meio, depende exclusivamente do diagnóstico clínico. O grande problema da dependência exclusiva de um diagnóstico clínico é que essa situação faz que todos os indivíduos da família necessitem de exames freqüentes de rastreamento para câncer e de acompanhamento médico intensivo. O teste de DNA permite definir que indivíduo da família é de fato portador da mutação, podendo assim poupar os demais de exames médicos e laboratoriais permanentes (como colonoscopia ou ressonância magnética de mama), que são fonte de grande apreensão, além de representarem custos elevados para a família ou para o sistema de saúde.

Em algumas situações, a mutação genética, além do risco de promover câncer, também provoca certas anormalidades que podem, se detectadas precocemente, auxiliar a decidir se um indivíduo é ou não portador da síndrome, mesmo sem se dispor à realização do teste genético. Esse é o caso típico da polipose adenomatosa familial, em que o portador apresenta centenas de pólipos intestinais que se manifestam em idade muito jovem (antes dos 30 anos). A pesquisa na família com exames de colonoscopia ou retossigmoidoscopia identifica facilmente essas pessoas antes que venham a desenvolver câncer. No caso da neurofibromatose, a presença de manchas de cor café-com-leite na pele e de tumores benignos (neurofibromas) freqüentemente antecede o aparecimento de cânceres. Infelizmente, nos dois tipos mais comuns de síndrome de câncer hereditário, síndrome de câncer de mama/ovário e síndrome de Lynch, não existe nenhuma pista que possa auxiliar a diferenciar um portador de um não-portador sem teste genético.

Teste genético

O teste genético é feito a partir de uma amostra de sangue, preferencialmente de um portador de câncer da família suspeita. Muitas vezes, no entanto, o interesse em se submeter a um teste genético não parte de um portador de câncer na família. Às vezes um falecimento devido ao câncer é o fator motivador para que indivíduos saudáveis procurem serviços de aconselhamento genético para realizar esses testes. Outras vezes o interesse parte de um indivíduo saudável à revelia de outros membros da família que tiveram câncer, porque leu algum artigo da imprensa leiga sobre famílias com câncer e testes de DNA ou foi instruído por seu médico a buscar mais informações com aconselhadores genéticos. Nesses casos, a pessoa é informada sobre a possibilidade de que o teste produza um resultado negativo, ou seja, que ela não seja portadora da mutação, sem que isso afaste a chance de a família ser portadora de uma síndrome. Essa informação é relevante para os demais membros da família.

Em resumo, um teste de DNA só é informativo para o diagnóstico de uma síndrome hereditária se for positivo (presença da mutação). É mais provável que um teste seja positivo em um portador de câncer do que em um membro assintomático da família, por isso é preferível realizar testes com o primeiro. Uma vez que um teste resulte positivo em um indivíduo de família suspeita, os demais membros devem ser testados. Aqueles com resultado negativo devem ser informados de que seu risco é semelhante ao da população geral no que diz respeito ao desenvolvimento de câncer. Os que obtiverem resultado positivo são portadores e devem entrar em um programa especial de prevenção, de acordo com a síndrome que portam. Às vezes o teste é duvidoso. Nessas situações, determinada anormalidade genética foi encontrada no teste; todavia, a sua natureza é tal que não permite identificar se se trata de um polimorfismo (variação normal) ou de uma mutação que não terá nenhum efeito deletério sobre o gene (mutação silenciosa). Nesses casos, o laboratório se abstém de uma análise definitiva e o resultado duvidoso deve ser escrutinado pelo aconselhador genético, que buscará mais informações na família, incluindo aí a testagem de outros membros que tiveram câncer.

Prevenção de câncer em portadores de síndrome de câncer hereditário

As metas fundamentais da identificação de famílias com síndromes de câncer hereditário e, posteriormente, se possível, das pessoas dessas famílias que são portadoras da mutação cancerígena são: a) evitar o aparecimento de câncer em portadores; b) detectar precocemente o câncer em situações em que não pode ser evitado; c) evitar o aparecimento ou buscar a detecção precoce de um segundo câncer.

Cada síndrome de câncer hereditário possui uma série de recomendações para prevenção, elaboradas por grupos internacionais de estudo que observaram centenas ou milhares de famílias por longos períodos. Evidentemente as estratégias de prevenção dependem dos tipos de tumor mais esperados na família acometida pela síndrome. Por exemplo, no caso de melanoma hereditário, a avaliação a cada três a seis meses de lesões na pele por um dermatologista experiente é capaz de determinar com grande eficiência estágios iniciais da doença. Síndromes hereditárias caracterizadas por câncer de cólon ou estômago exigem exames endoscópicos periódicos; no caso de câncer de mama e ovário, exames de imagem (mamografia, ressonância nuclear magnética e ultra-sonografia transvaginal) são recomendados anualmente e por período indeterminado. Em algumas situações a remoção do órgão em risco é obrigatória. A retirada da tireóide é fundamental para portadores de neoplasia endócrina múltipla do tipo 2, já que praticamente todos os portadores dessa síndrome terão muito precocemente carcinoma medular, que pode manifestar-se em estágios muito avançados e de forma bastante rápida nesses indivíduos. O mesmo ocorre com portadores de polipose adenomatosa familial, em que a transformação de um dos pólipos em câncer é certa antes dos 40 anos. A cirurgia para a retirada do intestino grosso é uma medida preventiva eficiente, e os resultados a longo prazo têm sido animadores para esses pacientes, que podem atingir uma sobrevida normal com complicações toleráveis associadas a esse procedimento.

As recomendações de rastreamento também sugerem a idade com que uma pessoa deve começar o seu acompanhamento com exames ou com cirurgia. A idade de início dos exames de rastreamento depende do tipo de síndrome. Algumas, em que os tumores têm início na infância ou adolescência, exigem que o acompanhamento comece muito cedo, com a anuência formalizada dos pais. Em casos como câncer hereditário de mama e ovário, em que os tumores ocorrem mais tardiamente, a decisão sobre o início do rastreamento pode ser tomada por um indivíduo já adulto.

Para portadores de uma síndrome de câncer hereditário, na nossa experiência, o momento mais angustiante refere-se à submissão ao teste de DNA para determinar o estado de portador. Uma vez que essa informação é passada para o portador, todo o detalhamento sobre a sua síndrome, como os tipos de rotina de exames a que será submetido e as opções de cirurgia preventiva, pode exigir muitas sessões de atendimento por uma equipe multidisciplinar. Geralmente, a decisão de se submeter a uma cirurgia para prevenção de câncer (mastectomia, colectomia etc.) é resultado de um processo bastante amadurecido, em que o portador sente-se ativo na situação. O desgaste emocional produzido pela rotina de exames, que criam forte ansiedade, colabora para a decisão a favor da retirada do órgão em risco. A cirurgia para remoção de órgão em risco, quando resultado de um processo bem trabalhado com o paciente, além de efetivamente reduzir o risco de câncer a níveis mínimos, produz um grande alívio do ponto de vista psicológico.

Síndromes mais comuns de câncer hereditário

As síndromes de câncer hereditário de mama e ovário e a síndrome de Lynch respondem por cerca de 70% dos casos de câncer hereditário diagnosticados presentemente. A seguir relacionamos os achados mais comuns dessas síndromes.

Síndrome de Lynch: também conhecida pelo acrônimo HNPCC (*hereditary non-polyposis colon cancer*), caracteriza-se especialmente por diversos casos de câncer de cólon e de endométrio na mesma família. Casos de câncer de vias biliares, ureteres, estômago e pâncreas, entre outros, são também freqüentemente observados nessas famílias. Esta síndrome é provocada por mutações em genes responsáveis pelo reparo de defeitos no DNA que ocorrem durante a duplicação de suas fitas para a divisão celular. Existem testes genéticos disponíveis para o diagnóstico dessa síndrome. A idade média do aparecimento de câncer nessas famílias é de 45 anos, mas não são incomuns as descrições de casos de pessoas na faixa dos 20 anos. Dessa forma, a indicação do momento em que os portadores devem iniciar exames colonoscópicos varia em cada caso. Famílias com casos diagnosticados em pessoas muito jovens devem ser encorajadas ao rastreamento a partir dos 25 ou 30 anos. Histerectomia profilática ainda é um tema em discussão, já que a chance de câncer de endométrio nessas famílias é de cerca de 40% (a de câncer de cólon pode ser superior a 80%). O acompanhamento com colonoscopia e ultra-som transvaginal anuais é muito eficiente, reduzindo o aparecimento do câncer e a mortalidade provocada por ele.

Síndrome de câncer hereditário de mama e ovário: estima-se que 3% a 5% de todos os casos de câncer de mama sejam causados por mutações nos genes BRCA1 ou BRCA2, que estão associados com essa síndrome. O risco de um portador vir a apresentar câncer de mama pode chegar a 90% e de ovário, 40% a 60%. Dependendo do gene implicado, BRCA1 ou BRCA2, outros tipos de tumor podem ser encontrados na família; por exemplo, casos de melanoma, câncer de pâncreas e de estômago foram descritos exclusivamente em famílias com mutações no gene BRCA2. O aumento na freqüência de casos de câncer de mama masculino e câncer de próstata independe do gene mutado herdado. Os testes de DNA estão disponíveis comercialmente. Os portadores desses genes necessitam de exames de imagem para as mamas (mamografia, ressonância nuclear magnética) e para os ovários (ultra-som transvaginal) anualmente, iniciando-se cinco anos antes em relação ao caso mais jovem diagnosticado na família. A cirurgia de retirada dos ovários e trompas (ooforectomia com salpingectomia bilateral), realizada após a decisão da paciente de não ter mais filhos, reduz em 99% o risco de câncer de ovário e em 50% o risco de câncer de mama em portadoras. A mastectomia profilática reduz em 90% o risco de câncer de mama. Essas estratégias terapêuticas, como já foi mencionado, devem ser exaustivamente discutidas com o paciente, e seus resultados benéficos devem ser avaliados dentro do contexto sociocultural e emocional do indivíduo.

Aspectos psicossociais do aconselhamento genético

É estimado que a porcentagem de indivíduos que necessitam de suporte psicossocial para o aconselhamento genético é algo que varia entre 13% e 41% (Bleiker *et al.*, 2003). O aconselhamento genético encontra-se na interface dos domínios do indivíduo e da família, das dimensões física e psíquica, necessitando de múltiplos olhares e cuidados para que seja devidamente conduzido e leve a resultados positivos. Como oferecer suporte emocional antes e depois dos testes de modo eficiente e sensível, como auxiliar na interpretação correta dos resultados dos testes, facilitando comportamentos que levem à redução do risco de desenvolvimento do câncer, como evitar sentimentos de frustração, angústia, ansiedade ou mesmo falsa segurança são questões que ainda precisam ser solucionadas. É necessário que saibamos mais sobre esse universo clínico para que possamos estabelecer algumas linhas básicas de atuação, a fim de aumentar a aderência dessas pessoas a comportamentos de redução de risco, como o constante monitoramento.

Atualmente se sabe que os riscos de distúrbios psicológicos diretamente associados ao aconselhamento genético para o câncer estão relacionados a determinadas condições preexistentes, como o diagnóstico de depressão e o próprio diagnóstico de câncer. Em geral, o impacto psicológico presente no aconselhamento genético depende das expectativas que o paciente (sintomático ou não) tem sobre os resultados da testagem. Além do estado de seu humor – indivíduos que apresentam graus elevados de ansiedade e angústia antes do exame são mais propensos a apresentar esses mesmos sintomas depois da testagem (Bleiker *et al.*, 2003) –, o impacto depende também da existência de suporte familiar e social de qualidade.

Um grande número de pesquisas nessa área tem se concentrado no aconselhamento genético voltado para o câncer de mama. De certa maneira, o câncer de mama hereditário, devido às suas peculiaridades, abre-nos os olhos para reflexões importantes sobre a qualidade do suporte psicossocial que pode ser fornecido a indivíduos e famílias. Sabe-se que, para mulheres provenientes de famílias em que o câncer de mama mostrou-se hereditário, a maior questão é, sem dúvida, a ansiedade quanto a desenvolver a doença. Quando a mulher atinge a idade em que sua mãe ou irmã tiveram câncer de mama, atinge também os maiores picos de ansiedade. Quanto maior a similaridade entre a mulher e sua mãe, seja física, seja comportamental, seja no número de filhos, maiores a ansiedade e o senso de vulnerabilidade. Isso eleva a percepção de risco dessas mulheres, que acaba sendo superestimado em relação à realidade. Essa percepção trata do risco de desenvolver o câncer que o indivíduo atribui a si mesmo, baseado na sua história individual e familiar e nos sentimentos relacionados a ela.

Alguns temas mais freqüentes e expostos principalmente por mulheres mais jovens durante o aconselhamento genético são os mesmos compartilhados por mulheres cujo câncer de mama não tem origem familiar: o medo da alteração da imagem corporal, da desfiguração e da morte. A culpa, por outro lado, é um sentimento especificamente relacionado à condição da hereditariedade e está presente em todos os tipos de câncer hereditário. Pode aparecer quando a mulher sente que não esteve suficientemente presente para ajudar sua mãe, irmã ou tia quando estas adoeceram. Também surge quando a mulher que tem ou teve câncer de mama conclui ser a responsável pela presença do gene mutante nas gerações seguintes. E, finalmente, a culpa daquele que sobreviveu numa família dizimada pelo câncer é algo que merece atenção e cuidados.

A falta de controle sobre os rumos da saúde é outro estressor que pode resultar em sentimentos de maior vulnerabilidade e impotência, relacionados à crença de que o câncer de forma geral está escrito no destino desses pacientes e não há nada que possam fazer para mudar isso. Ainda nessa mesma trilha, sentimentos de isolamento e solidão estão também por trás do comportamento de pacientes que evitam falar do "assunto". O voto de silêncio perpetua e alimenta esses sentimentos, fazendo-os acreditar que ninguém realmente os compreende. Por fim, a ansiedade, a angústia e a percepção de risco aumentada levam muitos pacientes a não fazer os exames de rastreamento de forma mais rigorosa. Assim como a negação, esses sentimentos provocam um abandono à própria sorte. Ou azar.

Embora os estudos sejam ainda relativamente escassos, podemos compreender que todos os tipos de câncer hereditário suscitam problemas psicológicos de natureza semelhante em seus pacientes. A questão da hereditariedade coloca um peso considerável na forma como o indivíduo percebe os acontecimentos que geram sofrimento, abalando sua capacidade de controle e decisão. Parece inquestionável que a consciência de ser portador de um gene predisponente a um câncer é uma informação que será preenchida de cor e significado de acordo com as crenças pessoais. Dar um sentido a essa informação pode parecer, para alguns, a única maneira de recuperar o comando de sua vida. Não saber, para outros, pode ser a chave para maior qualidade de vida. Essas questões dizem respeito ao modo de enfrentamento de adversidades utilizado ao longo da vida por esses indivíduos (*coping*). Em alguns casos a informação pode ser uma excelente aliada, uma ferramenta útil para aplacar a ansiedade. Em outros, a informação sobre seu risco pode suscitar ainda mais ansiedade, e o indivíduo prefere não saber ou deixar a vida conduzi-lo (neste caso, as pessoas que procuram o aconselhamento genético mas desistem do teste podem também ser candidatas à depressão e merecem a atenção dos cuidadores). Em geral, crenças e valores de vida são o fundamento usado por esses indivíduos e suas famílias para tomar decisões. A espiritualidade também pode ser um fator diferencial. A clínica nos dá amplos sinais de sua importância, embora ainda faltem estudos conclusivos específicos. No entanto, à equipe que recebe um indivíduo ou uma família inteira para aconselhamento é fundamental conhecer suas crenças e valores espirituais. O aconselhamento genético deve, portanto, conter em sua estrutura um espaço para discussões de diversos âmbitos: ético, cultural, psicológico e espiritual, permitindo que encontrem recursos para lidar com a ambigüidade e a incerteza e considerando as interpretações pessoais que cada um pode dar aos resultados de uma testagem (Vadaparampil et al., 2004).

A expectativa é um valoroso medidor de êxito do programa de aconselhamento genético. Em geral, aqueles que possuem uma expectativa mais adequada à realidade mostram-se indivíduos mais adaptados e capacitados a lidar com essa mesma realidade quando ela se mostra incerta ou adversa. E lidar com a antecipação e a expectativa das famílias em relação ao resultado é algo que requer sensibilidade. Muitas famílias carregam a expectativa de não ser portadoras de nenhuma mutação genética ou de nenhuma condição que as predisporia ao câncer, mas acabam encontrando resultados bem diversos e necessitam de maiores esclarecimentos e de apoio emocional.

Com base nessas considerações, algumas questões nos parecem bastante importantes: como contatar membros da família para falar sobre o risco de câncer e a necessidade de aconselhamento genético? Como identificar, no corpo familiar, aquele indivíduo mais capacitado para receber e compreender essas informações? Nem sempre o assunto é bem-vindo ou se estimula sua discussão – culturalmente o câncer ainda é relacionado com imagens ruins de sofrimento e morte, sendo em geral banido dos discursos familiares, apesar dos esforços da mídia especializada para desmistificar a doença. Como e quando contar aos familiares sobre a possibilidade de um gene mutante estar atravessando gerações e causando tanto sofrimento? Alguns indícios que sugerem maior vulnerabilidade relacionam-se a uma situação cada vez mais comum nos centros de aconselhamento: familiares assintomáticos que procuram o serviço de aconselhamento genético para saber sobre o seu risco e descobrem que muitos outros membros da família precisariam também fazer os testes genéticos, pois podem carregar as mutações que os predispõem ao câncer. Por outro lado, quando a informação sobre a possibilidade de uma família apresentar uma síndrome hereditária vem de um paciente já acometido pela doença, há também questões específicas que são naturalmente levantadas. Uma das mais freqüentes, e já comentada aqui, é a da identificação de um dos membros da família com aquele paciente que desenvolveu a doença. O suporte familiar e social recebido pelo paciente bem como a qualidade de suas relações familiares podem então ser afetados a partir do momento em que a informação sobre a presença de um gene mutante transforma-se numa bomba-relógio prestes a explodir. O apoio e o reconhecimento ao mensageiro dessa informação são importantes. Se a doença se alastra e o prognóstico não é bom, maior a ansiedade relacionada à informação, que deve então ter o momento certo para ser divulgada, dentro de princípios éticos preestabelecidos. Portanto, é muito importante a compreensão da equipe sobre essa dinâmica familiar, que pode ser determinante nas escolhas de autoprevenção que essas pessoas poderão fazer.

Outra questão é o que oferecer a partir do teste. Quando se rompe a barreira da informação, depara-se com a própria utilidade dessa informação: o que fazer com ela se as medidas profiláticas somente em alguns casos podem trazer certezas? Há tipos de câncer para os quais os testes podem oferecer resultados múltiplos e incertos. Nesses casos, as decisões sobre as medidas de prevenção e mesmo sobre a divulgação da informação para outros familiares podem ser difíceis. Ao se pesquisar sobre a existência de mutações nos genes relacionadas com câncer de mama e ovário, por exemplo, os resultados podem ser: positivo (a pessoa carrega uma alteração genética que a predispõe ao câncer); negativo (embora a alteração tenha sido identificada em outro membro da família, a pessoa não possui essa predisposição genética ao câncer); indeterminado (a pessoa não carrega a alteração que a predisporia ao câncer e os resultados dos testes dos familiares são negativos ou desconhecidos); inconclusivo (a pessoa carrega uma alteração genética cujo significado ainda não é conhecido). Diante desse quadro pouco objetivo, torna-se necessário um cuidado especial ao divulgar a informação ou resultado ao paciente, pois essa informação em si pode ser mal interpretada, gerando conflitos ainda maiores do que os preexistentes. Um teste inconclusivo pode causar muita ansiedade, trazer frustração e medo, elevando a percepção de risco do paciente sem oferecer, em contrapartida, benefícios claros. O que informar passa a ser secundário ao como informar. Parece-nos importante concentrar esforços no direcionamento de cuidados para pessoas cujos resultados de testes sejam pouco esclarecedores (inconclusivos e indeterminados), pessoas que são assintomáticas mas precisam de suporte informacional e emocional para selecionar as melhores medidas de prevenção, pacientes que se encontram carregados de culpa por se imaginarem responsáveis pela doença em sua família e minorias sobre as quais as diferenças culturais acabam imprimindo um peso maior na interpretação das informações.

Com isso, percebem-se a complexidade e a abrangência dessas questões. O aconselhamento genético em câncer é, portanto, uma área ainda em estudo e constante reavaliação, sendo crucial um acompanhamento de cada caso pela equipe especializada em aconselhar o paciente, abordando questões de cunho particular e familiar, físico e psicológico, ético e espiritual.

Aspectos psicodinâmicos do aconselhamento genético

Em sua estrutura concluímos, portanto, que o aconselhamento genético deve ser um programa de caráter multidisciplinar. Deve ser preparado para oferecer ao paciente, sintomático ou não, indivíduo ou corpo familiar, um amplo espectro de intervenções que promovam o conhecimento objetivo (informações) das questões relacionadas ao câncer hereditário. Deve também proporcionar um espaço para o conhecimento subjetivo (autoconhecimento) acerca das motivações intrínsecas que levam um indivíduo a escolher a forma de cuidar de sua saúde.

Para atender a esses objetivos é importante que a equipe possua médicos, enfermeiros, psicólogos e terapeutas familiares à frente das várias etapas do programa. Em alguns encontros, um ou outro estará disponível para conduzir as questões levantadas. No entanto, em se tratando de um trabalho de equipe, todos devem inteirar-se de cada caso, envolvendo-se pessoalmente em momentos distintos. Assim, um completo levantamento das informações sobre a saúde do indivíduo e de sua família pode ser realizado pelo enfermeiro. Em conjunto com o médico, essas informações são assimiladas e discutidas à luz das possibilidades que geram em relação ao desenvolvimento do câncer. O conhecimento objetivo que trata da coleta e transmissão de informações é então conduzido pelo médico e enfermeiro, de forma complementar. Já ao psicólogo e terapeuta familiar cabe a tarefa de possibilitar as reflexões e discussões que levam o indivíduo a compreender a importância, o significado e o sentido que esse conhecimento objetivo tem para sua vida.

Em algumas situações, o levantamento das informações pode ser dificultado devido à distância, por exemplo, o que obriga que a obtenção dos dados acabe se dando por vias indiretas e não pessoalmente. No entanto, o encontro presencial é a melhor opção para garantirmos um acompanhamento de maior qualidade. O número de encontros pode variar dependendo de cada caso, entre cinco e oito, em geral. Em algumas situações é necessário o encaminhamento a profissionais especializados, que possam oferecer aprofundamento e atenção individualizada ao paciente, antes que este resolva seguir com a testagem. Em outros casos, o indivíduo pode desistir do programa e abandoná-lo. Ainda há situações em que, após os encontros iniciais, o indivíduo muda de idéia e escolhe conscientemente não seguir com o teste genético. Ainda assim, trata-se de uma circunstância em que a equipe deve estar presente e dar suporte à escolha daquele paciente. De qualquer maneira, observamos que os encontros não devem ser muito espaçados, para que o interesse não se disperse ou, ainda, para que a ansiedade não cresça. Dessa forma, do ponto de vista dinâmico, o programa de aconselhamento genético possui um ritmo e uma estrutura mais ou menos flexíveis, garantindo que algumas etapas em direção ao conhecimento objetivo e subjetivo sejam percorridas pelo paciente.

A primeira etapa compreende o momento em que o paciente reconhece sua situação diante das possibilidades de desenvolvimento de um câncer. Esse reconhecimento dá-se baseado nas informações obtidas pela enfermagem acerca de seu histórico médico individual e familiar.

A segunda etapa é caracterizada pela reflexão do indivíduo sobre sua posição, postura e atitude dentro do contexto da doença na família. É uma etapa de muita angústia, de identificação do indivíduo com aquele que poderá ser o próximo a adoecer – o momento de encarar as possibilidades e de confrontar sua percepção de risco com o risco real de adoecimento. É nessa etapa que o paciente percebe as emoções, os sentimentos envolvidos e os comportamentos utilizados até então para lidar com os riscos reais ou imaginários.

A terceira etapa trata da desidentificação desse indivíduo com a doença ou sua possibilidade. O paciente, nessa fase, deve ser auxiliado a reconhecer em si tudo que transcende o câncer, tudo que ele é para além da doença familiar. Ele é convidado a redimensionar sua percepção de risco, tomando por base aspectos mais sadios e positivos de sua personalidade. É o momento de perceber-se maior do que sua predisposição genética e preparar-se emocionalmente para os resultados da testagem objetiva.

Na quarta etapa realiza-se o teste. Uma vez em posse do resultado, o indivíduo começa a quinta etapa, na qual é auxiliado na interpretação desse resultado. Do ponto de vista subjetivo, porém, esse é o momento em que o paciente realiza as comparações, analisando os dados objetivos do resultado à luz de suas próprias idéias. Assim, começa a inseri-los em uma perspectiva mais individual, dando a eles um significado próprio e a todo o programa de aconselhamento genético, um sentido.

Na sexta etapa os significados objetivos e subjetivos dos resultados estão mais claros e o paciente sente-se mais preparado para tomar decisões acerca de suas opções de prevenção. Para isso uma grande retrospectiva de seu percurso é feita e uma sondagem sobre suas expectativas de vida e seus sonhos é realizada. Novamente o paciente é ajudado a identificar, com a integração de seus aspectos racionais, emocionais, intuitivos e sensoriais, as condutas e atitudes mais autênticas, que o aproximam de sua visão de si mesmo e de seu futuro.

A sétima etapa é a sua resolução propriamente dita e o entendimento de toda a dimensão que ela pode alcançar. É a etapa da elaboração racional de todo o percurso de aconselhamento genético que culminou em uma decisão específica. A partir daí, o aconselhamento genético termina e o paciente e a família seguem os cuidados de saúde escolhidos. Essas etapas podem acontecer em poucos encontros ou se estender na proporção de uma etapa por encontro, dependendo de cada caso. Todas elas são necessárias para que o programa seja mais do que a informação de um resultado e configure-se como um aconselhamento propriamente dito. Embora esse programa seja trabalhoso e caminhe na contramão de algumas propostas atuais, em que, assustadoramente, informações estão disponíveis em *sites*, sem nenhuma interação ou envolvimento profissional, acreditamos que os benefícios atingidos justificam os cuidados tomados. Afinal, as novas tecnologias sem os cuidados humanos e éticos tornam-se ferramentas perigosas.

Questões éticas específicas

As questões éticas relacionadas ao aconselhamento genético e mais especificamente aos testes genéticos seguem os princípios gerais da bioética, ainda que os casos devam ser analisados separadamente, levando-se em consideração o contexto sociocultural em que se inserem. Esses princípios são: o respeito pela autonomia, a não-maleficência, a beneficência, a justiça e a qualidade. O respeito pela autonomia liga-se à autonomia do desejo do paciente em relação ao do médico, e dele deriva a importância do consentimento informado. O princípio da não-maleficência prevê o dever de não causar danos físicos, morais ou psicológicos aos pacientes por meio das intervenções médicas. O da beneficência liga-se a este, ao preconizar a necessidade da tomada de medidas proativas que levarão ao bem-estar do paciente. Soma-se a isso a exigência pela qualidade em todos os serviços prestados, não importando a cor, a situação financeira, a origem etc. Assim, os princípios da bioética ligam-se entre si, pois o princípio da justiça assegura que o ônus e o bônus relacionados a algum procedimento ou decisão médica sejam compartilhados igualmente, com proteção especial a grupos mais vulneráveis como as crianças ou os deficientes mentais.

De maneira geral, no entanto, é importante ressaltar que algumas regras que foram construídas ao longo da experiência com os testes genéticos provaram-se essenciais, em especial a confidencialidade e o consentimento informado. Um profissional capacitado para fazer o aconselhamento genético deve estar ciente das leis do país, assegurando que não haverá nenhuma possibilidade de discriminação após os resultados. Deve prover o paciente de informações adequadas e suficientes, dispostas no consentimento informado, que deve ser conhecido em toda a sua extensão, e, por fim, garantir condições de manter confidenciais as informações ligadas ao procedimento, desde o início até sua finalização. O consentimento informado relaciona-se, como já dissemos, com o princípio da autonomia do paciente e é sua proteção, tanto moral quanto legal. Moral porque garante ao paciente que todas as implicações de um teste genético possam ser conhecidas e discutidas, por exemplo as implicações de resultados inconclusivos ou ainda as medidas preventivas existentes e sua eficácia.

No Brasil, os testes genéticos para câncer não estão disponíveis em larga escala para a população. São muito caros e oferecidos em centros particulares. Até o momento há apenas quatro centros que, devido ao seu vínculo com universidades, oferecem os testes à população em geral, sem custos adicionais: um no Rio de Janeiro, dois em São Paulo e um no Rio Grande do Sul. Poucas informações são veiculadas pela mídia a respeito do aconselhamento genético para o câncer. Assim, as informações são escassas entre a população, aumentando a importância desse profissional e a necessidade de que muna o paciente de conhecimento sobre o assunto. A questão da confidencialidade é particularmente importante no caso do câncer pois este já carrega o estigma de ser uma doença relacionada à morte e ao sofrimento.

O fato de estar relacionado à hereditariedade afeta o indivíduo em sua possibilidade reprodutiva e de seus familiares, trazendo incerteza, ansiedade, sentimentos de culpa, angústia e frustração. Dessa forma, a confidencialidade é uma regra nem sempre tão simples de aplicar. A definição das situações em que o médico ou enfermeiro deve avisar os familiares de um paciente sobre seu risco de desenvolver um câncer, desconsiderando o compromisso ético de sigilo estabelecido com aquele paciente, é um tema que necessita de discussão caso a caso. A Sociedade Americana de Genética Humana sugere que as informações relativas ao teste genético devem ser compartilhadas com os familiares quando se esgotarem todos os esforços para a obtenção do consentimento do paciente para divulgá-las. A divulgação também é admitida quando existe uma comprovada chance de prejuízos físicos aos familiares e a informação sobre o risco existente pode evitar esse dano. Somente a informação relacionada à prevenção deve ser divulgada (Lowrey, 2004). Porém, devido ao fato de que nem todo câncer possui uma prevenção efetiva que possa realmente evitar o seu aparecimento, essas regras só têm validade quando analisadas dentro de um contexto sociocultural e familiar único. No caso de testagem genética em crianças e adolescentes, é um consenso que ela é válida quando os benefícios são inegáveis e imediatos.

A natureza sensível do tema dos testes genéticos em câncer, o potencial incerto de medidas preventivas e o desconhecimento dos danos psicológicos de longo prazo que acometem pacientes após decidirem por intervenções preventivas mais radicais fazem do aconselhamento genético em câncer um dos campos de atuação dos mais delicados e importantes, demandando maior investigação e discussão na atualidade.

Referências bibliográficas

BLEIKER, E. M. A.; HAHN, D. E. E.; AARONSON, N. K. "Psychosocial issues in cancer genetics: current status and future directions". *Acta Oncologica*, v. 42, n. 4, p. 276-86, 2003.

EELES, R. A.; PONDER, B. A. J.; EASTON, D. F.; HORWICH, A. *Genetic predisposition to cancer*. Londres: Chapman & Hall Medical, 1996.

EVANS, D. G. R. *et al*. "Perception of risk in women with a family history of breast cancer". *British Journal of Cancer*, v. 67, n. 3, p. 612-4, 1993.

GRECO, K. E.; MAHON, S. "Common hereditary cancer syndromes". *Seminars in Oncology Nursing*, v. 20, n. 3, p. 164-77, ago. 2004.

LOWREY, K. M. "Legal and ethical issues in cancer genetics nursing". *Seminars in Oncology Nursing*, v. 20, n. 3, p. 203-8, ago. 2004.

MENKE, C. H. *et al*. "Aconselhamento genético no câncer de mama". *Revista Brasileira de Mastologia*, v. 10, n. 4, p. 199-205, dez. 2000.

THOMPSON, H. S.; VALDIMARSDOTTIR, H. B. *et al*. "Psychosocial predictors of BRCA counseling and testing decisions among urban African-American women". *Cancer Epidemiology, Biomarkers and Prevention*, v. 11, n. 12, p. 1579-85, dez. 2002.

VADAPARAMPIL, S. T.; WEY, J. P.; KINNEY, A. Y. "Psychosocial aspects of genetic counseling and testing". *Seminars in Oncology Nursing*, v. 20, n. 3, p. 186-95, ago. 2004.

BIOLOGIA DO CÂNCER

Ricardo Caponero

Até o momento em que eu escrevo este capítulo, todo ser humano é gerado pela fusão de um espermatozóide e um óvulo. Esse não é o momento do início da vida, já que ambos, óvulo e espermatozóide, precisam estar vivos para que a fertilização ocorra. O dom da vida, contínuo, é transmitido geração após geração como uma chama que nunca se apaga. O que se inicia, na verdade, a cada geração, é a formação de um novo indivíduo.

O óvulo dos mamíferos, nos quais se inclui a espécie humana, é circundado por um envelope gelatinoso denominado zona pelúcida, na qual o espermatozóide precisa penetrar antes de conseguir o contato com a membrana do óvulo propriamente dita. A zona pelúcida contém glicoproteínas; uma delas, a ZP-3, funciona como um receptor de espermatozóides.

Uma classe de proteínas, denominadas lectinas, possui a capacidade de ligar-se a carboidratos. Algumas delas estão localizadas na membrana que recobre o acrossomo do espermatozóide e são responsáveis pela interação com a glicoproteína da zona pelúcida, desencadeando uma reação no acrossomo, com a liberação de enzimas proteolíticas.

Dois eventos são críticos na reação acrossômica. Primeiro, a quantidade de íons cálcio aumenta dramaticamente no espermatozóide; segundo, a proteína quinase C (PK-C) na membrana do espermatozóide é estimulada pela proteína G-PLCb ou por receptores de tirosinoquinase. Esses eventos são críticos para a reação de exocitose, a "expulsão" do núcleo do espermatozóide.

O núcleo do espermatozóide ultrapassa o espaço perivitelínico que circunda o óvulo e entra em contato com sua membrana plasmática, onde o segmento equatorial do espermatozóide inicia uma reação de adesão por meio de uma proteína denominada fertilina.

A fertilina possui um domínio molecular (denominado domínio desintegrina) que interage com proteínas da membrana, chamadas integrinas, permitindo a fusão do espermatozóide com o óvulo, ao mesmo tempo que modifica a composição química ao longo da membrana, impedindo a entrada de mais espermatozóides.

A fertilização é um estímulo que faz que a célula-ovo, totipotente, inicie um processo de mitose, a partir de G2 (*Gap* 2, a fase pós-síntese de DNA), utilizando parte dos cromossomos do óvulo, agora já pareada com parte dos cromossomos do espermatozóide.

A clivagem sucessiva da célula-ovo leva à formação de um aglomerado pluricelular ao mesmo tempo que permite a segregação de componentes citoplasmáticos e proteínas de forma desigual, fazendo que células individuais ou grupos de células adquiram diferenças quantitativas e qualitativas que facilitem seu desenvolvimento em tipos celulares diversos, iniciando-se assim o processo de diferenciação.

O aumento no número de células ocorre sem que haja um intervalo suficiente para o crescimento das células entre as divisões sucessivas, levando o blastômero a diminuir ligeiramente de volume e produzir pequenas unidades celulares que subseqüentemente participarão dos eventos morfogênicos que moldam o embrião.

Desde a primeira clivagem da célula-ovo, uma proteína denominada ß-catenina acumula-se no lado oposto à entrada do espermatozóide (região dorsal). Ela continua a acumular-se na região dorsal, sucessivamente, nas primeiras divisões da célula-ovo. No estágio de 16 a 32 células, ela está presente apenas no núcleo dorsal do blastômero. Dessa forma, a ß-catenina é a primeira molécula a determinar uma polaridade dorsiventral no embrião, em células ainda morfologicamente indistinguíveis.

Uma serina-treonina quinase, glicogênio sintase quinase-3 (Xgsk-3), fosforila diretamente um sítio aminoterminal da ß-catenina. Em conjunto com fatores de transcrição arquiteturais HMX-*box*, a ß-catenina modula a expressão de genes específicos, levando à estabilização de uma camada mesodérmica dorsal que propicia a organização da gástrula. Agora sim as células passam a ser morfologicamente distintas, embora ainda bastante indiferenciadas.

Durante a fase da gastrulação, por um mecanismo ainda não conhecido mas provavelmente relacionado à segregação diferencial de proteínas, vários genes passam a ser expressos assimetricamente no embrião, com a formação de uma lateralidade.

Até recentemente acreditava-se que com o desenvolvimento do embrião, apesar de não haver perda de material genômico, ocorressem mudanças irreversíveis no núcleo, as quais impediam sua total reprogramação, promovendo um desenvolvimento completo e normal quando o embrião fosse implantado em um ovo anucleado. O experimento da ovelha Dolly, no entanto, mostrou que a introdução do núcleo de uma célula diferenciada no citoplasma de uma célula-ovo modifica completamente a estrutura do núcleo, permitindo a formação de um novo indivíduo.

Esse fato mudou um dos paradigmas da biologia que dizia que toda a informação está contida no núcleo da célula, determinada pelo genoma. Hoje sabemos que, apesar de o genoma ser o molde para a produção de todas as proteínas, a regulação de sua expressão depende da constituição do citoplasma da célula.

A diferenciação celular é o processo pelo qual distintas porções do genoma são selecionadas para expressão em diferentes células do embrião. Essa modificação na expressão gênica e a organização espacial gradualmente restringem a potencialidade das células, que passam de totipotentes a pluripotentes e a tipos celulares determinados, expressando um fenótipo específico.

Embora a fertilização resulte na união dos genomas materno e paterno, a atividade dos genes do zigoto não é necessária até o estágio de blástula. Grande parte da atividade é determinada por mRNA materno acumulado no óvulo, o qual governa a embriogênese da primeira clivagem até a formação da blástula. Após esse ponto a transcrição genômica do zigoto torna-se necessária para dar continuidade ao processo da embriogênese.

Além da segregação diferencial de proteínas e organelas citoplasmáticas, ocorre no embrião uma regulação translacional, exercida inicialmente pelo mRNA materno acumulado no óvulo, que orquestra os primeiros eventos morfológicos do embrião. É provável que grande parte desse processo ocorra por uma regulação epigenética, em que o mRNA materno, de alguma forma, produza uma metilação seletiva de segmentos gênicos do embrião.

A simples divisão e diferenciação celular não garantiriam a complexa organização de todo o indivíduo. Enquanto o embrião ainda é um pequeno aglomerado de células, mudanças bioquímicas e o contato entre as células podem ser suficientes para garantir uma coesão. À medida que o embrião cresce, a organização celular passa a depender de uma comunicação intercelular mais efetiva, que dê a cada célula uma "noção" do todo, ou pelo menos de seu papel no todo. As células não podem se comportar individualmente. Todos os processos de divisão e diferenciação precisam ser sincronizados, para que o indivíduo pluricelular possa constituir-se num complexo funcional.

GLP-1 é uma proteína transmembrana que funciona como um receptor para sinais extracelulares. Embora o mRNA *glp-1* esteja presente tanto em oócitos como no embrião, a proteína GLP-1 não é sintetizada nos oócitos, ficando restrita à porção anterior dos blastômeros. Isso demonstra que o mRNA é sujeito a uma translação espacialmente restrita.

Indução é o processo pelo qual um grupo de células produz um sinal que determina modificações estruturais e funcionais em um segundo grupo de células. Isso envolve a capacidade de produção de um sinal (ligante) pelas células indutoras e a competência das células responsivas para recebê-lo e interpretá-lo por uma via de transdução do sinal.

A diferenciação dirigida e controlada das células é de importância crítica, sendo regulada não apenas pelos sinais exteriores da célula, mas também pela sua capacidade em modular sua resposta aos estímulos externos. Mudanças no mecanismo de transporte nuclear são de crucial relevância na determinação do destino das células. Proteínas de localização nuclear – *nuclear localization signal* (NLS) – ligam-se a importinas-, que por sua vez recrutam importinas- para mediar a translocação através dos poros nucleares. O subtipo de importina produzido pode ser parcialmente responsável pela diferenciação. Em embriões de camundongo, a expressão de importina- 1 mantém as células indiferenciadas, ao passo que células que se diferenciam em tecido neural passam a expressar a importina- 5.

Esse complexo sistema leva as células, como unidades funcionais, a se organizar em tecidos, órgãos, sistemas e no organismo como um todo. Mesmo após o embrião estar completo e continuando depois do nascimento, as células aumentam em número, mantendo a organização estrutural, até que todo o desenvolvimento do indivíduo se complete, na vida adulta.

Após o fim da formação, a comunicação entre as células passa a ser mais complexa, dependendo não apenas de sinais de sua vizinhança, mecanismo conhecido como regulação parácrina, mas também de eletrólitos no líquido intersticial e de hormônios, produzidos por glândulas especializadas e localizadas a uma grande distância dos tecidos-alvo, o que chamamos de regulação endócrina.

Esse ambiente de eletrólitos, hormônios, citocinas e contato intercelular compõe um complexo sistema de comunicação que mantém o organismo como um todo integrado e harmônico.

Ao longo da embriogênese, durante o desenvolvimento e crescimento, mas principalmente durante a fase adulta e senescência, algumas células precisam ser removidas e morrem, não por falta de oxigênio ou nutrientes, mas por mecanismos programados, num processo denominado apoptose.

Pela parada do crescimento ou pelo equilíbrio entre proliferação e morte celular o organismo mantém-se íntegro, ativo e saudável.

Alguém poderia perguntar se estamos discutindo a biologia celular do câncer ou a embriologia e o desenvolvimento do indivíduo. Mas o problema é exatamente esse. O que ocorre no processo da carcinogênese é a má utilização de toda essa maquinaria celular, grande parte mantida quiescente pelo processo de diferenciação.

A célula neoplásica utiliza processos bioquímicos normais, mas de forma desregulada e em momentos inoportunos, gerando a proliferação celular descontrolada e demais processos envolvidos na carcinogênese. A célula madura e diferenciada volta a manifestar padrões de comportamento de suas ancestrais embrionárias. Não há nenhum processo na carcinogênese que já não tenha sido empregado em alguma fase do desenvolvimento do indivíduo.

A célula normal é transformada numa célula neoplásica num longo processo em que os mecanismos normais de regulação da proliferação e diferenciação celular vão sendo danificados sucessivamente. Praticamente é necessário que ocorram danos tanto nos sistemas que induzem a proliferação como nos mecanismos responsáveis por frear esse processo.

As células com fenótipo maligno caracterizam-se pela independência de fatores de crescimento. Muitas delas produzem proteínas sinalizadoras que atuam como fatores de crescimento sobre seus próprios receptores, num processo conhecido como regulação autócrina.

Além de poder produzir seus próprios fatores de crescimento, as células também podem modificar os receptores desses fatores de crescimento.

A Figura 1 ilustra como um gene normal pode sofrer alterações e tornar-se hiperativo. Uma deleção ou mutação pontual na seqüência gênica pode fazer que o RNA seja traduzido em uma proteína que, mesmo em quantidade normal, apresenta atividade maior do que a usual, desregulando o controle gênico. Essa forma é a que ocorre quando a célula produz receptores de membrana intrinsecamente ativos, independentes do ligante.

A segunda forma, muito freqüente, é o aumento do número de cópia do gene (*copy number*), processo conhecido como amplificação. Essa amplificação gênica leva a uma produção aumentada de RNA e, conseqüentemente, de proteínas, que mesmo com atividade normal passam a desempenhar um papel mais ativo pelo aumento na concentração.

A terceira forma de aumento na atividade é o rearranjo cromossômico, mutações por translocação que posicionam determinado gene sob o controle de outro gene regulador, diferente do original. Essa nova regulação pode causar uma produção aumentada da proteína (sobreexpressão), sem que ocorra a amplificação gênica. Ainda nessa forma, a fusão com genes ativamente transcritos aumenta a produção de proteínas, que também são hiperativas.

Figura 1: Três formas pelas quais um gene pode se tornar hiperativo.

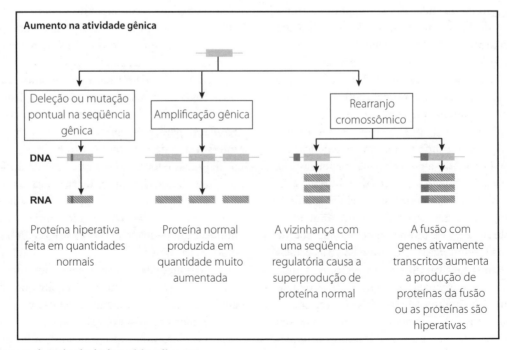

Fonte: Bruce Alberts *et al.*, *Molecular biology of the cell*, p. 214.

O estímulo para a proliferação não seria suficiente se os mecanismos que freiam essa proliferação estivessem íntegros. Dessa forma a célula com fenótipo maligno também adquire insensibilidade aos fatores inibidores da proliferação, internos à própria célula; mecânicos, por inibição por contato; e químicos, por regulação parácrina das células vizinhas.

Leonard Hayflick, em 1965, descreveu o fenômeno pelo qual células mantidas em cultura de tecido apresentavam capacidade replicativa limitada, independentemente do fornecimento de nutrientes, oxigênio e espaço físico, para impedir a inibição por contato. Essa observação de que as células eram capazes de um número limitado de divisões (chamado de limite de Hayflick) levou à suposição de que deveria haver algum mecanismo intracelular que fosse capaz de monitorar as divisões celulares, como um relógio biológico.

Passaram-se vários anos até que se descobrisse que os cromossomos acabam em porções de DNA compostas por centenas de repetições de uma seqüência de seis nucleotídeos, TTAGGG. Essas porções terminais dos cromossomos foram chamadas telômeros. No genoma humano há 46 cromossomos e 92 telômeros (um em cada terminação).

A função dos telômeros na célula normal seria a de manter a integridade cromossômica, protegendo a terminação dos cromossomos e separando um cromossomo do outro na seqüência do DNA, diferenciando-a de zonas de fragmentação. Sem os telômeros, a terminação dos cromossomos seria interpretada como uma quebra na molécula de DNA e "reparada", levando à fusão de cromossomos e à instabilidade genética maciça.

Uma deficiência na duplicação da fita do DNA faz que a cada duplicação, durante a fase de síntese, uma porção final de cada fita não possa ser duplicada, o que causa o encurtamento dos telômeros. Quando esse encurtamento atinge um comprimento crítico, a célula o "percebe" e, por meio da proteína p53, indica que sejam iniciados processos que levam à morte celular, por apoptose.

Alguns tecidos normais, como as células-tronco hematopoiéticas, por exemplo, precisam ter capacidade maior de divisão. Para isso eles lançam mão de uma transcriptase reversa, uma ribonucleoproteína (RNP), uma molécula composta por uma porção protéica e uma seqüência de nucleotídeos (AAUCCC) complementar à seqüência telomérica. Essa enzima, chamada telomerase, restaura a integridade do telômero, retrocedendo o contador de divisões celulares e permitindo que a célula se divida indeterminadamente.

A telomerase reversa humana (hTERT) é, então, um complexo enzimático ribonucleoprotéico que age como transcriptase reversa (RT), que estabiliza o comprimento do telômero adicionando repetições hexaméricas (TTAGGG) no final dos cromossomos, compensando, dessa forma, a "erosão" dos telômeros causada pela duplicação celular.

No indivíduo adulto normal a expressão da hTERT é encontrada em células germinativas, cutâneas epiteliais, células-tronco medulares (*stem cells*) e células do folículo capilar. Como se poderia imaginar, a expressão da telomerase não é uma capacidade adquirida por essas células, mas a desrepressão de um mecanismo que deve ter sido útil durante a formação do embrião, quando todas as células precisavam dividir-se inúmeras vezes até formar o indivíduo adulto.

O gene de controle da telomerase foi mapeado em 3p21 (cromossomo 3, braço p – curto, "pouco", do latim *pauci* –, lócus 21). Embora o gene da telomerase esteja presente em todas as células, a hTERT está inativada na maioria delas.

Uma boa descrição de como a telomerase elonga o telômero foi dada por Buys, em 2000, que explica também como esse processo é regulado. Todos os processos celulares são controlados por diversos mecanismos que se entrelaçam, num sistema altamente complexo de regulação. Não é diferente o que ocorre com o controle do número das divisões celulares. Várias outras proteínas interagem nesse processo.

A p16 é uma proteína inibitória das CDKs (quinases dependentes de ciclina) que está sobre-regulada em células senescentes. Ela bloqueia a divisão celular em resposta ao sinal de dano ao DNA e inibe a proliferação. As células entram em G2, onde os cromossomos sofrem fusão terminoterminal.

A p21 é uma proteína importante no controle do ponto de checagem, similar à p16, transcricionalmente ativada pela proteína p53. As células deficientes em p21 falham em parar o ciclo celular e tornam-se apoptóticas.

A p53 é a proteína reguladora gênica mais importante. Por isso o gene que a produz, o P53, é conhecido como o "guardião do genoma". A p53 promove a fosforilação de proteínas que levam à transcrição de genes indutores da parada do ciclo celular. A desativação dessa via permite contornar a senescência. A perda da função desse gene ocorre em quase todas as neoplasias.

A pRb é uma proteína supressora de tumor. A integridade dessa via previne a gênese de tumores, ao passo que estímulos como a exposição à seqüência homóloga ao excesso 3' ativam a p53 e a pRb e levam à senescência em presença de TRF2 (*telomeric repeat-binding factor 2*).

A TRF2, por sua vez, protege a terminação dos cromossomos da degradação. Sua inibição resulta na perda do excesso 3', induzindo a fusão de cromossomos. Sua atividade protetora está relacionada à habilidade de formar as alças-t (*t-loops*). Todavia, sua sobreexpressão leva ao encurtamento do telômero, mas não à morte celular. Em oposição, a TRF1 (*telomeric repeat-binding factor 1*) regula negativamente o alongamento do telômero.

Existem nas células outros mecanismos, além do encurtamento do telômero, que podem desencadear o processo de apoptose, como a detecção do dano ao genoma, por exemplo. Por isso a célula transformada também precisa adquirir mecanismos para inibir essas outras formas de sinalização ou o próprio processo de apoptose.

Inibida a morte celular, retirados os freios para a proliferação e estimulada a divisão celular, a célula transformada, com fenótipo neoplásico, passa a formar um clone de células, que se expande.

As células não estão apenas aderidas umas às outras, elas se apóiam numa densa matriz amorfa composta por uma rede de fibras glicoprotéicas embebida no líquido intersticial. Essa matriz intersticial, densa, dá sustentação aos tecidos e suporte às células, que para aumentar em número precisam conseguir um espaço nessa matriz, liberando enzimas proteolíticas, entre as quais estão as catepsinas e as metaloproteinases da matriz (MMPs).

Dissolvidos na matriz estão diversos fatores de crescimento. À medida que a célula digere as proteínas, esses fatores de crescimento entram em contato com as células, modulando seu comportamento e, por vezes, estimulando ainda mais o seu crescimento.

A colônia de células que cresce, formando um clone de células, nutre-se por embebição dos nutrientes dissolvidos na matriz. Mas com o crescimento da colônia de células, formando uma massa tumoral, esse processo torna-se cada vez mais ineficiente, deixando as células do centro da colônia em situação de falta de oxigênio (hipóxia).

Na célula tumoral, proteínas responsáveis por monitorar a tensão intracelular estimulam a produção do HIF-1 (fator induzido por hipóxia-1), que leva à transcrição de genes e à síntese de proteínas que agem como sinalizadoras para a célula endotelial.

Diversas proteínas sinalizadoras são produzidas nesse processo, como Ang-1, PDGF (fator de crescimento derivado de plaquetas), FGF (fator de crescimento de fibroblastos) e, o mais importante, VEGF (fator de crescimento do endotélio vascular).

Esses fatores de crescimento interagem com receptores na membrana da célula endotelial e do pericito, célula que recobre as células endoteliais dando estabilidade e reduzindo a permeabilidade dos vasos sangüíneos.

A interação do VEGF com seus receptores leva à transdução de sinal na célula endotelial e à transcrição de genes que a fazem entrar em processo de divisão celular, proliferando no sentido da formação celular tumoral. Para que isso ocorra a dissolução da matriz intercelular é novamente necessária, liberando mais fatores de crescimento e citocinas que aí estavam armazenados.

Algumas das citocinas liberadas possuem propriedades quimiotáticas para leucócitos, dando início a um processo inflamatório local. Esse processo vai levar a vasodilatação, aumento da permeabilidade capilar (para a passagem dos leucócitos), aumento da pressão intersticial pelo extravasamento de líquido e liberação de prostaglandinas e outras substâncias que também interferem na célula tumoral, por vezes potencializando seu crescimento.

A formação desses novos vasos sangüíneos é o processo conhecido como angiogênese tumoral e representa um passo importante no desenvolvimento da quase totalidade das neoplasias.

Dissolvida a matriz e criados os vasos sangüíneos, as células neoplásicas precisam adquirir a capacidade de se deslocar; para isso elas devem remodelar seu citoesqueleto e produzir pseudópodes para migração. As células infiltram os tecidos adjacentes, dando limites imprecisos às massas tumorais (uma das características das neoplasias malignas).

A proliferação de vasos sangüíneos e a migração celular, com a digestão da matriz, acabam por fazer que células tumorais caiam no interior de capilares linfáticos e venosos, de onde são carregadas para a drenagem linfática regional ou para a circulação venosa, respectivamente.

A circulação linfática é mais lenta, sendo mais fácil a sobrevivência das células tumorais, que acabam por chegar aos gânglios linfáticos, ou linfonodos, os quais agem como filtros nesse sistema. Retidas nos linfonodos, as células tumorais continuam a proliferar, fazendo aí uma nova colônia de células. À medida que cresce, essa colônia distorce a estrutura do linfonodo e acaba por escapar pelo ducto linfático eferente, indo parar em outro linfonodo e repetindo o processo sucessivamente, até desembocar na corrente sangüínea e atingir a circulação sistêmica.

Mas as células neoplásicas também podem invadir diretamente os capilares sangüíneos neoformados e daí atingir as vênulas, as veias e a circulação sistêmica. Enquanto progride para vasos maiores, o fluxo sangüíneo torna-se mais rápido, contando com zonas de turbilhonamento e atrito com a parede e bifurcações dos vasos. Para sobreviver nessas condições as hemácias apresentam sua forma bicôncava característica; as plaquetas são corpúsculos muito pequenos e os leucócitos circulam próximo à parede dos vasos.

As células neoplásicas, grandes e não adaptadas para sobreviver na corrente sangüínea, são alvo de traumas mecânicos e ataques do sistema imunológico. Para sobreviver nessas circunstâncias as células tumorais formam êmbolos, aglomerados de células tumorais, e agregam plaquetas ao seu redor.

Esses "grumos" formados circulam pela corrente sangüínea, passam pelo coração e atingem os capilares pulmonares, ou passam por aí e vagam pela circulação arterial até os capilares.

Para que esses êmbolos tumorais se desenvolvam é preciso que a célula tumoral consiga aderir à parede do vaso sangüíneo. Nesse processo as plaquetas que estão aderidas ao tumor ajudam no reconhecimento do endotélio vascular e na retração da célula endotelial, expondo a membrana basal dos vasos sangüíneos, onde a célula tumoral inicia novamente o processo de digestão das proteínas da matriz extracelular e a migração.

Autônomas em relação a fatores de crescimento e encontrando um ambiente adequado às suas necessidades, as células formam novos clones, completando o processo conhecido como metastatização.

Da mesma forma como nos linfonodos, essas novas colônias crescem, em hipóxia, desenvolvem novos vasos sanguíneos e reiniciam todo o processo, formando novas metástases a partir das metástases.

À medida que o volume de células tumorais aumenta, a concentração das substâncias produzidas por elas cresce na circulação. Algumas dessas substâncias são as que utilizamos como marcadores tumorais na detecção e no monitoramento da evolução dos pacientes. Outras substâncias possuem funções que interferem em processos inflamatórios e metabólicos, como interleucinas, citocinas e o fator de necrose tumoral (TNF). Essas substâncias podem causar perda significativa da massa corpórea, desnutrição e morte por caquexia neoplásica.

Mais freqüentemente, no entanto, os focos metastáticos da doença crescem e interferem na função dos órgãos em que se instalam, causando, de forma indireta, a morte pela insuficiência desses órgãos, e não diretamente pelo tumor.

Assim é que os pacientes podem vir a falecer de insuficiência respiratória, por metástases pulmonares ou derrames pleurais; tamponamento cardíaco, por derrame pericárdico; hipertensão intracraniana, por metástases cerebrais que causam edema do parênquima encefálico etc. Alguns tumores também podem produzir alterações metabólicas, como a hipercalcemia, pela destruição maciça do tecido ósseo ou, mais freqüentemente, pela produção ectópica de peptídeos metabolicamente ativos. Outra forma pela qual os tumores podem causar a morte dos hospedeiros é por ruptura de vasos sanguíneos ou alterações da crase sangüínea, levando a situações de hipercoagulabilidade.

O processo é esse, da célula transformada à morte do indivíduo pelas metástases, mas onde foi que esse processo todo começou mesmo? O que é que deu errado?

As novas tecnologias nos permitem analisar a expressão de vários genes ao mesmo tempo, e o que constatamos é que a totalidade das neoplasias apresenta alterações genéticas. No entanto, apenas uma pequena parte dos tumores (5% a 10% das neoplasias) pode ser considerada de transmissão hereditária. Então chegamos à conclusão de que algumas dessas alterações são causa, outras, conseqüências, e algumas são apenas epifenômenos.

As modificações do funcionamento gênico podem decorrer de mudanças estruturais causadas por mutações, deleções, translocações cromossômicas, amplificações gênicas e polimorfismos de nucleotídeos. As alterações também podem ser funcionais apenas, causadas pelo silenciamento aberrante (epigenético) como conseqüência de metilação de segmentos cromossômicos ou interferência de RNA inibitório (RNAi).

O processo de regulação da expressão gênica é muito mais complexo do que aparentava. A teoria dos *operons* é hoje uma visão bastante simplista do que deve ocorrer na realidade.

Muitos conceitos que a maioria de nós aprendeu no colégio, ou até mesmo nas cadeiras básicas da faculdade, estão radicalmente mudados. O primeiro deles, já discutido, é o de que o núcleo seria o centro de toda a informação da célula e de que toda a informação estaria contida no código genético. Como vimos, a interação com as proteínas citoplasmáticas e com o meio exterior são fundamentais para a regulação da expressão gênica. Dessa maneira, o DNA é um mero depositário de moldes para a formação de RNA e proteínas.

O outro conceito que sofreu um grande abalo foi o do próprio dogma central da biologia, o de que o DNA produz um RNA, que produz uma proteína. Dois aspectos mudaram nesse dogma. O primeiro, também já discutido, é o de que em algumas células e alguns processos um RNA serve de molde para que um tipo de transcriptase reversa, a telomerase (hTERT), ressintetize a fita de DNA, impedindo a morte celular por envelhecimento e apoptose. O outro fato que abalou o dogma central foi a descoberta de que o funcionamento desse processo é muito mais eficiente e elegante do que se poderia supor.

Na realidade, o DNA produz longos segmentos de mRNA que podem ser editados, ou seja, recortados de formas diversas, num processo chamado *splicing* seletivo. Nele, um único gene pode produzir mais de um tipo de proteína, dependendo de como a seqüência de aminoácidos é montada ao final do *splicing*. Ou seja, não vale mais a afirmação "um gene = uma proteína". Um único gene pode produzir diversas proteínas. Esse processo também ocorre em uma estrutura polipeptídica denominada "spliceossomo", da qual desconhecemos os mecanismos de funcionamento e regulação.

Com um gene produzindo mais de uma proteína o Projeto Genoma Humano acabou por descobrir um número de genes muito menor do que se supunha. Conseqüentemente, se há menos DNA "funcionante", que se traduz em uma proteína, há mais DNA "lixo", que aparentemente não codificava nada.

Esse DNA "lixo" codifica seqüências de mRNA cuja função não é a de transcrever proteínas, mas de se ligar a determinados segmentos do próprio DNA, servindo como uma forma de silenciamento gênico. Esse RNA, chamado inibitório ou interferente, pode ser responsável pela supressão da função de diversos genes que estão envolvidos no controle negativo da divisão celular, causando a perda dos mecanismos de regulação da proliferação.

Partes do DNA "lixo" podem ser responsáveis pela produção do "spliceossomo" e pela regulação de sua função, assim como podem produzir e regular outra estrutura antes desconhecida, o proteossomo.

Aprendemos os processos pelos quais o DNA sintetiza RNA mensageiro, transportador e ribossômico, que se combinam para produzir a síntese protéica, mas não nos perguntávamos o que acontecia com essas proteínas depois de formadas. Se as células fossem apenas formando proteínas ao longo da vida, elas se tornariam imensos depósitos protéicos. É claro, então, que as proteínas, depois de cumprida sua função, precisam ser novamente "desmontadas". Esse processo ocorre no proteossomo.

Para que o proteossomo possa reconhecer uma proteína como não sendo mais útil ela deve ser marcada num processo denominado ubiquitinação, cujo controle também ainda não conhecemos, mas é possivelmente mais complexo do que imaginamos, pois já se descreveram os processos de desubiquitinação.

É fácil perceber que, numa célula repleta de proteínas funcionais, com mediadores químicos que regulam todos os processos intra e, muitas vezes, intercelulares, a persistência de uma proteína "estimuladora" ou a supressão de uma proteína "repressora" pode causar o mau funcionamento da célula. Isso não só é real como já se identificaram alterações desse processo em diversas neoplasias, além de se ter desenvolvido uma substância, o bortezomibe, que bloqueia o funcionamento do proteossomo e produz respostas clínicas em mieloma múltiplo e algumas neoplasias do pulmão.

Entre os processos misteriosos dos quais não conhecemos os mecanismos de regulação estão a metilação de segmentos do DNA, causando o silenciamento gênico, e a própria organização espacial dos cromossomos, ao redor das histonas. A acetilação e a desacetilação das histonas permitem a exposição do DNA para a transcrição ou duplicação gênica, interferindo diretamente na expressão gênica. Esses são mais dois processos que podem estar sendo regulados pelo chamado DNA "lixo".

Nessa história complexa que vimos até aqui ainda falta discutir dois conceitos "populares": o de que todos nós temos células neoplásicas em nosso organismo; e outro, relacionado a esse, que é o da "barreira imunológica".

Na verdade, todas as nossas células guardam o genoma original, totipotente. Daí vem a pesquisa das clonagens e das células-tronco. Por isso, qualquer célula, quando transformada, pode se tornar uma célula com fenótipo neoplásico. Se as transformações forem muito dramáticas, as células geradas podem ser inviáveis e morrer, mas freqüentemente a carcinogênese é um longo processo de transformação em que os defeitos vão se somando, culminando na gota de água que faz o copo transbordar.

Como essas células expressam características que em determinados momentos da ontogênese (formação do indivíduo) estiveram presentes e tiveram alguma função, com pouca freqüência elas são detectadas pelo sistema imunológico. A prova disso é quão ineficiente a imunoterapia adotiva inespecífica tem se mostrado ao longo da história da oncologia. O processo imunológico surge, de forma inespecífica, quando a invasão tecidual libera substâncias quimiotáticas para os leucócitos, causando a infiltração do tumor por linfócitos. A presença de intenso infiltrado linfocitário é característica dos tumores que geram mais reação imunogênica, mas mesmo assim essa infiltração não é suficiente para conter o desenvolvimento das células neoplásicas.

A imunoterapia só voltou a ser efetiva quanto conseguimos identificar alguns alvos tumorais específicos e desenvolver anticorpos murinos, quiméricos ou humanizados para realizar as funções imunológicas que o organismo não conseguiu fazer por si mesmo. Ainda assim, apesar de muito eficaz em determinadas situações, essa estratégia não se tornou a cura do câncer.

O futuro promete ser mais inquietante ainda após duas observações de laboratório. Uma delas é a de que as células podem modular suas funções e modificar a composição das suas proteínas em resposta a estímulos do ambiente. É bem caracterizada a neuroplasticidade de neurônios expostos a estímulos crônicos como a dor, por exemplo, que modificam sua estrutura e composição para se adaptar a um novo ambiente. Essa plasticidade envolve a modificação da expressão gênica, com a ativação e o silenciamento de genes específicos.

A segunda observação, mais intrigante, é a de que algumas espécies de peixe não possuem o sexo determinado geneticamente; no entanto, na forma adulta todos os indivíduos manifestam características sexuais bem definidas. Numa dessas espécies constatou-se grande diferença de tamanho entre as fêmeas (maiores) e os machos. Experimentos de laboratório mostraram que a exposição de alevinos recém-nascidos a modelos plásticos (o que invalida a hipótese de mediadores químicos) imitando o tamanho de um dos sexos causa a diferenciação dos alevinos no sexo oposto.

A análise desses peixes revelou que o estímulo visual qualitativo utilizando modelos pequenos aumenta a produção de aromatase no sistema nervoso central, conseqüentemente aumentando a concentração de estrogênios, que levam à diferenciação para o sexo feminino. O oposto ocorre quando a exposição a modelos grandes não estimula a produção da aromatase. Na falta de estrógeno, os peixes tornam-se machos.

Quanto dessa capacidade de plasticidade que o ambiente pode produzir, modificando a composição bioquímica e biológica das células, ainda pode estar presente em nossa espécie?

A biologia molecular há muitas décadas tem desdenhado da hipótese psicogênica do câncer, mas talvez num futuro próximo tenhamos de rever também esse conceito.

Não que alterações psíquicas venham a se tornar a "causa" do câncer, mas não é impossível que processos psíquicos, mediados ou não pelos sistemas endócrino e imunológico, possam estar envolvidos no surgimento do fenótipo maligno, assim como na progressão tumoral.

As neoplasias são um vasto grupo de doenças distintas para as quais não há uma causa, e sim uma sucessão de eventos. Talvez não possamos deter esse processo depois que ele se consolida, como não podemos deter uma avalanche, mas é muito provável que um dia possamos impedir que esses eventos ocorram.

O conhecimento da biologia celular e da biologia das neoplasias já tem dado frutos no presente, modificando a face da oncologia do século XXI. Para prosseguir nesse caminho teremos de vencer barreiras técnicas bem como éticas e morais. Como falávamos no início deste capítulo, a vida não se inicia na fecundação, ela é uma chama que persiste ao longo da existência humana. Poderemos conhecer todas as peças e os processos envolvidos na regulação do funcionamento gênico, mas algum dia depararemos com o ponto primordial: descobrir onde é que toda essa estrutura iniciou seu funcionamento. Aí poderemos responder o que veio primeiro, o gene ou a proteína.

Após observarmos essa primeira reação biológica, ainda nos restará perguntar sobre o que nos fez caminhar contra o princípio básico da termodinâmica, que diz que tudo caminha para um estado de maior entropia, chegando aos seres maravilhosamente complexos que somos.

Referência bibliográfica

ALBERTS, B. *et al. Molecular biology of the cell.* 4. ed. Nova York: Garland Science, 2002.

CÂNCER DE MAMA

Alfredo Carlos S. D. Barros

A elevada freqüência do câncer de mama, aliada à recente melhoria das suas taxas de sobrevida, tem colocado em evidência o tema do seguimento médico após o tratamento do câncer de mama. Estima-se que só nos Estados Unidos existam mais de dois milhões de mulheres sobreviventes do câncer de mama em acompanhamento (Jemal *et al.*, 2006). Mas o tipo de atenção médica oferecido a essas mulheres depois do tratamento não está bem padronizado e tem divergido bastante de instituição para instituição.

Os objetivos do seguimento são inúmeros: auxílio no enfrentamento da doença, monitorização da qualidade de vida, detecção precoce de recidivas locais, regionais e sistêmicas, diagnóstico de segundo tumor primário, identificação e manejo de efeitos colaterais tardios do tratamento, orientação sobre planejamento familiar e assistência durante o climatério.

Bom senso e pragmatismo são fundamentais para um correto acompanhamento das mulheres que passaram por tratamento de câncer de mama. Deve-se evitar excesso de exames e consultas, porém não se pode descuidar da vigilância e do apoio para a recuperação da qualidade de vida. Vínculos estreitos de confiança, baseados na boa relação médico-paciente, precisam ser estabelecidos, e a disponibilidade da equipe médica para qualquer tipo de orientação é essencial.

Assistência humanizada

O seguimento humanizado para a mulher após tratamento ativo do câncer de mama está fundamentado no seguinte tripé: personalização do médico, individualização da paciente e atenção integral.

Personalização do médico

Em instituições públicas, infelizmente, é comum haver vários médicos envolvidos com as consultas de determinada paciente, de modo que esta não saiba, às vezes, nem mesmo o nome do profissional que está encarregado de seu acompanhamento.

Toda paciente em seguimento precisa ter um elemento de referência, um médico coordenador da equipe de assistência a seu caso, que de preferência deve ser multiprofissional.

Individualização da paciente

Cada caso é um caso. Essa assertiva é lugar-comum, mas é da maior importância no seguimento após câncer de mama. A rotina de *follow-up* necessita ser estabelecida em função de características emocionais, sociais, risco de recidivas e de segundo tumor primário, faixa etária, sintomatologia e capacidade de enfrentamento de cada pessoa.

A programação da periodicidade das visitas de retorno não pode ser rígida, assim como a dinâmica e o tipo de atendimento nas consultas e a rotina de solicitações de exames, que devem ser individualizados e artesanais, de paciente para paciente e de consulta a consulta. Acima de tudo medicina é arte. Como dizia Osler, "a Medicina é uma arte que se serve da ciência".

As mulheres que apresentaram carcinoma ductal *in situ*, por sua vez, merecem ser acompanhadas à parte, porque é possível questionar se tiveram mesmo um verdadeiro câncer (Veronesi *et al.*, 2006). É preciso esclarecê-las sobre a evolução natural do seu quadro, solicitar mamografia anual e estar atento a eventuais complicações nas usuárias de tamoxifeno.

Atenção integral

É aconselhável ao médico encarregado das consultas de seguimento um enfoque global, com base no relacionamento "eu-você" e não "eu-isso" (no caso, "eu-doença"), conforme proposto por Martin Buber (1977), filósofo, escritor e pedagogo.

A principal virtude da atenção integral é saber escutar e valorizar o que merece ser considerado, em termos biológicos e psicológicos. Em seguida, informar e orientar, passando uma mensagem realista, mas otimista (del Giglio, 2002). O medo e a fantasia quase sempre fazem sofrer mais que a realidade.

Assuntos íntimos, como vaidade, auto-estima, vivência amorosa e sexualidade, não podem ser esquecidos e, se não aflorarem naturalmente, precisam ser provocados.

A equipe deve ser disponível. A paciente precisa estar segura sobre onde, quando e como poderá procurar assistência em caso de necessidade.

Consultas médicas

As consultas são dedicadas a anamnese, exame físico e orientações. Deve-se aconselhar sobre sinais e sintomas de recorrência, novos nódulos e rotina de exames e retornos a ser seguida (Khatcheressian *et al.*, 2006).

Normalmente, ressalvando-se as peculiaridades individuais, recomendamos consultas de três em três meses no primeiro ano, de seis em seis até o terceiro e anualmente a seguir.

O profissional responsável pelo seguimento precisa conferir se estão sendo feitos coleta de colpocitologia oncótica, planejamento familiar e assistência durante o climatério. Usuárias de inibidores de aromatase, principalmente depois da quimioterapia, têm grande chance de apresentar osteoporose. Recomendam-se, assim, controle por densitometrias ósseas e tratamentos comportamentais ou medicamentosos, se necessários. Aquelas que usam tamoxifeno requerem exame ginecológico cuidadoso e ultra-sonografia endovaginal anual, além da preocupação com distúrbios visuais e catarata. Pacientes obesas merecem orientação e estímulo para a correção da massa corpórea, porque a obesidade é, *per se*, fator prognóstico negativo e o controle de peso é desejado.

O Quadro 1 apresenta recomendações para a qualidade do cuidado ao paciente com câncer, visto pela óptica do paciente, segundo a American Society of Clinical Oncology e a European Society of Medical Oncology ("ASCO-ESMO consensus statement on quality cancer care", 2006). A obediência a esses preceitos torna o seguimento mais efetivo e humanizado.

A possibilidade da solicitação de testes genéticos em mulheres que tiveram câncer de mama na pré-menopausa e provêm de famílias de alto risco no que diz respeito à síndrome do câncer hereditário deve ser apresentada às que têm acesso ao exame e discutida com elas. Não que seu resultado modifique a condução do caso, mas pode determinar estratégias preventivas para familiares e descendentes diretos não afetados.

Freqüentemente a paciente manifesta o desejo de uma segunda opinião sobre as modalidades terapêuticas empregadas no seu caso, e o acesso a outro parecer deve ser facilitado.

Opções terapêuticas incluídas na chamada medicina complementar ou alternativa carecem de validação por métodos científicos, mas são muito populares (Vickers e Cassileth, 2001; Tripathy, 2005). Se forem importantes para a paciente, do ponto de vista emocional, e promoverem seu bem-estar, desde que não interfiram no tratamento padrão cientificamente comprovado nem o retardem, podem ser seguidas em paralelo, porém não devem ser estimuladas.

Detecção de recidivas locorregionais

A identificação precoce de recidivas locoregionais é desejável, porque seu tratamento oportuno reduz a chance de metastatização. Um exemplo típico é a recidiva local após cirurgia conservadora. Em cada visita, pela anamnese e pelo exame físico, o médico procura sinais e sintomas de recorrência. O auto-exame mensal deve ser ensinado e incentivado, até porque com grande freqüência é a própria paciente que percebe a recidiva. Porém, o fundamental é a mamografia.

A primeira mamografia é solicitada após seis meses da cirurgia conservadora de mama e, a partir daí, anualmente. Em geral, solicita-se em conjunto a ultra-sonografia, particularmente útil em mamas operadas e irradiadas. Essa rotina ainda necessita de comprovação por meio de estudos clínicos, que nunca foram elaborados com esse objetivo. Grunfeld *et al.* (2002), em revisão sistemática sobre o tema, salientaram esse fato e notaram, pela análise de estudos observacionais, que o método de detecção da recidiva local – exame físico ou mamografia – não influenciou no prognóstico.

Uma metanálise publicada por Bock *et al.* (2004a), baseada em 5.045 pacientes de doze estudos, evidenciou que 40% das recidivas locorregionais são descobertas nas visitas médicas de rotina, ao passo que 60% são evidenciadas por manifestações clínicas autoperceptíveis no intervalo entre as consultas.

Quadro 1: Recomendações para melhorar a qualidade de vida do paciente com câncer

1. Acesso à informação
2. Privacidade, confidencialidade, dignidade
3. Acesso ao prontuário
4. Assistência médica preventiva
5. Ausência de discriminação
6. Consentimento e escolha do tratamento
7. Tratamento multidisciplinar
8. Oportunidade para participar de *clinical trials*
9. Planejamento do seguimento
10. Tratamento de suporte ou paliativo, se necessário

Depois da mastectomia a pesquisa de recidiva locorregional é feita pelo exame físico. Em mamas reconstruídas, conquanto a norma não seja consensual, recomendamos mamografia anual.

Diagnóstico de metástases a distância

Vale a pena a vigilância laboratorial e imagenológica intensiva para descobrir cedo, por métodos subclínicos, uma metástase a distância? Muda-se a história natural da doença ou melhora-se a qualidade de vida instituindo-se medidas terapêuticas precocemente?

Dois estudos clínicos europeus, realizados na Itália, com metodologia adequada, informaram que não. O estudo denominado Givio trial (Gruppo Interdisciplinare per la Valutazione degli Interventi in Oncologia) arrolou 1.320 pacientes após tratamento de câncer de mama, com idade máxima de 70 anos, em estádios I, II e III, formando dois grupos: vigilância intensiva (n = 655) e vigilância mínima (n = 665) (The Givio investigators, 1994). Nos dois grupos havia entrevista e exame físico a cada três meses e mamografia anual. As que estavam sob vigilância intensiva tiveram dosagens de enzimas hepáticas no mesmo intervalo, raios X de tórax semestral e cintilografia óssea e ultra-sonografia hepática anuais. A detecção de metástase a distância assintomática foi mais freqüente no grupo de vigilância intensiva (31%) do que no de vigilância mínima (21%). Contudo, depois do seguimento mediano de 71 meses, não houve diferença significativa de sobrevida nos dois grupos: 80% contra 78%.

Outro estudo multicêntrico incluiu 1.243 pacientes que passaram por tratamento de câncer unilateral de mama, estádios I, II e III (Del Turco *et al.*, 1994). No grupo de vigilância intensiva, além de consultas periódicas e mamografia, ainda se acrescentaram cintilografia óssea e raios X de tórax semestrais por cinco anos. Como se poderia supor, entre as pacientes com vigilância intensiva descobriram-se mais metástases intratorácicas ou ósseas (112 *versus* 71 no grupo controle). Todavia, não houve diferença significativa de mortalidade em cinco anos nos dois grupos (18,6% *versus* 19,5%).

Mesmo considerando o prolongamento do tempo de observação desse estudo para dez anos, não houve vantagem na sobrevida que justificasse a vigilância intensiva (razão de chance = 1,05; IC 95%: 0,87-1,26) (Palli *et al.*, 1999).

Uma metanálise desses dois estudos citados, com resultados atualizados, foi divulgada pela Cochrane Library (Rojas *et al.*, 2000). Também não se verificou diferença de sobrevida global (razão de chance = 0,96; IC 95%: 0,80-1,15). Não se descobriu superioridade inclusive em subgrupos de idade, tamanho tumoral e estado linfonodal.

Hortobagyi (2002) acredita que uma reduzida fração das pacientes com metástases a distância (1% a 3%) apresente oligometástases circunscritas, passíveis de cura com tratamento multimodal. Entretanto, isso precisa ser confirmado em estudos clínicos.

Para seguimento do câncer de mama já ativamente tratado, a recomendação da American Society of Clinical Oncology, de 2006, não defende como rotina nenhum destes testes: hemograma, enzimas hepáticas, marcadores tumorais, radiografia de tórax, cintilografia óssea, ultra-sonografia de fígado, tomografia computadorizada, FDG-PET ou ressonância magnética. Ou seja, o seguimento deve se basear somente em parâmetros clínicos, evitando-se gastos desnecessários, ansiedade e medo provocados pela realização dos exames. Os sintomas de suspeita de metástase, conforme o órgão, são os seguintes (Emens e Davidson, 2003):

- *ossos:* dor localizada de intensidade progressiva;
- *pulmões:* tosse, dispnéia, dor torácica;
- *fígado:* anorexia, perda de peso, desconforto no hipocôndrio direito;
- *SNC:* alteração mental, cefaléia persistente, convulsão.

Os marcadores tumorais de câncer de mama, como CA 15.3 e CA 27.29, têm sua indicação rotineira bastante questionada (Carlson, 1999), não obstante existam evidências de que possam se elevar nas metástases, cerca de seis meses antes do aparecimento de sintomas ou imagens patológicas. Esses marcadores são úteis principalmente para a monitorização terapêutica de metástases sintomáticas e como complemento ao diagnóstico diferencial de metástases por métodos de imagem (Barros *et al.*, 1994).

Pelo exposto, não se justifica, como rotina, a propedêutica baseada em vigilância intensiva. Descobrir uma metástase assintomática não significa curar, nem prolongar a sobrevida ou melhorar a qualidade de vida, na imensa maioria das vezes. Casos especiais de pessoas que apenas se sentem seguras depois de exames com resultados negativos merecem consideração à parte.

Diagnóstico de segundo tumor primário e de outras intercorrências

Pacientes com antecedente de carcinoma ductal invasivo de mama apresentam chance de 0,5% a 1% ao ano de desenvolver câncer de mama contralateral. Por isso é enfatizada a conduta da mamografia anual.

Em pacientes jovens ou com mamas densas, somos partidários da associação, se possível, de ultra-sonografia e ressonância magnética, que tem se mostrado útil para detecção de câncer em mulheres com alto risco e, também, na mama oposta. Lehman *et al.* (2007) verificaram que 30 de 969 pacientes (3,1%), de várias idades, com diagnóstico de câncer de mama unilateral recente (até sessenta dias) e mamografia contralateral normal, apresentaram carcinoma na mama oposta, descoberto por ressonância.

Dez anos depois da cirurgia, a chance de um novo câncer de mama é igual ou superior à chance do aparecimento de recorrência. A atenção deve ser redobrada em jovens (Rosen *et al.*, 1989).

A incidência de câncer de mama contralateral foi de 9% aos 20 e 25 anos nos estudos NSABP B-06 e B-04, respectivamente (Fisher *et al.*, 2002a e 2002b). Porém, sabe-se que o fator causador de metástase e óbito é quase sempre o primeiro câncer, tendo em vista que o segundo acaba sendo descoberto muito precocemente, salientando-se, assim, a importância da mamografia.

No câncer de mama hereditário, principalmente nas formas relacionadas à mutação dos genes BRCA1 e BRCA2, é elevada a probabilidade de câncer de ovário (40-60% e 10-40%, respectivamente) (Easton *et al.*, 1995). Para essas mulheres a ooforectomia é uma alternativa válida, geralmente sendo realizada após os 40-50 anos. Caso não se pratique a ooforectomia, solicitam-se dosagem de CA-125 e ultra-sonografia anuais.

Complicações e intercorrências tardias consequentes ao tratamento não são comuns. No entanto, as principais que podem ser diagnosticadas no seguimento são (Partridge *et al.*, 2001; Whitworth *et al.*, 2000):

- *cirúrgicas:* parestesia, linfedema e erisipela no braço;
- *quimioterápicas:* síndrome leucemia-mielodisplasia, disfunção cardíaca, neuropatia, infertilidade e menopausa precoce;
- *radioterápicas:* pneumonite, toxicidade cutânea;
- *hormonioterápicas:* tromboembolismo, catarata, pólipos e hiperplasias endometriais, osteoporose, dores osteomusculares.

É comum que a mulher em seguimento oncológico se descuide da prevenção de doenças crônico-degenerativas em geral. Sendo assim, além do incentivo à adoção de estilo de vida saudável e eventual encaminhamento para outros especialistas, são aconselháveis avaliações periódicas de metabolismo glicídico e lipídico, função renal, pressão arterial etc.

Apoio para a recuperação da qualidade de vida

As mulheres que sofreram tratamento de câncer de mama, em algum grau e por certo tempo, padecem quase sempre de dificuldades psicológicas e sociais. Estas repercutem diretamente no seu bem-estar e na qualidade de vida, cuja manutenção é a motivação maior do ato médico. A razão de ser da medicina é cuidar e aliviar, mais até do que curar.

Desse jeito, o objetivo do tratamento não é conseguir uma pessoa que represente um ponto vivo em uma curva de Kaplan-Meier, mas sim a recuperação e/ou preservação da qualidade de vida. Faz-se necessário apoio para readquirir bom relacionamento familiar, desempenho profissional, capacidade de elaborar planos e visualizar perspectivas. Esse apoio é sempre mais eficaz, e os resultados aparecem mais precocemente, quando compartilhado com um psicólogo especializado na área.

É sabido que a religiosidade e a espiritualidade influenciam favoravelmente na reenergização e no enfrentamento da doença. O estímulo à vivência de uma fé religiosa é importante, ajuda a promover o recobramento nos períodos de crise e pode inclusive provocar reações orgânicas imunitárias (Choumanova *et al.*, 2006; Sephton *et al.*, 2001; Ramondetta e Sills, 2004).

Dificuldades no exercício da sexualidade são comuns, tanto de redução da libido, como no próprio ato sexual, por ansiedade, secura vaginal, baixa auto-estima, alterações de imagem corporal ou inibição do parceiro (Dorval *et al.*, 1999). Os obstáculos têm causa psicoafetiva e não hormonal, já que os níveis hormonais, incluindo o de testosterona, não se relacionam com o quadro (Speer *et al.*, 2005; Broeckel *et al.*, 2002). Orientações simples para o casal, esclarecendo dúvidas, reforçando as potencialidades de troca de carinho e excitação erógena, colaboram para que, a seu tempo, tudo se resolva.

Estímulo para lazer, viagens, esportes e atividades recreativas faz parte do papel do médico.

Sinais de parestesias no braço, fibroses na axila, prejuízo na mobilidade do ombro e linfedema (geralmente discreto) são frequentes e merecem cuidado fisioterapêutico.

Todas essas funções de apoio são mais bem exercidas quando oferecidas por uma equipe multiprofissional, incluindo enfermeiros, psicólogos, assistentes sociais, fisioterapeutas e nutricionistas, que devem participar da assistência sempre que solicitados. Em serviços públicos, com poucos recursos, o ideal é a formação de grupos de apoio, em que a equipe multiprofissional entre em contato com várias pacientes de uma só vez. Nesses grupos, ex-pacientes e voluntárias desempenham papel relevante. As atividades são coletivas, porém as necessidades são individualmente identificadas e as providências tomadas (Bock *et al.*, 2004b; Lane, 2007).

Uma questão capital é o estabelecimento de vínculo mais forte de referência com um membro da equipe médica, geralmente o mastologista ou o oncologista, para ser o cuidador principal. Deve-se evitar a diluição da atribuição da responsabilidade do controle do caso entre os diversos profissionais, como radioterapeutas, cirurgiões plásticos, ginecologistas e outros. Dependendo da estrutura da equipe, o papel de elemento central coordenador do acompanhamento pode ser realizado por qualquer especialista, geralmente aquele com maior formação humanística e vocação. O que não se pode justificar são consultas periódicas simultâneas com cirurgiões, oncologistas e radioterapeutas, repetitivas e iatrogênicas.

Depois de alguns anos de seguimento após o tratamento, a paciente tem condições de ser encaminhada para seu médico clínico geral (médico de família) ou ginecologista para a condução do caso. Um relatório circunstanciado sobre todo o tratamento dispensado, contendo também o roteiro sugerido de medidas para o acompanhamento futuro, é preparado e entregue. A experiência mostra que o seguimento feito por outros profissionais, não mastologistas e não oncologistas, no momento certo, tende a ser mais bem aceito e não leva a prejuízo no prognóstico. A propósito, Grunfeld et al. (2006) compararam o seguimento feito por médicos de família com o executado por oncologistas, no Canadá, e observaram nos dois grupos uma taxa semelhante de detecção de eventos desfavoráveis e de evolução prognóstica.

Referências bibliográficas

"Asco-esmo consensus statement on quality cancer care". *Journal of Clinical Oncology*, v. 24, n. 21, p. 3498-9, 2006.

Barros, A. C. S. D.; Fry Jr., W.; Nazario, A. C. P.; Santos, M. O.; Sato, M. K. "Experience with CA 15.3 as a tumor marker in breast cancer". *European Journal of Surgical Oncology*, v. 20, n. 2, p. 130-3, 1994.

Bock, G. H. de; Bonnema, J.; van der Hage, J. et al. "Effectiveness of routine visits and routine tests in detecting isolated locoregional recurrences after treatment for early-stage invasive breast cancer: a meta-analysis and systematic review". *Journal of Clinical Oncology*, v. 22, n. 19, p. 4010-8, 2004a.

Bock, G. H. de; Bonnema, J. et al. "Patient's needs and preferences in routine follow-up after treatment for breast cancer". *British Journal of Cancer*, v. 90, n. 6, p. 1144-50, 2004b.

Broeckel, J. A.; Thors, C. L.; Jacobsen, P. B.; Small, M.; Cox, C. E. "Sexual functioning in long-term cancer survivors treated with adjuvant chemotherapy". *Breast Cancer Research and Treatment*, v. 75, n. 3, p. 241-8, 2002.

Buber, M. *Eu e Tu*. São Paulo: Cortez e Moraes, 1977.

Carlson, R. W. "Biomarkers in the surveillance of early breast cancer". *Seminars in Breast Disease*, v. 2, p. 240-3, 1999.

Choumanova, I.; Wanat, S.; Barrett, R.; Koopman, C. "Religion and spirituality in coping with breast cancer: perspectives of Chilean women". *The Breast Journal*, v. 12, n. 4, p. 349-52, 2006.

del Giglio, A. "A relação médico-paciente sob uma perspectiva dialógica". *Revista Brasileira de Clínica e Terapêutica*, v. 27, n. 1, p. 6-8, 2002.

Dorval, M.; Maunsell, E.; Taylor-Brown, J. "Marital stability after breast cancer". *Journal of the National Cancer Institute*, v. 91, n. 1, p. 54-9, 1999.

Easton, D. F.; Ford, D.; Bishop, D. T. "Breast and ovarian cancer incidence in BRCA1-mutation carriers. Breast Cancer Linkage Consortium". *The American Journal of Human Genetics*, v. 56, n. 1, p. 265-71, 1995.

Emens, L. A.; Davidson, N. E. "The follow-up of breast cancer". *Seminars in Oncology*, v. 30, n. 3, p. 338-48, 2003.

Fisher, B.; Anderson, S.; Bryant, J. et al. "Twenty-year follow-up of a randomized trial comparing total mastectomy, lumpectomy, and lumpectomy plus irradiation for the treatment of invasive breast cancer". *The New England Journal of Medicine*, v. 347, n. 16, p. 1233-41, 2002a.

Fisher, B.; Jeong, J.-H.; Anderson, S. et al. "Twenty-five-year follow-up of a randomized trial comparing radical mastectomy, total mastectomy, and total mastectomy followed by irradiation". *The New England Journal of Medicine*, v. 347, n. 8, p. 567-75, 2002b.

Grunfeld, E.; Levine, M. N.; Julian, J. A. et al. "Randomized trial of long-term follow-up for early-stage breast cancer: a comparison of family physician versus specialist care". *Journal of Clinical Oncology*, v. 24, n. 6, p. 848-55, 2006.

Grunfeld, E.; Noorani, H.; McGahan, L. et al. "Surveillance mammography after treatment of primary breast cancer: a systematic review". *Breast*, v. 11, n. 3, p. 228-35, 2002.

Hortobagyi, G. N: "Can we cure limited metastatic breast cancer?" *Journal of Clinical Oncology*, v. 20, n. 3, p. 707-18, 2002.

Jemal, A.; Siegel, R.; Ward, E. et al. "Cancer statistics, 2006". *CA: A Cancer Journal for Clinicians*, v. 56, n. 2, p. 106-30, 2006.

Khatcheressian, J. L.; Wolff, A. C.; Smith, T. J. et al. "American Society of Clinical Oncology 2006 update of the breast cancer follow-up and management guidelines in the adjuvant setting". *Journal of Clinical Oncology*, v. 24, n. 31, p. 5091-7, 2006.

Lane, K. "Improving quality of care for breast cancer survivors". *Breast Diseases: A Year Book Quarterly*, v. 17, p. 328-9, 2007.

Lehman, C. D.; Gatsonis, C.; Kuhl, C. K. *et al*. "MRI evaluation of the contralateral breast in women with recently diagnosed breast cancer". *The New England Journal of Medicine*, v. 356, n. 13, p. 1295-303, 2007.

Palli, D.; Russo, A.; Saieva, C. *et al*. "Intensive vs clinical follow-up after treatment of primary breast cancer: 10-year update of a randomized trial". *The Journal of the American Medical Association*, v. 281, n. 17, p. 1586, 1999.

Partridge, A. H.; Burstein, H. J.; Winer, E. P. "Side effects of chemotherapy and combined chemohormonal therapy in women with early-stage breast cancer". *Journal of the National Cancer Institute Monographs*, n. 30, p. 135-42, 2001.

Ramondetta, L. M.; Sills, D. "Spirituality in gynecological oncology: a review". *International Journal of Gynecological Cancer*, v. 14, n. 2, p. 183-201, 2004.

Rojas, M. P.; Telaro, E.; Russo, A. *et al*. "Follow-up strategies for women treated for early breast cancer". *Cochrane Database of Systematic Reviews*, n. 4, 2000.

Rosen, P. P.; Groshen, S.; Kinne, D. W.; Hellman, S. "Contralateral breast carcinoma: an assessment of risk and prognosis in stage I (T1N0M0) and stage II (T1N1M0) patients with 20-year follow-up". *Surgery*, v. 106, n. 5, p. 904-10, 1989.

Rosselli Del Turco, M.; Palli, D.; Cariddi, A. *et al*. "Intensive diagnostic follow-up after treatment of primary breast cancer. A randomized trial. National Research Council Project on Breast Cancer follow-up". *The Journal of the American Medical Association*, v. 271, n. 20, p. 1593-7, 1994.

Sephton, S. E.; Koopman, C.; Schaal, M.; Thoresen, C.; Spiegel, D. "Spiritual expression and immune status in women with metastatic breast cancer: an exploratory study". *Breast Journal*, v. 7, n. 5, p. 345-53, 2001.

Speer, J. J.; Hillenberg, B.; Sugrue, D. P. *et al*. "Study of sexual functioning determinants in breast cancer survivors". *Breast Journal*, v. 11, n. 6, p. 440-7, 2005.

The Givio investigators. "Impact of follow-up testing on survival and health-related quality of life in breast cancer patients: a multicenter randomized controlled trial". *The Journal of the American Medical Association*, v. 271, n. 20, p. 1587-92, 1994.

Tripathy, D. "Complementary and alternative medicine in breast cancer: models of research". *Breast Diseases: A Year Book Quarterly*, v. 15, p. 368-9, 2005.

Veronesi, U.; Viale, G.; Rotmensz, N.; Goldhirsch, A. "Rethinking TNM: breast cancer TNM classification for treatment decision-making and research". *Breast*, v. 15, n. 1, p. 3-8, 2006.

Vickers, A. J.; Cassileth, B. R. "Unconventional therapies for cancer and cancer-related symptoms". *Lancet Oncology*, v. 2, n. 4, p. 226-32, 2001.

Whitworth, P.; McMasters, K. M.; Tafra, L.; Edwards, M. J. "State-of-the-art lymph node staging for breast cancer in the year 2000". *American Journal of Surgery*, v. 180, n. 4, p. 262-7, 2000.

CÂNCER E GESTAÇÃO

ADRIANA TOURINHO FERREIRA BUZAID; ANTONIO CARLOS BUZAID

Introdução

As doenças malignas que ocorrem mais freqüentemente durante a gravidez são o câncer de mama, de cérvice, leucemia, linfoma e melanoma (Barnicle, 1992). O câncer de mama é uma das neoplasias de maior incidência entre as mulheres, aumentando sua freqüência de acordo com o avançar da idade (Anderson, 1979). Nos últimos anos aumentou o número de mulheres que postergam a gravidez por motivos pessoais ou profissionais, sendo cada vez mais comum a ocorrência da gravidez em idade superior aos 35 anos, época em que ocorrerá aumento na incidência dessa neoplasia. De 10% a 20% dos 48.930 novos casos de câncer de mama estimados para 2006 ocorreram em mulheres na idade fértil (estimativa do Instituto Nacional de Câncer do Brasil). O câncer associado à gravidez é definido como o câncer diagnosticado durante a gravidez, ou até um ano após o parto, ou em qualquer período da amamentação. Somente 0,2% a 3,8% dos casos de câncer de mama diagnosticados abaixo dos 50 anos estarão associados à gravidez, com incidência de um caso para três mil a dez mil gestações (Loibl et al., 2006).

O manejo da mulher grávida e portadora de câncer é sempre complexo e envolve não só a paciente, mas toda a sua família e uma equipe médica multidisciplinar. Idealmente, o objetivo do tratamento é a cura materna com proteção à criança para que se desenvolva e nasça saudável. Entretanto, nem sempre isso é possível. O conflito no processo decisório é traumático e abrange aspectos éticos, legais, religiosos e médicos, sempre carregado de fortes emoções e pressões em todas as partes envolvidas. O conteúdo teórico é fundamental para esclarecimento e suporte, mas a decisão da conduta terapêutica sempre será um desafio diante dos riscos que envolvem a mãe e o feto.

Prognóstico

De modo geral, a gravidez não tem impacto adverso na evolução do câncer. Por exemplo, no câncer de mama associado à gravidez, o prognóstico não difere da mulher não grávida quando comparamos idade e estádios semelhantes (Maggard et al., 2003; Petrek, 1994; Petrek et al., 1991). Entretanto, a maioria das pacientes cujos casos foram relatados apresenta maior tamanho tumoral e comprometimento linfonodal quando o câncer está associado à gestação (Middleton et al., 2003). No passado, acreditava-se que o prognóstico era pior, mas isso se devia ao estádio mais avançado em que o câncer era diagnosticado durante a gravidez. Vale ressaltar que a gravidez nas sobreviventes de câncer de mama, na maioria das séries reportadas, não parece ter efeito adverso na sobrevida. Entretanto, a crítica feita a esses resultados está relacionada com a consistência da amostra, pelo fato de as mulheres que engravidaram após o câncer de mama serem pacientes com bom prognóstico e em estádios iniciais (Blakely et al., 2004). Uma revisão na literatura sobre pacientes com leucemia mielóide crônica em tratamento com imatinibe não mostrou evidência de efeito adverso ao feto, mas a suspensão da medicação levou à perda da remissão hematológica completa em cinco de nove pacientes (Ault et al., 2006). Durante muitos anos acreditou-se que o prognóstico de melanoma em mulheres grávidas era pior. Um estudo recente, entretanto, não mostrou diferença significativa nas taxas de resposta e sobrevida entre grávidas e não grávidas (Silipo et al., 2006).

Diagnóstico

Diagnóstico clínico

O diagnóstico clínico segue os mesmos critérios de anamnese e exame físico da mulher não grávida. O ideal seria que todas as mulheres fizessem um bom exame físico mamário na fase da pré-concepção, e as que pretendem engravidar após os 35 anos realizassem a mamografia de base, o que já é orientação de muitos serviços independentemente da gravidez. A primeira consulta obstétrica proporciona boa oportunidade de triagem porque, nessa fase, as mamas sofreram poucas alterações fisiológicas. Lesões cutâneas deverão ser analisadas, pois tendem a ficar mais pigmentadas durante a gravidez.

Após a identificação de uma alteração no exame físico, o temor de complicações maternas e fetais aliado à falta de experiência do pré-natalista pode retardar ou adiar a realização de uma biópsia. Um estudo do Memorial Sloan-Kettering Cancer Center com 63 pacientes portadoras de câncer de mama associado à gravidez demonstrou que menos de 20% dessas pacientes tiveram o diagnóstico durante a gestação. Em metade das pacientes o tumor na gravidez foi diagnosticado dentro de doze semanas após o parto, demonstrando a dificuldade do diagnóstico clínico e certa relutância em realizar a biópsia na gestação (Petrek et al., 1991).

Diagnóstico por imagem

A maior experiência obtida atualmente é em pacientes com câncer de mama. A ultra-sonografia (US) de mama é sempre o primeiro método de imagem a ser solicitado. É segura e útil para estabelecer a diferença entre tumores císticos ou sólidos. A aspiração, presença de líquido e observação do desaparecimento do tumor rapidamente diferenciam um cisto ou galactocele de tumores sólidos. Nem sempre é possível distinguir os tumores sólidos benignos dos malignos (Blohmer et al., 1997).

Com proteção abdominal adequada, a mamografia não apresenta risco para o feto. A tecnologia moderna de mamografia usa uma dose de 200 a 400 mGy, que resulta em menos de 50 mrad (0,5 uGy) de exposição para o feto ou embrião. Esse nível está muito abaixo do de 10 rad (100 mGy), que aumenta o risco de malformações fetais em 1% (Mazonakis et al., 2003). Vale ressaltar que essa exposição é menor que o próprio risco ambiental, que é de 2 mGy por semana. Entretanto, as alterações da densidade mamográfica provocadas por aumento da vascularização, celularidade, conteúdo hídrico e presença de leite nas lactantes contribuem para um menor contraste com o tecido adiposo, dificultando o diagnóstico do câncer. No Memorial Sloan-Kettering Cancer Center, 78% das mamografias realizadas em 23 mulheres com câncer de mama associado à gravidez clinicamente evidente demonstraram sinais radiológicos do câncer (Liberman et al., 1994). No Princess Margareth Hospital, o câncer de mama presente no exame físico foi visualizado na mamografia em cinco entre oito mulheres grávidas (Samuels et al., 1998). A ultra-sonografia foi suspeita para câncer em duas das quatro mulheres que fizeram o exame. Se a mamografia for necessária em mulheres lactantes, deverá ser realizada imediatamente após o esvaziamento da mama por amamentação ou bomba.

A ressonância nuclear magnética da mama (RNM) não é em geral usada durante a gravidez, devido à falta de dados sobre sua eficácia, à impossibilidade de usar o gadolínio (categoria C pelo FDA) e à dificuldade de posicionar a paciente grávida em decúbito ventral (Loibl et al., 2006).

Exames que podem ser realizados no estadiamento incluem raios X de tórax com proteção abdominal, US do abdômen (e, se necessário, RNM do abdômen sem gadolínio) e RNM da coluna (sem gadolínio) como forma de rastreamento de metástases ósseas (Nicklas e Baker, 2000). Em pacientes em estádio clínico inicial, recomendamos somente raios X de tórax e US do abdômen. Em casos de suspeita de metástases pulmonares pelos raios X de tórax, pode-se realizar uma RNM do tórax para melhor avaliação. A tomografia computadorizada e o mapeamento ósseo não devem ser realizados durante a gestação (Loibl et al., 2006). Embora tenha sido reportado que o mapeamento ósseo pode ser realizado em mulheres grávidas com a colocação de cateter vesical (para diminuir a exposição fetal) conjuntamente com hidratação intensa, essa abordagem não deve ser adotada hoje em dia (Baker et al., 1987). Ademais, McKenzie et al. (1994) demonstraram, em duas mulheres com idade gestacional entre 30 e 32 semanas, que, embora o esqueleto fetal também capte tecnécio quando da realização de um mapeamento ósseo, o maior grau de captação vem da bexiga. No caso de sintomas sugestivos de metástases ósseas, recomendamos acrescentar RNM da coluna total.

Diagnóstico citológico ou histológico

As indicações de biópsia na gravidez são semelhantes às feitas às mulheres não grávidas. Apesar de a maioria das biópsias de mama realizadas durante a gravidez demonstrar etiologia benigna, a excisão de tumores suspeitos tem importante papel no diagnóstico definitivo. Sempre que possível a anestesia local deve ser utilizada. Em locais mais profundos a sedação ou anestesia geral pode ser utilizada com razoável segurança. Existem relatos de que a anestesia geral pode provocar trabalho de parto prematuro, abortamento espontâneo, além do provável risco de teratogenia no primeiro trimestre (Collins et al., 1995). A citologia por punção aspirativa com agulha fina (PAAF) pode ser um método de diagnóstico durante a gravidez, além de sua utilidade na diferenciação entre lesões sólidas e císticas. No entanto, alguns casos de citologias falso-positivas poderão ocorrer devido ao grande número de mitoses e à maior celularidade presentes na gestação, sendo fundamental dispor de um citopatologista experiente no serviço. Resultados falso-negativos também ocorrem por falhas técnicas, punção ao lado do tumor ou inexperiência do citopatologista. É importante ressaltar que a PAAF tem maior valor quando é positiva para malignidade; se for negativa, devemos avaliar a clínica e os métodos de imagem para prosseguir no diagnóstico.

A punção aspirativa com agulha grossa (core biopsy e mamotomia) apresenta maior grau de confiabilidade uma vez que o diagnóstico é histológico. O risco de fístula láctea é superestimado com biópsia excisional ou do tipo *core*, com somente alguns relatos na literatura (Barker, 1988; Schackmuth *et al.*, 1993).

Tratamento
Cirurgia

Em princípio, as cirurgias para os tumores podem ser realizadas como na mulher não grávida. No câncer de mama, os critérios de cirurgia conservadora (quadrantectomia e tumorectomia com margens) *versus* mastectomia seguem as mesmas diretrizes das mulheres não grávidas, e o procedimento não deve ser adiado por causa da gravidez. Classicamente, no primeiro trimestre a mastectomia tem sido recomendada por vários autores, pois a radioterapia adjuvante não deve ser realizada durante a gravidez. Entretanto, alguns cirurgiões têm realizado cirurgia conservadora, iniciando a quimioterapia no segundo trimestre e a radioterapia após o parto. No segundo e terceiro trimestres, a cirurgia conservadora (se tecnicamente indicada) pode ser realizada com segurança.

Com adequada atenção a posicionamento materno, oxigenação e monitorização fetal, a cirurgia com anestesia geral pode ser realizada durante a gestação com mínimo risco ao feto ou à continuidade da gravidez (Mazze e Källén, 1989). Mazze e Källén (1989), com registro de 5.405 pacientes grávidas que realizaram algum tipo de cirurgia mamária durante a gestação, concluíram que a incidência de malformações e a taxa de natimortos não foram maiores em relação a mulheres que não sofreram cirurgia. Entretanto, observaram aumento na incidência de recém-nascidos com baixo peso, decorrente de prematuridade e retardo de crescimento intra-uterino. Duncan *et al.* (1986) também não reportaram aumento de anomalias congênitas em 2.565 mulheres grávidas que sofreram cirurgia *versus* mulheres grávidas que não foram operadas. Nas pacientes puérperas que estão amamentando, é boa norma suspender a amamentação antes da cirurgia.

A segurança e eficácia da pesquisa do linfonodo sentinela não foram sistematicamente avaliadas em pacientes com câncer de mama associado à gravidez. Gentilini *et al.* (2004) estudaram 26 mulheres na pré-menopausa, não grávidas, com a finalidade de calcular a provável dose de radioatividade que poderia ser absorvida pelo feto. Concluíram que a dose absorvida é baixa, no máximo de 44,3 mGy, sem aumento significativo no risco de mortalidade pré-natal, malformações ou distúrbios mentais (Keleher *et al.*, 2004). O corante azul não é aconselhável devido ao risco de anafilaxia e ao fato de o FDA não ter aprovado seu uso durante a gestação (Albo *et al.*, 2001). Alguns especialistas recomendam discussão individualizada com a paciente e realizam a pesquisa do linfonodo sentinela na gravidez usando radioisótopo com a axila clinicamente negativa.

Radioterapia

A radioterapia está, em princípio, contra-indicada durante a gravidez. O período mais crucial é o primeiro trimestre. No tratamento do câncer de mama, se doses padrão de 50 a 60 Gy forem usadas, o feto receberá no mínimo 2 cGy no primeiro trimestre, entre 2,2 e 24,6 cGy no segundo e entre 2,2 e 58,6 cGy no terceiro (Mazonakis *et al.*, 2003). Assim, a radioterapia deve ser adiada para depois do parto, embora a radioterapia supradiafragmática para doença de Hodgkin durante a gravidez, com proteção ao feto, pareça ser segura (Fenig *et al.*, 2001). Há, na literatura, relatos de dois casos de quimioterapia e radioterapia combinadas em carcinoma de colo uterino avançado em mulheres no primeiro trimestre gestacional. Embora o tratamento tenha sido possível, não existe análise de toxicidade fetal a longo prazo (Benhaim *et al.*, 2007).

Tratamento sistêmico

A maior experiência com drogas citotóxicas e hormonioterapia durante a gravidez é em pacientes com câncer de mama. As indicações de tratamento sistêmico são as mesmas feitas às mulheres não grávidas. Muitas mudanças fisiológicas ocorrem durante a gravidez, como alterações na função renal, hepática, no volume plasmático e efeito do terceiro espaço relacionado ao líquido amniótico, e podem influenciar a farmacologia das drogas antineoplásticas (Doll *et al.*, 1989).

Quimioterapia

As informações sobre os efeitos dos antineoplásticos durante a gestação se baseiam primariamente em relatos de casos, pequenas séries e revisões da literatura. Doll *et al.* (1989) consideraram um total de 139 pacientes que receberam quimioterapia no primeiro trimestre da gravidez para vários tipos de câncer e reportaram uma incidência de 17% de malformações fetais. A incidência de malformações para as 150 mulheres que receberam quimioterapia durante o segundo e terceiro trimestres foi somente de 1,3%. A experiência francesa, com vinte pacientes identificadas por meio de um levantamento nacional e tratadas com esquemas variados, incluindo 5FU, metotrexate, mitoxantrona, ciclofosfamida, doxorrubicina, epirrubicina, vincristina e vinorelbina, mostrou dois abortos espontâneos em duas pacientes tratadas no primeiro trimestre, uma morte intra-uterina em uma paciente tratada no segundo trimestre e, entre 17 pacientes tratadas no terceiro trimestre, um caso de retardo de crescimento intra-uterino, dois recém-nascidos com síndrome do desconforto respiratório e uma morte após oito dias do parto com causa não definida (Giacalone, 1999).

A experiência do MDACC é a única série prospectiva, com 24 pacientes, e foi reportada por Berry *et al.* (1999). Todas as pacientes foram tratadas com esquema FAC por um número mediano de quatro ciclos no segundo e terceiro trimestres da gravidez, e os neonatos tiveram complicações comuns: um teve baixo peso, outro síndrome da membrana hialina e dois apresentaram leucopenia transitória. Recentemente, o grupo do MDACC atualizou a evolução de quarenta crianças expostas à quimioterapia intra-uterina (Hahn *et al.*, 2006). A avaliação foi feita por questionário dirigido aos pais ou responsáveis. Entre essas quarenta, uma nasceu com síndrome de Down, uma com pé torto e outra com refluxo ureteral bilateral. Todas as outras tiveram desenvolvimento normal. Entre as dezoito que estavam na escola, somente duas necessitaram de cuidados especiais: uma criança com síndrome do déficit de atenção e a com síndrome de Down. Um estudo retrospectivo incluindo 28 mulheres de cinco hospitais universitários em Londres foi recentemente reportado (Ring *et al.*, 2005). Das 28 pacientes, dezesseis foram tratadas com esquema baseado em antracíclico e doze com CMF, todas no segundo e terceiro trimestres. Exceto por uma paciente que teve aborto induzido por quimioterapia, nenhuma outra paciente ou neonato tiveram conseqüências adversas sérias.

A experiência com taxanos durante a gravidez é ainda limitada. Até hoje, oito pacientes, cinco com câncer de mama e três com câncer de ovário, foram tratadas com taxanos (docetaxel ou paclitaxel). Todos os casos foram tratados no segundo e terceiro trimestres da gravidez e em nenhuma publicação foram reportadas malformações congênitas (de Santis *et al.*, 2000; Ferrandina *et al.*, 2005; Gadducci *et al.*, 2003; Gonzalez-Angulo *et al.*, 2004; Méndez *et al.*, 2003; Potluri *et al.*, 2006; Sood *et al.*, 2001). O uso do trastuzumabe é ainda mais escasso. Até hoje há relatos somente de três casos. Em uma paciente que estava recebendo trastuzumabe na adjuvância e teve o diagnóstico com gravidez de 23 semanas (Watson, 2005), a ultra-sonografia demonstrou a presença de oligoâmnio e bexiga pequena, o que causou a suspensão do trastuzumabe. Outra paciente foi tratada com trastuzumabe e vinorelbina com 27 semanas de gestação e teve uma criança saudável com 34 semanas (Fanale *et al.*, 2005). Mais recentemente Waterston e Graham (2006) descreveram a evolução de uma paciente que engravidou após ter recebido duas doses de trastuzumabe adjuvante. Logo após a gravidez ter sido diagnosticada, o trastuzumabe foi suspenso e, a despeito da exposição do embrião nas primeiras semanas de tratamento, a criança nasceu sem anomalias ou complicações. Em suma, o esquema FAC é relativamente seguro durante o segundo e terceiro trimestres da gravidez, e dados mais limitados sugerem que os taxanos também sejam. Dados ainda muito preliminares indicam que o trastuzumabe também pode ser usado com risco relativamente baixo.

A quimioterapia deveria ser evitada nas três ou quatro semanas que antecedem o parto, para evitar a mielossupressão transitória fetal e riscos de septicemia e morte.

Hormonioterapia

Barthelmes e Gateley (2004) apresentaram uma revisão detalhada sobre os efeitos do tamoxifeno durante a gravidez. Os autores checaram o banco de dados da AstraZeneca, que incluía cinqüenta relatos de mulheres usando tamoxifeno durante a gestação. Entre as 37 das quais se tem informação sobre sua evolução e do feto, oito abortaram espontaneamente, dezenove tiveram crianças saudáveis, mas dez nasceram com malformações congênitas, incluindo duas crianças com defeitos craniofaciais. Dos seis casos reportados na literatura, quatro pariram crianças saudáveis (Isaacs *et al.*, 2001; Koizumi *et al.*, 1986; Oksuzoglu *et al.*, 2002). Em um caso, o neonato que havia sido previamente exposto a tamoxifeno durante toda a gestação nasceu de 26 semanas com síndrome de Goldenhar (displasia oculoauriculovertebral) (Cullins *et al.*, 1994). Em outro caso, o neonato nasceu com genitália ambígua (Tewari *et al.*, 1997). Entretanto, uma série inglesa que acompanhou 85 pacientes que inadvertidamente engravidaram durante o uso do tamoxifeno não reportou anormalidades fetais (Partridge e Garber, 2000). Portanto, embora o tamoxifeno seja potencialmente teratogênico e, em princípio, seja contra-indicado na gestação, a maioria das mulheres expostas a ele durante a gravidez não dará à luz crianças com anomalias congênitas.

Conclusões

O principal papel da decisão terapêutica no câncer associado à gravidez é oferecer à mãe as melhores modalidades terapêuticas enquanto se protege o feto dos efeitos deletérios do tratamento. Em geral, o manejo do câncer na gravidez obedece às mesmas diretrizes usadas para a mulher não grávida. Entretanto, a presença do feto demanda uma abordagem individualizada.

Não é possível estabelecer diretrizes de manejo para todos os cânceres. No câncer de mama as recomendações estão mais bem padronizadas, embora haja controvérsias principalmente nos primeiros meses da gravidez. Em nosso serviço, no primeiro trimestre, se a paciente for portadora de câncer de mama metastático ou localmente avançado (estádios IIIB, IIIC e câncer inflamatório), recomendamos fortemente o abortamento terapêutico. Caso a paciente decline do aborto, deve-se tentar adiar o início da quimioterapia para o segundo trimestre, se medicamente possível. Se a paciente for portadora de um câncer inicial (estádios I e II), recomendamos a mastectomia com linfonodectomia axilar ou, em casos selecionados, cirurgia conservadora com pesquisa do linfonodo sentinela com radioisótopo, seguida, no segundo trimestre, de quimioterapia adjuvante, se clinicamente indicada. Os esquemas AC e FAC são os preferidos pela sua segurança. Embora os dados sobre taxanos sejam ainda limitados (oito pacientes reportadas), recomendamos discutir individualmente o seu uso em pacientes com alto risco de recorrência. Em pacientes Her-2 positivos, sugerimos administrar toda a quimioterapia adjuvante primeiro e usar trastuzumabe isolado por um ano após o parto (estilo Hera), pois os dados de segurança com essa droga são ainda muito limitados (somente três pacientes reportadas).

No segundo e terceiro trimestres, em pacientes com câncer metastático, iniciar quimioterapia paliativa. Após o parto, se indicado, iniciar hormonioterapia. Em pacientes com câncer localmente avançado, iniciar quimioterapia neo-adjuvante seguida de mastectomia com linfonodectomia axilar. Radioterapia, hormonioterapia e uso de trastuzumabe, se clinicamente indicados, devem ser empregados após o parto. Em pacientes com câncer inicial, deve-se considerar a cirurgia conservadora, principalmente naquelas que receberam o diagnóstico no segundo ou terceiro trimestre da gravidez (Kuerer et al., 2002). Após o parto, se indicado, deve-se considerar a quimioterapia, radioterapia e hormonioterapia.

Referências bibliográficas

ALBO, D. et al. "Anaphylactic reactions to isosulfan blue dye during sentinel lymph node biopsy for breast cancer". *American Journal of Surgery*, v. 182, n. 4, p. 393-8, 2001.

ANDERSON, J. M. "Mammary cancers and pregnancy". *British Medical Journal*, v. 1, n. 6171, p. 1124-7, 1979.

AULT, P. et al. "Pregnancy among patients with chronic myeloid leukemia treated with imatinib". *Journal of Clinical Oncology*, v. 24, n. 7, p. 1204-8, 2006.

BAKER, J. et al. "Bone scanning in pregnant patients with breast carcinoma". *Clinical Nuclear Medicine*, v. 12, n. 7, p. 519-24, 1987.

BARKER, P. "Milk fistula: an unusual complication of breast biopsy". *Journal of the Royal College of Surgeons of Edinburgh*, v. 33, n. 2, p. 106, 1988.

BARNICLE, M. M. "Chemotherapy and pregnancy". *Seminars in Oncology Nursing*, v. 8, n. 2, p. 124-32, 1992.

BARTHELMES, L.; GATELEY, C. A. "Tamoxifen and pregnancy". *Breast*, v. 13, n. 6, p. 446-51, 2004.

BENHAIM, Y. et al. "Chemoradiation therapy in pregnant patients treated for advanced-stage cervical carcinoma during the first trimester of pregnancy: report of two cases". *International Journal of Gynecologic Cancer*, v. 17, n. 1, p. 270-4, 2007.

BERRY, D. L. et al. "Management of breast cancer during pregnancy using a standardized protocol". *Journal of Clinical Oncology*, v. 17, n. 3, p. 855-61, 1999.

BLAKELY, L. et al. "Effects of pregnancy after treatment for breast carcinoma on survival and risk of recurrence". *Cancer*, v. 100, n. 3, p. 465-9, 2004.

BLOHMER, J. U. et al. "Relevance of sonographic criteria to differential diagnosis of mammary tumours". *European Journal of Ultrasound*, v. 6, n. 1, p. 35-41, 1997.

COLLINS, J. C. et al. "Surgical management of breast masses in pregnant women". *Journal of Reproductive Medicine*, v. 40, n. 11, p. 785-8, 1995.

CULLINS, S. et al. "Goldenhar's syndrome associated with tamoxifen given to the mother during gestation". *The Journal of the American Medical Association*, v. 271, n. 24, p. 1905-6, 1994.

DE SANTIS, M. et al. "Metastatic breast cancer in pregnancy: first case of chemotherapy with docetaxel". *European Journal of Cancer Care*, v. 9, n. 4, p. 235-7, 2000.

DOLL, D. et al. "Antineoplastic agents and pregnancy". *Seminars in Oncology*, v. 16, n. 5, p. 337-46, 1989.

DUNCAN, P. G. et al. "Fetal risk of anesthesia and surgery during pregnancy". *Anesthesiology*, v. 64, n. 6, p. 790-4, 1986.

FANALE, M. A. et al. "Treatment of metastatic breast cancer with trastuzumab and vinorelbine during pregnancy". *Clinical Breast Cancer*, v. 6, n. 4, p. 354-6, 2005.

FENIG, E. et al. "Pregnancy and radiation". *Cancer Treatment Review*, v. 27, n. 1, p. 1-7, 2001.

FERRANDINA, G. et al. "Management of an advanced ovarian cancer at 15 weeks of gestation: case report and literature review". *Gynecologic Oncology*, v. 97, n. 2, p. 693-6, 2005.

GADDUCCI, A. et al. "Chemotherapy with epirubicin and paclitaxel for breast cancer during pregnancy: case report and review of the literature". *Anticancer Research*, v. 23, n. 6D, p. 5225-9, 2003.

GENTILINI, O. et al. "Safety of sentinel node biopsy in pregnant patients with breast cancer". *Annals of Oncology*, v. 15, n. 9, p. 1348-51, 2004.

GIACALONE, P. L. et al. "Chemotherapy for breast carcinoma during pregnancy: a French national survey". *Cancer*, v. 86, n. 11, p. 2266-72, 1999.

GONZALEZ-ANGULO, A. M. et al. "Paclitaxel chemotherapy in a pregnant patient with bilateral breast cancer". *Clinical Breast Cancer*, v. 5, n. 4, p. 317-9, 2004.

HAHN, K. M. et al. "Treatment of pregnant breast cancer patients and outcomes of children exposed to chemotherapy in utero". *Cancer*, v. 107, n. 6, p. 1219-26, 2006.

ISAACS, R. J. et al. "Tamoxifen as systemic treatment of advanced breast cancer during pregnancy: case report and literature review". *Gynecologic Oncology*, v. 80, n. 3, p. 405-8, 2001.

KELEHER, A. et al. "The safety of lymphatic mapping in pregnant breast cancer patients using Tc-99m sulfur colloid". *Breast Journal*, v. 10, n. 6, p. 492-5, 2004.

KOIZUMI, K. et al. "Pregnancy after combined treatment with bromocriptine and tamoxifen in two patients with pituitary prolactinomas". *Fertility Sterility*, v. 46, n. 2, p. 312-4, 1986.

KUERER, H. M. et al. "Conservative surgery and chemotherapy for breast carcinoma during pregnancy". *Surgery*, v. 131, n. 1, p. 108-10, 2002.

LIBERMAN, L. et al. "Imaging of pregnancy-associated breast cancer". *Radiology*, v. 191, n. 1, p. 245-8, 1994.

LOIBL, S. et al. "Breast carcinoma during pregnancy: international recommendations from an expert meeting". *Cancer*, v. 106, n. 2, p. 237-46, 2006.

MAGGARD, M. A. et al. "Do young breast cancer patients have worse outcomes?" *Journal of Surgical Research*, v. 113, n. 1, p. 109-13, 2003.

MAZONAKIS, M. et al. "Radiation dose to conceptus resulting from tangential breast irradiation". *International Journal of Radiation Oncology Biology and Physics*, v. 55, n. 2, p. 386-91, 2003.

MAZZE, R. I.; KÄLLÉN, B. "Reproductive outcome after anesthesia and operation during pregnancy: a registry of 5405 cases". *American Journal of Obstetrics & Gynecology*, v. 161, n. 5, p. 1178-85, 1989.

MCKENZIE, A. F. et al. "Technetium-99m-methylene diphosphonate uptake in the fetal skeleton at 30 weeks gestation". *Journal of Nuclear Medicine*, v. 35, n. 8, p. 1338-41, 1994.

MÉNDEZ, L. E. et al. "Paclitaxel and carboplatin chemotherapy administered during pregnancy for advanced epithelial ovarian cancer". *Obstetrics and Gynecology*, v. 102, n. 5, p. 1200-2, 2003.

MIDDLETON, L. P. et al. "Breast carcinoma in pregnant women: assessment of clinicopathologic and immunohistochemical features". *Cancer*, v. 98, n. 5, p. 1055-60, 2003.

NICKLAS, A.; BAKER, M. "Imaging strategies in pregnant cancer patients". *Seminars in Oncology*, v. 27, p. 623-32, 2000.

OKSUZOGLU, B. et al. "An infertile patient with breast cancer who delivered a healthy child under adjuvant tamoxifen therapy". *European Journal Obstetrics Gynecology and Reproductive Biology*, v. 104, n. 1, p. 79, 2002.

PARTRIDGE, A. H.; GARBER, J. E. "Long-term outcomes of children exposed to antineoplastic agents in utero". *Seminars in Oncology*, v. 27, n. 6, p. 712-26, 2000.

PETREK, J. A. "Breast cancer during pregnancy". *Cancer*, v. 74, p. 518-27, 1994.

PETREK, J. A. et al. "Prognosis of pregnancy-associated breast cancer". *Cancer*, v. 67, n. 4, p. 869-72, 1991.

POTLURI, V. et al. "Chemotherapy with taxanes in breast cancer during pregnancy: case report and review of the literature". *Clinical Breast Cancer*, v. 7, n. 2, p. 167-70, 2006.

RING, A. E. et al. "Chemotherapy for breast cancer during pregnancy: an 18-year experience from five London teaching hospitals". *Journal of Clinical Oncology*, v. 23, n. 18, p. 4192-7, 2005.

SAMUELS, T. H. et al. "Gestational breast cancer". *Canadian Association of Radiology Journal*, v. 49, n. 3, p. 172-80, 1998.

SCHACKMUTH, E. et al. "Milk fistula: a complication after core biopsy". *American Journal of Roentgenology*, v. 161, p. 961-2, 1993.

SILIPO, V. et al. "Malignant melanoma and pregnancy". *Melanoma Research*, v. 16, n. 6, p. 497-500, 2006.

SOOD, A. K. et al. "Paclitaxel and platinum chemotherapy for ovarian carcinoma during pregnancy". *Gynecologic Oncology*, v. 83, n. 3, p. 599-600, 2001.

TEWARI, K. et al. "Ambiguous genitalia in infant exposed to tamoxifen in utero". *Lancet*, v. 350, n. 9072, p. 183, 1997.

WATERSTON, A. M.; GRAHAM, J. "Effect of adjuvant trastuzumab on pregnancy". *Journal of Clinical Oncology*, v. 24, n. 2, p. 321-2, 2006.

WATSON, W. J. "Herceptin (trastuzumab) therapy during pregnancy: association with reversible anhydramnios". *Obstetrics and Gynecology*, v. 105, n. 3, p. 642-3, 2005.

CÂNCER DE PRÓSTATA E DE TESTÍCULO

Jorge Hallak; Marcello Cocuzza; William Carlos Nahas

Tumor da próstata

Introdução

Estima-se que cerca de 244 mil casos de tumor de próstata ocorram nos Estados Unidos a cada ano, causando mais de 44 mil óbitos. A melhora no diagnóstico e o envelhecimento da população são possivelmente as principais causas desse elevado número. Esse tumor consiste na segunda causa mais freqüente de óbito entre os homens com mais de 50 anos de idade, sendo menos comum apenas que o tumor de pulmão.

O adenocarcinoma da próstata, forma mais comum do tumor prostático, origina-se de alterações displásicas da glândula, ou seja, alterações da estrutura celular.

Três fatores têm sido implicados na gênese do tumor prostático: predisposição genética, racial e fatores ambientais. A prevalência em autópsia é semelhante nas várias raças e países, entretanto a taxa de manifestações clínicas e a mortalidade diferem muito, sendo maior nos negros e menor nos japoneses e chineses. Filhos e irmãos têm uma incidência de três a oito vezes maior. Uma alimentação rica em verduras e frutas, em especial o tomate, pode constituir-se em fator protetor, com redução de até 30% do risco de desenvolvimento da doença.

O aumento prostático, a hiperplasia benigna da próstata, doença freqüente no homem com mais de 50 anos, não é certamente um precursor da neoplasia.

Prevenção

A melhora no diagnóstico, ou seja, o diagnóstico mais precoce, tem permitido uma mudança radical na evolução dessa doença. O esclarecimento da população masculina sobre a importância da prevenção da doença, com visitas anuais ao urologista após os 45 anos ou, mais precocemente, após 40 anos, quando se tem antecedente familiar da doença, tem permitido o diagnóstico precoce, antes mesmo que a doença se manifeste, e a cura da grande maioria dos casos. Nessa ocasião é pesquisada a ocorrência familiar da doença, é realizado exame físico e são solicitados exames de sangue.

Nos últimos anos têm diminuído o medo e a preocupação descabida dos homens em relação à necessidade da realização do toque prostático, exame digital que dura alguns segundos e é feito por meio da introdução do dedo pelo ânus para examinar a consistência da próstata. É parte do exame físico de grande importância para o diagnóstico precoce.

O aparecimento de um marcador sangüíneo, o PSA, antígeno prostático específico, na década de 1980, possibilitou uma grande mudança no diagnóstico e, com certeza, no tratamento. Constitui-se em uma proteína produzida pela célula prostática que pode se elevar quando ocorre um processo inflamatório, infeccioso, mecânico, como, por exemplo, o toque prostático, uma relação sexual, ou quando existe um tumor na próstata. Considera-se seu nível normal até 4 ng/ml. O resultado não deve ser analisado de forma isolada, por isso a importância do toque da próstata e da história do paciente. Mesmo naqueles doentes em que o PSA é elevado e foram excluídas as outras causas possíveis de sua elevação, o diagnóstico só é estabelecido quando se realiza biópsia prostática e se confirma a doença.

Quando o PSA, isoladamente, encontra-se entre 4 e 10 ng/ml, a chance de a doença existir fica entre 15% e 20%; quando entre 10 e 20 ng/ml, a chance passa a ser de 80%.

Dez a 15% dos doentes com tumor na próstata podem apresentar valor de PSA normal, e o toque prostático mostrar-se alterado; essa é a justificativa para a obrigatoriedade do exame prostático nos controles anuais da próstata.

Diagnóstico

O diagnóstico é estabelecido somente após biópsia da próstata e estudo histológico. A biópsia se realiza ambulatorialmente e é guiada pelo ultra-som transretal. A realização do exame sob sedação permite aliviar o incômodo assim como possibilita a colheita de um número maior de fragmentos, aumentando a precisão do diagnóstico. A biópsia é realizada com antibióticos para a profilaxia, já que a próstata é alcançada através do reto, que sabidamente é habitado por bactérias.

Uma vez confirmado o diagnóstico, são realizados radiografia de tórax, mapeamento ósseo e, em casos selecionados, ressonância magnética com bobina endorretal. Esses exames visam à definição da extensão da doença, localmente ou a distância, para assim completar o seu estadiamento.

Não há dúvida de que a precocidade no diagnóstico permite a identificação da doença quando restrita à próstata, com grande possibilidade de cura. No passado, em mais de 50% dos pacientes o tumor de próstata era diagnosticado com a doença disseminada, ou seja, não passível de cura.

História natural

O tumor da próstata tem características muito peculiares. Costuma apresentar uma evolução bastante lenta, com intervalo variável entre o diagnóstico e a progressão de seis meses a vinte anos, dependendo de suas especificidades. Entre estas, o valor do PSA, o grau de diferenciação celular e o estadiamento da doença quando do diagnóstico são de grande importância.

Tratamento

O diagnóstico precoce possibilita grande chance de cura, independentemente da forma escolhida de tratamento. Existem três formas mais empregadas com objetivo de tratamento definitivo: a remoção cirúrgica da próstata e da vesícula seminal, a radioterapia externa e a braquiterapia, que é a introdução de sementes radioativas na próstata.

A remoção cirúrgica da próstata é a forma consagrada para o tratamento. Possibilita a remoção do tecido doente assim como define a extensão local da doença pelo estudo histológico. Com base nesses achados podemos ter uma previsão mais consistente da evolução da doença e avaliar a necessidade de medidas complementares. Os dois maiores inconvenientes são o risco de incontinência urinária e o de impotência sexual. Por um lado, a possibilidade de haver perdas urinárias contínuas é baixa, algo em torno de 1% a 2% na atualidade. Por outro, o risco de impotência sexual é maior, variando entre 15% e 60%, de acordo com a extensão local da doença, o tamanho do tumor e a tática cirúrgica. Ocorre por comprometimento dos nervos responsáveis pela ereção que passam ao lado da próstata. É mais freqüente nos homens com mais de 60 anos e naqueles que já apresentam algum tipo de disfunção sexual.

A sensação de orgasmo é invariavelmente preservada, mesmo quando ambos os feixes são lesados, o que permite relações adequadas com o uso de métodos de ereção artificial – medicação por via oral, substância injetada no pênis ou colocação de prótese peniana.

Em geral a cirurgia é bem tolerada, com baixa morbidade e mortalidade entre 0% e 1,7%. O paciente recebe alta entre o quarto e o quinto dia de pós-operatório, e a sonda vesical é retirada em nível ambulatorial dez a catorze dias depois.

O uso de material radioativo em doentes com câncer da próstata precedeu as técnicas de radioterapia externa e data do início do século XX, por via transperineal, transretal ou transuretral. O desenvolvimento de novos isótopos e o melhor conhecimento da doença permitiram grande evolução técnica, com excelentes resultados. Podem-se administrar doses de até 8.000 cGy no tumor, o que permite alto controle local, mas não tem nenhum efeito nos gânglios pélvicos que possam estar comprometidos. Por vezes o uso de implantes pode servir apenas como reforço de dose no alvo tumoral, sendo complemento de radioterapia externa que envolve campos amplos, incluindo a drenagem pélvica. Após cirurgia prostática, não há condição de fixação adequada do material radioativo, sendo contra-indicada essa forma de tratamento.

Somente após o desenvolvimento de equipamentos de megavoltagem, aceleradores lineares, múltiplos pontos de entrada e intensificadores é que os resultados obtidos com a radioterapia externa puderam ser sobrepostos à cirurgia. O tratamento é incruento, exige seis a oito semanas, com presença diária. Com os novos aparelhos e as técnicas atuais conseguem-se oferecer cargas mais adequadas e as complicações radioterápicas para as estruturas adjacentes são minimizadas. Vale ressaltar que os bons resultados da radioterapia só podem ser alcançados com segurança com os novos aparelhos. A localização dos campos por tomografia computadorizada e diversos programas de dosimetria têm permitido maior precisão com riscos mínimos de seqüelas graves. As complicações são proporcionais ao volume irradiado; quando se trata de um campo amplo, ocorrem diarréia e sintomas de cistite ou uretrite transitórios. As seqüelas tardias são mais graves e muito menos freqüentes com os novos aparelhos: proctite, úlceras retais, cistite crônica e estenose de uretra. A impotência é de difícil avaliação; com a radioterapia externa atinge cerca de 40% dos pacientes, e com a braquiterapia, 15%. A radioterapia também pode ser empregada para alívio da dor causada por metástase óssea.

Embora ocorram campanhas esclarecedoras, e apesar do emprego de novos métodos diagnósticos, muitos casos em nosso meio se apresentam com doença disseminada. Nessa hipótese, a cura com tratamento local não pode ser alcançada. O tratamento sistêmico com drogas quimioterápicas mostra resultados alentadores nos últimos anos, entretanto ainda não de forma definitiva. O objetivo maior do tratamento é o controle, ou a paliação, da doença.

O tecido glandular prostático é dependente dos hormônios masculinos. Há a formação de deidrotestosterona, a qual se liga a receptores, e esse complexo é incorporado ao DNA nuclear, iniciando uma seqüência de reações bioquímicas necessárias à função e multiplicação celular. O tecido neoplásico também mostra uma dependência androgênica em graus variados, encontrando-se inclusive células independentes.

O bloqueio da produção dos hormônios masculinos possibilita a regressão da doença e seu controle por período variável. Os efeitos benéficos da terapêutica hormonal de bloqueio androgênico foram descritos no início do século XX e constituem até hoje importante forma de tratamento paliativo. Cerca de 70% a 80% respondem favoravelmente, até o aparecimento de células independentes, que levam à recorrência da doença. Atualmente a atividade androgênica pode ser interrompida por meio de orquiectomia, estrógenos, drogas bloqueadoras da ação periférica da testosterona, supressão central do estímulo para produção da testosterona ou drogas que bloqueiam a síntese de testosterona. A terapia não é curativa, porém promove melhora sintomática incontestável e controle da doença por tempo variável.

Certamente a realização de campanhas para alertar a população dos riscos do câncer prostático nos homens com mais de 45 anos e a compreensão da importância dos exames anuais preventivos têm possibilitado o diagnóstico precoce para um grande número de doentes e, conseqüentemente, a cura na grande maioria dos casos.

Câncer de testículo: tratamento cirúrgico do tumor primário

Introdução

A incidência de tumores germinativos do testículo, o tumor sólido mais comum em homens entre 20 e 35 anos, tem crescido muito nos últimos anos, particularmente no mundo industrializado (Bergström et al., 1996; McKiernan et al., 1999). Devido ao sucesso do tratamento desses tumores, as taxas de sobrevida evoluíram de 60% a 65% nos anos 1960 para acima de 90% atualmente. Constitui um modelo de tratamento de tumores sólidos, multidisciplinar e com melhora marcante do resultado independentemente do seu estadiamento. Tanto a cura quanto a morbidade são sensíveis a detalhes de conduta, particularmente na abordagem do tumor inicial. O médico que faz o atendimento e diagnóstico inicial, assim como o paciente, tem participação ativa na evolução e cura da doença. A cirurgia permanece como parte integrante do manejo do tumor inicial de testículo. Com a introdução de novas modalidades de quimioterapia e evolução do estadiamento clínico, incluindo métodos sofisticados de imagem e marcadores tumorais séricos confiáveis, o prognóstico desse grupo de indivíduos tem melhorado. No entanto, o atraso no diagnóstico de câncer de testículo continua a ser uma questão significativa, por problemas tanto do paciente, que custa a procurar auxílio médico, quanto das instituições de saúde, que também demoram a fazer o diagnóstico correto. Massas escrotais não dolorosas são freqüentemente ignoradas, enquanto tumores de testículo que se apresentam inicialmente com dor são em geral tratados como orquite e/ou epididimite em até 30% das vezes (Bosl et al., 1981). Isso faz que até 20% dos pacientes se apresentem com sintomas de doença metastática, como dor abdominal ou lombar, perda de peso, massa cervical e ginecomastia (Thornhill et al., 1987).

Apesar de a etiologia dos tumores de testículo ainda ser desconhecida, existe uma alta correlação, cerca de 12% dos casos, com a criptorquidia, assim como a ocorrência de 20% dos tumores no testículo não descido.

Muitos desses indivíduos recebem o diagnóstico em avaliações de rotina para infertilidade masculina. Nessa população em especial, sua incidência é pelo menos uma dezena de vezes mais comum e mais de dois terços dos pacientes apresentam, inicialmente, alterações da qualidade seminal.

A preservação da fertilidade, uma vez que se constitui em doença que acomete o indivíduo jovem, por meio da criopreservação de sêmen, prévia a qualquer terapia, deve ser fortemente indicada.

Tipos de tumor

De forma simplificada, são dois os tipos de neoplasias testiculares: os tumores seminomatosos, de comportamento mais lento; e os não seminomatosos, sendo estes mais agressivos e de tratamento mais difícil na maioria das vezes, necessitando do uso de quimioterápicos.

Marcadores laboratoriais dos tumores

As células tumorais produzem substâncias que chegam ao sangue, podendo ser detectadas por meio de exames laboratoriais. Tais exames devem ser realizados sempre no início do atendimento ao paciente, e são muito importantes no diagnóstico e na quantificação do grau de comprometimento da doença, servindo de parâmetro para o acompanhamento após o tratamento. Os principais marcadores são o beta-hCG, o DHL e a alfafetoproteína.

Orquiectomia radical

A aplicação dos princípios de cirurgia oncológica no tratamento cirúrgico do tumor inicial de testículo é representada pela orquiectomia radical com ligação alta do cordão espermático ao nível do anel inguinal interno. Constitui-se no primeiro passo do tratamento, sempre precedida de biópsia por congelação e confirmação da doença neoplásica. A orquiectomia proporciona diagnóstico histopatológico e categorização do tumor (T), é associada com pouca morbidade e permite o controle local do tumor na grande parte dos pacientes. Os raros casos em que o controle local não é estabelecido são devidos ao não-rigor nos princípios de cirurgia oncológica, com derramamento local de células tumorais, falha na retirada do tumor ou acesso cirúrgico por incisão escrotal (Whitmore Jr., 1982).

O procedimento pode ser realizado sob anestesia geral ou raquimedular. O paciente é posicionado em decúbito dorsal horizontal, com o escroto envolto no campo operatório. Uma incisão oblíqua de 5 cm a 7 cm é realizada na região inguinal aproximadamente 2 cm acima do tubérculo púbico. Essa incisão pode se estender até o escroto alto para facilitar a remoção de tumores maiores. As fáscias de Camper e Scarpa são incisadas ao nível da aponeurose do músculo oblíquo externo, que, por sua vez, é incisada na direção das suas fibras até o anel inguinal interno. O nervo ilioinguinal é identificado, dissecado, separado do cordão e preservado. O cordão espermático é isolado gentilmente com uma gaze envolta na ponta do dedo, com o objetivo de criar um plano de dissecção entre o cordão e o assoalho do canal inguinal para que possa ser totalmente solto e clampeado com uma pinça vascular ou com um torniquete de Penrose ao nível do anel inguinal interno. Essa manobra é mais facilmente iniciada no tubérculo púbico. O testículo e suas túnicas são envoltos em um saco plástico ou compressa de gaze, separando-se os elementos do gubernáculo. Cuidado deve ser tomado ao se aproximar do anel inguinal interno, para que os vasos epigástricos inferiores não sejam lesados. Caso seja planejada biópsia diagnóstica por congelação ou orquiectomia parcial, todas as providências devem ser tomadas para não haver extravasamento de células tumorais no campo operatório ou contaminação pela equipe cirúrgica. A orquiectomia radical é completada mobilizando-se o cordão 1 cm a 2 cm dentro do anel inguinal interno e ligando individualmente o ducto deferente e os vasos do cordão espermático entre as pinças vasculares. É importante a colocação de duas pinças vasculares na altura do anel inguinal interno e de uma terceira pinça para ocluir o cordão distalmente ao torniquete de Penrose. Os vasos do cordão espermático devem ser ligados de forma segura, com fios inabsorvíveis de algodão ou seda, que podem ser futuramente identificados caso seja necessária a linfadenectomia de retroperitônio, e o cordão deve ser cortado e removido com o testículo do campo operatório. O cordão é amarrado acima da última pinça vascular com um fio de algodão-0 ou seda-0. Pode-se colocar uma prótese de testículo nesse momento, ou posteriormente. A aponeurose do músculo oblíquo externo é fechada, bem como demais camadas até a pele. É importante a inspeção cuidadosa do assoalho da região inguinal e do compartimento escrotal, evertendo-se a parede escrotal no campo operatório. Nesse momento, deve-se proceder à hemostasia cuidadosa de todo e qualquer sangramento, por menor que seja, com eletrocautério, e depois se deve irrigar o campo com soro fisiológico e verificar se restou algum sangramento. Caso seja observada fraqueza do assoalho pélvico, pode-se proceder à colocação de tela de Marlex ou semelhante, como em uma cirurgia para hérnia inguinal. Cuidado deve ser tomado no manejo do nervo ilioinguinal. Não é necessário o uso de drenagem de nenhum tipo. Geralmente é um procedimento cirúrgico ambulatorial ou de um dia de internação hospitalar. É aconselhável o uso de analgésicos e medicamentos para controle da dor por alguns dias.

Vale ressaltar que a via de abordagem das massas testiculares é sempre inguinal e nunca escrotal. A violação escrotal, por meio de punção, orquiectomia escrotal ou biópsia transescrotal, com incidência reportada entre 4% e 17% nas grandes séries, altera a drenagem linfática do testículo e estruturas adjacentes, assim como aumenta o risco de contaminação escrotal por tumor, tornando obrigatória a realização de hemiescrotectomia, com relato de 11% de tumor no tecido ressecado (Capelouto et al., 1995). Numa metanálise de casos de violação escrotal, a incidência de recorrência local foi de 2,9%, comparada a 0,4% nos pacientes tratados por orquiectomia inguinal, sem, entretanto observar-se diferença significativa em termos de taxas de sobrevida, incidência de metástase ou recorrência de doença a distância. Nos casos de tumor seminomatoso pode ser necessária a extensão do campo da radioterapia, a fim de incluir a região inguinal e escrotal ipsilateral, com, obviamente, maior risco de infertilidade prolongada (Amelar et al., 1971).

A abordagem inguinal permite o controle do fluxo sangüíneo do cordão espermático antes da manipulação do tumor, no nível do anel inguinal interno, facilitando, se necessário, um segundo tempo do tratamento, quando do esvaziamento ganglionar e ressecção do cordão espermático.

A complicação mais comum da orquiectomia radical são os sangramentos pós-operatórios, que podem ocasionalmente resultar em um hematoma escrotal e/ou retroperitoneal, devido ao fato de o escroto ser uma estrutura com grande capacidade de expansão, com tecido areolar frouxo abaixo da derme. Esses hematomas podem se organizar e ser confundidos, em um controle futuro, com uma recidiva local pela presença de pequeno nódulo. O hematoma deve ser acompanhado e acaba por regredir espontaneamente.

Outra complicação, menos freqüente, é a ocorrência de hematoma de retroperitônio, caso a(s) ligadura(s) do cordão espermático seja(m) inadequada(s) ou haja algum grau de lesão imediata ou tardia dos vasos epigástricos. Essa complicação vascular geralmente é descoberta a posteriori e por acaso, quando se faz o estadiamento do tumor com tomografia computadorizada. Quando achada acidentalmente, não requer revisão cirúrgica, havendo absorção espontânea.

A orquiectomia radical em tumores iniciais, desde que respeitados os princípios da cirurgia oncológica e o tumor se encontre confinado ao testículo, é um procedimento com grande potencial curativo.

Orquiectomia parcial

Um grupo selecionado de pacientes pode ser candidato à orquiectomia parcial. Essa categoria inclui pacientes com tumor bilateral de testículo sincrônico e tumor em testículo único. A maior casuística da literatura reporta recorrência local em somente 2% dos pacientes, e em especial naqueles em que não foi feita radioterapia complementar ou que apresentavam neoplasia intratubular (Heindenreich *et al.*, 2001). Tem como objetivo a preservação da espermatogênese e a manutenção dos níveis de testosterona. Noventa por cento dos pacientes mantiveram níveis aceitáveis de testosterona a médio e longo prazo, evitando a necessidade de reposição hormonal. Critérios de seleção favoráveis incluem: lesão confinada ao testículo, não superior a 20 mm; margens cirúrgicas negativas pós-ressecção do tumor; ausência de neoplasia intratubular no restante do parênquima testicular. Na presença de neoplasia intratubular, a radioterapia complementar faz-se necessária, com dose entre 13 e 20 Gy, o que provoca um dano irreversível ou muito prolongado na espermatogênese, mas potencialmente preserva a função hormonal testicular em níveis adequados para que não seja necessária a reposição de testosterona (Heindenreich *et al.*, 2001; Sheynkin *et al.*, 2004).

O procedimento propriamente dito é mais bem realizado com microscopia com aumento de 24 a 36 vezes e auxílio de ultra-som intra-operatório para definir o nódulo, e por vezes realiza-se a sua marcação com agulhas, quando não palpável, de forma semelhante aos nódulos de mama (Hopps e Goldstein, 2002; Hallak *et al.*, 2005). Após clampeamento de pedículo e exposição de todo o testículo, como já descrito, ele deve ser resfriado por dez minutos e o procedimento é realizado sob hipotermia. Com o uso do microscópio incisa-se a albugínea, evitando os vasos, e, por meio de manobras rombas e do auxílio da biópsia de congelação, confirma-se a natureza tumoral, assim como se avaliam suas margens. Com a ajuda de um microbisturi bipolar realiza-se hemostasia rigorosa a fim de evitar os hematomas e promover a manutenção máxima do tecido testicular.

Fertilidade e criopreservação de sêmen no paciente com tumor de testículo

Todas as células dos mamíferos funcionam com uma pequena variação de temperatura, que vai de 37°C a 39°C, e todas contêm água, tornando possível a criopreservação se forem resfriadas em nitrogênio líquido (N_2L) a -196°C. Isso significa que as células toleram a exposição a temperaturas não fisiológicas e a mudança do estado líquido para o sólido, já que o gelo se forma em uma temperatura pouco abaixo de 0°C.

Quando os espermatozóides, os oócitos, os zigotos e os pré-embriões estão expostos a soluções hiperosmolares, reagem a elas perdendo água. Quando alguns componentes são adicionados ao meio de criopreservação, a relação entre sobrevida e temperatura pode ser drasticamente alterada. A sobrevida das células e dos tecidos vivos criopreservados depende em grande parte do meio crioprotetor. Entretanto, a criopreservação do sêmen humano resulta na diminuição da motilidade espermática devido a danos estruturais e funcionais. Espermatozóides são células altamente permeáveis ao glicerol (Gao *et al.*, 1992; Gilmore *et al.*, 1997).

Ao comparar e avaliar a motilidade, a morfologia e a integridade da membrana dos espermatozóides antes da criopreservação e depois do descongelamento, em dois meios de crioproteção – *test-yolk buffer* e glicerol –, concluiu-se que os espermatozóides criopreservados em *test-yolk buffer* apresentam motilidade, viabilidade e morfologia superiores em relação àqueles criopreservados em glicerol puro (Hallak *et al.*, 2000).

Mesmo nos casos de pacientes portadores de câncer, em que há má qualidade seminal inicial, a criopreservação de sêmen é benéfica e está formalmente indicada. A utilização de técnicas de reprodução assistida tem dado a esses pacientes a oportunidade de gerar filhos em igual probabilidade à da população infértil em geral (Hallak *et al.*, 1998a, 1998b, 1999a, 1999b).

A preocupação imediata dos pacientes que conseguem atingir a cura da neoplasia envolve, na maioria das vezes, o aspecto sexual e reprodutivo. O relacionamento sexual e a capacidade de gerar seus próprios filhos, seja por métodos naturais seja por reprodução assistida, estimulam a valorização do próprio paciente, propiciam a comunicação e a interação familiar, ajudando-o a reintegrar-se à sociedade.

Inicialmente, existe um tempo muito curto entre o diagnóstico do câncer, o tratamento proposto para curá-lo e a chance de criopreservação de espermatozóides. Há relatos de casos esporádicos em que se conseguiu gravidez com inseminação intra-uterina simples (Gao *et al.*, 1992), o que é muito difícil devido ao fato de a qualidade seminal inicial ser geralmente abaixo dos níveis considerados normais e 30% a 70% dos espermatozóides comumente sofrerem danos subletais ou morrerem diante do processo de criopreservação/descongelamento. É importante que o profissional responsável pelo banco de sêmen tenha um comportamento proativo em relação a cada paciente, pois cada um se comporta de maneira diferente em termos de criopreservação, mesmo tendo a mesma doença e o mesmo estadiamento. Portanto, deve-se tentar criopreservar o maior número possível de amostras e subdividi-las posteriormente no maior número possível de frascos para ser imersos em nitrogênio líquido, lembrando sempre que com a utilização de técnicas modernas de reprodução assistida são necessários poucos espermatozóides viáveis para atingir a fertilização e o desenvolvimento embrionário normal. A terapia que visa à cura do câncer pode ter como efeito deletério a perda do mecanismo de emissão e ejaculação anterógrada do sêmen, fato paralelo e adicional aos efeitos diretos da neoplasia ou de seu tratamento sobre a espermatogênese. O exemplo mais comum é o próprio câncer do testículo, em que a grande maioria dos homens apresenta-se com parâmetros seminais anormais antes da administração de terapias gonadotóxicas, e muitos se submetem a cirurgias retroperitoneais que podem lesar os nervos simpáticos que controlam o mecanismo normal de emissão do sêmen e ejaculação. A aspermia devido à falha de emissão é hoje facilmente tratável. Inicia-se com drogas alfa-adrenérgicas, como a pseudo-efedrina e, no caso de insucesso dessa terapia, a obtenção de ejaculação por meio de vibroestimulação peniana é geralmente bem-sucedida.

Ao se discutir o aspecto da fertilidade com o paciente com câncer, deve-se lembrar que cerca de 67% desses pacientes apresentam inicialmente oligozoospermia e 20%, azoospermia (Hallak *et al.*, 1998b). Outro dado importante é que a incidência de câncer do testículo na população infértil é cem vezes maior que na população geral. Como exemplo, em 1.689 pacientes examinados consecutivamente na Alemanha devido à infertilidade primária, a incidência de neoplasia do testículo foi de 0,5%, portanto muito mais alta do que a taxa de 0,005% registrada na população geral da mesma região (Behre *et al.*, 1995; Moeller, 1993).

A perda de parênquima testicular devido ao tumor e/ou à orquiectomia é uma razão óbvia para explicar a menor fertilidade nesses pacientes. Entretanto, não é o único fator, já que os pacientes com azoospermia inicial podem recuperar a fertilidade mesmo após a orquiectomia e o tratamento coadjuvante, o que sugere a presença de um mecanismo ativo, causador da subfertilidade (Fossa *et al.*, 1993).

Como efeitos adjuvantes do tratamento do câncer de testículo na fertilidade, homens que recebem doses entre 20 e 130 cGy apresentam azoospermia temporária e aqueles submetidos a doses maiores que 1.000 cGy geralmente desenvolvem azoospermia definitiva. Aproximadamente dois terços dos pacientes que recebem radioterapia profilática para seminoma ficam azoospérmicos por um período que varia de 1,5 a 3,5 anos (Berthelsen, 1984; Fossa *et al.*, 1986).

A quimioterapia tem um papel muito importante no tratamento do câncer metastático do testículo. No entanto, o efeito colateral tem um impacto negativo muito significativo na produção de espermatozóides. As espermatogônias são especialmente suscetíveis durante a divisão celular à quimioterapia. Aproximadamente 96% dos pacientes submetidos à quimioterapia vão se tornar azoospérmicos num período curto, após o primeiro ciclo de quimioterapia (Fossa *et al.*, 1988). Felizmente, 67% desses homens voltam a apresentar espermatozóides no conteúdo ejaculado, no período de dois a três anos após o término da quimioterapia. Porém, 33% continuarão azoospérmicos (Hallak *et al.*, 1999b). Nesses homens não é comum encontrar espermatozóides no conteúdo ejaculado, mesmo após centrifugação e métodos especiais de procura.

Em dez pacientes com câncer submetidos à reprodução assistida, que criopreservaram espermatozóides por longo período, observou-se que a capacidade de fertilização desses espermatozóides era equivalente à da população infértil em geral, com taxas de gravidez de 33% por ciclo de reprodução assistida, taxa de implantação de 13% e taxa de gravidez por casal de 50% (Hallak *et al.*, 1998b).

A utilização de espermatozóides do testículo em reprodução assistida acontece quando não é possível obter espermatozóides ejaculados ou do epidídimo, com números aceitáveis de sucesso (Schoysman *et al.*, 1993). Mesmo nos casos de azoospermia não obstrutiva, pós-quimioterapia, dados indicam que existe boa chance de conseguir espermatozóides testiculares por meio de técnicas específicas, como a extração aberta de espermatozóides testiculares (em inglês, Tese – *testicular sperm extraction*). Schlegel tem preconizado a técnica de microdissecção para esses casos, que utiliza o microscópio microcirúrgico como auxiliar na identificação de focos de espermatogênese no testículo. Novas esperanças são hoje oferecidas ao homem que se manteve infértil após a quimioterapia e/ou radioterapia, porém nada ainda substitui o cuidado da indicação da criopreservação dos espermatozóides antes de qualquer tratamento.

Referências bibliográficas

AMELAR, R. D.; DUBIN, L.; HOTCHKISS, R. S. "Restoration of fertility following unilateral orchiectomy and radiation therapy for testicular tumors". *The Journal of Urology*, v. 106, n. 5, p. 714-8, 1971.

BEHRE, H. M.; KLIESCH, S.; SCHÄDEL, F.; NIESCHLAG, E. "Clinical relevance of scrotal and transrectal ultrasonography in andrological patients". *International Journal of Andrology*, v. 18, supl 2, p. 27-31, 1995.

BERGSTRÖM, R.; ADAMI, H.-O.; MÖHNER, M. *et al.* "Increase in testicular cancer incidence in six European countries: a birth cohort phenomenon". *Journal of the National Cancer Institute*, v. 88, n. 11, p. 727-33, 1996.

BERTHELSEN, J. G. "Sperm counts and serum follicle-stimulating hormone levels before and after radiotherapy and chemotherapy in men with testicular germ cell cancer". *Fertility and Sterility*, v. 41, n. 2, p. 281-6, 1984.

BOSL, G.; VOGELZANG, N. J.; GOLDMAN, A. et al. "Impact of delay in diagnosis on clinical stage of testicular cancer". *Lancet*, v. 2, n. 8253, p. 970-3, 1981.

CAPELOUTO, C. C.; CLARK, P. E.; RANSIL, B. J.; LOUGHLIN, K. R. "A review of scrotal violation in testicular cancer: is adjuvant local therapy necessary?" *The Journal of Urology*, v. 153, n. 3, 981-5, 1995.

FOSSA, S. D.; ABYHOLM, T.; NORMANN, N.; JETNE, V. "Post-treatment fertility in patients with testicular cancer. III: influence of radiotherapy in seminoma patients". *British Journal of Urology*, v. 58, n. 3, p. 315-9, 1986.

FOSSA, S. D.; ABYHOLM, T.; VESPESTAD, S. et al. "Semen quality after treatment for testicular cancer". *European Urology*, v. 23, n. 1, p. 172-6, 1993.

FOSSA, S. D.; KLEPP, O.; NORMANN, N. "Lack of gonadal protection by medroxyprogesterone acetate-induced transient medical castration during chemotherapy for testicular cancer". *British Journal of Urology*, v. 62, p. 449-53, 1988.

GAO, D. Y.; MAZUR, P.; KLEINHANS, F. W. et al. "Glycerol permeability of human spermatozoa and its activation energy". *Cryobiology*, v. 29, n. 6, p. 657-67, 1992.

GILMORE, J. A.; LIU, J.; GAO, D. Y.; CRITSER, J. K. "Determination of optimal cryoprotectants and procedures for their addition and removal from human spermatozoa". *Human Reproduction*, v. 12, n. 1, p. 112-8, 1997.

HALLAK, J.; COCUZZA, M.; ATHAYDE, K. et al. "Microsurgical organ-sparing resection of incidental impalpable intratesticular tumors with intraoperative ultrasound guided needle placement can be combined with microdissection for sperm extraction and cryopreservation in azoospermic patients evaluated for infertility". *Fertility and Sterility*, v. 84, supl. 1, p. S11, 2005.

HALLAK, J.; HENDIN, B. N.; THOMAS JR., A. J.; AGARWAL, A. "Investigation of fertilizing capacity of cryopreserved spermatozoa from patients with cancer". *The Journal of Urology*, v. 159, n. 4, 1217-20, 1998a.

_____. "Why cancer patients request disposal of cryopreserved semen specimens post-therapy: a retrospective study". *Fertility and Sterility*, v. 69, n. 5, p. 889-93, 1998b.

HALLAK, J.; KOLETTIS, P. N.; SEKHON, V. S. et al. "Cryopreservation of sperm from patients with leukemia: is it worth the effort?" *Cancer*, v. 85, n. 9, p. 1973-8, 1999a.

_____. "Sperm cryopreservation in patients with testis cancer". *Urology*, v. 54, n. 5, p. 894-9, 1999b.

HALLAK, J.; SHARMA, R. K.; FITZHUGH, M. T: "Cryopreservation of human spermatozoa: comparison of test-yolk buffer and glycerol". *International Journal of Fertility and Women's Health*, v. 45, n. 1, p. 38-42, 2000.

HEINDENREICH, A.; WEISSBACH, L.; HÖLTL, W. et al. "Organ sparing surgery for malignant germ cell tumor of the testis". *The Journal of Urology*, v. 166, n. 6, p. 2161-5, 2001.

HOPPS, C. V.; GOLDSTEIN, M. "Ultrasound guided needle localization and microsurgical exploration for incidental nonpalpable testicular tumors". *The Journal of Urology*, v. 168, n. 3, p. 1084-7, 2002.

MCKIERNAN, J. M.; GOLUBOFF, E. T.; LIBERSON, G. L. et al. "Rising risk of testicular cancer by birth cohort in the United States from 1973 to 1995". *The Journal of Urology*, v. 162, n. 2, p. 361-3, 1999.

MOELLER, H: "Clues to the aetiology of testicular germ cell tumours from descriptive epidemiology". *European Urology*, v. 23, n. 1, p. 8-15, 1993.

SCHOYSMAN, R.; VANDERZWALMEN, P.; NIJS, M. et al. "Pregnancy after fertilization with human testicular spermatozoa". *Lancet*, v. 342, p. 1237, 1993.

SHEYNKIN, Y. R.; SUKKARIEH, T.; LIPKE, M. et al. "Management of nonpalpable testicular tumors". *Urology*, v. 63, n. 6, 1163-7, 2004.

THORNHILL, J. A.; FENNELLY, J. J.; KELLY, D. G. et al. "Patients' delay in the presentation of testis cancer in Ireland". *British Journal of Urology*, v. 59, n. 5, p. 447-51, 1987.

WHITMORE JR., W. F. "Surgical treatment of clinical stage I nonseminomatous germ cell tumors of the testis". *Cancer Treatment Report*, v. 66, n. 1, p. 5-10, 1982.

CÂNCER GINECOLÓGICO: OVÁRIO, ÚTERO E VAGINA

João Carlos Mantese

Câncer do colo uterino

O câncer do colo uterino ainda é de alta prevalência em nosso meio. Apesar dos métodos eficientes para seu rastreamento, muitas mulheres ainda não fazem periodicamente o exame ginecológico com exame citológico.

A evolução de uma alteração leve do epitélio cervical uterino até o câncer invasivo é muito lenta, de oito a dez anos. Bastaria fazer um exame citológico nesse período para que se detectasse precocemente essa alteração celular. Infelizmente, no Brasil muitas mulheres nunca o fizeram ou não o fazem periodicamente, por medo ou por não ter acesso ao serviço de saúde.

A alteração celular inicial é a metaplasia, que ocorre na região da ectocérvice, ou seja, há a presença de células glandulares em uma região que não está protegida das agressões do meio vaginal. O local inicial do desenvolvimento do câncer do colo é nessa transição entre o epitélio estratificado da ectocérvice e o glandular da endocérvice. Esse local é denominado JEC, junção escamocelular.

Os causadores de agressões vaginais são: alterações do pH, bactérias, vírus (HPV), sêmen e agentes oncogênicos. Portanto, seria suficiente diagnosticarmos e tratarmos esses fatores para que se evitasse uma evolução desfavorável para uma neoplasia maligna.

O rastreamento mais eficiente é, assim, a colpocitologia oncológica (Papanicolau), feita em lâminas ou em meio líquido, que parece ser mais preciso na detecção de alterações celulares.

A citologia pode ser descrita como: a) negativa para células neoplásicas; b) inflamatória; c) suspeita para células neoplásicas malignas, displasia leve ou NIC I, displasia moderada ou NIC II, displasia acentuada ou NIC III; d) altamente sugestiva de células neoplásicas malignas; e) positiva para células neoplásicas malignas escamosas, adenocarcinoma ou carcinoma não primário do colo, podendo ser carcinoma *in situ* ou invasor. Atualmente, tem-se utilizado a classificação de Bethesda.

NIC significa neoplasia intra-epitelial cervical e são as lesões precursoras do câncer do colo uterino. É caracterizada por alterações na maturação do epitélio, aumento da relação núcleo-citoplasma, hipercromasia, pleomorfismo, mitoses atípicas e núcleos irregulares. Quando a atipia for de células escamosas sem significado determinado denomina-se Ascus, e se a atipia for de células glandulares a denominação é Asgus.

A citologia é um alerta quando o resultado apresenta NIC. Esse achado deverá ser confirmado por meio da colposcopia com biópsia. A biópsia revelará a profundidade da alteração celular; assim, NIC I (baixo grau) atinge até o terço profundo do epitélio, NIC II atinge até dois terços do epitélio e NIC III (alto grau) todas as camadas do epitélio.

Nem todas as alterações celulares evoluem para câncer do colo uterino. Quando a lesão for de baixo grau, 16% podem evoluir para câncer, enquanto se for de alto grau o número aumenta para 50%.

O carcinoma do colo uterino é uma neoplasia maligna de evolução lenta, com lesões precursoras até tornar-se invasivo. Representa 90% dos cânceres do útero. Em relação à faixa etária, é predominante em mulheres com idade entre 35 e 55 anos.

Os fatores de risco são: infecção por HPV, início precoce da atividade sexual, múltiplos parceiros, multiparidade, má assistência obstétrica com lesão do colo uterino, tabagismo, baixo nível socioeconômico (ou seja, baixa escolaridade, falta de informações sobre doenças sexualmente transmissíveis e acesso limitado ao serviço de saúde), não-utilização de métodos de barreira, como anticoncepcional, e cervicites não tratadas.

O diagnóstico é feito por meio de uma detalhada anamnese, focando os fatores de risco e sintomas, exame físico geral, ginecológico e exames complementares.

Infelizmente é uma doença praticamente assintomática de início; com a evolução poderá apresentar corrimento sanguinolento, sinusorragia e sangramento (hemorragia) vaginal de odor fétido.

Ao exame físico geral, as mucosas podem estar descoradas por perda sangüínea acentuada em casos mais avançados. Pode chamar a atenção a presença de lesões verrucosas no trato genital, levando à suspeita de infecção por HPV. Ao exame especular pode-se encontrar a forma exofítica com verrugas ou massa de tecido sangrante no colo que cresce para a luz da vagina. Há também a forma endofítica, em que o tumor cresce em profundidade na parede do colo, tornando-o endurecido e com maior volume. A forma ulcerativa é caracterizada pela presença de lesão ulcerada na superfície, que pode sangrar ao toque. Ainda no exame especular se faz o teste de Schiller, que orientará a biópsia, quando for positivo. Deve-se fazer toque retal para verificar se houve invasão dos paramétrios, fato importante para estabelecer o estadiamento e a conduta terapêutica adequada.

Como exame complementar a colposcopia é importante pois, por meio de substâncias como o ácido acético, e pelo teste de Schiller, direcionará a biópsia. Pode-se fazer o exame PCR (*polimerase chain reaction*) para verificar que tipo de HPV está presente; os mais oncogênicos são os tipos 16, 18, 32 e 64, enquanto os subtipos 6 e 11 têm baixo potencial oncogênico, sendo associados a lesões verrucosas (condilomas).

O exame anatomopatológico selará o diagnóstico. Na grande maioria das vezes trata-se de carcinoma epidermóide ou escamoso (96%). O adenocarcinoma ocorre nos casos restantes.

A propagação do câncer cervical uterino se faz por contigüidade. No início fica restrito à própria espessura do colo, mas depois começa a se propagar pelas estruturas vizinhas, como paramétrios, bexiga, reto, e por órgãos distantes.

A morte da paciente geralmente é em decorrência da invasão parametrial com compressão dos ureteres, levando à insuficiência renal.

Nos casos mais avançados deve-se solicitar cistoscopia, urografia excretora e retossigmoidoscopia para verificação dos órgãos vizinhos.

É importante que seja feito um estadiamento clínico com a finalidade de estabelecer a conduta terapêutica. Ele pode apresentar os seguintes níveis:

- *Estádio 0*: carcinoma intra-epitelial *in situ*.
- *Estádio I*: carcinoma restrito ao colo. Ia: invasão do estroma com menos de 5 mm de profundidade e menos de 7 mm de extensão. Ib: lesão clínica confinada ao colo com área superior a 5 × 7 mm.
- *Estádio II*: envolvimento da vagina sem atingir seu terço inferior ou dos paramétrios sem atingir a parede pélvica. IIa: não compromete os paramétrios. IIb: comprometimento dos paramétrios.
- *Estádio III*: envolvimento da vagina até seu terço inferior ou dos paramétrios até atingir a parede pélvica.
- *Estádio IV*: extensão da neoplasia além dos órgãos genitais (bexiga, reto e metástases a distância).

A conduta terapêutica será definida pela colpocitologia oncológica:

- *Negativa*: controle anual.
- *Apresentando Ascus ou Asgus*: fazer colposcopia com biópsia e tipagem do HPV; controle semestral.
- *Sugestiva de lesão de baixo grau (NIC I/NIC II)*: fazer colposcopia, vulvoscopia, biópsia e tipagem de HPV. Tratamento: diatermo, eletro ou criocauterização do colo, laserterapia, conização se a lesão adentrar o canal cervical, tratamento do HPV quando presente. Fazer controle colpocitológico semestralmente.
- *Sugestiva de lesão de alto grau (NIC III)*: fazer colposcopia, vulvoscopia, biópsia para confirmar NIC III. Tratamento cirúrgico: conização e, se não tiver margens livres, indicar amputação do colo. Controle trimestral.

Se o estudo anatomopatológico do cone resultar em carcinoma intra-epitelial do colo uterino e não houver margens livres, deve-se indicar amputação do colo.

É preciso fazer o estadiamento clínico para a indicação do tratamento adequado. Até o estádio IIa pode-se indicar a cirurgia de Wertheim-Meigs (histerectomia total abdominal com anexectomia bilateral, parametrectomia e linfadenectomia). Se houver gânglios linfáticos ou margens cirúrgicas comprometidos, completar o tratamento com radioterapia pélvica e de fundo vaginal. Podem ser feitas radioterapia exclusiva, pélvica e braquiterapia uterovaginal. Os resultados se equivalem.

Nos estádios IIb a IVb, fazer radioterapia exclusiva, pélvica e braquiterapia uterovaginal. Pode-se complementar com quimioterapia.

Nesses casos, o seguimento deve ser trimestral no primeiro ano, semestral até o quinto ano e, posteriormente, anual.

Algumas situações que merecem conduta diferenciada:

- *Gravidez*: nas NICs pode-se aguardar o parto, que poderá ser por via baixa, e deve-se fazer controle citológico bimensal e tratamento após o puerpério. Se o câncer for invasor, deve-se respeitar a vontade da paciente, com conduta individualizada.
- *Adenocarcinoma do colo*: cirurgia de Wertheim-Meigs nos estádios I e IIa. Se houver margens ou linfonodos comprometidos, deverá ser feita radio-

terapia complementar. Nos demais estádios serão indicadas radioterapia externa e braquiterapia, seguidas de histerectomia total abdominal, quatro a seis semanas após o término.

Câncer do endométrio

É uma neoplasia maligna que acomete a camada de revestimento interno do útero, o endométrio. O câncer de endométrio pode ser também denominado câncer do corpo do útero. Sua incidência é significativamente menor que a do câncer do colo do útero. Acomete preferencialmente as mulheres na faixa etária de 50 a 60 anos.

Os fatores de risco são: idade acima de 40 anos e na pós-menopausa (80% das doentes) – o risco relativo é de 2,7 quando houver mãe ou irmã acometidas –, nuliparidade, menopausa tardia, síndrome da anovulação crônica (SOP), obesidade, tratamento hormonal somente com estrógenos, uso de tamoxifeno, associação com outros cânceres, como de mama, cólon e ovários, tumores de ovário produtores de estrógenos e alterações endometriais, como pólipos e hiperplasias. Há um maior risco de neoplasia endometrial quando a paciente for hipertensa, diabética ou obesa.

Fatores de proteção: uso de anticoncepcionais (com risco relativo igual a 0,5), associação de progestógenos aos estrógenos na terapia hormonal do climatério, DIU medicado com progestógenos.

A fisiopatologia, tanto das hiperplasias como do câncer do endométrio, está estabelecida no estímulo persistente dos estrógenos sobre as células endometriais, sem a ação antagônica da progesterona. A falta do antagonismo pode ser devida à carência ou falha da resposta das células endometriais à progesterona.

Ao exame anatomopatológico macroscópico pode se apresentar como massa exuberante, friável, de aspecto parecido com carne de peixe, e sangrante, localizada em uma área restrita ou distribuída de forma difusa.

Na forma difusa pode se estender por toda a superfície da mucosa uterina e atingir o miométrio como também o canal cervical. Há aumento do volume uterino.

Quando se apresentar restrita a uma área, pode haver crescimento em profundidade ou para a cavidade uterina, formando assim um pólipo endometrial.

Ao exame microscópico é um adenocarcinoma, ou seja, neoplasia maligna que se origina no epitélio das glândulas endometriais. As células endometriais podem apresentar graus variáveis de imaturidade e de indiferenciação: G1 – adenocarcinoma altamente diferenciado; G2 – adenocarcinoma diferenciado com áreas sólidas; G3 – adenocarcinoma predominantemente sólido ou indiferenciado.

A evolução do câncer de endométrio se faz inicialmente envolvendo somente a mucosa uterina. Mais tarde, há invasão do miométrio, do colo uterino e propagação linfática, comprometendo ovários, vagina, pulmão, fígado e cérebro.

O sintoma mais freqüente é o sangramento vaginal na pós-menopausa, e desvios menstruais na perimenopausa, como a hipermenorragia ou a metrorragia. Eventualmente pode surgir corrimento vaginal sanguinolento. A dor no baixo-ventre é incomum, mas pode ser um sintoma tardio.

Ao exame físico podem-se encontrar mucosas descoradas, dependendo da quantidade e duração do sangramento; pode haver hipertensão e obesidade, não raramente associadas. Na palpação abdominal pode-se perceber volume na região hipogástrica devido ao aumento uterino. Ao exame ginecológico, o toque confirma o aumento uterino e, muitas vezes, nota-se uma consistência amolecida.

O rastreamento do câncer do endométrio tem sido feito com ultra-sonografia pélvica transvaginal, com o objetivo de mensurar a espessura do endométrio e detectar a presença de pólipos. Atualmente tem-se questionado esse procedimento, que deve se restringir somente a mulheres que apresentem alteração menstrual na perimenopausa ou sangramento na pós-menopausa e àquelas com aumento do volume uterino ao exame ginecológico.

É pela ultra-sonografia (espessamento endometrial) que nos orientamos para o estudo anatomopatológico. A coleta de amostra para o estudo endometrial pode ser feita por citologia do lavado endometrial, biópsia aspirativa, cureta de Novak, curetagem uterina de prova ou histeroscopia de forma mais direcionada.

Com a biópsia confirmando o diagnóstico, é necessário fazer raios X de tórax, coluna vertebral, cintilografia óssea, hepática e pulmonar, assim como ultra-sonografia de abdômen total.

A colpocitologia oncológica e a colposcopia têm importância para verificação de acometimento da cérvice uterina.

O estadiamento do câncer de endométrio é clínico-cirúrgico. Eis os estádios possíveis:

- *Estádio I* – *Ia*: tumor restrito ao endométrio; *Ib*: invasão até a metade do miométrio; *Ic*: invasão maior que a metade do miométrio.
- *Estádio II* – *IIa*: invasão do tecido glandular do endométrio; *IIb*: invasão do estroma cervical.
- *Estádio III* – *IIIa*: invasão de serosa ou anexos, ou citologia peritonial positiva; *IIIb*: metástases vaginais; *IIIc*: metástases pélvicas ou para-aórticas.
- *Estádio IV* – *IVa*: invasão de mucosa da bexiga ou do intestino; *IVb*: metástases a distância ou linfonodos pélvicos.

O tratamento do câncer de endométrio depende do seu estadiamento:

- *Estádio I*: histerectomia total e anexectomia bilateral. Se o estudo anatomopatológico indicar carcinoma G2 ou G3, deve-se fazer também a radioterapia.
- *Estádios II e III*: histerectomia total e anexectomia bilateral, linfadenectomia e radioterapia.
- *Estádio IVa*: radioterapia e hormonioterapia (progestógenos).
- *Estádio IVb*: hormonioterapia.

O seguimento deverá ser trimestral no primeiro ano, semestral até o quinto ano e, posteriormente, anual, com os seguintes procedimentos: exame ginecológico, ultra-sonografia pélvica e de abdômen total, colpocitologia oncológica e raios X de tórax.

Câncer de ovário

É uma neoplasia maligna das células do tecido glandular reprodutivo feminino, que pode ser uni ou bilateral. A grande maioria é de origem epitelial, ou seja, localizada na superfície ovariana.

O câncer de ovário é responsável por 4% de todos os cânceres na mulher. É a neoplasia que ocasiona maior número de mortes entre os cânceres ginecológicos. Esse dado reflete, em parte, a dificuldade em fazer um diagnóstico precoce e um rastreamento eficiente. O diagnóstico é feito na maior parte das vezes em estádios avançados, após o câncer já ter se disseminado em todo o abdômen.

As mulheres brancas têm maior incidência e mortalidade em relação a outros grupos étnicos (80%). Em relação ao grupo etário, há maior incidência em mulheres com idade superior a 40 anos, porém pode ocorrer na infância.

Correm maior risco de desenvolver o câncer de ovário as mulheres nulíparas, pois não havendo pausa ovariana de ovulações há maior número de fenômenos regenerativos do epitélio.

Quanto ao risco genético, observa-se ser maior em pacientes com história familiar de câncer de ovário, mama, endométrio ou intestino grosso. Outro fator de risco é a mutação no cromossomo 17 em seu braço longo, em pacientes com câncer de mama na pré-menopausa (BRCA1). A mutação do gene faz que, aos 70 anos, uma mulher tenha um risco de 85% de ter câncer de mama e 63% de ter câncer de ovário.

Não há um consenso de literatura quanto à idade de ocorrência da menarca e menopausa, assim como quanto à utilização da terapia hormonal na pós-menopausa e ao uso de talco na região perineal.

Qualquer fator que atue para diminuir a ovulação, poupando o tecido ovariano, poderá ter uma ação protetora. A freqüência de ovulação pode ser diminuída com uso de métodos anticoncepcionais hormonais (orais, injetáveis, implantes e DIU medicado com progestógenos). A amamentação também diminui a freqüência de ovulações e, dependendo de sua duração, pode reduzir em até 25% a ocorrência do câncer de ovário.

Há referências na literatura dando conta de que mulheres submetidas a ligadura tubária ou histerectomia teriam menor incidência de câncer ovariano. Essas cirurgias evitariam o contato de agentes externos oncogênicos, as pacientes estariam sob controle médico mais freqüente, devendo-se considerar a possibilidade de remoção dos ovários no ato cirúrgico sem que haja registro da ooforectomia.

Quanto ao tipo histológico, o câncer de ovário pode ter origem nos tecidos epitelial, conjuntivo, embrionário ou mista. Os tumores malignos de origem epitelial são: cistoadenocarcinoma seroso, mucinoso e adenocarcinoma endometrióide. O sarcoma é originado no tecido conjuntivo. Do tecido embrionário temos os teratomas imaturos ou embrionários.

Os ovários podem ser sede de metástases de tumores localizados em outros órgãos, como: aparelho gastrointestinal (tumor de Krukenberg), mama, placenta (coriocarcinoma) e corpo uterino. Existem ainda os tumores do seio endodérmico ou de células claras e o coriocarcinoma primitivo ou ectópico.

Os tumores funcionantes dos ovários são os produtores de hormônios. Os produtores de estrógenos (feminilizantes) são os tumores de células da granulosa e os tecomas. Têm 20% de probabilidade de ser malignos. Os produtores de andrógenos (masculinizantes) são os arrenoblastomas, giandroblastomas e gonadoblastomas. São freqüentemente malignos.

O disgerminoma é um tumor que se origina de células ovarianas que não evoluíram para células morfofuncionais masculinas e femininas. Ocorrem com mais freqüência nas crianças e são, na maioria, malignos. Outro tumor eventualmente maligno é o estruma ovárico, que é caracterizado pela presença de tecido tireoidiano funcionante nos ovários.

A sintomatologia é geralmente conseqüência do aumento de volume e velocidade de crescimento do tumor. Assim, as pacientes podem referir sensação de peso no baixo-ventre, distensão abdominal e dor por compressão das estruturas vizinhas. Sintomas gastrointestinais são comuns, como dificuldade de ingestão e evacuação. Podem ter inapetência e grande perda de peso em pequeno espaço de tempo, apresentando caquexia, com comprometimento do estado geral. Os sintomas podem variar se houver complicações como torção, rotura ou infecção.

No caso dos tumores funcionantes feminilizantes, as pacientes poderão apresentar desvios menstruais como hipermenorragia no climatério ou sangramento vaginal na pós-menopausa. Os tumores funcionantes masculinizantes atuam provocando, de início, perda dos atributos femininos, para depois ter uma ação virilizante, representada por perda de cabelo frontal, acne, hirsutismo, abaixamento do tom da voz e aumento de massa muscular.

O diagnóstico se baseia em uma anamnese detalhada, procurando os fatores de risco de câncer de ovário, exame físico geral e ginecológico. Em alguns casos pode-se ter dificuldade em diagnosticar a origem do tumor abdominal, sendo necessária a utilização de métodos propedêuticos complementares.

A ultra-sonografia pélvica e a transvaginal com Doppler são de grande utilidade para verificar as características desse tumor. Quando se apresentar sólido ou com áreas sólidas e císticas, vegetações, septações espessas no seu interior e, ao Doppler, com resistência vascular diminuída e aumento da velocidade de irrigação, há maior probabilidade de ser maligno. Se houver dificuldade em detectar o local de origem do tumor, podem-se utilizar a tomografia e a ressonância magnética.

Sendo a grande maioria dos tumores ovarianos de origem epitelial, a dosagem de CA-125 pode ajudar na hipótese diagnóstica. Quando elevada, há maior possibilidade de malignidade. A dosagem de alfafetoproteína sérica é elevada nos tumores de seio endodérmico e os níveis de HCG podem ser úteis no caso dos tumores com origem nos tecidos embrionários.

Urografia excretora e raios X de tórax auxiliam no diagnóstico de repercussões nas vias urinárias e pulmonar.

Sempre que houver suspeita de câncer de ovário, é necessário que se realizem exame endoscópico gastrointestinal (colonoscopia) e mamografia, para afastar possível origem primária do tumor.

O estadiamento do tumor deverá ser sempre cirúrgico. Indicada a cirurgia, ao abrir a cavidade abdominal se procede à coleta do líquido peritonial pela aspiração direta ou fazendo-se um lavado com soro fisiológico. É imperativa a realização de biópsia de congelação para saber se o tumor é benigno ou maligno. Nem sempre esse diagnóstico é fácil. Não raro, temos um diagnóstico *borderline*. Quando é confirmada a malignidade, fazem-se, de forma geral, histerectomia, anexectomia bilateral complementada por omentectomia, linfadenectomia paraaórtica e pélvica e biópsias múltiplas peritoniais. Devem fazer parte da equipe médica um patologista e um cirurgião habituados a cirurgias externas à pélvis.

O estadiamento do câncer de ovário pode ser assim representado:

- *Estádio I*: tumor limitado aos ovários.
- *Estádio II*: tumor envolvendo um ou ambos os ovários com extensão para a pélvis.
- *Estádio III*: tumor comprometendo um ou ambos os ovários com implantes neoplásicos fora da pélvis e/ou linfonodos comprometidos retroperitoniais ou inguinais.
- *Estádio IV*: metástases a distância, derrame pleural com citologia positiva e metástase parenquimatosa em órgãos abdominais.

Nos casos de tumores *borderline* ou carcinomas no estádio Ia, o tratamento será exclusivamente cirúrgico. Nos demais carcinomas há necessidade de complementação com quimioterapia. Ao término da quimioterapia, está indicada a revisão cirúrgica com a finalidade de avaliar a eficácia do tratamento estabelecido.

O seguimento dessas pacientes será feito por meio de exame ginecológico, ultra-sonografia pélvica e abdominal, raios X de tórax e dosagem de CA-125. O intervalo de seguimento será trimestral no primeiro ano, semestral até o quinto ano e anual posteriormente.

Câncer de vulva

É uma neoplasia maligna que acomete qualquer estrutura do órgão genital externo feminino: grandes e pequenos lábios, clitóris, glândulas vestibulares e parauretrais e intróito vaginal. A localização preferencial é nos lábios e clitóris (90%); no vestíbulo ocorre em 8% dos casos e é muito rara no hímen.

Tem baixa incidência, representando 5% dos cânceres genitais.

Os fatores de risco são: idade entre 50 e 60 anos, na pós-menopausa, baixo nível socioeconômico (ou seja, baixa escolaridade, falta de informações sobre doenças sexualmente transmissíveis e acesso limitado ao serviço de saúde), presença de HPV, depressão imunológica. Portanto, sempre se deve insistir na orientação de hábitos de vida e, principalmente, em métodos de prevenção de doenças sexualmente transmissíveis.

Existem lesões precursoras, que são as neoplasias intra-epiteliais (NIV), lesões em placa liquenificada, em pápula ou mácula, que podem evoluir para o carcinoma invasivo. As NIVs podem ser: leves (NIV I), moderadas (NIV II) e acentuadas (NIV III).

As manifestações clínicas mais freqüentes são: prurido vulvar intenso (excluir casos de diabetes) e tumoração exofítica ou ulcerada com sangramento. Microscopicamente, é um carcinoma escamoso corneificado ou não. Se o carcinoma for das glândulas vestibulares, será adenocarcinoma.

O rastreamento, ainda que possa haver controvérsia, poderá ser feito, inicialmente, com teste de Collins, o qual consiste em usar azul de toluidina com aplicação de ácido acético antes e após. O teste será positivo nas áreas que ficarem hiperpigmentadas, servindo para orientar a biópsia.

Sem dúvida a biópsia dirigida pela vulvoscopia é mais eficiente no diagnóstico definitivo do câncer de vulva. A vulvoscopia deve ser indicada em todas as lesões de vulva nas pacientes na pós-menopausa, inclusive na presença de nevo pigmentar, com o objetivo de excluir o melanoma maligno.

O estadiamento do câncer de vulva é feito por avaliação do tumor (T), acometimento de linfonodos (N) e presença de metástase (M).

Os tumores podem ser classificados em: T IS – carcinoma in situ (NIV III); T1 – tumor limitado à vulva, menor que 2 cm; T2 – tumor limitado à vulva, maior que 2 cm; T3 – tumor invadindo u=retra ou períneo; T4 – tumor invadindo reto ou bexiga.

Os linfonodos, por sua vez, podem ser divididos em: N0 – linfonodos não palpáveis; N1 – linfonodos com metástase em uma das virilhas; N2 – linfonodos com metástase em ambas as virilhas.

Quanto às metástases, temos as seguintes situações: M0 – ausência de metástase; M1a – linfonodos pélvicos com metástase; M1b – metástase a distância.

Assim teremos o estadiamento:

- *Estádio 0*: T IS.
- *Estádio I*: T1 N0 M0.
- *Estádio II*: T1 N1 M0.
- *Estádio III*: T2 N1 M0; T2 N2 M0; T3 N1 M0; T3 N2 M0.
- *Estádio IVa*: T4 N qualquer M1a.
- *Estádio IVb*: T4 N qualquer M1b.

O tratamento do câncer de vulva e da NIV III consiste em vulvectomia com linfadenectomia e enxerto de pele normal.

Nos casos de NIV I e II como lesões precursoras podem-se utilizar ácido tricloroacético (ATA) a 80%, criocauterização, termocauterização, alta freqüência ou *laser* na tentativa de destruição dessas alterações.

Câncer de vagina

O câncer de vagina é uma neoplasia maligna da mucosa vaginal. Geralmente é secundária a um câncer localizado em outro órgão, como colo uterino, vulva, endométrio, reto, bexiga, uretra e também no caso de coriocarcinoma gestacional. É um câncer raramente primário.

Acomete pacientes com idade mais avançada, entre 50 e 60 anos, porém pode ocorrer, com pouca freqüência, na infância e adolescência. É mais comum na raça branca. Entre os cânceres ginecológicos é um dos menos freqüentes (1%).

A etiologia está relacionada a HPV, doenças sexualmente transmissíveis, deficiência imunológica, uso de agentes ou traumatismos freqüentes na mucosa vaginal e emprego de estrógenos na gravidez com intuito de provocar abortamento.

Considerando o estudo anatomopatológico, 90% das neoplasias da vagina são do tipo carcinoma epidermóide, que poderá ser intra-epitelial (Niva) ou invasivo. Esse tipo de câncer é mais encontrado em pacientes com mais idade. Podem ser também adenocarcinomas, tumores do seio endodérmico e sarcomas botrióides, que ocorrem na infância. Parece haver certa multicentricidade entre os cânceres de colo uterino, vulva e vagina.

As lesões precursoras do carcinoma epidermóide são as neoplasias intra-epiteliais vaginais (Niva), classificadas em: Niva I (displasia leve), Niva II (displasia moderada) e Niva III (displasia grave).

A disseminação é por contigüidade ou por via linfática e/ou hematogênica. Devido ao fato de a propagação ser por via linfática, há indicação do estudo do linfonodo sentinela. A via hematogênica é mais tardia, ocasionando metástases no fígado, pulmões, cérebro e ossos.

Os sintomas mais freqüentes são: corrimento fétido avermelhado, hemorragia genital e tumoração genital. Se houver compressão ou disseminação para os órgãos vizinhos, podem surgir sintomas urinários e intestinais.

Ao exame ginecológico os tumores são, em geral, exofíticos, mas podem ser ulcerados. A localização mais comum é no terço superior e na parede posterior. Essas lesões são detectadas com toque vaginal para verificar o tamanho, a consistência e o grau de infiltração. Ao exame especular observa-se a lesão e se faz a coleta de material para a citologia oncológica. O exame especular deve ser feito antes do toque vaginal, quando for feita a coleta. A complementação do exame a olho nu deve ser feita com colposcopia, vulvoscopia com aplicação de ácido acético, teste de Schiller e biópsia dirigida. Tanto em pacientes idosas como em crianças deve-se ter muito cuidado durante o exame especular, sendo muitas vezes feito sob narcose.

O toque retal é obrigatório para que se avalie o comprometimento parametrial. Quando houver sintomas intestinais e urinários, após afastar a possibilidade de uma infecção, uma avaliação urológica e intestinal (proctológica) se faz necessária.

Como exames subsidiários temos a ultra-sonografia pélvica de abdômen total e vias urinárias, a tomografia e a ressonância magnética, com a finalidade de avaliar os órgãos genitais internos e linfonodos retroperitoniais.

Para um tratamento adequado é necessário fazer um estadiamento. No caso do carcinoma de vagina (Figo), temos:

- *Estádio 0*: carcinoma *in situ*.
- *Estádio I*: carcinoma limitado à parede vaginal.
- *Estádio II*: carcinoma que envolve o tecido subvaginal, mas não se estende à parede pélvica.
- *Estádio III*: carcinoma que se estende à parede pélvica.
- *Estádio IV*: carcinoma que invade outros órgãos.
- *Estádio IVa*: carcinoma que invade a mucosa da bexiga e/ou reto, podendo também estender-se à

pélvis verdadeira e invadir os linfonodos inguinais uni ou bilaterais.
- *Estádio IVb*: metástases a distância.

O tratamento poderá ser cirúrgico, com radioterapia e quimioterapia. O tratamento cirúrgico do carcinoma *in situ* consiste em exérese incisional ou a *laser*. Para os estádios I e II, no terço superior de vagina, recomenda-se a cirurgia de Wertheim-Meigs com colpectomia total; no terço inferior, a vulvectomia radical com esvaziamento inguinoilíaco bilateral e colpectomia total. Para o tratamento desses estádios em toda a vagina indicam-se cirurgia de Wertheim-Meigs, colpectomia total e vulvectomia radical com esvaziamento inguinoilíaco bilateral.

O tratamento radioterápico para o estádio I consiste em braquiterapia vaginal. No caso dos estádios II, III e IV sugere-se a radioterapia pélvica externa seguida de braquiterapia vaginal.

Há equivalência entre os resultados dos tratamentos cirúrgico e radioterápico.

A quimioterapia pode ser indicada como tratamento neo-adjuvante, previamente à radioterapia, nos casos avançados e recidivados.

O seguimento será trimestral por um ano; depois, semestral por cinco anos. Após esse período será feito anualmente. O acompanhamento inclui exame ginecológico, ultra-sonografia pélvica e de abdômen total e raios X de tórax.

A associação câncer de vagina e gravidez é rara, e a conduta adotada deverá ser individualizada. De maneira geral, seguem-se as mesmas regras do câncer de colo de útero e associado à gravidez. O feto não é considerado até 24 semanas. Após esse período, deve-se aguardar a viabilidade fetal. Não há um consenso sobre que tipo de parto seria o melhor, porém a cesárea parece apresentar certa vantagem.

Câncer de tubas uterinas

O carcinoma das tubas uterinas é o menos freqüente dos cânceres ginecológicos. Nos Estados Unidos a incidência referida, por ano, é de 3,6 casos em um milhão de mulheres. Pode haver erro na avaliação da ocorrência, pois muitas vezes é confundido com carcinoma de ovário. Para confirmar o diagnóstico, o exame microscópico deverá comprovar a neoplasia maligna da mucosa tubária de padrão papilar.

Há maior incidência entre mulheres de 60 a 65 anos. Raramente ocorre em pacientes mais jovens, antes dos 25 anos de idade. A nuliparidade também parece favorecer a ocorrência, assim como os cânceres de ovário e endométrio. Os processos infecciosos das tubas podem estar relacionados com o câncer de tuba.

A disseminação pode ser por via linfática, hematogênica ou por extensão direta ao peritônio. O estadiamento deverá ser cirúrgico, com avaliação de retroperitoniais, omento e superfície subdiafragmática.

Os sintomas mais freqüentes são: hemorragia vaginal, dor no baixo-ventre, corrimento vaginal intenso e tumor pélvico.

O diagnóstico na maioria das vezes é feito por laparotomia com estudo anatomopatológico. Portanto, pela baixa incidência de câncer de tuba, é muito raro o diagnóstico pré-cirúrgico.

Para fazer o estadiamento e tratamento da neoplasia maligna das tubas são usados os mesmos parâmetros empregados nos cânceres de ovário.

A cirurgia radical inclui: histerectomia total com salpingooforectomia bilateral e omentectomia. Deve-se fazer cirurgia citorredutora quando a doença for disseminada. A quimioterapia pode ser realizada como uma complementação do tratamento cirúrgico, principalmente nos estádios avançados e recorrentes. Nos estádios iniciais não há um consenso sobre a indicação da quimioterapia, apesar de se relacionar com um melhor prognóstico. A melhor taxa de sobrevida está ligada a estádios mais iniciais, com envolvimento limitado das tubas, sem invasão profunda de sua mucosa.

Assim como o câncer de ovário, o carcinoma das tubas é muito agressivo, sendo a sobrevida maior que cinco anos de cerca de 55%.

O seguimento é o mesmo indicado para o câncer de ovário.

Câncer ginecológico e qualidade de vida

Pouco se sabe a respeito da qualidade de vida da mulher com câncer ginecológico, sobre quais seriam os procedimentos necessários para que todas pudessem ter uma vida digna.

Diferenças no tipo de atendimento podem levar a diversos prognósticos, às vezes não relacionados com a gravidade do caso. Há necessidade de entendimento e desenvolvimento de intervenções que possam melhorar a qualidade de vida.

Freqüentemente não se faz uma avaliação global para saber como era a vida dessas pacientes e como mudou durante o tratamento do câncer ginecológico. As mulheres com essa enfermidade normalmente referem fadiga, diminuição da função cognitiva, mudanças na pele e nos cabelos, disfunção sexual e problemas psicossociais pré-tratamento.

Assim, torna-se difícil realizar uma avaliação comparativa após o tratamento primário. Essa noção é fundamental para que se possa traçar uma estratégia de acompanhamento dessas pacientes.

Referências bibliográficas

AMERICAN Cancer Society. *Cancer facts & figures 2007*. Atlanta: American Cancer Society, 2007.

BRADLEY, W. H.; BOENTE, M. P.; BROOKER, D. et al. "Hysteroscopy and cytology in endometrial cancer". *Obstetrics & Gynecology*, v. 104, n. 5, p. 1030-3, 2004.

EDDY, G. L.; MARKS JR., R. D.; MILLER 3RD, M. C. et al. "Primary invasive vaginal carcinoma". *American Journal of Obstetrics and Gynecology*, v. 165, n. 2, p. 292-6, 1991.

FLEISCHER, A. C.; WHEELER, J. E.; Lindsay, I. et al. "An assessment of the value of ultrasonographic screening for endometrial disease in postmenopausal women without symptoms". *American Journal of Obstetrics and Gynecology*, v. 184, n. 2, p. 70-5, 2001.

FRIEDMAN, G. D.; SKILLING, J. S.; UDALTSOVA, N .V.; SMITH, L. H. "Early symptoms of ovarian cancer: a case-control study without recall bias". *Journal of Family Practice*, v. 22, n. 5, p. 548-53, 2005.

HOMESLEY, H. D.; BUNDY, B. N.; SEDLIS, A. et al. "Assessment of current International Federation of Gynecology and Obstetrics staging of vulvar carcinoma relative to prognostic factors for survival (a Gynecologic Oncology Group study). *American Journal of* Gynecology, v. 164, n. 4, p. 997-1003, 1991.

KOUTSKY, L. A.; HOLMES, K. K.; CRITCHLOW, C. W. et al. "A cohort study of the risk of cervical intraepithelial neoplasia grade 2 or 3 in relation to papillomavirus infection". *The New England Journal of Medicine*, v. 327, n. 18, p. 1272-8, 1992.

SMITH, L. H.; MORRIS, C. R.; YASMEEN, S. et al. "Ovarian cancer: can we make the clinical diagnosis earlier?" *Cancer*, v. 104, n. 7, p. 1398-407, 2005.

"THE 1988 Bethesda System for reporting cervical/vaginal cytological diagnoses. National Cancer Institute Workshop". *The Journal of the American Medical Association*, v. 262, n. 7, p. 931-4, 1989.

THE Atypical Squamous Cells of Undetermined Significance/Low-Grade Squamous Intraepithelial Lesions Triage Study (ALTS) Group. "Human papillomavirus testing for triage of women with cytologic evidence of low-grade squamous intraepithelial lesions: baseline data from a randomized trial". *Journal of the National Cancer Institute*, v. 92, n. 5, p. 397-402, 2000.

YANCIK, R. "Ovarian cancer: age contrasts in incidence, histology, disease stage at diagnosis, and mortality". *Cancer*, v. 71, supl. 2, p. 517-23, 1993.

CÂNCER DE PELE

Sergio Henrique Hirata; Fernando Augusto de Almeida; Mauro Y. Enokihara; Ival Peres Rosa; Guilherme O. Olsen de Almeida

Segundo dados de registro do Instituto Nacional de Câncer (Inca), o câncer de pele é responsável por 25% dos tumores malignos notificados no Brasil. De acordo com os registros de base populacional, 70% dos casos são de carcinoma basocelular (CBC), 25% de carcinoma espinocelular (CEC) e 4% de melanoma cutâneo (MC). Dessa forma, totaliza-se 99%, restando 1% relacionado a tipos menos comuns de câncer da pele não especificados em dados epidemiológicos.

As lesões pré-cancerosas são lesões precursoras de tumores cutâneos malignos não-melanoma e seu reconhecimento e tratamento são de fundamental importância para a prevenção do câncer cutâneo; assim sendo, serão inicialmente analisadas.

Lesões pré-cancerosas

Sergio Henrique Hirata; Fernando Augusto de Almeida

Introdução

Algumas lesões cutâneas são consideradas precursoras de tumores cutâneos malignos não-melanoma e sua presença pode indicar risco aumentado para o desenvolvimento de neoplasias da pele. A identificação e o tratamento dessas lesões são essenciais, pois permitem a redução da incidência do câncer de pele. Várias são as doenças que se encaixam nessa categoria, cujo conceito ainda é tema de debate. Queratose actínica, queratoses arsenicais, doença de Bowen, eritroplasia de Queyrat, papulose bowenóide, leucoplasias, radiodermite crônica e cicatrizes de úlceras crônicas são as mais comumente classificadas dentro desse grupo. Histologicamente, muitas delas, como a doença de Bowen e a eritroplasia de Queyrat, são consideradas carcinomas espinocelulares bem diferenciados *in situ*, podendo ser classificadas como enfermidades à parte.

A presença de atipia celular, discreta na queratose actínica e marcante na doença de Bowen, permite que sejam consideradas parte de um espectro cuja evolução final é o carcinoma espinocelular invasivo. Diferenciam-se deste por serem processos restritos à epiderme, cuja presença não implica necessariamente evolução para carcinoma invasivo. Pelo risco aumentado de desenvolvimento de câncer da pele, pacientes portadores dessas dermatoses devem ser tratados e seguidos cuidadosamente.

Queratose actínica

Queratoses actínicas são compostas por proliferações de queratinócitos pleomórficos restritos à epiderme, ocorrendo em áreas cronicamente expostas ao sol. Clinicamente se apresentam como pápulas ou placas queratósicas com descamação aderente e seca, localizadas principalmente na face e dorso dos antebraços e mãos. O vermelhão do lábio inferior também pode ser acometido. As lesões podem ser únicas ou múltiplas e geralmente são assintomáticas. A remoção das escamas aderentes revela uma superfície hiperêmica com pontos hemorrágicos. Indivíduos idosos com história de exposição solar contínua, pele e olhos claros apresentam maior risco de desenvolvimento de lesões. Como são decorrentes de dano solar crônico, as queratoses actínicas identificam pacientes predispostos a desenvolver o câncer da pele.

O fator etiológico principal é a radiação ultravioleta B. Outras formas de radiação como a ultravioleta A e os raios X também estão associadas. A radiação ultravioleta provoca mutações na telomerase e no gene supressor de tumores P53. Alterações na telomerase são precoces e o aumento da sua atividade retarda a apoptose, prolongando o ciclo celular. Mutações no gene P53 o tornam incapaz de induzir apoptose em células mutantes, permitindo a multiplicação de células anormais e o estabelecimento da neoplasia. Queratoses actínicas e carcinomas espinocelulares compartilham a mesma alteração no gene P53, mas apenas o carcinoma espinocelular apresenta alteração no P16, o que pode indicar que a progressão de queratose actínica para carcinoma espinocelular envolva a desativação desse gene.

Queratoses actínicas podem permanecer estáveis, involuir espontaneamente ou evoluir para carcinomas espinocelulares. A presença de inflamação pode estar associada com a progressão para malignidade. A progressão para carcinoma espinocelular é baixa e depende do número de fatores de risco envolvidos, incluindo o grau de fotoenvelhecimento da pele e o estado imune do paciente. Estima-se que o risco varie entre 0,025% e 16% ao ano. A relação de queratoses actínicas com o carcinoma espinocelular é mais explícita ao se verificar que cerca de 70% a 80% desses tumores se desenvolvem em contigüidade com as primeiras.

O diagnóstico é clínico, podendo ser confirmado pelo exame histopatológico. A queratose actínica deve ser diferenciada da queratose seborréica, doença de Bowen e de lesões solitárias de lúpus eritematoso discóide.

Ao exame histopatológico encontram-se hiperqueratose, paraqueratose e queratinócitos atípicos, muitas vezes discretos, restritos à epiderme. Na derme observa-se elastose solar.

Existem diversas opções de tratamento. Mais comumente são utilizadas a curetagem e eletrocoagulação, aplicação de nitrogênio líquido e cauterização química. Aplicações tópicas de preparados com fluoruracil podem ser utilizadas em pacientes portadores de múltiplas lesões. Lesões espessas devem passar por curetagem e eletrocoagulação, procedimentos que permitem que sejam submetidas a exame histopatológico. Não há necessidade do emprego de cirurgia excisional a não ser nos casos em que já foi detectada evolução para carcinoma espinocelular.

Doença de Bowen

A doença de Bowen, descrita inicialmente como dermatose pré-cancerosa, é reconhecida como neoplasia intra-epidérmica da pele. A distinção de um carcinoma espinocelular *in situ* "não-Bowen" é controversa. A doença de Bowen apresentaria características clínicas e histopatológicas distintas, enquanto um carcinoma espinocelular *in situ* "não-Bowen" representaria a transição entre uma queratose actínica e um carcinoma espinocelular.

Clinicamente se apresenta como uma placa eritêmato-descamativa e crostosa que gradualmente cresce de forma irregular, com as margens bem delimitadas. As escamas são brancas ou amareladas e destacam-se sem muita resistência, revelando superfície granulosa sem sangramento. Acomete predominantemente indivíduos idosos; é freqüente nos membros inferiores de mulheres idosas ou no tronco, mas pode surgir em qualquer parte da pele ou mucosa. Na raça negra é incomum, ocorrendo nesse grupo em especial em áreas não expostas. Existe uma variante pigmentada da doença de Bowen, de ocorrência mais rara.

A faixa etária mais alta e o acometimento de áreas expostas sugerem relação da doença de Bowen com dano solar crônico. Existe também associação com a exposição ao arsênio e relatos ligando lesões múltiplas ou localizadas em áreas cobertas com malignidades internas. Trata-se de dado controverso que não justifica a pesquisa de malignidades viscerais a não ser nos casos em que haja história de exposição ao arsênio ou HPV.

O risco de progressão para carcinoma espinocelular invasivo varia de 3% a 20% para as lesões cutâneas. Nas lesões localizadas nos genitais o risco é maior.

O diagnóstico diferencial deve ser feito com outras lesões eritêmato-descamativas, como psoríase e líquen simples.

Ao exame histopatológico há presença de paraqueratose, hiperqueratose e acantose. Observa-se a existência de neoplasia intra-epidérmica composta de queratinócitos atípicos com perda de polaridade, os quais se estendem profundamente através do folículo pilossebáceo, permanecendo a membrana basal intacta.

O tratamento é por meio da exérese cirúrgica, opção que se justifica pela extensão da doença de Bowen abaixo do folículo piloso, característica histopatológica típica. Outras modalidades, como crioterapia e curetagem seguida de eletrocoagulação, podem ser empregadas com resultados variáveis. Existem relatos do uso de terapêutica imunomoduladora com imiquimod, *laser* e terapia fotodinâmica.

Eritroplasia de Queyrat

A variante da doença de Bowen que ocorre nos genitais é denominada eritroplasia de Queyrat. Acomete geralmente homens não circuncidados, com idade média de 50 anos. Com freqüência ocorre na glande do pênis ou no prepúcio, podendo ocorrer também na região escrotal; e, nas mulheres, na vulva.

A lesão se manifesta como uma placa eritematosa de superfície brilhante que pode apresentar descamação fina. Podem ocorrer lesões múltiplas. O emprego de solução de azul de toluidina a 1% pode facilitar a visualização da lesão. Áreas de eritroplasia coram-se de azul, ao contrário de áreas de eritema puro, que não se coram. O exame histopatológico corresponde ao da doença de Bowen localizada na mucosa. O diagnóstico diferencial deve ser feito com balanopostites, psoríase, dermatite seborréica e líquen plano.

A opção pelo tratamento ideal deve levar em conta a preservação da anatomia e função, oferecendo ao mesmo tempo alta taxa de cura. Podem ser indicados inicialmente métodos destrutivos menos agressivos, como a crioterapia e a curetagem seguida de eletrocoagulação. Em casos de recidiva, o tratamento de escolha é a cirurgia.

Papulose bowenóide

A papulose bowenóide é uma erupção genital que ocorre principalmente em adultos jovens com vida sexual ativa e está altamente relacionada ao HPV 16 ou 18. Apresenta histologia similar à da doença de Bowen, mas se manifesta como pápulas eritematosas ou violáceas, freqüentemente pigmentadas. As lesões podem ser verrucosas e múltiplas; pequenas pápulas coalescentes podem formar placas. Acomete a glande e o prepúcio nos homens e a vulva nas mulheres. A maior parte das lesões é assintomática, embora prurido, edema e sinais de inflamação possam existir.

A visualização de lesões subclínicas pode ser favorecida com o teste do ácido acético. O diagnóstico diferencial deve ser feito com lesões de condiloma plano, líquen plano, granuloma anular e psoríase. A distinção de eritroplasia de Queyrat pode ser difícil; ao exame histopatológico o menor grau de desordem arquitetural favorece o diagnóstico de papulose bowenóide.

O curso da doença é variável. Podem ocorrer diminuição, desaparecimento ou aumento das lesões com evolução para carcinoma espinocelular invasivo. A tipagem do subtipo de HPV é recomendável. O tratamento pode ser mais conservador, com a utilização de curetagem seguida de eletrocoagulação ou criocirurgia. Também pode ser feita a excisão cirúrgica das lesões.

Cicatrizes de úlceras crônicas

Lesões queratósicas podem se desenvolver no local de cicatrizes de úlceras crônicas, ocorrendo, eventualmente, transformação maligna. Vários processos podem levar a esse tipo de alteração: queimaduras (úlcera de Marjolin), osteomielite, lúpus eritematoso cutâneo, hidradenite, úlceras de estase crônicas, entre outras causas. O carcinoma espinocelular resultante pode se desenvolver após vários anos, com prognóstico possivelmente pior. Pacientes portadores dessas lesões devem ser submetidos a biópsias periódicas para detecção precoce de eventual transformação maligna. O tratamento é a excisão cirúrgica.

Referências bibliográficas

ARLETTE, J. P. "Treatment of Bowen's disease and erythroplasia of Queyrat". *British Journal of Dermatology*, v. 149, supl. 66, p. 43-7, 2003.

FU, W.; COCKERELL, C. J. "The actinic (solar) keratosis: a 21st-century perspective". *Archives of Dermatology*, v. 139, n. 1, p. 66-70, 2003.

LEFFELL, D. J. "The scientific basis of skin cancer". *Journal of the American Academy of Dermatology*, v. 42, n. 1, p. 18-22, 2000.

ORTONNE, J.-P. "From actinic keratosis to squamous cell carcinoma". *British Journal of Dermatology*, v. 146, supl. 61, p. 20-3, 2002.

Carcinoma basocelular

MAURO Y. ENOKIHARA; FERNANDO AUGUSTO DE ALMEIDA

O carcinoma basocelular é uma neoplasia maligna de origem epidérmica, derivada das células pluripotentes de folículos pilosos.

Epidemiologia

Carcinoma basocelular (CBC) é a forma de câncer mais prevalente na raça caucasiana e corresponde a aproximadamente 75% dos cânceres cutâneos não-melanoma (CCNM). Sua incidência cresce nos últimos anos, sendo estimada em novecentos mil casos novos por ano nos Estados Unidos. A Austrália tem a taxa mais alta de CBC do mundo, principalmente em pacientes com mais de 60 anos, sendo a incidência estimada em oitocentos casos por cem mil habitantes. Há poucos relatos sobre estudos populacionais de carcinomas basocelulares no Brasil. O número de casos novos de CCNM no país, em 2006, foi estimado em aproximadamente 115 mil, segundo o Instituto Nacional de Câncer (Inca), com o maior risco na região Sul: 73 casos por cem mil habitantes para o sexo masculino e 85 por cem mil no sexo feminino.

Acomete principalmente as áreas anatômicas expostas à radiação solar, em especial face e pescoço, em pacientes de pele, olhos e cabelos claros, acima de uma linha imaginária que passa da rima bucal aos lóbulos das orelhas; porém, em cerca de 20% dos casos pode localizar-se em áreas cobertas e não expostas à luz solar.

Fatores de risco

Fatores de risco relacionados ao carcinoma basocelular são: pele e olhos claros, inabilidade em se bronzear (pele de fototipos I, II e III), exposição à luz ultravioleta (UV), queimadura solar antes dos 20 anos de idade, presença de outras lesões de fotodano (por exemplo, queratose actínica e lentigo solar) e intoxicação crônica por arsênico.

Etiologia e patogênese

A patogênese do carcinoma basocelular parece estar relacionada à exposição à radiação ultravioleta, principalmente à radiação ultravioleta do tipo B (290-320 nm). O mecanismo está relacionado não apenas às mutações induzidas por UV mas também à redução da imunovigilância pelas mutações nos genes supressores de tumor.

Pacientes imunodeprimidos por doenças linfoproliferativas (linfoma ou leucemia) ou por transplante de órgãos sólidos têm maior risco de desenvolver CCNM, principalmente espinocelular (o risco em transplantados renais é de 82 vezes em relação ao controle), mas também carcinoma basocelular, embora em menor grau.

Fatores genéticos podem influenciar a predisposição ao desenvolvimento de CBC. Sabe-se que o reparo do DNA por excisão de nucleotídeos é fundamental na remoção de lesões induzidas pela radiação ultravioleta, sendo as mutações dos genes ligados ao reparo do DNA que ocorrem em pacientes com xeroderma pigmentoso altamente relacionadas à carcinogênese.

A suscetibilidade ao CBC pode também ser hereditária: síndrome do nevo basocelular ou síndrome de Gorlin é uma alteração rara, autossômica dominante, que leva a mutações no gene PATCH1, o qual funciona como supressor tumoral.

Quadro clínico

A lesão é papulosa ou nodular com telangiectasias, facilmente sangrante, de evolução indolente, geralmente durando mais que um ano. Acomete principalmente áreas fotoexpostas como cabeça e pescoço, sendo 39% no nariz, mas já foi relatada em diversos lugares do corpo, incluindo áreas não fotoexpostas como região perianal, periungueal, peniana e vulvar. O diagnóstico clínico permite sensibilidade de 89% e valor preditivo positivo para diagnóstico de CBC de 80%. A presença de pápulas ou nódulos brilhantes ou perláceos e teleangiectasias arboriformes facilita o diagnóstico. Em estudo recente, Lovatt et al. (2005) sugeriram que carcinomas basocelulares de localização e histologia diferentes estariam relacionados às evoluções clínicas distintas e que, portanto, suas patogêneses deveriam ser diferentes, dependendo de combinações dos fatores causais para cada tipo de tumor. Ou seja, CBC superficial estaria relacionado a áreas de menor exposição solar e, portanto, às doses intermitentes de radiação UV, a genes de suscetibilidade e ao aparecimento de múltiplas lesões. Em contrapartida, carcinomas basocelulares nodulares seriam mais freqüentes nas áreas fotoexpostas, podendo estar relacionados à exposição crônica a UV, geralmente única.

Tipos de CBC

O carcinoma basocelular pode ser nodular, pigmentado, superficial ou esclerodermiforme.

Nodular: o mais comum dos subtipos de CBC (50%-80%). Ocorre em geral em áreas fotoexpostas da cabeça e do pescoço. Pode corresponder a pápula ou nódulo translúcido, de superfície lisa, com pontos brilhantes (pontos perláceos). A lesão é bem delimitada. Freqüentemente se nota a presença de teleangiectasias arboriformes (finos vasos na superfície do tumor, que têm aspecto arboriforme ou dicotomizante à dermatoscopia) e erosão central. O termo *rodent ulcer* refere-se a lesões maiores, com necrose central. Diagnóstico diferencial: nevo melanocítico intradérmico, hiperplasia sebácea, melanoma amelanótico, siringoma.

Pigmentado: variação clínica do CBC nodular que apresenta pigmentação. A evolução clínica é semelhante à do nodular. Diagnóstico diferencial: melanoma, nevos melanocíticos, queratoses seborréicas clonais.

Superficial: ocorre mais comumente no tronco e corresponde a uma placa eritematosa e descamativa, bem delimitada, que pode apresentar discretos pontos perláceos na borda da lesão. Pode ser única ou múltipla. Diagnóstico diferencial: eczema atópico ou de contato, dermatite seborréica, doença de Paget extramamária, doença de Bowen. Uma lesão de eczema que não responde ao tratamento deve ser submetida à biópsia a fim de excluir o diagnóstico de CBC superficial.

Esclerodermiforme: subtipo de caráter mais agressivo. Corresponde a uma placa de coloração marfim ou branca porcelana, de limites imprecisos e consistência rígida, que raramente se ulcera. Diagnóstico diferencial: esclerodermia, atrofodermia, cicatrizes.

Diagnóstico

O diagnóstico é clínico, com confirmação histopatológica. Recentemente alguns métodos diagnósticos foram sugeridos na literatura (microscopia confocal, tomografia com coerência óptica), mas necessitam de mais estudos para validação. Podem, no entanto, auxiliar na avaliação de CBC residual, nos casos de difícil análise clínica.

Histologia

O tumor é composto por blocos de células basalóides (semelhantes às células da camada basal, ou seja, núcleo basofílico grande e pouco citoplasma), que se dispõem em paliçada na periferia. A característica dos blocos tumorais depende do subtipo histológico do tumor. Geralmente figuras de mitose não estão presentes e o estroma apresenta uma retração peritumoral, conhecida como fenda (corresponde a artefato de técnica), que facilita o diagnóstico.

O CBC nodular apresenta blocos grandes de células basalóides, além das fendas. O micronodular refere-se a blocos menores que 15 μm. Parece estar relacionado a pior prognóstico, com maior índice de recidivas.

Quanto ao CBC pigmentado, temos situação semelhante ao nodular, porém com melanina dispersa ou no interior dos melanócitos do tumor e também dispersa ou no interior dos melanófagos na derme adjacente e na epiderme suprajacente. Trinta por cento dos carcinomas basocelulares têm pigmentação à histologia, mas apenas 7% a 11% apresentam pigmentação clínica.

No CBC superficial pequenos brotos de células basalóides se estendem para dentro da derme, a partir da epiderme. A paliçada é bem evidente. Pode surgir infiltrado inflamatório crônico na derme.

No caso de CBC esclerodermiforme, alguns autores consideram também o termo *infiltrativo*. Corresponde a cordões de células basofílicas, sem paliçada evidente, embebidos em estroma fibroso e denso. Estende-se profundamente na derme e com freqüência o tumor é mais extenso à histologia que à clínica. Está relacionado a maior índice de recidiva.

Tratamento

A escolha do tipo de tratamento depende da localização e do subtipo histológico do tumor. As maiores taxas de cura são obtidas com o tratamento adequado da lesão primária, pois tumores recorrentes podem comportar-se de maneira mais agressiva, produzir maior destruição local e recidivar. A decisão por um método deve levar em conta a taxa de cura, os riscos envolvidos, os efeitos colaterais, o resultado cosmético pós-tratamento, o custo, as condições cirúrgicas do paciente (co-morbidades).

Excisão cirúrgica convencional

Permite avaliação histológica de margens do espécime removido, ao contrário das técnicas de destruição tecidual (criocirurgia, eletrocoagulação, fototerapia). Apresenta altas taxas de cura para tumores menores que 2 cm e não agressivos à histologia. É necessária remoção até o subcutâneo. Fatores a serem considerados ao se avaliar a margem de segurança (fatores que influenciam a extensão subclínica do tumor): diâmetro, histologia, localização e delimitação da lesão, se primária ou recorrente.

Em tumores recorrentes e em áreas com risco de recorrência, com subtipos histológicos mais agressivos (micronodular e esclerodermiforme), há maior taxa de recorrência com cirurgia convencional se comparada à técnica de Mohs.

Cirurgia micrográfica de Mohs

Permite avaliação histológica intra-operatória por meio de cortes de congelação; com isso, possibilita melhor avaliação histológica das margens tumorais e otimização da conservação dos tecidos sadios se comparada à cirurgia convencional. Para tumores recorrentes a taxa de recorrência em cinco anos foi de 5,6% – com cirurgia convencional foi de 17,6%, radioterapia 9,8% e curetagem e eletrocoagulação 40%.

Desvantagens: custo mais elevado se comparado à cirurgia convencional, impossibilitando seu uso em escala populacional, necessidade de maior treinamento, habilidade e aparelhagem específica.

A cirurgia de Mohs é a opção terapêutica de escolha para tumores recorrentes e no tratamento de tumores primários agressivos à histologia, localizados em áreas de risco de recidivas (perioral, perinasal, sulco nasogeniano e retroauricular), de limites mal definidos, e em locais em que a preservação de tecidos é importante (asa nasal, lábios, pálpebras, genitália, dedos).

Curetagem e eletrocoagulação

São métodos amplamente utilizados, principalmente para CBCs pequenos (menores que 1 cm). A taxa de cura diminui com o aumento do diâmetro da lesão e aumenta com a experiência do cirurgião. Não são recomendados para CBCs maiores, esclerodermiformes, micronodulares ou recorrentes.

Criocirurgia

Método destrutivo relacionado a dois ciclos de congelamento da lesão a -50°C, com margem de segurança envolvendo o tecido normal a fim de erradicar a lesão subclínica. As taxas de cura são semelhantes às dos outros métodos.

Desvantagens: cicatrizes hipertróficas, hipopigmentação pós-inflamatória, recorrência do tumor mascarada pelo tecido cicatricial fibroso.

Imiquimod

É um agonista *toll-like receptor* (TLR) 7 que provoca mudança na resposta biológica por indução de citoquinas, como interferon alfa (IFN-alfa), interleucina 12 (IL12) e fator de necrose tumoral alfa (TNF-alfa). Essas citoquinas induzem o sistema imune ao reconhecimento e à erradicação de antígeno (tumor). A taxa de resultado em CBCs superficiais é de 82% quando usado cinco vezes por semana e 79%, sete vezes por semana.

Um terço dos pacientes apresenta prurido, dor, queimação, eritema, edema, vesiculação, exulcerações. O creme tem de ser aplicado à noite, removido pela manhã. Exposição solar direta deve ser evitada.

Fluoracil

Quimioterápico de uso tópico, muito utilizado no tratamento de queratoses actínicas. É metabolizado por diidropirimidina desidrogenase, sendo contra-indicado em pacientes com deficiência dessa enzima. O uso do 5-fluoracil deve ser criterioso, com a avaliação de custo-benefício e risco de recorrência (21% em cinco anos).

Terapia fotodinâmica

Envolve uso de droga fotossensibilizante, ativada por luz do espectro visível, levando à formação de espécies reativas de oxigênio que destroem as membranas bilipídicas das células e de suas organelas. Derivados do ácido aminolevulínico elevam a produção intracelular de protoporfirina tipo IX (fotossensibilizante), preferencialmente nas células cancerosas. É aprovada para uso em CBC superficial.

Radioterapia

Nos casos de contra-indicação cirúrgica ou em adjuvância em tumores primários com margens comprometidas à histologia, a radioterapia pode ser considerada.

Os resultados estéticos são bons e há poucos efeitos colaterais, com doses fracionadas de 3-5 Gray por semana até a dose total de 57 Gray. Aparentemente o fracionamento da dose pode atingir boas taxas de cura.

Desvantagens: não há possibilidade de avaliação histológica do tumor; recorrências mais extensas e mais agressivas.

Evolução e prognóstico

Evolução

Geralmente apresenta evolução indolente (a taxa de crescimento é duplicada de seis meses a um ano) e invasividade local, que pode progredir ao tecido subcutâneo, aos músculos e ossos, e ser mutilante, podendo, por exemplo, levar à desarticulação de membro ou invasão cerebral. As áreas de fusão de planos anatômicos, como sulco nasofacial e retroauricular, oferecem menor resistência à progressão do tumor. A invasão perineural é incomum e ocorre em subtipos mais agressivos ou recorrentes em 0,2% a 1% dos casos, podendo causar dor, parestesias, fraqueza, paralisia.

Metástases são raras, porém com morbimortalidade alta. Há menos de trezentos relatos de CBC metastático na literatura. Fatores de risco relacionados: lesão primária de longa duração, lesões de grande extensão, lesões recorrentes, tipos histológicos mais agressivos (esclerodermiforme, infiltrativo, metatípico, basoescamoso), invasão perineural. As metástases geralmente envolvem linfonodos, pulmões, ossos e pele.

Prognóstico

Quando a lesão primária recebe a abordagem adequada, o prognóstico é excelente, com taxas de controle de 92% a 96%.

Há uma taxa de recorrência após cirurgia de Mohs de 3,2% para tumor primário e 6,7% para tumor recorrente. Fatores de risco de recorrência: tamanho do tumor, localização ("H" da face), tipos histológicos mais agressivos, tempo longo de história do tumor e recorrência prévia.

O prognóstico de lesões recorrentes ainda é favorável, apesar de o tumor recorrente comportar-se de maneira mais agressiva. Esses tumores primários originalmente agressivos eram localizados na região perioral e periorbital.

A conduta no tratamento do tumor recorrente é controversa. Para os tumores agressivos e os tumores em locais desfavoráveis indica-se reexcisão, de preferência com cirurgia de Mohs.

Apesar do bom prognóstico, os pacientes precisam ser monitorados com freqüência e orientados a realizar fotoproteção adequada, pois existe risco aumentado de desenvolver um segundo CCNM, principalmente nos primeiros quatro anos de acompanhamento.

Referências bibliográficas

CLAYTON, T. H. et al. "Photodynamic therapy for superficial basal cell carcinoma and Bowen's disease". *European Journal of Dermatology*, v. 16, n. 1, p. 39-41, 2006.

ESSERS, B. A. et al. "Cost-effectiveness of Mohs micrographic surgery vs surgical excision for basal cell carcinoma of the face". *Archives of Dermatology*, v. 142, n. 9, p. 187-94, 2006.

GRIFFITHS, R. W. et al. "Do basal cell carcinomas recur after complete conventional surgical excision?" *British Journal of Plastic Surgery*, v. 58, n. 6, p. 795-805, 2005.

LEIBOVITCH, I. et al. "Basal cell carcinoma treated with Mohs surgery in Australia I. Experience over 10 years". *Journal of the American Academy of Dermatology*, v. 53, n. 3, p. 445-51, 2005.

LEVI, F. et al. "High incidence of second basal cell skin cancers". *International Journal of Cancer*, v. 119, n. 6, p. 1505-7, 2006.

LOVATT, T. J. et al. "Associations between ultraviolet radiation, basal cell carcinoma site and histology, host characteristics, and rate of development of further tumors". *Journal of the American Academy of Dermatology*, v. 52, n. 3, p. 468-73, 2005.

MADAN, V. et al. "Genetics and risk factors for basal cell carcinoma". *British Journal of Dermatology*, v. 154, supl. 1, p. 5-7, 2006.

SCHULTZE, H. J. et al. "Imiquimod 5% cream for the treatment of superficial basal cell carcinoma: results from a randomized vehicle-controlled phase III study in Europe". *British Journal of Dermatology*, v. 152, n. 5, p. 939-47, 2005.

Carcinoma espinocelular

IVAL PERES ROSA; FERNANDO AUGUSTO DE ALMEIDA

Introdução

O carcinoma espinocelular (CEC) surge de uma proliferação maligna de células da camada espinhosa da epiderme. Localiza-se na pele, semimucosa e mucosa, bem como em órgãos internos, por exemplo, no trato respiratório, digestivo e urinário. Um componente importante em relação ao comportamento do tumor é sua diferenciação celular. Nesse caso teríamos dois extremos: um bem diferenciado, com grande quantidade de pérolas córneas; e outro bastante indiferenciado, sendo muito semelhante a outros tumores, clínica e histologicamente, como melanoma amelanótico e sarcoma.

O aspecto clínico apresenta-se como lesão verrucosa que se torna, dentro de meses, friável e sangrante. Localiza-se principalmente em áreas expostas à luz solar, porém freqüentemente se encontram na mucosa oral ou genital. Quanto à sua evolução, existem os estáveis e os com comportamento biológico muito agressivo, que apresentam metástases precocemente. Eles podem surgir de novo, tendo seu início sem lesão preexistente – porém, os que surgem por causa delas são a maioria. É o segundo câncer cutâneo não-melanoma (CCNM) mais comum, correspondendo a 15% dos casos. Essa proporção se modifica nos imunodeprimidos, principalmente nos transplantados, quando se torna um para um.

Etiologia e incidência

A maioria dos CECs surge em lesões preexistentes, principalmente nas áreas expostas ao sol de pessoas de pele e olhos claros, mas outros fototipos caucasianos, de pele mais escura, também estão sujeitos. Isso demonstra que o sol, por meio dos raios UV, é um fator importante no desenvolvimento desse tumor. Os pacientes que geneticamente têm defeito na reparação do DNA, lesado pelos raios UV, como, por exemplo, no xeroderma pigmentoso, desenvolvem precocemente todos os tipos de tumores em que o componente actínico é importante, inclusive o CEC. Esses raios fazem que as bases de timidina da dupla hélice enrosquem-se umas nas outras. Quando o DNA se replica, produz a inserção de uma base errada, induzindo uma mutação. Se a mutação for em um gene que regula o crescimento celular, o produto final dessa falta de controle será um câncer. Para evitar que isso ocorra temos os genes que induzem a produção de proteínas P53, que tomam conta do crescimento, corrigindo os erros. Quando deixam de funcionar, a reprodução celular sai do controle, resultando em cânceres de pele.

Como outros fatores desencadeantes, citaríamos vírus, defeitos genéticos (xeroderma pigmentoso, acroceratose verruciforme de Hopf e albinismo), arsenicismo crônico, úlceras de longa duração, certas substâncias químicas (alcatrões), radiodermites, cicatrizes de queimaduras, fístulas crônicas, hidroadenite supurativa e doenças granulomatosas crônicas, como a tuberculose, que são suscetíveis de transformação maligna para CEC, assim como os transplantados, por causa da terapêutica imunossupressora.

A maior incidência desses tumores está nos países colonizados por anglo-saxões com intensa radiação solar e população de pele muito clara; os exemplos são a Austrália e os Estados Unidos. No Brasil, a incidência é maior nos estados mais ao sul. Na raça negra os CECs mais comuns são os que surgem a partir de queimaduras.

Manifestações clínicas

Didaticamente poderíamos separar os CECs em de interesse dermatológico e de medicina interna. Os dermatológicos são os da pele, semimucosa e mucosa visíveis sem utilização de aparelhos. Isso englobaria os tumores localizados em toda a pele, na mucosa oral e nos genitais externos. Os de medicina interna seriam os CECs ginecológicos e do trato digestivo, respiratório e urinário.

O aspecto clínico e a histologia nos casos de CEC correspondem-se; por esse motivo começaremos associando o grau de invasão histológica à clínica.

Qualquer CEC *in situ* na pele é denominado doença de Bowen, clinicamente caracterizada por uma ou mais placas eritematosas, apresentando também pontos crostosos, que eventualmente podem sangrar quando traumatizados. O correspondente na mucosa é a eritroplasia de Queyrat, CEC *in situ*, localizado na glande, com área eritematosa, de aspecto numular, bem definido, de evolução crônica e pouco infiltrada.

Outra doença menos comum, mas importante, é a papulose bowenóide, que se apresenta sob forma de pápulas acastanhadas múltiplas, semelhantes à ceratose seborréica, localizadas na pele do pênis, bolsa escrotal e genital externo feminino. Tem evolução benigna, mas, se for realizada a biópsia, teremos um CEC *in situ*. Essa lesão tem relação com o HPV 16 e 18. Apesar da histologia, sua evolução é favorável.

Os tumores invasivos histologicamente podem ter vários aspectos clínicos. O aspecto mais comum é a presença de uma borda elevada e um centro que poderá ser ulcerado, verrucoso, vegetante ou uma associação desses tipos. O CEC nódulo-ulcerado, que é o tipo clínico mais comum, é encontrado em várias partes do corpo, como couro cabeludo, face, orelhas, nariz, tórax e membros. Os invasivos mais bem diferenciados histologicamente apresentam, clinicamente, projeções ceratósicas importantes, como ocorre no carcinoma verrucoso. Eles podem ser a base de um corno cutâneo, mas essa base não é sempre um CEC, podendo haver outras causas.

Outro grupo de tumores indiferenciados histologicamente pode surgir de novo, ou secundário a outras doenças, como em ulcerações crônicas. Um sinal de transformação de uma úlcera pode ser a sua não-cicatrização, acompanhada do surgimento de lesões vegetantes.

Encontramos CECs com grau de diferenciação histológica intermediário em qualquer local do corpo, mas na área da dermatologia eles são mais vistos na semimucosa do lábio, no pavilhão auricular, nos membros e no nariz.

Outra forma de abordagem clínica é a topográfica, porque existem aspectos clínicos específicos de acordo com a localização.

Começaremos com o couro cabeludo. Os pacientes portadores de CEC de couro cabeludo geralmente são calvos, apresentando grande quantidade de lesões queratósicas e máculas pigmentadas e demonstrando um intenso fator actínico. Geralmente os tumores com essa localização se apresentam com bordas elevadas e centro ulcerado ou vegetante. Possuem diversas dimensões, de menos de 1 cm até vários centímetros de diâmetro. Quanto à espessura, encontramos desde os poucos invasivos que comprometem somente a epiderme até os que invadem estruturas ósseas.

Os localizados na face, também de origem actínica, incluem os in situ intra-epidérmicos e os invasivos nódulo-ulcerados de vários centímetros de diâmetro. No pavilhão auricular, o CEC tem comportamento mais agressivo que em outros lugares da face. Isso se deve ao fato de existir pouca quantidade de tecido subcutâneo entre a pele e a cartilagem e a pele e o osso retroauricular. Essa escassez de gordura propicia maior chance de invasão de estruturas profundas, como pericôndrio e periósteo, com muito mais facilidade do que nos locais onde o tecido subcutâneo é mais espesso. No nariz os fatores são os mesmos do pavilhão auricular. Por esse motivo, vemos nesses locais, com mais freqüência, invasão profunda e recidivas do CEC. No lábio, ponto freqüente de localização do CEC, as lesões iniciais podem começar como uma pequena ulceração, infiltrada à palpação, e depois, com a evolução, tomar grandes proporções. Quanto ao desenvolvimento dos CECs, uns apresentam grande velocidade de crescimento, outros crescem lentamente durante anos. Estes últimos geralmente apresentam estruturas queratósicas importantes. Dentro da boca existe um tipo clínico que começa com várias lesões esbranquiçadas, algumas queratósicas, infiltradas, que com a evolução podem tomar uma grande área, inclusive a língua. Esse tipo clínico é denominado papilomatose oral florida (Roch-Fisher), resistente ao tratamento cirúrgico porque recidiva muito.

No tórax, onde tem localização mais freqüente, encontramos um tipo superficial numular ou arciforme, eritêmato-crostoso, caracterizando doença de Bowen, mas poderemos encontrá-lo em qualquer local.

Nos membros encontramos os nódulos ulcerados e os cornos cutâneos que têm como base o carcinoma espinocelular. Nos dedos temos um tipo incomum, mas muito semelhante a verrugas vulgares, às vezes tratado como tal. Ele fica localizado nas dobras laterais ou no leito ungueal. Existe também um tipo incomum que surge no espaço interdigital e é confundido com uma calosidade.

Na região plantar temos um tipo clínico com apresentação extensa, vários centímetros de diâmetro, bordas elevadas, centro verrucoso ceratósico, evolução arrastada, podendo ficar anos sem criar metástases. É o carcinoma *cuniculatum* (plantar).

Na glande temos um tipo superficial de aspecto eritematoso, numular, discretamente descamativo, que constitui a eritroplasia de Queyrat.

Outro tipo surge a partir de um condiloma acuminado gigante (Buschke-Lowenstein), que se torna maligno, atingindo grandes proporções. Esse tumor também apresenta aspecto ceratósico importante e tem localização genital ou perianal.

Os que surgem novamente na glande são vegetantes, sangrantes ao menor trauma, de crescimento rápido e em geral muito agressivos, com metástases precoces.

Tratamento

O tratamento começa com o diagnóstico correto. Quando suspeitamos de um CEC, a primeira coisa que fazemos é uma biópsia. Primeiro para confirmar o diagnóstico; depois, se for um CEC, para conhecer melhor sua estrutura histológica. É importante sabermos o grau de diferenciação celular e, com essa informação, submetê-lo à classificação proposta por Broders, que vai de I a IV, sendo o grau I muito diferenciado (menos de 25% de células indiferenciadas) e o grau IV muito indiferenciado (mais de 75% de células indiferenciadas). Feito o diagnóstico histológico de CEC, devemos examiná-lo clinicamente, medi-lo, palpá-lo e movimentá-lo, para saber se está ou não aderido a planos profundos. Faz parte também o exame clínico dos linfonodos regionais. Nos casos com suspeita de metástase, pedimos exames subsidiários, como raios X de tórax e ultra-som hepático. Quando tivermos em mãos os resultados necessários, poderemos fazer o estadiamento de acordo com os protocolos internacionais. Isso facilita a padronização dos tratamentos e também é importante para termos um prognóstico.

Esse estadiamento baseia-se na classificação TNM, em que T se refere ao tamanho do tumor, N ao linfonodo e M à metástase. Se encontrarmos um linfonodo aumentado, esse aumento pode ser devido à infecção secundária. Nesses casos, aplicamos antibióticos e esperamos por trinta dias. Se houver regressão, será um linfonodo inflamatório. Também poderemos fazer um ultra-som; de acordo com o aspecto do linfonodo, teremos diagnóstico de infecção ou de metástase. Atualmente se discute a validade da retirada do linfonodo sentinela nos casos de CEC.

O estudo do linfonodo não retarda o tratamento cirúrgico. Pode-se optar por remover a lesão e, posteriormente, com o resultado do estudo do linfonodo, promover o esvaziamento completo da cadeia linfonodal, se indicado.

Existem várias modalidades de tratamento, mas a mais utilizada é a remoção cirúrgica com margem de segurança que varia, dependendo do tamanho do tumor, entre 1 e 3 cm. Os casos mais complicados, por causa do tamanho e do comprometimento profundo, devem contar com congelação ou cirurgia micrográfica de Mohs. O ideal é realizar sempre o estudo histológico, porque esse tumor tem potencial metastático. É preciso lembrar que em alguns tipos muito diferenciados de CEC, como o *cuniculatum*, a radioterapia agrava o tumor, transformando-o de bem diferenciado em indiferenciado.

São válidas também como tratamento a crioterapia e a radioterapia, com a restrição já descrita. Para os CECs superficiais são citados *laser*, 5-fluoracil, imiquimod, eletrocoagulação e curetagem, *shaving* e cicatrização por segunda intenção e fototerapia. A literatura é rica em propostas de tratamento, assim como há estatísticas a favor de um método ou de outro, dependendo da tendência do seu autor. Portanto, a conclusão a que chegamos é que vale a experiência de cada um.

Na papilomatose oral florida o tratamento cirúrgico não deverá ser a primeira opção, por causa das muitas recidivas. Deve-se tentar primeiro o tratamento clínico. Este poderá ser feito à base de retinóides orais ou metotrexate. Com a diminuição do tamanho das lesões, elas poderão ser retiradas cirurgicamente ou destruídas com *laser*. O prognóstico é incerto. O índice de recidiva é alto e a longo prazo o paciente poderá desenvolver um CEC invasivo, de difícil controle, sendo a cirurgia a primeira opção nesse caso.

No carcinoma plantar verrucoso de Akermann a primeira indicação é a retirada cirúrgica, com amplas e profundas margens laterais, porque existe muita recorrência local. A radioterapia não deverá ser indicada nesse caso, porque um tumor bem diferenciado poderá se transformar em um indiferenciado, agravando o problema.

Os CECs invasivos devem ser sempre tratados com exérese cirúrgica e ampla margem.

O índice de cura dos carcinomas espinocelulares é alto, mas existem recidivas e casos de óbito.

O tratamento da papulose bowenóide deve ser superficial, com uso de bisturi elétrico, *laser* ou realização de curetagem, por exemplo. A eritroplasia de Queyrat também pode ser tratada com métodos destrutivos superficiais, como os que utilizam *laser* e nitrogênio líquido. Os CECs bem diferenciados localizados na glande podem ser tratados sem amputação parcial do pênis, utilizando um método consagrado que é o uso do nitrogênio líquido. Ele é aplicado depois de raspagem na base do CEC, para facilitar sua penetração. O uso do nitrogênio líquido na glande resulta em um edema pós-operatório grande; por esse motivo, é preciso sondá-lo imediatamente. Uma analgesia deve ser feita, pois o efeito da anestesia passa rápido e o paciente pode reclamar de dor.

Outras considerações

O aumento dos transplantes, principalmente o renal, e a necessidade do uso diário de medicamentos imunodepressores ocasionaram um aumento da incidência de carcinomas espinocelulares. Esse aumento igualou a proporção de carcinomas basocelulares e espinocelulares (um para um), sendo antes de um para quatro. Por esse motivo, todos os transplantados devem periodicamente passar por exame dermatológico para que esses tumores sejam diagnosticados e tratados precocemente. Esses CECs têm prognóstico pior que os dos pacientes não imunodeprimidos.

O carcinoma espinocelular, diferentemente do basocelular, geralmente apresenta um infiltrado inflamatório envolvendo a lesão, e a grande questão é se dentro do infiltrado existem pequenos grupos celulares malignos, responsáveis por sua existência, ou se ele é resultado de uma infecção secundária do tumor. Existe uma quantidade significativa de CECs que apresenta infecção e odor característicos, diferenciando-os. Para alguns cirurgiões, como nós, por exemplo, o melhor é remover esse infiltrado com o tumor, cirurgicamente. Valorizando a inflamação, é importante perguntar ao patologista se o infiltrado foi removido completamente com o tumor.

Diagnóstico diferencial

O diagnóstico diferencial é feito principalmente com queratoacantoma, carcinoma basocelular, condiloma acuminado, melanoma amelanótico, sarcoma, granulomatose de Wegner, micoses profundas, granuloma inguinal, linfoma, micose fungóide.

Prognóstico

A diferenciação histológica tem importância para o prognóstico. Quanto mais diferenciado, melhor o prognóstico; quanto menos, maior o risco de metástases a distância. Quanto maior o tumor, maior o risco de recidiva e metástases. Infiltração tumoral perineural e êmbolos tumorais dentro de vasos resultam em prognóstico pior. Quanto à localização, os actínicos têm melhor prognóstico que os de área coberta. Mesmo os expostos ao sol têm prognósticos diferentes entre eles: os CECs de lábio e orelha têm prognóstico pior que os de outros locais. Os que surgem em úlceras crônicas e fístulas são mais agressivos que os CECs de mesmo tamanho, mas com outras localizações. Os CECs que surgem em pacientes jovens, de crescimento rápido, são de pior prognóstico que os de mesmo tamanho e localização em pessoas mais velhas.

Referências bibliográficas

Azulay, R. D.; Azulay, D. R. *Dermatologia*. 2. ed. Rio de Janeiro: Guanabara Koogan, 1997.

Bouwes Bavinck, J. N. et al. "The risk of skin cancer in renal transplant recipients in Queensland, Australia". *Transplantation*, v. 61, n. 5, p. 715-21, 1996.

Campbell, R. M. et al. "Post-Mohs micrographic surgical margin tissue evaluation with permanent histopathologic sections". *Dermatologic Surgery*, v. 31, n. 6, p. 655-58, 2005.

Euvrard, S. et al. "Association of skin malignancies with various and multiple carcinogenic and noncarcinogenic human papillomaviruses in renal transplant recipients". *Cancer*, v. 72, n. 7, p. 2198-206, 1993.

Gadelha, A. R.; Costa, I. M. C. *Cirurgia dermatológica em consultório*. São Paulo: Atheneu, 2002.

Habif, T. P. *Dermatologia clínica: guia colorido para diagnóstico e tratamento*. 4 ed. Porto Alegre: Artmed, 2005.

Neves, R. G.; Lupi, O.; Talhari, S. *Câncer da pele*. Rio de Janeiro: Medsi, 2001.

Otley, C. C. "Organization of a speciality clinic to optimize the care of organ transplant recipients at risk for skin cancer". *Dermatologic Surgery*; v. 26, n. 7, p. 709-12, 2000.

Sampaio, S. A. P.; Rivitti, E. *Dermatologia*. São Paulo: Artes Médicas, 1998.

Melanoma cutâneo

Fernando Augusto de Almeida; Guilherme O. Olsen de Almeida

Introdução

O melanoma cutâneo é um tumor maligno decorrente da transformação atípica dos melanócitos, geralmente no nível da junção dermoepidérmica.

Apesar de representar somente 4% dos tumores malignos cutâneos, caracteriza-se por ter elevada morbidade e mortalidade, sendo responsável por 75% das mortes causadas pelos tumores cutâneos.

Epidemiologia

O melanoma cutâneo é mais freqüente nas pessoas de pele clara que se bronzeiam com dificuldade e se expõem ao sol de modo inadequado, ou que têm histórico familiar de melanoma e precursores como os nevos atípicos e congênitos.

A incidência do melanoma cutâneo vem aumentando em todo o mundo. Esse aumento já se mostrou independente da melhoria nos diagnósticos. A incidência varia de dez a quinze casos por cem mil habitantes por ano na Europa Central e é de cerca de 45 casos por cem mil na Austrália. No Brasil, a incidência estimada do melanoma é de cerca de quatro casos por cem mil habitantes.

Quanto ao sexo, é ligeiramente mais comum no feminino, sendo, nos Estados Unidos, o câncer mais freqüente nas mulheres entre 25 e 29 anos.

O melanoma pode ocorrer em qualquer idade, porém é raro antes da puberdade. A incidência do melanoma na criança é cem vezes menor do que após a idade de 15 anos. A idade média dos pacientes com melanoma é por volta dos 50 anos, e a maior freqüência é entre a quarta e a sexta décadas de vida.

Fatores de risco

O principal fator de risco de melanoma cutâneo é a etnia.

São considerados fatores de risco: tipos de pele I e II de acordo com a classificação de Fitzpatrick e Path (peles brancas, que se queimam com facilidade e nunca se bronzeiam, ou se bronzeiam muito pouco); olhos e cabelos claros (caucasianos); pessoas com maior tendência a se queimar do que a bronzear-se; história pregressa de hiperexposição solar (com formação de bolhas, principalmente na infância); presença de múltiplos nevos melanocíticos, nevo atípico ou displásico (com maior risco quando forem múltiplos), além da presença de lentigos solares e alterações actínicas importantes na pele; história prévia de melanoma ou qualquer outro tipo de câncer de pele, assim como antecedente familiar de melanoma. A monitorização do grupo de risco, acima descrito, demonstrou ser um método eficaz de diagnóstico precoce do melanoma, representando fator de melhora nos índices de sobrevida, por possibilitar que a alteração seja encontrada em seus estádios iniciais.

Classificação

Clínica e histologicamente, o melanoma cutâneo pode ser classificado em quatro tipos principais: melanoma disseminativo superficial, melanoma nodular, melanoma acral lentiginoso e lentigo maligno melanoma. Há outros tipos menos freqüentes, como melanomas desmoplásico, neurotrópico e não classificáveis.

Melanoma disseminativo superficial

O melanoma disseminativo superficial constitui a variante clínica mais freqüente entre os indivíduos de pele clara (70%).

Apresenta uma fase inicial de crescimento radial ou horizontal, que pode estar confinada somente à epiderme e, portanto, é referida como um crescimento apenas *in situ*. Após certo tempo, que pode variar de um a cinco anos, o melanoma disseminativo superficial pode permanecer como tal ou apresentar uma fase de invasão da derme ou de crescimento vertical, clinicamente denominada melanoma disseminativo superficial com componente nodular. Nessa fase, pode provocar metástases, tanto pela drenagem linfática quanto por via sangüínea. Localiza-se preferencialmente no tronco (dorso) dos pacientes do sexo masculino e nos membros inferiores (pernas) nos do sexo feminino. A idade média dos indivíduos é de 40 anos. Caracteriza-se clinicamente pela regra do ABCD (assimetria, borda, cor e diâmetro):

A) lesões com crescimento assimétrico;
B) lesões com bordas geográficas ligeiramente elevadas, arciformes, cujas margens são denteadas e irregulares, de superfície discretamente elevada;
C) lesões de coloração variável: marrom, negra, acastanhada, rósea, cinza e branca (sinal de regressão);
D) lesões com diâmetro maior que 6 mm.

Melanoma nodular

O melanoma nodular é o segundo tipo clínico mais comum de melanoma nos indivíduos caucasianos (10% a 15%). Ocorre com maior freqüência no tronco, na cabeça e no pescoço. Pode surgir em qualquer faixa etária, porém a idade média é acima dos 40 anos.

Caracteriza-se por uma evolução rápida, de seis a dezoito meses. Por não apresentar a fase de crescimento radial detectável, já de início invade a derme. É mais comum iniciar-se na pele aparentemente normal, desenvolvendo um novo processo, do que começar em nevos melanocíticos preexistentes.

Clinicamente, mede de 1 a 2 cm e é elevado em toda a sua extensão. A cor é escura ou acinzentada. O nódulo pode crescer e apresentar aspecto polipóide, tornando-se, às vezes, rosado com traços castanho-enegrecidos na periferia. Quando a velocidade de crescimento é rápida, a lesão pode ulcerar-se, o que indica um pior prognóstico.

Melanoma acral lentiginoso

O melanoma acral lentiginoso é o tipo de melanoma menos freqüente nos indivíduos de pele clara (2% a 8%), porém é o mais comum nos indivíduos de pele mais escura (negros, hispânicos e asiáticos). A idade média de aparecimento é de 55 a 65 anos. O período de evolução é de aproximadamente dois anos e meio.

Localiza-se nas regiões palmares, plantares e subungueais, apresentando assimetria, cor geralmente marrom-escura ou preto-azulada, menos variada em relação aos outros tipos. Tem uma fase pré-invasiva. Quando em região subungueal, pode se apresentar apenas como uma faixa de cor preta, geralmente com mais de 6 mm de largura ou mesmo envolvendo toda a unha, deformando-a e até ulcerando o local.

Lentigo maligno melanoma

O lentigo maligno melanoma corresponde a 5% dos melanomas nos indivíduos de pele clara. É uma forma distinta de melanoma cutâneo, por sua aparência clínica, localização anatômica, evolução lenta e tendência a aparecer tardiamente (a idade média de surgimento é 70 anos).

Localiza-se geralmente na pele fotoexposta da face, do pescoço e dos antebraços; as regiões malares e o dorso do nariz são as mais freqüentemente acometidas.

Inicialmente, e por um tempo prolongado, que pode chegar a vários anos, apresenta-se como uma mancha de cor parda, variando até o marrom mais escuro; pode medir de 1 até mais de 10 cm e cresce lentamente. Nessa fase, o lentigo maligno ainda é considerado uma lesão precursora do lentigo maligno melanoma. A característica da passagem do lentigo maligno para o lentigo maligno melanoma é o aparecimento de uma pápula que, com o tempo, pode se transformar em um nódulo.

Diagnósticos diferenciais

Os principais diagnósticos diferenciais do melanoma cutâneo são feitos com: nevo atípico, nevo de Spitz, carcinoma basocelular pigmentado, nevo azul, hemangioma trombosado, queratose seborréica, granuloma telangiectásico, melanoníquia estriada, hematoma subungueal e alguns tumores anexiais raros.

Diagnose

A dermatoscopia (técnica da microscopia de superfície ou microscopia por epiluminescência), convencional ou digital, surgiu para o auxílio da difícil tarefa do diagnóstico clínico das lesões melanocíticas, consistindo em sistemas de lentes de aumento que, em combinação com óleo de imersão, sobre a lesão a ser estudada, permitem a visualização da pele até a junção dermoepidérmica, possibilitando a correlação entre estruturas morfológicas de lesões pigmentadas e suas características histológicas.

As lesões são estudadas utilizando-se critérios básicos para o diagnóstico de lesões melanocíticas, como rede pigmentar, estrias e glóbulos. Posteriormente, recebem uma pontuação de acordo com suas características (assimetria, bordas, cores e diferentes estruturas).

Apesar das excelentes sensibilidade (92,8%) e especificidade (90,3%) encontradas na literatura, esse exame não pode ser considerado para critério diagnóstico, devendo ser utilizado como exame subsidiário na detecção e no seguimento de pacientes com múltiplos nevos.

Biópsia

Toda lesão com suspeita de melanoma deve passar por biópsia. Uma biópsia efetuada corretamente é fundamental para o diagnóstico do melanoma.

Biópsia excisional

A biópsia excisional é a melhor maneira de fazer o diagnóstico de melanoma. Chamamos biópsia excisional o procedimento de retirada de toda a lesão com margem mínima de até 2 mm, incluindo uma porção de tecido subcutâneo.

O sentido da excisão elíptica deve ser longitudinal quando em membros, e preferencialmente no sentido da drenagem linfática nas lesões de tórax.

A biópsia excisional fornece ao patologista toda a lesão para ser examinada, e só assim pode confirmar se realmente é um melanoma, o seu tipo e, principalmente, o seu grau de invasão histológica, ou seja, o nível e a profundidade de invasão, que são essenciais para avaliar o prognóstico e o planejamento terapêutico.

A biópsia do melanoma pode ser realizada em consultório, desde que sejam seguidos os princípios básicos oncológicos e de assepsia. Deve-se fazer infiltração lenta com anestesia local, injetando o anestésico ao redor da lesão e nunca diretamente nela. O trauma da agulha e a pressão positiva do anestésico poderiam deslocar e disseminar células neoplásicas.

A incisão deve observar margem exígua de 1 mm a 2 mm de pele normal e de subcutâneo ao redor da lesão, suficiente para não deixar parte do tumor no local, pelo menos macroscopicamente.

A hemostasia deve ser cuidadosa, evitando os hematomas e muitos traumatismos na área cruenta, pois ambos poderiam impulsionar possíveis células neoplásicas para a circulação.

Biópsia incisional

A biópsia incisional é contestada, pois existe a impossibilidade de o patologista definir com segurança o grau de invasão histológica do melanoma sem estudar toda a lesão. Portanto, precisamos estar atentos ao resultado desse tipo de biópsia porque pode haver falso microestadiamento quando a amostra do tumor enviada ao patologista não corresponder à sua maior espessura.

A biópsia incisional pode ser realizada quando a lesão é extensa e localizada na face ou nas regiões palmares, plantares e subungueais. Deve ser feita no local da lesão que aparenta clinicamente ser o mais espesso. Pode ser realizada com bisturi ou com *punch*.

Biópsias que devem ser evitadas

As biópsias por *shaving*, curetagem ou por incisão com tesoura devem ser evitadas porque, além de traumatizarem a lesão favorecendo maior disseminação, não oferecem ao patologista material adequado para ser examinado. Portanto, sempre que possível devemos fazer biópsias excisionais.

Estudo anatomopatológico

Uma acurada interpretação do exame anatomopatológico é fundamental na orientação do tratamento e do prognóstico de pacientes com melanoma. Devem-se sempre avaliar os seguintes parâmetros: espessura do tumor, dada em milímetros – índice de Breslow; nível de invasão de Clark; presença ou ausência de ulcerações; margens; subtipo histológico; índice mitótico; fase de crescimento (radial *versus* vertical); regressão; resposta inflamatória linfocítica e neurotropismo.

Além dos fatores anatomopatológicos, as avaliações clínicas multifatoriais têm demonstrado que a localização anatômica, a disseminação angiolinfática, a presença de microssatelitoses e/ou ulcerações e o sexo representam variáveis independentes de prognóstico quanto ao grau de sobrevida.

Estadiamento

O estadiamento deve ser realizado após o exame anatomopatológico. É fundamental para o planejamento terapêutico, para avaliarmos o prognóstico do paciente e podermos comparar nossos resultados com os da literatura.

Atualmente o estadiamento do melanoma é realizado pela classificação TNM da American Joint Committee on Cancer (AJCC) e da União Internacional Contra o Câncer (UICC) de 2002. Esse estadiamento é mostrado nos Quadros 1, 2 e 3.

Quadro 1: Tumor primário (T).

Classificação	Espessura	Ulceração
T1	< ou = a 1 mm	T1a: sem ulceração e Clark II ou III T1b: com ulceração e/ou Clark IV ou V
T2	de 1,01 a 2 mm	T2a: sem ulceração T2b: com ulceração
T3	de 2,01 a 4 mm	T3a: sem ulceração T3b: com ulceração
T4	> 4 mm	T4a: sem ulceração T4b: com ulceração

Com relação aos linfonodos, isto é, à classificação N, atualmente prevalece o seu número e não mais o tamanho.

Quadro 2: Linfonodos (N).

Classificação	Linfonodos com metástases	Massa metastática
N1	1	N1a: micrometástase N1b: macrometástase
N2	2-3	N2a: micrometástase N2b: macrometástase N2c: metástases em trânsito e/ou satelitose sem linfonodo metastático
N3	4 ou mais linfonodos metastáticos ou linfonodos confluentes, ou metástases em trânsito, e/ou satelitose com linfonodo metastático	

Quadro 3: Metástases (M).

Classificação	Localização	Dosagem de DHL
M1a	Cutânea, subcutânea e linfonodal a distância	Normal
M1b	Pulmonar	Normal
M1c	Outras metástases viscerais Qualquer metástase a distância	Normal Elevada

Observação: a micrometástase é diagnosticada após pesquisa do linfonodo sentinela ou após linfadenectomia eletiva. A macrometástase é definida como metástase linfonodal detectável clinicamente ou quando as metástases exibem extensão extracapsular macroscópica.

Conduta terapêutica

A conduta cirúrgica é o tratamento de escolha, sendo estabelecida de acordo com o estadiamento de cada caso.

As margens cirúrgicas são definidas com o auxílio do estadiamento e do índice de profundidade de Breslow:

- melanoma *in situ*: margem mínima de 0,5 cm;
- menor ou igual a 1 mm: margem mínima de 1 cm;
- de 1 a 4 mm: 2 cm;
- maior que 4 mm: 2 cm.

Deve ser feita a palpação cuidadosa dos linfonodos inguinais, axilares, supraclaviculares, cefálicos e cervicais, com atenção particular para a área de drenagem primária, já que as metástases em linfonodos, pele e tecido subcutâneo representam 59% das metástases encontradas.

A presença de comprometimento linfático foi, por muito tempo, sinônimo da controversa linfadenectomia eletiva; atualmente, o que se preconiza é a realização da técnica do linfonodo sentinela com azul-patente, com base na premissa de que cada região possui uma área de drenagem própria, com seu respectivo linfonodo sentinela. Portanto, utilizando-se da técnica de cintigrafia, determina-se a área de drenagem, explorando-a cirurgicamente, e realiza-se a exérese apenas dos linfonodos captantes previamente marcados com a coloração do azul-patente; sua captação radioativa é confirmada por meio de um gama-probe. Esses linfonodos serão posteriormente estudados pela anatomia patológica com o uso das técnicas de hematoxilina-eosina (HE), imunoistoquímica (S-100, HMB-45, PAN) e PCR-mRNA tirosinase.

A pesquisa do linfonodo sentinela permite, portanto, um estadiamento mais acurado, sendo capaz de revelar micrometástases com precisão em mais de 98% dos casos, apresentando menores traumas locais e menor custo em relação à linfadenectomia eletiva.

Linfonodos palpáveis devem ser investigados por meio das diversas técnicas existentes, como biópsia e aspiração com agulha fina guiada por ultra-sonografia (USG), estando esses pacientes invariavelmente sujeitos à realização de uma linfadenectomia eletiva.

Nas metástases em trânsito até um terço distal e na raiz de membros, quando em membros, preconiza-se respectivamente a realização de infusão extracorpórea e perfusão extracorpórea, com hipertermia e associação de quimioterápicos como melfalana, fator de necrose tumoral e interferon alfa.

Na sua impossibilidade, realiza-se a ressecção das metástases associada à monoquimioterapia com a dinitro-triazeno-imidazol-carboxamida (DTIC).

Pacientes com doença disseminada possuem um prognóstico ruim, com sobrevida esperada de, no máximo, seis meses. A cura, com qualquer tipo de tratamento, é rara. A escolha do tratamento a ser adotado deve ter como base múltiplos fatores, incluindo o aspecto biopsicossocial, a condição física do paciente, o potencial paliativo e o impacto do tratamento em sua qualidade de vida.

A excisão cirúrgica mostrou potencial paliativo eficaz em lesões isoladas recorrentes da pele, do sistema nervoso central, dos pulmões e do trato gastrointestinal.

Quanto a outras formas terapêuticas, existem inúmeras descritas na literatura, entre elas a quimioterapia (mono e poliquimioterapia), imunoterapia (interferons, interleucinas, anticorpos monoclonais), terapia genética, terapêutica adjuvante, incluindo imunoestimulantes (BCG e *Corynebacterium parvum*) e imunomoduladores (levamisol).

Considerando custo, toxicidade e qualidade de vida, a DTIC permanece sendo a droga que, isolada, oferece a melhor resposta (25% a 30%), utilizada principalmente em casos de disseminação cutânea. Nos casos de doença visceral, é preconizado o uso da poliquimioterapia, como o esquema cisplatina, sulfato de vincristina e bleomicina. Esse tratamento, originalmente, apresentou respostas da ordem de 48%; porém, esse resultado não foi atingido mais tarde, em outras tentativas.

A radioterapia é classicamente adotada em casos de metástases ósseas e cerebrais, procurando-se obter alívio dos sintomas e melhora das condições de sobrevida.

Quanto às vacinas, há inúmeros protocolos sendo realizados no presente momento, apresentando respostas promissoras.

Seguimento

O seguimento dos pacientes com melanoma depende, basicamente, da espessura do tumor, da presença de nevos atípicos e do estádio da doença.

Pacientes com lesões de até 0,75 mm de espessura e no estádio I devem ser acompanhados a cada seis meses durante o primeiro ano e a cada doze meses nos anos subseqüentes.

Os que apresentarem lesões de 0,76 a 1,49 mm ou tumores entre 1,5 e 4 mm, no estádio II da doença, devem ser acompanhados a cada quatro meses nos três primeiros anos e a cada doze meses nos anos subseqüentes, sendo necessária, neste caso e no anterior, a realização anual de radiografias torácicas de controle.

Já os pacientes em estádios III e IV necessitam de radiografias torácicas de controle trimestrais durante os cinco primeiros anos e anuais após esse período.

Cada visita ao médico deve incluir o exame completo da mucosa e da pele, com atenção especial para o local de lesão e drenagem primárias.

Sempre se deve questionar sobre sintomas pulmonares, hepáticos, do sistema nervoso central, ósseos e gastrointestinais.

A realização de campanhas educativas para a população é de extrema importância, devendo orientar quanto aos fatores de risco e sinais clínicos que auxiliam na detecção precoce do melanoma. É sempre bom relembrar que a prevenção é o melhor tratamento.

Referências bibliográficas

BALCH, C. M.; BUZAID, A. C.; SOONG, S. J. *et al.* "Final version of the American Joint Committee on Cancer staging system for cutaneous melanoma". *Journal of Clinical Oncology*, v. 11, n. 3, p. 247-58, 2004.

BALCH, C. M.; SOONG, S. J.; SHAW, H. M. *et al.* "An analysis of prognostic factors in 8500 patients with cutaneous melanoma". In: BALCH, C. M.; HOUGHTON, A. N.; MILTON G. W. *et al* (eds.). *Cutaneous melanoma*. 2. ed. Filadélfia: J. B. Lippincott, 1992, p. 165-87.

BRESLOW, A.; MACHT, S. D. "Optimal size of resection margin for thin cutaneous melanoma". *Surgery, Gynecology & Obstetrics*, v. 145, n. 5, p. 691-2, 1977.

MORTON, D. L.; THOMPSON, J. F.; COCHRAN, A. J. *et al.* "Sentinel-node biopsy or nodal observation in melanoma". *The New England Journal of Medicine*, v. 355, n. 13, p. 1307-17, 2006.

PROVOST, N.; MARGHOOB, A. A.; KOPF, A. W. *et al.* "Laboratory tests and imaging studies in patients with cutaneous malignant melanomas: a survey of experienced physicians". *Journal of the American Academy of Dermatology*, v. 36, n. 1, p. 711-20, 1997.

SALOPEK, T. G.; MARGHOOB, A. A.; SLADE, J. M. *et al.* "An estimate of the incidence of malignant melanoma in the United States. Based on a survey of members of the American Academy of Dermatology". *Dermatologic Surgery*, v. 21, n. 4, p. 301-5, 1995.

Site de interesse

Grupo Brasileiro de Melanoma
www.gbm.org.br

CÂNCER DE CABEÇA E PESCOÇO

Anói Castro Cordeiro; Elaine Stabenow

Em benefício do melhor entendimento, este capítulo começa com breve recordação de certos significados usuais. De início, o do termo *tumor*, que, apesar de impreciso, integrou-se à linguagem corrente para designar o aumento localizado de volume e consistência dos tecidos, provocado por doença, independentemente de ser benigna, maligna, inflamatória ou mesmo decorrente de traumatismo. Já a designação *neoplasia* é aplicada, em particular, ao tumor quando causado por multiplicação celular sem objetivo funcional válido. É um nome que, isolado, não faz referência à sua gravidade ou provável curso evolutivo. Não é, porém, aplicável a tumores criados pela reação orgânica de defesa contra infecções (tumores inflamatórios) ou aos que resultam do trauma, da cicatrização ou da gestação. A adjetivação – *maligno* ou *benigno* – acrescentada às palavras *tumor* ou *neoplasia* indica se a doença é ou não do tipo mais grave, o maligno, que tende a provocar a morte.

Câncer é sinônimo de tumor maligno e resulta da proliferação celular atípica, incessante, descontrolada, propensa à invasão direta dos tecidos vizinhos e à metástase, ou seja, a disseminar-se a distância por meio das circulações sangüínea ou linfática. O câncer tem ainda a faculdade de ressurgir após tentativas de extirpação – a recidiva –, e seu curso natural faz cessar a vida do portador. O termo *câncer* é, no entanto, amplo e inespecífico, pois abarca não só os carcinomas, que são neoplasias malignas constituídas por células epiteliais, como também os sarcomas, originados do mesoderma embrionário.

Esses vocábulos são habituais em comunicações técnicas sobre o tema e muito úteis se usados adequadamente. Subclassificações patológicas mais completas, porém, escapam ao objetivo do atual capítulo (Figura 1).

Os componentes do segmento anatômico ora considerado expõem por si a sua importância. A cabeça, além do sistema nervoso central, abriga vários elementos essenciais à preservação da vida, como os órgãos dos sentidos e a parte inicial dos aparelhos digestivo e respiratório. São itens cujas funções, indispensáveis para a integração do indivíduo ao ambiente físico e social, facultam-lhe interagir, atacar e se defender, tanto física quanto imunitariamente. A essa característica acrescenta-se o valor que a face inteira tem para a identidade, aparência e conseqüente auto-estima.

O pescoço, que integra a extremidade cefálica ao restante do corpo, também abrange uma parcela do sistema nervoso e certos componentes vitais dos sistemas circulatório, digestivo e respiratório. No pescoço, como na cabeça, as unidades anatômicas ficam encerradas em local muito restrito, que favorece a invasão neoplásica e dificulta as manobras cirúrgicas de acesso, identificação, ressecção de tumores e até os cuidados pós-operatórios. Assim, até fins do século XIX, as armas disponíveis para as intervenções

Figura 1: Principais neoplasias malignas que acometem as regiões da cabeça e do pescoço.

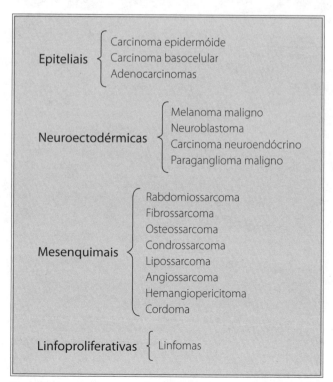

indispensáveis nessa área eram, de um lado, a capacidade de identificar bem e rapidamente a anatomia regional e, de outro, a ousadia e destreza técnica do operador. Contra essa atividade sempre se impunham, na época mais antiga, a dor, o perigo do contágio infeccioso e as temidas complicações humorais ligadas aos procedimentos cirúrgicos muito longos. Risco tão grande que demovia muitos cirurgiões de intervir em tumores profundos da cabeça e do pescoço, em especial nos cânceres que, como bem se sabe, exigem a ressecção de margens sãs bastante amplas para alcançar a erradicação eficiente.

Até hoje, manobras para extirpar o câncer dessa região podem tangenciar ou ter de franquear o sistema nervoso central, ou, ainda, lidar com zonas extremamente arriscadas como a do olho ou do aparelho auditivo interno. Por isso, durante longo tempo a cirurgia era contra-indicada para certas doenças da região. Poucos tinham experiência a esse respeito, não obstante raros cirurgiões gerais, plásticos e otorrinolaringologistas tenham se destacado pelo empenho em resolver as deficiências por meio de inovações táticas, pesquisas técnicas e associação com outros meios terapêuticos.

Nesse cenário, a cirurgia de cabeça e pescoço se define como o ramo especial da cirurgia geral, devotado ao tratamento de tumores situados ou originados na superfície e profundidade do pescoço, da face e do revestimento do crânio, principalmente pelas lesões de natureza neoplásica. De modo complementar, a especialidade abrange intervenções que por vezes avançam pelas regiões limítrofes, como a cavidade craniana, o mediastino, as fossas axilares e outras partes das paredes do tórax. E pode se valer, ainda, de retalhos e transplantes trazidos de outras regiões.

Considerada a definição, Hayes Martin, na primeira metade do século XX, foi o primeiro cirurgião geral conceituado a usar a denominação *serviço de cirurgia de cabeça e pescoço* em sua Unidade no Memorial Hospital Center de Nova York.

Progrediu a cirurgia. Avançaram os conhecimentos da patologia e dos meios diagnósticos. Aprimoraram-se novos recursos anestésicos, anti-sépticos e antibióticos. Aperfeiçoaram-se os instrumentos e métodos terapêuticos associados – radioterapia e quimioterapia. Em consequência, aumentou a esperança de melhora nos resultados do tratamento do câncer da região. Esforços foram feitos na prevenção. Confirmou-se o reconhecimento do importante papel do tabagismo como um dos principais fatores de risco de câncer da região, desde o início da década de 1950.

Novos recursos diagnósticos tornaram os limites de ressecção, ao mesmo tempo, amplos e mais objetivos. As técnicas do esvaziamento linfático cervical – eixo da especialidade – evoluíram. O resultado da terapêutica passou, então, a dever muito ao trabalho multidisciplinar. Juntou-se ao cirurgião de cabeça e pescoço valioso grupo de especialistas: cirurgião plástico, oncologista, radioterapeuta, neurocirurgião, otorrinolaringologista, oftalmologista, profissionais provenientes da odontologia, fisioterapia, fonoaudiologia, psicologia, enfermagem e administração hospitalar, atividades que constituem esteios do tratamento atual do câncer avançado da região. O papel do psicólogo é importante para avaliar a personalidade do paciente e ampará-lo, conforme a fase de sua percepção da doença e do tratamento necessário.

Por fim, o sucesso da especialização da equipe aperfeiçoou a capacidade do cirurgião de cabeça e pescoço para o tratamento não só do câncer como das doenças benignas da região.

Salientam-se, como qualidades indispensáveis para esse operador, o apurado conhecimento da anatomia topográfica, funcional e patológica da área, a fina habilidade manual e o temperamento equilibrado, capaz de fazer bom julgamento dos fatos e conseguir o apoio de uma equipe dedicada. Tudo isso, somado ao estudo diário das minúcias anatômicas e funcionais que devem ser abordadas, compõe o alicerce da boa prática cirúrgica regional. O exercício regular será, então, o caminho do sucesso.

Cinco por cento de todos os novos cânceres humanos diagnosticados situam-se na região de cabeça e pescoço. Predominam no gênero masculino e têm o pico de incidência na sexta década de vida. Entre os *fatores causais* continua em destaque o tabagismo crônico que, em vista da feição mundial do vício, é o fator mais importante. Potencializado pelo etilismo, eleva de dez a quinze vezes o risco de aparecimento de carcinoma epidermóide em mucosa das vias aéreas superiores. A medida preventiva mais eficiente parece fácil de ser aplicada: é a cessação do tabagismo. No entanto, é o momento em que o suporte psicológico tem a maior utilidade.

De outra parte, o efeito cumulativo da repetida exposição à luz solar é reconhecido fator causal do carcinoma da pele, com maior freqüência, do tipo basocelular. Sobressai-se na população branca das áreas próximas do Equador. Predomina no sexo masculino na proporção de quatro por um. Mais fatores podem estar relacionados com a etiologia do câncer, como o vírus do papiloma humano (HPV), o vírus Epstein-Barr (EBV) e o hábito de mascar noz de areca (bétel).

A possibilidade de insucesso do tratamento em cada caso é ampliada pelo risco significativo de co-morbidade e do desenvolvimento de segundo câncer primário. Ambos os eventos se relacionam com a persistência da exposição crônica do operado aos fatores de risco: tabagismo, etilismo e radiação solar.

A Figura 2 resume a localização mais importante do câncer no âmbito da especialidade. Para cada sítio são apresentadas, a seguir, considerações e particularidades relativas a diagnóstico, tratamento e resultados. Entre estes se encontram alterações causadas pelo próprio câncer

Figura 2: Sítios da cabeça e do pescoço que podem ser acometidos por câncer.

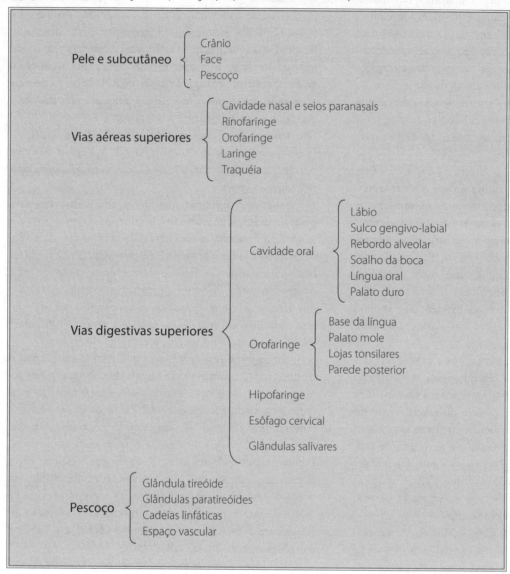

ou decorrentes da intervenção cirúrgica, bem como as deformidades e as deficiências funcionais na deglutição, respiração, olfato, visão, fonação, mímica e controle de secreções (Quadro 1).

Pele e subcutâneo

Em particular nos idosos com tendência à calvície e nos profissionais e esportistas com atividade ao ar livre, o efeito cumulativo da exposição crônica à radiação solar constitui um importante fator causal de carcinoma basocelular, epidermóide e melanoma da pele da cabeça e do pescoço. Muito raros são os lipossarcomas.

As lesões cancerosas da pele iniciam-se como nódulos pequenos, crescem, ulceram-se com facilidade e não cicatrizam. Sangramento, secreções e dor aparecem nas lesões mais avançadas. O diagnóstico é feito com recursos clínicos, biópsia e análise histopatológica. A tomografia computadorizada e outros exames de imagem têm valor para dimensionar a neoplasia. O tratamento é a exérese total, com margens de tecido sadio, inclusive em profundidade. O entendimento entre o cirurgião e os patologistas é crucial para o prognóstico. Conforme a extensão ressecada, o fechamento pode ser primário ou exigir deslizamento de retalhos ou enxertos. Raramente é necessária radioterapia complementar.

Metástases linfáticas são excepcionais em casos de carcinoma basocelular em jovem. Mais comuns no carcinoma epidermóide, elas comprometem linfonodos da drenagem cervical e, por vezes, linfonodos intraparotídeos. Identificadas ao exame físico e à ultra-sonografia, sua ressecção não raro envolve parotidectomia e esvaziamento cervical.

Quadro 1: Comprometimento mais comum resultante do tratamento do câncer nos diferentes sítios da cabeça e do pescoço.

Sítio	Aparência		Função						
	Deformidade	Sondas e estomas	Emissão do som	Articulação de palavras	Deglutição	Respiração	Olfato	Visão	Audição
Pele									
Crânio	X								X
Face	XX							X	
Pescoço	X								
Vias aéreas									
Narinas e seios	XX			X		XX	XX	X	X
Rinofaringe		X	X	X	X	XX	XX		X
Laringe/traquéia	X	XX	XX		XX	XX	X		
Vias digestivas									
Cavidade oral	X	X		XX	XX				
Orofaringe		XX		X	XX	X			
Hipofaringe/esôfago		XX	XX		XX	XX	X		
Glândulas salivares	X							X	
Pescoço									
Glândula tireóide			X			X			
Glândulas paratireóides			X						
Cadeias linfáticas	X								
Espaço vascular	X	X	X	X	X				

Legenda:
X - pode ocorrer;
XX - ocorre com freqüência.

Embora as lesões situadas no crânio e pescoço deixem cicatrizes pouco aparentes, certos locais da face – pálpebras, comissura labial, pavilhão auricular e nariz – tendem a sofrer deformidade notável mesmo no caso de pequeno tumor. Lesões palpebrais podem estender-se para a cavidade orbitária e levar à necessidade de incluir, em seu tratamento, a exenteração ocular, com conseqüente perda da visão do lado afetado. Fenômeno semelhante no conduto auditivo externo pode provocar a perda da audição.

Vias aéreas superiores

É a designação coletiva dos trechos iniciais do caminho do ar inalado aos pulmões e exalado para o ambiente exterior. Abrange uma seqüência de formações tubulares revestidas de mucosa que, iniciando-se nas narinas, em seus vestíbulos e fossas nasais, abre-se por meio das cóanas na parte superior da faringe, a rinofaringe. Aí, os dutos tomam caminho único e desembocam na orofaringe, um local onde as vias aéreas superiores podem receber, acessoriamente, o ar que for inalado pela boca. No entanto, a passagem da matéria ingerida através da cavidade oral no sentido das vias estritamente aéreas é de praxe impedida pela função valvular do órgão seguinte, a laringe. A luz da laringe é mantida sempre armada pela estrutura complexa de músculos, membranas e um delicado esqueleto de cartilagens. No espaço criado, há uma fenda, a glote, circunscrita pelas pregas vocais, que vibram com a passagem do ar para produzir a voz. A fim de evitar o ingresso de corpo estranho nas porções seguintes das vias aéreas superiores, durante a deglutição normal, o cerramento da fenda glótica se associa à elevação do corpo da laringe em direção à epiglote e à base da língua.

O carcinoma epidermóide é, de longe, o tumor que mais acomete as vias aéreas superiores e está intimamente ligado ao hábito de fumar. Melanoma de mucosa, sarcoma e carcinoma adenóide cístico comparecem raramente.

Além do quadro clínico e dos exames de imagem (tomografia computadorizada e ressonância nuclear magnética), o exame endoscópico é fundamental para caracterizar as lesões e proceder à biópsia, que permitirá o diagnóstico definitivo.

Na *cavidade nasal* e nos *seios paranasais* a apresentação clínica do câncer pode incluir a presença do volume do tumor, obstrução e sangramento. O diagnóstico precoce não é fácil em virtude da limitação anatômica local; por isso, boa parte das lesões é diagnosticada já em estado avançado. Dos seios paranasais a neoplasia pode estender-se à face, cavidade oral e órbita. Anosmia (perda de olfato) pode surgir no caso de estesioneuroblastoma, um tipo de câncer do nervo olfatório que, não raro, invade o crânio.

O procedimento cirúrgico constitui o tratamento de escolha dessas lesões. Pode exigir a rinectomia (ressecção do nariz) ou a maxilectomia, as quais invariavelmente causam grande deformidade. Mesmo com o emprego de próteses sofisticadas, representam grande obstáculo à reintegração do indivíduo à sociedade. O próprio acesso cirúrgico requer grande descolamento – em certos casos, o *facial degloving*, que é o descolamento cranial do lábio superior em conjunto com o nariz e o revestimento musculocutâneo das regiões malares. É decisivo o suporte psicológico tanto para o doente como para seus familiares.

Neoplasias mais avançadas precisam de radioterapia e, em casos de tumor irressecável, da associação com quimioterapia.

Na rinofaringe instalam-se o carcinoma epidermóide e o carcinoma indiferenciado. A epidemiologia deste não é a usual; atinge população mais jovem e é freqüente em zonas endêmicas do vírus Epstein-Barr (EBV), como na China. Seu diagnóstico em alguns casos depende de demonstração imunoistoquímica. A identificação de anticorpos séricos anti-EBV tem sido usada para rastreamento e diagnóstico precoce desse tipo de neoplasia, que tem grande poder de produzir metástases cervicais bilaterais, as quais podem ser o seu primeiro sinal clínico. Outros sinais seriam a perda da acuidade auditiva, por obstrução da trompa de Eustáquio e a dificuldade à deglutição, que, junto com a disfonia e a diplopia, são conseqüentes à invasão de nervos cranianos. O tratamento é baseado na quimioterapia e radioterapia.

A laringe está normalmente envolvida com fenômenos ligados à respiração, fonação e deglutição. Os sintomas de carcinomas aí situados dependem da área acometida: supraglote, região glótica (pregas vocais e fenda glótica) e subglote. Nas pregas vocais, relacionam-se com disfonia. Grandes tumores podem dificultar a respiração ou mesmo a deglutição. Nesse caso, pode ser indicada traqueostomia, um procedimento cirúrgico que visa estabelecer a comunicação, de modo artificial, da luz da traquéia com o exterior do corpo, por meio da colocação de uma cânula.

Laringectomias de extensão variada podem ser realizadas como tratamento cirúrgico desses cânceres. A cordectomia endoscópica – feita sob anestesia geral, com o emprego ou não da vaporização a *laser* – é indicada para casos de câncer precoce. Os tumores supraglóticos são tratados pela laringectomia parcial supraglótica. Os carcinomas da região glótica dão oportunidade de realizar a laringofissura, a laringectomia frontolateral, ou a laringectomia supracricóidea com crico-hióido-epiglotopexia, em uma escala de ressecção que pode ir, de acordo com o estágio evolutivo do carcinoma, até a laringectomia total. Esta, por vezes, é complementada pelo esvaziamento linfático de extensão variada e por radioterapia, que, excepcionalmente, pode ser associada à quimioterapia.

As laringectomias parciais são seguidas de disfonia transitória ou definitiva. Pode haver importante aspiração de alimentos para a árvore brônquica e o pulmão, e assim condicionar complicações graves. A prevenção consiste no uso de sonda nasoenteral, mantida até que seja possível reabilitar a deglutição. Provas funcionais pulmonares devem ser meticulosamente estudadas no pré-operatório.

Na laringectomia total a perda da voz exige intenso esforço da fonoaudióloga, que utiliza técnicas de reabilitação como o uso de voz esofágica, diferentes próteses traqueoesofágicas e laringe mecânica. A evidente mutilação e o sério prejuízo da capacidade de comunicação do operado, bem como a permanência do traqueostoma, tornam imprescindível o suporte psicológico. No caso de analfabetismo, as exigências levadas à equipe de suporte são muito maiores.

Uma deficiência pouco divulgada é a perda do olfato devido à falta de passagem do ar pelos receptores das cavidades nasais.

A traquéia pode ser atingida pelo mesmo tipo de câncer, não raro como extensão de tumor iniciado na laringe. Para tratamento, pode ser feita sua ressecção segmentar, no máximo de seis a oito anéis traqueais, seguida de anastomose primária.

Vias digestivas superiores

Na prática, a expressão *vias digestivas superiores* designa os trechos iniciais do caminho do alimento ingerido até chegar ao estômago. Também inclui uma seqüência de formações tubulares revestidas de mucosa. Começa na fenda labial e segue pela cavidade oral e orofaringe. Nesse segmento a língua é um importante órgão, pois impulsiona os alimentos e permite a articulação das palavras. Em conjunto com a língua e os músculos mastigatórios, os dentes são fundamentais para a mastigação do alimento que segue até o esôfago e desce para o estômago.

O carcinoma epidermóide é a neoplasia maligna que mais acomete a mucosa desses segmentos, também expostos à ação carcinogênica do tabaco. Com freqüência é acompanhada de metástases linfáticas cervicais. Carcinoma de glândula salivar menor pode ocorrer ao longo de todo o trajeto digestivo superior, e o mais comum é apresentar-se na forma de massas submucosas obstrutivas de canalículos salivares.

O diagnóstico do câncer das vias digestivas superiores se baseia no quadro clínico e em exames de imagem. Lesões da cavidade oral podem sofrer biópsias diretamente; nos demais segmentos, a endoscopia é imprescindível. De qualquer modo, a biópsia deve ser feita por quem vai realizar o tratamento definitivo. A cicatrização da ferida conseqüente a ela pode evoluir muito bem, a ponto de não ser localizável no momento de determinar as margens da excisão.

Cirurgia, radioterapia ou a combinação destas com a quimioterapia são os principais tipos de terapêutica. A escolha depende da região acometida, da extensão do tumor e das condições clínicas do doente. Seqüela importante que pode decorrer do tratamento radioterápico e quimioterápico é a mucosite, que, em grau mais intenso, pode impedir a alimentação pela boca e impor o uso, ainda que temporário, de sonda.

Cavidade oral

O vermelhão do lábio, sulcos gengivo-labiais e rebordos alveolares superior e inferior, palato duro, soalho da boca e língua oral são as sub-regiões da cavidade oral. O conjunto abriga 30% dos tumores de cabeça e pescoço, que podem ser causados pelo hábito de fumar e mascar bétel e outras substâncias, depositadas no sulco gengivo-labial.

Com freqüência as lesões precursoras de carcinoma epidermóide, eritroplasias e leucoplasias são descobertas pelo dentista. Lesões invasivas podem apresentar-se sob a forma de tumor ulcerado, exo- ou endofítico, hemorrágico, acompanhado ou não de dor. Múltiplas lesões estão presentes em 4% dos casos.

Melanoma de mucosa também ocorre e, muito raramente, pode haver sarcoma de língua e região jugal. Osteossarcomas de mandíbula ou de palato duro, quando atingem dimensões maiores, provocam grandes deformidades e prejuízos funcionais de difícil recuperação.

O lábio, principalmente o inferior, além da ação do tabaco, sofre maior exposição ao sol e é o mais atingido pelo câncer. A ressecção do câncer de lábio deve incluir margens amplas. Lesões superficiais podem ser extirpadas pela simples mucossectomia. Porém, as mais infiltrativas requerem exérese em cunha, seguida da reconstrução com retalhos locais baseados na artéria labial, ou mesmo com retalhos distantes. Acarretam defeitos estéticos mais ou menos consideráveis, deficiente contenção do alimento, redução da abertura bucal (microstomia) e alterações da fala. As equipes de cirurgia plástica e fisioterapia ajudam a minimizar tais limitações.

Língua oral, rebordo alveolar e soalho da boca, quando acometidos, sofrem ressecções cirúrgicas mais ou menos amplas e, por vezes, prejuízo da articulação das palavras, mastigação e deglutição. O câncer, avançado, compromete músculos do espaço mastigatório e provoca trismo com séria limitação da abertura da boca.

Diferentes procedimentos cirúrgicos são aí realizados: mucossectomia, glossectomia parcial, ou mesmo total. Esta, atualmente, deixou de ser indicada em vista do grande prejuízo à qualidade de vida, sem expectativa de cura. Cedeu lugar ao tratamento quimioterápico e radioterápico. O câncer do rebordo alveolar é tratado pela ressecção segmentar da mandíbula, o que envolve a perda de dentes. Em ressecções mais extensas, como a pelviglossectomia com mandibulectomia, o acesso exige incisões amplas na face seguidas de descolamento de retalhos jugais (*cheek flap*), cujo fechamento cuidadoso pode minimizar defeitos estéticos.

Acesso muito usado para grandes lesões do soalho anterior da boca é o transmandibular, chamado de *pull-through*, no qual o cirurgião, após rebater superiormente o retalho de pele cervical, puxa as estruturas da cavidade oral para baixo, através do arco mandibular.

Grandes excisões de língua ou soalho da boca precisam de retalhos espessos, pediculados, como o miocutâneo de peitoral maior, ou livres, confeccionados com anastomose vascular microcirúrgica. São retalhos de músculo reto abdominal, de fíbula, antebraquiorradial e cutâneo lateral da coxa. Deformidades provocadas tanto na cavidade oral quanto na área doadora requerem sonda para alimentação e intenso trabalho de reabilitação.

Ressecções extensas do *palato duro*, as chamadas maxilectomias de infra-estrutura, resultam na comunicação da cavidade oral com a nasal. O reparo funcional é feito com base em próteses, que devem ser planejadas caso a caso, ainda no pré-operatório, em conjunto com a equipe de cirurgiões bucomaxilofaciais.

Orofaringe

É dividida em sub-regiões: palato mole, base da língua (posterior às papilas valadas), lojas tonsilares e parede posterior.

Os carcinomas que acometem a orofaringe são freqüentemente assintomáticos até que o tumor primário atinja um tamanho significativo ou haja linfonodo metastático no pescoço. Inicialmente pode haver queixa vaga como desconforto, irritação, corpo estranho na garganta e dor. Lesões maiores obstruem a passagem do alimento e do ar e exigem medidas imediatas, como o uso da sonda nasogástrica e a traqueostomia.

A particular abundância de estruturas linfóides na orofaringe, que forma o denominado anel de Waldeyer, tem função de promover eficiente barreira contra microorganismos invasores. Pode, porém, provocar doenças linfoproliferativas, como os linfomas, cujo tratamento é a quimioterapia. O papel do cirurgião de cabeça e pescoço é realizar biópsia incisional para diagnóstico histológico e identificação do subtipo.

A excisão do palato mole causa refluxo velopalatino, ou seja, pela ausência da barreira anatômica natural, em vez de ser impelido para a orofaringe, durante a deglutição, o bolo alimentar ganha a cavidade nasal e se exterioriza pelas narinas.

O câncer da base da língua, além de sangramento e obstrução, pode correr com comprometimento da mobilidade da língua e importante prejuízo do mecanismo de deglutição. Aspiração crônica do alimento e saliva para os pulmões compromete, então, o estado geral do doente. A otalgia referida (dor no ouvido por estímulo sensitivo cruzado) pode ser um sinal de lesão infiltrativa. O acesso cirúrgico dessa sub-região pode necessitar de mandibulotomia paramediana (secção da mandíbula), e a reconstrução do volume muscular com retalhos é fundamental para minimizar a aspiração crônica no pós-operatório. Além da radioterapia externa, outra opção terapêutica é a braquiterapia, que consiste na introdução de cateteres, que transfixam a musculatura da base da língua. Em seu interior é colocado material radioativo em várias sessões, por curto período.

O câncer da loja tonsilar é tratado preferencialmente por cirurgia e não acarreta grande morbidade do ponto de vista funcional. O perigo maior é a sua proximidade da artéria carótida interna, que, em ressecções amplas, pode ficar desprotegida e ser fonte de hemorragia fatal.

As lesões restritas à parede posterior da orofaringe são mais raras e ocorrem em faixa etária mais elevada. A ressecção cirúrgica requer acessos específicos, como a faringotomia lateral, supra-hióidea ou transmandibular. A glossomandibulotomia mediana não é empregada rotineiramente. Radioterapia e quimioterapia são modalidades terapêuticas que podem ser consideradas, principalmente para pacientes sem possibilidade cirúrgica, quer seja por mau estado geral, quer pela irressecabilidade da lesão.

Hipofaringe e esôfago cervical

A hipofaringe também é um conjunto de sub-regiões: seios piriformes, por onde escoa o alimento proveniente da orofaringe, área pós-cricóide e parede posterior.

Os cânceres desse sítio são oligossintomáticos nos estádios iniciais. Não é raro aparecer linfonodomegalia cervical metastática como primeiro sinal. As queixas, em geral, são de corpo estranho na garganta e leve odinofagia (dor ao engolir), que pode ser acompanhada de otalgia. Freqüentemente o doente relaciona os sintomas com trauma local por espinha de peixe, fragmento de osso de ave, casca de pão. Carcinomas volumosos podem provocar disfonia, sialorréia (acúmulo de saliva na boca), disfagia importante e até obstrução de via aérea por invasão secundária da laringe. Por causa do local, o diagnóstico é difícil, e o exame endoscópico, imprescindível.

As possibilidades de tratamento cirúrgico vão desde ressecções endoscópicas até a faringolaringectomia circular total, o que requer reconstrução do trato digestivo por interposição de retalhos livres ou pediculados de alça de jejuno, retalhos cutâneos laterais da coxa, e de músculo peitoral maior. Nesses casos a respiração é garantida por traqueostoma definitivo e as alternativas de recuperação da fonação são as mesmas oferecidas aos que sofrem laringectomia total.

O prognóstico é sombrio, mesmo com a instituição do tratamento, e muitos centros advogam a associação quimio-radioterápica como sendo o tratamento que oferece melhor qualidade de vida, superior à exérese cirúrgica.

A hipofaringe liga-se inferiormente ao esôfago cervical, que pode ser vítima da progressão submucosa dos carcinomas da hipofaringe, principalmente da parede posterior. Muitas vezes o esôfago é sede de segundo tumor primário, e o tratamento implica sua completa ressecção e reconstrução com a transposição gástrica, por exemplo.

Glândulas salivares

As glândulas salivares são classificadas em maiores e menores. As primeiras são as glândulas parótidas, submandibulares e sublinguais, presentes aos pares. As menores estão dispersas no estrato submucoso ao longo de todo o trato aerodigestivo superior e são mais freqüentemente acometidas por câncer.

Vasta gama de possibilidades histológicas já foi identificada: carcinoma mucoepidermóide, adenóide cístico, ex-adenoma pleomórfico, de células mioepiteliais, adenocarcinoma e outros. As glândulas parótidas e submandibulares podem também abrigar neoplasias oriundas de outras regiões, como melanoma e carcinoma epidermóide de face e couro cabeludo.

Na parótida, por causa de sua íntima relação com o nervo facial, é firmemente contra-indicada a biópsia incisional. A punção aspirativa por agulha fina é segura e propicia material para o exame citológico, que, em conjunto com os exames clínico e de imagem, ajuda a identificar a natureza da neoplasia.

A dissecção do nervo facial, obrigatória na exérese cirúrgica do câncer da glândula parótida, pode provocar paresia dos movimentos dos músculos da mímica, com prejuízo da expressão facial, geralmente reversível. A ressecção de seus ramos, caso estejam envolvidos pela neoplasia, causa paralisia completa do segmento correspondente. O ramo orbicular ocular é responsável pela inervação motora das pálpebras que, no caso de secção, permanecem abertas, mesmo durante o sono. Mais do que o aspecto estético, a preocupação volta-se para complicações oftalmológicas, como a úlcera de córnea, as quais, cronicamente, podem culminar com a perda da acuidade visual. A retirada dos ramos bucal e marginal mandibular provoca assimetria labial, dificulta a contenção dos alimentos, principalmente os líquidos, e compromete a fala. Foram descritas técnicas de reconstrução do nervo facial, com resultado funcional variado.

A sialadenectomia submandibular é feita para tratamento das lesões dessa glândula e exige o conhecimento da anatomia do ramo mandibular do nervo facial, nervo lingual e hipoglosso. Os dois últimos fazem respectivamente a inervação sensitiva e motora da língua.

O tratamento cirúrgico do câncer da glândula sublingual é a pelveglossectomia. Quanto às glândulas salivares menores, a ressecção é estudada caso a caso, de acordo com o sítio acometido.

Radioterapia e quimioterapia são de pouca efetividade para o tratamento do câncer das glândulas salivares. São empregadas com intuito paliativo nos casos de irressecabilidade.

A xerostomia (boca seca por baixa produção de saliva) não ocorre com a extirpação cirúrgica de uma glândula salivar, mas é complicação que decorre do tratamento radioterápico do câncer da cavidade oral e orofaringe. A irradiação destrói quase todo o epitélio produtor de saliva. A qualidade de vida é prejudicada, há aumento do risco de cáries, alteram-se a formação do bolo alimentar, a deglutição e a articulação das palavras. A colaboração odontológica por vezes é apenas paliativa.

Pescoço
Glândulas tireóide e paratireóides

A glândula tireóide, de formato bilobado, situa-se transversalmente na região cervical, logo abaixo da margem inferior da cartilagem cricóide, e abraça as faces anterior e laterais dos primeiros anéis da traquéia. Atrás de cada lobo lateral corre longitudinalmente o nervo laríngeo recorrente que sobe para inervar músculos intrínsecos da laringe, motores das pregas vocais. Na face póstero-lateral de cada lobo encostam-se as glândulas paratireóides superior e inferior.

As neoplasias malignas primárias da glândula tireóide são originadas de tireócitos ou das células C, parafoliculares. As primeiras são os carcinomas foliculares, papilíferos e anaplásicos. As parafoliculares são os tumores medulares que podem aparecer isolados ou associados, em síndromes de neoplasias endócrinas múltiplas tipo II (NEM).

Os carcinomas papilífero e folicular são qualificados, em conjunto, como diferenciados, e correspondem a 90% dos carcinomas primários da glândula tireóide. O indiferenciado ou anaplásico é raro, extremamente agressivo, resistente às tentativas terapêuticas, e recidiva rápida após a tireoidectomia total. Há casos em que a traqueostomia é o único recurso útil, por certo tempo.

Quanto a neoplasias malignas secundárias, raramente a tireóide abriga metástases provenientes de outros órgãos. Rim, pulmão e mama são os sítios primários mais citados.

A diferença entre neoplasia benigna e maligna depende bastante do comportamento evolutivo. O quadro de rouquidão iniciada sem motivo aparente, e acompanhada de paralisia da prega vocal do mesmo lado do nódulo, leva à suspeita de malignidade. Outro sinal de alerta é a linfonodomegalia jugulocarotídea satélite. Aumenta a suspeita se houver história de câncer tireóideo na família ou de prévia irradiação do pescoço para tratar outro câncer ou, antigamente, para provocar a regressão de timo, adenóides e lesões hemangiomatosas, principalmente na infância.

Alguns exames subsidiários, considerados muito úteis no passado, tal como a cintilografia, feita com radioiodo ou tecnécio, tiveram a importância bastante reduzida apesar de ainda serem úteis em situações especiais. A ultrasonografia e a punção biópsia aspirativa com agulha fina assumem hoje papel fundamental. Tomografia computadorizada e ressonância magnética servem para aperfeiçoar a avaliação de bócio intratorácico, restos pós-operatórios e linfonodos cervicomediastínicos.

O tratamento do câncer da tireóide é a tireoidectomia total. Nela deve ser incluído o apêndice piramidal. O esvaziamento cervical é feito no caso de acometimento metastático de cadeia linfática cervical.

A hipocalcemia transitória é uma complicação que pode decorrer da manipulação cirúrgica das paratireóides durante a tireoidectomia total. Sua pesquisa é feita pela dosagem da calcemia e pelo sinal clínico de Chvostek (hiperexcitabilidade do nervo facial quando a região pré-auricular é percutida junto ao trago). A presença de sintomas como disestesias ou formigamentos exige suprimento endovenoso de cálcio. O hipoparatireoidismo definitivo ocorre em menos de 1% dos operados por especialista.

Paresia e paralisia de pregas vocais também podem ser transitórias ou definitivas e ocorrem quando há lesão do nervo laríngeo recorrente. O acometimento unilateral provoca disfonia, às vezes recuperada sob orientação de fonoaudiólogo. A lesão bilateral causa insuficiência respiratória grave e torna necessária a traqueostomia. Nessa eventualidade indica-se acompanhamento psicológico.

A radioiodoterapia aproveita a propriedade do tecido tireóideo, mesmo o neoplásico, de concentrar iodo. Após a tireoidectomia, a ingestão do iodo radioativo pode ser preconizada para tratamento complementar e também para localizar e tratar metástases do câncer tireóideo em outros órgãos, como pulmão, osso e fígado.

Radioterapia externa e quimioterapia devem ser consideradas apenas para os casos de carcinoma pouco diferenciado, que não concentrem iodo, e para os localmente invasivos, inoperáveis ou de ressecção incompleta.

Na paratireóide, a neoplasia epitelial maligna primária é o raro carcinoma de paratireóide, às vezes denominado adenocarcinoma.

Trata-se de neoplasia muito rara, de início unifocal, que de praxe tem progressão lenta e tendência a invadir órgãos contíguos ou desenvolver metástases tardias por via linfática e hematogênica. Quase sempre o carcinoma paratireóideo aumenta o nível de secreção do paratormônio (PTH) e provoca o hiperparatireoidismo, que resulta na elevação do cálcio sérico. Parece, porém, haver considerável gradiente de malignidade nessa apresentação clínica, e existem, mesmo, referências à discutida forma de carcinoma de paratireóide não produtora de PTH, que seria a apresentação mais rara e mais agressiva de câncer paratireóideo.

Quase sempre o carcinoma da paratireóide apresenta-se isolado, mas pode se associar à hiperplasia primária difusa das paratireóides e à neoplasia endócrina múltipla. Quanto ao quadro clínico, podem ser encontrados os mesmos sinais e sintomas ósseos, renais, neuromusculares e gerais dos outros tipos de hiperparatireoidismo primário. Destacam-se: instabilidade do humor, irritabilidade, ansiedade, que melhoram com o tratamento do hiperparatireoidismo. A recorrência pode manifestar-se por invasão de estruturas contíguas ou, em 30% dos casos, pelo desenvolvimento de metástases locorregionais e hematogênicas. Para diagnóstico são realizados exames de imagem e dosagem de cálcio e paratormônio.

O tratamento consiste na exérese cirúrgica, em monobloco, da glândula neoplásica e lobo tireóideo do mesmo lado mais linfonodos da região.

As complicações cirúrgicas são semelhantes às da tireoidectomia.

Cadeias linfáticas

Rica rede de drenagem linfática cervical, desempenha a importante função de conter infecções e neoplasias malignas que acometem a cabeça e o pescoço. A drenagem cervicofacial superficial desemboca nas cadeias profundas, que, por sua vez, transportam a linfa para o sistema venoso. Envolve todas as estruturas anatômicas do pescoço.

As cadeias linfáticas profundas são divididas didaticamente em níveis: o nível I contém os linfonodos da região submandibular; o nível II, os linfonodos jugulo-carotídeos desde a base do crânio até a bifurcação carotídea; segue-se o nível III até a intersecção do feixe vascular com o músculo omoióideo; o nível IV segue desse ponto até a clavícula. O nível V, também chamado de cadeia linfática do território do nervo espinal acessório, compreende os linfonodos situados entre a borda posterior do músculo esternoclidomastóide e a borda anterior do músculo trapézio. O nível VI, ou compartimento central do pescoço, compreende os linfonodos peritraqueais e tireóideos, bem como aqueles que envolvem o nervo laríngeo recorrente.

Os cânceres apresentados anteriormente neste capítulo, em sua grande maioria, além de se disseminarem pela via hematogênica, com freqüência acometem os linfonodos cervicais. Na investigação diagnóstica é fundamental o estudo dessas estruturas.

O tratamento cirúrgico adequado para a metástase linfática do câncer da cabeça e do pescoço é o esvaziamento cervical, feito com técnica cirúrgica padronizada que ao mesmo tempo permite dissecar e retirar os linfonodos cervicais em monobloco e preservar as estruturas anatômicas vitais. O esvaziamento radical clássico consiste na exérese dos linfonodos dos níveis I a V mais o músculo esternoclidomastóide, a veia jugular interna e o nervo espinal acessório.

Esvaziamentos seletivos deixam apenas cicatriz discreta. O radical clássico causa assimetria na silhueta cervical e a falta do nervo acessório promove deficiência na elevação do membro superior do mesmo lado e dor crônica na região do ombro, o que requer atenção fisioterápica.

As doenças linfoproliferativas podem acometer as cadeias linfáticas cervicais. O diagnóstico é feito pela biópsia excisional, sob anestesia local ou geral, e o tratamento é essencialmente quimioterápico.

Espaço vascular

Os vasos principais do pescoço encontram-se reunidos no feixe vasculonervoso profundo que contém a artéria carótida, a veia jugular e o nervo vago. Pode ser sede de câncer. Paraganglioma maligno é raríssimo, bem como outros tumores de origem nervosa. O tratamento é cirúrgico e muitas vezes acarreta deficiências neuromusculares.

Referências bibliográficas

CORDEIRO, A. C. "Tumores do pescoço". In: SPERANZINI, M. B.; OLIVEIRA, M. R. *Manual do residente de cirurgia*. Rio de Janeiro: Guanabara Koogan, 3. ed., 1988, p. 276-9.

CORDEIRO, A. C.; MONTENEGRO, F. L.; KULCSAR, M. A. *et al. Parathyroid carcinoma*. Am. J. Surg. 1998, 175, p. 52-5.

CORDEIRO, A. C.; STABENOW, E. "Bócios e neoplasias malignas da tireóide". In: SPERANZINI, M. B.; DEUTSCH, C.; YAGI, O. K. *Manual de diagnóstico e tratamento para o residente de cirurgia*. São Paulo: Atheneu (no prelo).

CORDEIRO, A. C.; STABENOW, E. "Traqueostomia e cricotireoidostomia". In: PAES JÚNIOR, J.; GIAVINA-BIANCHI, P. *Diagnóstico clínico e terapêutica das urgências cirúrgicas*. São Paulo: Roca, 2006, p. 27-35.

HANNICKEL, S.; ZAGO, M. M. F.; BARBEIRA, C. B. S. *et al.* "O comportamento dos laringectomizados frente à imagem corporal". *Revista Brasileira de Cancerologia*, v. 48, n. 3, 2002, p. 333-9.

HARRISON, L. B.; SESSIONS, R. B.; HONG, W. K. *Head and neck cancer: a multidisciplinary approach*. Filadélfia: Lippincott-Raven, 1999, p. 1096.

IRISH, J.; O'SULLIVAN, B.; SIU, L. *et al.* "Câncer de cabeça e pescoço". In: POLLOCK, R. E.; DOROSHOW, J. H.; KHAYAT, D. *et al. Manual de oncologia clínica da UICC*. Trad. J. Gama-Rodrigues. 8. ed. São Paulo: Fundação Oncocentro, 2006, p. 331-55.

MONTENEGRO, F. L. M. *et al.* Clinical suspicion and parathyroid carcinoma management. *Med. J.* 2006, 124, 1, p. 42-4.

LEUCEMIAS E LINFOMAS

Nelson Hamerschlak

Leucemias

O termo *leucemia* refere-se a um grupo de doenças complexas e diferentes entre si que afetam a produção dos glóbulos brancos. As principais formas de leucemia são classificadas em quatro categorias. Os tipos de leucemia mielóide e linfóide apresentam-se de forma aguda ou crônica. Os termos *mielóide* e *linfóide* denotam o tipo de célula envolvido. Dessa forma, os quatro principais tipos são leucemias mielóides agudas e crônicas e leucemias linfóides agudas e crônicas.

A leucemia aguda é rapidamente progressiva e afeta a maioria das células primitivas (ainda não totalmente diferenciadas ou desenvolvidas), imaturas, que perdem a capacidade de desempenhar as suas funções normais. As células imaturas são denominadas linfoblastos, nos casos de leucemia linfóide aguda, e mieloblastos, nos casos de leucemia mielóide aguda, multiplicando-se de forma incontrolável, acumulando-se e impedindo que sejam produzidas as células sangüíneas normais.

A leucemia crônica progride lentamente e permite o crescimento de maior número de células já desenvolvidas. Em geral, essas células mais diferenciadas podem ser capazes de exercer algumas de suas funções normais.

As leucemias são doenças em que há alteração genética adquirida (não congênita) nas células primitivas da medula óssea. É importante ressaltar que não se trata de um fenômeno hereditário, apesar de ocorrer nos genes. O resultado dessa alteração é um crescimento anormal dos glóbulos brancos, que perdem suas funções, mas mantêm sua capacidade de proliferação, aumentando em número no sangue periférico.

Leucemia mielóide crônica (LMC)

A leucemia mielóide crônica resulta de uma lesão adquirida (não hereditária) no DNA de uma célula-tronco da medula óssea. As células alteradas na LMC, ao contrário do que descreveremos nos casos de leucemia mielóide aguda, geralmente funcionam de forma adequada, permitindo um curso inicial da doença mais brando do que nos casos agudos.

Esse tipo de leucemia se caracteriza, na maioria das ocorrências, pela presença de uma anormalidade genética que foi chamada de cromossomo Filadélfia, pois foi descoberta na Universidade da Pensilvânia.

Sabe-se que todos os seres humanos possuem 46 cromossomos dispostos em 22 pares que são numerados de 1 a 22, além dos dois cromossomos sexuais (XY no homem e XX na mulher).

O cromossomo Filadélfia é uma anormalidade que envolve os cromossomos de números 9 e 22, os quais se quebram e trocam partes entre si. Essa alteração é chamada translocação, e o novo cromossomo que se forma é denominado Filadélfia ou translocação t(9;2).

A maioria dos casos de leucemia mielóide crônica ocorre em adultos. Sua freqüência é de um para um milhão de crianças até os 10 anos. Em adultos a freqüência fica em torno de um para cem mil indivíduos.

Sinais e sintomas

O estabelecimento da leucemia mielóide crônica é associado a sintomas que em geral se desenvolvem gradualmente. A maioria dos pacientes apresenta certo mal-estar, cansa-se facilmente e pode notar falta de fôlego durante as atividades físicas. Pode apresentar palidez devido à anemia, desconforto no lado esquerdo do abdômen por causa do aumento do tamanho do baço, suor excessivo, perda de peso e intolerância a temperaturas mais altas. A doença é freqüentemente descoberta durante os exames médicos periódicos, ou quando o paciente apresenta qualquer desses sintomas de maneira mais exacerbada, o que o leva ao médico.

Diagnóstico

Para descobrir a causa dos sintomas, o médico faz perguntas sobre o histórico e realiza o exame físico, além de testes de sangue.

A hipótese de LMC pode ser levantada na análise do hemograma (exame de sangue) se a contagem de glóbulos brancos for muito elevada, com grande proporção de células maduras e pequena quantidade de células imaturas (blastos).

Para o diagnóstico definitivo são necessários o estudo da medula óssea (mielograma), em que serão confirmados os achados do hemograma, e a realização de um exame denominado citogenética, que confirma a presença do cromossomo Filadélfia. Testes com as técnicas de FISH e PCR podem ser usados nesse sentido.

Tratamento

Nos últimos anos, houve uma revolução no tratamento da leucemia mielóide crônica. Surgiram os chamados inibidores de tirosinoquinase (substância importante na progressão da célula leucêmica). O mesilato de imatinib (Glivec), o primeiro deles a ser aprovado pela Food and Drug Administration (FDA), nos Estados Unidos, e pela Agência Nacional de Vigilância Sanitária (Anvisa), no Brasil, apresentou respostas hematológicas (normalização dos exames de sangue) e citogenéticas (desaparecimento da translocação 9;22) em torno de 75% dos pacientes, somente demonstradas antes com o transplante de medula óssea.

Dessa forma, o transplante de medula óssea e o mesilato de imatinib se tornaram hoje as principais alternativas terapêuticas ao paciente com leucemia mielóide crônica. Ambos funcionam melhor nas fases mais precoces da doença, diminuindo sua eficiência à medida que a leucemia progride para as fases acelerada e blástica.

O processo de decisão sobre o tratamento desse tipo de leucemia deve ser compartilhado entre o médico e o paciente, e realizado após instrução adequada do paciente e avaliação de fatores de risco e idade. Assim, após o advento do Glivec, o transplante fica reservado em primeira instância a pacientes muito jovens com doador familiar compatível ou àqueles pacientes que são refratários ou intolerantes à terapia medicamentosa.

Hoje já existem medicamentos para pacientes resistentes ao Glivec. O dasatinibe (Sprycel) é o principal representante já aprovado pela FDA. Outros estão ainda em fase de pesquisa.

Transformação aguda da fase crônica da LMC

A LMC pode evoluir para uma fase de maior dificuldade de controle, chamada fase acelerada. Nela, há um aumento ainda maior do baço e das células imaturas (blastos).

Em alguns casos o mesilato de imatinib pode levar ao controle da doença, favorecendo o transplante de células-tronco hematopoiéticas a ser bem-sucedido nesses pacientes.

A doença também pode evoluir para uma fase em que predominam as células blásticas, chamada fase aguda, na medula óssea. Em aproximadamente 25% dos pacientes, essa etapa se manifesta como leucemia linfóide aguda, enquanto em 75% a manifestação é de leucemia mielóide aguda.

Leucemia mielóide aguda (LMA)

A leucemia mielóide aguda resulta de uma alteração genética adquirida (não herdada) no DNA de células em desenvolvimento na medula óssea. Os efeitos são: a) crescimento incontrolável e exagerado e acúmulo de células chamadas mieloblastos ou blastos leucêmicos, que deixam de funcionar como células sangüíneas normais; b) bloqueio da produção normal de células da medula, levando a uma deficiência de células vermelhas (causando anemia), plaquetas (causando hematomas e sangramentos) e células brancas (especialmente de neutrófilos, aumentando o risco de infecções) no sangue.

Na maioria dos casos dessa doença, não existe causa evidente. No entanto, em alguns pacientes consegue-se relacioná-la à exposição a benzeno (principalmente profissional), à radiação ionizante, como a que ocorreu em Hiroshima, e à quimioterapia no tratamento de outras doenças, como câncer de mama, ovário ou linfomas.

Doenças raras como anemia de Fanconi e síndrome de Down estão relacionadas a um aumento do risco de desenvolver LMA.

Ocorre na infância, adolescência, entre adultos e idosos. No entanto, sua incidência varia entre um para 150 mil na infância e adolescência, um para cem mil entre os 30 e os 40 anos e aos 70 anos chega a um para dez mil pessoas.

A LMA apresenta oito subtipos diferentes, que são visualizados e classificados à realização do mielograma (punção de medula óssea). Os subtipos são os seguintes:

- *M0 e M1*: mieloblásticas imaturas;
- *M2*: mieloblástica madura;
- *M3*: promielocítica;
- *M4*: mielomonocítica;
- *M5*: monocítica;
- *M6*: eritroleucemia;
- *M7*: megacariocítica.

O entendimento dessa classificação e nomenclatura é complexo. Nesse sentido contribuem também exames específicos como a imunofenotipagem e a citogenética.

A identificação das características dos diversos subtipos da LMA, a idade e as condições clínicas do paciente são fundamentais na escolha do tratamento entre os diferentes esquemas existentes.

Sintomas

As células com leucemia (blastos) não realizam as funções normais do sangue, como combate às infecções (realizado pelos linfócitos), carreação de oxigênio para os tecidos (realizada pela hemoglobina) e dificuldade para coagulação (função das plaquetas).

Por essa razão, os pacientes com leucemia freqüentemente desenvolvem infecções (devidas à diminuição no número de linfócitos), anemia (em virtude da baixa produção de hemoglobina) e sangramentos (por causa da deficiência de plaquetas).

É importante que se diga que os sinais e sintomas de leucemia aguda podem simular qualquer outra doença, como as infecções virais ou bacterianas, doenças reumatológicas e outros tumores. Por essa razão é importante que o médico realize um exame clínico minucioso e o interprete com total critério, para que possa dar um diagnóstico seguro da doença.

Os principais sinais e sintomas são: febre (que pode dever-se à leucemia ou à infecção associada); fraqueza e fadiga; infecções freqüentes; perda de apetite e peso; sangramentos com facilidade; manchas roxas na pele (hematomas e equimoses); suores noturnos; dor nos ossos e nas juntas; dor abdominal devido ao aumento do baço.

Diagnóstico

Para descobrir a causa dos sintomas, o médico pergunta sobre o histórico e faz o exame físico, além de testes de sangue. Com isso, constrói um diagnóstico presuntivo, ou seja, aventa a hipótese de leucemia, mas a confirmação do diagnóstico é feita pela realização de punção da medula óssea (mielograma).

O diagnóstico definitivo é feito por meio da análise microscópica da medula óssea e da realização de imunofenotipagem (para avaliação do tipo de leucemia) e citogenética (análise das alterações genéticas das células blásticas). O envolvimento do sistema nervoso deve ser avaliado pela coleta e estudo do líquido cefalorraquiano (liquor).

Tratamento

Tão logo o diagnóstico seja possível, os pacientes devem ser submetidos ao tratamento quimioterápico inicial, denominado indução da remissão. O principal objetivo é a obtenção da chamada remissão, que é o desaparecimento das células blásticas na medula óssea. Quando a remissão é atingida, a produção normal dos glóbulos vermelhos, brancos e plaquetas é restabelecida.

As drogas utilizadas nessa fase são a citarabina ou Aracytin, por sete a dez dias, e a idarrubicina ou daunorubicina. Geralmente são utilizados dois cursos de tratamento nessa fase. Remissão não é cura, mas pode significar o primeiro passo para alcançá-la. Os pacientes devem entendê-la como uma das batalhas vencidas para ganhar a guerra.

Nos casos de leucemia promielocítica ou M3, um derivado da vitamina A, chamado ácido all-trans-retinóico (Atra), por via oral, é acrescentado ao tratamento. Essa medicação faz que uma alteração citogenética específica, denominada translocação 15:17, ajude na maturação das células leucêmicas desse subtipo de LMA.

O tratamento pós-remissão depende da idade do paciente, das condições clínicas e, principalmente, dos resultados da citogenética, podendo variar desde a intensificação das doses de quimioterapia em um ou mais ciclos até o uso das diversas modalidades de transplantes de medula óssea (autólogo ou alogênico).

Recentemente, uma droga chamada Mylotarg (anticorpo monoclonal) foi lançada no mercado, e pode ser usada em pacientes idosos com recidiva da leucemia pós-tratamento.

Além disso, cuidados gerais devem ser tomados, como a colocação de um cateter vascular para obter uma via adequada de infusão para quimioterapia, o uso de antibióticos e a realização de transfusões, que geralmente são necessárias. O uso de drogas como o alopurinol, que impede o acúmulo do ácido úrico resultante da destruição das células malignas pela quimioterapia, é recomendável. Alguns antimicrobianos de uso preventivo são também utilizados. Como a quimioterapia leva a períodos prolongados de diminuição de glóbulos brancos (neutrófilos) com alto risco de infecções graves, podem ser usados medicamentos que estimulam a produção normal dessas células, como G e GM-CSF (fatores estimuladores de colônias de granulócitos de monócitos).

Leucemia linfóide crônica (LLC)

A leucemia linfóide crônica resulta de uma lesão adquirida (não hereditária) no DNA de uma única célula, um linfócito, na medula óssea. A doença não está presente no nascimento. Cientistas ainda não sabem o que produz essa lesão no DNA de pacientes com LLC.

A lesão no DNA confere maior capacidade de crescimento e de sobrevivência à célula, o que a torna anormal e maligna (leucêmica). O resultado desse dano é o crescimento descontrolado de células linfóides na medula, levando invariavelmente ao aumento no número de linfócitos no sangue. As células leucêmicas acumuladas na medula nos casos de LLC não impedem a formação de células normais, como ocorre na leucemia linfóide aguda, explicando o curso insidioso da doença e a sua descoberta, geralmente, em pacientes submetidos a exames médicos e laboratoriais rotineiros.

Esse tipo de leucemia não está associado a altas doses de irradiação ou à exposição ao benzeno. Observa-se maior prevalência familiar. Sabe-se que a chance de aparecimento dessa doença é três vezes maior entre parentes de primeiro grau do que entre pessoas não relacionadas entre si. Ocorre em geral em pacientes com idade acima dos 50 anos, aumentando a incidência à medida que avança a idade. Raramente ocorre antes dos 40 anos, não sendo descrita em crianças ou adolescentes.

Sinais e sintomas

Os sintomas da leucemia linfóide crônica desenvolvem-se gradualmente. Pacientes apresentam mais cansaço e falta de ar durante as atividades físicas. Pode haver perda de peso e presença de infecções recorrentes na pele, no sistema urinário, nos pulmões e em outros locais. Muitos pacientes apresentam aumento dos gânglios (ínguas). Porém, comumente o diagnóstico é feito por acaso, em um exame médico regular.

Alguns pacientes mantêm, no decorrer do tempo, as suas contagens de glóbulos brancos com pequenas alterações e aumento modesto. Esses pacientes usualmente não são tratados.

É interessante notar que, ao receber o diagnóstico de leucemia, a maioria dos pacientes fica preocupada por não ser tratada. Cabe ao médico tranqüilizá-los e explicar que essa doença pode ficar estável por muitos anos e que o acompanhamento com exames clínico e laboratorial, com hematologista ou oncologista, deve ser feito regularmente. Caso apresente febre, sinais de infecção ou mudanças clínicas abruptas, como cansaço e sangramento, o paciente deve ser orientado a procurar o seu médico.

Raros pacientes (menos de 3% dos casos) podem evoluir para uma fase aguda, tendo seu prognóstico piorado e necessidade de um tratamento mais agressivo.

Diagnóstico

O diagnóstico da leucemia linfóide crônica é feito pelo exame de sangue (hemograma). Para confirmação são necessárias a avaliação da medula óssea (realização de mielograma) e a verificação de aumento do número de linfócitos. O material obtido do sangue e/ou da medula óssea deve ser submetido à imunofenotipagem (característica imunológica), que, além de confirmar o diagnóstico, com a diferenciação de outras condições benignas e malignas de aumento de linfócitos, propicia a escolha de alternativas de tratamento.

A biópsia de medula óssea pode ser útil na determinação da taxa provável de progressão da doença. Além disso, a amostra de células da medula passa por análise citogenética para verificar se há anormalidades nos cromossomos, exame não obrigatório para o diagnóstico, que também pode ajudar na avaliação da progressão da doença.

Outro teste importante é a medida da concentração de imunoglobulinas no sangue. Imunoglobulinas são proteínas chamadas de anticorpos, que os linfócitos B dos indivíduos saudáveis produzem para se proteger das infecções. Elas estão freqüentemente diminuídas em pessoas portadoras de LLC. Por essa razão os portadores dessa doença são mais suscetíveis às infecções.

Tratamento

Alguns pacientes com LLC têm mínimas mudanças nas contagens sangüíneas: um discreto aumento nos linfócitos e pouca ou nenhuma diminuição nos glóbulos vermelhos, glóbulos brancos e plaquetas. Esses pacientes podem permanecer estáveis por longos períodos, não necessitando de tratamento. Cerca de 50% dos pacientes não necessitam de tratamento por causa do curso clínico benigno da doença. É muito importante definir os que se beneficiarão ou não do tratamento. Mesmo aqueles que porventura não precisarem de medicações deverão se submeter a avaliações médicas periódicas, para que possam ser detectadas possíveis mudanças no curso da doença que impliquem a necessidade de tratamento.

Quando um paciente portador de LLC necessita de tratamento, cabe ao seu médico, baseado nas suas condições clínicas e na análise da literatura, escolher o tratamento inicial e as abordagens subseqüentes. Entre as drogas utilizadas podemos citar: fludarabina (Fludara); clorambucil (Leukeran); cladribina (Leustatin); doxorribicina (adriamicina); prednisona (Meticorten); vincristina (Oncovin); rituximab (Mabthera); Campath.

O transplante de medula óssea em suas várias modalidades também pode ser indicado em casos selecionados de LLC.

Leucemia linfóide aguda (LLA)

A leucemia linfóide aguda resulta na produção descontrolada de blastos de características linfóides, com redução na produção normal de glóbulos vermelhos, brancos e plaquetas.

A LLA desenvolve-se a partir dos linfócitos primitivos que podem se encontrar em diferentes estágios de desenvolvimento.

O principal método de classificação é a imunofenotipagem. Também aqui a citogenética é uma metodologia importante para auxiliar no diagnóstico, na classificação, no prognóstico e para orientar o protocolo de tratamento. Também é importante considerar a idade do paciente, a contagem inicial de glóbulos, as condições clínicas e o envolvimento ou não do sistema nervoso, testículos e gânglios.

Sinais e sintomas

A leucemia linfóide aguda apresenta sinais e sintomas muito parecidos com os da leucemia mielóide aguda. No entanto, os pacientes apresentam mais freqüentemente adenomegalias e aumento do baço.

Diagnóstico

Assim como nos casos de leucemia mielóide aguda, o diagnóstico é dado pelo estudo completo da medula óssea – com mielograma, imunofenotipagem e citogenética. São de particular importância os testes que determinam a presença do cromossomo Filadélfia, uma vez que esses casos merecem tratamento diferenciado.

Tratamento

O tratamento é realizado com quimioterapia. Os pacientes necessitam ser tratados assim que o diagnóstico é confirmado, e o objetivo inicial também aqui é a remissão, com restauração da produção normal de glóbulos vermelhos, brancos e plaquetas.

No tratamento da leucemia linfóide aguda, a combinação de várias drogas é utilizada para controle da doença. É importante que o tratamento seja escolhido adequadamente (protocolo) e seguido para oferecer maior chance de cura aos pacientes. Hoje, mais de 70% das crianças com LLA são curáveis e cerca de 50% dos adultos jovens podem se curar. Os melhores resultados são alcançados com a escolha do melhor protocolo, baseado na idade, no quadro clínico, nos resultados laboratoriais e na resposta ao tratamento inicial.

A presença de fatores prognósticos desfavoráveis ou a recidiva (recaída) da doença habitualmente levam a uma abordagem terapêutica mais agressiva, envolvendo quimioterapia ou transplante de medula óssea.

Uma das causas de prognóstico desfavorável que ocorre em 5% das LLAs da infância e 25% das LLAs do adulto é a presença do cromossomo Filadélfia. Nesses casos, o inibidor da tirosinoquinase (mesilato de imatinib) pode ser utilizado com sucesso junto com a quimioterapia e o transplante. A fase inicial de tratamento é chamada indução e deve abranger o tratamento ou prevenção da doença no sistema nervoso central, que inclui a quimioterapia intratecal, isso é, no liquor.

Uma vez obtida a remissão, os pacientes são submetidos a ciclos de quimioterapia denominados consolidação; posteriormente, é feita a manutenção, tendo o tratamento a duração aproximada de dois anos.

Itens como dieta, colocação de cateter, transfusões, uso de antibióticos, antieméticos e outras medicações devem ser considerados para a melhor qualidade de vida do paciente e diminuição dos efeitos colaterais.

Leucemia bifenotípica

Aproximadamente 5% a 10% dos pacientes com leucemia aguda têm marcadores morfológicos, citoquímicos e imunofenotípicos demonstrando duas linhagens diferentes nos blastos: a linhagem mielóide e a linhagem linfóide. Esse subtipo de leucemia é denominado leucemia bifenotípica.

Os marcadores estão expressos nos blastos geralmente em mais de uma linhagem, e a doença pode ter início nas células mais indiferenciadas, ou seja, antes de se diferenciar em linfóide ou mielóide. Se esses casos representam a expressão do gene ou a transformação aberrante de uma célula-mãe pluripotente não se sabe.

As leucemias bifenotípicas parecem ser mais comuns nos pacientes com síndrome mielodisplásica prévia, leucemias secundárias, leucemias associadas à translocação (11:23) e ao cromossomo Filadélfia (Ph).

Nenhuma recomendação específica de tratamento foi estabelecida para esses pacientes, mas a maioria dos oncologistas utiliza um protocolo híbrido de leucemia mielóide na indução e linfóide na manutenção, com o intuito de destruir a maioria dos clones malignos.

O transplante de medula óssea

O transplante de medula óssea, que será tratado em capítulo específico deste livro ("Transplante de célula-tronco hematopoiética: visão geral"), tem indicações muito claras nas leucemias. Assim sendo, na leucemia mielóide crônica é indicado apenas a indivíduos jovens e àqueles intolerantes ou refratários à terapia medicamentosa com inibidores de tirosinoquinase. Na leucemia linfóide crônica, é indicado a pacientes mais jovens e de prognóstico ruim. Na leucemia mielóide aguda, dependendo de fatores prognósticos como citogenética ou fatores moleculares, para pacientes em primeira remissão ou então para doença avançada nos casos de bom prognóstico. Na leucemia linfóide aguda, para pacientes em segunda remissão ou para casos com presença de cromossomo Filadélfia. Na leucemia bifenotípica, após obtenção da remissão.

Linfomas

O sistema linfático e os linfomas

O sistema linfático compõe-se de vasos e agregados de células (linfócitos e células acessórias) capazes de promover respostas imunológicas (de defesa) em qualquer lugar no organismo.

Os vasos linfáticos originam-se na periferia do corpo, debaixo das superfícies mucosas ou da pele, e correm rumo ao interior do corpo. Nesse trajeto, unem-se uns aos outros transformando-se em vasos progressivamente maiores, que terminam em grandes veias na base do pescoço.

Derivada do plasma sangüíneo presente no interior dos tecidos, a linfa é reposta na corrente sangüínea pelos vasos linfáticos, o que permite que conserve o volume plasmático e impeça a formação de edemas (inchaços).

Ao longo do trajeto dos vasos linfáticos, há estruturas denominadas nódulos linfáticos (ou linfonodos, ou, mais popularmente, gânglios linfáticos). Os linfonodos são formações ovaladas, encapsuladas, compostas internamente de agregados de células de resposta imunológica (linfócitos e células acessórias), entremeados por uma rede de pequenos vasos linfáticos. Funcionam como filtros da linfa. Todas as partículas estranhas carregadas por ela, incluindo microorganismos como bactérias e vírus, são colocadas em contato com os linfócitos no interior do linfonodo, onde então ocorre uma resposta imunológica. A linfa sai do linfonodo por outros vasos linfáticos e segue seu curso.

As principais cadeias de linfonodos encontram-se na cabeça, no pescoço, nas axilas, no mediastino (espaço localizado no interior da caixa torácica, entre os pulmões), no abdômen superior (próximo ao fígado, baço, estômago, pâncreas e rins), na região inguinal (perto da virilha) e próximo aos grandes vasos (artéria aorta e veia cava), à coluna vertebral, à pélvis, à bifurcação da artéria aorta e aos vasos ilíacos.

Outra estrutura, além dos linfonodos, desempenha importante papel no sistema: o baço, o maior órgão linfático do organismo. Localizado na parte superior esquerda do abdômen, logo abaixo do diafragma, exerce função importante na resposta imunológica a infecções ou processos inflamatórios. Diferentemente dos linfonodos, não recebe drenagem direta dos vasos linfáticos. Com sua arquitetura única, o baço funciona na verdade como um filtro primário para microorganismos, células "caducas" e outras substâncias que chegam até ele pela circulação sangüínea.

Os linfomas são doenças linfoproliferativas clonais que envolvem linfonodos ou tecidos linfóides extranodais.

Classificação dos linfomas

Existem vários tipos de linfoma, e a classificação mais recente, usada como referência por hematologistas e patologistas, é a da Organização Mundial de Saúde (OMS), de 2001.

Os linfomas são classificados em dois grupos principais: linfomas de Hodgkin e linfomas não-Hodgkin, os quais são subdivididos a seguir.

Linfomas não-Hodgkin

Neoplasias B e T precursoras:

- linfoma/leucemia linfoblástica precursora B;
- linfoma/leucemia linfoblástica precursora T.

Neoplasias de células B maduras:

- leucemia linfocítica crônica/linfoma linfocítico de pequenas células;
- leucemia prolinfocítica de células B;
- linfoma linfoplasmocítico/macroglobulinemia de Waldenström;
- linfoma da zona marginal esplênico;
- leucemia *hairy cell*;
- neoplasias de plasmócitos:
  - mieloma de plasmócitos;
  - plasmocitoma;
  - doença de depósito monoclonal de imunoglobulina;
  - doença de cadeia pesada;
- linfoma de células B extranodal da zona marginal (linfoma MALT);
- linfoma de células B nodal da zona marginal;
- linfoma folicular;
- linfoma de células do manto;
- linfoma difuso de grandes células B;
- linfoma de grandes células B mediastinal (tímico);
- linfoma de grandes células B intravascular;
- linfoma primário de cavidade;
- linfoma/leucemia de Burkitt;
- granulomatose linfomatóide.

Neoplasias de células T e NK maduras:

- leucemia prolinfocítica de células T;
- leucemia linfocítica de células grandes granulares T;
- leucemia agressiva de células NK;
- leucemia/linfoma de células T do adulto;
- linfoma de células T/NK extranodal, tipo nasal;
- linfoma de células T enteropático;
- linfoma de células T hepatoesplênico;
- linfoma de células T subcutâneo, *panniculitis-like*;
- linfoma de células NK blástico;
- micose fungóide/*Sézary syndrome*;
- doenças linfoproliferativas cutâneas primárias de células T CD30 positivas:
  - linfoma anaplásico de grandes células cutâneo primário;
  - papulose linfomatóide;
  - lesões *borderline*;
- linfoma de células T angioimunoblástico;
- linfoma periférico de células T, não específico;
- linfoma anaplásico de grandes células.

Linfomas de Hodgkin

Linfoma de Hodgkin, predominância linfocítica nodular.

Linfoma de Hodgkin clássico:

- linfoma de Hodgkin, celularidade mista;
- linfoma de Hodgkin, esclerose nodular;

- linfoma de Hodgkin, rico em linfócitos;
- linfoma de Hodgkin, depleção linfocítica.

Doenças linfoproliferativas associadas a imunodeficiências:

- doenças linfoproliferativas associadas a imunodeficiências primárias;
- linfomas relacionados ao HIV;
- doenças linfoproliferativas pós-transplante;
- doenças linfoproliferativas associadas a metotrexate.

Sinais e sintomas

Os mais comuns decorrem do aumento dos gânglios linfáticos. É habitual o próprio paciente perceber o aumento dos gânglios na região do pescoço ou abaixo da mandíbula ou do queixo. Eles se apresentam endurecidos e indolores. Não há vermelhidão nem elevação da temperatura local.

Pode ocorrer aumento de gânglios em outras regiões do corpo, como nas axilas, acima ou abaixo das clavículas, do lado interno dos braços, na altura dos cotovelos, ou na virilha. Às vezes, os pacientes relatam regressão dos linfonodos aumentados, de maneira espontânea ou resultante de tratamento com antibióticos ou medicação antiinflamatória.

Tosse com ou sem expectoração, dores no tórax e dificuldade para respirar mediante esforço físico costumam ser verificadas. Tais sintomas estão associados à presença de gânglios aumentados na região do mediastino e, em geral, indicam a existência de tumorações volumosas na região.

Febre, geralmente inferior a 38°C, transpiração noturna e perda de peso inexplicável também podem estar presentes nos pacientes com linfoma. Por vezes, a transpiração mostra-se tão intensa que obriga o paciente a trocar o pijama e até mesmo os lençóis durante a noite.

Alguns doentes apresentam ainda um quadro de coceira generalizada, intensa e extremamente desconfortável.

Diagnóstico e estadiamento

Para o diagnóstico dos linfomas é necessária a realização de biópsia, ou seja, a retirada cirúrgica de um fragmento de tecido para exame ao microscópio. O procedimento mais freqüente é a biópsia de um gânglio aumentado, de preferência localizado no pescoço, acima ou abaixo das clavículas, ou nas axilas. A análise do material permite ao patologista classificar a doença.

Em algumas situações, porém, há necessidade de procedimentos cirúrgicos mais invasivos para obter o diagnóstico. É o caso de doentes que só apresentam gânglios tumorais em regiões pouco acessíveis, por exemplo o mediastino ou o abdômen.

Comprovada a existência de tumor, torna-se necessário saber sua extensão (ou seu estadiamento). A definição do estádio da doença orienta o tratamento a ser adotado, bem como o prognóstico. Existem quatro estádios nos linfomas, numerados progressivamente de acordo com o grau de disseminação:

- *estádio I*: corresponde a acometimento de uma única área de linfonodos ou estrutura linfóide (por exemplo, o baço);
- *estádio II*: acometimento de duas ou mais áreas de linfonodos contidas do mesmo lado do diafragma, que se encontra na base da caixa torácica;
- *estádio III*: acometimento de áreas de linfonodos localizadas acima e abaixo do diafragma;
- *estádio IV*: acometimento de uma ou mais estruturas não linfonodais (ossos, pulmão, fígado, medula óssea).

Além da extensão da doença, o médico identifica a ausência (indicada pela letra A) ou a presença (letra B) de sintomas como febre sem outro motivo aparente, transpiração excessiva à noite e perda de 10% do peso normal nos seis meses anteriores ao diagnóstico.

Os procedimentos normalmente utilizados para a verificação da extensão dos linfomas incluem uma variedade de exames de sangue e também de imagem. Destacamos alguns, a seguir.

Radiografia do tórax: avalia os pulmões e a região do mediastino. Pode fornecer indicações da existência de massas tumorais nessas áreas ou da presença de líquido no espaço pleural (espaço que circunda os pulmões).

Tomografia computadorizada (TC): avalia, em detalhe, as estruturas no interior do abdômen e na caixa torácica, permitindo a identificação de linfonodos e nódulos tumorais em órgãos viscerais (fígado, pulmão, baço) e ossos.

Cintilografia de corpo inteiro, com gálio: trata-se de um exame de medicina nuclear, no qual o paciente recebe uma injeção de gálio (um isótopo radioativo), que é mapeado em períodos de 24 e 48 horas por um equipamento especial, sensível à radioatividade do isótopo em qualquer região do corpo em que ele se acumule.

PET-CT scan: trata-se de um exame de medicina nuclear, no qual o paciente recebe uma injeção de flúor (um isótopo radioativo), que é mapeado por um equipamento especial, sensível à radioatividade do isótopo em qualquer região em que se acumule. Utiliza como princípio o fato de que regiões ativas indicam tumores. A associação à tomografia de tórax torna o exame extremamente útil e completo no estadiamento e acompanhamento dos casos.

Ressonância nuclear magnética e cintilografia óssea: também podem ser solicitadas pelo médico, para completar a avaliação da extensão da doença em situações particulares.

Biópsia bilateral da crista ilíaca: trata-se da análise de tecido da protuberância localizada na porção posterior e superior de ambos os ossos ilíacos (os ossos da cintura). Normalmente, o exame é realizado sob anestesia local. Os fragmentos retirados contêm uma porção de tecido da medula óssea, que deve ser analisada pelo patologista.

Tratamento

O tratamento dos linfomas varia conforme o paciente e depende do diagnóstico (Hodgkin ou não-Hodgkin) e da extensão do problema. Os recursos terapêuticos disponíveis são a radioterapia, a quimioterapia e a imunoterapia; os linfomas de Hodgkin e os não-Hodgkin são doenças potencialmente curáveis, mesmo nas fases avançadas. Os linfomas indolentes têm caráter crônico e o tratamento, quando necessário, visa controlar a doença.

A radioterapia é hoje realizada preferencialmente com aparelhos denominados aceleradores lineares.

A quimioterapia é utilizada em ciclos, com esquemas contendo várias drogas. A primeira escolha para linfoma de Hodgkin é o ABVD (sigla com as iniciais das drogas utilizadas): adriamicina, bleomicina, vimblastina e dacarbazina. Para linfoma não-Hodgkin o esquema principal é o CHOP (ciclofosfamida, doxorrubicina, vincristina e prednisona). Os linfomas B que expressam CD20 se beneficiam da imunoterapia geralmente combinada à quimioterapia

O transplante autólogo de medula óssea é um procedimento que consiste na utilização de doses maciças de quimioterapia (às vezes, combinada com radioterapia), seguida da infusão de células progenitoras (células precursoras das células sangüíneas – glóbulos brancos, vermelhos e plaquetas – na medula óssea) coletadas antes da quimioterapia, visando à regeneração da medula óssea do paciente.

Essa modalidade de tratamento vem obtendo resultados interessantes em linfomas avançados e reincidentes. As chances de sucesso dependem de vários fatores, como: idade do paciente, outros problemas médicos associados, número de tratamentos quimioterápicos ou radioterápicos previamente recebidos, além da sensibilidade da doença à quimioterapia administrada antes do transplante. Os efeitos colaterais são severos e há risco de 4% a 5% de fatalidade associada ao tratamento.

Além de poder ajudar em quadros de reincidência da doença, o transplante autólogo é uma alternativa interessante para pacientes cujo estado não melhora completamente após o tratamento inicial.

Os transplantes alogênicos em linfomas são procedimentos de exceção usados em casos muito agressivos.

Referências bibliográficas

Greer, J. P. *et al. Wintrobe's clinical hematology*. 11. ed. Filadélfia: Lippincott Williams & Wilkins, 2004.

Jaffe E. S.; Harris, N. L.; Stein, H.; Vardiman, J. W. (eds.). *World Health Organization classification of tumors. Pathology and genetics of tumors of haematopoietic and lymphoid tissues*. Lyon: Iarc, 2001.

Lichtman, M. A. *et al.* (eds.). *Williams hematology*. 7. ed. Nova York: McGraw-Hill, 2006.

Zago, M. A.; Falcão, R. P.; Pasquini, R. *Hematologia: fundamentos e prática*. 2. ed. São Paulo: Atheneu, 2005.

CÂNCER GASTROINTESTINAL

José Carlos Evangelista

Câncer do esôfago
Etiopatogenia

A incidência do carcinoma do esôfago, comparada à dos outros tumores do tubo digestivo, é a que sofre maior influência geográfica e socioeconômica. Fatores ambientais e dietéticos estão implicados diretamente na sua etiologia, mas o consumo de álcool e o tabagismo são os mais importantes, associados ao refluxo gastroesofágico.

O índice de sobrevivência médio em cinco anos é baixo (3% a 12%), porque a maior parte dos casos é diagnosticada em estágios avançados. No câncer do esôfago o diagnóstico precoce é a única chance de evolução para a cura.

Os tipos histológicos mais freqüentes são o carcinoma espinocelular (95%) e o adenocarcinoma, que vêm aumentando sua incidência nos últimos dez anos. O adenocarcinoma ocorre geralmente no terço distal do esôfago, e é comumente associado ao esôfago de Barrett ou, por extensão proximal, ao câncer gástrico.

O carcinoma do esôfago é agressivo, infiltrando muitas vezes estruturas adjacentes, vasos linfáticos e linfonodos, e provocando metástases a distância por via hematogênica. Doença extra-esofágica está presente em cerca de 70% dos casos ao tempo do diagnóstico.

Quadro clínico e diagnóstico

A disfagia progressiva é o sintoma predominante, seguida pela perda de peso, odinofagia (dor à deglutição), dor torácica e, ocasionalmente, hematêmese e melena.

O diagnóstico é feito pela radiografia contrastada (esofagograma) e endoscopia com biópsia para a análise histológica. A tomografia computadorizada (TC) de tórax e abdômen é essencial para o estadiamento pré-operatório e a avaliação do acometimento de estruturas do mediastino e envolvimento linfonodal.

Tratamento

O tratamento cirúrgico, a esofagectomia subtotal com reconstrução do trânsito alimentar com interposição do estômago (esofagogastroplastia) ou do cólon (esofagocoloplastia), é a melhor opção de cura nos estágios iniciais, com sobrevida de 70% em cinco anos. Infelizmente, a maior parte dos casos é diagnosticada em estágio avançado, e o tratamento é paliativo, com a intenção de permitir a ingestão alimentar. A quimioterapia e a radioterapia adjuvantes podem melhorar os índices de sobrevida.

Câncer do estômago
Epidemiologia

A incidência do câncer gástrico vem diminuindo nos últimos anos. Observa-se uma variação ampla da incidência em todo o mundo, com áreas de alta ocorrência no Japão, na China e na América do Sul e incidência muito menor na Europa Ocidental e nos Estados Unidos. Apesar de terem sido realizados inúmeros estudos, e a despeito dos avanços tecnológicos, no mundo ocidental o diagnóstico ainda é tardio e o índice de sobrevida global em cinco anos é de 15%.

Fatores de risco e ambientais

Muitos fatores podem estar associados ao risco de desenvolver câncer gástrico. O tipo de dieta é seguramente o fator preponderante. Nas regiões geográficas onde a alimentação é normalmente rica em sal e produtos defumados verificam-se os mais altos índices de câncer gástrico, quando comparados àqueles das regiões onde as dietas são ricas em legumes e vegetais, vitamina C e antioxidantes. Alimentos processados contêm altos níveis de nitratos e nitritos, que, além de irritantes gástricos, podem ser convertidos em substâncias carcinogênicas. Imigrantes japoneses mantêm moderado risco de desenvolver a doença, sendo que esse risco diminui sensivelmente na segunda geração.

Fatores socioeconômicos e raciais também estão implicados. O tabagismo representa fator de risco, provavelmente pela diminuição dos níveis de vitamina C, enquanto o consumo de álcool não mostra evidente correlação com o desenvolvimento do câncer gástrico.

Outro fator que deve ser considerado na gênese do câncer gástrico é a ocorrência freqüente de infecção por *Helicobacter pylori* (bactéria gram-negativa que cresce na camada de muco das glândulas gástricas), que pode provocar inflamação crônica pela produção de amônia e acetaldeídos, observada em áreas de alta incidência de câncer gástrico, como na América Central (*N Engl J Med*, 1991).

Fisiopatologia

O tumor de estômago mais comum é o adenocarcinoma, que representa 95% dos casos. É um tumor agressivo que provoca metástases freqüentes por via hematogênica ou linfática e muitas vezes invade órgãos adjacentes. O acometimento da serosa do estômago pode determinar implantes no peritônio (carcinomatose), ou em estruturas pélvicas, como o ovário (tumor de Krukenberg).

Os tumores gástricos podem ser classificados, segundo o American Joint Committee on Cancer (AJCC), pelo grau de penetração na parede gástrica (T1-T4), pelo envolvimento linfonodal (N0-N2) e pela presença de doença metastática (M0-M1). O estadiamento TNM pré-operatório é baseado em diagnóstico endoscópico e histopatológico, ecoendoscopia e tomografia computadorizada.

O câncer gástrico precoce, que acomete somente a mucosa ou a submucosa, representa 10% a 15% dos casos diagnosticados e apresenta índice de sobrevida em cinco anos de aproximadamente 85%, enquanto no câncer avançado, em que ocorre invasão da camada muscular (T2-T3), a chance de cura é menor porque freqüentemente ocorrem metástases ou invasão de estruturas vizinhas (T4).

Quadro clínico e diagnóstico

Os sintomas na fase inicial são geralmente vagos, inespecíficos (discreto desconforto epigástrico, dispepsia) e, por isso, ignorados pelos pacientes, que muitas vezes recebem tratamento para doenças benignas (úlceras e gastrite) por seis a doze meses, sem avaliação clínica especializada.

A rápida perda de peso, a anorexia e os vômitos ocorrem na fase avançada, e são os mais freqüentes sintomas. A dor epigástrica é similar à dos processos benignos e muitas vezes melhora com a ingestão alimentar. Ocasionalmente, é confundida com angina coronariana.

O câncer gástrico pode estar associado à anemia por perda crônica de sangue, muitas vezes detectada por sangue oculto nas fezes, mas raramente é causa de sangramento maciço. No exame físico podemos detectar massas abdominais palpáveis em menos de 30% dos casos.

O diagnóstico precoce é a única chance de cura, o que implica a necessidade de investigação mesmo nas queixas mais vagas e, sobretudo, de um programa de avaliação especializada nas populações com maior risco. No Japão, mais de 50% dos casos de câncer gástrico são diagnosticados precocemente, enquanto nos países ocidentais o diagnóstico é tardio em 80% dos pacientes.

A endoscopia digestiva alta é o mais acurado método diagnóstico. Lesões ulceradas suspeitas devem ser biopsiadas nos quatro quadrantes (duas amostras por campo), o que aumenta a eficácia do método. Uma vez confirmado o diagnóstico histológico, a tomografia computadorizada deve ser solicitada para a avaliação da espessura da parede gástrica, do envolvimento de estruturas vizinhas e linfonodais e para o diagnóstico de metástases a distância.

A ultra-sonografia endoscópica (ecoendoscopia) é hoje o método de escolha para o estadiamento pré-operatório, sobretudo para a avaliação da penetração do tumor na parede gástrica e do envolvimento de linfonodos perigástricos.

Tratamento

Na ausência de doença metastática documentada, o tratamento cirúrgico radical, com ressecção gástrica e linfadenectomia, é o único potencialmente curativo no câncer gástrico. O procedimento cirúrgico mais adequado depende da localização e extensão do tumor e do estadiamento prévio: gastrectomia total ou subtotal e linfadenectomia D1, quando são removidos os linfonodos subjacentes (dentro de 3 cm de distância do tumor) e o omento maior, ou D2, em que adicionalmente são ressecados os linfonodos do tronco celíaco, hepatoduodenais, retroduodenais e do hilo esplênico (*Cancer*, 1995 e *Lancet*, 1995).

Levando-se em conta que somente uma minoria de pacientes pode ser considerada realmente curada e que 70% a 80% dos pacientes vão apresentar algum tipo de recorrência após o tratamento cirúrgico, a quimioterapia adjuvante pode determinar algum tipo de impacto nos índices de sobrevida, mas os resultados são ainda controversos, e nenhum tipo de benefício foi consistentemente observado.

O câncer gástrico, apesar dos inquestionáveis avanços, ainda é uma doença bastante grave: com exceção do câncer precoce, em que as chances de cura após a cirurgia são altas (mais de 90%), os índices de sobrevida em cinco anos são baixos (20% a 30%).

Câncer do intestino delgado e tumor carcinóide

Os tumores malignos primários do intestino delgado são raros, representam 1% das neoplasias gastrointestinais. Patologias clínicas freqüentemente associadas são: polipose familiar, síndrome de Gardner, síndrome de Peutz-Jeghers, doença celíaca, neurofibromatose de von Recklinghausen e doença de Crohn.

Fisiopatologia

Os tipos histopatológicos mais freqüentes são adenocarcinoma (45%), tumor carcinóide (29%), linfomas (15%) e sarcomas (10%) (*Semin Oncol*, 1998).

O adenocarcinoma é a neoplasia maligna mais comum do intestino delgado proximal (duodeno e jejuno), enquanto o carcinóide é o tumor mais freqüente do íleo terminal.

O tumor carcinóide é a principal neoplasia neuroendócrina do aparelho digestivo. Ocorre mais constantemente no apêndice cecal (40%), intestino delgado (27%), reto (15%) e brônquios (11%). É um tumor indolente, de crescimento lento, que se torna sintomático apenas em fase avançada. Cerca de 90% dos pacientes sintomáticos apresentam metástases relacionadas principalmente ao tamanho da lesão primária: para tumores menores que 1 cm o risco de metástases é de 2% quando o tumor primário se localiza no apêndice, 15% no intestino delgado e 20% no reto; para tumores maiores que 2 cm, 33% no apêndice, 86% a 95% no intestino delgado e praticamente 100% nos casos de tumor de reto. Os sítios mais prováveis de metástases são o fígado e, com menor incidência, os pulmões e os ossos.

Sinais e sintomas

A maioria dos pacientes com tumores malignos do intestino delgado (75%) desenvolve sintomas gastrointestinais inespecíficos: dor abdominal intermitente (65%); anorexia e perda de peso (50%); obstrução intestinal (25%). Somente 10% dos pacientes desenvolvem perfurações intestinais, mais comumente observadas nos linfomas e sarcomas. Massas abdominais são palpáveis em menos de 25% dos casos.

A síndrome carcinóide, manifestação hormonal dos tumores carcinóides, pela sua capacidade de produzir serotonina, ocorre em menos de 10% dos casos, e geralmente nos tumores localizados no tubo digestivo e com metástases hepáticas. O quadro clínico compreende rubor facial (90%), diarréia secretora (70%), dor abdominal (40%), broncoespasmo (15%) e doença cardíaca valvular (acima de 30%) (*Cancer*, 1975).

Diagnóstico

A suspeita clínica é essencial para o diagnóstico e tratamento dos tumores do intestino delgado. Os sintomas geralmente inespecíficos retardam o diagnóstico em média de seis a oito meses.

Estudos retrospectivos demonstram que em 50% a 60% dos casos o diagnóstico pode ser feito pela radiografia contrastada (trânsito intestinal). A enteroscopia e a cápsula endoscópica podem ser consideradas quando o exame convencional for negativo, mas muitas vezes só há confirmação pela laparotomia. O diagnóstico correto é estabelecido no pré-operatório em menos de 50% dos casos.

Tratamento

A ressecção cirúrgica é o tratamento definitivo para as lesões primárias localizadas. Tumores carcinóides do apêndice menores que 1 cm raramente dão metástases, e portanto podem ser tratados somente pela apendicectomia. Para os tumores carcinóides do reto menores que 1 cm, o tratamento é a ressecção endoscópica (colonoscopia); entre 1 e 2 cm, colectomia parcial com ressecções linfonodais; para os maiores que 2 cm, o tratamento cirúrgico é controverso, já que as chances de metástases são bastante altas.

Evolução clínica

No momento do diagnóstico, cerca de 45% dos pacientes com tumor carcinóide apresentam-se com metástases. A sobrevida em cinco anos, de forma geral, é de 50%, mas é mais alta para os tumores carcinóides apendiculares e do reto (*Cancer*, 1997). A evolução clínica da doença metastática é muito variável, com alguns pacientes apresentando uma sobrevida de muitos anos livre dos sintomas.

A despeito do estágio avançado dos tumores carcinóides quando é confirmado o diagnóstico, o prognóstico é melhor que o dos outros tumores malignos do intestino delgado. O índice de sobrevida em cinco anos para os tumores localizados é praticamente de 100% após a ressecção cirúrgica.

Outros tumores

Os tumores metastáticos por disseminação hematológica ou linfática são as neoplasias malignas mais comuns do intestino delgado. Entre elas o melanoma, o tumor de ovário, pulmão e cólon são as lesões primárias mais freqüentes.

Câncer do pâncreas

Epidemiologia

O câncer pancreático é a quarta causa de morte por doença neoplásica nos Estados Unidos; somente 1% a 4% dos pacientes que têm o diagnóstico confirmado sobrevivem em cinco anos (*Surgical Oncology Clinics of North America*, 1998). É ligeiramente mais comum em homens e na raça negra, e o risco relativo para fumantes é pelo menos três vezes maior. Estudos epidemiológicos não comprovam relação direta com o alcoolismo ou o consumo aumentado de café. Existe uma associação com diabetes, mas não pode ser considerado um fator de risco isolado. Na pancreatite crônica o risco é de 4%.

Para o câncer pancreático, como não existem grupos de risco bem definidos, os programas de rastreamento e prevenção são limitados.

Fisiopatologia

Embora o tecido epitelial ductal represente menos de 5% da massa pancreática, é a origem da maior parte das neoplasias do pâncreas (90%). O tipo histológico mais freqüente é o adenocarcinoma. Ocorre em 70% dos casos na cabeça do pâncreas, em 15% no corpo e em 10% na cauda, podendo acometer difusamente a glândula em 5% a 10% dos casos. A associação com dilatação canalicular e pancreatite focal é comum, o que torna muitas vezes difícil o diagnóstico.

Sinais e sintomas

A dor abdominal está presente em 90% dos casos, podendo ser vaga, e é muitas vezes referida na região epigástrica com irradiação para o dorso. A perda de peso e a anorexia são comuns. A icterícia é um achado relativamente precoce nos tumores da cabeça do pâncreas, por obstrução do ducto biliar principal (colédoco).

A pancreatite aguda ocorre em menos de 3% dos casos. Massa abdominal palpável, caquexia e icterícia são sinais clínicos freqüentes em fases avançadas.

Evolução clínica

No momento do diagnóstico o tumor está restrito ao pâncreas em menos de 10% dos casos. Cerca de 40% apresentam disseminação local pela invasão de estruturas vizinhas (localmente avançado) e 50%, disseminação a distância (metástases).

A maioria dos pacientes morre dentro de um ano após o diagnóstico, e a sobrevida em cinco anos é menor que 3%.

Diagnóstico

Os sintomas vagos na fase inicial são em geral pouco valorizados por médicos e pacientes, provocando retardo no diagnóstico. Dores abdominais persistentes e inexplicáveis em pacientes adultos, sobretudo se acompanhadas de perda de peso, devem ser prontamente investigadas.

A ultra-sonografia deve ser o método de imagem preferencial na avaliação inicial, seguida pela tomografia computadorizada, que nos fornece dados mais precisos sobre a extensão do tumor, o acometimento de estruturas adjacentes e invasões vasculares. Tumores menores que 2 cm podem ser mais bem avaliados pela ultra-sonografia endoscópica, muitas vezes complementada por biópsias com agulha fina.

A colangiopancreatografia endoscópica retrógrada (ERCP) pode ser útil no diagnóstico diferencial de obstrução biliar por tumor da cabeça do pâncreas, carcinoma da papila ou colangiocarcinoma e doença benigna (litíase biliar ou pancreatite).

Os níveis sangüíneos de antígeno carcinoembriogênico (CEA) e de CA 19-9 podem estar elevados, mas têm pouco significado prognóstico e não apresentam valor para o estadiamento. Inúmeros estudos têm procurado identificar marcadores tumorais específicos para o carcinoma pancreático, como o antígeno pancreático oncofetal (POA) e o oncogene c-K-ras.

Tratamento

A ressecção cirúrgica é a única modalidade terapêutica potencialmente curativa para o carcinoma pancreático, mas infelizmente beneficia uma pequena porcentagem dos pacientes. O primeiro passo para a determinação de uma abordagem terapêutica adequada é o criterioso estadiamento pela tomografia ou por outras modalidades, quando indicadas. A videolaparoscopia é utilizada por muitos centros para avaliação de pequenas metástases que muitas vezes não podem ser identificadas por outros métodos.

A cirurgia deverá ser indicada com propostas curativas se não houver evidências de invasão vascular, disseminação peritonial ou metástases.

A maior parte dos tumores potencialmente ressecáveis localiza-se na cabeça do pâncreas, com diagnóstico precoce em função da icterícia.

O tratamento cirúrgico é a duodenopancreatectomia (operação de Whipple) com ou sem preservação pilórica (*Ann Surg*, 1995). Se não houver invasão local ou vascular, a sobrevida de cinco anos chega a 50%, mas esses pacientes são poucos e raros.

Abordagens cirúrgicas mais radicais, com ressecção e derivação de grandes vasos, aumentam muito a morbidade, sem melhora significativa do prognóstico.

Cerca de 80% a 90% das lesões são irressecáveis, e os pacientes são submetidos freqüentemente a procedimentos cirúrgicos paliativos para tratamento da obstrução biliar e duodenal (derivação bileodigestiva e gastroenteroanastomose). Muitos pacientes com doença avançada, idosos, ou com risco cirúrgico alto são tratados pela colocação endoscópica de próteses biliares de plástico, que devem ser trocadas a cada três meses, ou metálicas (*stents*). A esplancnicectomia ou alcoolização de gânglios esplâncnicos são procedimentos muitas vezes necessários para a paliação da dor.

A quimioterapia e a radioterapia adjuvantes em pacientes submetidos a tratamento cirúrgico podem determinar melhor controle local da recorrência da doença e tratamento da dor (*J Clin Oncol, 1997*).

Câncer do fígado

Epidemiologia

O carcinoma hepatocelular (HCC), que representa 90% dos tumores primários do fígado, é um tumor raro na América do Norte e na Europa Ocidental, sendo um dos mais freqüentes e letais em outras regiões, principalmente países em desenvolvimento, podendo constituir-se num problema de saúde pública.

A incidência do HCC varia muito segundo a região e correlaciona-se com a infecção pela hepatite B crônica. As taxas mais elevadas observam-se na Ásia e na África, onde 10% a 25% da população está infectada pelo vírus da hepatite B (HBV), e a incidência do HCC é de 30 a 120 casos a cada cem mil pessoas, por ano.

No Japão, o carcinoma hepatocelular é a terceira principal causa de morte por câncer, principalmente por causa da hepatite C. Fenômeno semelhante observou-se no sudeste da Europa (cinco a dez casos por cem mil por ano) e nos Estados Unidos, onde a incidência aumentou nas últimas três décadas de 1,4 para 2,4 por cem mil por ano, atingindo uma faixa etária mais jovem. Isso é provavelmente conseqüência do aumento da incidência de infecção pelo vírus da hepatite C (HCV) devido à intensificação do uso de drogas injetáveis. Os negros são duas vezes mais acometidos do que os brancos, e os homens três vezes mais do que as mulheres.

Etiologia

No HCC podemos observar três bem definidas associações epidemiológicas: infecção por HBV e HCV, cirrose e hepatotoxinas, especialmente aflatoxina B1 (toxina do *Aspergillus* encontrada em uma variedade de alimentos preservados, como amendoim, milho e arroz). A cirrose de qualquer etiologia é um fator de risco. Outros fatores de risco de HCC incluem a doença de depósito de glicogênio (doença de Wilson), deficiência de alfa-1-antitripsina, distúrbios imunológicos e o uso de esteróides anabolizantes.

Fisiopatologia

Os mecanismos pelos quais a hepatite viral causa carcinoma hepatocelular são desconhecidos. A inflamação crônica e o aumento do *turnover* do hepatócito são provavelmente importantes. Também pode haver efeitos oncogênicos diretos dos vírus. Aflatoxina induz mutações no p53, permitindo proliferação celular irrestrita.

Sinais e sintomas

Os sintomas clínicos do HCC são freqüentemente mascarados pelos da hepatite ou cirrose, e muitas vezes o único sinal é a descompensação clínica súbita, forma comum de apresentação. Perda de peso, dor no hipocôndrio direito, mal-estar e icterícia são os sintomas típicos da doença avançada.

Diagnóstico

O diagnóstico do HCC deve ser sempre considerado em um paciente com cirrose que apresente deterioração clínica. A dosagem de alfa-fetoproteína (AFP) é elevada em 50% a 90% dos pacientes e comumente relacionada ao tamanho do tumor. O diagnóstico do HCC pode ser estabelecido sem biópsia quando os níveis de AFP forem muito elevados (mais que 10.000 ng/ml) e um estudo de imagem mostrar uma massa hepática solitária (*Ann Intern Med, 1998*).

A ultra-sonografia é o teste inicial usado com maior freqüência para detecção de massas hepáticas porque tem custo relativamente menor e apresenta maior sensibilidade no diagnóstico de pequenas lesões (menores que 2 cm). A tomografia computadorizada (TC) e a ressonância nuclear magnética (RNM) podem ser utilizadas para avaliar a extensão da lesão e o acometimento de estruturas adjacentes, como também a invasão vascular.

Evolução clínica

O HCC, em geral, se expande localmente, invadindo o diafragma, órgãos adjacentes, o sistema portal e veias hepáticas e enviando metástases para os linfonodos regionais (periportais), pulmões, ossos, adrenais e cérebro. A sobrevida média é de três a seis meses após o início dos sintomas. A sobrevida em cinco anos dos pacientes submetidos a transplante devido a lesões pequenas é semelhante à dos transplantados por outros motivos. A sobrevida em cinco anos dos pacientes submetidos a ressecções hepáticas é de 20% a 40% (*Surg Gynecol Obstet, 1992*).

Tratamento

O tratamento definitivo é o cirúrgico: ressecção ou transplante (*Hepatology, 1996*), que pode beneficiar apenas 10% a 30% dos pacientes com HCC. O papel do transplante no tratamento do HCC ainda não está bem definido, e os índices de sobrevida em cinco anos não são melhores do que os da ressecção hepática.

Nos pacientes com tumor irressecável, a quimioembolização (cisplatina-lipiodol) pode reduzir e impedir o crescimento do tumor, como medida paliativa até a realização do transplante, mas com risco de insuficiência hepática aguda.

A radioablação por radiofreqüência e a criocirurgia também podem ser utilizadas como uma alternativa à ressecção do HCC.

Câncer colorretal

Epidemiologia

O carcinoma colorretal (CCR) é a segunda causa de morte por câncer. É curável com o tratamento cirúrgico quando o diagnóstico é precoce. A taxa global de sobrevida em cinco anos é de 50%. Observa-se ligeira predominância de câncer de cólon em mulheres e de reto em homens.

Fatores geográficos e ambientais estão seguramente envolvidos na patogênese do CCR. Regiões industrializadas, como os Estados Unidos, a Europa Ocidental e a Escandinávia, apresentam os mais altos índices da doença. As pessoas que emigram para as áreas de alta incidência do CCR apresentam índices nitidamente maiores, sugerindo que fatores ambientais podem ser decisivos no aparecimento da doença.

Etiologia e fatores de risco

Cerca de 75% dos casos ocorrem em pacientes sem fatores de risco bem definidos, embora vários desses fatores sejam bastante conhecidos.

Fatores dietéticos podem promover ou inibir a carcinogênese: o alto consumo de carnes vermelhas e gordura animal, como também a presença de níveis elevados de colesterol nas fezes correlacionam-se com um maior risco do CCR. O mecanismo proposto é uma interação entre dieta gordurosa e ácidos biliares.

Há muito se supõe que dietas ricas em fibras sejam um fator de proteção contra o câncer colorretal, com base na observação, feita por Burkitt (1969), da baixa incidência desse tipo de tumor na população negra africana, acostumada a alto consumo de fibras na dieta (*Lancet*, 1969). Admite-se hoje que o baixo risco nessa população seja também decorrente do pequeno consumo de produtos de origem animal. Em relação à primeira suposição, inúmeros estudos epidemiológicos confirmam que dietas ricas em fibras se associam à redução do risco do CCR. As fibras das frutas e vegetais são mais importantes do que as dos cereais.

A polipose do cólon e do reto é um fator de risco dos mais importantes no aparecimento da doença. Os pólipos colorretais são classificados histologicamente em: adenomatosos (pólipos verdadeiros, que podem ser benignos ou malignos) e hiperplásicos (inflamatórios).

A maior parte dos carcinomas colorretais origina-se de pólipos adenomatosos. Cerca de 60% dos casos de CCR associam-se a pólipos, o que justifica o aparecimento de tumores sincrônicos (aqueles diagnosticados ao mesmo tempo que a lesão primária) e metacrônicos (lesões tardias).

A história natural da polipose colônica justifica uma atuação mais agressiva: 24% dos pacientes com pólipos não tratados desenvolverão câncer invasivo em vinte anos. A remoção por colonoscopia de pólipos adenomatosos (polipectomia) reduz consideravelmente o risco de CCR.

Síndromes hereditárias

A polipose adenomatosa familiar (PAF), caracterizada pela presença de milhares de pólipos, representa 1% de todos os casos de CCR. É doença autossômica dominante, com 100% de possibilidade de desenvolvimento de câncer. Se a proctocolectomia total não for indicada cedo na fase adulta, todos os pacientes com PAF desenvolverão câncer ao redor dos 55 anos.

O câncer colorretal hereditário não polipóide (HNPCC), clinicamente conhecido como síndrome de Linch (I e II), é doença autossômica dominante não polipóide, cinco vezes mais freqüente que a PAF, e representa 1% a 5% dos casos de CCR. Na síndrome de Linch I o acometimento é exclusivamente colorretal, enquanto na síndrome de Linch II ocorre associação na mesma família com outros tipos de câncer: de mama, pancreático e endometrial.

O risco do aparecimento de câncer em parentes de pacientes que tiveram câncer de cólon esporádico é cerca de duas a três vezes maior em relação à população geral. Essa associação se deve mais a fatores ambientais e dietéticos do que a distúrbios genéticos.

Pacientes com doenças inflamatórias intestinais (retocolite ulcerativa) apresentam risco trinta vezes maior de desenvolver CCR.

Sinais e sintomas

A localização e as características do tumor determinam a maior parte dos sintomas do CCR: sangramento, dor abdominal, mudanças no hábito intestinal, anorexia, perda de peso e anemia. Sangramentos de pequena monta podem ser detectados pelo sangue oculto nas fezes, e muitas vezes anemia crônica e deficiência de ferro sérico estão associadas a tumor do cólon direito. Toda mudança do hábito intestinal, principalmente se ligada a alterações na freqüência de evacuações e calibre das fezes, é um sintoma tão importante quanto o sangramento retal, e deve ser investigada.

Diagnóstico

A colonoscopia é o método de investigação mais eficiente no CCR, sendo imprescindível. A radiografia contrastada (enema opaco) pode detectar alguns tumores ou pólipos, mas não é tão sensível quanto a colonoscopia, que ainda permite a realização de biópsias e polipectomias.

A dosagem do antígeno carcinoembriogênico (CEA), marcador tumoral, é importante para a avaliação do tratamento e do controle de recorrência. A tomografia computadorizada é utilizada para o estadiamento do tumor e a verificação do comprometimento linfonodal e de metástases a distância.

Estadiamento

O estadiamento dos tumores de cólon e reto é cirúrgico, e o número de linfonodos analisados é fator prognóstico importante.

A classificação **TNM** é a mais utilizada (Quadro 1).

O acometimento linfonodal é o determinante primário da sobrevida. A taxa de sobrevida em cinco anos dos pacientes sem metástases linfonodais é de 90% para os estágios T1 e T2 e de 80% para o T3. Quando existem lifonodos positivos, cai para 69% (um linfonodo positivo) e 27% (quatro ou mais linfonodos positivos).

Tratamento

A maior parte dos pacientes com câncer de cólon e reto será submetida a tratamento cirúrgico mesmo em presença de metástases: a cirurgia é o melhor método para a prevenção de complicações, tais como obstrução e sangramento.

A meta principal do tratamento cirúrgico no CCR é a ressecção do tumor com margens de segurança e a ressecção das cadeias linfonodais de drenagem (drenagem linfática) e de órgãos adjacentes, quando acometidos. Um criterioso planejamento cirúrgico no pré-operatório é essencial. A tomografia computadorizada e a ressonância nuclear magnética (principalmente nos pacientes com alergia a contraste), como também a ultra-sonografia endoscópica, devem ser solicitadas para avaliação de tumores localmente avançados, doença linfonodal e metástases.

O PET *scan* ou PET-CT, imagens obtidas pela captação aumentada dos metabólicos da glicose (FDG) pelas células tumorais, é particularmente útil na detecção de lesões extra-hepáticas em pacientes com metástases hepáticas potencialmente ressecáveis.

Todos os pacientes nos estágios I a III deverão ser tratados cirurgicamente com intenção curativa: ressecção cirúrgica oncológica, com dissecação da cadeia linfonodal locorregional e ligadura na raiz dos vasos que nutrem o tumor. No estágio II, até recentemente, o benefício da quimioterapia adjuvante era controverso. Hoje, recomenda-se a quimioterapia adjuvante aos pacientes com instabilidades microssatélites (MSI-H) e fatores de risco (perfuração ou obstrução do tumor primário, invasão linfovascular ou perineural, ou menos de 12 linfonodos regionais dissecados no espécime cirúrgico).

Vários estudos demonstraram benefícios evidentes na indicação de radioterapia pré-operatória, muitas vezes associada à quimioterapia (em pequenas doses radiossensibilizantes para aumentar a eficácia da radioterapia) em pacientes com câncer de reto. A cirurgia é realizada seis a oito semanas após o término da radioterapia. As vantagens desse tratamento são:

- redução do tamanho do tumor, com aumento das chances de ressecção e preservação esfincteriana;
- diminuição do risco de recidiva local e de metástases a distância a partir de células tumorais liberadas durante a cirurgia;
- possível transformação de tumores irressecáveis em ressecáveis (T4-T2);
- maior potencial dose-eficiente da radioterapia pré-operatória em relação à pós-operatória.

As metástases do CCR para o fígado e o pulmão podem ser abordadas cirurgicamente, em especial se forem solitárias. A sobrevida livre de doença em cinco

Quadro 1: Estadiamento de tumores colorretais.

Estágio	Tumor (T)	Linfonodos (N)	Metástases (M)	Sobrevida em cinco anos
I	Invasão da submucosa (T1) ou da camada muscular própria (T2)	Nenhum	Nenhuma	Maior que 90%
II	Invasão até a subserosa (T3) ou além da serosa (T4)	Nenhum	Nenhuma	75%
III	Qualquer T	Positivos	Nenhuma	50%
IV	Qualquer T	Qualquer N	Metástase a distância (M1)	Menor que 10%

anos fica entre 20% e 30% para as ressecções hepáticas. Aproximadamente 70% dos pacientes que morrem de CCR têm metástases hepáticas.

O tratamento cirúrgico seguido de quimioterapia adjuvante é a melhor opção para as lesões hepáticas pequenas, ou com grande intervalo desde o diagnóstico do tumor primário. Para as lesões múltiplas, volumosas ou com intervalo pequeno desde o diagnóstico inicial do tumor, a quimioterapia neo-adjuvante (pré-operatória) deve ser realizada durante dois meses e seguida de ressecção hepática e quimioterapia adjuvante (Buzaid e Hoff, 2007).

Estudos recentes têm confirmado que a cirurgia laparoscópica para a ressecção de tumores colorretais é tecnicamente viável, segura e consegue dissecar o mesmo número de linfonodos que a cirurgia aberta, mantendo, portanto, os princípios da radicalidade da cirurgia oncológica (*Advances in Surgery*, 2006), com as vantagens de menor tempo de hospitalização, menor morbidade e dor pós-operatória, e menor tempo de convalescença.

Evolução clínica e seguimento

Cerca de dois terços dos pacientes submetidos a tratamento cirúrgico curativo para o CCR apresentarão recorrência: 85% das recidivas ocorrem nos primeiros dois anos e meio após a cirurgia, e 15% durante os dois anos e meio subseqüentes (*The M. D. Anderson Surgical Oncology Handbook*, 1999). O risco de recidiva é mais alto nos estágios II e III, anaplasia, aneuploidia ou invasão de órgãos adjacentes. As recidivas podem ser locorregionais (principalmente dos tumores do reto, em 20% a 30% dos casos) e metastáticas (em 50% dos pacientes operados de CCR).

O seguimento intensivo nos primeiros cinco anos portanto é importante para um melhor prognóstico.

No seguimento dos pacientes operados de CCR, a American Society of Clinical Oncology (Asco) recomenda: avaliação clínica e dosagem do CEA a cada três meses nos primeiros três anos e a cada seis meses no quarto e quinto anos; TC de tórax, abdômen e pelve anualmente nos primeiros três anos; colonoscopia três anos após a cirurgia inicial e a cada cinco anos se normal; retossigmoidoscopia a cada seis meses para pacientes com câncer de reto.

Rastreamento e detecção precoce

O rastreamento reduz a mortalidade pela doença de forma significativa no CCR.

A pacientes assintomáticos e com baixo risco: recomenda-se colonoscopia aos 50 anos. Na ausência de pólipos, deve-se repeti-la em dez anos. Na impossibilidade de colonoscopia, deve-se proceder à pesquisa de sangue oculto nas fezes em três amostras consecutivas e/ou à retossigmoidoscopia a cada cinco anos. Na presença de pólipos é preciso repetir a colonoscopia em um ano; se negativa, em dois anos e, se novamente negativa, a cada cinco anos.

A pacientes de alto risco: recomenda-se a colonoscopia a cada um a três anos, dependendo do caso, com exame inicial aos 40 anos.

Para síndromes hereditárias: o rastreamento é anual, com o primeiro exame realizado com cinco anos menos em relação à idade da primeira pessoa da família a ter câncer colorretal, quando do diagnóstico (Buzaid e Hoff, 2007).

Referências bibliográficas

ASHLEY, S. W.; WELLS S. A. "Tumors of the small intestine". *Semin Oncol* 15:116, 1988.

BONENKAMP, J. J.; SONGUN I.; HERMANS J. *et al.* "Randomised comparison of morbidity after D1 and D2 dissection for gastric cancer in 996 Dutch patients". *Lancet* 345:745, 1995.

BROWN, L. M.; DEVESA, S. S. "Epidemiologic trends in esophageal and gastric cancer in the United States". *Surgical Oncology Clinics of North America*, v. 11, n. 2, p. 235-6, 2002.

BURKITT, D. P. "Related disease – related cause?" *Lancet*, v. 2, n. 7632, p. 1229-31, 1969.

COSTA, F.; BUZAID, A. C.; HOFF, P. M. "Câncer gastrintestinal". *Manual prático de oncologia clínica do Hospital Sírio-Libanês*. 5. ed. São Paulo: Dendrix, 2007.

DI BISCEGLIE A. M.; RUSTGI, V. K.; HOOFNAGLE, J. H. *et al.* "Hepatocellular carcinoma". *Ann Intern Med* 108:390, 1988.

EKBERG, H.; TRANBERG, K. G.; ANDERSON, R. *et al.* "Patterns of recurrence in liver resection for colorectal secondaries". *World Journal of Surgery*, v. 11, p. 541-7, 1987.

FERRUCCI, J. T. "Liver tumor imaging". *Cancer*, v. 67, supl. 4, p. 1189-95, 1991.

FONG, Y.; COHEN, A. M.; FORTNER, J. G. *et al.* "Liver resection for colorectal metastases". *Journal of Clinical Oncology*, v. 15, n. 3, p. 938, 1997.

FONG, Y.; KEMENY, N.; PATY, P. *et al.* "Treatment of colorectal cancer: hepatic metastasis". *Seminars in Surgical Oncology*, v. 12, n. 4, p. 219, 1997.

FRANKLIN JR., M. E.; ROSENTHAL, D.; ABREGO-MEDINA, D. *et al.* "Prospective comparison of open vs laparoscopic colon surgery for carcinoma. Five-year results". *Diseases of the Colon and Rectum*, v. 39, supl. 10, p. 35-46, 1996.

GEER, R. J.; BRENNAN, M. F. "Prognostic indicators for survival after resection of pancreatic adenocarcinoma". *Am J Surg* 165:68, 1993

GIACOSA, A.; HILL, M. J.; DAVIES, G. J. "Fibres and colorectal cancer: should we change our dietary advice on prevention?" *Digestive and Liver Disease*, v. 34, supl. 2, p. 121-3, 2002.

GODWIN J. D. "Carcinoid tumors: an analysis of 2837 cases". *Cancer* 36:560, 1975

GUDJONSSON, B. "Cancer of the pancreas: 50 years of surgery". *Cancer*, v. 60, n. 9, p. 2284-303, 1987.

JATZKO, G. R.; LISBORG, P. H.; DENK, H. et al. "A 10-year experience with Japanese-type radical Lymph node dissection for gastric câncer outside of Japan". *Cancer* 76:1302, 1995.

JESSUP, J. M.; BOTHE, A.; STONE, M. D. et al. "Preservation of sphincter function in rectal carcinoma by a multimodality treatment approach". *Surg Oncol Clin North Am* 1: 137, 1992.

KARL, R. C.; MORSE, S. S.; HALPERT, R. D.; CLARK, R. A. "Preoperative evaluation of patients for liver resection. Appropriate CT imaging". *Annals of Surgery*, v. 217, n. 3, p. 226-32, 1993.

LIOVET, J. M.; BRUX, J.; FUSTER, J. et al. "Liver transplantation for hepatocellular carcinoma. Results of restrictive policy". *Hepatology*, v. 24, p. 350, 1996.

MACINTOSH, E. L.; HINUK, G. Y. "Hepatic resection in patients with cirrhosis and hepatocellular carcinoma". *Surg Gynecol Obst.* 174:245, 1992.

MANABE, T.; OSHIO, G.; BABA, N. et al. "Radical pancreatectomy for ductal cell carcinoma of the head of the pancreas". *Cancer*, v. 64, n. 5, p. 1132-7, 1989.

MIDIS, G. P.; FEIG, B. W. "Cancer of the colon, rectun and anus". In: FEIG, B. W.; BERGER, D. H.; FUHRMAN, G. M. *The M. D. Anderson Surgical Oncology Handbook*. Filadélfia: Lippincott Williams & Wilkins, 1999.

NORMURA, A.; STERMMERMANN, G. N.; CHYOU, P. H. et al. "*Helicobacter pylori infection and gastric carcinoma in a population of Japanese-Americans in Hawaii*". *N Engl J Med* 325:1132, 1991.

PEARLSTONE, D. B.; STALEY, C. A. "Gastric carcinoma". In: FEIG, B. W.; BERGER, D. H.; FUHRMAN, G. M. *The M. D. Anderson Surgical Oncology Handbook*. Filadélfia: Lippincott Williams & Wilkins, 1999.

PETERS, U.; SINHÁ, R.; CHATTERJEE, N. et al. "Dietary fiber and colorectal adenoma in a colorectal cancer early detection programme". *Lancet*, v. 361, n. 9368, p. 1491-5, 2003.

SACLARIDES, T. J.; BHATTACHARYYA, A. K.; BRITTON-KUZEL, C. et al. "Predicting lymph node metastases in rectal cancer". *Diseases of the Colon and Rectum*, v. 37, n. 1, p. 52-7, 1994.

SAEKI, H.; OHNO, S.; MIYAZAKI, M. et al. "P53 protein accumulation in multiple oesophageal squamous cell carcinoma: relationship to risk factors". *Oncology*, v. 62, n. 2, p. 175-9, 2002.

SAENZ, N. C.; CADY, B.; MCDERMOTT JR., W. V.; STEELE JR., G. D. "Liver surgery: experience with colorectal cancer metastatic to the liver". *The Surgical Clinics of North America*, v. 69, p. 361, 1989.

SENGUPTA, S.; TJANDRA, J. J.; GIBSON, P. R. "Dietary fiber and colorectal neoplasms". *Diseases of the Colon and Rectum*, v. 44, n. 7, p. 1016-33, 2001.

SOYER, P.; LEVESQUE, M.; ELIAS, D. et al. "Detection of liver metastases from colorectal cancer: comparison of intraoperative US and CT during arterial portography". *Radiology*, v. 183, n. 2, p. 541-4, 1992.

SPITZ, F. R. et al. "Preoperative and postoperative chemoradiation strategies in patients treated with pancreaticoduodenectomy for adenocarcinoma of the pancreas". *J Clin Oncol* 15:928, 1997.

STOCCHI, L.; NELSON, H. "Laparoscopic Colon Resection for Cancer". *Advances in Surgery* 59:76, 2006.

SWISHER, S. G.; HUNT, K. K.; HOLMES, E. C. et al. "Changes in the surgical management of esophageal cancer from 1970 to 1993". *American Journal of Surgery*, v. 169, n. 6, p. 609-14, 1995.

SWISHER, S. G.; MANSFIELD, P. "Esophageal carcinoma management". In: MEYERS, M. A. (ed.). *Neoplasms of the digestive tract: imaging, staging and management*. Filadélfia: Lippincott-Raven, 1997.

VAPORCIYAN A. A.; Swisher, S. G. "Esophageal carcinoma". In: FEIG, B. W.; BERGER, D. H.; FUHRMAN, G. M. *The M. D. Anderson surgical oncology handbook*. Filadélfia: Lippincott Williams & Wilkins, 1999.

YEO, C. J.; CAMERON, J. L.; LILLEMOE, K. D. et al. "Pancreatoduodenectomy for cancer of the head of the pancreas: 201 patients". *Ann Surg* 221:721, 1995.

YOSHIDA, Y.; KANEMATSU, T.; MATSUMATA, T. et al. "Surgical margins and recurrence after resection of hepatocellular carcinoma in patients with cirrhosis: further evaluation of limited hepatic resection". *Ann Surg* 209:297, 1989.

TUMORES DO PARÊNQUIMA RENAL

Marcus V. Sadi

Conceito

Os rins podem sediar tumores primários, benignos ou malignos, e tumores metastáticos. Esses tumores originam-se no parênquima renal, no sistema coletor ou em estruturas adjacentes, tais como a cápsula renal e a gordura perirrenal (Quadro 1). Os tumores renais primitivos dividem-se em três grupos principais: os de linhagem epitelial (adenoma, oncocitoma e carcinoma de células renais – CCR), os de linhagem mesenquimal (fibroma, lipoma, angiomiolipoma e sarcoma) e os de linhagem embrionária (tumor de Wilms – nefroblastoma), mais comum em crianças. Exceto pelos tumores de linhagem epitelial, são raros (Bennington e Beckwick, 1975).

Tumores primários benignos

Adenomas

Adenomas são os tumores renais mais freqüentes. Estão presentes em 7% a 22% das autópsias (Bennington e Beckwick, 1975; Bell, 1937). Em geral são assintomáticos, pequenos, de localização cortical periférica e têm aspecto histológico papilar. Parece existir uma relação entre o tamanho do tumor renal e o seu potencial maligno. Alguns acreditam que o adenoma é simplesmente um estádio mais precoce do carcinoma e sugerem que eles não podem ser distinguidos com certeza das neoplasias malignas (Bennington e Beckwick, 1975; Bell, 1937; Weiss et al., 1995). Por ser extremamente difícil predizer o seu comportamento biológico, devem-se considerar os adenomas como potencialmente malignos. Nefrectomia parcial é o tratamento de escolha para esses casos.

Angiomiolipomas

Angiomiolipomas ou hamartomas renais representam um grupo de tumores benignos caracterizado pela presença de células musculares, gordurosas e endoteliais benignas. Esses tumores têm imagem radiológica característica e são encontrados bilateralmente em quase 50% dos pacientes portadores de esclerose tuberosa (Weiss et al., 1995; Washecka e Hanna, 1991). Essa síndrome, com anormalidades nos genes supressores TSC1 e TSC2, é mais comum em mulheres jovens e caracteriza-se por retardo mental, adenoma sebáceo da face e hamartomas da retina, pâncreas e rins. Por haver rica vascularização, pode existir

Quadro 1: Classificação operacional dos tumores renais.

Tumores renais		
Primários	Benignos	• adenoma • angiomiolipoma • oncocitoma • tumor justaglomerular • leiomioma • lipoma • fibroma e outros
	Malignos	• carcinoma de células renais • nefroblastoma (Wilms) • carcinoma de células transicionais do sistema coletor • sarcoma e outros
Metastáticos		• carcinoma: adrenal, pulmão, estômago, próstata, mama • sarcoma retroperitoneal • mieloma múltiplo • linfomas e outros

sangramento intraparenquimatoso, com sintomatologia dolorosa e hipotensão arterial em até 50% dos casos com tumores menores que 4 cm de diâmetro (Steiner *et al.*, 1993; Oesterling *et al.*, 1986). O diagnóstico é feito pelo ultra-som renal, que demonstra nódulo sólido hiperecóico, ou pela tomografia computadorizada, que apresenta tumor com coeficiente de atenuação negativo, usualmente entre -20 e -80 HU (unidades Hounsfield), sugestivo de conteúdo gorduroso (Steiner *et al.*, 1993; Oesterling *et al.*, 1986). O tratamento cirúrgico do angiomiolipoma nem sempre é necessário. A maioria desses pacientes deve ser avaliada com ultra-som ou tomografia periódicos. Para os tumores com diâmetro maior que ou igual a 4 cm, recomenda-se nefrectomia parcial ou embolização renal seletiva pelo risco de hemorragia espontânea, pois, quando isso ocorre, quase sempre é necessária uma nefrectomia total de urgência (Steiner *et al.*, 1993; Oesterling *et al.*, 1986).

Oncocitomas

Representam um grupo de tumores renais com baixo grau de anaplasia celular, estroma pouco celularizado, aspecto edematoso e cicatriz central (Eble, 1997; Klein e Valensi, 1976). Acredita-se que esses tumores tenham um comportamento clínico benigno, mas a lesão genética encontrada no oncocitoma é a mesma presente no CCR do tipo cromófobo (Eble, 1997; Klein e Valensi, 1976; Licht, 1995; Morra e Das, 1993). Correspondem a 5% dos tumores renais, têm predominância no sexo masculino e ocorrem após a quinta década de vida. Hematúria apresenta-se em 10% dos pacientes, porém outros sinais e sintomas costumam estar ausentes. O diagnóstico diferencial pré-operatório com o CCR é difícil de ser feito. Caracteristicamente, esses tumores apresentam uma cicatriz central na tomografia computadorizada e na arteriografia renal os vasos têm um aspecto de roda de carroça (*spoke-wheel*). No entanto, não existe exame radiológico com imagem patognomônica, e esses achados também podem estar presentes no CCR. Pela dificuldade do diagnóstico diferencial, recomenda-se realizar nefrectomia radical ou parcial em todos os casos (Licht, 1995; Morra e Das, 1993).

Outros tumores

Pacientes jovens com tumores renais pequenos, quadro de hipertensão arterial recente e aumento da renina plasmática podem apresentar tumor de células justaglomerulares. O diagnóstico deve ser aventado na presença de um hiperaldosteronismo com hipertensão arterial diastólica e hipocalemia. O tratamento é cirúrgico.

Leiomiomas são originários da cápsula renal ou do pedículo vascular do rim. Fibromas podem originar-se da cápsula, córtex ou medula renal, enquanto os lipomas são originários da cápsula renal ou da gordura perirrenal, encontrados preferencialmente em mulheres de meia-idade. O tratamento é cirúrgico devido à dificuldade em diferenciá-los de tumores mesenquimais malignos (Williams, 1992).

Tumores primários malignos

Os tumores malignos do rim representam cerca de 2% a 3% de todos os tumores do trato urinário (Bostwick e Murphy, 1998; Bukowski e Novick, 1997). O principal tumor de linhagem epitelial é o carcinoma de células renais (CCR), que representa 85% de todos os tumores renais parenquimatosos no adulto.

Carcinoma de células renais (CCR)

O CCR apresenta um aspecto histopatológico com características glandulares, podendo formar cordões de células tumorais. O tipo histológico mais freqüente é o tumor de células clara, assim referido porque, nas preparações histológicas com parafina, seu citoplasma, composto predominantemente por lipídeos e glicogênio, apresenta-se transparente. No século passado, esses tumores foram confundidos com restos da adrenal e, por isso, chamados de hipernefromas. A partir de então, ficaram conhecidos por diversos nomes: tumor de Grawitz, carcinoma de células claras, adenocarcinoma renal e, atualmente, carcinoma de células renais – CCR.

Epidemiologia

O CCR é duas a três vezes mais freqüente nos homens do que nas mulheres e predomina após os 50 anos de idade. A chance de um indivíduo de 40 anos desenvolver CCR é de 1,3%, e o seu risco de morte pelo tumor é de 0,5% (Bostwick e Murphy, 1998; Bukowski e Novick, 1997; 2005).

A incidência de CCR aumentou 38% nas últimas duas décadas, provavelmente por causa do uso generalizado de US e TC para rastreamento e diagnóstico precoce de patologias abdominais (Pisani *et al.*, 1993; Porena *et al.*, 1992; Thompson e Peek, 1988). Tsui *et al.* (2000) analisaram seiscentos pacientes com CCR e documentaram que a sobrevida em cinco anos foi de 85% para os tumores achados incidentalmente e de 63% para aqueles sintomáticos.

Evidências epidemiológicas sugerem que o tabaco duplica a chance de desenvolvimento desse tumor e está envolvido em pelo menos um terço de todos os casos. Cádmio, derivados da gasolina e chumbo, irradiações, terapêutica com estrógenos e hipertensão arterial são outros fatores relacionados com esses tumores. Obesidade é fator freqüente em mulheres. O CCR também tem incidência aumentada em pacientes com insuficiência renal crônica, pacientes em diálise com doença renal cística adquirida, portadores de esclerose tuberosa e síndrome de von Hippel-Lindau (Smith *et al.*, 1989; Mellemgaard *et al.*,

1994). Os fatores primários de prevenção mais importantes estão relacionados ao cigarro e à obesidade.

Histogênese e biologia tumoral

O CCR apresenta uma forma hereditária e outra esporádica. Estima-se que 4% dos casos sejam hereditários (Zbar *et al.*, 1994). Os CCRs hereditários são diferentes dos tipos esporádicos pois costumam ser multifocais, bilaterais e ocorrer em pacientes mais jovens. As lesões genéticas encontradas inicialmente nos CCRs hereditários parecem também ocorrer nos esporádicos (Zbar *et al.*, 1994; Gnarra *et al.*, 1994; Foster *et al.*, 1994; 2006; Maher e Yates, 1991; Vira *et al.*, 2007) (Quadro 2).

Quatro subtipos de CCR foram descritos, baseados não só nos aspectos morfológicos e histopatológicos mas também citogenéticos e moleculares: convencional de células claras, de células cromófilas (papilífero), de células cromófobas e do ducto coletor (ducto de Bellini) (Storkel e van den Berg, 1995). Qualquer um desses subtipos pode ter componente sarcomatoso. Quando isso ocorre, o prognóstico é ruim, com mais de 80% dos pacientes não sobrevivendo cinco anos (Storkel e van den Berg, 1995; Ro *et al.*, 1987; Skinner *et al.*, 1971).

O CCR convencional de células claras representa 75% de todos os tipos histológicos renais e é originário das células do túbulo proximal ou da alça de Henle. Apresenta uma deleção ou translocação do braço curto do cromossomo 3 (3p14-26). Outras lesões ocorrem em 8p, 9p e 14q. São tumores que podem apresentar alto grau de anaplasia celular, ser aneuplóides e ter comportamento biológico agressivo. Estudos realizados em pacientes portadores de síndrome de von Hippel-Lindau e CCR familiar demonstram existir uma alteração em gene identificado no cromossomo 3p25. Nessa síndrome, representada por malformações cerebelares, tumores pancreáticos, feocromocitomas e cistos renais, o CCR pode ocorrer em até 40% dos casos (Zbar *et al.*, 1994; Gnarra *et al.*, 1994; Foster *et al.*, 1994; 2006; Maher e Yates, 1991; Vira *et al.*, 2007).

O CCR papilífero representa cerca de 15% dos subtipos histológicos. Tem um aspecto papilar, formando arranjos que muitas vezes podem confundi-lo com o carcinoma de células transicionais. Pode ser multifocal ou bilateral. O CCR papilar tipo 2 tem comportamento mais agressivo e pior prognóstico do que o tipo 1 (Vira *et al.*, 2007; Storkel e van den Berg, 1995).

Cerca de 5% dos CCRs compreendem aqueles de células cromófobas. Esses tumores apresentam um prognóstico excelente (Crotty *et al.*, 1995).

Tumores do ducto coletor são incomuns (menos que 1%) e não apresentam alterações genéticas consistentes. São tumores agressivos, que desenvolvem metástases rapidamente. Um subtipo recentemente descrito e também com prognóstico ruim é o carcinoma medular renal, que surge em pacientes com antecedentes de anemia falciforme (Vira *et al.*, 2007).

Marcadores moleculares

Não existem marcadores específicos para o CCR. As manifestações paraneoplásicas servem para controle da recidiva da doença, porém a presença de manifestações paraneoplásicas não tem valor prognóstico a não ser quando relacionada com a existência de metástases. Em estudo encontram-se marcadores de proliferação celular (PCNA, Ki67), moléculas de adesão, fatores de crescimento, atividade de telomerase, fator indutor de hipóxia (HIF), p53 e a anidrase carbônica 9 (CA9).

História natural, estadiamento e prognóstico

O carcinoma de células renais tem predominância nos pólos dos rins. Com freqüência, ultrapassa a cápsula renal e invade a gordura perirrenal. Tem tropismo positivo pelo

Quadro 2: Classificação histológica e lesões genéticas do CCR (baseada em Vira *et al.*, 2007).

Subtipos de CCR		Incidência	Lesão genética
	Convencional de células claras	75%	VHL (3p25)
Papilíferos	Tipo 1 Tipo 2 (associado a leiomiomatose hereditária)	5% 10%	c-met (7q31.3) FH (1q)
	Células cromófobas	5%	BHD (17p11.2)
	Células do ducto coletor	5%	não conhecida

VHL = von Hippel-Lindau; FH = fumarate hidratase; BHD = Birt-Hogg-Dubé.

sistema vascular venoso, penetrando na veia renal em 10% a 20% dos casos e na veia cava em 4% a 10% (Goldfarb *et al.*, 1990). Apresenta metástases pelas vias linfática e hematogênica. Os linfáticos acometidos são geralmente da região peri-hilar do rim, porém qualquer linfonodo retroperito-neal pode estar comprometido. As metástases hematogênicas se fazem preferencialmente para os pulmões, ossos, pele, fígado e cérebro. O estadiamento clínico inicialmente descrito por Robson serviu de base para a atual classificação TMN (Williams, 1992; Robson *et al.*, 1969) (Quadro 3).

Os maiores determinantes da sobrevida dos pacientes com CCR são: extensão anatômica do tumor (estadiamento), tipo histológico, grau de anaplasia celular (grau de Furhman), estado clínico geral, tempo de aparecimento de metástases (sincrônico ou metacrônico com relação ao tumor primário) e presença de nefrectomia prévia. Fatores secundários incluem ploidia nuclear, índices de proliferação celular e densidade microvascular (Mejean *et al.*, 2003; Fuhrman *et al.*, 1982).

Sistemas de prognóstico integrados e nomogramas que incluem esses vários parâmetros clínicos, anatomopatológicos e laboratoriais têm sido desenvolvidos para avaliação dos pacientes portadores de CCR. Estudos atuais sugerem que esses sistemas são mais precisos do que o uso exclusivo do estadiamento TNM ou do grau de Furhman para predizer a sobrevida. Um desses sistemas, denominado Uiss, utiliza o estádio TNM, o grau histológico de Furhman e o estado clínico geral para classificar os pacientes em cinco grupos, cujo prognóstico vai de favorável (Uiss-1) até totalmente desfavorável (Uiss-5). A sobrevida em cinco anos para o Uiss-1 é de 94%, enquanto para o Uiss-5 é de 0%, demonstrando a validade dessa classificação (Zisman *et al.*, 2001).

Diagnóstico

As manifestações urológicas consideradas para o diagnóstico clínico são caracterizadas pela tríade hematúria, massa e dor na região lombar. Menos de 10% dos pacientes apresentam a tríade completa. Hematúria macro ou microscópica é o sinal urológico mais freqüente. Está presente em 30% a 60% dos casos. Massa palpável no flanco e dor lombar aparecem em cerca de um terço dos pacientes, isoladamente. Varicocele, devido à obstrução da veia espermática pelo tumor, pode estar presente em 2% dos casos (Eble, 1997; Williams, 1992; Bukowski e Novick, 1997; 2005).

O CCR é conhecido pelo grande número de manifestações paraneoplásicas inespecíficas e específicas. Entre as inespecíficas, as mais comuns são febre, anemia e alterações das provas de função hepática (síndrome de Stauffer). Entre as específicas, as mais encontradas são a hipercalcemia, a eritrocitose e a hipertensão arterial (Williams, 1992; Bukowski e Novick, 1997; 2005).

Quadro 3: Estadiamento clínico comparativo de Robson e classificação TMN (Williams, 1992; Robson *et al.*, 1969).

Robson	TNM	Descrição
I	T1	Tumor restrito ao rim ≤ 7 cm T1a < 4 cm T1b = 4 a 7 cm
–	T2	Tumor restrito ao rim > 7 cm
II	T3	Tumor que invade os tecidos perirrenais mas está restrito à fáscia de Gerota ou compromete as veias renal/cava inferior
–	T3a	Tumor que invade a adrenal ou gordura perirrenal mas não além da fáscia de Gerota
IIIa	T3b	Tumor que se estende para a veia renal ou veia cava inferior abaixo do diafragma
IIIa	T3c	Tumor que se estende para a veia cava inferior acima do diafragma ou invade a parede da veia cava
–	T4	Tumor com invasão além da fáscia de Gerota
IIIb	N+	Metástases em linfonodos retroperitoneais
IV	M+	Metástases por via hematogênica

Em termos de diagnóstico radiológico, a investigação das massas renais inclui urografia excretora (UGE), ultra-sonografia abdominal (US) e tomografia computadorizada do abdômen (TC) ou imagem por ressonância magnética (RM). Se houver dúvida diagnóstica, deve-se prosseguir com arteriografia renal seletiva, biópsia renal percutânea e exploração cirúrgica (Warshauer *et al.*, 1988; Herts, 2003; 2006; Johnson *et al.*, 1987; Cuevas *et al.*, 2006; Gill *et al.*, 1994).

A US é o exame mais simples e rápido para investigação de massa renal. Quando existe o diagnóstico de cisto renal simples, não há necessidade de continuar com a propedêutica. Massas sólidas ou cistos complexos podem representar câncer.

A tomografia computadorizada (TC) helicoidal, que emprega técnica trifásica e faz reconstruções tridimensionais, é o exame de eleição para o diagnóstico dessas lesões. O diagnóstico e estadiamento corretos são obtidos em 90% dos casos.

A RM pode ser utilizada como exame complementar ou substituto à TC para pacientes com alergia a contraste iodado, mas sua melhor indicação encontra-se na investigação dos casos com suspeita de invasão das veias renal e cava inferior (Goldfarb *et al.*, 1990).

A urografia excretora (UGE) tem indicação quando existe história de hematúria. Pode demonstrar "tumor" em mais de 80% dos casos, mas é insuficiente para a caracterização da massa renal, porque não consegue precisar se a lesão é sólida ou cística.

A arteriografia renal seletiva está restrita aos casos inconclusivos após esses exames ou quando há necessidade

Figura 1: Algoritmo para procedimento com massas renais (linha pontilhada indica caminho alternativo).

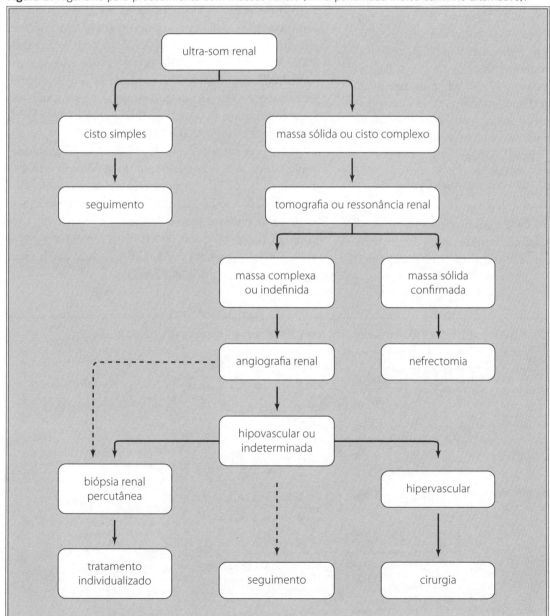

de conhecimento específico da vasculatura renal, como nos casos de nefrectomia parcial em paciente com rim único ou presença de tumor próximo ao hilo renal.

A biópsia renal pode ser útil quando se deseja confirmação anatomopatológica para pacientes com doença metastática antes do início de tratamento sistêmico. No entanto, tem pouca utilidade nos tumores primários, pois a maioria das massas renais constitui CCR e há um grande número de falsos-negativos.

A avaliação de metástases pulmonares deve ser feita com raios X de tórax, reservando-se a tomografia para os casos inconclusivos. Tomografia de crânio está indicada nos casos suspeitos de metástases cerebrais.

Para o diagnóstico laboratorial são recomendados hemograma e verificação de velocidade de hemossedimentação, fosfatase alcalina e cálcio plasmático. Em caso de alterações da fosfatase alcalina, indica-se prosseguir com mapeamento do esqueleto (cintilografia óssea).

O diagnóstico diferencial deve ser feito principalmente com os cistos renais, pois cistos simples são achados incidentalmente em um terço da população com mais de 50 anos e CCRs podem ser císticos em 2% a 3% dos casos. Inclui também tumores sólidos benignos, carcinoma urotelial da pélvis ou cálices com infiltração do parênquima renal, tumores mesenquimais, metástases, abscesso ou infarto renal e hipertrofia das colunas de Bertin (Wolf Jr., 1998; Bisceglia *et al.*, 2006; Rodriguez *et al.*, 1995).

Tratamento

O tratamento do CCR é cirúrgico, pois não existem medidas complementares que melhorem de forma significativa a sobrevida dos pacientes (Couillard *et al.*, 1993) (Figura 1).

Tumores localizados

A cirurgia clássica para o tratamento do CCR é a nefrectomia radical (NR), cujos princípios são: ligadura precoce do pedículo vascular renal; retirada do rim envolto pela fáscia de Gerota, incluindo a adrenal e o segmento de ureter; linfadenectomia retroperitoneal. Pode ser realizada por diversas vias de acesso, sendo as mais comuns a toracolaparotomia, a laparotomia transversa, a lombotomia com exérese da 12ª ou 11ª costela e por via laparoscópica (Figura 2).

Estudos randomizados compararam a NR realizada pelas vias de acesso aberta e laparoscópica, com resultados oncológicos similares entre ambas, mas maior benefício estético nos casos operados por via laparoscópica (Couillard *et al.*, 1993; Abbou *et al.*, 1999; Dunn *et al.*, 2000; Portis *et al.*, 2002).

A NR não deve mais ser considerada o tratamento padrão para os todos os casos de CCR, podendo ser substituída pela nefrectomia parcial (NP). Embora tumores no estádio T2 ou superior devam ser necessariamente tratados com NR, na atualidade deve-se individualizar o tratamento dos tumores T1, especialmente os pequenos (T1a menor que ou igual a 4 cm), que são mais comuns nos dias de hoje (Licht *et al.*, 1994; Herr, 1994; Uzzo e Novick, 2001 (Quadro 4).

Tumores menores que 4 cm, com localização anatômica favorável – por exemplo, longe do hilo renal –, tratados com NP têm ótimos resultados oncológicos. A sobrevida em 5 anos é de quase 90%, semelhante àquela obtida nos tumores renais de tamanho similar tratados com NR (Licht e Novick, 1994; Herr, 1994; Uzzo e Novick, 2001; Ono *et al.*, 2001; Gill e Kaouk, 2003; Oakley *et al.*, 2006; Aron *et al.*, 2007).

Figura 2: Sobrevida dos pacientes portadores de CCR tratados com nefrectomia radical (baseada em Tsui *et al.*, 2000).

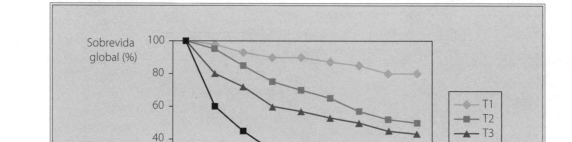

Quadro 4: Indicações de nefrectomia parcial nos tumores renais.

Absolutas	1. Tumor em rim solitário.
	2. Tumor bilateral.
Relativas	1. Tumor renal unilateral na presença de condições clínicas que comprometam a função renal (litíase, pielonefrite crônica, refluxo vesicureteral, estenose de artéria renal, hipertensão arterial, diabetes e outras).
	2. Tumor renal em pacientes com alta probabilidade de apresentar novos tumores (portadores da síndrome de von Hippel-Lindau).
Eletivas	1. Tumor renal menor que 4 cm com rim contralateral normal.
	2. Cistos complexos.

A NP pode ser feita pela via aberta ou laparoscópica (NPL). O tratamento padrão em 2007 é realizar o procedimento por via aberta, pois a NPL é uma tecnologia em evolução ainda restrita a centros especializados (Ono et al., 2001; Gill e Kaouk, 2003; Oakley et al., 2006; Aron et al., 2007).

Quanto à monitorização clínica, com o uso generalizado da ultra-sonografia abdominal o número de massas sólidas renais menores que 3 cm e de baixo grau histológico aumentou consideravelmente. Alguns estudos que acompanharam pacientes com idade avançada ou com más condições clínicas, portadores de tumores pequenos incidentais que foram simplesmente monitorizados com exames de imagem periódicos, não demonstraram interferência na sobrevida. Por causa dessas informações questiona-se atualmente se existe algum papel para a monitorização controlada de tumores renais pequenos de achado incidental, sabendo-se ainda que cerca de 20% dessas massas podem ser benignas e que a biópsia percutânea não tem boa acurácia para diferenciá-las dos CCRs (Volpe e Jewett, 2005; Rendon et al., 2000; Bosniak, 1995).

Não existem parâmetros prognósticos adequados para avaliar a agressividade biológica dos tumores renais pequenos. Foi realizada uma metanálise de nove estudos abordando 234 lesões sólidas renais tratadas de forma expectante. Nessa análise, que tratou de tumores com diâmetro mediano de 2,5 cm e seguimento de somente três anos, documentou-se que o crescimento dessas neoplasias variou entre zero e 0,86 cm por ano, com média igual a 0,28 cm por ano, sugerindo que a maior parte desses casos tem evolução muito lenta. Não houve diferença de crescimento entre os oncocitomas e os CCRs. No entanto, cerca de um terço dos casos que eventualmente foram operados eram de CCR de alto grau histológico, demonstrando que alguns desses tumores são muito agressivos mesmo quando pequenos (Chawla et al., 2006).

Em pacientes com tumores renais pequenos mas sem condição clínica para suportar um procedimento cirúrgico, pode-se realizar ablação tumoral por radiofreqüência ou crioterapia (Lowry e Nakada, 2003; Powell et al., 2005; Resnick e Zelkovic, 2003). Esse procedimento é uma alternativa à observação clínica e pode ser realizado por meio de técnicas minimamente invasivas, por via percutânea com controle radiológico. Entretanto, por ser tecnologia recente, a efetividade oncológica precisa ser mais bem avaliada.

Tumores localmente avançados

Comprometimento da glândula supra-renal ocorre em menos de 5% dos casos e na maioria das vezes relaciona-se com extensão direta de grandes tumores do pólo superior. Estima-se que a adrenalectomia contribua para o aumento da sobrevida em menos de 0,5% dos pacientes e, portanto, a glândula não necessita ser retirada, como rotina, nos dias atuais (Sagalowsky et al., 1994).

Até 10% dos CCRs invadem a veia cava inferior. A presença de trombo venoso tumoral não confere pior prognóstico se não houver comprometimento neoplásico dos linfonodos retroperitoneais. Nesses casos, a NR associada à exérese cirúrgica do trombo tumoral deve ser contemplada, pois esses pacientes têm sobrevida em cinco anos de cerca de 50%, semelhante àquela encontrada nos pacientes com estádio T2 (Novick et al., 1990; Sadi, 2003; Quek et al., 2001; Vaidya et al., 2003). Entretanto, é um procedimento complexo e de grande magnitude, principalmente quando o tumor se estende para a veia cava retro-hepática, acima da veias supra-hepáticas. Quando o trombo tumoral invade o átrio direito, necessita-se de *bypass* cardiopulmonar e hipotermia profunda, o que aumenta ainda mais as complicações perioperatórias (Novick et al., 1990; Vaidya et al., 2003).

Por sua vez, pacientes com linfonodos envolvidos quase sempre apresentam prognóstico ruim, com menos de um terço sobrevivendo cinco anos (Giuliani *et al.*, 1990; Pizzocaro e Piva, 1990; Herrlinger *et al.*, 1991).

Tumores metastáticos

Cerca de 20% a 50% dos pacientes submetidos à NR para doença localizada apresentam recidiva tardia. Em geral, isso ocorre 18 a 36 meses após a cirurgia. Quanto maior for o intervalo livre de doença entre a cirurgia inicial e a recidiva, melhor o prognóstico. Cerca de 5% dos casos são recidivas locais, enquanto a grande maioria tem metástases hematogênicas, usualmente nos pulmões, fígado, ossos e cérebro (Rabinovitch *et al.*, 1994; Mancuso e Sternberg, 2005).

Recidivas locais devem ser ressecadas cirurgicamente. A radioterapia pode ser utilizada como alternativa, mas tem resultados controversos (Kjaer *et al.*, 1987).

Pacientes com metástases hematogênicas têm sobrevida mediana menor que um ano e menos de 20% sobrevivem mais de dois anos (Rabinovitch *et al.*, 1994; Mancuso e Sternberg, 2005). Os pacientes com melhor resposta ao tratamento são aqueles que se encontram em bom estado clínico geral e cujas metástases, restritas aos pulmões, surgiram após a nefrectomia do tumor primário.

A quimioterapia é pouco efetiva, por causa de uma expressão anormal do gene MDR-1 (gene de resistência a múltiplas drogas) (Yagoda *et al.*, 1995). Imunoterapia com interferon-alfa (IFN-alfa) ou interleucina-2 (IL-2) foi, até muito recentemente, considerada o tratamento de escolha para CCR com metástases, mas somente 10% dos casos têm respostas duradouras (Fossa *et al.*, 1992; Fyfe *et al.*, 1995; Hawkins, 1996; Hutson e Quinn, 2005).

Pacientes que se apresentam com metástases sistêmicas e não foram submetidos a nefrectomia prévia podem beneficiar-se de cirurgia citorredutora: nefrectomia seguida pelo uso de IFN-alfa promove um aumento de 50% na sobrevida mediana e deve ser considerada a conduta de escolha para esses casos selecionados (Flanigan e Yonover, 2001; Sengupta *et al.*, 2005).

A imunoterapia com vacinas tem apresentado resultados preliminares promissores, mas os estudos ainda são escassos (Gitlitz *et al.*, 2001).

A perda da função do gene VHL resulta no aumento de expressão de fatores de crescimento que promovem angiogênese e ampliação tumoral (Eto e Naito, 2006). Terapias antiangiogênese contra alvos moleculares específicos foram desenvolvidas: as drogas utilizadas na atualidade são os anticorpos monoclonais anti-VEGF (fator de crescimento do endotélio vascular), bevacizumab (Avastin) – ou inibidores da tirosina-quinase com ação múltipla sobre o grupo de receptores do VEGF, PDGF (fator de crescimento derivado de plaquetas) e outros –, sunitinib (Sutent) e sorafenib (Nexavar). Essas novas drogas mostram um aumento significativo do tempo de progressão tumoral se comparadas com placebo ou IFN (Eto e Naito, 2006; Motzer *et al.*, 2007; Reddy e Bukowski, 2006).

Hoje, no tratamento do CCR metastático, existe tendência para o emprego dos inibidores da tirosina-quinase como terapia de primeira linha. No entanto, devido à precocidade dessas informações, estudos futuros deverão determinar que estratégias oferecerão as melhores perspectivas a esses pacientes e como deveremos fazer o seu seguimento (Rouviere *et al.*, 2006).

Sarcomas

Sarcomas primários do rim constituem somente 3% dos tumores malignos desse órgão. O diagnóstico em geral é tardio e não existem características específicas que os diferenciem dos carcinomas de células renais. Na maioria dos casos o diagnóstico é realizado pelo patologista quando o rim é extraído pela suspeita de um carcinoma. O tipo histológico mais freqüente é o leiomiossarcoma, seguido do lipossarcoma e do fibrossarcoma. As recidivas locais são comuns e o prognóstico não é bom. O lipossarcoma tem crescimento mais lento que os demais e pode atingir grande volume sem a existência de metástases a distância. A sobrevida em cinco anos é de aproximadamente 10%, mas alguns casos podem ter sobrevida prolongada (Bell, 1937; Eble, 1997; Williams, 1992).

Tumores metastáticos

Metástases estão presentes em 7% de todos os tumores renais encontrados em autópsias. Tumores com metástases nos rins chegam a eles de duas maneiras: disseminação por contigüidade, como no caso dos tumores da adrenal, pâncreas, cólon, sarcoma retroperitoneal e tumor do sistema coletor do rim; ou disseminação por via hematogênica, como no caso de melanoma, tumor de mama, pulmão, estômago e útero. Em geral, quando esses tumores são diagnosticados, já representam um evento tardio na evolução da neoplasia primária e, por isso, o prognóstico costuma ser negativo, mesmo quando for possível a remoção do tumor primário e do rim comprometido (Eble, 1997; Williams, 1992).

Linfomas e leucemias também comprometem os rins com freqüência. No passado, antes do uso de quimioterapia sistêmica, eram encontrados em até 35% dos casos. O tratamento baseia-se no tumor primário, usualmente com quimioterapia e radioterapia. O prognóstico depende do curso da doença, porém, com os esquemas de quimioterapia atuais, as respostas renais são geralmente favoráveis (Eble, 1997).

Referências bibliográficas

Abbou, C. C.; Cicco, A.; Gasman, D.; Hoznek, A.; Antiphon, P.; Chopin, D. K.; Salomon, L. "Retroperitoneal laparoscopic versus open radical nephrectomy". *The Journal of Urology*, v. 161, n. 6, p. 1776-80, 1999.

Aron, M.; Haber, G. P.; Gill, IS. "Laparoscopic partial nephrectomy". *BJU International*, v. 99, n. 5, p. 1258-63, 2007.

Bell, E. T. "A classification of renal tumors with observations on the frequency of the various types". *The Journal of Urology*, v. 39, p. 238, 1937.

Bennington, J. L.; Beckwick, J. B: *Tumors of the kidney, renal pelvis and ureter*. Washington: Afip, 1975.

Bisceglia, M.; Galliani, C. A.; Senger, C.; Stallone, C.; Sessa, A. "Renal cystic diseases: a review". *Advances in Anatomic Pathology*, v. 13, n. 1, p. 26-56, 2006.

Bosniak, M. A. "Observation of small incidentally detected renal masses". *Seminars in Urologic Oncology*, v. 13, n. 4, p. 267-72, 1995.

Bostwick, D. G.; Murphy, G. P. "Diagnosis and prognosis of renal cell carcinoma: highlights from an international consensus workshop". *Seminars in Urologic Oncology*, v. 16, n. 1, p. 46-52, 1998.

Bukowski, R. M.; Novick, A. C. "Clinical practice guidelines: renal cell carcinoma". *Cleveland Clinic Journal of Medicine*, v. 64, supl. 1, p. 511-44, 1997.

Chawla, S. N.; Crispen, P. L.; Hanlon, A. L.; Greenberg, R. E.; Chen, D. Y.; Uzzo, R. G. "The natural history of observed enhancing renal masses: meta-analysis and review of the world literature". *The Journal of Urology*, v. 175, n. 2, p. 425-31, 2006.

Cohen, H. T.; McGovern, F. J. "Renal-cell carcinoma". *The New England Journal of Medicine*, v. 353, n. 23, p. 2477-90, 2005.

Couillard, D. R.; deVere White, R. W.; Skinner, D. "Surgery of renal cell carcinoma". *The Urologic Clinics of North America*, v. 20, n. 2, p. 263-75, 1993.

Crotty, T. B.; Farrown, G. M.; Lieber, M. M. "Chromophobe cell renal carcinoma: clinicopathological features of 50 cases". *The Journal of Urology*, v. 154, n. 3, p. 964-7, 1995.

Cuevas, C.; Raske, M.; Bush, W. H.; Takayama, T.; Maki, J. H.; Kolokythas, O.; Meshberg, E. "Imaging primary and secondary tumor thrombus of the inferior vena cava: multi-detector computed tomography and magnetic resonance imaging". *Current Problems in Diagnostic Radiology*, v. 35, n. 3, p. 90-101, 2006.

Dunn, M. D.; McDougall, E. M.; Clayman, R. V. "Laparoscopic radical nephrectomy". *Journal of Endourology*, v. 14, n. 10, p. 849-55, 2000.

Eble, J. N. "Neoplasms of the kidney". In: Bostwick, D. G.; Eble, J. N. (eds.). *Urologic surgical pathology*. St. Louis: Mosby, 1997, p. 83.

Eto, M.; Naito, S. "Molecular targeting therapy for renal cell carcinoma". *International Journal of Clinical Oncology*, v. 11, n. 3, p. 209-13, 2006.

Flanigan, R.; Yonover, P. M. "The role of radical nephrectomy in metastatic renal cell carcinoma". *Seminars in Urologic Oncology*, v. 19, n. 2, p. 98-102, 2001.

Fossa, S. D.; Martinelli, G.; Otto, U. et al. "Recombinant interferon alfa-2a with or without vinblastine in metastatic renal cell carcinoma: results of a European multi-center phase III study". *Annals of Oncology*, v. 3, n. 4, p. 301-5, 1992.

Foster, K.; Prowse, A.; van den Berg, A. et al. "Somatic mutations of the von Hippel-Lindau disease tumour suppressor gene in non-familial clear cell renal carcinoma". *Human Molecular Genetics*, v. 3, n. 12, p. 2169-73, 1994.

Fuhrman, S. A.; Lasky, L. C.; Limas, C. "Prognostic significance of morphologic parameters in renal cell carcinoma". *The American Journal of Surgical Pathology*, v. 6, n. 7, p. 655-63, 1982.

Fyfe, G.; Fisher, R. I.; Rosenberg, S. A.; Sznol, M.; Parkinson, D. R.; Louie, A. C. "Results of treatment of 255 patients with metastatic renal cell carcinoma who received high-dose recombinant interleukin-2 therapy". *Journal of Clinical Oncology*, v. 13, n. 3, p. 688-96, 1995.

Gill, I. S.; Kaouk, J. H. "Laparoscopic partial nephrectomy: a new horizon". *Current Opinion in Urology*, v. 13, n. 3, p. 215-19, 2003.

Gill, I. S.; McClennan, B. L.; Kerbl, K.; Carbone, J. M.; Wick, M.; Clayman, R. V. "Adrenal involvement from renal cell carcinoma: predictive value of computerized tomography". *The Journal of Urology*, v. 152, n. 4, p. 1082-5, 1994.

Gitlitz, B. J.; Belldegrun, A. S.; Figlin, R. A. "Vaccine and gene therapy of renal cell carcinoma". *Seminars in Urologic Oncology*, v. 19, n. 2, p. 141-7, 2001.

Giuliani, L.; Giberti, C.; Martorana, G.; Rovida, S. "Radical extensive surgery for renal cell carcinoma: long-term results and prognostic factors". *The Journal of Urology*, v. 143, n. 3, p. 468-73, 1990.

Gnarra, J. R.; Tory, K.; Weng, Y. et al. "Mutations of the VHL tumour suppressor gene in renal carcinoma". *Nature Genetics*, v. 7, n. 1, p. 85-90, 1994.

Goldfarb, D. A.; Novick, A. C.; Lorig, R. et al. "Magnetic resonance imaging for assessment of vena caval tumor thrombi: a comparative study with venacavography and computerized tomography scanning". *The Journal of Urology*, v. 144, n. 5, p. 1100-4, 1990.

Hansel, D. E. "Genetic alterations and histopathologic findings in familial renal cell carcinoma". *Histology and Histopathology*, v. 21, n. 4, p. 437-44, 2006.

Hawkins, M. J. "Immunotherapy with high-dose interleukin l". In: Vogelzang, N.; Scardino, P.; Shipley W.

et al. Comprehensive textbook of genitourinary oncology. Baltimore: Williams & Wilkins, 1996, p. 242-54.

HERR, H. W. "Partial nephrectomy for renal cell carcinoma with a normal opposite kidney". *Cancer*, v. 73, n. 1, p. 160-2, 1994.

HERRLINGER, A.; SCHROTT, K. M.; SCHOTT, G.; SIGEL, A. "What are the benefits of extended dissection of the regional renal lymph nodes in the therapy of renal cell carcinoma". *The Journal of Urology*, v. 146, n. 5, p. 1224-7, 1991.

HERTS, B. R. "Imaging for renal tumors". *Current Opinion in Urology*, v. 13, n. 3, p. 181-6, 2003.

HUTSON, T. E.; QUINN, D. I. "Cytokine therapy: a standard of care for metastatic renal cell carcinoma?" *Clinical Genitourinary Cancer*, v. 4, n. 3, p. 181-6, 2005.

ISRAEL, G. M.; HECHT, E.; BOSNIAK, M. A. "CT and MR imaging of complications of partial nephrectomy". *Radiographics*, v. 26, n. 5, p. 1419-29, 2006.

JOHNSON, C. D.; DUNNICK, N. R.; COHAN, R. H.; ILLESCAS, F. F. "Renal adenocarcinoma: CT staging of 100 tumors". *AJR American Journal of Roentgenology*, v. 148, n. 1, p. 59-63, 1987.

KJAER, M.; FREDERIKSEN, P. L.; ENGELHOLM, S. A. "Postoperative radiotherapy in stage II and III renal adenocarcinoma: a randomized trial by the Copenhagen Renal Cancer Study Group". *International Journal of Radiation Oncology, Biology, Physics*, v. 13, n. 5, p. 665-72, 1987.

KLEIN, M. J.; VALENSI, Q. J. "Proximal tubular adenomas of the kidney with so-called oncocytic features: a clinicopathologic study of 13 cases of a rarely reported neoplasm". *Cancer*, v. 38, n. 2, p. 906-9, 1976.

LICHT, M. R. "Renal adenoma and oncocytoma". *Seminars in Urologic Oncology*, v. 13, n. 4, p. 262-7, 1995.

LICHT, M. R.; NOVICK, A. C.; GOORMASTIC, M. "Nephron sparing surgery in incidental versus suspected renal cell carcinoma". *The Journal of Urology*, v. 152, n. 1, p. 39-42, 1994.

LOWRY, P. S.; NAKADA, S. Y. "Renal cryotherapy: 2003 clinical status". *Current Opinion in Urology*, v. 13, n. 3, p. 193-7, 2003.

MAHER, E. R.; YATES, J. R. W. "Familial renal cell carcinoma: clinical and molecular genetic aspects". *British Journal of Cancer*, v. 63, n. 2, p. 176-9, 1991.

MANCUSO, A.; STERNBERG, C. N. "What's new in the treatment of metastatic kidney cancer?" *BJU International*, v. 95, n. 9, p. 1171-80, 2005.

MEJEAN, A.; OUDARD, S.; THIOUNN, N. "Prognostic factors of renal cell carcinoma". *The Journal of Urology*, v. 169, n. 3, p. 821-7, 2003.

MELLEMGAARD, A.; ENGHOLM, G.; MCLAUGHILIN, J. K.; OLSEN, J. H. "Risk factors for renal cell carcinoma in Denmark. I. Role of socioeconomic status, tobacco use, beverages, and family history". *Cancer Causes & Control*, v. 5, n. 2, p. 105-13, 1994.

MORRA, M. N.; DAS, S. "Renal oncocytoma: a review of histogenesis, histopathology, diagnosis and treatment". *The Journal of Urology*, v. 150, n. 2, p. 295-302, 1993.

MOTZER, R. J.; HUTSON, T. E.; TOMCZAK, P.; MICHAELSON, M. D.; BUKOWSKI, R. M.; RIXE, O.; OUDARD, S.; NEGRIER, S.; SZCZYLIK, C.; KIM, S. T.; CHEN, I.; BYCOTT, P. W.; BAUM, C. M.; FIGLIN, R. A. "Sunitinib versus interferon alfa in metastatic renal-cell carcinoma". *The New England Journal of Medicine*, v. 356, n. 2, p. 115-24, 2007.

NOVICK, A. C.; KAYE, M. C.; COSGROVE, D. M. *et al.* "Experience with cardiopulmonary bypass and deep hypothermic arrest in the management of retroperitoneal tumors with large vena caval thrombi". *Annals of Surgery*, v. 212, n. 4, p. 472-6, 1990.

OAKLEY, N. E.; HEGARTY, N. J.; MCNEILL, A.; GILL, I. S. "Minimally invasive nephron-sparing surgery for renal cell cancer". *BJU International*, v. 98, n. 2, p. 278-84, 2006.

OESTERLING, J. E.; FISHMAN, E. K.; GOLDMAN, S. M. *et al.* "The management of renal angiomyolipoma". *The Journal of Urology*, v. 135, n. 6, p. 1121-6, 1986.

ONO, Y.; KINUKAWA, T.; HATTORI, R.; GOTOH, M.; KAMIHIRA, O.; OHSHIMA, S. "The long-term outcome of laparoscopic radical nephrectomy for small renal cell carcinoma". *The Journal of Urology*, v. 165, n. 6, p. 1867-70, 2001.

PISANI, P.; PARKIN, D. M.; FERLAY, J. "Estimates of the worldwide mortality from eighteen major cancers in 1985: implications for prevention and projections of future burden". *International Journal of Cancer*, v. 55, n. 6, p. 891-903, 1993.

PIZZOCARO, G.; PIVA, L. "Pros and cons of retroperitoneal lymphadenectomy in operable renal cell carcinoma". *European Urology*, v. 18, supl. 2, p. 22-3, 1990.

PORENA, M.; VESPASIANI, G.; ROSI, P. *et al.* "Incidentally detected renal cell carcinoma: role of ultrasonography". *Journal of Clinical Ultrasound*, v. 20, n. 6, p. 395-400, 1992.

PORTIS, A. J.; YAN, Y.; LANDMAN, J.; CHEN, C.; BARRETT, P. H.; FENTIE, D. D.; ONO, Y.; MCDOUGALL, E. M.; CLAYMAN, R. V. "Long-term followup after laparoscopic radical nephrectomy". *The Journal of Urology*, v. 167, n. 3, p. 1257-62, 2002.

POWELL, T.; WHELAN, C.; SCHWARTZ, B. F. "Laparoscopic renal cryotherapy: biology, techniques and outcomes". *Minerva Urologica e Nefrologica*, v. 57, n. 2, p. 109-18, 2005.

QUEK, M.; STEIN, J. P.; SKINNER, D. G. "Surgical approaches to venous tumor thrombus". *Seminars in Urologic Oncology*, v. 19, n. 2, p. 88-97, 2001.

RABINOVITCH, R. A.; ZELEFSKY, M. J.; GAYNOR, J. J.; FUKS, Z. "Patterns of failure following surgical resection of renal cell carcinoma: implications for adjuvant local and systemic therapy". *Journal of Clinical Oncology*, v. 12, n. 1, p. 206-12, 1994.

REDDY, G. K.; BUKOWSKI, R. M. "Sorafenib: recent update on activity as a single agent and in combination with interferon-alpha2 in patients with advanced-stage renal cell carcinoma". *Clinical Genitourinary Cancer*, v. 4, n. 4, p. 246-8, 2006.

RENDON, R. A.; STANIETZKY, N.; PANZARELLA, T.; ROBINETTE, M.; KLOTZ, L. H.; THURSTON, W.; JEWETT, M. A. "The natural history of small renal masses". *The Journal of Urology*, v. 164, n. 4, p. 1143-7, 2000.

RESNICK, M. I.; ZELKOVIC, P. F. "Renal radiofrequency ablation: clinical status 2003". *Current Opinion in Urology*, v. 13, n. 3, p. 199-202, 2003.

RO, J. Y.; AYALA, A. G.; SELLA, A.; SAMUELS, M. L.; SWANSON, D. A. "Sarcomatoid renal cell carcinoma: clinicopathologic. A study of 42 cases". *Cancer*, v. 59, n. 3, p. 516-26, 1987.

ROBSON, C. J.; CHURCHILL, B. M.; ANDERSON, W. "The results of radical nephrectomy for renal cell carcinoma". *The Journal of Urology*, v. 101, n. 3, p. 297-301, 1969.

RODRIGUEZ, R.; FISHMAN, E. K.; MARSHALL, F. F. "Differential diagnosis and evaluation of the incidentally discovered renal mass". *Seminars in Urologic Oncology*, v. 13, n. 4, p. 246-53, 1995.

ROUVIERE, O.; BOUVIER, R.; NEGRIER, S.; BADET, L.; LYONNET, D. "Nonmetastatic renal-cell carcinoma: is it really possible to define rational guidelines for post-treatment follow-up?" *National Clinical Practice. Oncology*, v. 3, n. 4, p. 200-13, 2006.

SADI, M. V. "Câncer renal com invasão da veia renal ou cava". In: WROCLAWSKI, E. R.; BENDHACK, D. A.; DAMIÃO, R.; ORTIZ, V. (eds.). *Guia prático de urologia*. São Paulo: Segmento, 2003, p. 349-51.

SAGALOWSKY, A. I.; KADESKY, K. T.; EWALT, D. M.; KENNEDY, T. J. "Factors influencing adrenal metastasis in renal cell carcinoma". *The Journal of Urology*, v. 151, n. 5, p. 1181-4, 1994.

SENGUPTA, S.; LEIBOVICH, B. C.; BLUTE, M. L.; ZINCKE, H. "Surgery for metastatic renal cell cancer". *World Journal of Urology*, v. 23, n. 3, p. 155-60, 2005.

SKINNER, D. G.; COLVIN, R. B.; VERMILLION, C. D.; PFISTER, R. C.; LEADBETTER, W. F. "Diagnosis and management of renal cell carcinoma: a clinical and pathological study of 309 cases". *Cancer*, v. 28, n. 5, p. 1165-77, 1971.

SMITH, S. J.; BOSNIAK, M. A.; MEGIBOW, A. J.; HULNICK, D. H.; HORII, S. C.; RAGHAVENDRA, B. N. "Renal cell carcinoma: earlier discovery and increased detection". *Radiology*, v. 170, n. 3, p. 699-703, 1989.

STEINER, M. S.; GOLDMAN, S. M.; FISHMAN, E. K. *et al*. "The natural history of renal angiomyolipoma". *The Journal of Urology*, v. 150, n. 6, p. 1782-7, 1993.

STORKEL, S.; VAN DEN BERG, E. "Morphological classification of renal cancer". *World Journal of Urology*, v. 13, n. 3, p. 153-8, 1995.

THOMPSON, I. M.; PEEK, M. "Improvement in survival of patients with renal cell carcinoma – the role of the serendipitously detected tumor". *The Journal of Urology*, v. 140, n. 3, p. 487-90, 1988.

TSUI, K.; SHARVARTZ, O.; SMITH, R. *et al*. "Renal cell carcinoma: prognostic significance of incidentally detected tumors". *The Journal of Urology*, v. 163, n. 2, p. 426-30, 2000.

UZZO, R. G.; NOVICK, A. C. "Nephron sparing surgery for renal tumors: indications, techniques and outcomes". *The Journal of Urology*, v. 166, n. 1, p. 6-18, 2001.

VAIDYA, A.; CIANCIO, G.; SOLOWAY, M. "Surgical techniques for treating a renal neoplasm invading the inferior vena cava". *The Journal of Urology*, v. 169, n. 2, p. 435-44, 2003.

VIRA, M. A.; NOVAKOVIC, K. R.; PINTO, P. A.; LINEHAN, W. M. "Genetic basis of kidney cancer: a model for developing molecular-targeted therapies". *BJU International*, v. 99, n. 5, p. 1223-9, 2007.

VOLPE, A.; JEWETT, M. A. "The natural history of small renal masses". *Nature Clinical Practice. Urology*, v. 2, n. 8, p. 384-90, 2005.

WARSHAUER, D. M.; McCARTHY, S. M.; STREET, L. *et al*. "Detection of renal masses: sensitivities and specificities of excretory urography/linear tomography, US, and CT". *Radiology*, v. 169, n. 2, p. 363-5, 1988.

WASHECKA, R.; HANNA, M. "Malignant renal tumors in tuberous sclerosis". *Urology*, v. 37, n. 4, 340-3, 1991.

WEISS, L. M.; GELB, A. B.; MEDEIROS, L. J. "Adult renal epithelial neoplasms". *American Journal of Clinical Pathology*, v. 103, n. 5, p. 624-35, 1995.

WILLIAMS, R. "Renal, perirenal and ureteral neoplasms". In: GILLENWATER, J. Y. *et al*. (eds.). *Adult and pediatric urology*. Chicago: Year Book Medical Publishers, v. 1, 1992, p. 513.

WOLF JR., J. S. "Evaluation and management of solid and cystic renal masses". *The Journal of Urology*, v. 159, n. 4, p. 1120-33, 1998.

YAGODA, A.; ABI-RACHED, B.; PETRYLAK, D. "Chemotherapy for advanced renal-cell carcinoma: 1983-1993". *Seminars in Oncology*, v. 22, n. 1, p. 42-60, 1995.

ZBAR, B.; TORY, K.; MERINO, M. *et al*. "Hereditary papillary renal cell carcinoma". *The Journal of Urology*, v. 151, n. 3, p. 561-6, 1994.

ZISMAN, A.; PANTUK, A. J.; DOREY, F.; SAID, J. W.; SHVARTS, O.; QUINTANA, D. "Improved prognostication of renal cell carcinoma using an integrated staging system". *Journal of Clinical Oncology*, v. 19, n. 6, p. 1649-57, 2001.

CÂNCER ÓSSEO

Antonio Sérgio Petrilli

Osteossarcoma

Osteossarcoma é um tumor maligno primário do osso, derivado do mesênquima primitivo osteoformador e caracterizado pela produção de tecido osteóide ou osso imaturo pelas células malignas. Os tumores ósseos malignos têm incidência anual de aproximadamente 8,7 casos por milhão de crianças e adolescentes abaixo de 20 anos. O osteossarcoma é o mais freqüente, representando 56% deles nas primeiras duas décadas de vida, seguido pelo tumor de Ewing. Estima-se que tenhamos cerca de 350 casos novos de osteossarcoma no Brasil por ano. Os tumores ósseos representam a terceira neoplasia mais comum nos adolescentes e adultos jovens, somente sendo superados pelas leucemias e linfomas (Pizzo e Poplack, 2002) (Figura 1).

Seu local de origem primária é habitualmente a zona medular da região metafisária dos ossos longos. No Brasil, cerca de 25% dos casos se apresentam com metástases ao diagnóstico.

Figura 1: Distribuição dos diferentes tipos de câncer do adolescente e do adulto jovem por idade (adaptado de Bleyer *et al.*, 1997).

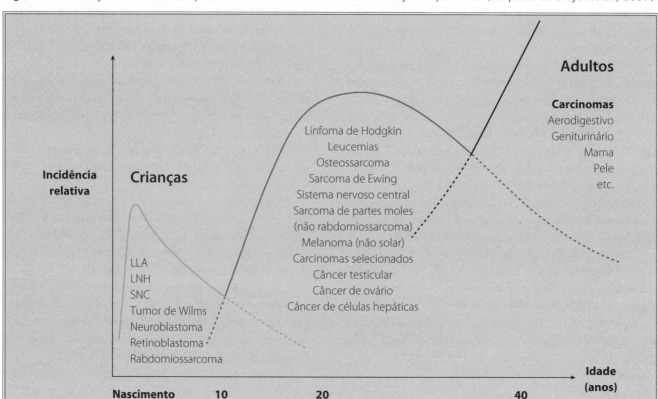

Figura 2: Paciente portador de osteossarcoma avançado de fêmur com biópsia feita de forma inadequada, por meio de enorme incisão.

Figura 3: Osteossarcoma de úmero proximal avançado devido a retardo no diagnóstico, com sinais flogísticos e indicação de amputação do membro superior.

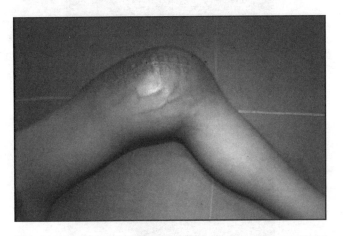

Devido à sua enorme facilidade em se disseminar para os pulmões e ossos, a cura é raramente obtida apenas com tratamento cirúrgico.

A inclusão de poliquimioterapia agressiva no conceito de tratamento multidisciplinar provocou importante melhora no prognóstico dos pacientes com doença não metastática de extremidades, alcançando índices de 50% a 80% de sobrevida livre de doença, publicados por diferentes centros especializados (Bacci et al., 1993; Link et al., 1986; Petrilli et al., 1991; Meyers et al., 1992; Bielack et al., 2002; Petrilli et al., 2006).

Diagnóstico

As queixas mais freqüentes são: dor local, aumento de volume, calor e limitação da movimentação (Figuras 2 e 3).

O osteossarcoma tem como local primário preferencial os ossos das extremidades. Em estudo recente com 1.702 pacientes, publicado por Bielack et al. (2002), em 846 (49,7% dos casos) o tumor estava localizado no fêmur, 451 (26,4%) na tíbia, 172 (10,1%) no úmero e 77 (4,5%) na pélvis. Nesse estudo, 94% estavam localizados nas extremidades e 6% no tronco, o mesmo ocorrendo em estudo com população brasileira (Petrilli et al., 2006).

O diagnóstico diferencial com trauma e osteomielite é muitas vezes a causa do retardo na indicação da biópsia. O estudo radiológico é obrigatório. Aos raios X simples, lesões líticas ou blásticas na região metafisária, rompimento de cortical com invasão de partes moles, intensa neoformação óssea subperiosteal, levantamento periosteal com formação de triângulo de Codman são as características radiológicas mais freqüentes (Figura 4).

O estudo do local primário com ressonância nuclear magnética ou tomografia computadorizada deve preceder, sempre que possível, à biópsia para a real avaliação de infiltração e extensão tumoral local e ao longo do osso comprometido (Figura 5).

A biópsia, sempre que possível por agulha, ou por pequenas incisões, deve ser feita para obter o diagnóstico anatomopatológico. Deve-se levar em conta, na escolha do local, o plano cirúrgico posterior para a ressecção definitiva do tumor primário, que deverá incluir a área da cicatriz da biópsia.

No diagnóstico anatomopatológico, encontramos grande variabilidade de padrões histológicos, relacionada ao fato de que o osteossarcoma origina-se de células-tronco mesenquimais capazes de se diferenciar em tecidos fibrosos, cartilagem ou osso. A presença do tecido osteóide é essencial para o diagnóstico. Assim, os tipos histológicos de osteossarcoma convencional mais encontrados e sua aproximada proporção são: osteoblásticos (50%), condroblásticos (25%), fibroblásticos (15%), telangectásicos (3%) e osteossarcomas de pequenas células (raros).

O osteossarcoma convencional de alto grau inicia-se na medula óssea; no entanto, mais raramente, ele pode surgir nas variedades paraosteal e periosteal (superfície do osso). Nessas localizações muitas vezes apresenta-se como de baixo grau de malignidade. Estudo anatomopatológico rigoroso e correlação radiológica e clínica podem definir a necessidade de associação de quimioterapia.

Genética complexa do osteossarcoma

O osteossarcoma, ao contrário de outros sarcomas, não é associado com alterações cromossômicas recorrentes; são tumores que apresentam complexidade cariotípica extrema, com inúmeras alterações numéricas e estruturais (Bridge et al., 1997; Boehm et al., 2000). Segundo Sandberg e Bridge (2003), o osteossarcoma é caracterizado por uma série de alterações seqüenciais e bem orquestradas, que incluem genes supressores de tumor e oncogenes. Essas alterações são semelhantes àquelas observadas em outros sarcomas ou tumores de origem epitelial; porém, é provável que o curso, a localização e outros fatores determinem a natureza e a ordem de envolvimento desses genes no osteossarcoma.

Morris *et al.* (2001) estudaram 53 pacientes diagnosticados entre 1986 e 1993, tratados com o mesmo protocolo. Os pesquisadores tentaram identificar fatores biológicos que pudessem ter papel prognóstico relacionado com a resposta à quimioterapia e sobrevida livre de eventos. Encontraram uma correlação entre sobrevida livre de eventos e expressão de erbB2 em pacientes não metastáticos ao diagnóstico. Verificaram também que a expressão de erbB2 está associada a menor grau de necrose após quimioterapia pré-operatória, sugerindo que poderia ser um indicador prognóstico no tratamento de pacientes com osteossarcoma e justificando a utilização do anticorpo monoclonal recombinante humano anti-HER. No entanto, o envolvimento prognóstico e preditivo da oncoproteína erbB2 ainda é conflitante.

Apesar de todos os esforços e utilização de todas as modernas estratégias para identificar um perfil de expressão gênica, principalmente por meio de *arrays*, ainda não foi reconhecido no osteossarcoma um padrão gênico relevante assim como ainda não foram identificados outros aspectos biológicos que possam ser usados na orientação terapêutica desses pacientes.

Estadiamento e fatores prognósticos

De forma diversa de outras neoplasias, o planejamento terapêutico e a classificação dos pacientes portadores de osteossarcoma baseiam-se principalmente na identificação de fatores prognósticos.

Os principais fatores prognósticos que interferem na determinação do diagnóstico dos pacientes portadores de osteossarcoma são:

- presença de metástases;
- tamanho do tumor;
- localização (extremidades ou não);
- ressecabilidade.

Dessa forma, para o estadiamento inicial são necessários: tomografia de tórax, mapeamento ósseo com tecnécio, tomografia ou preferencialmente ressonância nuclear magnética do tumor primário. A análise da fosfatase alcalina e da desidrogenase láctica é realizada, mas não interfere no plano terapêutico. Em nosso meio, a incidência de pacientes que ao diagnóstico se apresentam com doença metastática é muito elevada (25%) se comparada com serviços da Alemanha (12%) ou dos Estados Unidos (14%) (Bielack *et al.*, 2002; Meyers *et al.*, 2005; Petrilli *et al.*, 2006). Os locais preferenciais são os pulmões (86%) e os ossos (9%), refletindo a doença tardiamente diagnosticada associada a possíveis fatores biológicos (Figura 6).

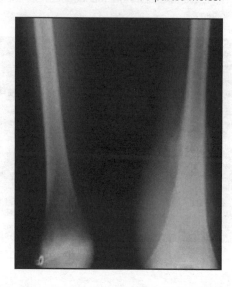

Figura 4: Raios X simples de paciente portador de osteossarcoma de fêmur distal com invasão de partes moles.

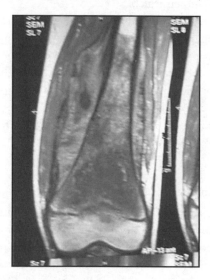

Figura 5: Ressonância nuclear magnética de paciente portador de osteossarcoma de fêmur distal com invasão de partes moles.

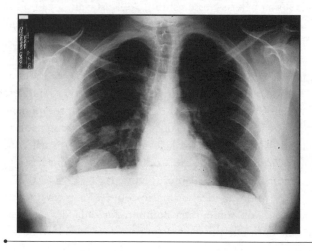

Figura 6: Raios X simples de paciente portador de osteossarcoma com múltiplas metástases pulmonares.

Figura 7: Sobrevida para pacientes com metástase *versus* pacientes não metastáticos ao diagnóstico.

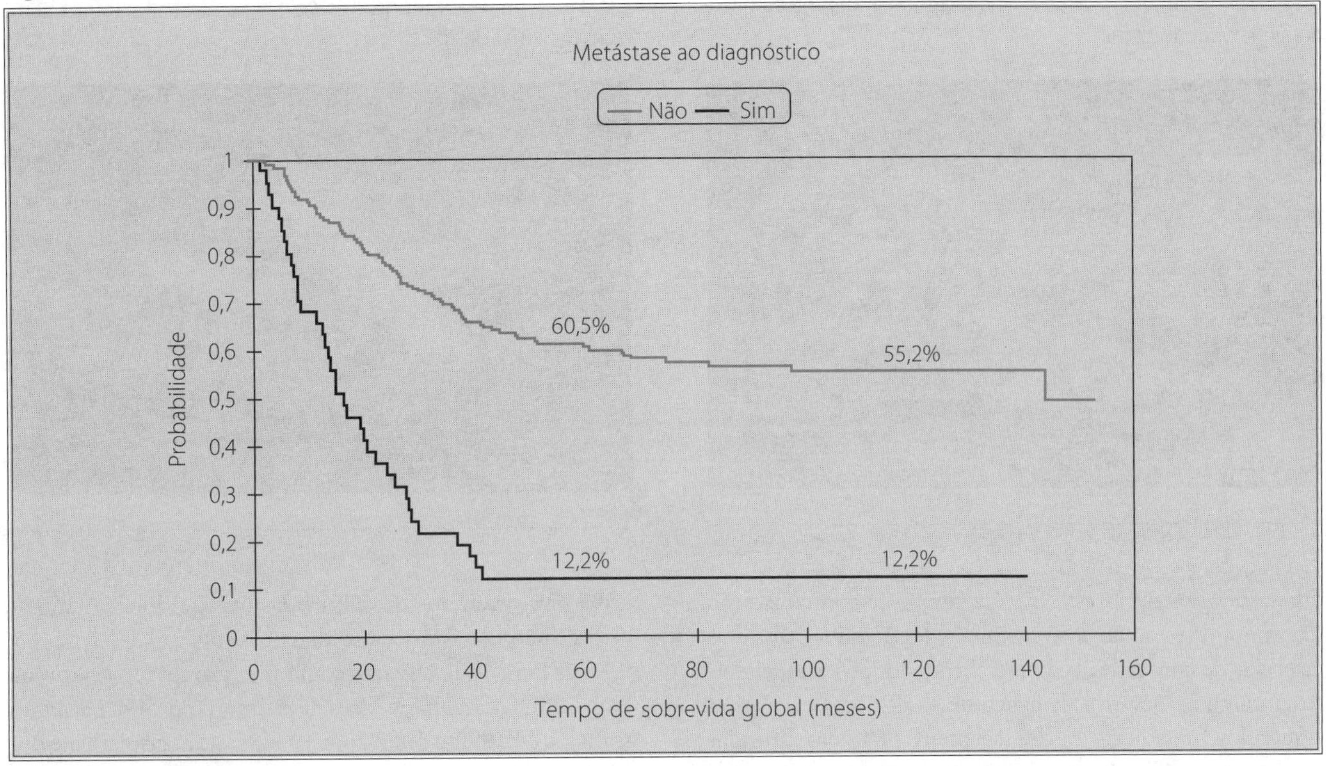

Fonte: Petrilli *et al.*, 2006.

No estudo de Bielack *et al.*, 2002, os pacientes portadores de metástases pulmonares ao diagnóstico tiveram 31,6% de sobrevida em cinco anos, enquanto os não metastáticos, 70%. Em nossa experiência, avaliando 225 pacientes tratados pelo Grupo Brasileiro de Tratamento dos Tumores Ósseos (GBTO) entre 1991 e 1999, obtivemos 60% de sobrevida global em cinco anos para os pacientes não metastáticos e 12% para os pacientes que se apresentavam com metástases ao diagnóstico (Figura 7).

A extensão do tumor deve sempre ser muito bem documentada ao diagnóstico para o adequado planejamento cirúrgico. Devemos ainda considerar a avaliação anatomopatológica da peça cirúrgica, com o estudo das margens de segurança conseguidas pela ressecção e com a avaliação, pelos critérios de Huvos e Ayala, da resposta do tumor à quimioterapia pré-operatória (Huvos *et al.*, 1991). Considera-se o grau de necrose – graus I e II (menos que 90% de necrose) e graus III e IV (mais que 90% de necrose tumoral) –, que também tem mostrado ser fator prognóstico importante (melhor índice de necrose, melhor sobrevida). No estudo do GBTO obtivemos resultados de 30% para graus III e IV de necrose. Na literatura encontram-se 40% a 70% de bons índices de resposta. O tamanho do tumor, com mais de 12 cm de diâmetro ou maior que um terço do osso, correlaciona-se com o pior prognóstico.

A localização do tumor nas extremidades oferece prognóstico mais favorável.

No estudo de Bielack *et al.* (2002), a taxa de sobrevida global em cinco anos foi de 34,2% para os tumores localizados no tronco contra 67,3% dos localizados nas extremidades.

A ressecção completa oferece taxas de 70,9% de sobrevida em cinco anos, enquanto apenas 15% dos pacientes que permaneceram com margens com resíduo macroscópico sobreviverão.

Tratamento

O tratamento do osteossarcoma de alto grau sempre depende de quimioterapia sistêmica e cirurgia com remoção total do tumor, com margens livres de doença. A ressecção incompleta praticamente inviabiliza o resultado favorável, resultando em recorrência local. Dessa forma, no planejamento a equipe cirúrgica pode optar por amputação ou desarticulação se as condições locais não permitirem a ressecção completa com preservação do membro (invasão de feixe vasculonervoso, grande extensão para partes moles, comprometimento articular importante), o que pode ocorrer nos tumores volumosos, tardiamente diagnosticados. Com a associação de quimioterapia pré-operatória, que muitas vezes promove uma diminuição importante nas

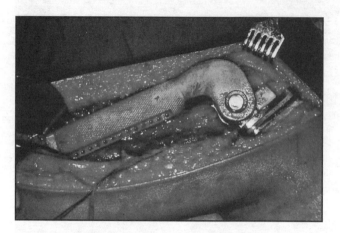

Figura 8: Cirurgia conservadora em paciente portador de osteossarcoma de fêmur distal – colocação de endoprótese não convencional de titânio.

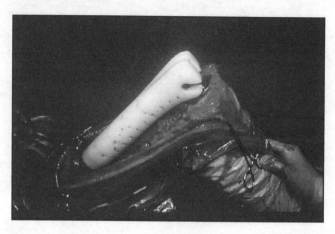

Figura 9: Cirurgia conservadora de paciente portador de osteossarcoma de fêmur distal – colocação de endoprótese não convencional de polietileno.

dimensões dos tumores e oferece tempo para a confecção das endopróteses não convencionais, foi possível utilizar as cirurgias de conservação do membro (endopróteses, enxertos autólogos, enxertos de banco de ossos), com excelentes resultados funcionais. Em nosso meio, 66% das cirurgias de tumores localizados nas extremidades são conservadoras (Figuras 8 e 9) (Jesus-Garcia *et al.*, 2003).

Devemos, no entanto, ressaltar que, nesse grupo, o número de recidivas locais foi elevado (14%), sendo habitualmente de 7% a 10%, refletindo a necessidade de critérios mais rígidos para a indicação da cirurgia conservadora, pois a recorrência local é sempre associada a péssimo prognóstico. A toracotomia deve ser indicada sempre que houver possibilidade de ressecção total dos nódulos pulmonares e repetida mais de uma vez, se necessário.

Quimioterapia

A poliquimioterapia, que inclui os períodos pré e pós-operatório, embasada principalmente na combinação das drogas metotrexate, cisplatina, doxorrubicina e ifosfamida, oferece um impacto enormemente favorável na evolução dos pacientes com osteossarcoma.

O protocolo cooperativo do Cooperative Osteosarcoma Study Group (grupo Coss) (Bielack *et al.*, 2002), já mencionado e com longo seguimento dos pacientes (1980-1998), divulgou resultados de 1.702 pacientes, incluindo todos os locais primários, com 59,8% e 49% de sobrevida global e sobrevida livre de doença em dez anos, respectivamente.

Em estudo cooperativo americano, Meyers *et al.* (2005) mostraram, associando as drogas metotrexate, doxorrubicina, cisplatina e, eventualmente, ifosfamida e aplicando-as em quatro diferentes grupos randomizados para estudar o papel da ifosfamida, resultados de 60% a 78% para três anos de sobrevida livre de doença em pacientes não metastáticos ao diagnóstico.

O European Osteosarcoma Intergroup apresentou na Siop 2003 o resultado do seu estudo com 504 pacientes tratados de 1993 a 2002 com a combinação cisplatina e doxorrubicina (*standard*), contando com um grupo chamado intensificado, que utilizou o fator de crescimento de granulócitos associado às mesmas drogas. Não houve diferença das taxas de sobrevida para ambos os grupos, com 41% (*standard*) e 46% (intensificado) para três anos de sobrevida livre de doença e 65% (*standard*) e 66% (intensificado) para três anos de sobrevida global (Lewis *et al.*, 2003).

Em nosso meio, os resultados do GBTO, acompanhando 225 pacientes com tempo médio de seguimento de oito anos, demonstraram sobrevida global em cinco e dez anos de 50,1% e 46,7%, respectivamente (Figura 10).

Os índices de sobrevida global (SG) dos principais estudos estão descritos no Quadro 1.

O atual protocolo do GBTO inclui a associação das drogas metotrexate em altas doses (12 g/m^2), cisplatina e doxorrubicina.

Dessa forma, notamos que os principais centros de tratamento estão alcançando índices de sobrevivência de 60-70% para os pacientes não metastáticos, que se têm mantido estáveis por muitos anos após a grande melhora inicial. Por enquanto ainda não há perspectiva de novas drogas com grande poder de mudar as chances dos pacientes metastáticos e do restante dos pacientes (30-40%) que ainda morrem dessa doença.

Importante esforço tem sido feito para o desenvolvimento de alternativas de tratamento biológico, com significativa evolução da farmacogenética. Assim, diferentes linhas de pesquisa realizam estudos sobre agentes que possam atuar sobre a expressão de genes controladores do ciclo celular (erb 2), mecanismos de resistência a drogas, agentes

Figura 10: Sobrevida global e sobrevida livre de doença (total dos pacientes com e sem metástases: 225).

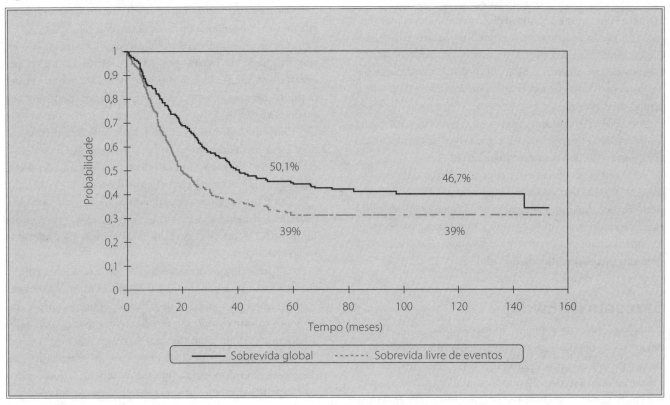

Fonte: Petrilli *et al.*, 2006.

Quadro 1: Principais estudos realizados para tratamento quimioterápico de osteossarcoma.

Protocolo	Pacientes	Quimioterapia	Sobrevivência global	Referência bibliográfica
T-7	61	MTX-AD, Doxo, BCD, VCR	80% em 3 anos	Rosen *et al.*, 1981
Coss-80	116	MTX-AD, Doxo, DDP	68% em 2,5 anos	Winkler *et al.*, 1984
T4-T12	279	MTX-AD, Doxo, DDP, BCD	65% em 5 anos	Meyers *et al.*, 1992
IOR/OS-4	133	MTX-AD, Doxo, DDP, IFO	56% em 5 anos	Bacci *et al.*, 2001
INT 0133 POG-CCG	693	MTX-AD, Doxo, DDP, IFO ± MTP-PE	61–78% em 3 anos (não metastáticos)	Meyers *et al.*, 2005
ALL Coss	1702	MTX-AD, Doxo, DDP ± IFO	65% em 5 anos e 59,8% em 10 anos	Bielack *et al.*, 2002
GBTO	225	CBP-DDP-Doxo IFO-CBP-Epirrub	50,1% em 5 anos 46,7% em 10 anos 60,1% em 5 anos (não metastáticos)	Petrilli *et al.*, 2006

MTX-AD: metotrexate altas doses; Doxo: doxorrubicina; BCD: bleomicina, ciclofosfamida e dactinomicina; VCR: vincristina; DDP: cisplatina; IFO: ifosfamida; MTP-PE: muranyl-tripetídeo; CBP: carboplatina; Epirrub: epirrubicina.

inibidores de angiogênese, *screening* para bons transportadores de metotrexate, bons ativadores de ifosfamida (p450), ativadores de apoptose, que serão provavelmente mecanismos utilizados de forma mais intensa no futuro, associados à quimioterapia e à cirurgia. Sabemos, no entanto, que os estudos de citogenética e biologia molecular realizados sobre osteossarcoma demonstram a complexidade da doença, sem a identificação, até o momento, de um local que fosse um possível alvo comum, para o qual poderia ser dirigida uma terapia antineoplásica específica. Novos estudos estão em andamento (Sandberg e Bridge, 2003).

Para nossa realidade um enorme esforço deve ser feito para que se divulgue o conhecimento sobre o diagnóstico precoce, buscando iniciar o tratamento multidisciplinar adequado em condições mais favoráveis, oferecendo melhores chances de cura, conservando-se o membro e obtendo melhor qualidade de vida.

Sarcoma de Ewing

O sarcoma de Ewing – tumor primitivo neuroectodérmico – é, depois do osteossarcoma, o tumor ósseo mais freqüente em crianças e adolescentes. Classicamente eles são originados em ossos, entretanto podem também ocorrer em partes moles. Utiliza-se atualmente a nomenclatura tumores da família Ewing, que inclui: tumor de Ewing ósseo e extra-ósseo, tumor neuroectodérmico primitivo, tumor desmoplásico de pequenas células e tumor de Askin.

Esses tumores são agrupados por conter a translocação característica t(11;22) vista em sarcomas de Ewing ou outra translocação proximamente correlata.

O sarcoma de Ewing ocorre mais comumente na segunda década de vida, com 70% dos casos em menores de 20 anos. A incidência anual nos Estados Unidos é de 2,1 casos por um milhão de crianças. Acomete mais o sexo masculino do que o feminino (em proporção de dois para um) e é raro na raça negra.

Figura 11: Paciente portador de tumor de Ewing de escápula avançado.

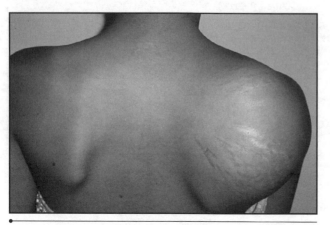

Diagnóstico

Dor óssea localizada, de início intermitente e posteriormente contínua, é a principal queixa.

Os tumores pélvicos podem iniciar os sintomas com dor irradiada na perna, por envolvimento de nervo periférico ou sinais de compressão medular, o que requer conduta de emergência para que os danos neurológicos sejam reversíveis.

Sintomas sistêmicos como febre e emagrecimento podem estar presentes em um terço dos casos. Ao exame físico, pode-se observar aumento de partes moles, dor, calor, edema e, muitas vezes, circulação colateral.

Pode se localizar em qualquer osso, mas acomete preferencialmente a diáfise dos ossos longos, em especial fêmur, tíbia e úmero. Entre os ossos chatos, os preferidos são os pélvicos.

A forma de apresentação que ocorre em adolescentes e compromete a parede torácica é chamada tumor de Askin.

Tumor desmoplásico de células pequenas apresenta-se como tumor na pélvis e freqüentemente está associado à disseminação intra-abdominal ao diagnóstico.

Aproximadamente 25% dos casos são metastáticos ao diagnóstico. O sítio mais comum é o pulmão, seguido pelos ossos (principalmente a coluna vertebral) e medula óssea.

Dos processos benignos, o diagnóstico diferencial mais importante é com a osteomielite. Por isso, todo material proveniente da curetagem de uma osteomielite deverá ser encaminhado para exame microbiológico e anatomopatológico.

Dos processos malignos, os principais diagnósticos diferenciais são com linfoma primário de osso, metástases de neuroblastoma, rabdomiossarcoma e osteossarcoma de células pequenas.

O estudo radiológico deve ser feito para a avaliação diagnóstica inicial. Para o estadiamento consideramos a divisão em pacientes metastáticos ou não metastáticos, sendo esse o principal fator prognóstico. Tamanho do tumor (maior que 8 cm), localização pélvica e desidrogenase láctica (DHL) elevada também são fatores de importância no prognóstico.

Lesão do tipo osteolítica é a mais freqüentemente encontrada nos raios X, entretanto podemos observar também a presença de áreas blásticas.

O aspecto radiológico é chamado "casca de cebola", por haver múltiplas camadas de osso neoformado reacional subperiostetal.

A ressonância nuclear magnética do local primário é indicada ao diagnóstico para avaliação do comprometimento de partes moles adjacentes, principalmente em relação ao feixe vasculonervoso e também à extensão intramedular do tumor.

Cintilografia óssea, TC do tórax e biópsia de medula óssea são necessárias para o rastreamento de metástases.

A desidrogenase láctica (DHL) é utilizada para prognóstico na evolução do caso, e quando os níveis são normais os casos geralmente têm melhor prognóstico.

O diagnóstico depende da biópsia percutânea, que deve ser realizada no local onde será feito o acesso cirúrgico da provável ressecção.

O estudo da anatomia patológica é fator fundamental para confirmação diagnóstica. Observa-se padrão de células pequenas, redondas e azuis, e nas colorações há escassez de reticulina e PAS positivo. É necessária a utilização de painel de imunoistoquímica para confirmar o diagnóstico, sendo a positividade do CD99 um fator muito importante.

Genética

A translocação cromossômica t(11;22)(q24;q12) EWS-FLI1 está presente em 90% a 95% dos casos de sarcoma de Ewing. A segunda translocação mais comum é t(21;22)(q22;q12) EWS-ERG, que ocorre em 5% a 10% dos casos.

Tratamento

Após a biópsia e o estadiamento, utilizamos a quimioterapia neo-adjuvante com a combinação das principais drogas – ifosfamida, etoposide, ciclofosfamida, doxorrubicina, carboplatina, vincristina e, mais recentemente, o topotecano. Após quatro a seis ciclos de quimioterapia, realizamos os exames de reavaliação e indicamos o controle local do tumor primário e de metástases. A seguir, a quimioterapia prossegue por cerca de 42 semanas.

O controle local é, sempre que possível, realizado com cirurgia conservadora do membro (por meio de ressecção do tumor, endopróteses e enxerto ósseo) (Yock, et al., 2006).

Utilizamos a radioterapia para controle local em pacientes nos quais não há possibilidade de ressecção cirúrgica (por exemplo, na coluna) e no pós-operatório, quando há margens comprometidas, ou ainda nos casos com suspeita de contaminação tumoral do leito cirúrgico.

Atualmente, no planejamento do tratamento, de acordo com estudo do GBTO, são considerados com alto risco de falha terapêutica os pacientes que se apresentam com: metástases ao diagnóstico, tumores com localização central (pélvicos, na coluna) e nível de DHL 2,5 vezes maior do que o nível superior de normalidade. Esses pacientes recebem tratamento intensificado.

A pacientes com doença avançada, metastática, e boa resposta à quimioterapia indutora indica-se quimioterapia em altas doses com resgate de células-tronco hematopoiéticas para consolidação do tratamento.

O estudo de Grier et al. (2003), relatando a experiência de grupo cooperativo americano com acompanhamento de 518 pacientes, mostrou a obtenção de taxa de sobrevida global em cinco anos para os pacientes não metastáticos de 72% para o grupo que recebeu ifosfamida (Ifo) e etoposide (VP) em adição ao regime recebido pelo grupo chamado terapia padrão, com vincristina (V), ciclofosfamida (C), adriblastina (A) e actinomicina D (Ac), cuja sobrevida global (SG) foi de 61% (Ifo/VP + VA/CAc = 72% SG versus VA/CAc = 61% SG).

De forma geral a sobrevida livre de doença é de cerca de 60-70% em pacientes não metastáticos, e de 20-30% para aqueles pacientes com doença metastática. O diagnóstico precoce é o fator fundamental que determina a evolução da doença. Em nosso meio, porém, o diagnóstico tardio, com doença avançada, é muito freqüente, pela confusão usual com traumas, processos inflamatórios e infecções osteoarticulares.

Linfoma ósseo

Os linfomas ósseos são raros na criança. Aparecem nos adolescentes com maior freqüência e localizam-se habitualmente nos ossos longos.

É difícil realizar o diagnóstico diferencial com os outros tumores primitivos dos ossos por imagem, sendo necessário o exame anatomopatológico. Usualmente se manifestam como tumores de células pequenas e redondas, dependendo do exame imunoistoquímico para sua confirmação. Devem ser tratados como doença sistêmica em protocolos de quimioterapia. O linfoma não-Hodgkin tipo B é a forma mais comum, apresentando mais de 70% de chance de cura.

Condrossarcoma

É muito raro na criança. Pode ser diagnosticado no final da adolescência e em adultos jovens.

Tem preferência por ossos longos e pélvicos. Apresenta variedade histológica, produzindo tecido condróide que habitualmente tem fração de crescimento lenta. Seu diagnóstico radiológico demonstra áreas de calcificação em partes moles.

Seu tratamento normalmente é cirúrgico, dessa forma o diagnóstico precoce é importante para que cirurgias mutiladoras sejam evitadas.

O diagnóstico anatomopatológico deve ser feito com boa amostragem do tumor. Pode haver dificuldade na diferenciação com a variedade condroblástica do osteossarcoma. Alguns tipos desdiferenciados do condrossarcoma, altamente celulares, podem responder à quimioterapia, e a discussão multidisciplinar – entre cirurgião, radiologista, patologista e oncologista – deve ser feita para a escolha da melhor opção terapêutica para o paciente.

Referências bibliográficas

BACCI, G.; BRICCOLI, A.; FERRARI, S. et al. "Neoadjuvant chemotherapy for osteosarcoma of the extremity: long-term results of the Rizzoli's 4th protocol". *European Journal of Cancer*, v. 37, n. 16, p. 2030-9, 2001.

BACCI, G.; FERRARI, S.; DELEPINE, N. et al. "Predictive factors of histologic response to primary chemotherapy in osteosarcoma of the extremity: study of 272 patients preoperatively treated with high-dose methotrexate, doxorubicin, and cisplatin". *Journal of Clinical Oncology*, v. 16, n. 2, p. 658-63, 1998.

BACCI, G.; PICCI, P.; FERRARI, S. et al. "Primary chemotherapy and delayed surgery for nonmetastatic osteosarcoma of the extremities: results in 164 patients preoperatively treated with high doses of methotrexate followed by cisplatin and doxorubicin". *Cancer*, v. 72, n. 11, p. 3227-8, 1993.

BIELACK, S. S.; KEMPF-BIELACK, B.; DELLING, G.; EXNER, G. U.; FLEGE, S.; HELMKE, K.; KOTZ, R.; SALZER-KUNTSCHIK, M.; WERNER, M.; WINKELMANN, W.; ZOUBEK, A.; JÜRGENS, H.; WINKLER, K. "Prognostic factors in high-grade osteosarcoma of the extremities or trunk: an analysis of 1,702 patients treated on neoadjuvant cooperative osteosarcoma study group protocols". *Journal of Clinical Oncology*, v. 20, n. 3, p. 776-90, 2002.

BIELING, P.; REHAN, N.; Winkler, P. et al. "Tumor size and prognosis in aggressively treated osteosarcoma". *Journal of Clinical Oncology*, v. 14, n. 3, p. 848-58, 1996.

BLEYER, W. A.; TEJEDA, H.; MURPHY, S. B.; ROBISON, L. L.; ROSS, J. A.; POLLOCK, B. H.; SEVERSON, R. K.; BRAWLEY, O. W.; SMITH, M. A.; UNGERLEIDER, R. S. "National cancer clinical trials: children have equal access; adolescents do not". *The Journal of Adolescent Health*, v. 21, n. 6, p. 366-73, 1997.

BOEHM, A. K.; SQUIRE, J. A.; BAYANI, J.; NELSON, M.; NEFF, J.; BRIDGE, J. A. "Cytogenetics findings in 35 osteosarcoma specimens and a review of the literature". *Pediatric Pathology & Molecular Medicine*, v. 19, p. 359-76, 2000.

BRIDGE, J. A.; NELSON, M.; McCOMB, E.; McGUIRE, M. H.; ROSENTHAL, H.; VERGARA, G.; MAALE, G. E.; SPAINER, S.; NEFF, J. R. "Cytogenetic findings in 73 osteosarcoma specimens and a review of literature". *Cancer Genetics and Cytogenetics*, v. 95, n. 1, p. 74-87, 1997.

GORLICK, R.; HUVOS, A. G.; HELLER, G. et al. "Expression of HER2/erbB-2 correlates with survival in osteosarcoma". *Journal of Clinical Oncology*, v. 17, n. 9, p. 2781-8, 1999.

GRIER, H. E.; KRAILO, M. D.; TARBELL, N. J. et al. "Addition of ifosfamide and etoposide to standard chemotherapy for Ewing's sarcoma and primitive neuroectodermal tumor of bone". *The New England Journal of Medicine*, v. 348, n. 8, p. 694-701, 2003.

HUVOS, A. G. *Bone tumors: diagnosis, treatment, and prognosis*. 2. ed. Filadélfia: Saunders, 1991.

JESUS-GARCIA, R.; CAMARGO, O. P.; PENHA, V. et al. "Osteosarcoma 2000: preliminary results of the Brazilian Cooperative Study Group". International Musculoskeletal Tumor Society Meeting, 12th International Symposium on Limb Salvage, Rio de Janeiro, abst. 98, p. 87, 2003.

LEWIS, I.; NOOIJ, M.; WHELAN, J. "Chemotherapy at standard or increased dose intensity in patients with operable osteosarcoma of the extremity: a randomized controlled trial of the European Osteosarcoma Intergroup". *Medical and Pediatric Oncology*, v. 41-4, abst. 100, p. 202, 2003.

LINK, M. P.; GOORIN, A. M.; MISER, A. W. et al. "The effect of adjuvant chemotherapy on relapse-free survival in patients with osteosarcoma of the extremity". *The New England Journal of Medicine*, v. 314, n. 25, p. 1600-6, 1986.

MEYERS P. A. et al. "Chemotherapy for nonmetastatic osteogenic sarcoma: the Memorial Sloan-Kettering experience". *Journal of Clinical Oncology*; v. 10, n. 1, p. 5-15, 1992.

MEYERS, P. A.; SCHWARTZ, C. L.; KRAILO, M. et al. "Osteosarcoma: a randomized, prospective trial of the addition of ifosfamide and/or muramyl tripeptide to cisplatin, doxorubicin and high-dose methotrexate". *Journal of Clinical Oncology*, v. 23, n. 9, p. 2004-11, 2005.

MORRIS, C. D. et al. "Human epidermal growth factor receptor 2 as a prognostic indicator in osteogenic sarcoma". *Clinical Orthopedics and Related Research*, v. 382, p. 59-65, 2001.

PETRILLI, A. S.; CAMARGO, B.; ODONE, F. V.; BRUNIERA, P.; BRUNETTO, A. L.; JESUS-GARCIA, R.; CAMARGO, O. P.; PENA, W.; PÉRICLES, P.; DAVI, A.; PROSPERO, J. D.; ALVES, M. T. S.; OLIVEIRA, C. R.; MACEDO, C. R. D.; MENDES, W. L.; ALMEIDA, M. T. A.; BORSATO, M. L.; SANTOS, T. M.; ORTEGA, J.; CONSENTINO, E.; Brazilian Osteosarcoma Treatment Group Studies III and IV. "Results of the Brazilian Osteosarcoma Treatment Group Studies III and IV: prognostic factors and impact on survival". *Journal of Clinical Oncology*, v. 24, n. 7, p. 1161-8, 2006.

PETRILLI, A. S. et al. "Increased survival, limb preservation and prognostic factors for osteosarcoma". *Cancer*, v. 68, n. 4, p. 733-7, 1991.

PIZZO, P. A.; POPLACK, D. G. (eds.). *Principles and practice of pediatric oncology*. 4. ed. Filadélfia: Lippincott Williams & Wilkins, 2002, 1629 p.

Rosen, G.; Nirenberg, A.; Caparros, B. *et al.* "Osteogenic sarcoma: eighty-percent, three-year, disease-free survival with combination chemotherapy (T-7)". *JNCI Monographs*, v. 56, p. 213-20, 1981.

Sandberg, A.; Bridge, J. A. "Updates on the cytogenetics and molecular genetics of bone and soft tissue tumors: osteosarcoma and related tumors". *Cancer Genetics and Cytogenetics*, v. 145, n. 1, p. 1-30, 2003.

Winkler, K.; Beron, G.; Kotz, R. *et al.* "Neoadjuvant chemotherapy for osteogenic sarcoma: results of a Cooperative German/Austrian study". *Journal of Clinical Oncology*, v. 2, n. 6, p. 617-24, 1984.

Yock, T. I.; Krailo, M.; Fryer, C. J.; Donaldson, S. S.; Miser, J. S.; Chen, Z.; Bernstein, M.; Laurie, F.; Gebhardt, M. C.; Grier, H. E.; Tarbell, N. J.; Children's Oncology Group. "Local control in pelvic Ewing sarcoma: analysis from INT-0091 – a report from the Children's Oncology Group". *Journal of Clinical Oncology*, v. 24, n. 24, p. 3838-43, 2006.

CÂNCER DE PULMÃO
Otavio Gampel

Introdução

O câncer de pulmão é a causa mais comum de mortes por câncer em ambos os sexos e está se tornando cada vez mais comum no mundo todo. Os programas de rastreamento estão avançando, mas dificilmente detectam o câncer em estádio que ainda permita alterar a sobrevida. Programas de prevenção que reduzissem com eficácia a taxa de fumantes salvariam mais vidas.

A maioria dos tumores malignos surge no epitélio brônquico. A disseminação regional para os linfonodos mediastinais é freqüente e preditiva de metástases a distância.

A cirurgia tem papel fundamental em todas as formas de câncer de pulmão, desde o diagnóstico até o tratamento curativo, inclusive nas formas mais precoces. A radioterapia é utilizada nos casos não cirúrgicos, isolada ou associada à quimioterapia, e também como tratamento paliativo dos tumores localizados ou de metástases distantes. A quimioterapia produz boa paliação na doença avançada, mas seu impacto na sobrevida global é modesto; o mesmo acontece com a radioterapia.

Etiologia

O tabagismo é o fator de risco mais importante para o câncer de pulmão, e estima-se que o fumo seja a causa em 85% dos casos. A extensão da exposição à fumaça do cigarro, somada ao número de anos em que o indivíduo fumou, ao número de cigarros fumados por dia e ao teor do alcatrão dos cigarros, pode determinar o grau de risco de câncer de pulmão. Existem vários agentes carcinogênicos no cigarro: nitrosaminas, aminas aromáticas, hidrocarbonetos aromáticos polinucleares e outros compostos.

Quando o indivíduo pára de fumar, seu risco de contrair câncer de pulmão vai diminuindo gradativamente até se aproximar ao de um não fumante, mas sem se igualar ao dele.

Os fumantes passivos, ou seja, aqueles expostos à fumaça do cigarro do ambiente, também têm um risco aumentado.

Outros carcinógenos que têm papel importante são: poluentes do ar urbano e substâncias ocupacionais tóxicas, como o amianto.

Rastreamento

O rastreamento tem como objetivo detectar precocemente o câncer de pulmão, especialmente entre a população de maior risco, os fumantes. Em geral é realizado por meio de radiografia de tórax e citologia do escarro. Um grande estudo realizado no Instituto Nacional de Câncer dos Estados Unidos falhou em demonstrar diminuição de mortalidade por câncer de pulmão. Assim, esses resultados não justificam a recomendação de radiografia de tórax e citologia de escarro em larga escala.

Diagnóstico

Uma simples radiografia de tórax pode revelar nódulos pulmonares solitários, lesões novas ou aquelas que estão aumentando de tamanho, que devem ser tratadas como câncer. A existência de calcificações deve ser sinal de lesões benignas, mas elas podem ocorrer em tumores malignos. O importante é que somente os exames radiológicos não são suficientes para o diagnóstico do câncer. Portanto, radiografia de tórax e tomografia computadorizada apenas encontram as lesões, mas o diagnóstico definitivo exige confirmação histopatológica, que é conseguida por meio de biópsia da lesão suspeita. Essa biópsia pode ser realizada por broncoscopia, mediastinoscopia ou toracoscopia, pode ser transtorácica com agulha ou biópsia de pulmão a céu aberto. Este último é o procedimento mais invasivo, mas pode ser necessário se os outros métodos de diagnóstico tiverem falhado.

A citologia do escarro é positiva em 15% dos casos, porém muitas vezes pode ser proveniente de uma lesão oculta, como um tumor de laringe. Portanto, somente com a citologia de escarro não será feito o diagnóstico de câncer de pulmão.

O diagnóstico histopatológico revela a existência de dois grandes tipos de câncer de pulmão: câncer de pulmão de pequenas células e câncer de pulmão não de pequenas células, fator muito importante no tratamento devido ao comportamento biológico e à evolução clínica, como veremos mais adiante.

Câncer de pulmão não de pequenas células

Corresponde a 75-80% dos casos de câncer de pulmão e é subdividido em: adenocarcinoma, carcinoma de células escamosas, bronquioloalveolar, de células grandes e indiferenciado.

Estadiamento

O sistema de estadiamento é necessário para definirmos o tratamento e, principalmente, o diagnóstico. É baseado em vias anatômicas de disseminação, contando, por isso, com os seguintes procedimentos: levantamento de história clínica, exame físico, hemograma, análise bioquímica, radiografia de tórax, tomografia computadorizada de tórax e abdômen superior, ressonância magnética de crânio e cintilografia óssea. Em alguns casos, podem ser realizados o PET-CT *scan*, principalmente nos estádios II e III, e a mediastinoscopia ou ultra-som endoscópico com biópsia, para comprovar a existência ou não de doença mediastinal.

Estadiamento ao diagnóstico e sobrevida

Ao diagnóstico, aproximadamente 10% dos pacientes estão no estádio I, 20% no estádio II, 30% no estádio III e 40% no estádio IV. O estadiamento TNM para câncer de pulmão e a taxa de sobrevida cinco anos após o diagnóstico são apresentados nos quadros a seguir.

Quadro 1: Estadiamento TNM para câncer de pulmão.

T: Tumor primário.	
TX: O tumor não pode ser avaliado.	
T0: Sem evidência de tumor primário.	
Tis: Carcinoma *in situ*.	
T1: Tumor menor que ou igual a 3 cm.	
T2: Tumor com qualquer uma das seguintes características de tamanho ou extensão: maior que 3 cm; envolvendo o brônquio principal, com distância maior que ou igual a 2 cm da carina; invadindo a pleura visceral; associado com atelectasia ou pneumonite obstrutiva.	
T3: Tumor de qualquer tamanho que invada diretamente: a parede torácica, o diafragma, a pleura mediastinal, o pericárdio parietal; ou tumor no brônquio principal com distância menor que 2 cm da carina.	
T4: Tumor de qualquer tamanho que invada um dos seguintes locais: mediastino, coração, grandes vasos, traquéia, esôfago, corpo vertebral, carina; nódulos separados de tumor no mesmo lobo; derrame pleural maligno.	
N: Linfonodos regionais.	
NX: Os linfonodos não podem ser avaliados.	
N0: Sem metástases nos linfonodos regionais.	
N1: Metástase nos linfonodos peribrônquicos e/ou hilares do mesmo lado do tumor.	
N2: Metástase nos linfonodos mediastinais do mesmo lado do tumor.	
N3: Metástase nos linfonodos contralaterais ao tumor ou supraclaviculares.	

M: Metástases distantes.	
MX: Não foi possível avaliar metástases a distância.	
M0: Sem metástases.	
M1: Com metástases, ectasia ou pneumonia obstrutiva do pulmão inteiro.	

Estádio 0	Tis	N0	M0
Estádio Ia	T1	N0	M0
Estádio IB	T2	N0	M0
Estádio IIa	T1	N1	M0
Estádio IIb	T2	N1	M0
	T3	N0	M0
Estádio IIIa	T1	N2	M0
	T2	N2	M0
	T3	N1, N2	M0
Estádio IIIb	Qualquer T	N3	M0
	T4	Qualquer N	M0
Estádio IV	Qualquer T	Qualquer N	M1

Quadro 2: Sobrevida após cinco anos.

Estádio I	65%
Estádio II	40%
Estádio IIIA	30%
Estádio IIIB	15%
Estádio IV	2%

Tratamento

Para os estádios I e II, a cirurgia é o tratamento padrão. Para casos mais extensos, a quimioterapia de indução, associada ou não à radioterapia, tem proporcionado desenvolvimento na ressecabilidade. A radioterapia pós-operatória não tem proporcionado aumento na sobrevida global. A quimioterapia adjuvante está indicada em um total de quatro ciclos, em esquemas com cisplatinas e vinorelbina ou outra associação com platina. A sobrevida global em cinco anos cresceu 4% com a quimioterapia adjuvante (de 40,4% para 44,5%).

Nos casos em estádio III, geralmente há análise dos pacientes para verificar a possibilidade de tratamento cirúrgico radical. Para o estádio IIIa, a cirurgia seguida de quimioterapia parece ser a melhor opção. Para o estádio IIIb, a associação de quimioterapia e radioterapia é o tratamento preferencial. Para os pacientes idosos ou com estado geral mais precário, o tratamento pode ser com quimioterapia seguida de radioterapia, ou somente radioterapia.

No estádio IV o tratamento será paliativo. Esses pacientes já possuem metástases a distância à época do diagnóstico e a melhor opção é a quimioterapia. Esquemas de duas drogas associadas, em geral uma platina combinada com gencitabina ou paclitaxel ou docetaxel ou vinorelbina, são os ideais. A taxa de resposta varia de 25% a 30% e a sobrevida em cinco anos é de apenas 2%. Como segunda linha de tratamento, deve-se considerar pemetrexate e erlotinibe. A radioterapia é indicada como paliativo em situações específicas, como radioterapia de crânio na presença de metástases cerebrais e radioterapia antiálgica no controle da dor.

Câncer de pulmão de pequenas células

Estadiamento

A doença pode ser classificada em dois estádios: limitado ou extenso.

Doença limitada: restrita a um hemitórax e linfonodos regionais, que podem ser envolvidos em um só campo de radioterapia.

Doença extensa: quando atinge ambos os hemitórax, ou na presença de metástases a distância.

Tratamento

O tratamento padrão para ambos os estádios é a quimioterapia sistêmica, que prolonga a sobrevida e melhora a qualidade de vida. Mas há algumas especificidades no tratamento dos dois estádios, descritas a seguir.

Doença limitada: associação de cisplatina e etoposide combinada à radioterapia é o tratamento preferencial. Os pacientes que obtêm resposta completa devem ser submetidos à radioterapia profilática de crânio. A sobrevida mediana é de doze a vinte meses.

Doença extensa: somente a quimioterapia é o tratamento de escolha. Deve-se considerar a radioterapia profilática de crânio nos pacientes com resposta completa. A sobrevida mediana varia de sete a onze meses.

O papel da cirurgia no tratamento do câncer de pulmão de pequenas células não está estabelecido. Os pacientes em estádio I ao diagnóstico, o que ocorre raramente, costumam ser tratados com cirurgia seguida de quimioterapia, mas a superioridade dessa conduta em relação à quimioterapia e à radioterapia não foi comprovada. A remoção cirúrgica do tumor residual depois de quimioterapia e radioterapia pode ser benéfica em casos selecionados.

Referências bibliográficas

BRUNDAGE, M.; MACKILLOP, W. J. "Lung cancer". In: GOSPODAROWICZ, M. K. *et al.* (eds.). *Prognostic factors in cancer*. 2. ed. Nova York: Wiley-Liss, 2001, p. 351-69.

DILLMAN, R. O. *et al.* "A randomized trial of induction chemotherapy plus radiotherapy in stage III non-small-cell lung cancer". *The New England Journal of Medicine*, v. 323, p. 940-5, 1990.

GOSS, G. *et al.* "Use of preoperative chemotherapy with or without postoperative radiotherapy in technically resectable stage IIIA non-small-cell lung cancer". *Cancer Prevention & Control*, v. 2, n. 1, p. 32-9, 1998.

NARUKE, T. *et al.* "Prognosis and survival in resected lung carcinoma based on the new international staging system". *The Journal of Thoracic and Cardiovascular Surgery*, v. 96, n. 3, p. 440-7, 1998.

PARKIN, D. M. *et al*. "Lung cancer: worldwide variation in occurrence and proportion attributable to tobacco use". *Lung Cancer*, v. 9, p. 1-16, 1993.

PATZ JR., E. F. *et al*. "Screening for lung cancer". *The New England Journal of Medicine*, v. 343, n. 22, p. 1627-33, 2000.

PORT Meta-analysis Trialists Group. "Postoperative radiotherapy in non-small-cell lung cancer: systematic review and meta-analysis of individual patient data from nine randomized controlled trials". *Lancet*, v. 352, n. 9124, p. 257-63, 1998.

SIBLEY, G. S. "Radiotherapy for patients with medically inoperable stage I nonsmall cell lung carcinoma: smaller volumes and higher doses – a review". *Cancer*, v. 82, n. 3, p. 433-8, 1998.

STAHEL, R. A. "Diagnosis, staging, and prognostic factors of small cell lung cancer". *Current Opinion in Oncology*, v. 3, n. 2, p. 306-11, 1991.

TUMORES PRIMÁRIOS DO SISTEMA NERVOSO CENTRAL

José Marcus Rotta; Fernando Campos Gomes Pinto

Introdução

Tumores primários intracranianos são originados de células do parênquima cerebral ou de seus envoltórios intracranianos. Podem ser intra-axiais, extra-axiais ou ambos, com os tumores intra-axiais localizando-se primariamente no parênquima cerebral ou no sistema ventricular, enquanto os tumores extra-axiais localizam-se no espaço subaracnóideo ou nas meninges.

Os tumores primários do sistema nervoso central (SNC), independentemente do grau de malignidade, raramente provocam metástases. Sua incidência é pequena em relação a outros tumores, como os de mama, pulmão e próstata.

Segundo dados estatísticos há aproximadamente 30 mil casos novos por ano, sendo 5 mil benignos e 25 mil malignos – dos quais 6 mil são de baixo grau de malignidade e 19 mil de alto grau. Correspondem à segunda causa de morte por câncer pediátrico e quarta causa de morte por câncer em adultos jovens. O glioblastoma multiforme apresenta sobrevida média de um ano e o astrocitoma anaplásico, de dois a três anos.

Trata-se de um problema de saúde de incidência pequena, porém com alta mortalidade, justificando investimento em avanços técnico-científicos para o tratamento.

Muitos dos tumores cerebrais primários são gliomas, e na maioria dos casos são malignos; portanto, receberão atenção especial neste capítulo.

A Figura 1 mostra a incidência aproximada dos tumores primários do SNC de vários tipos histológicos.

Figura 1: Incidência dos tumores primários do SNC.

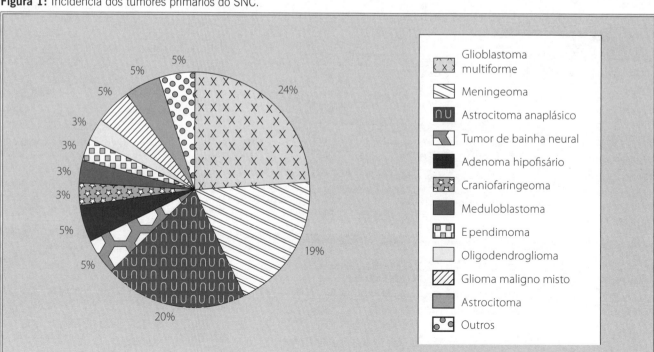

Figura 2: Transformação neoplásica.

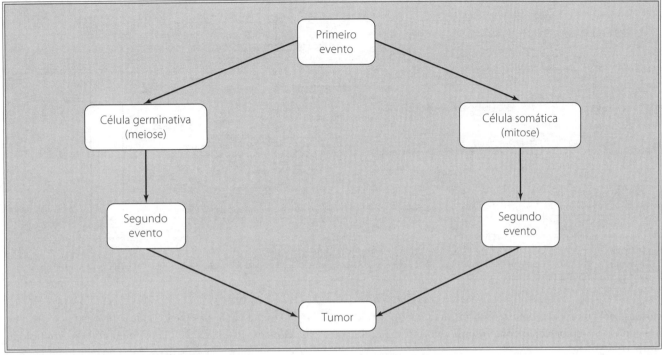

Biologia

Os tumores constituem um grupo de doenças caracterizado por desarranjo celular, relacionado ao núcleo celular, sobretudo ao DNA. Dessa forma, deve-se interpretar o câncer como uma doença molecular.

Para que haja transformação neoplásica são necessários dois eventos que acarretem duas alterações cromossômicas (Figura 2); esses eventos podem ter causas químicas, físicas ou biológicas.

Os tumores primários do sistema nervoso central são, em 90% dos casos, provenientes de células somáticas, e o primeiro e o segundo eventos estão relacionados com efeito espontâneo, radiação ionizante ou causa química.

Quando ocorre o primeiro evento, com alteração patológica do DNA, o gene supressor de tumor desempenha papel fundamental. Há aumento da proteína P53, cuja produção tem relação com o braço curto do cromossomo 17, que bloqueia o ciclo celular, permitindo a execução do reparo do DNA danificado. Sendo o reparo adequado, a célula segue seu ciclo biológico normal; caso seja inadequado, a célula sofre apoptose.

Com a ocorrência do segundo evento, havendo alteração no cromossomo 17, o gene passa a anular o supressor, e a proteína P53, outrora normal, transforma-se em oncoproteína, incrementando o ciclo celular e favorecendo o desenvolvimento tumoral. No sistema nervoso central, o gene que promove o crescimento é o fator de crescimento epidérmico.

Entre os tumores primários do sistema nervoso central, os gliomas têm posição de destaque pela maior incidência, principalmente os de origem astrocitária, cuja apresentação de maior malignidade é o glioblastoma multiforme (GBM).

O GBM pode ser proveniente de uma progressão maligna, na qual, inicialmente, o astrócito apresenta alteração na proteína P53, originando o astrocitoma (baixo grau de malignidade). Este, ao apresentar perda de heterozigosidade e/ou alteração da P16, transforma-se em astrocitoma anaplásico (alto grau de malignidade). Com a alteração no cromossomo 10 origina-se o glioblastoma multiforme (Figura 3).

Um pior prognóstico é atribuído ao GBM que não se originou dessa progressão maligna, mas já surgiu como GBM; chamado glioblastoma multiforme "de novo".

Analisando o comportamento do glioblastoma multiforme quanto ao ciclo celular, a fase de síntese (fase S) no GBM é de aproximadamente 7 horas, e todo o ciclo celular leva de 24 a 48 horas. Entretanto, o GBM dobra de tamanho em um período de 17 a 21 dias, pois nesse tumor o "*pool* não proliferativo" (fase G0) é de 60% a 70%, o "*pool* proliferativo" de 30% a 40% (se extremamente maligno) e, pela produção de células extremamente danificadas, há perda celular tumoral de até 85% (Figura 4). Existem métodos para mensuração do comportamento biológico e cálculo do tempo de duplicação tumoral: Ki-67, MIB-1, citometria de fluxo (apresentando, em forma de gráfico, a porcentagem celular em cada fase do ciclo).

O glioblastoma multiforme, com volume de pelo menos 10 cm^3, causa sinais e sintomas neurológicos (con-

Figura 3: Progressão maligna que origina o glioblastoma multiforme (GBM).

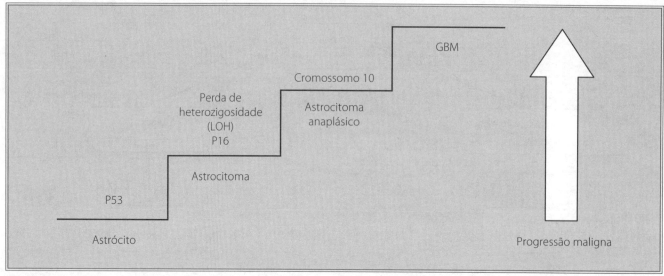

vulsões, déficits focais, hipertensão intracraniana), sendo o diagnóstico estabelecido com volume tumoral variando entre 10 e 50 cm³.

Classificação

A classificação dos tumores primários do sistema nervoso central pretende determinar a história natural e o padrão de resposta a estratégias terapêuticas comuns a um subgrupo de tumores específico.

O esquema de classificação ideal deveria integrar critérios clínicos, tissulares, celulares, bioquímicos, imunológicos, cromossômicos e genéticos. Porém, tradicionalmente o sistema de classificação utilizado pela Organização Mundial da Saúde, originário dos trabalhos de Bailey e Cushing, tem como premissa que os tumores cerebrais são resultantes do crescimento anormal de um tipo celular específico.

Segue a classificação histológica dos tumores do sistema nervoso central adotada pela Organização Mundial da Saúde desde 1979.

Figura 4: Ciclo celular do GBM.

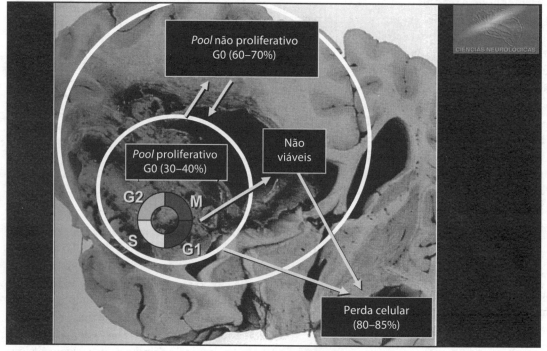

I. Tumores do tecido neuroepitelial
   (A) Tumores astrocitários
      1. Astrocitoma
         (a) Fibrilar
         (b) Protoplasmático
         (c) Gemistocítico
      2. Astrocitoma pilocítico
      3. Astrocitoma subependimário de células gigantes
      4. Astroblastoma
      5. Astrocitoma anaplásico
   (B) Tumores oligodendrogliais
      1. Oligodendroglioma
      2. Oligoastrocitoma misto
      3. Oligodendroglioma anaplásico
   (C) Tumores ependimários e do plexo coróide
      1. Ependimoma
         (a) Ependimoma mixopapilar
         (b) Ependimoma papilar
         (c) Subependimoma
      2. Ependimoma anaplásico
      3. Papiloma do plexo coróide
      4. Papiloma anaplásico do plexo coróide
   (D) Tumor de células da pineal
      1. Pineocitoma
      2. Pineoblastoma
   (E) Tumores neuronais
      1. Gangliocitoma
      2. Ganglioglioma
      3. Ganglioneuroblastoma
      4. Ganglioglioma e gangliocitoma anaplásico
      5. Neuroblastoma
   (F) Tumores embrionários e mal diferenciados
      1. Glioblastoma (variantes)
         (a) Glioblastoma com componente sarcomatoso (misto: sarcoma e glioblastoma)
         (b) Glioblastoma de células gigantes
      2. Meduloblastoma (variantes)
         (a) Meduloblastoma desmoplásico
         (b) Medulomioblastoma
      3. Meduloepitelioma
      4. Espongioblastoma polar primitivo
      5. Gliomatose cerebral
II. Tumores de células de revestimento nervoso
   (A) Neurilenoma (schwannoma, neurinoma)
   (B) Neurilenoma anaplásico
   (C) Neurofibroma
   (D) Neurofibroma anaplásico (neurofibrossarcoma, sarcoma neurogênico)
III. Tumores das meninges e tecidos relacionados
   (A) Meningeomas
      1. Meningoteliomatoso (endoteliomatoso, aracnoteliomatoso sincicial)
      2. Fibroso (fibroblástico)
      3. Transicional (misto)
      4. Psamomatose
      5. Angiomatoso
      6. Hemangioblástico
      7. Hemangiopericítico
      8. Papilar
      9. Meningeoma anaplásico
   (B) Sarcoma meníngeo
      1. Fibrossarcoma
      2. Sarcoma de celulas polimórficas
      3. Sarcoma meníngeo primário
   (C) Tumor xantomatoso
      1. Fibroxantoma
      2. Xantossarcoma (fibroxantoma maligno)
   (D) Tumor melanótico primário
      1. Melanoma
      2. Melanomatose meníngea
   (E) Outros
IV. Linfomas malignos primários
V. Tumores com origem em vasos sangüíneos
   (A) Hemangioblastoma
   (B) Sarcoma monstrocelular
VI. Tumor de células germinativas
   (A) Germinoma
   (B) Carcinoma embrionário
   (C) Coriocarcinoma
   (D) Teratoma
VII. Outros tumores malformativos e lesões semelhantes aos tumores
   (A) Craniofaringeoma
   (B) Cisto de Rathke
   (C) Cisto epidermóide
   (D) Cisto dermóide
   (E) Cisto colóide do terceiro ventrículo
   (F) Cisto enterógeno
   (G) Outros cistos
   (H) Lipoma
   (I) Coristoma (pituicitoma, "mioblastoma" celular granular)
   (J) Hamartoma neuronal hipotalâmico
   (K) Heterotopia glial nasal (glioma nasal)
VIII. Malformações vasculares
   (A) Telangectasia capilar
   (B) Angioma cavernoso
   (C) Malformação arteriovenosa
   (D) Malformação venosa
   (E) Doença de Sturge-Weber (angiomatose cerebrotrigeminal ou cerebrofacial)
IX. Tumores de pituitária anterior
   (A) Adenomas hipofisários
      1. Acidofílico
      2. Basofílico
      3. Acidofílico-basofílico (misto)
      4. Cromófobo

X. Extensões locais de tumores regionais
   (A) Tumor de glomo jugular (quemodectoma, paraganglioma)
   (B) Cordoma
   (C) Condroma
   (D) Condrossarcoma
   (E) Neuroblastoma olfatório (estesioneuroblastoma)
   (F) Carcinoma cístico adenóide (cilindroma)
   (G) Outros
XI. Tumores metastáticos
XII. Tumores não classificados

Outra classificação simplificada, levando em conta a classificação da Organização Mundial da Saúde de 1993 e excluindo as metástases, é exposta a seguir.

Elementos normalmente presentes no SNC
I. Derivados do tubo neural
   (A) Células gliais ("gliomas")
      1. Astrócitos
         (a) Astrocitoma pilocítico juvenil ⎫
         (b) Astrocitoma subependimário   ⎬ grau I/V
             de células gigantes   ⎭
         (c) Astrocitoma – grau II / IV
         (d) Astrocitoma anaplásico – grau III/IV
         (e) Glioblastoma multiforme – grau IV/V
      2. Oligodendrócitos → Oligodendroglioma
         (a) Ependimócitos
         (b) Ependimomas
         (c) Papiloma de plexo coróide
         (d) Carcinoma de plexo coróide
         (e) Cisto colóide
   (B) Neurônios
      1. Meduloblastoma (um tipo de tumor neuroectodérmico primitivo – PNET)
      2. Ganglioneuroma
      3. Ganglioglioma
   (C) Pineolócitos
      1. Pineocitomas
      2. Pineoblastomas
II. Derivados da crista neural
   (A) Células de Schwann
      1. Schwannomas → Neurinoma do acústico
      2. Neurofibromas
   (B) Células aracnóides → Meningeomas
   (C) Melanócitos das leptomeninges → Melanomas primários do SNC
III. Outras células
   (A) Tecido conjuntivo → Sarcoma cerebral primário
   (B) Células reticuloendoteliais (micróglia) → Linfoma primário do SNC
   (C) Células vasculares → Hemangioblastomas
   (D) Células do glomo jugular → Tumor de glomo jugular
   (E) Células adenoipofisiárias → Adenomas pituitários

Remanescentes embrionários intracranianos e/ou intra-espinais
I. Derivados ectodérmicos
   (A) Craniofaringioma
   (B) Restos pluripotentes ou da superfície dorsal do embrião
      1. Cisto dermóide
      2. Cisto epidermóide (colesteotoma)
II. Notocorda → Cordoma
III. Células adiposas → Lipoma
IV. Células germinativas → Germinoma
V. Todas as (três) camadas germinativas → Teratoma

Princípios do tratamento neurocirúrgico

O desenvolvimento dos tumores primários do SNC, sobretudo dos gliomas, tem como fatores de crescimento relacionados: enzimas proteolíticas (proteases), superóxido desmutase, derivados do ácido aracdônico, leucotrienos, fatores angiogênicos, hierarquia clonal e fatores de necrose tumoral.

Sendo o crescimento tumoral multicausal, é preciso que haja tratamento multifatorial; no presente capítulo enfatizamos os aspectos do tratamento cirúrgico.

Argumentos favoráveis à ressecção neurocirúrgica radical, ou seja, exérese de mais de 95% do tamanho tumoral, são: diminuição do volume do tumor (citorredução), reversão de déficits neurológicos, alívio da hipertensão intracraniana, eliminação de convulsões refratárias, obtenção de material neoplásico para estudo anatomopatológico, efeito limitado da radioterapia/quimioterapia e o fato de que alguns gliomas são controlados com cirurgia.

Além da função de diagnóstico, os exames de neuroimagem são fundamentais para realização da neurocirurgia, uma vez que tal terapêutica se trata da remoção física anatomopatológica envolvendo tecido extremamente delicado e especializado: o cérebro.

Em nosso meio (no Brasil) dispomos de ressonância magnética e estudos com espectroscopia e perfusão complementares, fundamentais para a programação cirúrgica e o seguimento oncológico e neurológico.

Há embasamento na literatura para a afirmação de que o grau de ressecção dos gliomas malignos relaciona-se diretamente com o prognóstico.

Analisando a localização do glioma como fator prognóstico isolado, diversos trabalhos científicos já demonstraram que os tumores superficiais têm melhor prognóstico que os profundos. A explicação para esse fato está na questão de a ressecabilidade cirúrgica radical ser nitidamente mais simples nos tumores superficiais.

Desse modo, como o grau de ressecção cirúrgica relaciona-se diretamente com a melhora do prognóstico (tempo de sobrevida e qualidade de vida/índice de Karnofsky – Figura 5), procedimentos poucos invasivos, como a biópsia estereotáxica para glioblastoma multiforme, ficam reservados apenas (do ponto de vista neurocirúrgico) aos casos de invasão bilateral do corpo caloso e tronco cerebral e, obviamente, aos casos de falta de condições clínicas do paciente para a realização de craniotomia (cirurgia de grande porte).

Os gliomas de baixo grau de malignidade têm também indicação cirúrgica: ressecção radical, desde que não provoque déficits neurológicos definitivos.

Após a análise de quarenta casos de astrocitoma grau II, 50% tiveram o grau de malignidade modificado na segunda cirurgia, lembrando que os que foram submetidos à ressecção total na primeira cirurgia demoraram em média 49 meses para mudar de grau e os pacientes submetidos à ressecção subtotal demoraram 25 meses (*Journal of Neurosurgery*, jun. 2003).

Tratamento cirúrgico

O tratamento cirúrgico envolve duas etapas, fundamentais para o sucesso terapêutico: planejamento e execução do ato cirúrgico.

Planejamento cirúrgico

Para o adequado planejamento pré-operatório são itens obrigatórios: a) história clínica detalhada, exame físico geral e específico (exame neurológico); b) execução e interpretação maximizada de todos os exames de neuroimagem

Figura 5: Índice de Karnofsky.

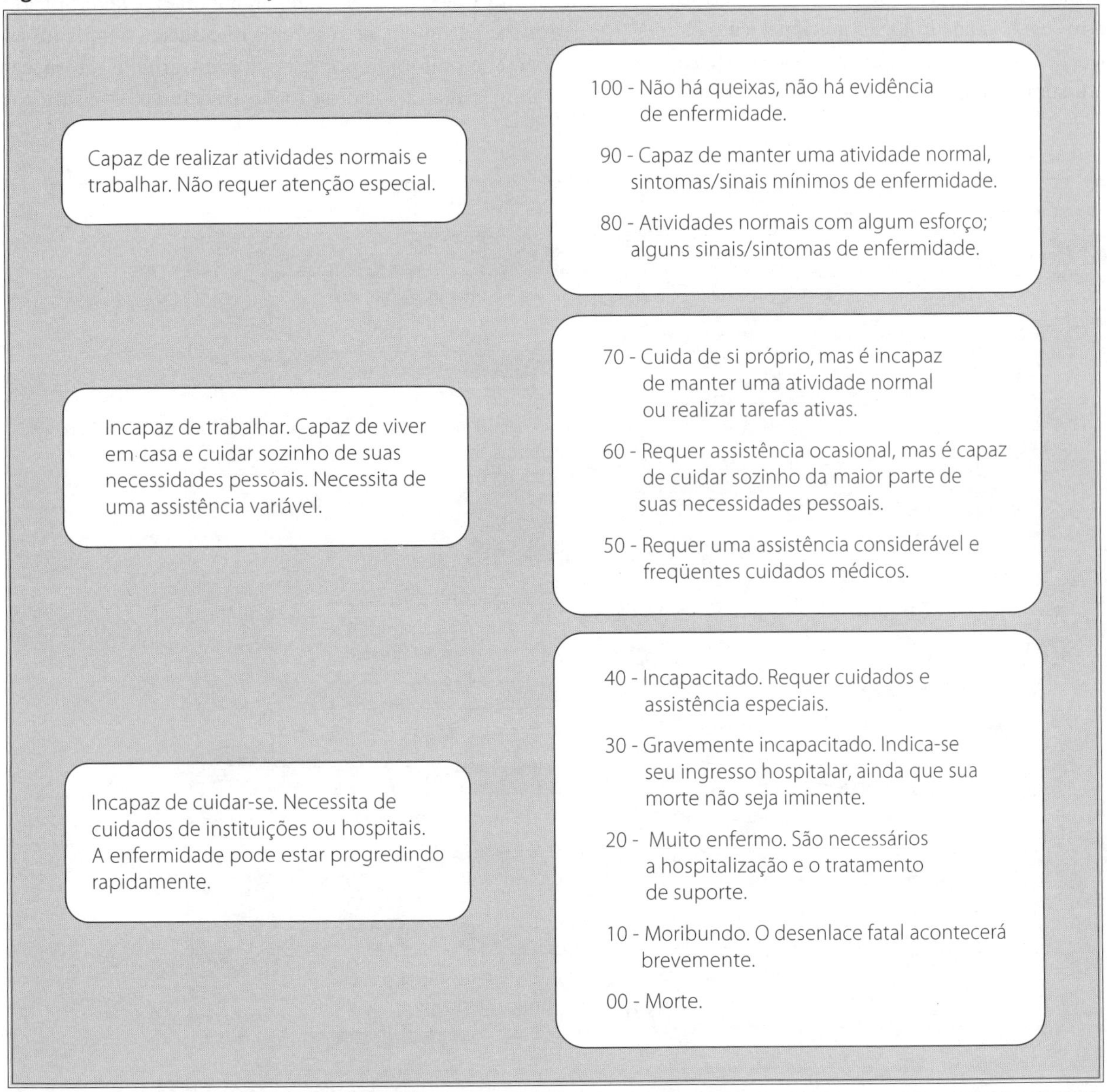

Capaz de realizar atividades normais e trabalhar. Não requer atenção especial.

- 100 - Não há queixas, não há evidência de enfermidade.
- 90 - Capaz de manter uma atividade normal, sintomas/sinais mínimos de enfermidade.
- 80 - Atividades normais com algum esforço; alguns sinais/sintomas de enfermidade.

Incapaz de trabalhar. Capaz de viver em casa e cuidar sozinho de suas necessidades pessoais. Necessita de uma assistência variável.

- 70 - Cuida de si próprio, mas é incapaz de manter uma atividade normal ou realizar tarefas ativas.
- 60 - Requer assistência ocasional, mas é capaz de cuidar sozinho da maior parte de suas necessidades pessoais.
- 50 - Requer uma assistência considerável e freqüentes cuidados médicos.

Incapaz de cuidar-se. Necessita de cuidados de instituições ou hospitais. A enfermidade pode estar progredindo rapidamente.

- 40 - Incapacitado. Requer cuidados e assistência especiais.
- 30 - Gravemente incapacitado. Indica-se seu ingresso hospitalar, ainda que sua morte não seja iminente.
- 20 - Muito enfermo. São necessários a hospitalização e o tratamento de suporte.
- 10 - Moribundo. O desenlace fatal acontecerá brevemente.
- 00 - Morte.

disponíveis e necessários (tomografia computadorizada de crânio com e sem contraste, ressonância magnética de encéfalo, angiorressonância de encéfalo, espectroscopia, tractografia, estudos de perfusão, angiografia digital cerebral); c) conhecimento da patologia em questão.

Nessa etapa, o conhecimento neuroanatômico aplicado é essencial, tanto no que diz respeito à macroanatomia como à microneuroanatomia.

Do ponto de vista filosófico, cabe ressaltar que o planejamento do ato operatório deve vir de "dentro para fora", ou seja, inicialmente deve-se entender o tumor utilizando exames de neuroimagem (consistência, vascularização, limites, interface tumor/parênquima cerebral, cistos, necrose, edema perilesional).

Na seqüência, avalia-se sua relação topográfica com o encéfalo, fazendo a correlação com áreas eloqüentes (córtex sensitivo e motor, área motora suplementar, áreas adjacentes aos tratos motores subcorticais – ínsula, tálamo, lobo temporal mesial, medula; córtex da linguagem e vias ópticas) e com sulcos e fissuras que naturalmente permitem acesso cirúrgico sem lesão neurológica adicional (sulco temporoccipital, sulco frontal superior, sulco central, sulco intraparietal, fissura silviana e fissura inter-hemisférica).

Estabelece-se então a relação a) tumor/encéfalo/sulcos e fissuras pertinentes com b) reparos ósseos do crânio, que orientará a incisão na pele.

Execução do ato cirúrgico

De acordo com a idéia de ressecção radical sem adição de déficits neurológicos permanentes, utilizam-se conhecimentos neuroanatômicos já estabelecidos (sulcos e fissuras como meios de acesso à profundidade) e recursos tecnológicos (neurofisiológicos ou de neuroimagem) no intra-operatório – sistema de navegação encefálica, neuro-estimulação cortical e de tratos, ultra-sonografia e ressonância magnética intra-operatória.

A Figura 6 correlaciona a via neuroanatômica e seu alcance quanto à profundidade encefálica.

O sistema de neuronavegação intra-operatória permite a superutilização de dados neuroanatômicos e neuroanatomopatológicos com base em exames de neuroimagem feitos no pré-operatório que, submetidos a determinado *software*, permitem, com sistema de fiduciais acoplados ao paciente, monitorado por sistema infravermelho, fornecer em tempo real a localização de instrumentos cirúrgicos

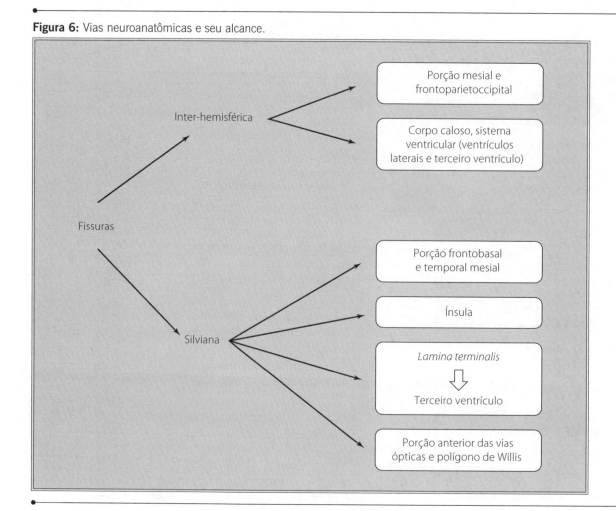

Figura 6: Vias neuroanatômicas e seu alcance.

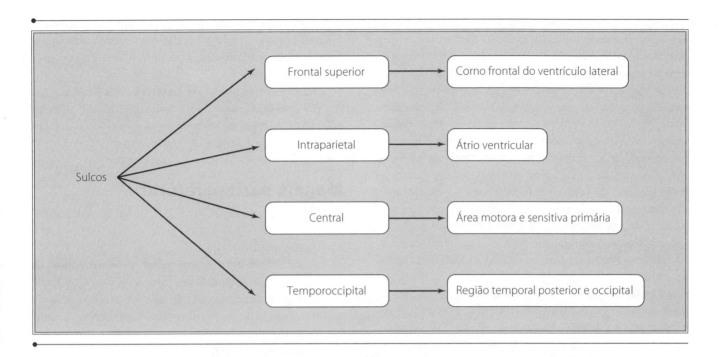

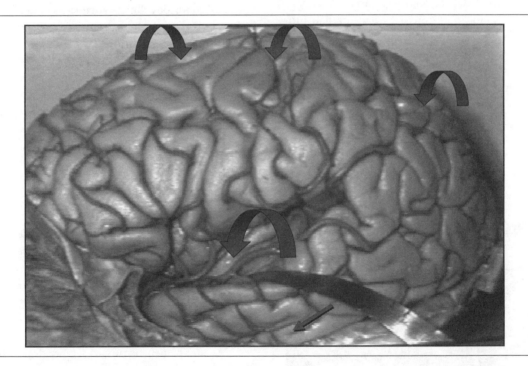

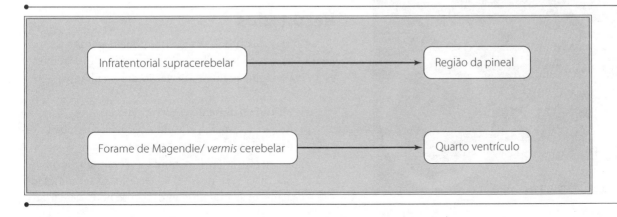

nas diversas neuroimagens. A grande desvantagem está no deslocamento do cérebro (*brain shift*) que ocorre com o posicionamento cirúrgico, com a craniotomia e drenagem de liquor, aumentando a margem de erro.

A marcação de alvo profundo com arco de estereotaxia também se torna útil para localização tumoral, com a ressalva de que lesões não nítidas na tomografia de crânio necessitarão de fusão computadorizada de imagens (tomografia e ressonância), o que torna o procedimento mais moroso.

A ressonância magnética encefálica intra-operatória pode fornecer dados importantes (relações com estruturas neurais delicadas e restos de tumor) em tempo real, permitindo otimização dos resultados operatórios. Todavia, o alto custo do equipamento e a qualidade regular da imagem adquirida (0,5 a 1 tesla) propiciam críticas ao método.

O mapeamento da extensão funcional intra-operatória concorre para o incremento da extensão da ressecção tumoral e evolução dos casos de glioma. Os objetivos desse método são: diminuição da morbidade operatória, melhora da qualidade de vida e redução do recrescimento tumoral com remoção de cérebro adjacente não funcionante pelo risco de recorrência.

O equipamento de neuroestimulação compreende: eletrodo bipolar e gerador de corrente constante (pulsos de ondas quadradas constantes, com freqüência de 60 hertz e 2,5 milissegundos de duração).

As vias sensitivas e motoras e os tratos subcorticais podem ser mapeados por estimulação direta. Para mapeamento de córtex motor abaixo da borda da craniotomia ou relacionado com a foice cerebral utilizam-se tiras de eletrodos.

Figura 7: Pré e pós-operatório em área motora.

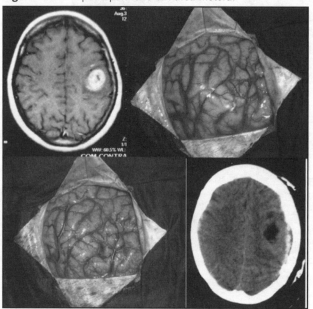

Para mapeamento da linguagem são necessárias exposição cortical ampla e condição anestésica adequada, com o paciente acordado ou com implante de *grid* subdural para estudo.

Sabe-se que o limite para ressecção das áreas mapeadas é a distância maior que 1 cm. Seqüelas neurológicas adicionais relacionam-se às ressecções realizadas a 1 cm ou menos da área mapeada.

Manejo perioperatório

As etapas serão descritas a seguir, de forma esquemática.

Pré-operatório:
- pacientes com edema cerebral: no mínimo 72 horas pré-operatórias, com administração de 4 mg de dexametasona de seis em seis horas;
- controle de crises convulsivas com medicação anticonvulsivante;
- decúbito de 30 graus;
- condições clínicas adequadas para cirurgia de grande porte (com realização de avaliação multidisciplinar, se necessário).

Intra-operatório:
- rotina usual, com verificação de equipamento;
- posicionamento e craniotomia apropriados;
- neuroanestesia adequada;
- derivação ventricular externa ou derivação lombar externa, se necessárias, para auxílio de drenagem de liquor.

Pós-operatório:
- UTI equipada (com monitor de pressão intracraniana);
- neurointensivista presente 24 horas e equipe paramédica treinada;
- exames de neuroimagem à disposição (controle com contraste até 24-48 horas após a operação, tomografia de crânio e/ou ressonância magnética de encéfalo);
- equipe neurocirúrgica sempre disponível.

Resultados

Com o início do tratamento, podem-se obter, geralmente, quatro padrões de evolução clínica. Utilizaremos o esquema a seguir para interpretação dos resultados:

a) História natural do tumor cerebral.
b) *Ressecção parcial*: o tumor permanece estável por determinado período e volta a crescer.
c) *Ressecção radical*: o tumor é ressecado de modo que não seja possível detectá-lo nos exames de neuroimagem; entretanto, não se pode descartar a

existência de células neoplásicas viáveis, o que caracteriza a fase de remissão. Após certo período, o tumor volta a crescer.
d) Cura.

Para atingir a fase de remissão utilizam-se:

- cirurgia radical;
- radioterapia;
- braquiterapia;
- quimioterapia sistêmica;
- quimioterapia intra-arterial;
- quimioterapia no leito tumoral;
- inibidor da angiogênese.

Quando se atinge a fase de remissão, na qual não há lesão mensurável segundo a ressonância magnética, utilizam-se, na etapa de manutenção:

- imunoterapia;
- inibidor de TNF-alfa;
- inibidor de PKC;
- bloqueio das proteases;
- quimioterapia sistêmica;
- inibição da glutationa transferase.

São fatores prognósticos dos tumores primários do sistema nervoso central:
1. *Fatores clínicos*: idade, índice de Karnofsky, crise convulsiva.
2. *Fatores patológicos*: classificação e localização do tumor (os superficiais têm melhor prognóstico que os profundos).
3. *Tratamento*: cirurgia (o grau da extensão da ressecção relaciona-se com o prognóstico – melhor prognóstico associa-se à ressecção radical, ou seja, de mais de 95% do tumor), radiação por ionização, quimioterapia.
4. *Índice de crescimento tumoral*: determinado por Ki-67, MIB-1, citometria de fluxo.

As falhas no tratamento neurocirúrgico relacionam-se com: associação dos tumores com áreas eloqüentes ou paraeloqüentes, volume tumoral, acometimento de mais de um lobo cerebral, localização profunda (lesões a 1 cm da superfície cerebral da convexidade, intraventriculares, em gânglios da base e tronco cerebral).

As recidivas, ou recaídas, a partir da fase de remissão têm origem multifatorial, provavelmente devido a reparo do DNA, mutagênese, aumento da enzima alquiltransferase, aumento da glutationa transferase e imunocompetência do hospedeiro.

Futuro da cirurgia

Considerando-se apenas a neurocirurgia, dentre as modalidades terapêuticas existentes para condução dos casos de tumores primários do sistema nervoso central, é consensual a indicação da ressecção radical do tecido tumoral, sem adição de déficits neurológicos.

Tendo em vista os avanços tecnológicos disponíveis, o futuro da neurocirurgia oncológica deverá impor a necessidade de neurocirurgiões extremamente familiarizados com a microneuroanatomia cirúrgica, com habilidade microneurocirúrgica em neuronavegador cerebral, estimulador cortical e métodos de neuroimagem em tempo real presentes na sala de cirurgia.

Referências bibliográficas

Albert, F. K. *et al.* "Early postoperative magnetic resonance imaging after resection of malignant glioma: objective evaluation of residual tumor and its influence on regrowth and prognosis". *Neurosurgery*, v. 34, n. 1, p. 45-60, 1994.

Ammirati, M. *et al.* "Effect of the extent of surgical resection on survival and quality of life in patients with supratentorial glioblastomas and anaplastic astrocytomas". *Neurosurgery*, v. 21, n. 2, p. 201-6, 1987.

_____. "Reoperation in the treatment of recurrent intracranial malignant gliomas". *Neurosurgery*, v. 21, n. 5, p. 607-14, 1987.

Andreou, J. *et al.* "CT prognostic criteria of survival after malignant glioma surgery". *AJNR: American Journal of Neuroradiology*, v. 4, n. 3, p. 488-90, 1983.

Avellanosa, A. M. *et al.* "Chemotherapy of nonirradiated malignant gliomas. Phase II: study of the combination of methyl-CCNU, vincristine, and procarbazine". *Cancer*, v. 44, n. 3, p. 839-46, 1979.

Burger, P. C.; Green, S. B. "Patient age, histologic features, and length of survival in patients with glioblastoma multiforme". *Cancer*, v. 59, n. 9, p. 1617-25, 1987.

Cox, D. R. "Regression models and life-tables". *Journal of the Royal Statistical Society. Series B (Methodological)*, v. 34, n. 2, p. 187-220, 1972.

Curran Jr., W. J. *et al.* "Does extent of surgery influence outcome for astrocytoma with atypical or anaplastic foci (AAF)? A report from three Radiation Therapy Oncology Group (RTOG) trials". *Journal of Neuro-Oncology*, v. 12, n. 3, p. 219-27, 1992.

Daumas-Duport, C. *et al.* "Grading of astrocytomas: a simple and reproducible method". *Cancer*, v. 62, n. 10, p. 2152-65, 1988.

EARNEST 4TH, F. et al. "Cerebral astrocytomas: histopathologic correlation of MR and CT contrast enhancement with stereotactic biopsy". *Radiology*, v. 166, n. 3, p. 823-7, 1988.

FADUL, C. et al. "Morbidity and mortality of craniotomy for excision of supratentorial gliomas". *Neurology*, v. 38, n. 9, p. 1374-9, 1988.

GEHAN, E. A.; WALKER, M. D. "Prognostic factors for patients with brain tumors". *National Cancer Institute Monograph*, v. 46, p. 189-95, 1977.

GILBERT, H. et al. "Glioblastoma multiforme is not a uniform disease!" *Cancer Clinical Trials*, v. 4, n. 1, p. 87-9, 1981.

HAMMOUD, M. A. et al. "Prognostic significance of preoperative MRI scans in glioblastoma multiforme". *Journal of Neuro-Oncology*, v. 27, n. 1, p. 65-73, 1996.

HARSH 4TH, G. R. et al. "Reoperation for recurrent glioblastoma and anaplastic astrocytoma". *Neurosurgery*, v. 21, n. 5, p. 615-21, 1987.

HESS, K. R. "Extent of resection as a prognostic variable in the treatment of gliomas". *Journal of Neuro-Oncology*, v. 42, n. 3, p. 227-31, 1999.

KAPLAN, E. L.; MEIER, P. "Nonparametric estimation from incomplete observations". *Journal of the American Statistical Association*, v. 53, n. 282, p. 457-81, 1958.

KELLY, P. J. "Stereotactic biopsy and resection of thalamic astrocytomas". *Neurosurgery*, v. 25, n. 2, p. 185-95, 1989.

KELLY, P. J. et al. "Imaging-based stereotaxic serial biopsies in untreated intracranial glial neoplasms". *Journal of Neurosurgery*, v. 66, n. 6, p. 865-74, 1987.

KIWIT, J. C. et al. "Survival in malignant glioma: analysis of prognostic factors with special regard to cytoreductive surgery". *Zentralblatt für Neurochirurgie*, v. 57, n. 2, p. 76-88, 1996.

KLEIHUES, P. et al. *Histological typing of tumours of the central nervous system*. 2. ed. Berlin/Nova York: Springer-Verlag, 1993.

KLEIHUES, P. et al. "The new WHO classification of brain tumors". *Brain Pathology*, v. 3, p. 255-68, 1993.

KRETH, F. W. et al. "Surgical resection and radiation therapy versus biopsy and radiation therapy in the treatment of glioblastoma multiforme". *Journal of Neurosurgery*, v. 78, n. 5, p. 762-6, 1993.

LAI, D. M. et al. "Therapy for supratentorial malignant astrocytomas: survival and possible prognostic factors". *Journal of the Formosan Medical Association*, v. 92, n. 3, p. 220-6, 1993.

NAZZARO, J. M.; NEUWELT, E. A. "The role of surgery in the management of supratentorial intermediate and high-grade astrocytomas in adults". *Journal of Neurosurgery*, v. 73, n. 3, p. 331-44, 1990.

NEWALL, J. et al. "Glioblastoma in the older patient: how long a course of radiotherapy is necessary?" *Journal of Neuro-Oncology*, v. 6, n. 4, p. 325-7, 1988.

NITTA, T.; SATO, K. "Prognostic implications of the extent of surgical resection in patients with intracranial malignant gliomas". *Cancer*, v. 75, n. 11, p. 2727-31, 1995.

PRADOS, M. D. et al. "Highly anaplastic astrocytoma: a review of 357 patients treated between 1977 and 1989". *International Journal of Radiation Oncology, Biology Physics*, v. 23, n. 1, p. 3-8, 1992.

QUIGLEY, M. R.; MAROON, J. C. "The relationship between survival and the extent of the resection in patients with supratentorial malignant gliomas". *Neurosurgery*, v. 29, n. 3, p. 385-9, 1991.

RINGERTZ, N. "Grading of gliomas". *Acta Pathologica et Microbiologica Scandinavica*, v. 27, n. 1, p. 51-64, 1950.

SALCMAN, M. "Resection and reoperation in neuro-oncology: rationale and approach". *Neurologic Clinics*, v. 3, n. 4, p. 831-42, 1985.

_____. "Surgical decision-making for malignant brain tumors". *Clinical Neurosurgery*, v. 35, p. 285-313, 1989.

SAWAYA, R. "Extent of resection in malignant gliomas: a critical summary". *Journal of Neuro-Oncology*, v. 42, n. 3, p. 303-5, 1999.

SAWAYA, R. et al. "Neurosurgical outcomes in a modern series of 400 craniotomies for treatment of parenchymal tumors". *Neurosurgery*, v. 42, n. 5, p. 1044-56, 1998.

SCOTT, G. M.; GIBBERD, F. B. "Epilepsy and other factors in the prognosis of gliomas". *Acta Neurologica Scandinavica*, v. 61, n. 4, p. 227-39, 1980.

SEGALL, H. D. et al. "CT and MR imaging in malignant gliomas". In: APUZZO, M. L. J. (ed.). *Malignant cerebral glioma*. Park Ridge: American Association of Neurological Surgeons, 1990, p. 63-77.

SCHMIDT, M. H. et al. "Repeated operations for infiltrative low-grade gliomas without intervening therapy". *Journal of Neurosurgery*, v. 98, p. 1165-9, 2003.

SHAPIRO, W. R. et al. "Randomized trial of three chemotherapy regimens and two radiotherapy regimens in postoperative treatment of malignant gliomas. Brain Tumor Cooperative Group Trial 8001". *Journal of Neurosurgery*, v. 71, n. 1, p. 1-9, 1989.

SHI, W. M. et al. "Volumetric measurement of brain tumors from MR imaging". *Journal of Neuro-Oncology*, v. 37, n. 1, p. 87-93, 1998.

WALKER, M. D. et al. "Randomized comparisons of radiotherapy and nitrosoureas for the treatment of malignant glioma after surgery". *The New England Journal of Medicine*, v. 303, n. 23, p. 1323-9, 1980.

WOOD, J. R. et al. "The prognostic importance of tumor size in malignant gliomas: a computed tomographic scan study by the Brain Tumor Cooperative Group". *Journal of Clinical Oncology*, v. 6, n. 2, p. 338-43, 1988.

A CIRURGIA DE CÂNCER E SUAS FRONTEIRAS

A. André Magoulas Perdicaris

Introdução

O câncer, na atualidade, é um problema de saúde pública e um desafio a ela. A estimativa de incidência do Instituto Nacional de Câncer (Inca) para o ano de 2008 é de 466.730 novos casos. Infelizmente, uma significativa parcela desses casos é diagnosticada tardiamente, com conseqüente prejuízo para a sobrevida e a qualidade de vida desses pacientes.

A cirurgia, a mais antiga modalidade de tratamento do câncer, ainda é uma das principais armas de combate contra essa patologia, além de ferramenta essencial para um bom prognóstico. Trata-se aqui de um ramo da cirurgia voltado à terapia dos tumores malignos; os novos paradigmas biológicos e terapêuticos estão evoluindo para otimizá-lo ou mesmo modificar sua forma de ser e se apresentar, constituindo um recurso de primeira linha, na extensão ou diminuição dos seus limites. Em uma visão microscópica, o papel do cirurgião, na constelação terapêutica atual, é fenotípico, pois ele atua sobre sinais e sintomas, isto é, de forma extracelular, não genômica. Tal fato significa que o bisturi como arma terapêutica chegou a uma fronteira desafiante: o compartimento celular e os seus códigos genéticos. Considerando essa fronteira, a atenção do cirurgião, independentemente da área de atuação, deve também estar focada na biologia molecular e sua expressão no momento da escolha e monitoramento da sua terapia.

Durante algum tempo denominada "a cirurgia dos linfáticos", os progressivos estudos estabeleceram para ela uma crescente complexidade, diante do binômio da eficácia e da qualidade, pelas inúmeras variáveis da doença e das suas controvérsias. Atualmente, de forma combinada ou não, ela participa de todas as fases do tratamento oncológico, do ponto de vista diagnóstico, radical ou paliativo. Há também de se considerar o perfil do profissional atrás do bisturi, pois trata-se de uma terapia especializada, multiorgânica e abrangente. Esse mosaico requer uma prévia e sólida formação nas diversas áreas da economia humana antes da atuação na especialidade oncológica (Perdicaris, 2005).

A cirurgia ainda está muito aquém das necessidades da nossa realidade nacional, repleta de diagnósticos tardios e casos avançados com prognóstico ruim. Ainda assim, devemos considerar que: a) o complexo denominado câncer engloba mais de duas centenas de doenças, com grande variedade carcinogenética, havendo algumas com longa latência subclínica, cuja sintomatologia tardia já pode significar estadiamento avançado, do ponto molecular ou orgânico; b) o campo cirúrgico abrange apenas o setor locorregional, não atingindo as células neoplásicas em circulação (CNC) ou mesmo outros sítios de disseminação ainda assintomáticos; c) apesar de ainda eficaz e resolutiva, a cirurgia clássica é fenotípica e atua na fronteira do visível e do palpável (UICC, 1998).

A sistematização da cirurgia, como arte e técnica, teve um grande impulso a partir do século XIX. Um exemplo marcante teve relação com o tratamento dos tumores mamários. Naquela época, William S. Halsted (1852-1922) foi o mentor da clássica mastectomia radical (*excisão do maciço mamário e da musculatura do pequeno e grande peitoral, com esvaziamento ganglionar axilar*) como forma de combate ao câncer de mama. Ele tinha como meta um controle curativo locorregional, com um entendimento biológico da doença razoável para a época. Atualmente, sabe-se que, embora de início localizado, o tumor pode evoluir sistemicamente de forma precoce e insidiosa, graças à combinação do seu perfil biológico com as condições homeostáticas do hospedeiro (Halsted, 1907).

Entretanto, ao longo dos anos, sucessivas observações clínicas constataram que aquela tão preconizada "radicalidade" não amplificou significativamente a sobrevida dos pacientes, além de aumentar a morbidade. Essa questão só foi revista no entardecer do século XX, como fruto de metanálises, traduzindo um entendimento mais racional da biologia tumoral. Associado a esse perfil, o advento de novas combinações diagnósticas e terapêuticas está ajudando a moldar uma representação mais otimista do complexo câncer no alvorecer do século XXI, inclusive com suas análises genética e epigenética mais acuradas (Ota, 2003).

No caso de um câncer de mama, por exemplo, no momento do diagnóstico inicial por autopalpação, o tumor já apresenta, em média, 1 cm de diâmetro, com cerca de um bilhão de células polimorfas e totipotentes. Se já tiver evoluído com micro ou macrometástases nesse ponto, quer linfáticas quer venosas, isso significa que esse clone realizou cerca de trinta duplicações, em um período médio de seis a sete anos. Em algumas pacientes, a ação de genes como o BRCA1, o BRCA2, o HER-2, a família p53 e seus produtos protéicos determina formas muito singulares de evolução, sendo necessário, nesse tumor específico, redimensionar sempre o tratamento, principalmente individualizando-o em atenção ao seu estado evolutivo, em face da recente técnica de *microarray*, entre outras, e utilizando, inclusive, o banco de tumores (Maughan et al., 2001; Kallioniemi, 2002; Ozaki e Nakagawara, 2005).

Na esteira do Projeto Genoma, a técnica de *microarray* consiste numa tecnologia que permite a análise de um número elevado de genes e suas combinações possíveis. Dessa maneira, é possível estabelecer o comportamento neoplásico preditivo reacional observando uma seqüência de DNAs marcados e conhecidos (*bioships*) diante do RNA mensageiro obtido do tumor do paciente, o que proporciona, inclusive, um tratamento mais criterioso e individualizado (Lockhart e Winzeler, 2000).

Assim, perante a crescente revolução biotecnológica, a cirurgia ultra-radical e mutiladora, em alguns casos, foi sendo gradativamente substituída (com o aumento dos diagnósticos precoces) por ações de impacto menos agressivo, porém eficazes, como as tumorectomias, as cirurgias segmentares e até as linfoadenectomias mais regradas, ou mesmo abolida, na dependência da pesquisa de linfonodos sentinelas, comprometidos ou não, nas zonas de drenagem linfática da mama. (A pesquisa do linfonodo sentinela também está sendo padronizada em relação a outros tumores, como o melanoma.)

Com essa mesma visão evolutiva, a combinação da cirurgia com outras armas, como quimio-hormonioterapia, radioterapia e modificadores da resposta biológica, de forma neo-adjuvante (utilização pré-operatória) ou adjuvante (pós-operatória), revolucionou não só a abordagem terapêutica de câncer de mama como a de outros tumores, analogamente. As mastectomias totais, hoje, só estão indicadas em casos localmente avançados, inclusive com finalidade higiênica (UICC, 1998; Sherman e Gill, 1998; Wagman, 2002; Ota, 2003).

Entretanto, é importante e oportuno ressaltar que, mesmo após mais de uma centena de anos, mesmo com todos os avanços tecnológicos dessa nossa era pós-industrial, os princípios gerais da cirurgia, que Halsted (1907) lançou na sua época, ainda são fundamentalmente válidos e ecoam em todas as salas operatórias. São eles: manipulação adequada dos tecidos; substituição do instrumental, dos campos cirúrgicos e das luvas "contaminados" por células tumorais; amplo conhecimento anatômico das regiões abordadas. Esses conceitos básicos continuam contribuindo para a diminuição de implantes, recidivas e disseminações neoplásicas, com reflexos, em especial, na qualidade de vida, sobrevida e recuperação precoce dos enfermos, independentemente de toda a evolução da medicina atual.

Assim, a cirurgia do câncer também avançou preconizando a integração de conhecimentos microbiológicos e controle do seu ambiente, a melhor avaliação do metabolismo homeostático do organismo, a segurança da anestesia, o uso das fibras ópticas, as técnicas endoscópicas miniinvasivas, a engenharia médica e a contribuição de todas as áreas do conhecimento humano, diminuindo sobremaneira os riscos e as lesões decorrentes da ação do cirurgião ou da patologia *per se*. No entanto, todos esses saltos científicos positivistas que expõem o ser humano na sua dimensão molecular ressaltam também a necessidade de um olhar mais atento para a sua mente. Esta modela o corpo, e vice-versa, com uma abordagem "além do bisturi", qualquer que seja a sua natureza física, tendo em vista que "as palavras, o olhar, os gestos e o silêncio podem ser mais cortantes que o mais afiado bisturi ou mais analgésicos que o mais potente entorpecente" (Perdicaris, 2006).

Desse modo, o cirurgião deve estar atento às conseqüências da sua terapia sobre o sistema imunológico, já que tanto o tratamento como também a anestesia, dependendo da sua extensão e intensidade, têm efeitos imunodepressores. Nesse caso, a atenção às relações humanas deve ser sempre focada nos processos comportamentais de adesão ou rejeição às comédias e tragédias do cotidiano. Há uma série de situações traduzidas em um universo de frases, questionamentos ou constrangedores silêncios que permeiam o espaço entre o cirurgião e o doente, os familiares e a própria equipe multiprofissional responsável. Todos esses portais podem se converter em caminhos positivos ou negativos, dependendo da leitura e interpretação daquela realidade. Todos os sistemas envolvidos nesse cenário (nervoso central, endócrino e imunológico) dialogam entre si, contribuindo para reações favoráveis ou desfavoráveis ao complexo câncer e vislumbrando uma nova especialidade: a *psiconeuroendócrino-imunologia* (Moreira, 1992).

As palavras-chave da cirurgia de câncer contemporânea são *multi e interdisciplinaridade*, talvez mais bem alocadas dentro da denominação transprofissionalidade, tendo em vista a complexidade e a singularidade das manifestações da doença. São inúmeros os momentos e as representações da patologia, em nível físico, mental e espiritual. É bom ressaltar que, quando um cirurgião adentra na bolha vital de um paciente (agente), ele está apenas realinhando forças vitais já existentes dentro daquele ser humano há milhões de anos. Graças aos processos evolutivos, lá estão prontos para interagir a resposta metabólica ao trauma, a velocidade de cicatrização, a vigilância imunológica, os neurotransmissores, as endorfinas, as catecolaminas e a vontade de vencer ou de se adaptar àquele momento. Trata-se de um intercâmbio extremamente delicado e cercado de cuidados, quer pela opção pelo ato, quer por sua aceitação, com extremo respeito pelos princípios bioéticos (Perdicaris, 2006).

Tendo em vista o caráter prognóstico da cirurgia no câncer, é necessário atentar para a necessidade de uma avaliação acurada das condições clínicas do paciente-agente, do correto estadiamento (grau evolutivo da doença) e da experiência profissional da equipe terapêutica. A conduta cirúrgica é um somatório de fatores, *com base em evidências*, que determinam uma fronteira ética entre os critérios técnicos que indicam, ou não, a ressecabilidade radical e as possibilidades biológicas de operabilidade, considerando: por que e quanto aquela intervenção beneficiaria o enfermo, e se alteraria significativamente a história natural da sua doença; a hipótese de algo mais a fazer, além da cirurgia, naquele momento (Drumond, 1998).

Modalidades

Cirurgia diagnóstica: a biópsia cirúrgica é o ponto de partida para o estabelecimento do diagnóstico, mediante uma suspeita tumoral, e, por conseguinte, o seu tratamento. Esse ato visa fornecer material representativo para o exame anatomopatológico e seus marcadores biológicos. Deve haver um trabalho e um diálogo sinérgico entre o cirurgião e o patologista, pois ambos têm igual responsabilidade e envolvimento nesse procedimento. O primeiro deve informar o segundo sobre todo o quadro clínico do paciente, para otimizar o diagnóstico, em benefício de todos.

Biópsia por punção: a punção com agulhas ou trocáteres de tecidos de órgãos internos já está estabelecida e é aceita como técnica bem desenvolvida (associada aos exames de imagem – raios X convencionais, tomografia computadorizada, ultra-sonografia) no diagnóstico de vários tumores, em diversas situações clínicas e em distintas topografias anatômicas. Os tumores primários ou secundários mais freqüentes abordados com esse procedimento são: de mama, tireóide, próstata, gânglios linfáticos, pulmão e fígado.

Biópsia incisional e excisional: a escolha entre a biópsia incisional (fragmentos do tumor) e a excisional (totalidade do tumor) é determinada pela forma, extensão, localização e grau de infiltração da neoplasia. Muitas vezes, múltiplas amostras devem ser obtidas para um diagnóstico mais preciso, inclusive para determinar as margens de segurança da zona ressecada. A abordagem pode ser extra ou intracavitária.

Cirurgia curativa: as ressecções com intenção curativa ou radical são executadas quando o estadiamento determinou se a doença está ou não confinada ao setor locorregional, inclusive após exame intra-operatório. Essa modalidade cirúrgica visa remover o tumor primário com ampla margem de segurança, extensiva à sua bacia de drenagem linfática e ganglionar, em bloco ou não. Os limites excisionais de segurança são determinados por exames anatomopatológicos, requisitados seqüencialmente durante o ato operatório (exame de congelação). Essas cirurgias podem ser executadas "a céu aberto" ou de forma miniinvasiva, por meio de tecnologia videoendoscópica. Atualmente há estudos sobre a expressão de marcadores tumorais, como o p53, nos limites do tumor como fator predisponente para recidivas, mesmo com margens microscópicas livres, no denominado "campo tumoral". Essa variação genética altera o "prognóstico curativo" da cirurgia. As recidivas ou as metástases também podem ser tratadas com a remoção total, quando isoladas e em locais funcional e anatomicamente acessíveis. Isso amplia a sobrevida e a qualidade de vida dos pacientes (Nakamura, 2004; Ozaki e Nakagawara, 2005).

A cirurgia miniinvasiva hoje ocupa um lugar ímpar no estabelecimento do diagnóstico, na confecção do estadiamento e na remoção de tumores, sem afetar os princípios e a abordagem oncológica. O termo *laparoscopia* foi usado pela primeira vez em 1911, por um autor alemão chamado Jacobaeus, citado recentemente por D'Ugo *et al.* (2003), cuja técnica, na época, contribuiu de forma significativa para o diagnóstico de enfermidades como cirrose, tuberculose peritoneal e tumores metastáticos abdominais. Atualmente, a *videoendoscopia* abrange uma gama imensa de indicações no diagnóstico, no monitoramento e na retirada com segurança de tumores em praticamente todas as cavidades, com vantagens bem mensuráveis quanto à morbidade e à mortalidade pós-operatória. A sua execução deve levar em conta o estadiamento e as condições clínicas do paciente (Sabiston e Lyerly, 1996).

Cirurgia paliativa: mesmo sem remover totalmente o tumor ou abordá-lo, a cirurgia pode contribuir para a melhora da qualidade de vida ou de sobrevida de um paciente. Derivações, estomias, disposição de próteses intraviscerais ou cavitárias, *shunts* venosos são exemplos clássicos dessa modalidade cirúrgica, que pode ser executada por técnica de "céu aberto" ou endoscópica.

Cirurgia citorredutora: o conceito de que a redução volumétrica primária do tumor melhora a eficiência da quimioterapia ou da radioterapia serve apenas para tumores específicos, entre eles os rabdomiossarcomas, na infância, e os tumores de ovário, em adultos. Deve-se deixar o menor resíduo possível do tumor no leito operatório, delimitando a área abordada com clipes metálicos, para orientação terapêutica subseqüente ou avaliação da sua eficácia. Poderá haver novas intervenções, seqüencialmente, de forma secundária ou mesmo terciária, dentro da combinação terapêutica.

Cirurgia preventiva: indicada para lesões consideradas pré-malignas de alto risco em várias regiões, como boca (leucoplasias, eritroplasias), pele (disqueratoses, nevos juncionais) e cólon (pólipos adenomatosos vilosos). Em casos de elevada incidência familiar de alguns tumores, além de um rigoroso controle, são indicadas cirurgias com finalidade preventiva (por exemplo de mama, na expressão genética de BRCA1 e BRCA2).

Cirurgia reconstrutora: o avanço da cirurgia plástica reconstrutora, com o advento de múltiplos e complexos retalhos cutâneos, fasciocutâneos, musculares por rotação ou pediculados e a associação da microcirurgia vascular, abriu novas perspectivas para a reabilitação de pacientes antes condenados a conviver com as suas mutilações e deformidades cosméticas e funcionais. A utilização de expansores e próteses também se somou a essa gama de recursos, em prol da qualidade de vida desses indivíduos, como no caso exemplar da reconstrução da mama.

Há outras modalidades, tais como acessos venosos ou arteriais, por meio de cateteres semi ou totalmente implantados de forma percutânea ou subcutânea (tipo Porth-a-Cath), para a administração de diversos fármacos, principalmente quimioterápicos, evitando extravasamentos ou rupturas vasculares, com conforto e segurança para os pacientes. O acesso vascular também permite a utilização do recurso terapêutico da embolização, quando vasos nutrientes importantes de um tumor podem ser bloqueados por êmbolos de fibrina ou clipados. Na ausência ou na diminuição de irrigação o tumor pode regredir ou desaparecer (Wagman, 2002).

Finalmente, ainda no campo da cirurgia de câncer, deve-se considerar que a formação profissional desse terapeuta, nos dias atuais, inclui não somente o domínio de técnicas e recursos da área, mas principalmente um profundo conhecimento da biologia tumoral e da história natural desse complexo nosológico denominado câncer. Impõe-se um olhar para dentro da célula e para os recursos cuja evolução contribuiu para a adaptação do ser humano à busca da sua saúde, diante do risco da doença. Suas competências e habilidades (proficiência) devem estar alicerçadas em uma medicina baseada em evidências, norteadora dos melhores propósitos e resultados da prática da especialidade (Perdicaris, 2005).

Nesse alvorecer de século, continua óbvio que a atividade primordial do cirurgião cancerologista gira em torno da própria especialidade, embora possa ter funções na área docente, da pesquisa e até administrativa. Entretanto, nada disso teria sentido sem a consideração da necessidade de elaborar uma interlocução competente, diante de todas as variáveis que envolvem a figura do cirurgião e a representação do paciente. Isso se traduz para o profissional como outro tipo de "estadiamento", ou seja, a avaliação emocional ou da concepção espiritual daqueles que buscam caminhos para enfrentar a doença (Bevilacqua, 1996).

E nesse contexto o cirurgião deve ter competência para conjugar o verbo *medicar* na primeira pessoa do singular, também olhando para si, nos limites da sua humanidade, cuja intervenção objetiva e subjetiva pode mudar o curso dos acontecimentos. *Esperança* deve ser a sua palavra de ordem, e *ética* a sua conduta. E com isso poder compreender o outro na sua integridade, identificando-o, no mais amplo processo de comunicação – *o exercício da empatia*.

Referências bibliográficas

BEVILACQUA, R. G. "Reflexões sobre o perfil do cirurgião de câncer hoje e do século XXI". *Acta Oncológica Brasileira*, São Paulo, v. 16, n. 1, p. 42-6, 1996.

DRUMOND, J. P. *Medicina baseada em evidências*. São Paulo: Atheneu, 1998.

D'UGO, D. M. et al. "Laparoscopic staging of gastric cancer: an overview". *Journal of the American College of Surgeons*, v. 196, n. 6, p. 965-74, 2003.

HALSTED, W. S. "The training of the surgeon". *Bulletin of the Johns Hopkins Hospital*, v. 15, n. 267, 1907.

KALLIONIEMI, A. "Molecular signatures of breast cancer". *The New England Journal of Medicine*, v. 327, n. 25, p. 2067-8, 2002.

LOCKHART, D. J.; WINZELER, E. A. "Genomics, gene expression and DNA arrays". *Nature*, v. 405, n. 6788, p. 827-36, 2000.

MAUGHAN, N. J. et al. "An introduction to arrays". *The Journal of Pathology*, v. 195, n. 1, p. 3-6, 2001.

MOREIRA, M. S. "Câncer e psicoimunologia". *Jornal Brasileiro de Medicina*, Rio de Janeiro, v. 61, n. 1, p. 47-56, 1992.

NAKAMURA, Y. "Isolation of p53-target genes and their functional analysis". *Cancer Science*, v. 95, n. 1, p. 7-11, 2004.

OTA, D. M. "What's new in general surgery: surgical oncology". *Journal of the American College of Surgeons*, v. 196, n. 1, p. 926 -32, 2003.

Ozaki, T.; Nakagawara, A. "P73, a sophisticated p53 family member in the cancer world". *Cancer Science*, v. 96, n. 11, p. 729-37, 2005.

Perdicaris, A. A. M. *Para além do bisturi: velhos caminhos, novas fronteiras da comunicação médica*. Santos: Leopoldianum, 2006.

_____. "Residência médica em cancerologia cirúrgica: um novo paradigma, um novo perfil profissional". *Revista da Sociedade Brasileira de Cancerologia*, São Paulo, v. 32, n. 4, p. 273-7, 2005.

Sabiston, D. C.; Lyerly, H. K. *Fundamentos de cirurgia*. Trad. Fernando Diniz Mundim *et al*. 2. ed. Rio de Janeiro: Guanabara Koogan, 1996.

Site de interesse

Sociedade Brasileira de Cancerologia (SBC)
www.sbcancer.org.br

Sherman, C. D.; Gill, P. G. "Princípios cirúrgicos". In: UICC (União Internacional Contra o Câncer). *Manual de oncologia clínica*. Trad. A. André M. Perdicaris. São Paulo: Fosp, 1998.

Uicc (União Internacional Contra o Câncer). *Manual de oncologia clínica*. Trad. A. André M. Perdicaris. São Paulo: Fosp, 1998.

Wagman, L. D. "Principals of surgical oncology". In: Pazdur, R. *et al*. (eds.). *Cancer management: a multidisciplinary approach – medical, surgical & radiation oncology*. 6. ed. Nova York: PRR, 2002, p. 1-8.

RADIOTERAPIA

João Victor Salvajoli; Maria Leticia Gobo Silva

Introdução

Com a descoberta dos raios X e de seus efeitos nas células, surgiu uma nova forma de tratar o câncer, chamada radioterapia. Definida como o uso terapêutico das radiações ionizantes, a radioterapia ocupa um lugar de destaque na oncologia, uma vez que 60% de todos os pacientes portadores de neoplasias a utilizarão em uma das suas diferentes modalidades, durante a evolução da sua doença. Seu objetivo é a destruição das células cancerosas com a preocupação de causar mínimo efeito sobre o tecido normal ao redor do tumor (Pinto e Leite, 1999).

Conceito

Radioterapia é uma modalidade clínica que lida com o uso das radiações ionizantes no tratamento de pacientes com neoplasias malignas e, ocasionalmente, benignas, além de algumas lesões não neoplásicas, como malformações arteriovenosas (MAV), hemangiomas, quelóides, pterígios, oftalmopatia por doença de Graves, artrites etc. (Hellman, 2002).

A utilização de radiação ionizantes para tratamento de doenças iniciou-se logo após a descoberta dos raios X por Röntgen, em 1895, sendo o primeiro relato de 1896, em uma paciente com câncer de mama. Muitos efeitos adversos ocorreram devido a seu uso empírico, até que em 1934 surgiram as bases para a radioterapia, fracionada e protraída (Pinto e Leite, 1999; Hall, 2000).

Os tipos de radiação ionizante mais usados na clínica médica são as radiações eletromagnéticas, como os raios X e os raios gama, e as radiações de partículas ou corpusculares, como os elétrons, as partículas beta, alfa, os nêutrons, os prótons etc. (Khan, 2003).

A radioterapia pode ser aplicada em diferentes formas: há a radioterapia externa ou teleterapia, e a radioterapia interna ou braquiterapia. Quando as radiações ionizantes são depositadas nos tecidos a partir de uma fonte produtora distante do paciente, é chamada de radioterapia externa; quando a fonte está em contato direto com o tumor, é chamada de braquiterapia.

As unidades de raios X podem ser divididas de acordo com sua energia e conseqüente capacidade de penetração tecidual em:

- de contato (de 40 a 50 KV);
- superficial (50 a 150 KV);
- de ortovoltagem (150 a 500 KV);
- acelerador linear (4 a 25 MV).

Os raios X com energias medidas em KV (quilovoltagem) têm poder de penetração limitado e são utilizados no tratamento de tecidos superficiais, como pele e mucosas. Já aqueles expressos em MV (megavoltagem) são utilizados no tratamento de lesões mais profundas e possuem a vantagem de poupar a pele dos seus efeitos (Khan, 2003; Chao et al., 2002).

A radioterapia interna, de contato, ou braquiterapia surgiu dos experimentos iniciais do casal Curie com as fontes de rádio no final do século XIX. Na braquiterapia, os elementos radioativos são acondicionados, ou melhor, selados, em tubos, agulhas, fios e sementes, e aplicados em contato direto com o tumor (Pinto e Leite, 1999).

Inicialmente, tubos selados de rádio eram colocados nos pacientes por meio de aplicadores (por exemplo, as sondas intra-uterinas e colpostatos, utilizados no tratamento dos tumores de colo uterino), obedecendo a uma distribuição geométrica, e permaneciam dessa forma durante todo o tratamento (aproximadamente 72 horas, a depender da dose prescrita). Portanto, os pacientes deviam permanecer internados, em isolamento, mantendo o mesmo posicionamento. Mais recentemente, com o desenvolvimento dos sistemas robotizados de braquiterapia, as fontes radioativas seladas, insertas em aplicadores especiais, são empregadas no paciente por um sistema computadorizado que carrega previamente o material radioativo e o aplica depois, por controle remoto, com taxas de dose variadas (alta ou baixa taxa de dose), sendo na maioria das vezes um procedimento ambulatorial. Outra forma de braquiterapia, de baixa taxa de dose, são os implantes intersticiais de sementes radioativas (como, por exemplo, os implantes de sementes de iodo no tratamento do câncer de próstata), caracterizados por utilizar materiais com baixa meia-vida e energia, que permanecem no paciente (Bradley e Perez, 2002).

Porque a fonte de radiação está em contato com a superfície tumoral, a dose é determinada principalmente pela lei do inverso do quadrado da distância, demonstrando a importância da geometria do implante em seu arranjo espacial (Khan, 2003).

O desenvolvimento da informática e do estudo das imagens ocorrido na década de 1980 permitiu que os tratamentos com radiações ionizantes, tanto na radioterapia externa como na braquiterapia, ganhassem em acurácia e rigor. Hoje, com base nos dados obtidos por tomografia computadorizada (TC), ressonância nuclear magnética (RM), espectroscopia ou tomografia por emissão de pósitrons (PET), pode-se identificar o tumor (volume-alvo) com mais precisão e tratá-lo com exatidão. Surgiram técnicas avançadas no campo da radioterapia externa, como a radioterapia conformada tridimensional (RT 3-D), a radiocirurgia estereotáxica (RCIR), a modulação da intensidade do feixe (IMRT) e a radioterapia guiada por imagens (IGRT) (Bentel, 1996).

A radioterapia conformada tridimensional identifica e determina o tumor, aplicando um tratamento fracionado preciso e poupando ao máximo os tecidos normais ao redor dele. A radiocirurgia estereotáxica aplica uma dose de radiação única a um pequeno tumor intracraniano (de até 5 cm) e evita o emprego de doses altas de radiação nos tecidos normais vizinhos. Tem sido usada com raios gama de cobalto 60 (*gamma knife*), raios X de alta energia de aceleradores lineares e prótons, sendo utilizada principalmente no tratamento das malformações arteriovenosas e dos tumores intracranianos (Bentel, 1996).

IMRT, do inglês *intensity-modulated radiation therapy*, é uma modalidade na qual a intensidade do feixe varia de acordo com o campo de tratamento, ou seja, o tumor é tratado com vários pequenos feixes de diferentes intensidades, obtidos com o uso de um colimador *multileaf* dinâmico, o que torna a dose no tumor uniforme e nos tecidos adjacentes significativamente menor (Ling et al., 2002).

IGRT (*image-guided radiation therapy*) é a terapia administrada com a habilidade de localizar a doença macro e microscópica de forma acurada, por meio de raios X, USG ou TC, nas salas de tratamento (Khan, 2007).

Finalidades

A finalidade da radioterapia é conseguir uma dose de irradiação precisa em um volume tumoral definido, com o mínimo de dano possível aos tecidos normais circunjacentes, resultando na erradicação do tumor, boa qualidade de vida e conseqüente aumento das taxas de sobrevida. Após a Segunda Guerra Mundial, raios X, aceleradores de partículas e elementos emissores de radiação alfa, beta e gama ganharam grande impulso e desenvolvimento tecnológico. Esse progresso tem possibilitado a realização de planejamento computadorizado, mais acurado e em terceira dimensão, que faculta maior segurança ao paciente, com danos muito reduzidos aos tecidos normais.

Associado ao desenvolvimento dos aparelhos, observamos um avanço substancial na ciência da compreensão dos efeitos da radiação sobre os tecidos: a radiobiologia. Consegue-se, assim, otimização do tratamento, proporcionando a oportunidade de desenvolvimento de protocolos e drogas sensibilizadoras e protetoras, com base no conhecimento das respostas dos tecidos aos tratamentos realizados. Além disso, permite a utilização de fracionamentos modificados para o tratamento, com menos frações por curso (hipofracionado) ou em número maior de frações, aplicadas até duas vezes ao dia (hiperfracionado) (Bradley e Perez, 2002).

Vários passos podem ser executados para diminuir a intoxicação de tecidos normais, incluindo planejamento de tratamento e técnicas de irradiação precisos, seleção de um volume decrescente para receber doses mais altas e manobras para excluir órgãos sensíveis do campo de irradiação (Bradley e Perez, 2002).

Indicações

A radioterapia será indicada a pacientes portadores de câncer durante o curso de sua doença. Além de seu intuito curativo, desempenha importante papel na paliação e/ou prevenção de sintomas de progressão da doença, proporcionando alívio da dor, restauração da patência luminal, da integridade óssea e da função de um órgão.

A finalidade do tratamento deve ser estabelecida já na formulação da proposta terapêutica, de acordo com o seguinte:

- *curativa*: se o paciente tem probabilidade de sobrevida a longo prazo após o tratamento adequado, mesmo que essa chance seja pequena;
- *paliativa*: se não há expectativa de sobrevida por períodos maiores, considerando que sintomas que produzem desconforto e diminuição da qualidade de vida do paciente requerem tratamento.

No contexto curativo, é extremamente importante que o radioterapeuta ou radioncologista consiga a maior dose possível no volume tumoral, garantindo maior taxa de controle da doença e os menores níveis de qualquer seqüela severa nos tecidos normais adjacentes. Pode ser prescrita antes do procedimento cirúrgico (chamada neo-adjuvante), como em sarcomas, tumores de reto e canal anal; é feita posteriormente (adjuvante) em casos de neoplasia gástrica, tumores localmente avançados de cabeça e pescoço, SNC, mama, endométrio; associada à quimioterapia, é bastante empregada atualmente nos protocolos de preservação de órgãos como laringe; de forma exclusiva, é usada em neoplasias de colo uterino e próstata.

A prescrição da radioterapia baseia-se nos seguintes princípios:

- Avaliação da extensão completa da doença (estágio), por meio de exames complementares.
- Conhecimento das características patológicas da doença, incluindo áreas de risco potencial de progressão.
- Definição do objetivo do tratamento (curativo ou paliativo).
- Seleção das modalidades adequadas de tratamento: se apenas irradiação ou se combinada à cirurgia, quimioterapia ou ambas.
- Determinação da dose ótima de irradiação para o volume a ser tratado, que é feita de acordo com o sítio anatômico, tipo histológico, estágio, potencial de envolvimento nodal e outras características do tumor, além das estruturas normais presentes na região.
- Avaliação das condições gerais do paciente, tolerância ao tratamento, resposta tumoral e dos tecidos normais na área tratada. Aqui, destaca-se a importância de uma equipe multidisciplinar na avaliação diária do paciente, constituída não apenas de médicos e enfermeiros como também de nutricionistas, psicólogos, fisioterapeutas e fonoaudiólogos.

De acordo com a Comissão Internacional de Unidades de Radiação e Medidas (Icru, 1993), os volumes de interesse no planejamento do tratamento são os seguintes: GTV (*gross tumor volume*), definido como toda doença macroscópica detectável, incluindo linfonodos regionais aumentados; CTV (*clinical target volume*), que consiste no GTV somado a regiões consideradas de alto risco de doença microscópica; PTV (*planning target volume*), que fornece margem ao CTV, prevendo variações no posicionamento diário e movimentos anatômicos durante o tratamento, como a respiração (Icru, 1993 e 1999).

Dentro do tratamento multidisciplinar do câncer, a radioterapia pode ocupar diferentes lugares, associada ou não a outras modalidades terapêuticas, como cirurgia e/ou quimioterapia.

A utilização da radioterapia pré-operatória baseia-se na erradicação de doença subclínica ou microscópica além das margens de ressecção cirúrgica, diminuição de implantes tumorais pela redução no número de células viáveis no campo operatório, esterilização de linfonodos metastáticos e aumento da ressecabilidade das lesões. Por outro lado, pode interferir na cicatrização dos tecidos normais. Já a radioterapia pós-operatória fundamenta-se na eliminação de tumor residual no campo operatório, na erradicação de doença subclínica adjacente e na possibilidade de doses maiores que as usadas na radioterapia neo-adjuvante. A associação radioterapia/quimioterapia será discutida em outro tópico (Hellman, 2002).

Mecanismo de ação

Quando aplicada aos tecidos, a radiação interage de duas maneiras distintas: a primeira, chamada direta, atinge os componentes celulares como DNA, proteínas e lipídeos, provocando alterações estruturais e constituindo cerca de 30% do efeito biológico; a indireta produz radicais livres a partir da água intracelular e responde por 70% dos danos, devido ao fato de a água ocupar parcela substancial da composição celular. O principal radical livre resultante dessa interação é a hidroxila (OH), que pode se recombinar com outros radicais livres ou reagir com moléculas orgânicas. O DNA é um dos alvos mais importantes para o efeito citotóxico da radiação, manifestado por quebras moleculares, únicas ou duplas, que podem ser reparadas, resultando (ou não) na morte celular, inversamente proporcional à capacidade de reparo (Hall, 2000).

Considerando-se o ciclo celular, as células são mais sensíveis nas fases G2 e M, e mais resistentes na fase S.

Existem ainda diferenças na resposta radiobiológica entre o tecido normal e o tumoral, bem como entre os diferentes tecidos normais: os tecidos de resposta rápida são aqueles que apresentam as manifestações clínicas de lesão em curto período depois da irradiação (pele, mucosas, tecido hematopoiético); os de resposta lenta, ou tardia, são aqueles que apresentam alterações em tempo mais prolongado (ósseo, conjuntivo, muscular e nervoso) e possuem baixa capacidade proliferativa (Hall, 2000).

É de relevância clínica a morte celular com finalidade terapêutica, por falência reprodutiva, de forma clonogênica, que se caracteriza pela perda da capacidade de divisão celular, ou por apoptose, o caminho inverso da mitose, em que são produzidas enzimas que hidrolisam o DNA (Hall, 2000).

Dessa forma, após a interação da radiação ionizante com o meio biológico, produzem-se alterações moleculares e celulares que podem: ser reparadas, com a sobrevivência das células; ser mal reparadas, induzindo a neoplasias; ou provocar a morte celular. Assim podemos observar disfunção de tecidos e órgãos, com manifestações clínicas diversas e importantes.

A descrição da relação entre as células que continuam com capacidade reprodutiva após a irradiação e aquelas que não sobrevivem é feita pela utilização das curvas de sobrevida celular, sendo o modelo linear quadrático o mais aceito para tal explicação. Ele propõe que os eventos induzidos pela radiação são conseqüentes a dois componentes: linear, ou eventos letais, proporcional à dose de irradiação; quadrático, em que o número de eventos letais é proporcional ao quadrado da dose (dois eventos subletais interagem para produzir um evento letal).

O fracionamento da dose em radioterapia está embasado no fato de que, dividindo-se a dose de radiação, poupam-se os tecidos normais, surgindo então os quatro "Rs" da radiobiologia: *reparo* do dano subletal, *redistribuição* no ciclo celular; *repopulação* tecidual e *reoxigenação* das células hipóxicas (Hall, 2000).

Interações entre quimioterapia e radioterapia

Nas últimas décadas, verificamos um avanço substancial no conhecimento teórico e no uso clínico da combinação radioterapia-quimioterapia. Essa interação visa, essencialmente, explorar o uso de modalidades combinadas de tratamento, com o intuito de conseguir melhor controle local e melhor sobrevida nos pacientes com câncer. Entretanto, apesar do grande volume de informações nessa área, ainda não há consenso sobre como usar essa combinação da maneira mais apropriada (Chu e DeVita, 2002; Simon, 1999).

Seu uso é indicado em doenças muito sensíveis à quimioterapia (doença de Hodgkin, carcinoma de pequenas células de pulmão, leucemia linfoblástica aguda) em: a) casos de doença muito volumosa (*bulky*) por falha da quimioterapia em eliminar totalmente grandes massas tumorais; b) locais onde o acesso da droga se faz de maneira pouco eficaz, deixando células malignas sem tratamento (os chamados "santuários", como testículos e sistema nervoso central).

A quimioterapia (QT) pode agir de duas maneiras: por um mecanismo de dano celular independente da radioterapia (RT) ou por um mecanismo sinérgico com as radiações, em ambos os casos havendo maior fração de morte celular.

Pacientes com doença aparentemente localizada ao diagnóstico podem ter micrometástases já disseminadas por ocasião do tratamento locorregional inicial, vindo a falhar posteriormente por metástases a distância. Assim, a quimioterapia neo-adjuvante (antes do tratamento locorregional definitivo) ou adjuvante (após o tratamento) pode melhorar os índices de sobrevida.

A interação radioterapia-quimioterapia tem sido usada na tentativa de melhorar o índice terapêutico do tratamento, por ampliação do controle local do tumor primário, ou mantendo o mesmo índice de controle local, e aumentando a sobrevida geral por controle de focos micrometastáticos a distância. Pode ser dividida em quatro mecanismos possíveis, descritos a seguir (Chu e DeVita, 2002; Simon, 1999).

Cooperação espacial: em determinado campo de tratamento, uma célula que não fosse morta por um tipo de tratamento poderia ser morta pelo outro (efeito aditivo). Esse conceito tem sido usado no tratamento dos santuários de leucemia linfóide aguda da criança e no tratamento do câncer de mama, combinando quimioterapia adjuvante com posterior radioterapia na mama preservada.

Toxicidades diferentes: combina tratamentos parcialmente eficazes, mas com toxicidades distintas, com o intuito de administrar doses máximas de ambas as modalidades. Como exemplo temos o tratamento de carcinoma de pequenas células de pulmão e de linfomas, permitindo que o radioterapeuta use doses máximas de RT para melhor controle local.

Proteção dos danos da radioterapia a tecidos normais: a QT pode permitir o aumento da dose de irradiação, com menor dano aos tecidos normais (por exemplo, a amifostina).

Aumento da resposta tumoral: a administração de QT aumentaria o efeito da irradiação, de maneira que a combinação produziria resultados melhores do que os esperados pelo efeito individual de cada modalidade. Exemplo disso seria o tratamento concomitante com irradiação e cisplatina do carcinoma de bexiga e do carcinoma de pulmão não de pequenas células.

Há inúmeros mecanismos pelos quais a quimioterapia poderia aumentar a resposta terapêutica à irradiação. A diminuição da massa tumoral pela QT pode melhorar a oxigenação celular e facilitar a ação da RT, e outras drogas poderiam atuar como sensibilizantes (por exemplo, a cisplatina) ou usar sua toxicidade contra células hipóxicas (caso da mitomicina C) (Chu e DeVita, 2002; Simon, 1999).

Com base em ampla experiência clínica e experimental, duas drogas firmaram-se como sendo de utilidade prática na integração quimioterapia-radioterapia: cisplatina e 5-fluoracil.

A toxicidade da combinação QT-RT requer atenção especial, uma vez que o dano aos tecidos normais é em geral aumentado nessa modalidade de tratamento. Esse crescimento da toxicidade pode ser devido a vários fatores: aumento da toxicidade da RT pela QT; aumento da toxicidade da QT pela RT; soma de toxicidades distintas em um mesmo tecido; soma de toxicidades em tecidos distintos de um mesmo órgão ou aparecimento de novas toxicidades não relacionadas a nenhuma das modalidades quando usadas isoladamente (Simon, 1999).

Os efeitos colaterais mais temidos da quimioterapia são os imediatos, em tecidos de proliferação rápida (mucosas e medula óssea), com resultantes mucosite, diarréia e pancitopenia. Já a toxicidade mais importante da radioterapia é causada por dano a tecidos de proliferação mais lenta, como os do cérebro, pulmão e fígado, que tem aparecimento mais tardio.

De maneira geral, deve-se reservar a combinação QT-RT para casos em que já exista comprovação de seus benefícios, com prazos longos de seguimento. Na rotina diária, afora os casos em que a combinação QT-RT já pode ser considerada tratamento padrão, as duas modalidades devem ser usadas com intervalos suficientes para que haja reparo do dano tissular agudo (Simon, 1999).

Perspectivas futuras

As novas tecnologias melhoraram significativamente a acurácia com a qual a radioterapia é planejada e aplicada.

Um dos avanços mais importantes tem sido a utilização de vários métodos de aquisição de imagens para melhor definição do GTV e CTV. Ressonância nuclear magnética, angiorressonância, espectroscopia, Spect e PET cada vez mais têm sido empregados para suplementar os dados obtidos pelas tomografias (Suit, 2002).

O desenvolvimento contínuo de programas para o delineamento de estruturas normais e volumes-alvo e para a simulação virtual, além da geração de portais eletrônicos e sistemas de monitoração de dose, vai desempenhar importante papel no controle de qualidade do tratamento com radioterapia conformada 3-D (Suit, 2002).

A evolução tecnológica e nos estudos de radiobiologia permitirá melhor quantificação de dose efetiva para o controle local, com adequada distribuição na área a ser tratada e menor incidência de efeitos colaterais, decorrentes da irradiação de tecidos normais (Suit, 2002).

Referências bibliográficas

BENTEL, G. C. *Radiation therapy planning*. 2. ed. Nova York: McGraw-Hill, 1996, 643 p.

BRADLEY, J. D.; PEREZ, C. A. "Fundamentals of patient management in radiation oncology". In: GOVINDAN, R.; ARQUETTE, M. A. *The Washington manual of oncology*. Filadélfia: Lippincott Williams & Wilkins, 2002, p. 50-65.

CHAO, K. S. C.; PEREZ, C. A.; BRADY, L. W. *Radiation oncology: management decisions*. 2. ed. Filadélfia: Lippincott Williams & Wilkins, 2002, 768 p.

CHU, E.; DEVITA, V. T. "Principles of cancer management: chemotherapy". In: DEVITA, V. T.; HELLMAN, S.; ROSENBERG, S. A. *Cancer: principles and practice of oncology*. 6. ed. Lippincott Williams & Wilkins, 2002, p. 289-306.

HALL, E. J. *Radiobiology for the radiologist*. Filadélfia: Lippincott Williams & Wilkins, 2000, 588 p.

HELLMAN, S. "Principles of cancer management: radiation therapy". In: DEVITA, V. T.; HELLMAN, S.; ROSENBERG, S. A. *Cancer: principles and practice of oncology*. 6. ed. Lippincott Williams & Wilkins, 2002, p. 265-88.

ICRU (International Commission on Radiation Units and Measurements). "Prescribing, recording, and reporting photon beam therapy: ICRU report 50". Bethesda: International Commission of Radiation Units and Measurements, 1993.

ICRU report 62". Bethesda: International Commission of Radiation Units and Measurements, 1999.

KHAN, F. M. *The physics of radiation therapy*. 3. ed. Filadélfia: Lippincott Williams & Wilkins, 2003, 560 p.

_____. *Treatment planning in radiation oncology*. 2. ed. Filadélfia: Lippincott Williams & Wilkins, 2007, 527 p.

LING, C. C.; CHUI, C.; LOSASSO, T. *et al.* "Intensity modulated radiation therapy". In: DEVITA, V. T.; HELLMAN, S.; ROSENBERG, S. A. *Cancer: principles and practice of oncology*. 6. ed. Lippincott Williams & Wilkins, 2002, p. 777-88.

PINTO, A. C. L. C.; LEITE, M. T. T. "A história da radioterapia". In: SALVAJOLI, J. V.; SOUHAMI, L.; FARIA, S. L. *Radioterapia em oncologia*. Rio de Janeiro: Medsi, 1999, p. 7-18.

SIMON, S. D. "Interações entre radioterapia e quimioterapia". In: SALVAJOLI, J. V.; SOUHAMI, L.; FARIA, S. L. *Radioterapia em oncologia*. Rio de Janeiro: Medsi, 1999, p. 231-6.

SUIT, H. "The Gray Lecture 2001: coming technical advances in radiation oncology". *International Journal of Radiation Oncology Biology and Physics*, v. 53, n. 4, p. 798-809, 2002.

QUIMIOTERAPIA

Ricardo Caponero; Luciana M. Lage

We must search for magic bullets. We must strike the parasites, and the parasites only, if possible, and to do this, we must learn to aim with chemical substances!
Paul Erlich (1854-1915)

Uma breve história

Câncer não é uma doença nova. As mais remotas evidências de tumores ósseos foram encontradas em múmias egípcias, e a primeira descrição da doença, embora o termo *câncer* ainda não fosse utilizado, data de 1600 a.C., no papiro de Edwin Smith, que descreve oito casos de tumores ou ulcerações da mama, tratados com cauterização.

A origem do termo *câncer* é creditada a Hipócrates (460-370 a.C.), que utilizou a palavra *carcinos* para descrever um grupo de doenças que se apresentavam como tumores e ulcerações.

Com Hipócrates surgiu a teoria de que as diversas doenças eram causadas pelo desequilíbrio entre quatro humores (sangue, fleugma, bile amarela e bile negra). O acúmulo de bile negra em diversos órgãos era o responsável pelo surgimento do câncer, que, dessa forma, deveria ser tratado com drenagem, cauterização, exérese e recomendações dietéticas (Lyons e Petrucelli, 1978). Essas idéias perduraram por mais de 1.300 anos, enquanto proibições religiosas impediam o progresso no conhecimento do corpo humano e suas doenças (Gallucci, 1985).

Várias descrições da doença e seus possíveis tratamentos se acumularam, até o período da Renascença, quando cientistas como Galileu Galilei e Isaac Newton começaram a utilizar o método científico, posteriormente empregado nas ciências biológicas e no estudo do câncer (Diamandopoulos, 1996).

Em 1761, o italiano Giovanni Morgagni foi o primeiro a realizar autópsias correlacionando as doenças com os achados após a morte, estabelecendo as bases para o estudo da anatomopatologia, fundamental para o estudo das neoplasias.

Cirurgia

John Hunter, um cirurgião escocês (1728-1793), sugeriu que alguns tipos de câncer poderiam ser curados com a ressecção cirúrgica, estabelecendo os primeiros critérios de ressecabilidade com base na mobilidade do tumor.

Muitas cirurgias foram realizadas para a ressecção de tumores, antes mesmo do surgimento da anestesia. Mas foi seu aparecimento, na Universidade Johns Hopkins, em 1846, que deu início ao período denominado "século dos cirurgiões", quando a cirurgia floresceu e surgiu a máxima: "Grandes cirurgiões, grandes incisões". Idéia essa que, diga-se de passagem, permaneceu válida até pouco tempo atrás, quando o advento das cirurgias assistidas por vídeo (videotoracoscopia, videolaparoscopia e, mais recentemente, cirurgia periorificial) mudou essa noção.

Três cirurgiões se destacaram por suas contribuições para a cirurgia oncológica: Billroth, Handley e Halsted. Seus trabalhos levaram às "cirurgias oncológicas", com o intuito de remover todo o tumor em conjunto com os linfonodos da região em que o tumor estava localizado (Harvey, 1974).

William Stewart Halsted, professor de cirurgia na Universidade Johns Hopkins, desenvolveu a mastectomia radical durante a última década do século XIX, com base nos trabalhos de W. Sampson Handley, em Londres, que pressupunha que o câncer se disseminava a partir do crescimento locorregional. Embora com muito menos radicalidade do que a proposta por Halsted, a cirurgia ainda é parte fundamental do tratamento da quase totalidade dos tumores sólidos de adultos e crianças.

Com a descoberta dos microorganismos e das doenças causadas por eles, nos séculos XVII e XVIII, alguns passaram a acreditar que o câncer era uma doença contagiosa. De fato, o primeiro hospital para doentes oncológicos surgido na França em 1779 foi forçado a mudar-se para fora da cidade em decorrência do temor de que fosse espalhar a doença.

O século XIX viu o nascimento da oncologia científica com a descoberta e o uso dos modernos microscópios. Rudolf Virchow (1821-1902), freqüentemente denominado o fundador da patologia celular, forneceu as bases científicas para os estudos fisiopatológicos do câncer. Se Morgagni associou o câncer às alterações anatômicas, foi Virchow que o associou às alterações celulares e teciduais (Cotran *et al.*, 1989).

Derivada das concepções hipocráticas, perdurou durante algum tempo a teoria de que o câncer era uma alteração no fluxo da linfa. Essa teoria foi rapidamente superada quando Johannes Müller, um patologista alemão, em 1838, demonstrou que o câncer era formado pelo acúmulo de células e não de linfa, mas propôs que essa proliferação celular fosse originada de "blastemas" que se instalavam entre os tecidos normais. Foi Virchow, seu aluno, que sugeriu que as células neoplásicas se originavam de células normais.

Virchow propôs que a irritação crônica fosse a causa da doença, mas ele acreditava falsamente que o câncer "espalhava-se como um líquido". Karl Thiersch, um cirurgião alemão, posteriormente demonstrou que os cânceres realizam metástases por meio da disseminação de células tumorais.

Apesar dos avanços na compreensão do câncer ocorridos entre 1800 e 1920, imaginava-se que alguns tipos poderiam ser causados por trauma físico. Essa crença, ainda presente no imaginário de muitos pacientes, manteve-se por muito tempo, apesar das constantes falhas em produzir cânceres por injúrias teciduais repetitivas em animais de laboratório.

Hormonioterapia

Outra descoberta do século XIX originou as bases para uma nova forma de prevenção e terapêutica das neoplasias de mama. Thomas Beatson, graduado pela Universidade de Edimburgo em 1874, desenvolveu interesse na relação entre os ovários e a formação de leite nas mamas, provavelmente em decorrência de sua origem rural, estando próximo a uma fazenda de criação de ovelhas.

Em 1878, Beatson descobriu que as mamas de coelhas interrompiam a produção de leite após a remoção dos ovários, descrevendo seus resultados para a Sociedade Médico-Cirúrgica de Edimburgo em 1896, conjuntamente com a demonstração de que a ooforectomia produzia melhora em algumas pacientes com tumores de mama. Seus trabalhos deram base para a moderna terapia hormonal, muito antes da descoberta do estrógeno e seus receptores.

Meio século depois, um urologista da Universidade de Chicago, Charles Huggins, relatou a regressão de cânceres de próstata após a remoção dos testículos, um tratamento utilizado até hoje.

Radioterapia

O século XIX estava próximo de terminar quando, em 1896, um professor de física, Wilhelm Conrad Röntgen, apresentou uma palestra memorável intitulada "A respeito de um novo tipo de raio", na qual usou o termo *X-ray*, com o X sendo o símbolo algébrico para uma quantidade ignorada. Passaram-se alguns meses e os raios X já estavam sendo utilizados para o diagnóstico de diversas enfermidades e, três anos depois, para o tratamento do câncer. Em 1901 Röntgen recebeu o primeiro Prêmio Nobel concedido na área de física.

Avanços tecnológicos permitiram a gênese de radiação ionizante, além da gerada por isótopos radioativos naturais, assim como a administração da radioterapia de forma muito mais precisa, englobando apenas as regiões que de fato precisam de tratamento.

As teorias modernas da carcinogênese se iniciam em 1911, quando Peyton Rous, no Instituto Rockefeller, em Nova York, descreveu um sarcoma em galinhas causado por um vírus, posteriormente denominado vírus do sarcoma de Rous (*Rous sarcoma virus*). Por seu trabalho, Peyton Rous foi agraciado com o Prêmio Nobel em 1968.

Em 1915 se comprovou a carcinogênese química na Universidade de Tóquio. Desde então, diversos fatores etiológicos químicos, físicos e biológicos têm se somado a uma longa lista de potenciais carcinógenos.

As novas teorias não eliminaram os tratamentos cirúrgicos e radioterápicos. No entanto, até então, só eram passíveis de tratamento os cânceres localizados e os tumores de mama e próstata que podiam ser paliados com as ablações hormonais.

Quimioterapia[1]

O termo *quimioterapia* foi empregado pela primeira vez por Paul Erlich, em 1909, para designar o uso de um composto de arsênico para o tratamento da sífilis. Em senso lato, quimioterapia é o uso de substâncias químicas para tratamento de doenças, e essa designação continuou sendo empregada para as sulfonamidas, descobertas por Domagk, e para a penicilina G, descoberta por Alexander Fleming. Só mais recentemente é que o termo tem ficado restrito às medicações utilizadas para o tratamento do câncer.

A terminologia, no entanto, ainda não é clara, já que alguns quimioterápicos citotóxicos (metotrexate, por exemplo) ocasionalmente são utilizados para o tratamento de doenças auto-imunes e muitos dos novos medicamentos antineoplásicos não são citotóxicos antiblásticos clássicos (todas as novas classes de anticorpos monoclonais e terapia de alvo molecular).

Os primeiros esforços (1940-1950)[2]

Os primórdios quimioterápicos podem ser traçados diretamente a partir da descoberta do gás mostarda, utili-

---
1 Kardinal e Yarbro, 1979.
2 Papac, 2001.

zado como arma química na Primeira Guerra Mundial e estudado extensamente durante a Segunda (1939-1945), quando o exército americano estava interessado em vários agentes derivados desse gás com o objetivo de desenvolver outros mais efetivos e também medidas protetoras.

Dois farmacologistas, Louis S. Goodman e Alfred Gilman, foram recrutados pelo departamento de defesa dos Estados Unidos para investigar as potenciais aplicações terapêuticas desses agentes. As observações de autópsia de pessoas expostas ao gás mostarda revelaram que havia uma pronunciada depressão linfóide e mielóide na medula óssea (Gilman, 1963).

Goodman e Gilman imaginaram que esse agente poderia ser utilizado para o tratamento de linfomas, já que eles são tumores das células linfóides. O primeiro passo foi estabelecer um modelo animal em camundongos e demonstrar que eles podiam tratá-los com agentes do gás mostarda (Gilman e Philips, 1946). No passo seguinte, em colaboração com um cirurgião torácico, Gustav Linskog, após injetarem um agente relacionado, a mustina (o protótipo da mostarda nitrogenada), em um paciente com linfoma não-Hodgkin, eles observaram uma dramática redução nas massas tumorais do paciente. Embora o efeito tenha durado apenas poucas semanas, esse foi o primeiro passo para a concretização do tratamento do câncer por agentes farmacológicos (Goodman et al., 1946).

A mustina serviu como modelo para o desenvolvimento de uma longa série de agentes antineoplásicos denominados "agentes alquilantes", que matavam células de rápida proliferação por meio de danos causados ao ácido desoxirribonucléico (DNA, do inglês).

Em 1950, David A. Karnofsky, imortalizado por sua escala de *performance status*, publicou uma compilação sobre os usos clínicos da mostarda nitrogenada, o único quimioterápico disponível até então (Karnofsky, 1950).

Logo após a Segunda Guerra Mundial, uma segunda abordagem ao tratamento farmacológico do câncer teve início com os estudos de Sidney Farber, um patologista da Harvard Medical School, sobre os efeitos do ácido fólico em pacientes com leucemia.

O ácido fólico, uma vitamina crucial para o metabolismo do DNA, havia sido descoberto por Lucy Wills em 1937. Ele parecia estimular a proliferação de células da leucemia linfocítica aguda (LLA) quando administrado a crianças com esse tipo de doença.

Num dos primeiros exemplos de desenho racional de drogas (em vez da descoberta acidental), em colaboração com Harriett Kilte e químicos dos Laboratórios Lederle, Farber sintetizou análogos dos folatos. Esses análogos, primeiro a aminopterina (muito tóxica) e depois a ametopterina (agora denominada metotrexate), eram antagonistas do ácido fólico e bloqueavam a função de enzimas dependentes de folato. Quando administrados a crianças com LLA, no final dos anos 1940, esses agentes tornaram-se as primeiras drogas a induzir remissão em crianças com esse tipo de leucemia. As remissões eram breves, mas o princípio era claro: os antifolatos podiam suprimir a proliferação de células malignas e, dessa forma, restabelecer a função normal da medula óssea.

Poderia parecer que a remissão da doença em crianças fosse um apelo fantástico para o desenvolvimento desse tratamento, mas Farber encontrou muita resistência em conduzir seus estudos em uma época em que a opinião médica comum era de que as leucemias eram doenças incuráveis e devia ser permitido que as crianças morressem em paz. Em 1948, quando Farber publicou seus estudos no *New England Journal of Medicine* (Farber et al., 1948), encontrou ridicularização e incredulidade.

Exatamente uma década depois, em 1958, no National Cancer Institute, Roy Hertz e Min Chiu Li descobriram que o metotrexate sozinho podia curar o coriocarcinoma, uma neoplasia maligna de células germinativas originada nas células trofoblásticas da placenta. Esse foi o primeiro tumor sólido a ser curado com a quimioterapia (Li et al., 1958).

Os passos seguintes[3]

Joseph Burchenal, no Memorial Sloan-Kettering Cancer Center, em Nova York, com a ajuda de Sidney Farber, iniciou seus próprios estudos com o metotrexate e encontrou os mesmos efeitos. Ele então decidiu tentar desenvolver outros antimetabólitos da mesma forma que Farber havia feito, ou seja, modificando metabólitos necessários para a divisão celular. Com a ajuda de George Hitchings e Gertrude Elion, dois químicos farmacêuticos que trabalhavam na Burroughs Wellcome Company, vários análogos das purinas foram testados, culminando com a descoberta da 6-mercaptopurina (6-MP), que mais tarde mostrou-se altamente efetiva como droga antileucêmica, sendo empregada até os dias de hoje.

Paralelamente, um grupo da Eli Lilly que pesquisava produtos naturais descobriu que alcalóides da *Vinca rosea*, originalmente rastreados como drogas antidiabéticas, bloqueavam a proliferação de células tumorais. Depois se demonstrou que o efeito antitumoral dos alcalóides da vinca (vincristina, por exemplo) era decorrente da sua habilidade em inibir a polimerização de microtúbulos, impedindo a formação do fuso mitótico durante a divisão celular.

Em resposta a esses sucessos preliminares o Congresso americano criou, em 1955, o National Cancer Chemotherapy Service Center (NCCSC), que se tornou o primeiro programa federal para promover a descoberta de novas drogas para o tratamento do câncer, já que, dife-

---
[3] Abeloff, 2004.

rentemente do que ocorre agora, a maioria das indústrias farmacêuticas não estava interessada no desenvolvimento de drogas antineoplásicas.

Foi o NCCSC que desenvolveu a metodologia a as ferramentas cruciais (como linhagens celulares e modelos animais) para o desenvolvimento dos agentes quimioterápicos. A era da quimioterapia estava iniciada.

Os esquemas quimioterápicos

Em 1965, um grande salto ocorreu no tratamento do câncer quando James Holland, Emil Freireich e Emil Frei lançaram a hipótese de que a quimioterapia deveria seguir as estratégias do tratamento antibiótico para a tuberculose e empregar combinações de drogas, cada uma com um mecanismo diferente de ação.

Era concebível que células neoplásicas pudessem apresentar mutações que as tornassem resistentes a agentes quimioterápicos isolados, mas, utilizando diferentes drogas concomitantemente, o desenvolvimento, pelas células tumorais, de resistência à combinação deveria ser mais difícil. Eles administraram, então, todas as drogas quimioterápicas disponíveis na época – metotrexate (um antifolato), vincristina (um alcalóide da vinca), 6-mercaptopurina (um antimetabólito) e prednisona, referidas conjuntamente como o esquema Pomp – e conseguiram induzir remissões prolongadas em crianças com LLA.

Com refinamentos sucessivos do esquema original, desenvolvidos em estudos randomizados feitos pelo St. Jude Children's Research Hospital, nos Estados Unidos, pelo Medical Research Council (protocolos UKALL), no Reino Unido, e pelo Grupo Alemão de Estudos Clínicos – Berlim-Frankfurt-Münster (protocolos ALL-BFM) –, as LLAs em crianças tornaram-se doenças com alta probabilidade de cura.

Essa abordagem com a poliquimioterapia foi estendida para o tratamento dos linfomas e, em 1963, Vincent T. DeVita e George Canellos, no National Cancer Institute (NCI), provaram que a união de mostarda nitrogenada, vincristina, procarbazina e prednisona – esquema conhecido como Mopp – podia curar pacientes com linfomas Hodgkin e não-Hodgkin. Atualmente, a quase totalidade dos regimes quimioterápicos de intenção curativa utiliza o paradigma de administrar múltiplas drogas simultaneamente.

Como previsto em estudos em modelos animais, as drogas quimioterápicas eram mais efetivas quando utilizadas em tumores de menor volume. Uma importante estratégia originada dessa hipótese foi de que, se o volume tumoral pudesse ser reduzido primariamente pela cirurgia, a quimioterapia poderia ser capaz de eliminar eventuais células tumorais residuais, mesmo que ela não fosse suficientemente potente para destruir, por si só, o tumor inteiro.

Emil Frei foi o primeiro a comprovar esse efeito ao mostrar que doses altas de metotrexate podiam prevenir a recorrência de osteossarcomas após a ressecção do tumor primário (Jaffe et al., 1981). O 5-fluorouracil, um inibidor da síntese de DNA, mostrou ser possível melhorar a sobrevida de pacientes com neoplasia colorretal operada. Similarmente, os estudos de Bernard Fisher, chefe do National Surgical Adjuvant Breast and Bowel Project (NSABP), e de Gianni Bonadonna, trabalhando no Istituto Nazionale dei Tumori, de Milão, provaram que a quimioterapia adjuvante após a ressecção cirúrgica completa de tumores de mama prolongava significativamente a sobrevida das pacientes, em particular daquelas com tumores mais avançados (Bonadonna et al., 1976).

Em 1956, C. Gordon Zubrod, que havia desenvolvido agentes antimalária para o exército americano, tornouse diretor da divisão de tratamento do câncer no NCI e coordenou o desenvolvimento de novas drogas. Nas duas décadas que se seguiram ao estabelecimento do NCCSC, uma grande rede de trabalhos cooperativos para estudos clínicos se desenvolveu, sob os auspícios do NCI, para testar novos agentes antineoplásicos.

Zubrod tinha particular interesse em produtos naturais e estabeleceu um amplo programa para coleta e teste de plantas e organismos marinhos – um programa controverso, mas que levou ao desenvolvimento das taxanas, em 1964, e das camptotecinas, em 1966.

As taxanas

O paclitaxel representou o surgimento de uma nova classe de agentes antineoplásicos. Agindo sobre os microtúbulos, de forma diversa dos alcalóides da vinca, promovia a estabilização dos microtúbulos polimerizados, impedindo sua despolimerização. Infelizmente esse agente provou ser de síntese bastante difícil, sendo obtido apenas da casca do freixo (*pacific yew tree – Taxus brevifolia*), o que forçou o NCI a investir em custosos processos de extração de substanciais quantidades de freixo de terras públicas nos Estados Unidos.

Somente após a descoberta de uma fonte muito mais renovável, as folhas da *Taxus baccata*, e do desenvolvimento de um processo semi-sintético de produção em 1987 (27 anos depois de sua descoberta), e mais quatro anos de testes em tumores sólidos, o paclitaxel teve demonstrada sua atividade em neoplasias epiteliais do ovário, sendo seu tratamento padrão até hoje.

Produzido por um processo semi-sintético análogo ao do paclitaxel, também a partir da *Taxus baccata*, desenvolveu-se o docetaxel, com características clínicas e farmacológicas que o distinguem do primeiro.

Avanços na química das isosserinas e taxanas facilitaram a síntese de taxanas de segunda geração com atividade em linhagens celulares resistentes.

As camptotecinas

Outro grupo de drogas originadas dos esforços do NCI foram as camptotecinas, que se mostraram eficazes em inibir a topoisomerase I, uma enzima que permite a duplicação ou transcrição do DNA aliviando a tensão da torcedura gerada pela separação de sua dupla hélice. Apesar de ter mostrado promissores resultados em estudos pré-clínicos, os compostos iniciais dessa classe apresentaram pouca atividade antitumoral em ensaios clínicos em que a dose era limitada pela toxicidade renal. Seu anel lactona era instável em pH neutro, ao passo que no ambiente ácido dos túbulos renais ele se tornava ativo, lesando-os.

Foi só em 1996 que um análogo mais estável, o irinotecano (CPT11), obteve a aprovação da Food and Drug Administration (FDA) para o tratamento das neoplasias colorretais. Posteriormente, o desenvolvimento desse agente levou ao seu emprego no tratamento das neoplasias de ovário refratárias ao paclitaxel e das neoplasias de pulmão.

Os sais de platina

A cisplatina foi descoberta por Barnett Rosenberg, em 1969, que trabalhava na Michigan State University sob contrato com o NCI (Rosenberg et al., 1969). Essa foi outra descoberta fortuita. Rosenberg desejava, de início, explorar os possíveis efeitos de campos elétricos no crescimento de bactérias, mas ele observou que as bactérias inexplicavelmente paravam de se dividir quando colocadas nesses campos. Por vários meses tentou explicar esse fenômeno e concluiu, desapontado, tratar-se de artefatos experimentais. A inibição da divisão bacteriana era causada pelos produtos da eletrólise dos eletrodos de platina, e não pelos campos elétricos.

Essa descoberta acidental, entretanto, deu origem a uma série de estudos investigativos sobre os efeitos dos sais de platina na divisão celular, culminando na síntese da cisplatina. Contudo, foi só em 1978 que a cisplatina foi aprovada pela FDA, tornando-se pedra fundamental na cura dos tumores de células germinativas de testículo e parte essencial do tratamento de diversos tumores sólidos, principalmente do câncer de pulmão.

Subseqüentemente, Eve Wiltshaw e colaboradores, no Institute of Cancer Research (Reino Unido), estenderam a utilidade clínica dos compostos de platina com o desenvolvimento da carboplatina, um derivado da cisplatina, com uma atividade antitumoral mais ampla e com menos nefrotoxicidade.

As nitrosuréias

Um segundo grupo com contratos de pesquisa com o NCI, liderado por John Montgomery, no Southern Research Institute, sintetizou as nitrosuréias, um agente alquilante que forma pontes de ligação entre as fitas do DNA, impedindo sua duplicação e transcrição.

O fosfato de fludarabina, um análogo purínico que se tornou parte fundamental do tratamento de pacientes com leucemia linfocítica crônica, foi outra das descobertas de Montgomery.

As antraciclinas e epipodofilotoxinas

Com o desenvolvimento do tratamento antineoplásico, o interesse da indústria farmacêutica voltou-se para essa área, e durante o período de 1970 a 1990 numerosas moléculas foram desenvolvidas, incluindo as antraciclinas e epipodofilotoxinas, ambas inibindo a ação da topoisomerase II, uma enzima crucial para a síntese do DNA.

As epotilonas

Desenvolvidas mais recentemente, as epotilonas constituem uma nova classe de macrolactonas naturais derivadas de espécies de mixobactérias como a *Sorangium cellulosum*. Embora exerçam sua ação de forma semelhante às taxanas, elas possuem maior afinidade pelos compostos de tubulinas, mantendo sua atividade, *in vitro*, em linhagens celulares resistentes a múltiplas drogas.

Análogos da epotilona B (por exemplo, a ixabepilona) têm demonstrado ação em vários tumores sólidos, incluindo neoplasias de mama, ovário, pulmão e câncer colorretal.

As mudanças no tratamento

No início do século XX, os únicos tumores curáveis eram os pequenos e com localização favorável para a remoção completa pela cirurgia. Pouco mais tarde, a radioterapia foi utilizada para controlar o crescimento de pequenos tumores que não eram cirurgicamente removíveis. Finalmente, a quimioterapia foi adicionada para destruir pequenos focos de crescimento tumoral que se espalhavam além do alcance de cirurgiões e radioterapeutas.

Ao longo dos anos, o desenvolvimento e uso de drogas quimioterápicas têm resultado no tratamento bem-sucedido de muitas pessoas com câncer. Neoplasias que agora podem ser curadas com a quimioterapia, mesmo quando disseminadas, incluem as leucemias da infância, as neoplasias de células germinativas gonadais e a doença de Hodgkin. Muitas outras neoplasias podem ser controladas por longos períodos, apesar de não curadas.

Por volta da metade do século XX, os cientistas tiveram em suas mãos os instrumentos necessários para começar a solucionar os complexos problemas de química e biologia apresentados pelo câncer. James Watson e Francis Crick, que receberam um Prêmio Nobel por seu trabalho, descobriram a exata estrutura química do DNA, o material básico na composição dos genes.

O DNA é a base do código genético que dá origem a todas as células. Após aprender a traduzir seu código, os cientistas eram capazes de entender como os genes funcionavam e como eles podiam ser lesados por mutações (mudanças em sua estrutura), desenvolvendo novas técnicas. Essas técnicas de química e biologia responderam a muitas questões complexas a respeito do câncer.

Nesse ponto os cientistas sabiam que, além de o câncer poder ser causado por carcinógenos químicos, físicos (radiação) e biológicos (vírus), algumas alterações gênicas poderiam ser transmitidas hereditariamente. À medida que o conhecimento do DNA e dos genes aumentava, aprendia-se que o dano ao DNA por agentes químicos e radiação ou a introdução de novas seqüências por vírus, associados a mutações herdadas, estavam envolvidos na formação do câncer. Tornou-se possível determinar o exato ponto de dano em um gene específico.

A carcinogênese passou a ser a conseqüência de danos genéticos acumulados, levando ao desenvolvimento de um grupo anormal de células mutadas (chamados "clones"), que evoluem para clones de comportamento mais maligno ao longo do tempo.

O conhecimento da biologia molecular e da genética, originado nos laboratórios de ciência básica, progrediu rapidamente com o advento da polimerase dos termófilos aquáticos (Taq polimerase) e com a possibilidade de sintetizar grandes quantidades de material genético.

Processos como a angiogênese, a comunicação entre as células pela transdução do sinal entre a membrana e o núcleo, a regulação da apoptose e numerosos outros eventos foram esclarecidos e estão dando origem a novas formas de tratamento.

Ainda há um longo caminho a ser percorrido. Mudanças conceituais significativas têm alterado nossa compreensão da biologia molecular normal e da célula neoplásica. Processos como a acetilação e desacetilação de histonas e a metilação de segmentos de DNA e RNA inibitórios produzem um silenciamento gênico por vias epigenéticas, modulando a expressão gênica de uma forma até então ignorada.

A translação do DNA em mRNA, imaginada como simples e direta, na verdade sofre um processo denominado *splicing*, ou fatiamento alternativo, fazendo que um único gene possa produzir mais de uma seqüência de mRNAs. As alterações de alguns nucleotídeos na seqüência do DNA, denominadas polimorfismo de nucleotídeos únicos (SNiPs, do termo inglês), são hoje as responsáveis pela grande variabilidade interindividual e explicam muitas das observações práticas.

As proteínas produzidas ainda sofrem reações de ubiquitinação e desubiquitinação, associadas ao processo de degradação exercido por estruturas denominadas proteossomos, que modificam o funcionamento celular e também estão envolvidas na carcinogênese.

Hoje temos apenas um vago entendimento de como a regulação desses processos de expressão gênica – translação do mRNA, *splicing* alternativo e metabolização de proteínas – ocorre. Novas abordagens terapêuticas já estão sendo desenvolvidas com base na ação sobre esses processos, mas são esperadas novas e revolucionárias descobertas que nos levarão a uma compreensão ainda melhor – e, quem sabe, completa – do fenômeno neoplásico.

Mecanismo de ação

Para a divisão celular são necessários diversos processos. O primeiro deles é a duplicação do material genético. Antes que a célula possa sofrer o processo de divisão, é preciso que uma nova fita de DNA seja sintetizada. Essa etapa ocorre num período denominado fase de síntese (fase S), em que a célula interrompe seus processos metabólicos usuais e utiliza toda a maquinaria celular para a duplicação do DNA. É preciso que as bases nitrogenadas para a formação do novo material genético estejam disponíveis e que ocorram todos os processos enzimáticos necessários para desfazer a estrutura terciária do DNA, separar as fitas complementares e duplicar cada uma delas.

A fase de síntese é um processo de mão única e, uma vez iniciado, precisará seguir até o fim. Danos ao DNA que podem ocorrer ao longo dessa fase são detectados e reparados por DNA polimerases. Os danos irreparáveis são sinalizados por meio da fosforilação da proteína p53 (a guardiã do genoma), que induz processos de morte celular (apoptose).

Antimetabólitos

Os quimioterápicos antimetabólitos (metotrexate, pemetrexede, 5-fluorouracil, 6-mercaptopurina, citarabina, gencitabina etc.) agem principalmente na fase de síntese, impedindo a sintetização de bases nitrogenadas (purinas e pirimidinas), e dessa forma fazem que a célula não tenha bases nitrogenadas para compor a nova fita de ácido nucléico.

Outros antimetabólitos são incorporados ao DNA ou RNA no lugar das bases nitrogenadas originais, impedindo a leitura correta da informação genética e a duplicação do DNA, sua transcrição em RNA mensageiro e sua translação em proteínas.

Agentes alquilantes

Os agentes alquilantes (cisplatina, carboplatina, ciclofosfamida, ifosfamida etc.) formam ligações estáveis entre as hélices do DNA e impedem sua separação e, dessa forma, a duplicação do material genético.

A interferência nas topoisomerases responsáveis pelas modificações estruturais das hélices de DNA (topotecano, irinotecano, podofilotoxinas, etoposide etc.) leva à fragmentação do DNA e indução da apoptose.

Uma vez completada a síntese de material genético com a duplicação do DNA, a célula faz um pequeno intervalo, denominado G2 (*gap 2*), de preparação para a mitose. Esse é um intervalo de duração geralmente fixa e breve, após o qual se iniciam os processos da mitose.

Da mesma forma que a síntese, a mitose é um processo irreversível. Uma vez iniciada, ela precisa ir até o final ou a célula estará fadada a morrer. Para a mitose os cromossomos se condensam (prófase) e alinham-se na linha média da célula (metáfase), o fuso mitótico se desenvolve, ligando-se aos cromossomos pela região do centrômero, e as cromátides irmãs são separadas (anáfase). O processo se completa com a reestruturação das membranas nucleares e citoplasmáticas, separando as duas células filhas (cariocinese).

A mitose possui diversos pontos de checagem e é regulada por ciclinas e ciclinas dependentes de quinases, mas os grandes efetuadores das transformações dessa fase são os microtúbulos, formados de polímeros de tubulina alfa e beta, que constituem não só o fuso mitótico mas também o citoesqueleto celular.

Antimicrotúbulos

Os alcalóides da vinca (vincristina, vimblastina, vindesina e vinorelbina) impedem a polimerização dos microtúbulos e a formação do fuso mitótico, ao passo que as taxanas (paclitaxel e docetaxel) e as epotilonas (ixabepilona etc.) impedem a despolimerização do fuso mitótico. Esses grupos são específicos para células em divisão celular e produzem a parada do ciclo durante a mitose, induzindo a morte celular.

Completada a mitose, a célula entra numa nova fase, denominada G1 (*gap 1*), que pode ser bastante prolongada, dando origem a uma fase de quiescência celular denominada G0 (*gap 0*), quando as células são imunes aos agentes quimioterápicos cicloespecíficos.

Antibióticos naturais

A daunorrubicina foi originalmente isolada a partir de uma colônia de *Streptomyces sp*, em 1957, e demonstrou atividade significativa em pacientes com leucemia mielóide aguda. Pesquisas subseqüentes para induzir variantes mutantes do *Streptomyces sp* resultaram no isolamento da doxorrubicina. Embora a distinção entre essas duas antraciclinas se limite quimicamente a um grupo hidroxila, existe marcante diferença em seu espectro clínico de atividade. As antraciclinas exercem sua atividade pela interferência na topoisomerase II, uma enzima fundamental para a duplicação do DNA.

Outros antibióticos naturais (bleomicina, mitomicina C, actinomicina D etc.) intercalam-se no DNA impedindo sua leitura correta, levando à transcrição de um RNA mensageiro que não funciona ou produz proteínas anômalas. O bloqueio da transcrição do RNA e da sua tradução em polipeptídeos impede a síntese protéica adequada ao longo de toda a atividade celular. Por esse motivo esses agentes são considerados cicloinespecíficos.

Poliquimioterapia

Um progresso importante foi feito com a descoberta da vantagem em combinar múltiplos agentes quimioterápicos sobre o uso isolado deles. Alguns tipos de leucemias de crescimento rápido e linfomas responderam extremamente bem com o uso de combinações de quimioterápicos, e os estudos clínicos levaram gradualmente à melhora das associações de drogas.

O uso de múltiplos fármacos pode fazer que algumas combinações possuam efeitos antagônicos, ou seja, uma diminuindo o efeito da outra; mas também pode ocorrer o efeito aditivo ou, o que é mais interessante, o sinergismo, em que uma droga potencializa o efeito da outra e faz que o efeito final seja maior do que a simples soma da ação de cada uma delas utilizada isoladamente.

A combinação de quimioterápicos também permite que se utilizem drogas com mecanismos de ação diferentes, somando sua eficácia, mas com distinto perfil de eventos adversos, minimizando a toxicidade geral do esquema.

Muitos tumores podem ser curados com o uso apropriado de combinações de quimioterápicos.

O momento do uso da quimioterapia

Tratamento remissivo

A quimioterapia começou a ser empregada para o tratamento de neoplasias disseminadas ou avançadas demais para que pudessem ser tratadas por cirurgia ou radioterapia. Nessa circunstância o tratamento é denominado remissivo, ou seja, ele busca a remissão total ou parcial da doença neoplásica, com o alívio de sintomas, o prolongamento do tempo para a nova progressão da doença e, se possível, o incremento do tempo de sobrevida total do paciente.

Com a multiplicidade de medicamentos e combinações deles, tornou-se possível uma sucessão de esquemas de tratamento cuja eficácia é determinada por meio de estudos clínicos, estruturados em fases de desenvolvimento.

As fases dos estudos clínicos

Há todo um desenvolvimento pré-clínico, em laboratório, com cultura de tecidos e animais de laboratório com enxertos de tumores humanos (xenoenxertos), mas após essa fase os fármacos precisam ser testados em humanos.

Denominamos de farmacocinética o estudo do caminho que o medicamento percorre no organismo, ou seja, o que o organismo faz com o medicamento, quanto dele é absorvido e como, por onde ele se distribui, onde é metabolizado e como é excretado. A farmacodinâmica é o estudo das ações exercidas pelo medicamento sobre o organismo, seus efeitos terapêuticos e tóxicos.

Como a farmacocinética e a farmacodinâmica variam significativamente entre as diferentes espécies, a primeira fase dos estudos clínicos é transpor as doses avaliadas em animais de laboratórios para a espécie humana. Não bastam os cálculos matemáticos de miligramas por quilograma de massa corpórea. Nessa primeira fase busca-se estabelecer a máxima dose tolerada, e a partir dela recomenda-se a dose ideal para a segunda fase de estudos.

Os estudos de fase I podem mostrar alguma evidência da atividade do medicamento, mas é na fase II que esse medicamento, do qual teoricamente já sabemos a dose ideal, é testado contra um painel de diversas doenças. O objetivo dos estudos de fase II é observar a taxa de respostas que o medicamento produz a diferentes tipos de doença. Mais recentemente o tempo para a progressão, além da taxa de respostas, também tem sido utilizado como parâmetro de avaliação de eficácia.

Obviamente, por questões éticas, não se testa um medicamento do qual não se conhece a eficácia em uma situação em que há um tratamento efetivo disponível. Assim sendo, os estudos de fase II são realizados em doenças sem um tratamento efetivo disponível ou, então, após a falha dos tratamentos disponíveis.

Como todos os tratamentos possuem efeitos terapêuticos e efeitos adversos, o melhor nem sempre é o mais eficaz, mas sim o que apresenta a melhor relação de eficácia e toxicidade, ou seja, o melhor índice terapêutico.

Quando há mais de um tratamento disponível para determinada situação clínica, o tratamento de primeira escolha, teoricamente o de melhor índice terapêutico, é denominado tratamento de primeira linha, ou tratamento padrão. Na falha do tratamento padrão, quando disponível, emprega-se um novo, denominado tratamento de resgate ou de segunda linha.

O tratamento de segunda linha pode ser de eficácia menor, mesmo que menos tóxico, ou de maior eficácia, mas com mais eventos adversos, fazendo que seu índice terapêutico seja menor.

Temos então os tratamentos de segunda linha, na falha da primeira escolha, os de terceira linha, na falha da segunda escolha, e assim por diante.

Os estudos de fase II são realizados em pacientes que já foram submetidos a todas as linhas razoáveis de tratamento. Uma vez constatada a eficácia do medicamento, geralmente com a observação de taxas de resposta em pelo menos 20% dos pacientes, são iniciados estudos de fase III.

Nos estudos de fase III os pacientes normalmente são sorteados para receber o tratamento padrão para aquela determinada situação clínica ou o novo tratamento, dito "experimental". Se o novo tratamento for superior, passa a ser o padrão de tratamento. Dessa forma, por meio de comparações sucessivas, os novos medicamentos migram da indicação na última linha de tratamento para a primeira linha, desde que seu índice terapêutico seja superior.

Tratamento neo-adjuvante

Uma vez demonstrada a eficácia de um tratamento na doença avançada ou metastática, parece evidente que em pacientes com doenças localizadas, mas onde a cirurgia seria impossível, difícil ou muito mutiladora, o uso da quimioterapia poderia diminuir o volume tumoral, permitindo a realização da cirurgia ou menor radicalidade cirúrgica.

Considerando a cirurgia como o tratamento principal, o uso da quimioterapia nessa circunstância é denominado neo-adjuvância, quimioterapia de indução ou, mais raramente, protoquimioterapia.

Em algumas neoplasias em que a quimioterapia neo-adjuvante é muito eficaz, como nas de mama, por exemplo, ela passou a ser utilizada mesmo em situações nas quais o tumor primário poderia ser facilmente ressecado. Nesses casos, não há um ganho evidente de tempo de sobrevida global, mas a quimioterapia pode permitir cirurgias mais conservadoras ou, o que é mais importante, a observação *in vivo* da resposta. Dessa forma, é possível mudar o esquema de tratamento em pacientes que não respondem adequadamente, ou observar um grupo de pacientes que obtém o total desaparecimento da doença (resposta patológica completa) e apresentará um prognóstico muito melhor.

A quimioterapia neo-adjuvante também pode ser utilizada conjuntamente com a radioterapia, como nos tumores de laringe e de reto, em que a combinação dos tratamentos contribui significativamente para uma menor radicalidade cirúrgica e aumenta a chance de preservar órgãos.

Com a possibilidade de mudar o esquema de tratamento neo-adjuvante caso não se observe a resposta desejada, também existe aqui a possibilidade de um tratamento neo-adjuvante de primeira e de segunda linha.

Tratamento adjuvante

Ainda hoje a cirurgia é a parte principal do tratamento de muitos tumores. A obtenção de uma ressecção completa da doença era considerada a forma mais adequada de tratamento. No entanto, observou-se que muitos pacientes com doença localizada, mesmo depois de submetidos à ressecção completa, apresentavam recidivas locais, regionais e a distância (metástases). A hipótese, nesses casos, é de que a disseminação de células tumorais tenha ocorrido antes da remoção do tumor primário.

Também parece pertinente a idéia de que, se a quimioterapia pode reduzir o número de células tumorais na doença metastática, talvez ela possa eliminar essa doença micrometastática residual. Empregada nesse contexto, após a realização do tratamento principal, quando não há doença residual clinicamente detectável, a quimioterapia é denominada adjuvante.

Os primeiros estudos sorteavam os pacientes aleatoriamente para receber apenas cirurgia, ou cirurgia seguida por placebo, ou quimioterapia pós-operatória. Na seqüência, estabelecidos os primeiros tratamentos eficazes, os estudos passaram a comparar os tratamentos entre si.

A quimioterapia adjuvante foi primeiramente avaliada em osteossarcoma, mostrando-se efetiva. Mais tarde se utilizou o tratamento adjuvante nas neoplasias colorretais, de mama, tumores de células germinativas, de pulmão, estômago, sistema nervoso central e outros.

Ao passo que a cirurgia e a radioterapia são tratamentos efetivos para o controle locorregional da doença, é a quimioterapia que promove a erradicação de micrometástases sistêmicas. A diferença entre quimioterapia neoadjuvante e adjuvante, portanto, está não na sua amplitude de ação, mas apenas na inversão da ordem, tratando o local primeiro e o sistêmico depois ou vice-versa. Ambas as formas de tratamento, no entanto, podem contribuir para maiores taxas de cura ou controle mais prolongado da doença, com maior sobrevida livre de recorrência.

A abordagem terapêutica do paciente tornou-se mais científica com a introdução dos ensaios clínicos em uma ampla base mundial. Os estudos clínicos comparam novos tratamentos com os padrões estabelecidos e contribuem para uma melhor compreensão dos riscos e benefícios das diversas terapias. Eles testam desde teorias a respeito das neoplasias, elaboradas em laboratórios de ciência básica, até as idéias derivadas das observações clínicas de pacientes com doenças neoplásicas.

Só a pesquisa clínica profícua e criteriosa, essencial para o contínuo progresso da oncologia, separa a prática empírica da ciência moderna.

O tratamento quimioterápico

Doses

As doses dos quimioterápicos são o ponto mais crítico do tratamento. Se forem muito baixas, os medicamentos serão ineficazes contra o tumor, ao passo que doses excessivas levam a eventos adversos que podem ser intoleráveis e danosos aos pacientes.

Na quase totalidade dos esquemas, as doses são ajustadas pela superfície corpórea. Calculada matematicamente com base na massa corpórea e na altura, a superfície corpórea tem boa correlação com o volume sangüíneo e o espaço de distribuição dos quimioterápicos.

Diferentemente da ação de outros fármacos, em que a efetividade pode ser determinada pelos níveis plasmáticos dos medicamentos e seus metabólitos, a quimioterapia efetiva não é a que se encontra no plasma, mas sim a que impregna o ambiente intracelular, onde ela atua.

Muitos métodos surgiram para otimizar os esquemas de administração dos quimioterápicos, procurando trabalhar com conceitos de intensidade e densidade da dose, a idéia de infusões contínuas com incremento da área sob a curva da concentração dos quimioterápicos no plasma, e assim por diante.

Vias de administração

A maior parte dos quimioterápicos é administrada por via endovenosa, embora exista um número crescente de agentes que podem ser administrados por via oral (por exemplo melfalan, busulfan, capecitabina, vinorelbina, fluorouracil, ciclofosfamida e temozolomida).

Em alguns casos, sistemas sofisticados de perfusão de quimioterápicos em um membro isolado podem ser utilizados (principalmente em sarcomas de partes moles e melanoma), assim como a infusão de quimioterápicos pela cateterização seletiva de vasos sangüíneos (principalmente para quimioterapia intra-hepática). O principal objetivo dessas formas de administração é obter maior concentração dos quimioterápicos nos sítios tumorais, sem causar excesso de toxicidade nos tecidos normais do restante do organismo.

Também é possível a administração de quimioterápicos em cavidades naturais. As formas mais usuais são a administração intravesical, para o tratamento dos tumores superficiais de bexiga; a administração intraperitoneal, para o tratamento das neoplasias do ovário e peritônio; e a administração intratecal (no espaço liquórico), para o tratamento da carcinomatose meníngea.

Infusões venosas prolongadas podem ser administradas por meio de bombas de infusão, quer em ambiente hospitalar quer em esquemas ambulatoriais com bombas portáteis. Algumas vezes lançamos mão da instalação de cateteres para a administração de infusões contínuas prolongadas, o que é muito freqüente, de drogas irritantes para as veias ou vesicantes e em pacientes com acesso venoso difícil.

A potencial toxicidade, por vezes fatal, dos quimioterápicos limita a dosagem que pode ser administrada. Assim, alguns tumores, que poderiam ser destruídos por doses suficientemente altas de quimioterápicos, não podem ser curados, em decorrência da impossibilidade de administrar doses nesses níveis.

O sucesso do tratamento quimioterápico depende, então, do delicado equilíbrio entre eficácia e toxicidade.

Eventos adversos relacionados com a quimioterapia

Náuseas e vômitos

Os quimioterápicos são substâncias tóxicas e assim são percebidos pelo organismo. Como parte de nossos mecanismos de defesa contra as hostilidades do ambiente, nosso sistema nervoso é dotado de sensores capazes de detectar a presença de substâncias tóxicas. Localizados em terminações nervosas na parede intestinal e no sistema nervoso central (zona quimiorreceptora), quando estimuladas por substâncias tóxicas essas estruturas desencadeiam respostas coordenadas do diafragma, glândulas salivares, nervos cranianos e músculos gastrointestinais para produzir a interrupção da respiração e a expulsão do conteúdo gástrico por reações de náuseas e vômitos. Dessa forma, o organismo faz uma tentativa de expulsar substâncias tóxicas ingeridas, impedindo maior absorção.

O centro do vômito é estimulado diretamente por estímulos aferentes de fibras vagais e nervos esplâncnicos, da faringe e do córtex cerebral, por estímulos colinérgicos e histamínicos do sistema vestibular e também por estímulos aferentes da zona do gatilho quimiorreceptor (CTZ, do inglês, *chemoreceptor trigger zone*). O CTZ está localizado na área postrema, fora da barreira hematoencefálica, e é suscetível à estimulação por substâncias presentes no sangue ou no líquido cerebrospinal.

Os neurotransmissores dopamina e serotonina ativam o centro do vômito indiretamente pela estimulação da zona do gatilho quimiorreceptor.

Se essa reação funciona para substâncias tóxicas ingeridas por via oral, o mesmo não acontece com as medicações administradas por via parenteral, fazendo que essas reações possam perdurar de algumas horas até vários dias.

Mielotoxicidade

A quimioterapia citotóxica tradicional tem, em última instância, um efeito antiproliferativo. Apesar de atuar em mecanismos bioquímicos específicos, impedindo a divisão celular, esse efeito não está restrito às células neoplásicas.

Alguns tecidos normais, como a medula óssea e as mucosas, apresentam alta taxa de renovação celular, dependente da multiplicação de células por meio de mitoses.

Como a ação da quimioterapia não distingue as células neoplásicas das células normais, seu efeito atinge essas populações de células de rápida divisão, causando a diminuição da atividade proliferativa da medula óssea (mielossupressão) e a ruptura da integridade da barreira mucosa.

A mielossupressão leva à diminuição da quantidade de glóbulos brancos no sangue periférico (leucopenia), principalmente de um tipo específico deles, os granulócitos neutrófilos (granulocitopenia/neutropenia). Ocorrem também a diminuição do número de plaquetas (plaquetopenia ou trombocitopenia) e a redução do número de hemácias, provocando anemia.

A diminuição do número de glóbulos brancos em níveis significativos (geralmente abaixo de mil leucócitos por milímetro cúbico de sangue) compromete a imunidade celular, deixando o organismo vulnerável a infecções de gravidade variável, que podem chegar à sepse e morte por choque séptico.

Mucosite

O efeito inibitório sobre a mucosa leva ao aparecimento de microfissuras que geram processo inflamatório local (mucosite), podendo evoluir para ulcerações isoladas ou extensas, associadas ou não a infecções secundárias de origem fúngica ou bacteriana.

A mucosite é mais freqüente na mucosa oral, área de maior atrito pela fala e pela mastigação, mas pode comprometer todas as mucosas, causando esofagite, gastrite, enterite (associada à diarréia), lesões anais, conjuntivite e vaginite.

Todos os eventos adversos da quimioterapia dependem do tipo de medicação utilizada, da sua combinação com outros fármacos e das doses empregadas, além, é claro, da sensibilidade pessoal de cada indivíduo e de sua capacidade em metabolizar e excretar os quimioterápicos.

Alopecia

A inibição da síntese protéica, em vários níveis, e o bloqueio da divisão celular fazem que a produção de pêlos sofra alterações, e os pêlos formados sejam eliminados. Quanto mais rápido o crescimento do pêlo, maior o efeito que ele sofre com a quimioterapia. Grande parte dos agentes quimioterápicos (mas não todos eles) pode produzir a queda dos cabelos (alopecia) e, dependendo do tempo de tratamento, dos pêlos pubianos, cílios, sobrancelhas e demais pêlos do corpo.

Neurotoxicidade

Os agentes quimioterápicos que agem sobre os polímeros da tubulina (alcalóides da vinca, taxanas, epotilonas e sais de platina) interferem na estrutura dos microtúbulos, necessários para a formação do fuso mitótico, mas também para a manutenção do citoesqueleto celular e transmissão de sinais por meio do corpo neuronal. A interferência nessas estruturas causa neurotoxicidade, percebida principalmente como alterações da sensibilidade periférica das mãos e dos pés.

A maior parte dos efeitos neurotóxicos é cumulativa e dose-dependente, mas uma vez instalada costuma perdurar por meses a anos. Uma exceção a esse efeito crônico é a oxaliplatina, que produz alteração aguda na função dos canais de cálcio, causando, além da neurotoxicidade cumulativa crônica, uma neuropatia aguda típica, agravada pelo frio.

A neurotoxicidade também pode atingir estruturas esplâncnicas e causar obstipação (principalmente com a vincristina), que é acentuada pelo uso de opióides e antieméticos inibidores do receptor 5HT3.

Diarréia

Em oposição, o irinotecano, metabolizado em SN38 (seu metabólito ativo) na parede intestinal, pode produzir diarréia aguda, independentemente da lesão mucosa, como ocorre com outros quimioterápicos.

Afora esses eventos adversos percebidos pelos pacientes que contribuem freqüentemente para o comprometimento da qualidade de vida, podem ocorrer alterações da função de outros órgãos, identificadas em exames bioquímicos realizados durante o tratamento.

Outros eventos adversos

Os sais de platina, principalmente a cisplatina, podem produzir alterações da função renal por dano à função tubular. Alguns quimioterápicos são hepatotóxicos, e as antraciclinas, de forma dose-dependente, lesam as células miocárdicas por estresse oxidativo, podendo levar à miocardiopatia crônica. A bleomicina está associada ao desenvolvimento de doença pulmonar intersticial.

Grande parte dos eventos adversos da quimioterapia é reversível com a suspensão do tratamento, mas podem ocorrer danos definitivos em relação à fertilidade, quer pela esterilização de células produtoras de gametas (tanto em homens como em mulheres) quer pela indução de amenorréia em algumas mulheres.

Carcinogenicidade

A ciclofosfamida, paradoxalmente, exerce ação carcinogênica e pode ser a responsável pelo surgimento de leucemias secundárias ao tratamento quimioterápico. Felizmente esse evento não é muito freqüente, ocorrendo em cerca de 0,5% das pacientes tratadas por neoplasia de mama.

Efeitos sobre funções cerebrais superiores

Uma grande proporção de pacientes apresenta fadiga e problemas neurocognitivos, como incapacidade de concentração, algumas vezes denominada comprometimento cognitivo pós-quimioterapia (Tannock et al., 2004).

No entanto, as medicações quimioterápicas são administradas conjuntamente com medicações de suporte, com o intuito de minimizar seus eventos adversos. As medicações mais freqüentemente utilizadas incluem os antieméticos, anti-histamínicos e corticosteróides. Essas medicações também provocam eventos adversos que muitas vezes são confundidos com os efeitos da própria quimioterapia.

Com o uso dos antieméticos e anti-histamínicos podem ocorrer, mais comumente, agitação, sonolência e diminuição na capacidade de atenção.

Os corticosteróides podem associar-se com epigastralgia, aumento do apetite, alterações do sono e, em alguns casos, mudanças de comportamento, chegando, em raras oportunidades, ao desenvolvimento de quadros psicóticos orgânicos.

Embora tenham sido descritas ocorrências de neurotoxicidade central com o paclitaxel, incluindo raros casos de coma, a ação dos quimioterápicos nas funções cerebrais superiores é bem pouco freqüente e difícil de ser distinguida da ação concomitante de outros medicamentos, e também de alterações cognitivo-comportamentais decorrentes de todo o contexto da doença neoplásica e não da ação farmacológica dos quimioterápicos.

Embora muitos profissionais da saúde mental associem alguns quimioterápicos a quadros psicológicos de depressão e ansiedade, é muito difícil explicar esses efeitos por mecanismos psicofarmacológicos, assim como é praticamente impossível isolá-los dos efeitos indiretos provocados pelo diagnóstico da doença neoplásica e das modificações na imagem corpórea e desconforto somático produzidos pela doença e pelas seqüelas dos diversos tratamentos realizados.

A polifarmácia é um evento bastante comum em oncologia. Os pacientes geralmente são mais idosos e apresentam co-morbidades como hipertensão arterial, diabetes, insuficiência cardíaca, hipotireoidismo etc., condições essas que precisam ser tratadas paralelamente. Outros pacientes ainda recebem associações de tratamentos antidepressivos, ansiolíticos e hipnóticos para lidar com as situações adversas do impacto psicossocial do diagnóstico do câncer. Pacientes com doença em fase mais avançada podem apresentar dor, tratada freqüentemente com a associação de analgésicos opióides, antiinflamatórios e neurolépticos (para alterar o limiar de percepção da dor). Toda essa medicação pode produzir eventos adversos, que precisam ser diferenciados dos efeitos colaterais da quimioterapia propriamente dita.

Exceção deve ser feita à hormonioterapia. Os inibidores da aromatase estão relacionados com alterações cognitivas, principalmente alterações referentes à dificuldade de fixação da memória recente.

A supressão da atividade estrogênica em mulheres (por ooforectomia, análogos LHRH, inibidores da aromatase e modificadores seletivos do receptor de estrógeno) e da atividade androgênica em homens recebendo terapia hormonal para o tratamento do câncer da próstata (orquiectomia, análogos LHRH, antagonistas do receptor de andrógeno ou derivados estrogênicos) modifica a sexualidade, em geral com a perda da libido.

Uma ampla gama de eventos colaterais é possível. Tabelas de eventos adversos relacionados à terapia antineoplásica e sua gradação, como a NCI-CTCAE v. 3.0 (National Cancer Institute common terminology criteria for adverse events, version 3), são facilmente consultáveis na internet.

Grande parte do progresso no tratamento quimioterápico nas duas últimas décadas decorreu do desenvolvimento de novas medicações e formas de administração da quimioterapia, permitindo melhor controle dos eventos adversos. Dessa forma é possível uma melhor administração das drogas antineoplásicas, com doses e periodicidade mais adequadas, contribuindo para maior conforto e segurança dos pacientes, e também para maiores taxas de sucesso.

Perspectivas futuras

Dentro do espectro da quimioterapia antineoplásica tradicional, novas estratégias têm sido desenvolvidas para aumentar a atividade e reduzir os indesejáveis eventos adversos do tratamento.

Novas drogas ainda estão surgindo, em novas classes terapêuticas: as epotilonas, por exemplo, com eficácia superior à das taxanas, e ativas mesmo em neoplasias resistentes a elas.

Inúmeras combinações ainda podem ser exploradas para aproveitar o sinergismo existente entre algumas medicações.

Novas formas de administração, como de lipossomos, lipossomos peguilados e nanopartículas de albumina ligados aos quimioterápicos, têm propiciado maior eficácia e menor toxicidade.

Paralelamente, têm-se desenvolvido medicamentos para reduzir os efeitos adversos da quimioterapia, tais como fatores de crescimento de colônia (como o fator de crescimento de granulócitos, fator de crescimento de queratinócitos etc.) e agentes quimioprotetores (como o dexrazoxano e a amifostina).

A terapia lipossomal é uma nova técnica que usa drogas quimioterápicas ligadas a partículas de lipídeos, formando pequenos corpúsculos, os lipossomos (glóbulos sintéticos de gordura). Os lipossomos permitem uma nova distribuição farmacocinética, facilitando a penetração do quimioterápico mais seletivamente nas células neoplásicas e diminuindo possíveis eventos adversos (como alopecia, náuseas, vômitos, mielossupressão e cardiotoxicidade). Exemplos de medicações lipossomais são a doxorrubicina e a daunorrubicina.

Para além da quimioterapia citotóxica tradicional, antiblástica, a descoberta de novos alvos terapêuticos permitiu o desenvolvimento de anticorpos monoclonais e pequenas moléculas dirigidos a esses alvos. Esses novos e promissores tratamentos, no entanto, não estão substituindo a quimioterapia tradicional, mas somando-se a ela na obtenção de melhores resultados da terapêutica.

Referências bibliográficas

ABELOFF, M. D. et al. (eds.). *Clinical oncology*. 3. ed. Filadélfia: Elsevier Churchill Livingstone, 2004, p. 408-13.

BONADONNA, G.; BRUSAMOLINO, E.; VALAGUSSA, P.; ROSSI, A.; BRUGNATELLI, L.; BRAMBILLA, C.; DE LENA, M.; TANCINI, G.; BAJETTA, E.; MUSUMECI, R.; VERONESI, U. "Combination chemotherapy as an adjuvant treatment in operable breast cancer". *The New England Journal of Medicine*, v. 294, n. 8, p. 405-10, 1976.

COTRAN, R. S.; KUMAR, V.; ROBBINS, S. L. *Robbins' pathologic basis of disease*. 4. ed. Filadélfia: Saunders, 1989.

DIAMANDOPOULOS, G. T. "Cancer: an historical perspective". *Anticancer Research*, v. 16, n. 4A, p.1595-602, 1996.

FARBER, S.; DIAMOND, L. K.; MERCER, R. D.; SYLVESTER, R. F.; WOLFF, V. A. "Temporary remissions in acute leukemia in children produced by folic antagonist, 4-aminopteroylglutamic acid (aminopterin)". *The New England Journal of Medicine*, v. 238, p. 787-93, 1948.

GALLUCCI, B. B. "Selected concepts of cancer as a disease: from the Greeks to 1900". *Oncology Nursing Forum*, v. 12, n. 4, p. 67-71, 1985.

GILMAN, A. "The initial clinical trial of nitrogen mustard". *American Journal of Surgery*, v. 105, p. 574-8, 1963.

GILMAN, A.; PHILIPS, E. F. "The biological actions and therapeutic applications of the B-chloroethyl amines and sulfides". *Science*, v. 103, n. 2675, p. 409-36, 1946.

GOODMAN, L. S.; WINTROBE, M. M.; DAMESHEK, W.; GOODMAN, M. J.; GILMAN, A.; McLENNAN, M. T. "Nitrogen mustard therapy. Use of methyl-bis(beta-chloroethyl)amine hydrochloride and tris(beta-chloroethyl)amine hydrochloride for Hodgkin's disease, lymphosarcoma, leukemia, and certain allied and miscellaneous disorders". *The Journal of the American Medical Association*, v. 105, p. 475-6, 1946. Reimpresso no *JAMA*, v. 251, n. 17, p. 2255-61, 1984.

HARVEY, A. M. "Early contributions to the surgery of cancer: William S. Halsted, Hugh H. Young and John G. Clark". *Johns Hopkins Medical Journal*, v. 135, n. 6, p. 399-417, 1974.

JAFFE, N.; LINK, M. P.; COHEN, D.; TRAGGIS, D.; FREI 3RD, E.; WATTS, H.; BEARDSLEY, G. P.; ABELSON, H. T. "High-dose methotrexate in osteogenic sarcoma. National Cancer Institute Monograph", v. 56, p. 201-6, 1981.

Kardinal, C. G.; Yarbro, J. W. "A conceptual history of cancer". *Seminars in Oncology*, v. 6, n. 4, p. 396-408, 1979.

Karnofsky, D. A. "Nitrogen mustards in the treatment of neoplastic disease". *Advances in Internal Medicine*, v. 4, p. 1-75, 1950.

Li, M. C.; Hertz, R.; Bergenstal, D. M. "Therapy of choriocarcinoma and related trophoblastic tumors with folic acid and purine antagonists". *The New England Journal of Medicine*, v. 259, n. 2, p. 66-74, 1958.

Lyons, A. S.; Petrucelli, R. J. *Medicine: an illustrated history*. Nova York: Harry N. Abrams, 1978.

Papac, R. J. "Origins of cancer therapy". *Yale Journal of Biology & Medicine*, v. 74, n. 6, p. 391-8, 2001.

Rosenberg, B.; VanCamp, L.; Trosko, J.; Mansour, V. H. "Platinum compounds: a new class of potent antitumor agents". *Nature*, v. 222, p. 385-6, 1969.

Tannock, I. F.; Ahles, T. A.; Ganz, P. A.; Van Dam, F. S. "Cognitive impairment associated with chemotherapy for cancer: report of a workshop". *Journal of Clinical Oncology*, v. 22, n. 11, p. 2233-9, 2004.

IMUNOTERAPIA E TRATAMENTOS BIOLÓGICOS DO CÂNCER

Nise Hitomi Yamaguchi

O câncer é resultante de uma evolução clonal de células provenientes de uma célula com mutações que fazem que ela e suas descendentes sejam capazes de se dividir mais e eventualmente invadir outros tecidos, colonizando outros órgãos. Existem diversas teorias que nos fazem perceber que o processo de crescimento das células tumorais é extremamente complexo, compreendendo competição por nutrientes, coexistência de células com características heterogêneas por instabilidade genética da célula tumoral e, ocasionalmente, cooperação entre as células tumorais e o microambiente tecidual, em que fatores nutritivos e fatores de crescimento podem estar envolvidos. Os tumores detectáveis clinicamente têm, em geral, de 10^9 a 10^{12} células (Merlo *et al.*, 2006).

A importância da imunologia para o combate ao câncer tem seus primórdios em tentativas frustradas de uso de imunoestimulantes inespecíficos e vacinas de lisados celulares, e só veio a se consolidar com o desenvolvimento das novas técnicas de biologia molecular e com os estudos científicos que comprovaram que as células tumorais têm moléculas diferentes na sua superfície, que são capazes de induzir uma resposta do sistema imunológico. Entretanto, pode haver a produção de substâncias como o *transforming growth factor-beta* (TGF-beta), entre outras, que podem levar o sistema imune a não reconhecer a célula tumoral, em um mecanismo chamado evasão tumoral. A evasão tumoral é a capacidade da célula tumoral de ser pouco vista pelo sistema imunológico, e algumas células do sistema imune podem, inclusive, contribuir para que não seja reconhecida pelo sistema imunológico como uma célula a ser destruída (De Visser *et al.*, 2006). O microambiente tumoral também é rico em substâncias produzidas por células inflamatórias, como interleucina-1 e interleucina-6, estando a produção de ciclooxigenase 2 e metaloproteinase-9 relacionada à proliferação de vasos tumorais, em um mecanismo chamado de angiogênese. Atuam na angiogênese fatores de crescimento como o fator de crescimento de endotélio de vasos (VEGF), o fator de crescimento derivado de plaquetas (PDGF) e o fator de crescimento fibroblástico (FGF). O VEGF pode ser produzido, em alguns casos, por linfócitos infiltrativos de tumores.

O sistema imunológico nem sempre é capaz de proteger o organismo contra a ação dos tumores, marcada pela produção de danos ao DNA, pela geração de radicais livres ou mesmo por meio do fator nuclear kappa-b (*NF-kappa beta*) (De Visser *et al.*, 2006). Entretanto, a resposta imunológica é muito importante na rejeição a um tumor ou mesmo na destruição de células tumorais. Essa reação pode vir na forma de respostas celulares naturais, como a ativação de células do tipo NK-citotóxicas naturais, ou então pela apresentação do antígeno, uma pequena partícula presente na superfície celular com capacidade de induzir resposta imunológica de células que podem enfrentar os tumores, como os linfócitos auxiliares ou citotóxicos. Assim, pacientes com depressão imunológica, como os que tomam supressores da resposta imune para não rejeitar o transplante de medula óssea ou de órgãos (rim, fígado, pulmão) ou os portadores de síndrome da imunodeficiência adquirida (HIV), têm vinte vezes mais ocorrências de câncer do que o resto da população. Esses pacientes devem receber maior atenção, principalmente com relação a linfomas, leucemias e tumores do tipo epitelial, em especial quando associados ao papilomavírus humano, que é co-causador de câncer de colo de útero, pênis e ânus, entre outros, e cujo papel ainda está sendo discutido. Assim, pode haver ações diretas do sistema imunológico, durante o crescimento de tumores, por atuação de células T citotóxicas ou mesmo por substâncias produzidas por células do sistema imunológico. Pode existir também a atuação de anticorpos e de pequenas proteínas relacionadas à destruição de células tumorais (Mocellin *et al.*, 2007). O estudo do sistema imunológico e das células em relação aos tumores pode ser mais bem elaborado por meio de técnicas modernas de desenvolvimento de anticorpos monoclonais, de citometria de fluxo e de estudos do DNA (genômica e imunômica) e de proteínas produzidas pela complexa rede de transcrição de genes (proteômica).

O objetivo atual da imunoterapia do câncer é estimular a resposta imune celular e molecular de maneira que os efeitos deletérios do microambiente tumoral sobre ela possam ser superados (Mufson, 2006). O sonho de poder aplicar terapêuticas de atuação pelo sistema imunológico passou por diversas terapias inespecíficas, de baixa eficiência, como o propalado uso do BCG para melanoma e, depois, para tumores localizados de bexiga, com um efeito mais irritativo que imunológico, e do *Corynebacterium parvum*, de uso genérico e também com dificuldade de mostrar atividade mensurável. Atualmente, porém, com o advento dos anticorpos monoclonais, muitos novos tratamentos têm sido possíveis, tanto na área do câncer como da reumatologia. Outros mecanismos de indução direta do sistema imunológico serão também discutidos.

Anticorpos monoclonais

Uma nova área terapêutica com a utilização de pequenas moléculas envolvidas em diversas etapas da resposta imunológica, dentro de complexas interações de rede de controle, com a ação de anticorpos contra antígenos próprios que precisam ser suprimidos (do contrário, ocorrem doenças auto-imunes como a tireoidite de Hashimoto, o lúpus eritematoso sistêmico, entre outras) e anticorpos essenciais na defesa do organismo contra vírus, bactérias e inclusive tumores, isolados ou associados à ativação do complemento ou mesmo de células citotóxicas do sistema imune (Reichert e Valge-Archer, 2007).

A produção de anticorpos monoclonais foi possível a partir dos trabalhos de Köhler e Milstein, nos anos 1970, que fizeram um hibridoma fundindo células que produziam anticorpos contra um antígeno específico com células de um mieloma (que tinham capacidade de proliferação). Essa tecnologia viabilizou a produção de anticorpos em quantidades significativas, de uso diagnóstico e terapêutico. No diagnóstico, os anticorpos monoclonais são usados em todos os testes sorológicos do tipo radioimunoensaio ou enzimaimunoensaio, responsáveis pela dosagem de hormônios, de anticorpos contra hepatites, citomegalovírus, HIV, e também pela dosagem de marcadores tumorais de diversos tumores, como os do tipo CEA (antígeno carcinoembriônico), CA 19-9, CA 15-3, PSA, entre outros. Ainda na área do diagnóstico, definem os receptores hormonais de estrógeno e progesterona no tecido mamário por meio da imunoistoquímica e auxiliam no diagnóstico diferencial de tumores de origens diversas (mostram a diferença entre um tumor metastático proveniente da tireóide e um do pulmão, por exemplo). Esses dados modificam totalmente as condutas técnicas e são de grande ajuda no acompanhamento dos tumores.

Com relação ao tratamento, os anticorpos monoclonais têm a capacidade de se unir a um antígeno específico na superfície da célula tumoral, sendo por isso chamado terapêutica de alvos moleculares. Precisa estar presente, entretanto, a partícula à qual têm de se ligar, como, por exemplo, o c-erbB2 no câncer de mama. O c-erbB2 é uma proteína codificada pelo gene HER2-neu, que existe em cerca de 20% dos tumores malignos de mama e acarreta uma evolução mais agressiva. Entretanto, quando detectado, serve como alvo molecular para o anticorpo monoclonal chamado trastuzumabe (Herceptin). Atualmente esse anticorpo é utilizado para prevenção, após retirada de tumor sem evidência de metástases, ou para o tratamento de pacientes com metástases e câncer de mama com alta positividade de c-erbB2 ou com aumento do número de cópias de genes do tipo HER-2. Em casos de metástases, esse tratamento aumenta em até 50% a sobrevida das pacientes, tendo grande impacto em sua qualidade de vida e de seus familiares. Esses anticorpos são utilizados em conjunto com quimioterápicos ou hormonioterápicos, e têm de ser monitorados com relação aos efeitos colaterais no coração (Esteva, 2004).

Tumores sólidos que tenham expressão de fatores de crescimento epiteliais (EGFs), como os de cabeça e pescoço e de intestino, podem ser tratados em esquemas de quimioterapia associada ao anticorpo monoclonal chamado cetuximab (Erbitux) (Wong, 2005). Existe também a possibilidade de que estudos de câncer de pulmão, mama, esôfago, pâncreas, entre outros, possam se beneficiar do uso desse anticorpo monoclonal associado à quimioterapia, por enquanto.

Outro anticorpo muito utilizado atualmente é o inibidor do fator de crescimento de endotélio de vasos (VEGF) que diminui a vasculatura tumoral: o bevacizumabe (Avastin). O VEGF é necessário para o crescimento da maioria dos tumores e vem sendo validado em conjunto com a quimioterapia no tratamento do câncer de intestino, de pulmão e de mama, com gradual aplicação em outros tipos de tumores sólidos (Arsene *et al.*, 2006).

Um anticorpo que mudou o controle do linfoma B, que tem um antígeno de superfície do tipo CD20, é o rituximabe (Mabthera). Pacientes com esse tipo de linfoma avançado, ligado à infecção pelo HIV ou não, podem ser tratados com quimioterapia, eventualmente com radioterapia para doenças localmente extensas, e com imunoterapia com rituximabe (Mabthera) (Bonavida, 2007). Outros anticorpos monoclonais têm sido úteis contra diversos tipos de leucemia, como o alemtuzumab (Campath), para leucemia linfocítica crônica, e o gemtuzumab (Mylotarg), para leucemia mielóide aguda (Li e Zhu, 2007).

Diversos outros anticorpos vêm sendo testados, e o conceito de anticorpos específicos contra alvos de superfície celular de células tumorais de determinada linhagem é muito importante, já que é uma terapêutica muito mais específica e dirigida. Entretanto, como existem muitas variações da expressão das proteínas-alvo, em alguns casos o uso dos anticorpos isoladamente não é suficiente. Daí a necessidade de combinação de vários tipos de tratamento.

Citoquinas (interleucina-2 e interferon)

Poucos tratamentos do câncer mereceram tanta atenção como o que diz respeito às substâncias produzidas por células do sistema imunológico com potencial atividade de aumento da resposta imune, a partir de células NK, linfócitos citotóxicos e células apresentadoras de antígenos. No entanto, as expectativas geradas foram maiores do que os resultados reais, e as toxicidades, muitas. O efeito das toxicidades variava de calafrios e febre até quedas importantes de pressão, choques e problemas cardiorrespiratórios. O uso da interleucina-2, aplicada por via endovenosa, devia ser acompanhado de cuidados de UTI, e alguns esquemas terapêuticos utilizaram a via subcutânea com menor toxicidade, manifestando alguma atividade em câncer de rim metastático e melanoma. Essas são áreas em que o interferon alfa (leucocitário) e o beta (fibroblástico) atuam, com a leucemia de células cabeludas e o linfoma T cutâneo também respondendo ao uso de interferon. Hoje em dia, para o câncer de rim metastático, já estão em uso agentes mais ativos, e o interesse pelos interferons diminuiu.

Vacinas

A questão da vacina contra o câncer está no imaginário de todos; considerando que a progressão da doença passa por mecanismos de evasão do sistema imune, o ideal seria que o paciente pudesse ser vacinado contra células ou partículas do seu próprio tumor. Teoricamente isso seria possível, mas, na prática, em 2007 se restringiu a situações muito específicas, de caráter mais experimental. A vacina que realmente tem papel definido quanto a proteger os pacientes do câncer é a existente contra o papilomavírus humano, o HPV. No momento, duas vacinas no mercado induzem uma resposta imune contra tipos carcinogênicos de HPV e podem ter papel importante na diminuição do risco de câncer de colo do útero, pênis, canal anal e alguns tipos de câncer de orofaringe e esôfago com alguma relação com o HPV. Existem outros fatores envolvidos, porém a questão viral deve ser considerada.

Outro tipo de vacina em relação ao qual existe muita expectativa diz respeito à possibilidade teórica de aumentar a imunidade contra as células tumorais utilizando células tumorais atenuadas ou mesmo partículas de superfície dessas células. Os estudos científicos ainda são controversos, e as vacinas celulares contribuem para a melhoria da qualidade de vida somente em alguns pacientes, com câncer de rim ou melanoma. O que se sabe é que os mecanismos de evasão tumoral atrapalham a resposta imune e o paciente com câncer em geral chega depauperado, com muitos dos tratamentos quimioterápicos e radioterápicos interferindo na sua capacidade de reação, o que dificulta qualquer tratamento que dependa diretamente da sua resposta imunológica.

Vacinas utilizando partículas de superfície de células e mesmo anticorpos antiidiotipo que mimetizem esses antígenos de superfície vêm sendo testadas, como no caso da vacina contra antígeno carcinoembriônico (CEA), MUC-1, Mage e outros. É possível que no futuro possamos vacinar os pacientes contra células de câncer de mama ou melanoma que expressem determinados epítopos (que funcionam como agentes estimuladores do sistema imunológico).

Agentes de alvo molecular

Receptor de fator de crescimento epitelial (EGFR)

As células tumorais do tipo epitelial, como, por exemplo, o carcinoma não de pequenas células de pulmão (CNPCP), o carcinoma de cabeça e pescoço, o carcinoma de pâncreas, entre outros, expressam grande quantidade de receptores de fator de crescimento epitelial. O erlotinibe e o gefitinibe têm a capacidade de bloquear a ação desses receptores, levando à estabilização e até mesmo à regressão da doença. Em pacientes com câncer de pulmão e expressão muito aumentada de EGFRs, caracterizada por um exame de Fish ou de mutação dos receptores, a resposta ao uso dessas drogas chega a 70% em casos selecionados.

Inibidores de múltiplas vias de sinalização (*multi-kinase inhibitors*)

A possibilidade de inibir diversos receptores de fatores de crescimento – como o próprio EGFR, mas também o receptor de fator de crescimento de endotélio de vasos (VEGFR), o receptor de fator de crescimento derivado de plaquetas (PDGFR), entre outros – cria uma nova classe de substâncias de ação reconhecida sobre o câncer de rim metastático, que vêm gradualmente migrando para novas áreas terapêuticas, pois, em síntese, a maioria dos tumores sólidos depende de múltiplos fatores de crescimento. Ocorre muitas vezes que determinado medicamento é testado em tipos de tumores para os quais existem poucos tratamentos, devido a aspectos de registro e regulamentação da liberação para uso em seres humanos; o medicamento só passa a ser testado em outros tipos de tumor mais tarde. Mas a prova do princípio tem grande validade, pois, se os tumores regridem quando são inibidos os fatores de crescimento habituais da célula tumoral, justifica-se um grande investimento na área, já que precisamos de muitas estratégias para combater o câncer.

Novos paradigmas são mais que bem-vindos no tratamento do câncer, uma doença que tem o estigma da morte, mas, cada vez mais, ao serem desvendados os seus segredos, se torna uma doença passível de prevenção e de tratamento.

Referências bibliográficas

ARSENE, D.; GALAIS, M. P.; BOUHIER-LEPORRIER, K.; REIMUND, J. M. "Recent developments in colorectal cancer treatment by monoclonal antibodies". *Expert Opinion on Biological Therapy*, v. 6, n. 11, p. 1175-92, 2006.

BONAVIDA, B. "Rituximab-induced inhibition of antiapoptotic cell survival pathways: implications in chemo/immunoresistance, rituximab unresponsiveness, prognostic and novel therapeutic interventions". *Oncogene*, v. 26, n. 25, p. 3629-36, 2007.

DE VISSER, K. E.; EICHTEN, A.; COUSSENS, L. M. "Paradoxical roles of the immune system during cancer development". *Nature Reviews. Cancer*, v. 6, n. 1, p. 24-37, 2006.

ESTEVA, F. J. "Monoclonal antibodies, small molecules, and vaccines in the treatment of breast cancer". *The Oncologist*, v. 9, supl. 3, p. 4-9, 2004.

LI, Y.; ZHU, Z. "Monoclonal antibody-based therapeutics for leukemia". *Expert Opinion on Biological Therapy*, v. 7, n. 3, p. 319-30, 2007.

MERLO, L. M.; PEPPER, J. W.; REID, B. J.; MALEY, C. C. "Cancer as an evolutionary and ecological process". *Natural Reviews. Cancer*, v. 6, n. 12, p. 924-35, 2006.

MOCELLIN, S.; LISE, M.; NITTI, D. "Tumor immunology". *Advances in Experimental Medicine and Biology*, v. 593, p. 147-56, 2007.

MUFSON, R. A. "Tumor antigen targets and tumor immunotherapy". *Frontiers in Bioscience*, v. 11, p. 337-43, 2006.

REICHERT, J. M.; VALGE-ARCHER, V. E. "Development trends for monoclonal antibody cancer therapeutics". *Nature Reviews. Drug Discovery*, v. 6, n. 5, p. 349-56, 2007.

WONG, S. F. "Cetuximab: an epidermal growth factor receptor monoclonal antibody for the treatment of colorectal cancer". *Clinical Therapeutics*, v. 27, n. 6, p. 684-94, 2005.

TRANSPLANTE DE CÉLULA-TRONCO HEMATOPOIÉTICA: VISÃO GERAL

Daniela Carinhanha Setúbal; Maribel Pelaez Dóro

Introdução

Transplante de células-tronco hematopoiéticas (TCTH) consiste na infusão intravenosa dessas células, destinada a restabelecer a função medular e imune em pacientes com uma série de doenças malignas e não malignas, herdadas ou adquiridas. O objetivo do transplante é substituir a medula óssea "doente" ou destruída por outra normal, capaz de produzir células perfeitas.

A célula-tronco hematopoiética (CTH), célula progenitora ou simplesmente "célula-mãe" é caracterizada pela capacidade de gerar novas células-tronco (auto-regeneradoras) e outras células ditas precursoras, as quais perdem o potencial de auto-regeneração, mas dão origem a células diferenciadas, como as hemácias (glóbulos vermelhos), os leucócitos (glóbulos brancos) e as plaquetas (Zago et al., 2001, p.15-22). Embora a maior parte das células-tronco resida na medula óssea, podem ser encontradas em menor quantidade no sangue circulante e, mais recentemente, foram detectadas também no sangue de cordão umbilical.

A medula óssea está localizada na parte esponjosa dos ossos chatos – principalmente nos do quadril, nas vértebras e no esterno. Ao nascimento, todos os ossos possuem medula ativa, mas na fase adulta os ossos dos membros superiores e inferiores perdem essa capacidade.

Histórico

O primeiro transplante de medula óssea em humanos foi relatado em 1959, quando um paciente com leucemia aguda, em estágio terminal, foi tratado com irradiação corporal total seguida pela infusão de células-tronco coletadas da sua irmã gêmea (Thomas et al., 1959).

A prática clínica do transplante de medula óssea começou no início dos anos 1960, após identificação e tipificação do HLA (antígenos humanos leucocitários), o que tornou possível a descoberta de doadores compatíveis. Crianças com imunodeficiência e pacientes com leucemia avançada receberam infusão de medula óssea de irmãos HLA-idênticos após tratamento com quimioterapia e radioterapia.

Inicialmente, o transplante era usado como última medida (tratamento "heróico"), porém os avanços na terapia de apoio e a compreensão mais completa das indicações para esse procedimento, bem como das suas limitações e complicações, fizeram do transplante de medula óssea uma forma bem-sucedida de terapia para determinadas doenças habitualmente fatais.

Fontes de células-tronco para transplante

As CTHs são encontradas em diferentes concentrações na medula óssea, no sangue periférico e no sangue de cordão umbilical.

Na medula óssea, a obtenção se dá por meio de múltiplas aspirações na crista ilíaca posterior. A coleta é realizada com uma agulha que perfura a pele e atinge o osso. As perfurações na pele são em número reduzido, pois por um mesmo orifício é possível fazer várias perfurações no osso (Figura 1). O procedimento é feito sob anestesia geral, peridural ou raquidiana, no centro cirúrgico, e cerca de 600 a 1.500 ml de medula óssea são retirados. A dor na região do quadril, geralmente a principal queixa após a coleta, desaparece dentro de duas semanas. Complicações graves são raras (dois óbitos em oito mil coletas) (Anderlini et al., 2001). A alta hospitalar ocorre após 24 horas e a medula óssea do doador regenera-se em alguns dias.

O número de CTHs no sangue periférico é menor, mas pode ser aumentado após utilização de fator de crescimento (G-CSF), que promove a saída de células-tronco da medula óssea. A coleta de CTHs no sangue periférico, conhecida como leucoaférese, se dá pela punção de veia calibrosa, geralmente anticubital, sendo o sangue passado a uma máquina capaz de separar as células-tronco e devolver

Figura 1: Coleta de medula óssea em centro cirúrgico.

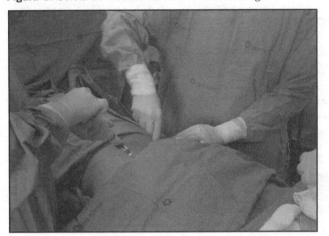
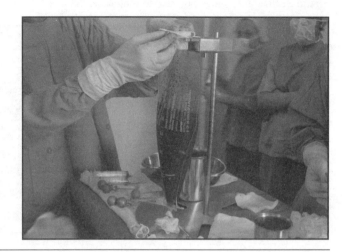

o restante do sangue ao doador (Figura 2). O procedimento dura cerca de quatro horas e é normalmente realizado no banco de sangue ou no quarto do paciente, sem necessidade de anestesia ou internação. A administração do fator de crescimento é, em geral, bem tolerada, mas sintomas como dor óssea ou muscular, febre e sensação de mal-estar são relatados. Complicações mais graves são infreqüentes e ocorrem em menos de 2% das doações (Anderlini *et al.*, 1996). Comparado com o de medula óssea, no transplante de CTHs periféricas o maior número de linfócitos T contribui para incidência aumentada de doença do enxerto contra o hospedeiro crônica (Cutler *et al.*, 2001).

Vários fatores interferem na escolha da fonte de CTHs a ser utilizada. A decisão se baseia no tipo da doença (maligna *versus* não maligna, avançada *versus* precoce), no tipo de transplante (autólogo *versus* alogênico), no grau de compatibilidade de HLA, nas características e disponibilidade do doador e do centro transplantador.

O sangue obtido do cordão umbilical (SCU) é rico em CTHs, mas seu volume é limitado – varia de 50 a 200 ml. A coleta e o congelamento são feitos logo após o nascimento, sem nenhum tipo de risco para o doador e a parturiente (Figura 3). Até o momento da sua utilização, o SCU fica armazenado nos bancos de sangue de cordão umbilical existentes em várias partes do mundo. O primeiro transplante com sangue de cordão umbilical (TSCU) foi realizado em 1988 em uma criança com anemia de Fanconi (Gluckman *et al.*, 1989); desde então, mais de seis mil pacientes já foram submetidos a essa modalidade de transplante. Por causa da presença de linfócitos ditos "inocentes", a incidência da doença do enxerto contra o hospedeiro é menor, mesmo quando não existe 100% de compatibilidade de HLA. Existe também menor risco de transmissão de doenças infecciosas. O TSCU tem sido muito utilizado principalmente em pacientes sem doador familiar que necessitam de transplante com urgência. Em adultos ou pacientes com peso maior, o transplante de duas unidades de sangue de cordão umbilical confere resultados similares aos do transplante com outra fonte celular (Rocha *et al.*, 2004; Laughlin *et al.*, 2004). A criação de novos bancos de SCU pode facilitar a busca de doadores para transplante e contribuir com a cura de pacientes sem doador familiar.

Figura 2: Máquina de aférese para coleta de células-tronco periféricas.

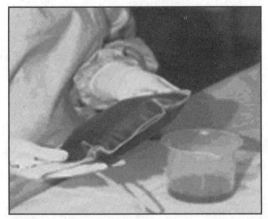
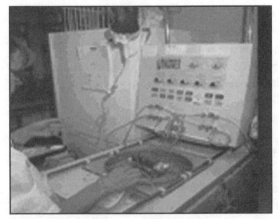

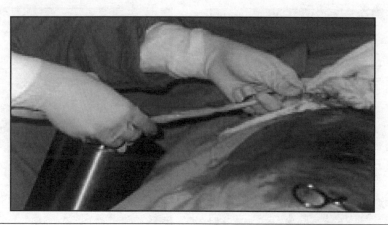

Figura 3: Coleta de sangue de cordão umbilical.

Tipos de transplante de célula-tronco

Quanto ao tipo de doador, o transplante de célula-tronco é classificado em autólogo, alogênico e singênico.

Transplante autólogo: a célula-tronco é coletada do próprio paciente. Há necessidade de que a medula óssea esteja em remissão (sem doença aparente) para que células malignas ou doentes não "contaminem" a coleta. É muito comum a realização de quimioterapia, seguida pela coleta das CTHs, que são então congeladas. Em uma segunda etapa, o paciente é submetido a um novo regime de quimioterapia e/ou radioterapia em alta dose, seguido pela infusão das células coletadas. O benefício do transplante decorre desse tratamento com altas doses, capaz de erradicar a doença. Nessa modalidade de transplante, as chances de complicações são menores, mas há maior risco de recaídas. O sucesso do transplante autólogo está associado ao estádio da doença, à situação clínica do paciente e ao regime de quimioterapia empregado. Na atualidade sua maior aplicabilidade se dá no tratamento de mieloma múltiplo (Attal *et al.*, 1996), linfomas (Copelan, 2006) e doenças auto-imunes (Sykes e Nikolic, 2005) (por exemplo, esclerose múltipla e artrite reumatóide refratária).

Transplante alogênico: a célula-tronco é obtida de outra pessoa. Quando o doador é familiar, trata-se de um transplante aparentado ou consangüíneo. Quando não existe parentesco entre paciente e doador, trata-se de transplante não aparentado ou não consangüíneo. Há necessidade de que se faça o estudo dos antígenos HLA – partículas expressas nos leucócitos e nas superfícies das células, descritas em números – para que seja analisado o grau de compatibilidade. O estudo do HLA é feito com uma pequena amostra de sangue coletada do paciente e seus familiares para identificação de possíveis doadores. O ideal é que paciente e doador tenham a mesma tipificação de HLA, isto é, sejam 100% compatíveis (Quadro 1)

Nos transplantes aparentados, pode-se até utilizar doador com incompatibilidade, pois os resultados são similares aos dos transplantes com doadores totalmente compatíveis. Para transplantes não aparentados, de medula óssea ou célula-tronco periférica, deve-se escolher um doador com HLA totalmente compatível. Nos casos de transplante com sangue de cordão umbilical, são aceitáveis até duas incompatibilidades de HLA, mesmo que não seja consangüíneo.

No transplante alogênico, o paciente é submetido à quimioterapia e/ou radioterapia pré-transplante, na maioria das vezes em alta dose, seguida(s) pela infusão de célula-tronco alogênica (enxerto). Para que esse enxerto tenha sucesso é fundamental que as células infundidas cheguem até a medula óssea do paciente, proliferem e se adaptem ao novo organismo. O sistema imunológico (constituído principalmente por células de defesa, produção de anticorpos e citocinas) destruído pela quimioterapia/radioterapia será refeito, dessa vez com as células do doador. É importante que o novo sistema imunológico seja capaz de tolerar os tecidos do receptor a fim de evitar a doença do enxerto contra o hospedeiro (DECH), às vezes muito grave. Comparado com o autólogo, no transplante alogênico existem mais complicações (em especial infecciosas e relacionadas à DECH), porém a chance de recaída é menor uma vez que além da ação do regime de condicionamento há também o efeito do "enxerto contra neoplasia" (células de defesa do doador "brigando" com as células doentes do paciente).

Quadro 1: Modelo de compatibilidade de HLA.

	A	B	DRB1
PACIENTE	29 01	35 07	0802 2303
DOADOR	29 01	35 07	0802 2303

Transplante singênico: modalidade de transplante alogênico em que o doador é irmão gêmeo idêntico. Seus resultados são semelhantes aos do transplante autólogo, pois, geneticamente, doador e paciente são iguais.

Indicação/resultados

O transplante de célula-tronco é utilizado no tratamento de diversas doenças, como mostra o Quadro 2. Os resultados dependem do tipo de doença e seu respectivo estágio, da situação clínica do paciente, do tipo de transplante, das características do doador e da célula-tronco enxertada.

Quadro 2: Doenças com indicação de transplante com célula-tronco.

Transplante autólogo
Doenças malignas
Mieloma múltiplo
Linfoma não-Hodgkin
Linfoma de Hodgkin
Leucemia mielóide aguda em remissão
Neuroblastoma
Câncer de ovário
Tumores de células germinativas
Outras doenças
Desordens auto-imunes
Amiloidose
Transplante alogênico
Doenças malignas
Leucemia mielóide aguda
Leucemia linfóide aguda
Leucemia mielóide crônica
Síndromes mielodisplásicas
Desordens mieloproliferativas
Linfoma não-Hodgkin
Linfoma de Hodgkin
Leucemia linfocítica crônica
Mieloma múltiplo
Outras doenças
Anemia aplástica severa
Hemoglobinúria paroxística noturna
Anemia de Fanconi
Anemia de Blackfan-Diamond
Talassemia *major*
Anemia falciforme
Imunodeficiência combinada grave
Síndrome de Wiskott-Aldrich
Erros inatos do metabolismo

Doenças malignas

Pacientes com doenças malignas podem ser submetidos aos transplantes autólogo e alogênico. O primeiro é indicado em situações em que a medula óssea não está comprometida por células malignas. Já no transplante alogênico, o principal é que um doador compatível seja encontrado; pode haver comprometimento da medula óssea, pois tanto o regime de condicionamento quanto o efeito do enxerto contra o tumor poderão curar a doença. A idade considerada limite para o transplante autólogo é de 70 anos e, para o alogênico, de 55 anos.

A seguir, resultados do transplante nas doenças mais comumente encontradas.

Leucemia mielóide aguda (LMA): o sucesso do tratamento da LMA depende de fatores adversos que incluem alguns tipos morfológicos, alterações citogenéticas e resposta à quimioterapia de indução. Nos pacientes em primeira remissão, os resultados com transplante autólogo e alogênico oscilam, respectivamente, entre 40% e 55% e 45% e 76% (Korbling *et al.*, 1989; Santos *et al.*, 1983; Kroger *et al.*, 2000; McMillan *et al.*, 1990; Carella *et al.*, 1992; Linker *et al.*, 2002; Busca *et al.*, 1994) no que se refere à cura definitiva da leucemia. O transplante alogênico é capaz de erradicar ou controlar o clone leucêmico devido às altas doses de quimioterapia e ao efeito do enxerto contra a leucemia. Um dos problemas é a elevada taxa de mortalidade relacionada ao procedimento, principalmente nos cem primeiros dias – em torno de 25%. No transplante autólogo, as complicações relacionadas ao procedimento são menores, porém a incidência de recaída é maior porque não há o efeito do enxerto contra a leucemia. Nos casos de doença em segunda remissão ou mais avançada, apenas o transplante alogênico confere algum tipo de benefício; os resultados relacionados à longa sobrevida ou à cura atingem 30% a 50% para pacientes em segunda remissão, números que são progressivamente menores nas fases mais avançadas.

Leucemia linfóide aguda (LLA): nesse tipo de leucemia, somente o transplante alogênico demonstrou contribuir para o controle e eventual cura da doença. Pacientes em primeira remissão são levados a transplante quando apresentam fatores de mau prognóstico, como leucocitose ao diagnóstico, anormalidade citogenética – t(9;22) e t(4;11) –, idade acima de 35 anos e dificuldade para obter remissão após quimioterapia de indução. Nessas situações, 40-60% dos pacientes apresentam longa sobrevida livre de doença (Doney *et al.*, 1991; Oh *et al.*, 1998; Blaise *et al.*, 1990; Weisdorf *et al.*, 1997) após a realização do procedimento. Na maioria dos casos, pacientes com LLA são encaminhados ao transplante em segunda remissão, quando resultados de sobrevida livre de doença variam de 43% a 65% (Barrett *et al.*, 1982; Korbling *et al.*, 1995).

Leucemia mielóide crônica (LMC): o transplante alogênico é o único tratamento capaz de determinar a cura definitiva dessa doença. Os melhores resultados, perto dos 80% (Biggs *et al.*, 1992), são vistos em pacientes jovens, na fase crônica da doença, com doador aparentado compatível e do sexo masculino, e quando o intervalo entre o diagnóstico e o transplante é inferior a dois anos. Em pacientes com fase acelerada da LMC, o resultado após o transplante é de cerca de 45%, caindo para menos de 10% (Zago *et al.*, 2001, p. 913-34) para aqueles em crise blástica. No transplante com doador não aparentado os resultados são inferiores devido à maior taxa de mortalidade relacionada ao procedimento (McGlave *et al.*, 2000), mas é uma alternativa viável para crianças e aqueles com doença mais avançada sem doador familiar. Na atualidade, vários outros tratamentos para LMC estão disponíveis, o que torna a indicação do transplante controversa em algumas situações.

Síndromes mielodisplásicas (SMD): por se tratar de situação heterogênea, manifestada por diversidade de alterações clínicas e laboratoriais, a evolução dos pacientes com SMD é muito variada, o que dificulta a escolha do tratamento a ser adotado. O transplante alogênico deve ser considerado um recurso terapêutico com potencial de cura, principalmente para pacientes com formas mais avançadas (anemia refratária com excesso de blastos, anemia refratária em transformação e leucemia mielomonocítica crônica). As limitações da aplicação desse tipo de tratamento se devem à incerteza sobre o melhor momento de indicá-lo, bem como ao fato de que a incidência da síndrome mielodisplásica é maior em pessoas idosas nas quais as complicações com o transplante são altas. A maioria dos estudos reporta resultados de longa sobrevida livre de doença de 30-40%, taxa de mortalidade relacionada ao procedimento de 40-45% e recaída de 20% (Runde *et al.*, 1998; Bélanger *et al.*, 1988; Sutton *et al*, 1996; Anderson *et al.*, 1996).

Linfomas não-Hodgkin (LNH): o transplante de célula-tronco é freqüentemente indicado em determinadas fases de praticamente todos os tipos de LNH. O transplante autólogo é o mais utilizado, pois não está claramente definido o efeito do enxerto contra linfoma presente após transplante alogênico (Verdonck *et al.*, 1995). Nas formas mais agressivas da doença e de grandes células, o transplante é normalmente realizado nos pacientes em segunda remissão ou com resposta parcial (Gianni *et al.*, 1997). O transplante alogênico tem sido utilizado nos pacientes com comprometimento de medula óssea e naqueles que recaem após transplante autólogo, sendo a experiência ainda limitada. Nos linfomas de pequenas células, ditos de baixo grau, a indicação do transplante é controversa, uma vez que a doença pode levar muitos anos até progredir para fases mais avançadas. O transplante é utilizado quando não há resposta aos tratamentos habituais. Com o advento dos regimes de condicionamento não mieloablativos, menos tóxicos, abre-se nova perspectiva, com resultados preliminares promissores.

Leucemia linfocítica crônica (LLC): o papel do transplante tanto autólogo como alogênico ainda não está claro no tratamento da LLC, mas seu uso deve ser considerado para pacientes jovens e com doador aparentado (Khouri *et al.*, 1994). Após o transplante autólogo as remissões não são permanentes, e com o alogênico a mortalidade relacionada ao procedimento é alta (em torno de 50%). Mais uma vez a utilização de regimes de condicionamento não mieloablativos pode alterar esse cenário, trazendo resultados melhores.

Mieloma múltiplo (MM): o transplante autólogo, mesmo que não curativo, está indicado a pacientes com idade inferior a 70 anos e situação clínica adequada. Os melhores resultados são obtidos nos pacientes em remissão da doença, com 2 microglobulina sérica normal, ausência de anormalidades citogenéticas desfavoráveis e mieloma não IgA. Após o transplante, prolonga-se a sobrevida livre de doença em até 50% contra 12% com quimioterapia isolada (Attal *et al.*, 1996). O transplante alogênico é reservado para pacientes jovens e, ainda assim, a mortalidade relacionada ao procedimento é em torno de 50%, fato que limita sua indicação.

Doenças não malignas

Anemia aplástica severa (AAS): destaca-se entre as doenças não malignas pela alta prevalência e excelente resposta ao transplante alogênico, alcançando até 90% de cura em casos de pacientes jovens, com pouca transfusão de hemoderivados (menos de 15 UI) e submetidos a transplante com doador familiar compatível (Zago *et al.*, 2001, p. 913-34). Os resultados com doador não aparentado são bem inferiores, pois existe alta taxa de mortalidade relacionada ao procedimento (Kojima *et al.*, 2002).

Anemia de Fanconi (AF): o transplante alogênico é a única forma curativa de tratamento da anemia de Fanconi. A decisão de realizar o transplante se dá quando os pacientes passam a apresentar citopenia de risco, necessidade de transfusões, aumento de blastos ou alterações displásicas e citogenéticas com tendência a desenvolvimento de leucemias. Pacientes com anemia de Fanconi apresentam maior sensibilidade à quimioterapia e radioterapia, e nos regimes de condicionamento para transplante são normalmente utilizadas doses baixas de ciclofosfamida (Zago *et al.*, 2001, p. 913-34) e/ou irradiação corporal total. Setenta e cinco por cento dos pacientes com doador aparentado atingem longa sobrevida. Nos transplantes com doador não aparentado, há incidência bem maior de mortalidade relacionada ao procedimento, e resultados melhores são obtidos em pacientes com doadores totalmente compatíveis.

Hemoglobinopatias: os tratamentos da talassemia *major* e da anemia falciforme são os que mais freqüentemente se beneficiam do transplante alogênico. Na primeira, os resultados variam dependendo de fatores como nível de ferritina sérica, tamanho do fígado e fibrose portal, que agrupam os pacientes em classes I, II ou III. Pacientes da classe I possuem resultados melhores, atingindo cerca de 80% de cura com o transplante alogênico. Para pacientes classificados como II e III, devido à maior mortalidade relacionada ao transplante, as chances de cura variam de 50% a 60% (Lucarelli *et al.*, 1990). A anemia falciforme também pode ser corrigida pelo transplante alogênico, cuja indicação deve ser bem avaliada uma vez que nem todos os pacientes com essa anormalidade se beneficiam com esse procedimento. Pacientes com doença mais grave e idade inferior a 16 anos são os mais indicados para o transplante alogênico (Walters *et al.*, 1996).

Imunodeficiências congênitas: assim como na anemia de Fanconi, apenas o transplante alogênico tem papel curativo. Entre as imunodeficiências, destacam-se as imunodeficiências combinadas graves (SCID) e a síndrome de Wiskott-Aldrich (SWA). O transplante deve ser indicado o mais breve possível, pois pacientes com imunodeficiência podem falecer rapidamente como conseqüência de infecção ou sangramento. Resultados com transplante aparentado atingem até 90% de cura (Myers *et al.*, 2002). Para pacientes sem doador familiar, o transplante com sangue de cordão umbilical tem se tornado efetivo, uma vez que essa fonte de célula-tronco pode ser adquirida rapidamente.

Complicações pós-transplante
Precoces

Entre as complicações precoces, destacam-se aquelas resultantes da intensidade do regime de condicionamento quimioterápico/radioterápico, que inevitavelmente provoca toxicidade não hematopoiética.

Mucosite é um problema muito comum após o TCTH que dura cerca de sete a quinze dias. É mais freqüente após o transplante mieloablativo (em que doses mais altas de quimioterapia/radioterapia são utilizadas). Essa complicação se caracteriza pela presença de várias lesões, geralmente ulceradas, na cavidade oral, e pode acometer qualquer região revestida por mucosa – como o restante do trato digestivo e a área genital. Dor é o sintoma mais comum, às vezes associada a sangramento, diarréia e vômitos. Em casos mais graves há necessidade de entubação orotraqueal para a proteção das vias aéreas. Analgesia é o tratamento recomendado na maioria dos casos.

O fígado é outro órgão comumente acometido pelo transplante de célula-tronco hematopoiética. Em decorrência da quimioterapia/radioterapia, veias hepáticas podem ser danificadas, levando ao surgimento de microtrombos (coágulos) e, finalmente, à necrose de hepatócitos (células do fígado). Essa complicação, conhecida como doença veno-oclusiva hepática (VOD) ou "síndrome da obstrução sinusoidal", é manifestada por ganho de peso, aumento do tamanho do fígado (hepatomegalia), que se torna doloroso, e icterícia (aumento de bilirrubinas que deixam olhos, pele e mucosa amarelados). É classificada como leve, moderada e severa, e, nesta última situação, pode haver comprometimento renal e pulmonar, habitualmente fatal. Como não há tratamento efetivo para essa complicação, a prevenção é fundamental. A utilização de regimes de condicionamento não mieloablativos parece reduzir o risco de surgimento de VOD (Hogan *et al.*, 2004).

Mesmo com ótimas medidas de suporte, incluindo antibióticos, ambiente de isolamento e cuidados com a higiene, um número significativo de pacientes desenvolve infecção após o transplante. Danos na boca, pele, intestino, o uso de cateteres e a neutropenia (queda das células de defesa), causados pelo regime de condicionamento, contribuem para o surgimento de infecção. No período pós-transplante imediato, principalmente nas quatro primeiras semanas, bactérias (gram-positivas e gram-negativas) e vírus (*Herpes simplex*, vírus sincicial respiratório) são os agentes mais comuns. Infecção fúngica também pode acontecer, e sua presença é maior nos pacientes com neutropenia prolongada e naqueles em uso de drogas imunossupressoras (como os corticosteróides). Agentes como citomegalovírus (CMV), vírus varicela-zóster, Epstein-Barr, *Pneumocystis carinii* (fungo) e *Toxoplasma gondii* (protozoário) também devem ser lembrados, em especial após o primeiro mês do transplante (Meyers *et al.*, 1982). O uso agressivo de antibióticos de largo espectro, antivirais e antifúngicos está indicado ao primeiro sinal de infecção. A prevenção e o tratamento precoce de infecções têm contribuído para os melhores resultados do transplante nos últimos anos (Copelan, 2006).

Doença do enxerto contra o hospedeiro (DECH) é a complicação mais importante após o transplante. Decorre de um fenômeno imunológico em que células imunocompetentes, principalmente linfócitos do doador (enxerto), reagem contra células do paciente (hospedeiro), pois reconhecem os antígenos estranhos não incluídos nos exames de histocompatibilidade e, certamente, outros ainda não descritos. Idade do paciente e doador, compatibilidade de HLA, tipo e sexo do doador, fonte de célula-tronco hematopoiética e regimes de condicionamento e imunoprofilaxia são fatores que determinam o surgimento da DECH. Ela pode ser classificada como aguda, quando acontece nos três primeiros meses; e crônica, após esse período. Pele, trato digestivo e fígado são os locais mais comumente afetados. A DECH aguda é graduada em estádios de 0 a IV, sendo os estádios III e IV os de maior gravidade. Na pele, a manifestação mais comum é o eritema maculopapular, normalmente evidente na palma das mãos, planta dos pés, face e dorso. Náusea, vômitos, diarréia, às vezes com sangramento, inapetência e icterícia são achados freqüentes nos casos de DECH envolvendo trato digestivo e fígado. Em pacientes submetidos a transplante com doador aparentado, a incidência de DECH aguda varia de 20% a 50%, chegando a 80% nos pacientes que utilizam doador não familiar. A forma crônica da DECH é classificada como limitada e extensa. Na primeira há comprometimento localizado de pele e/ou fígado, enquanto na forma extensa, além de maior lesão na pele, há também envolvimento de outros órgãos, como olhos, glândulas salivares, pulmões, fígado e outros do trato digestivo. A DECH crônica é diagnosticada em até 35% dos pacientes submetidos a transplante aparentado e em torno de 64% dos pacientes com doador não familiar. O tratamento da DECH é feito com imunossupressores, principalmente corticosteróides, que, por causarem profunda imunossupressão e maior predisposição a infecções, devem ser retirados assim que possível.

A rejeição do enxerto é outra complicação considerada precoce. Sua incidência varia de acordo com a doença do paciente, sendo mais comum naqueles com doença não maligna, que utilizam enxerto não aparentado e com incompatibilidade de HLA. Infecções, especialmente virais, podem também contribuir para falha do enxerto.

Para pacientes portadores de doença maligna, a recorrência da doença continua sendo a causa mais importante de falência do transplante. A chance de recaída é maior no primeiro ano após o procedimento e naqueles com doença mais avançada. A utilização de linfócitos do doador pode induzir nova remissão, e mesmo cura definitiva (Zago *et al.*, 2001, p. 913-34).

Tardias

A maioria dos pacientes que sobrevivem vários anos após o transplante é saudável e ativa. As principais complicações tardias se relacionam à doença do enxerto contra o hospedeiro crônica e seu tratamento, prevalecendo em pacientes mais velhos que recebem transplante de célula-tronco periférica e doador não aparentado. A DECH crônica pode levar a situações como síndrome seca, bronquiolite obliterante, má absorção e imunossupressão, que comprometem a vida e a qualidade de vida do paciente. O uso prolongado de corticosteróide, além de gerar mais imunossupressão, pode causar complicações como necrose asséptica de ossos, osteoporose, alterações endocrinológicas (como diabetes melito) e visuais (como catarata), que também trazem sérias restrições aos pacientes.

Infertilidade, decorrente do regime de condicionamento, é freqüente após o TCTH. O congelamento de óvulos e espermatozóides antes do transplante deve ser aconselhado a pacientes que desejam ter filhos biológicos (Lass *et al.*, 2001).

Crianças transplantadas podem apresentar problemas de crescimento e desenvolvimento, mas com reposição hormonal essas complicações são, normalmente, minimizadas (Sanders *et al.*, 2005).

Pacientes submetidos a transplante apresentam maior chance de desenvolver tumores malignos (Curtis *et al.*, 1997). Cânceres de pele, língua, cérebro e tireóide podem ser detectados até bastante tempo depois de transplante alogênico. Mielodisplasia e leucemias agudas são mais detectadas após transplante autólogo em pacientes com linfoma de Hodgkin e não-Hodgkin (Krishnan *et al.*, 2000).

Os pacientes submetidos a transplante de célula-tronco hematopoiética devem ser acompanhados por toda a vida. A detecção precoce dessas e outras complicações, como hipotireoidismo, depressão, ansiedade, problemas sexuais, é importante na avaliação do paciente (Syrjala *et al.*, 2005).

Perspectivas futuras

O transplante de célula-tronco hematopoiética é uma modalidade de tratamento que confere cura em muitas doenças. Avanços no entendimento e na prevenção da doença do enxerto contra o hospedeiro, bem como utilização de agentes mais potentes no tratamento de infecções, contribuirão para a diminuição da morbi-mortalidade desse procedimento. A bioengenharia, por meio do desenvolvimento de células embrionárias (Burt *et al.*, 2004), objetivando a criação de células-tronco compatíveis, pode evitar a necessidade de busca de doador e até mesmo o uso do regime de condicionamento, eliminando, assim, as principais complicações associadas ao transplante.

Transplante de célula-tronco hematopoiética e suas relações psicológicas

Mutação: força propulsora da vida

A história da humanidade, filogenia, ontogenia, cultura, natureza e movimento da Terra em torno do seu eixo e em torno do Sol, a expansão e contração na evolução cósmica e na respiração. Mesmo a história pessoal está repleta de informações que confirmam com precisão que tudo se compõe e se integra hierarquicamente em fases, com peculiaridades temporais e rítmicas. Nascer-morrer, verão-inverno, amanhecer-anoitecer.

Os impérios e as decadências, o apogeu e a extinção, os conhecimentos oscilando entre estagnações, descobertas e avanços, que se tornam obsoletos na fase seguinte.

A contínua transição é que dá o tom e o movimento de cada estágio.

A escalada do homem é profícua na sua capacidade evolutiva demonstrada pelas transformações contínuas – em que a ação humana implica a combinação dos ingredientes do espiritual, biológico, psíquico e social –, que são identificadas no código genético da base molecular da hereditariedade, criando um mosaico rítmico e milagroso da vida pela fecundação, gestação, nascimento, desenvolvimento e morte. Isso tudo porque existe coerência evolutiva, mesmo na catástrofe, no desastre do aquecimento global e na morte individual, coletiva ou do nosso planeta.

Dessa perspectiva, o transplante de célula-tronco hematopoiética também está demarcado pelas peculiaridades e conjunções multifatoriais de cada fase que constitui e direciona todo o processo, desde o diagnóstico até a retomada de um novo ciclo de vida.

Fases do processo do transplante

O processo do transplante de célula-tronco hematopoiética pode ser distribuído em cinco fases principais: diagnóstico; busca do doador compatível; internação para a realização do transplante; sobrevivência a curto e médio prazo; sobrevivência de longo prazo.

O transplante deixa marcas que transcendem o corpo real. É fundamental, desde o início, compreender, apreender e integrar harmonicamente as condições físicas e psíquicas, uma vez que somos um corpo e isso vai além da concepção de ter um corpo.

Diagnóstico

Notificar a confirmação do diagnóstico requer muita responsabilidade e sensibilidade. Subitamente a vida das pessoas envolvidas se transforma e se faz necessária uma série de mudanças. Diante de situações de sofrimento, as reações emocionais são as mais adversas possíveis. É comum observar manifestações de medo, insegurança, inquietude, ansiedade, tristeza, revolta, indagações de "por que eu". Mas o questionamento reflexivo não deveria também incluir "por que não eu"?

É como uma implosão que destrói todas as referências de identificação com o saudável. O paciente fica sem chão e a sensação imediata é de que isso não pode estar acontecendo com ele; nega essa realidade ou a assume com uma impressão esmagadora de não dar conta do que vem pela frente.

Pode reagir com enfrentamento, descrença, raiva, negociação de qualquer ordem ou negação (Kübler-Ross, 1996). Porém, seja qual for a reação, ela geralmente representa a psicodinâmica usual do paciente, e os mecanismos de defesa que entram em ação são pertinentes à história de vida, à capacidade dos recursos pessoais e à estrutura de sua personalidade.

Alguns pacientes não apresentam reação em relação à negatividade do diagnóstico ou dos resultados do tratamento. Demonstram uma passividade que não é bem-vinda, uma vez que não lutam nem buscam soluções para sua condição. Contudo, isso não significa que perder o controle, ser fatalista e exagerar no pedido do socorro seja positivo; afinal, essas atitudes também são fatores de risco.

Muitas vezes, quando o paciente percebe que, para os familiares mais próximos, o comunicado médico foi arrasador, ele pode apresentar comportamentos de conformidade ou de enfrentamento efetivo ou manifestar atitudes otimistas e esperançosas, na tentativa de não causar mais sofrimento aos seus.

Segundo Ganz e Bower (2004), quando o indivíduo descobre que está doente apenas pela comunicação diagnóstica, isso significa que não estava consciente dos sinais corporais. Assim, a notícia é totalmente inesperada. Diferente daquele que percebe mudanças sintomáticas e por isso busca uma avaliação clínica.

Com o diagnóstico, é preciso reorganizar seus relacionamentos pessoais, sociais e profissionais depois do impacto que a notícia causou. É necessário realizar acertos e mudanças de condutas, papéis e rotinas para iniciar o tratamento e a busca de um doador. Começa uma luta pela sobrevivência.

Busca do doador compatível

No período do pré-transplante, encontrar um doador é vital, pois a doença continua no seu processo evolutivo. Assim, a ansiedade e vulnerabilidade permeiam essa fase, uma vez que se coloca aí toda a expectativa de sucesso. É comum que os pacientes apresentem reações de irritabilidade, impaciência, medo, aflição e instabilidade, devido à sensação de estar correndo contra o tempo.

Há um desejo de ganhar tempo e ir ao encontro do doador o mais breve possível. Mas, paradoxalmente, ter o doador significa ter menos tempo em relação à ameaça real da intervenção do transplante. Enfim, não é fácil largar a rotina da vida, mas também é difícil não ter em mãos a possibilidade da vida.

A constatação da dependência de um doador e da impotência da sua condição de saúde retira a força e a vontade de lidar com o cotidiano, pequenas atividades exigem um grande esforço. A percepção de que a luta, a dor e o sofrimento podem ser em vão, de que talvez não seja possível transpor a falta do doador, torna a expectativa de vida sombria.

O paciente não assume novos projetos e ao mesmo tempo não consegue investir naqueles em que estava inserto graças à dispersão da sua atenção e à incerteza do resultado final.

A indecisão sobre o que fazer (tratamento convencional, transplante, participação em protocolos de novas drogas) marca esse período de muita vulnerabilidade afetiva, comportamental e de humor. Assim que se estabelece algum plano de tratamento, essas reações são minimizadas.

Internação para a realização do transplante

Em decorrência do transplante, tanto o paciente como o cuidador-familiar deparam com uma nova situação contextual da enfermidade. Por mais que imaginem ou observem outros doentes, somente quando são inseridos no contexto do tratamento é que vivenciam a intensa realidade dessa intervenção.

Essa terceira etapa pode apresentar alguns fenômenos desgastantes por causa do tratamento em si (alopecia, mucosite, perda da defesa imunológica, alterações fisiológicas, debilidade física), mas também é estressante por conta de todas as fantasias, preocupações e significados que rondam o mundo simbólico e são inerentes ao contexto do tratamento.

Os sintomas podem aumentar no começo do tratamento, na perda do enxerto, na recaída da doença, ou na presença da doença do enxerto contra o hospedeiro.

Apesar de o transplante ser uma proposta que visa a uma solução favorável ao paciente, nem sempre é possível chegar ao resultado desejado.

Aqueles que estão morrendo podem vivenciar uma série de fatores de natureza física, psicossocial e espiritual: dor, seqüelas, insônia, debilidade, isolamento, solidão, resgate de vínculos, perda de autonomia funcional, consciência amplificada, tristeza, raiva, medo, sensibilidade aguçada, castigo divino, serenidade, agradecimentos, culpa, acertos de contas simbólicos e reais. Nessas circunstâncias, qualidade de vida é ter conforto físico, senso de controle e dignidade, resgate e/ou manutenção dos vínculos afetivos. Utilizando o termo de De Masi (2000), na "antecâmara da morte" é preciso dar atenção aos últimos desejos do paciente.

É fundamental que a equipe multiprofissional avalie as condições emocionais do cuidador-familiar e do paciente, para que possa servir como referência de equilíbrio e suporte emocional. Assim, apesar da tendência ao esvaziamento comum a essas situações, compete à equipe auxiliar o doente e seus familiares, considerando seus valores pessoais.

O cuidador-familiar deve ser considerado alguém que requer cuidados tanto quanto um paciente, uma vez que tem a demanda interna e/ou externa de tomar conta da parte prática – finanças, cuidados com o paciente e suas limitações. Além disso, precisa lidar com as suas perdas pessoais e concentrar suas forças em prol do paciente.

Essas vivências possibilitam alterações de humor. No grupo de pacientes com doenças malignas, a incidência de transtornos depressivos é de 15% a 25%, enquanto na população normal é de 6% (Ganz e Bower, 2004).

A ansiedade também é um transtorno freqüente que pode se manifestar no momento da piora da doença e no tratamento. Mas, por vezes, faz parte do padrão de funcionamento do indivíduo, independentemente da enfermidade. Registros pré-mórbidos mostram a presença histórica de distúrbio de pânico, ansiedade generalizada, fobia, entre outros.

Todas as incertezas, perdas, ganhos e redimensionamentos demandam uma revisão de vida e advogam mudança. A ênfase em um fenômeno ou em outro depende de alguns fatores, como a estrutura da personalidade de cada um, os tipos de vínculo afetivo estabelecidos e o sentido da própria existência.

A alta hospitalar pode ser um momento de alívio e superação dos medos ou mais uma etapa da difícil separação da "zona de segurança", adiando a conquista da autonomia do próprio cuidado.

O desejo do fim do tratamento, por vezes, é hiperestimado, com altas expectativas. Contudo, a idealização interfere na aceitação do novo estado de saúde e na satisfação com os resultados obtidos.

Verifica-se um aumento das dificuldades psicossociais quando existe uma disparidade muito grande entre a expectativa do pós-transplante e os resultados alcançados (Syrjala et al., 2005; Andrykowski e McQuellon, 1999; Andrykowski et al., 1999; McQuellon e Andrykowski, 2000; Gruber et al., 2003). Por isso, deve-se prevenir o paciente em relação aos resultados pós-TCTH, diminuindo a diferença entre o imaginário e os fatos, uma vez que, com o preparo emocional para possíveis comprometimentos, haverá um movimento e um esforço em busca da adaptação. Além disso, assim se estimulam a tolerância e a aceitação desse período como uma fase do tratamento e não como resultado final.

Sobrevivência em curto e médio prazo

Após o tratamento emergencial de maior toxicidade, vem um período que é de recuperação e reorganização das posições a serem assumidas, não só do paciente mas também do cuidador-familiar.

É uma etapa em que o paciente se recupera dos efeitos secundários da toxicidade do tratamento. Gradativamente retorna às atividades normais de trabalho, de lazer e aos compromissos sociais, apesar do medo da recaída.

Nessas circunstâncias, ele pode apresentar sentimentos ambivalentes, uma vez que tem medo de complicações clínicas, quer a independência anterior e ao mesmo tempo não quer perder os cuidados especiais. Desse modo, qualquer sintoma representa um aviso de que algo não está bem e isso é traduzido como um sinal de alerta, que ele não consegue desligar. Quer ficar na zona de proteção ao mesmo tempo que quer sair dela.

Retomar sua posição e reassumir o mundo dos saudáveis é assustador. Em um primeiro momento, o paciente não se sente apto e "normal"; percebe-se diferente dos outros, mas principalmente dele próprio, pois a perda da identidade diminui a firmeza do seu enfrentamento e a insegurança aplaca o coração em relação ao porvir.

No tratamento pós-transplante a curto e médio prazo, as condições físicas podem estar afetadas. São necessários alguns ajustes psicossociais e a imagem pessoal precisa ser reconstruída. Além disso, a presença da fadiga também contribui para a insatisfação na vida sexual, no desempenho físico e na qualidade de vida em relação à saúde.

A infertilidade devida à disfunção gonadal decorre do tratamento e/ou da própria doença aguda, mas muitos pacientes podem se beneficiar dos espermatozóides ou óvulos congelados.

A menopausa pode levar a uma série de problemas, tais como vagina ressecada, disfunção sexual, perda da libido, dispareunia, aumento de peso e osteoporose.

É importante lembrar que a sexualidade não se limita ao intercurso pênis-vagina; os aspectos culturais, crenças religiosas, experiência pessoal, imagem corporal, disponibilidade interna para tal entrega e transtornos mentais influenciam nessa relação (Hendriks et al., 1998; Sanders et al., 1983; Wingard et al., 1992; Claessens et al., 2006; Tauchmanovà et al., 2003; Watson et al., 1999).

Atualmente, os pacientes ainda deparam com co-morbidades e mortalidades. Contudo, é uma realidade muito diferente dos primórdios dessa intervenção. No início a mortalidade era tão exorbitante que o tratamento e a preocupação concentravam-se em conseguir evitar a morte. Muitas vezes, o resultado era uma sobrevida limitada e indigna de ser vivida.

Porém, transcorrido um longo tempo desde a intervenção dos tratamentos convencionais e/ou do transplante de célula-tronco hematopoiética, surge um novo/velho grupo, o dos sobreviventes saudáveis.

Os avanços científicos, tecnológicos e farmacêuticos, a abordagem multidisciplinar e os tratamentos alternativos complementares aumentaram a sobrevida dos transplantados.

Uma máxima de Aristóteles (Fayers e Machin, 2000) diz que o *sábio não aspira ao prazer, mas à ausência da dor*. Inicialmente os pacientes estão voltados a não vivenciar o desprazer da dor, do sofrimento e do insucesso do transplante. Mas, na seqüência, eles começam um investimento em interesses que vão além do aspecto da condição física. Acreditam que podem ampliar seus objetivos e sonhar com a possibilidade de uma vida prazerosa e não apenas de sobrevivência; iniciam então uma nova construção ou reconstrução do desejo.

Sobrevivência em longo prazo

Essa é uma fase na qual por muito tempo não se sabia o que fazer, como receber os pacientes ou como orientá-los quanto à inserção no próprio viver. Quiçá ainda hoje não estejamos tão confortáveis em relação aos conhecimentos e experiências nesse campo.

Esse é um período que exige ponderação sobre as características peculiares desse grupo, as necessidades que surgem nessa condição de sobrevivente e a aplicação de novas estratégias de abordagem terapêutica. Esses indivíduos passaram pela tempestade e nas intempéries da vida sofreram perdas que deixaram seqüelas, apesar dos ganhos ocorridos.

Os pacientes de sobrevivência longa podem conviver com os efeitos tardios do tratamento, malignidades secundárias, infertilidade, osteoporose, disfunção cardíaca, hepática, cognitiva e sexual, menopausa precoce, problemas na bexiga e no intestino e discriminação social e trabalhista. Além disso, pode haver alteração de humor, com depressão ou outros transtornos psicológicos (Ganz e Bower, 2004).

Como mencionado, também existem os ganhos. Muitos conquistam uma condição tão favorável quanto a de qualquer pessoa normal, isto é, alcançam posições sociais, profissionais, psicológicas e pessoais de sucesso. Em relação às limitações ou seqüelas que possam ter ficado, apresentam um manejo efetivo e eficaz, a ponto de não interferirem na sua vida.

Além disso, a mudança emocional e o amadurecimento pessoal propiciam um novo olhar, que redimensiona a compreensão da vida. E a postura perante as dificuldades está calcada em valores que qualificam e dignificam a própria existência.

De certa maneira a proximidade da morte, dos aspectos sombrios, conduz ao resgate do desejo da vida. Por mais paradoxal que pareça, a consciência da importância da luz se faz pela sua ausência e não pela sua presença. Afinal, quando ela está ali, simplesmente está, não há questionamentos ou reflexões sobre isso.

Essa analogia também serve para explicar a atitude comum assumida pelos indivíduos saudáveis: a saúde simplesmente está lá, não precisa ser conquistada. Desse modo, o indivíduo fica envolto numa névoa ilusória com a impressão de que estará saudável para sempre.

É comum, entre aqueles que não passaram por um processo de morte iminente, a presença de um sentimento de que não se tem tempo. Assim, eles se mantêm num frenesi de conexões com o sistema coletivo e capitalista e acabam se distanciando de importante elo de comunicação, o vínculo consigo mesmo. Nesse sentido, ficam alienados, apesar de estar ligadíssimos.

Os sobreviventes de longa data convivem com uma realidade oposta, ou seja, descobrem que tudo tem o seu tempo e o seu ritmo. A vida é um padrão seqüencial evolutivo composto por ganhos e perdas, que seguem uma ordenação natural do processo permanente da mutação.

A grande maioria dos sobreviventes apresenta um bom ajustamento e boa qualidade de vida; parece que lidar com os problemas diretamente, isto é, ter uma participação ativa, ajuda muito. Assim como a presença do suporte social e familiar também é de grande valia.

De modo geral, os sobreviventes se sentem mais fortes e aptos para enfrentar as dificuldades decorrentes da vida. Os relacionamentos podem se romper se forem falhos ou então apresentar um fortalecimento dos vínculos. É comum observar os amigos e a célula familiar tornando-se uma preciosidade pessoal.

Freqüentemente constatam que a doença serviu para "despertá-los" por meio da reflexão sobre o verdadeiro sentido das coisas e sobre a escolha de atitudes perante o rumo demarcado pela vida. Se ter tempo de vida significa ter mais possibilidades de acertos e desacertos, então é esperado que conquistar uma sobrevida longa inclua benefícios e riscos.

Com um longo tempo transcorrido após o transplante, observam-se algumas tendências (negativas e positivas). As primeiras decorrem da presença de riscos e transtornos associados com os efeitos da toxicidade do tratamento, seqüelas e o aparecimento de uma segunda neoplasia. As segundas advêm da superação da morbidade e do despontar da qualidade de vida global. Sendo assim, é premente que se invista nessa nova fase, tão pouco explorada, mas com um crescente número de sobreviventes.

O desenvolvimento de pesquisas nos serviços de transplante de medula óssea fornece indicadores que auxiliam na elaboração de medidas de intervenção para melhoria na qualidade do tratamento.

Hoje em dia geralmente o doente se envolve com todos os trâmites do tratamento; muitos, ao serem diagnosticados, acessam imediatamente a internet e obtêm informações sobre diagnóstico, tipos de tratamento complexos, resultados, estatísticas, novas drogas etc. Mas nem sempre navegam em *sites* confiáveis e dignos de nota.

Serviço de Transplante de Medula Óssea do Hospital de Clínicas de Curitiba

O Serviço de Transplante de Medula Óssea (STMO) do Hospital de Clínicas da Universidade Federal do Paraná (HC-UFPR) já realizou mais de 1.500 transplantes de célula-tronco hematopoiética e inúmeras pesquisas.

A seguir serão apresentados os resultados preliminares de um estudo transversal prospectivo sobre a qualidade de vida dos sobreviventes de longo prazo após o transplante alogênico de medula óssea.

O grupo de pacientes foi composto de 212 sujeitos (137 do sexo masculino e 75 do feminino), com idade média de 34,8 anos (havia pessoas de 18 a 68 anos).

Em relação às características clínicas dos pacientes, 42,5% receberam um diagnóstico de doenças malignas (leucemia mielóide crônica, leucemia mielóide aguda, linfoma) e 57,5% receberam um diagnóstico de doenças não malignas (anemia falciforme, anemia aplástica severa, síndrome de Wiskott-Aldrich).

Todos os pacientes eram sobreviventes de longa data, tendo uma média de sobrevida de doze anos e seis meses (houve sobrevida de dez a 23 anos e oito meses). A grande maioria submeteu-se ao transplante de medula óssea aparentado, e apenas quatro realizaram transplante alogênico não aparentado.

O grupo controle também foi composto de 212 sujeitos (103 do sexo masculino e 109 do feminino), com idade média de 34,4 anos (havia pessoas de 18 a 64 anos).

A maioria das pessoas dos dois grupos pertencia à raça branca, tinha como formação religiosa o catolicismo e era da região Sul do Brasil. Apresentava nível socioeconômico baixo, tendo grande parte da amostra escolaridade de segundo grau (oito a onze anos de estudo). Porém, existiam indivíduos nos dois extremos, isto é, com apenas o primeiro grau, por vezes incompleto, e outros com terceiro grau e pós-graduação.

O desenvolvimento do protocolo de estudo dos pacientes realizou-se no ambulatório do Serviço de Transplante de Medula Óssea do Hospital de Clínicas da Universidade Federal do Paraná (STMO-HC-UFPR). Após a consulta com o médico, o paciente era entrevistado pela psicóloga do Serviço.

Em relação à avaliação do grupo controle, esta se realizou no Hemobanco, um banco de sangue da cidade de Curitiba, que recebe doadores voluntários de todo o país.

Após a explicação dos objetivos do trabalho, e do consentimento em participar do estudo, ambos os grupos foram convidados a responder ao questionário demográfico e preencher todas as escalas auto-aplicativas. Para avaliar a qualidade de vida foram utilizadas duas escalas: a Whoqol (*World Health Organization Quality of Life*), que é uma escala elaborada pela Organização Mundial de Saúde; e a Facit-F (*functional assessment of chronic illness – fatigue*), que investiga a qualidade de vida em relação à fadiga. Para mensurar o transtorno de humor foram usados dois instrumentos: BDI (*beck depression inventory*) e BAI (*beck anxiety inventory*).

Os resultados em relação à sexualidade demonstram que, apesar do longo tempo passado, 35,4% dos pacientes ainda se queixavam de perda da libido. Considerando que esta reduz as fantasias e o desejo de ter atividade sexual, conseqüentemente interfere na freqüência e na satisfação obtida.

Ao comparar a qualidade da atividade sexual existente no pré-transplante e no momento da pesquisa, 29% dos pacientes reclamaram da mudança ocorrida, enquanto 34,7% registram insatisfações devido à dispareunia e à perda da libido.

A terapia de reposição hormonal é indicada e 50,7% a faziam ou já a tinham feito. Aquelas que interromperam o uso da terapia hormonal foram motivadas pelos efeitos colaterais do tratamento. Além disso, 41,3% manifestaram queixas quanto à menopausa precoce e à amenorréia.

Em relação à ocorrência da ejaculação precoce, 8,8% dos pacientes apresentaram queixas, e apenas 4,4% mencionaram ejaculação tardia. A experiência com a disfunção erétil foi relatada por 3,6% deles.

Quando se compara o grupo de pacientes com o grupo controle para investigar seu nível de satisfação em relação à qualidade da vida sexual, os resultados são os seguintes: 29,8% dos pacientes estão satisfeitos, enquanto do grupo controle, 50%.

Em geral, as mulheres apresentam mais queixas do que os homens quando o assunto é a sexualidade.

Ao comparar as condições funcionais de trabalho, observa-se que não há diferença significativa entre os grupos, uma vez que 71,7% dos pacientes estavam trabalhando, em funções intelectuais ou braçais, e 76% das pessoas do grupo controle também trabalhavam.

Em relação à ocupação acadêmica, 11,3% dos pacientes eram estudantes contra 14,2% do grupo controle.

Todos os participantes desse estudo deram a opinião pessoal quanto ao significado de qualidade de vida. Para eles, esta depende das condições de saúde, emocionais, do desempenho físico, dos relacionamentos afetivos, do trabalho, da satisfação de necessidades básicas (alimentação, estudo, moradia), entre outros itens.

Ao avaliar a satisfação em relação à qualidade de vida dos sobreviventes, verifica-se que 70,8% estavam muito satisfeitos com as condições correntes e 26,4% estavam satisfeitos, enquanto apenas 23,6% das pessoas do grupo controle estavam muito satisfeitas, com 58,5% somente satisfeitas.

Segundo a Organização Mundial de Saúde (OMS) (Fayers e Machin, 2000), saúde refere-se a um bem-estar físico, mental e social e não meramente à ausência de doença. Isso ficou constatado nos achados desse estudo, pois apesar de muitos dos pacientes apresentarem seqüelas e co-morbidades, ao serem questionados quanto à satisfação em relação às condições de saúde, 79,7% deles disseram estar muito satisfeitos e 15,1% satisfeitos. Apenas 29,2% das pessoas do grupo controle estavam muito satisfeitas, com 54,7% satisfeitas.

Quanto ao relacionamento sociofamiliar, observa-se que, quando a qualidade do vínculo no pré-transplante é estável e consistente, há uma tendência de realizar um enfrentamento com suporte relacional. Porém, se a qualidade prévia do vínculo é precária, há uma probabilidade maior de que se apresente dificuldade na reestruturação relacional.

Constata-se que 48,6% dos pacientes estavam muito satisfeitos com o bem-estar sociofamiliar e 37,3% satisfeitos, enquanto 35,4% das pessoas do grupo controle estavam muito satisfeitas e 53,3% satisfeitas.

Uma vasta bibliografia associa a existência de componentes físicos aos transtornos de humor e vice-versa, isto é, encontra queixas emocionais nos transtornos físicos. Sendo assim, esse estudo também se propôs investigar a presença de transtornos de humor (depressão e ansiedade) e a sua correlação com a qualidade de vida (Colon et al., 2002; Hjermstad et al., 2004).

Constata-se, no grupo dos pacientes, que 86,8% apresentavam grau mínimo de depressão, 9,4% grau leve e 3,8% grau moderado. No grupo controle, verifica-se que 88,7% das pessoas apresentaram grau mínimo de depressão, 9,9% grau leve e 1,4% grau moderado. Daí se conclui que o grupo dos pacientes era mais deprimido que o grupo controle, mas não há diferença estatística significativa.

Em relação à presença de ansiedade, constata-se no grupo dos pacientes que 75,9% apresentavam grau mínimo de ansiedade, 14,1% grau leve, 7,6% grau moderado e 2,4% grau grave. No grupo controle, 82,5% das pessoas apresentavam grau mínimo de ansiedade, 13,2% grau leve, 3,8% grau moderado e 0,5% grau grave. Enfim, o grupo de pacientes era mais ansioso do que o grupo controle, mas não há diferença estatística significativa, com aqueles apresentando mais queixas de ansiedade do que de depressão.

Conclui-se que os pacientes, quando comparados aos sujeitos representantes da população geral, não apresentam diferenças significativas em relação aos transtornos de humor (depressão e ansiedade).

Ao correlacionar os dois grupos, os achados mostram que, quanto aos resultados alcançados nas condições de saúde e qualidade de vida, o grupo de pacientes apresenta desempenho superior ao do grupo controle. Contudo, este apresenta resultados melhores quanto às condições do relacionamento sexual.

A satisfação quanto ao relacionamento sociofamiliar, à condição de saúde e ao bem-estar funcional (capacidade de trabalho) contribui positivamente para a qualidade de vida dos pacientes.

Longa data após o transplante, a intervenção em si não compromete a qualidade de vida dos sobreviventes. Pelo contrário, possibilita resultados animadores, uma vez que, em comparação com os indivíduos do grupo controle, estão muito bem. Por vezes até melhor que eles, os quais não passaram por um processo de morbidades. Quiçá por causa da interferência da subjetividade, que demarca as diferenças qualitativas no julgamento dos resultados, já que muitas vezes o olhar interpretativo importa mais do que os fatos em si.

Os sobreviventes mudam o foco da perspectiva, isto é, antes de adoecer e se submeter ao transplante, a expectativa geralmente se centraliza na certeza, enquanto após esses longos anos a expectativa tem seu foco nas possibilidades, não mais nas certezas. Além disso, o foco não está na falta, mas no agradecimento pelo reconhecimento diário de ter sido premiado com uma segunda chance de vida.

Referências bibliográficas

ANDERLINI, P. et al. "Clinical toxicity and laboratory effects of granulocyte-colony-stimulating factor (filgrastim) mobilization and blood stem cell apheresis from normal donors, and analysis of charges for the procedures". *Transfusion*, v. 36, n. 7, p. 590-5, 1996.

_____. "Peripheral blood stem cell donation: an analysis from the International Bone Marrow Transplant Registry (IBMTR) and European Group for Blood and Marrow Transplant (EBMT) databases". *Bone Marrow Transplantation*, v. 27, n. 7, p. 689-92, 2001.

ANDERSON, E. et al. "Unrelated donor marrow transplantation for myelodysplasia (MDS) and MDS-related acute myeloid leukaemia". *British Journal of Haematology*, v. 93, n. 1, p. 59-67, 1996.

ANDRYKOWSKI, M. A.; CORDOVA, M. J.; HANN, D. M.; JACOBSEN, P. B.; FIELDS, K. K.; PHILLIPS, G. "Patients' psychosocial concerns following stem cell transplantation". *Bone Marrow Transplantation*, v. 24, n. 10, p. 1121-9, 1999.

ANDRYKOWSKI, M. A.; MCQUELLON, R. P. "Psychological issues in hematopoietic cell transplantation". In: Thomas, E. D.; BLUME, K. G.; FORMAN, S. J. (eds.). *Hematopoietic cell transplantation*. 2. ed. Oxford/Malden: Blackwell Science, 1999, 1260 p.

ATTAL, M. et al. "A prospective, randomized trial of autologous bone marrow transplantation and chemotherapy in multiple myeloma. Intergroupe Français du Myélome". *The New England Journal of Medicine*, v. 335, n. 2, p. 91-7, 1996.

BARRETT, A. J. et al. "Bone marrow transplantation for acute lymphoblastic leukaemia". *British Journal of Haematology*, v. 52, n. 2, p. 181-8, 1982.

BÉLANGER, R. et al. "Bone marrow transplantation for myelodysplastic syndromes". *British Journal of Haematology*, v. 69, n. 1, p. 29-33, 1988.

BIGGS, J. C. et al. "Treatment of chronic myeloid leukemia with allogeneic bone marrow transplantation after preparation with BuCy2". *Blood*, v. 80, n. 5, p. 1352-7, 1992.

BLAISE, D. et al. "Allogeneic or autologous bone marrow transplantation for acute lymphoblastic leukemia in first complete remission". *Bone Marrow Transplantation*, v. 5, n. 1, p. 7-12, 1990.

BURT, R. K. et al. "Embryonic stem cells as an alternate marrow donor source: engraftment without graft-versus-host disease". *The Journal of Experimental Medicine*, v. 199, n. 7, p. 895-904, 2004.

BUSCA, A. et al. "Unrelated donor or autologous marrow transplantation for treatment of acute leukemia". *Blood*, v. 83, n. 10, p. 3077-84, 1994.

CARELLA, A. M. et al. "Autologous and allogeneic bone marrow transplantation in acute myeloid leukemia in first complete remission: an update of the Genoa experience with 159 patients". *Annals of Hematology*, v. 64, n. 3, p. 128-31, 1992.

CLAESSENS, J. J.; BEERENDONK, C. C. M.; SCHATTENBERG, A. V. "Quality of life, reproduction and sexuality after stem cell transplantation with partially T-cell-depleted grafts and after conditioning with a regimen including total body irradiation". *Bone Marrow Transplantation*, v. 37, n. 9, p. 831-6, 2006.

COLON, E. A.; CALLIES, A. L.; POPKIN, M. K. "Depressed mood and other variables related to bone marrow transplantation survival in acute leukemia". *Apud* LOBERIZA JR., F. R.; RIZZO, J. D.; BREDESON, C. N.; ANTIN, J. H.; HOROWITZ, M. M.; WEEKS, J. C.; LEE, S. J. "Association of depressive syndrome and early deaths among patients after stem-cell transplantation for malignant diseases". *Journal of Clinical Oncology*, v. 20, n. 8, p. 2118-26, 2002.

COPELAN, E. "Hematopoietic stem-cell transplantation". *The New England Journal of Medicine*, v. 354, n. 17, p. 1813-26, 2006.

CURTIS, R. E. et al. "Solid cancers after bone marrow transplantation". *The New England Journal of Medicine*, v. 336, n. 13, p. 897-904, 1997.

CUTLER, C. et al. "Acute and chronic graft-versus-host after allogeneic peripheral-blood stem-cell and bone marrow transplantation: a meta-analysis". *Journal of Clinical Oncology*, v. 19, n. 16, p. 3685-91, 2001.

DE MASI, D. *O ócio criativo*. Rio de Janeiro: Sextante, 2000.

DONEY, K. et al. "Treatment of adult acute lymphoblastic leukemia with allogeneic bone marrow transplantation: multivariate analysis of factors affecting acute graft-versus-host disease, relapse, and relapse-free survival". *Bone Marrow Transplantation*, v. 7, n. 6, p. 453-9, 1991.

FAYERS, P. M.; MACHIN, D. *Quality of life: assessment, analysis and interpretation*. Chichester: Wiley, 2000, p. 404.

GANZ, P. A.; BOWER, J. E. "Rehabilitation of the patient with cancer". In: ABELOFF, M. D.; ARMITAGE, J. O.; NIEDERHUBER, J. E.; KASTAN, M. B.; MCKENNA, W. G. (eds.). *Clinical oncology*. 3. ed. Filadélfia: Elsevier Churchill Livingstone, 2004, p. 731-47.

GIANNI, A. M. *et al.* "High-dose chemotherapy and autologous bone marrow transplantation compared with MACOP-B in aggressive B-cell lymphoma". *The New England Journal of Medicine*, v. 336, n. 18, p. 1290-7, 1997.

GLUCKMAN, E. *et al.* "Hematopoietic reconstitution in a patient with Fanconi's anemia by means of umbilical-cord blood from an HLA-identical sibling". *The New England Journal of Medicine*, v. 321, n. 17, p. 1174-8, 1989.

GRUBER, U.; FEGG, M.; BUCHMANN, M.; KOLB, H. J.; HIDDEMANN, W. "The long-term psychosocial effects of haematopoetic stem cell transplantation". *European Journal of Cancer Care*, v. 12, n. 3, p. 249-56, 2003.

HENDRIKS, M. G.; van BEIJSTERVELDT, B. C.; SCHOUTEN, H. C. "The quality of life after stem cell transplantation: problems with fatigue, sexuality, finances and employment". *Nederlands Tijdschrift Geneeskunde*, v. 142, n. 20, p. 1152-5, 1998.

HJERMSTAD, H. J.; KNOBEL, H.; BRINCH, L.; FAYERS, P. M.; LOGE, J. H.; HOLTE, H.; KAASA, S. "A prospective study of health-related quality of life, fatigue, anxiety and depression 3-5 years after stem cell transplantation". *Bone Marrow Transplantation*, v. 34, n. 3, p. 257-66, 2004.

HOGAN, W. J. *et al.* "Hepatic injury after nonmyeloablative conditioning followed by allogeneic hematopoietic cell transplantation: a study of 193 patients". *Blood*, v. 103, n. 1, p. 78-84, 2004.

KHOURI, I. F. *et al.* "Autologous and allogeneic bone marrow transplantation for chronic lymphocytic leukemia: preliminary results". *Journal of Clinical Oncology*, v. 12, n. 4, p. 748-58, 1994.

KOJIMA, S. *et al.* "Outcome of 154 patients with severe aplastic anemia who received transplants from unrelated donors: the Japan Marrow Donor Program". *Blood*, v. 100, n. 3, p. 799-803, 2002.

KORBLING, M. *et al.* "Allogeneic blood stem cell transplantation for refractory leukemia and lymphoma: potential advantage of blood over marrow allografts". *Blood*, v. 85, n. 6, p. 1659-65, 1995.

_____. "Disease-free survival after autologous bone transplantation in patients with acute myelogenous leukemia". *Blood*, v. 74, n. 6, p. 1898-904, 1989.

KRISHNAN, A. *et al.* "Predictors of therapy-related leukemia and myelodysplasia following autologous transplantation for lymphoma: an assessment of risk factors". *Blood*, v. 95, n. 5, p. 1588-93, 2000.

KROGER, N. *et al.* "Dose-dependent effect of etoposide in combination with busulfan plus cyclophosphamide as conditioning for stem cell transplantation in patients with acute myeloid leukemia". *Bone Marrow Transplantation*, v. 26, n. 7, p. 711-6, 2000.

KÜBLER-ROSS, E. *Sobre a morte e o morrer*. São Paulo: Martins Fontes, 1996, p. 299.

LASS, A. *et al.* "Sperm banking and assisted reproduction treatment for couples following cancer treatment of the male partner". *Human Reproduction Update*, v. 7, n. 4, p. 370-7, 2001.

LAUGHLIN, M. J. *et al.* "Outcomes after transplantation of cord blood or bone marrow from unrelated donors in adults with leukemia". *The New England Journal of Medicine*, v. 351, n. 22, p. 2265-75, 2004.

LINKER, C. A. *et al.* "Autologous stem cell transplantation for advanced acute myeloid leukemia". *Bone Marrow Transplantation*, v. 29, n. 4, p. 297-301, 2002.

LUCARELLI, G. *et al.* "Bone marrow transplantation in patients with thalassemia". *The New England Journal of Medicine*, v. 322, n. 7, p. 417-21, 1990.

MCGLAVE, P. B. *et al.* "Unrelated donor marrow transplantation for chronic myelogenous leukemia: 9 years' experience of the National Marrow Donor Program". *Blood*, v. 95, n. 7, p. 2219-25, 2000.

MCMILLAN, A. K. *et al.* "High-dose chemotherapy and autologous bone marrow transplantation in acute myeloid leukemia". *Blood*, v. 76, n. 3, p. 480-8, 1990.

MCQUELLON, R. P.; ANDRYKOWSKI, M. A. "Psychosocial complications of hematopoietic stem cell transplantation". In: ATKINSON, K. *et al.* (eds.). *Clinical bone marrow and blood stem cell transplantation*. 2. ed. Boston: Cambridge University Press, 2000, p. 1500.

MEYERS, J. D. *et al.* "Nonbacterial pneumonia after allogeneic marrow transplantation: a review of ten years' experience". *Reviews of Infectious Diseases*, v. 4, n. 6, p. 1119-32, 1982.

MYERS, L. A. *et al.* "Hematopoietic stem cell transplantation for severe combined immunodeficiency in the neonatal period leads to superior thymic output and improved survival". *Blood*, v. 99, n. 3, p. 872-8, 2002.

OH, H. *et al.* "Chemotherapy vs. HLA-identical sibling bone marrow transplants for adults with acute lymphoblastic leukemia in first remission". *Bone Marrow Transplantation*, v. 22, n. 3, p. 253-7, 1998.

ROCHA, V. *et al.* "Transplants of umbilical-cord blood or bone marrow from unrelated donors in adults with a cute leukemia". *The New England Journal of Medicine*, v. 351, n. 22, p. 2276-85, 2004.

RUNDE, V. *et al.* "Bone marrow transplantation from HLA-identical siblings as first-line treatment in patients with myelodysplastic syndromes: early transplantation is associated with improved outcome. Chronic Leukemia Working Party of the European Group for Blood and Marrow Transplantation". *Bone Marrow Transplantation*, v. 21, n. 3, p. 255-61, 1998.

SANDERS, J. E.; BUCKNER, C. D.; LEONARD, J. M.; SULLIVAN, K. M., WITHERSPOON, R. P.; DEEG, H. J.; STORB, R.; THOMAS, E. D. "Late effects on gonadal function of cyclophosphamide, total-body irradiation, and marrow transplantation". *Transplantation*, v. 36, n. 3, p. 252-5, 1983.

SANDERS, J. E. et al. "Final adult height of patients who received hematopoietic cell transplantation in childhood". *Blood*, v. 105, n. 3, p. 1348-54, 2005.

SANTOS, G. et al. "Marrow transplantation for acute non-lymphocytic leukemia after treatment with busulfan and cyclophosphamide". *The New England Journal of Medicine*, v. 309, p. 1347-53, 1983.

SUTTON, L. et al. "Factors influencing outcome in myelodysplastic syndromes treated by allogeneic bone marrow transplantation: a long-term study of 71 patients. Société Française de Greffe de Moelle". *Blood*, v. 88, n. 1, p. 358-65, 1996.

SYKES, M.; NIKOLIC, B. "Treatment of severe autoimmune disease by stem-cell transplantation". *Nature*, v. 435, n. 7042, p. 620-7, 2005.

SYRJALA, K. L.; LANGER, S. L.; ABRAMS, J. R.; STORER, B. E.; MARTIN, P. J. "Late effects of hematopoietic cell transplantation among 10-year adult survivors compared with case-matched controls". *Journal of Clinical Oncology*, v. 23, n. 27, p. 6596-606, 2005.

TAUCHMANOVÀ, L.; SELLERI, C.; DE ROSA, G.; ESPOSITO, M.; ORIO JR., F.; PALOMBA, S.; BIFULCO, G.; NAPPI, C.; LOMBARDI, G.; ROTOLI, B.; COLAO, A. "Gonadal status in reproductive age women after haematopoietic stem cell transplantation for haematological malignancies". *Human Reproduction*, v. 18, n. 7, p. 1410-6, 2003.

THOMAS, E. D. et al. "Supralethal whole body irradiation and isologous marrow transplantation in man". *The Journal of Clinical Investigation*, v. 38, p. 1709-16, 1959.

VERDONCK, L. F. et al. "Comparison of CHOP chemotherapy with autologous bone marrow transplantation for slowly responding patients with aggressive non-Hodgkin's lymphoma". *The New England Journal of Medicine*, v. 332, n. 16, p. 1045-51, 1995.

WALTERS, M. C. et al. "Bone marrow transplantation for sickle cell disease". *The New England Journal of Medicine*, v. 335, n. 6, p. 369-76, 1996.

WATSON, M.; WHEATLEY, K.; HARRISON, G. A.; ZITTOUN, R.; GRAY, R. G.; GOLDSTONE, A. H.; BURNETT, A. K. "Severe adverse impact on sexual functioning and fertility of bone marrow transplantation, either allogeneic or autologous, compared with consolidation chemotherapy alone: analysis of the MRC AML 10 trial". *Cancer*, v. 86, n. 7, p. 1231-9, 1999.

WEISDORF, D. et al. "Autologous versus unrelated donor allogeneic marrow transplantation for acute lymphoblastic leukemia". *Blood*, v. 90, n. 8, p. 2962-8, 1997.

WINGARD, J. R.; CURBOW, B.; BAKER, F.; ZABORA, J.; PIANTADOSI, S. "Sexual satisfaction in survivors of bone marrow transplantation". *Bone Marrow Transplantation*, v. 9, n. 3, p. 185-90, 1992.

ZAGO, M. A.; FALCÃO, R. P.; PASQUINI, R. *Hematologia: fundamentos e prática*. São Paulo: Atheneu, 2001.

PARTE III
PREVENÇÃO DO CÂNCER

PREVENÇÃO DO CÂNCER

Rafael A. Kaliks; Auro Del Giglio

De modo geral, podemos subdividir os fatores predisponentes ao câncer em fatores extrínsecos, como dieta, poluentes, hábitos sociais (fumo, consumo de álcool), infecções virais; e intrínsecos (fatores genéticos).

A prevenção do câncer pode ser dividida em prevenção primária, secundária e terciária, e tem por objetivo interferir nesses fatores predisponentes ou detectar precocemente o advento do câncer deles decorrente.

Discutiremos a seguir essas três formas de prevenção e abordaremos um tema extraordinariamente importante e contemporâneo: o aconselhamento genético, no que diz respeito a pacientes sob risco de desenvolver tumores em função de alterações genéticas hereditárias.

Prevenção primária

A prevenção primária se refere a medidas gerais que podemos propor a pessoas da população geral com o intuito de prevenir a exposição a fatores que poderiam provocar o aparecimento de câncer. Trata-se, portanto, de orientação a pessoas que não têm um diagnóstico oncológico mas, ao se exporem a fatores extrínsecos cancerígenos, descritos a seguir, poderiam eventualmente desenvolver uma neoplasia.

Tabagismo: o tabaco é o maior responsável individual por neoplasias malignas induzidas por substâncias tóxicas exógenas. É causador direto não só de doenças neoplásicas, mas também de doença coronária e doença pulmonar. Entre as neoplasias, o tabaco está diretamente relacionado com câncer de pulmão (de pequenas e não de pequenas células), câncer de bexiga, câncer de cabeça e pescoço, câncer de mama, câncer de esôfago, câncer de rim e câncer de pâncreas (Thun *et al.*, 2002).

A interrupção do tabagismo é a medida de maior impacto na prevenção da morte, seja de origem cardiovascular, seja neoplásica (Ezzati e Lopez, 2003). Assim como existe uma correlação direta entre número de cigarros e tempo de tabagismo com câncer, existe relação inversa entre câncer e tempo de abstinência do fumo. Dispomos atualmente de dados claros que indicam maior taxa de sucesso ao parar de fumar quando essa parada é súbita em vez de gradativa. Vale ressaltar que o risco de câncer não está limitado ao fumante, mas também se estende a quem é exposto à fumaça, numa relação direta quantitativa. Por último, informação extremamente importante é que todas as modalidades de tabaco (cigarro com ou sem filtro, tabaco para mascar, charutos) estão associadas com aumento do risco de câncer, variando apenas o sítio preponderante dessa neoplasia.

Atualmente temos à disposição medicações que podem auxiliar no processo de parar de fumar, como é o caso de selos de nicotina de liberação transdérmica ou de antidepressivos como a bupropiona.

Etilismo: o etilismo está diretamente relacionado com câncer de esôfago, cabeça e pescoço, carcinoma hepatocelular (conseqüente à cirrose) e outros, em menor grau. A associação com o tabaco potencializa o efeito carcinogênico de ambos, estando freqüentemente presentes em casos de câncer de cabeça e pescoço.

Obesidade: embora a influência da obesidade no advento de neoplasias ainda seja discutida, dados epidemiológicos mostram que as incidências aumentadas de câncer de cólon, próstata, endométrio e mama em populações ocidentais têm na obesidade ao menos um fator contribuidor.

Exposição ao Sol: câncer de pele não-melanoma (carcinoma espinocelular e basocelular) está diretamente relacionado à exposição a raios ultravioleta, seja do Sol, seja de máquinas de bronzeamento. Já o melanoma está relacionado não apenas à exposição solar, mas principalmente a fatores genéticos ainda não completamente elucidados. Assim, história familiar, presença de nevos displásicos e melanoma prévio são os maiores fatores de risco (Miller e Mihm Jr., 2006). Ainda é controverso o grau de proteção contra melanoma proporcionado por protetores solares comuns, enquanto a proteção por barreira, como a oferecida pelas roupas, parece ser mais aceita.

Reposição hormonal: a utilização de estrógeno associado à progesterona para reposição hormonal em mulheres na menopausa está claramente relacionada com um aumento na incidência de câncer de mama (Rossouw *et al.*, 2002). Portanto, em mulheres que já tiveram câncer de mama a reposição hormonal está contra-indicada. Os dados da reposição de estrógeno feita isoladamente são menos contundentes. Não há dados para contra-indicar o uso de anticoncepcional oral em mulheres na pré-menopausa que não tenham história de câncer de mama ou predisposição genética sabida.

Dieta: dietas ricas em gorduras estão associadas a câncer de cólon e mama. Excesso de proteínas, álcool e calorias também está ligado a aumento do risco de câncer de cólon. Sabe-se que dieta rica em fibras relaciona-se com menor taxa de câncer de cólon e, possivelmente, também com diminuição do risco de câncer de mama e próstata.

Infecções: está amplamente documentada a associação entre *Helicobacter pylori* e câncer gástrico, e entre papilomavírus humano e câncer de colo de útero. Outros exemplos são a infecção por Epstein-Barr e o desenvolvimento de doença de Hodgkin e carcinoma de nasofaringe; infecção por herpesvírus-8 e aparecimento de sarcoma de Kaposi. Lamentavelmente, em relação a essas infecções, não temos estratégias que consigam diminuí-las ou evitar que uma pequena fração dos pacientes infectados (que são realmente minoria) desenvolva uma neoplasia como conseqüência da infecção. A prevenção do câncer de colo de útero, ânus, pênis e vulva será discutida a seguir.

Prevenção secundária

A prevenção secundária consiste na tentativa de detecção precoce das neoplasias por meio de testes específicos de rastreamento e do tratamento adequado de condição pré-maligna ou doença assintomática. A importância dessa prevenção reside no fato de que a detecção da doença em estágio precoce permite uma alta taxa de cura para a maioria das neoplasias.

A lista que segue cita os testes preconizados na maior parte dos países desenvolvidos. Vale mencionar que infelizmente ela não leva em consideração aspectos epidemiológicos locais de várias regiões menos desenvolvidas.

Embora as diretrizes variem de país a país, em linhas gerais os exames de rastreamento recomendados são os seguintes:

- *Mamografia*: anualmente a partir dos 50 anos (alguns grupos preferem que se inicie aos 40 anos), continuando até os 70 anos (para alguns, até os 75 anos).
- *Exame das mamas por um médico*: anualmente após os 40 anos (para alguns, após os 50 anos).
- *Auto-exame das mamas*: mensalmente após os 20 anos (item controverso).
- *Sigmoidoscopia (em vários países, colonoscopia)*: início aos 50 anos e, na seqüência, a cada três a cinco anos.
- *Sangue oculto nas fezes*: anualmente a partir dos 50 anos.
- *Exame da próstata (toque retal)*: anualmente após os 40 anos (item controverso).
- *Dosagem de PSA*: anualmente após os 50 anos (item muito controverso).
- *Papanicolau*: a cada um a três anos a partir de três anos após o início da vida sexual, ou após os 21 anos, até os 65 anos de idade.

A *quimioprevenção* diz respeito ao uso de substância que possa interferir no processo da transformação de neoplasia *in situ* em doença invasiva, ou possa evitar o reaparecimento de neoplasia maligna. Os agentes usados atualmente em quimioprevenção são drogas antiinflamatórias (inibidores de COX-2), antioxidantes e antagonistas hormonais. Do ponto de vista da prevenção por interferência hormonal, pode-se também recorrer a cirurgias com efeito anti-hormonal, ou mesmo à retirada cirúrgica do órgão sob risco de desenvolver câncer (mastectomia profilática, em mulheres com mutação de genes e altíssimo risco de desenvolver câncer de mama).

Apesar de terem sido testadas inúmeras drogas e vitaminas com intuito de quimioprevenção em diversos tipos de tumores, os dados não são suficientemente robustos para que se possa fazer uma recomendação formal. Eis as informações reunidas até o momento:

- Não há quimioprevenção eficaz para câncer de pulmão.
- Ingestão de betacaroteno, selênio e vitamina E está associada à diminuição da incidência de câncer gástrico em populações orientais.
- Há dados convincentes para o uso de antiinflamatórios não-hormonais, especialmente inibidores de COX-2, na prevenção do desenvolvimento de pólipos em pacientes com adenomatose polipóide familiar.
- Dietas ricas em cálcio parecem estar associadas com diminuição do risco de câncer de cólon.
- Pacientes com adenomatose polipóide familiar podem diminuir a chance de desenvolver câncer colorretal por meio de colectomia profilática.
- A vacinação contra hepatite B diminuiu a incidência de carcinoma hepatocelular em regiões de grande incidência.
- Tamoxifeno diminui em aproximadamente 50% o risco de um novo câncer de mama em mulheres que já tiveram o primeiro tumor.
- Mastectomia profilática em mulheres com mutação dos genes BRCA 1 e BRCA 2 diminui em 90% o risco de desenvolver câncer de mama.

- Finasterida (um inibidor da 5-alfa-redutase, que converte testosterona em diidrotestosterona, mais potente) diminui em 25% o risco de desenvolvimento de câncer de próstata, mas naqueles em que o tumor se desenvolveu a doença parece ser mais agressiva. Essa quimioprofilaxia não pode ser advogada nos dias de hoje.

Vale aqui um parágrafo sobre as novas vacinas com alta taxa de eficácia na prevenção de câncer de colo de útero, vulva, pênis e ânus. Sabemos de longa data que essas neoplasias são decorrentes da infecção pelo vírus HPV (papilomavírus humano). O carcinoma de colo de útero, extremamente prevalente em países pobres, poderá ser doença rara em algumas décadas se os resultados de alguns estudos prospectivos se confirmarem (Future II Study Group, 2007; Steinbrook, 2006; Joura et al., 2007). O grau de proteção contra o desenvolvimento dessas neoplasias (e de lesões verrucosas também associadas ao HPV) é alto, tendo sido esse desenvolvimento evitado em mais de 90% dos pacientes vacinados, o que poderá conferir a essas vacinas o título de maior descoberta na prevenção ao câncer das últimas décadas.

Prevenção terciária

A prevenção terciária consiste em medidas instituídas em pacientes que já têm uma neoplasia, visando evitar a deterioração clínica ou complicações específicas do tratamento. Assim, a prevenção terciária é essencialmente estabelecida em função de falha das medidas de prevenção primária e secundária.

Pacientes com predisposição hereditária ao câncer

Apresentamos aqui uma curta discussão sobre a orientação aos pacientes com predisposição genética ao câncer, que envolve aspectos psicossociais extremamente relevantes.

Embora a predisposição genética hereditária ao câncer esteja presente apenas numa minoria dos casos de câncer diagnosticados, a preocupação com a possibilidade de se tratar de um "câncer hereditário" afeta a maioria dos pacientes e seus parentes. Ainda que na maioria das ocorrências tanto pacientes quanto seus parentes possam ser tranquilizados a esse respeito, os casos em que a probabilidade de um fator genético hereditário é maior constituem um campo extremamente difícil na prática do oncologista.

O conhecimento sobre as mutações que mais freqüentemente levam ao aparecimento de câncer de mama e de cólon possibilitou a elaboração de tabelas e métodos de estimativa do risco de estarmos diante de um caso de mutação hereditária. Cerca de 5% dos casos de câncer de mama estão relacionados à presença de mutação dos genes BRCA1 ou BRCA2, podendo ser inferida com base em história familiar e idade ao diagnóstico (Malone et al., 1998). Uma vez que esses métodos indiquem que a probabilidade de mutação é significativa, podemos proceder à pesquisa da mutação propriamente dita. Filhos e irmãos de pacientes cujo câncer esteja comprovadamente relacionado à mutação de BRCA1 ou BRCA2 poderão então ser submetidos à pesquisa de mutação, e a intervenção nesses casos resulta numa redução de mortalidade por câncer. A dificuldade maior nessa seqüência de eventos aparentemente lógica e simples é o importantíssimo aspecto psicossocial relacionado ao resultado dos testes – positivo ou negativo – tanto para o paciente quanto para cada parente (Biesecker et al., 1993). A investigação e a implicação dos resultados são tão grandes que a Sociedade Americana de Cancerologia Clínica (Asco) publicou diretrizes para a realização dessa orientação genética (American Society of Clinical Oncology, 2003).

Resumidamente, as recomendações da Asco são as seguintes:

1. Indicações para teste genético:
   - paciente com história pessoal e/ou familiar que sugira síndrome hereditária;
   - o teste deve permitir interpretação adequada;
   - o resultado deve influenciar a conduta médica tanto em relação ao paciente quanto ao parente afetado.
2. O teste só deve ser realizado após orientação pré-teste e deve ser seguido de orientação pós-teste, a qual deve incluir possíveis intervenções preventivas.
3. O teste só deve ser realizado em laboratórios plenamente capacitados para tanto, os quais devem ser supervisionados com freqüência.
4. A Asco defende a promulgação de leis que protejam o indivíduo com predisposição genética ao câncer de discriminação.

Na prática, a complexidade da orientação genética é tal que serviços com grande volume de pacientes com câncer hoje têm um geneticista dedicado a ajudar na orientação e investigação de pacientes e familiares que apresentem fatores sugestivos de uma síndrome genética hereditária.

Por último, vale ressaltar que o conhecimento sobre os diversos genes envolvidos no câncer cresce a cada dia, sendo muito provável que, num futuro próximo, doenças que hoje nós consideramos como meramente adquiridas venham a ser reconhecidas como males com predisposição genética hereditária. Certamente esses novos achados tornarão cada vez mais indispensável a participação de um geneticista no processo de prevenção a ser oferecido a pacientes com risco de desenvolver câncer.

Referências bibliográficas

AMERICAN Society of Clinical Oncology. "American Society of Clinical Oncology policy statement update: genetic testing for cancer susceptibility". *Journal of Clinical Oncology*, v. 21, n. 12, p. 2397-406, 2003.

BIESECKER, B. B.; BOEHNKE, M.; CALZONE, K.; MARKEL, D. S.; GARBER, J. E.; COLLINS, F. S.; WEBER, B. L. "Genetic counseling for families with inherited susceptibility to breast and ovarian cancer". *The Journal of the American Medical Association*, v. 269, n. 15, p. 1970-4, 1993.

EZZATI, M.; LOPEZ, A. D. "Estimates of global mortality attributable to smoking in 2000". *Lancet*, v. 362, n. 9387, p. 847-52, 2003.

FUTURE II Study Group. "Quadrivalent vaccine against human papillomavirus to prevent high-grade cervical lesions". *The New England Journal of Medicine*, v. 356, n. 19, p. 1915-27, 2007.

JOURA, E. A.; LEODOLTER, S.; HERNANDEZ-AVILA, M.; WHEELER, C. M.; PEREZ, G. *et al*. "Efficacy of a quadrivalent prophylactic human papillomavirus (types 6, 11, 16 and 18) L1 virus-like-particle vaccine against high-grade vulval and vaginal lesions: a combined analysis of three randomized clinical trials". *Lancet*, v. 369, n. 9574, p. 1693-702, 2007.

MALONE, K. E.; DALING, J. R.; THOMPSON, J. D.; O'BRIEN, C. A.; FRANCISCO, L. V.; OSTRANDER, E. A. "BRCA1 mutations and breast cancer in the general population: analyses in women before age 35 years and in women before age 45 years with first-degree family history". *The Journal of the American Medical Association*, v. 279, n. 12, p. 922-9, 1998.

MILLER, A. J.; MIHM JR., M. C. "Melanoma". *The New England Journal of Medicine*, v. 355, n. 1, p. 51-65, 2006.

ROSSOUW, J. E. *et al*. "Risks and benefits of estrogen plus progestin in healthy postmenopausal women: principal results from the Women's Health Initiative randomized controlled trial". *The Journal of the American Medical Association*, v. 288, n. 3, p. 321-33, 2002.

STEINBROOK, R. "The potential of human papillomavirus vaccines". *The New England Journal of Medicine*, v. 354, n. 11, p. 1109-12, 2006.

THUN, M. J.; HENLEY, S. J.; CALLE, E. E. "Tobacco use and cancer: an epidemiologic perspective for geneticists". *Oncogene*, v. 21, n. 48, p. 7307-25, 2002.

PARTE IV

PSICO-ONCOLOGIA: ASPECTOS PSICOSSOCIAIS

QUALIDADE DE VIDA DO ENFERMO ONCOLÓGICO: UM PANORAMA SOBRE O CAMPO E SUAS FORMAS DE AVALIAÇÃO

SEBASTIÃO BENÍCIO DA COSTA NETO; TEREZA CRISTINA CAVALCANTI FERREIRA DE ARAUJO

Em 1995, durante o Congresso Brasileiro de Cancerologia, na cidade de Porto Alegre (RS), tivemos a oportunidade de participar de um curso sobre técnicas de enxerto, em cirurgias de cabeça e de pescoço. Chamou-nos a atenção o fato de que, muitas vezes, ao final de cada uma das exposições, o orador acrescentava: "E isso melhorou a qualidade de vida do paciente". Já trabalhando na área há vários anos, começamos a indagar o sentido do termo *qualidade de vida*. O que era aquilo que muitos diziam obter de seus pacientes, mas na experiência como psico-oncologistas e psicólogos hospitalares com pessoas que passavam por intervenções médicas similares não víamos (nunca se constatava tal grau de satisfação)? Tal inquietação, adicional à prática assistencial no campo da saúde, fez que nos dedicássemos, nos anos seguintes, ao estudo da qualidade de vida, inicialmente de pacientes oncológicos e, posteriormente, de outros enfermos crônicos e de trabalhadores da área da saúde. Neste capítulo, especificamente, objetiva-se apresentar uma visão geral acerca da forma com que o conhecimento da qualidade de vida tem sido construído, no contexto da saúde e da psico-oncologia.

Introdução

No século XX, predominantemente entre 1930 e 1970, tanto a subjetividade quanto a singularidade, que já eram relegadas a um segundo plano dentro da área da saúde, foram pouco consideradas na avaliação da qualidade de vida (QV) de pessoas com e sem diagnóstico clínico (Costa Neto, 2002).

Tudo indica que, na área da saúde, a avaliação da QV foi depreendida dos resultados obtidos a partir da instrumentalização psicométrica (Cummins, 1998), ainda que esse procedimento carecesse de uma sistematizada reflexão multidimensional sobre a subjetividade dos diferentes sujeitos que dele participavam. Ora, esse deveria ser o propósito de qualquer teoria sobre o ser humano, de qualquer instrumento de avaliação da sua psique, ou de qualquer processo de avaliação da sua QV, um campo de configuração do seu bem-estar, bem-ser, bem-ter e bem-viver.

Sobretudo durante as décadas de 1980 e 1990, a avaliação da QV tem sido de interesse crescente entre os profissionais da área da saúde (Costa Neto e Araujo, 2003), ainda que para Cummins (1998) os primeiros trabalhos sobre o assunto tenham surgido nos anos 1930 e que Bayés (1991) tenha destacado sua evolução a partir do final dos anos 1940, na área da oncologia.

Nos últimos anos, a psicologia da saúde e a psico-oncologia têm, especialmente, oferecido sua contribuição ao estudo da QV, tanto de pessoas enfermas quanto da comunidade em geral, com uma perspectiva mais humana e, portanto, mais dialógica; constituindo, aliás, um dos temas mais atuais de seu interesse (Kovács, 1994 e 1998; Gregório *et al.*, 2005; Vinaccia, 2005; Vinaccia *et al.*, 2005).

Como já salientado, compreender o conceito de qualidade de vida depende muito da forma multidimensional, complexa e singular, com que se poderá concebê-lo. Trate-se de um conceito tanto subjetivo, individual e avaliador – experienciado pelo próprio sujeito: cada qual tem uma noção particular dos atributos da vida – quanto objetivo – passível de observação, ainda que impregnada pela noção particular do observador (Stepke, 1998).

No estudo dos aspectos específicos das condições de vida, a multidimensionalidade sugere que a QV não se restringe ao que ocorre na dimensão biológico-corporal ou aos bens materiais, pois incorpora também a atribuição de sentidos, as relações com outras pessoas, a intimidade da fantasia, as crenças religiosas e os hábitos de vida na comunidade. Ou seja, pensar em QV seria o mesmo que refletir sobre as muitas formas e as múltiplas dimensões da vida das pessoas e dos grupos, além dos vários processos que se entrecruzam. Nessa inter-relação processual se constitui a complexidade do constructo de QV.

Conforme escreveu Frankl (1963, *apud* Costa Neto, 2002, p. 13), "a qualidade de vida é retida pela percepção de sentido". Para ele, "a busca de sentido é central para a condição humana e somos conduzidos a contactar uma compreensão de sentido quando refletimos sobre o que temos criado, amado, acreditado...". Assim, não há linearidade entre o grau de satisfação que uma pessoa pode expressar relativo ao seu funcionamento e o grau de satisfação de vida.

Dessa forma, é possível que uma pessoa mutilada avalie insatisfatoriamente sua saúde e relate uma sensação de infelicidade com a vida em geral, enquanto outra avalie satisfatoriamente sua saúde. Neste último caso, provavelmente, outros fatores produzem uma melhor avaliação subjetiva de QV.

Assim, a percepção da QV pode ser extremamente variada e combinada com fatores psicológicos mediadores (tais como as estratégias de enfrentamento psicológico, a percepção da rede de suporte social e o lócus de controle), fortalecendo processos de resiliência.

Se, por um lado, historicamente a QV foi considerada uma entidade vaga e etérea, algo utilizado nos contextos da saúde, da política partidária, da economia, entre outras áreas, que não se pode claramente conhecer (Campbell, Converse e Rodges, 1976, apud Cella e Cherin, 1988), e, por outro, para alguns a QV pode ser definida de diferentes maneiras (De Haes e van Knippenberg, 1989), o certo é que o estudo sobre a QV em saúde chega aos anos 2000 sem, ainda, uma clara delimitação conceitual.

Contudo, apesar das dificuldades, o que se verificou, sobretudo nos anos 1980 e 1990, foi uma tentativa de organização, um enfrentamento da tarefa de definir a QV, ainda que de forma complexa e controversa, e uma busca por aplicação do conceito na assistência à saúde.

Com base em Cella (1995), pode-se supor que a observação das mudanças verificadas ao longo do tempo deve também elucidar, cronologicamente, a transformação do significado ou da projeção de fatores ou de dimensões da vida que as pessoas possam considerar preponderantes a cada configuração da sua QV. Ou seja, nenhum escore, por si só, poderá ser suficiente para informar sobre a reorganização existencial verificada na vida de cada pessoa, enferma ou não, a cada tempo.

No contexto brasileiro, são muitas as enfermidades de estirpes diversas, verdadeiro espelho das contradições socioeconômicas e culturais, cujos reflexos têm definido o perfil epidemiológico das diferentes regiões. A política de saúde adotada no Brasil para o atendimento das populações privilegia a atenção secundária ou curativa, o que, em âmbito técnico e institucional, restringe as possibilidades de se desenvolverem ações de saúde voltadas para otimizar a QV da comunidade.

Conseqüente ao modelo hegemônico de uma cultura curativa ocidental, o hospital figura como espaço social que recebe maior investimento para a assistência às questões de saúde. Como já é lugar-comum, as unidades hospitalares se estruturam para o tratamento das doenças e não para a promoção da saúde. Tudo contribui para que, desde o momento de sua internação, a pessoa enferma fique exposta a culturas e a regras que não fazem sentido para ela. O enfermo não tem noção da cadeia de eventos que envolvem a sua própria enfermidade e demandam diferentes formas de enfrentamento psicológico. Isso favorece a perda de sua autonomia e conseqüente diminuição de sua satisfação ao buscar a assistência à saúde.

Assim, no cotidiano de enfermos, a avaliação da QV pode, por exemplo, monitorar os efeitos da evolução do processo diagnóstico (Costa Neto e Araujo, 2005), de terapias e de suas seqüelas, contribuindo para a adequação dos tratamentos, ao mesmo tempo que proporciona ao enfermo um *feedback* relativo às dimensões física, psicológica e social de sua saúde (Aaronson et al., 1988).

Pesquisadores ligados à Quality of Life Research Unit, da Universidade de Toronto (2007), categorizaram em três os maiores domínios da vida: a existência (*being*), a pertença (*belonging*) e a ação (*becoming*), sendo cada um deles especificado a seguir.

O *domínio da existência* inclui três subdomínios: a) saúde física, higiene pessoal, nutrição, exercícios, aparência física, cuidados com roupas e acessórios; b) saúde psicológica e adaptação, bem como as cognições, os sentimentos, as avaliações relativas ao eu e o autocontrole; c) existência espiritual, composta de valores pessoais, padrões pessoais de comportamento e crenças espirituais, associadas a organizações religiosas ou não.

O *domínio da pertença*, caracterizado pelos ajustes da pessoa ao seu ambiente, é constituído por três aspectos: a) pertença física (relacionada a casa, local de trabalho, vizinhança, escola e comunidade, por exemplo); b) pertença social (ligada a familiares, amigos, colegas de trabalho); c) pertença comunitária, que abrange o acesso aos recursos normalmente oferecidos por membros da comunidade (tais como serviços de saúde, serviços sociais, empregos, programas educacionais e recreativos e atividades comunitárias).

O *domínio da ação* refere-se às atividades propostas e conduzidas por metas pessoais, esperanças e desejos, a partir de ações práticas (do dia-a-dia), de lazer (promotoras de relaxamento e redução de estresse) e de crescimento (que incluem as que promovem ou mantêm conhecimentos e habilidades).

Os fatores que constituem os domínios da existência, pertença e ação, das pessoas na comunidade, fornecem um campo substancial para a intervenção e a investigação da psicologia aplicada à área da saúde.

Adicionalmente, existem diferentes níveis em que se podem buscar relações entre as noções de QV. Tradicionalmente, o conceito de saúde, muito difundido, da World Health Organization (WHO) menciona um equilíbrio entre as dimensões biopsicológica e social, da mesma forma que instrumentos de avaliação da QV em saúde se estruturam, muitas vezes no mesmo conjunto de fatores relativos à saúde (Cummins, 1998).

Ao que parece, o elemento central de um bom padrão de QV é a saúde, ainda que certos autores contestem a premissa de que a primeira se esgota na segunda (Stepke, 1998). Mas, afinal, qual o verdadeiro limite entre saúde e QV? Supõe-se, aqui, que não exista, na atualidade, uma resposta conclusiva para tal pergunta, inclusive porque o próprio conceito de saúde tem recebido acepções diferenciadas e cada vez mais amplas. Assim, pode-se ainda supor que a noção de saúde é também difícil de se cristalizar em um único conceito até porque é regida por características como a integralidade, a processualidade e a historicidade (Sarriera, 2004).

A busca da ampliação do período entre nascimento e morte faz que o conceito de saúde se torne central em qualquer discussão sobre QV em saúde. Contudo, o que aqui se denominou "saudecentrismo" (Costa Neto, 2002) tem, de certa forma, marcado determinada posição ideológica que se vem mantendo mediante a ênfase na demonstração prática dos avanços tecnológicos alcançados no âmbito da saúde. Talvez seja esse um dos motivos pelos quais o debate sobre a relação entre saúde e QV, por vezes, tenha se arrastado. Além disso, o prolongamento da vida por meio de recursos tecnológicos tem construído, na sociedade ocidental contemporânea, um sentido e uma amalgamação entre saúde e existência, na acepção mais ampla que este último termo possa ter. Dessa forma, o segundo termo é tomado pelo primeiro, conforme um paradigma em que a noção de existência, um campo de manifestação da saúde, tende a se reduzir ao próprio conceito de saúde, que, por sua vez, tem se tornado assimilador do outro, a todo momento. Nesse sentido, para efeito de estudo do tema dever-se-ia buscar a distinção entre as condições objetivas da saúde das populações e as estruturas e manifestações subjetivas do indivíduo.

Por essa razão, é oportuno considerar também aqui a íntima relação existente entre QV em saúde e aspectos socioeconômicos, de tal forma que se possa tratar do tema com uma perspectiva ainda mais ampla e dialética, naquilo que se referir à gestão das políticas de saúde e alocação de recursos, aos interesses da indústria farmacêutica e aos julgamentos e medidas clínicas de doenças específicas.

Determinadas reflexões acerca dos interesses de gestores públicos e de grandes corporações farmacêuticas, se confrontadas com as necessidades, as expectativas e os níveis de satisfação dos indivíduos sadios e/ou enfermos, evidenciam a lacuna entre tais perspectivas, reforçando o senso comum de que o aparato da assistência à saúde (pública e privada) não é suficiente para suprir as necessidades dos cidadãos.

No campo da saúde, o tema que mais tem sido pesquisado e mais resultados têm divulgado é o da aplicação da noção de QV no julgamento clínico. Patologias crônicas diversas têm sido investigadas considerando tal perspectiva, segundo diferentes propostas metodológicas, predominantemente as de caráter psicométrico, com o intuito de contribuir para o redirecionamento da prática de clínicos que se vêem regularmente envolvidos com tarefas curativas e/ou paliativas.

A acentuada cronicidade e a crescente taxa de sobrevivência de enfermos têm feito que muitos experienciem períodos de vida bastante estressantes, com freqüentes episódios de dor e de outros sintomas deletérios entre o diagnóstico e o término do tratamento. Obviamente, sempre se espera que os tratamentos adotados nesses casos sejam conduzidos de forma a eliminar ou reduzir significativamente tais sintomas e seus efeitos colaterais e, ao mesmo tempo, aumentar a habilidade do enfermo em vivenciar um estágio de vida semelhante ao da fase pré-mórbida (Moinpour *et al.*, 1995).

O julgamento clínico das doenças orienta-se basicamente por informações sobre o tempo de sobrevivência, o tempo livre de doença, as taxas de resposta da enfermidade, a duração da resposta e as toxicidades associadas ao tratamento, entre outras. É provável que as avaliações da QV de enfermos, que coincidam com tais pontos-chave e considerem as múltiplas dimensões da vida de cada paciente, possam sugerir, inclusive, mudanças nos procedimentos das equipes de saúde e nas possibilidades de reabilitação dos respectivos enfermos.

Tudo indica que alterações na assistência, decorrentes da avaliação da QV, possibilitariam o aumento da funcionalidade nas diversas dimensões da vida (Moinpour *et al.*, 1995). Assim, certas dimensões da QV relacionada à saúde são também funções da própria organização dos serviços de assistência à saúde. Ou seja, qualquer alteração na assistência prestada por sistemas de saúde terá efeito sobre a QV, desde que o contexto assistencial seja incorporado à subjetividade da pessoa, enferma ou não, e sejam equacionados outros fatores representativos de dimensões de QV; a sua avaliação seria, assim, elemento dialético (produto e processo) da evidência e da regulação da postura ética em saúde e, portanto, uma prática redutora de iniqüidades.

É possível que a vulgarização do termo *qualidade de vida* verificada no Brasil tenha esvaziado uma discussão certamente promissora. Políticos, administradores e mesmo profissionais de algumas áreas da saúde passaram a fazer generalizações sobre o tema pelo uso, quando muito, de um ou outro instrumento de investigação, sem fundamentar criticamente a escolha e o uso de metodologias de avaliação e dos conceitos vinculados. Por outro lado, diversos pesquisadores brasileiros vêm se empenhando em debater e divulgar estudos de QV realizados no Brasil, a exemplo dos que compõem a Lista Brasileira de Qualidade de Vida, criada em 2000.

Nesse sentido, profissionais brasileiros da área da saúde têm participado da tarefa de construção de um conhecimento sólido sobre a QV da população, ainda que permaneça o grande desafio de superar as ações individuais em prol de outras conjuntas, inclusive com o delineamento de investigações multicêntricas e inter-regionais.

Produção de medidas clínicas de qualidade de vida (QV) de enfermos oncológicos e não-oncológicos

Patologias crônicas diversas têm sido investigadas pela perspectiva da QV, segundo diferentes propostas metodológicas. Entre as patologias de saúde pública cuja avaliação da QV tem se evidenciado há anos como campo promissor de investigação encontram-se as neoplasias. Estudos nessa área apresentam metodologias mais avançadas e resultados expressivos.

É possível que todos os tipos de doença neoplásica estejam sendo avaliados quanto às alterações causadas tanto pela evolução da doença quanto pela terapêutica indicada, razão pela qual cada vez mais se criam grupos cooperativos de pesquisadores que conjuntamente desenvolvem projetos multicêntricos e transculturais (Aaronson, 1988a e 1988b; Aaronson et al., 1988; EORTC, 1997).

Ao longo dos anos, a discussão sobre os modelos de avaliação da QV de enfermos oncológicos e não-oncológicos tem se pautado por questões como: 1) A avaliação deve ser feita pelo próprio enfermo ou por outra pessoa (médico, familiar, outros membros da equipe de saúde)? 2) As medidas de avaliação devem ser gerais ou específicas ao câncer? 3) Deve-se trabalhar com um só tipo de instrumento de avaliação ou com a combinação de vários? 4) Os escores devem ser gerais ou, por exemplo, devem ser dados por escalas específicas?

Buscando responder às questões afins ao processo histórico e metodológico de construção de medidas de avaliação da QV em saúde, especificamente na área da oncologia, desenvolveu-se um estudo (Costa Neto, 2002) com base, predominantemente, na publicação intitulada *Directory of instruments to measure quality of life and cognate areas*, de Cummins (1998). Primeiro, realizou-se o levantamento de todos os instrumentos existentes no referido diretório. Depois, foi possível identificar os instrumentos principais (ou originais) e os derivados, ou seja, aqueles resultantes de adaptações dos preexistentes, segundo realidades específicas (Quadro 1). Ao todo, foram analisadas descrições de 503 instrumentos identificados, com predomínio daqueles desenvolvidos para pessoas adultas que não portavam nenhuma patologia mental ou física, ou com problemas decorrentes do avanço da idade (58,6%). Esse grupo foi chamado por Cummins (1998) de "adulto normal" (sem diagnóstico clínico), denominação mantida no presente capítulo.

Quadro 1: Distribuição de instrumentos de avaliação de QV e áreas correlatas segundo a sua categoria de originalidade.

Categoria	f (freqüência)	%
Principal	446	88,7
Derivado	57	11,3
Total	**503**	**100**

Em seguida, os instrumentos foram classificados segundo a principal característica do tipo de sujeito para o qual haviam sido construídos (Quadro 2).

Quadro 2: Distribuição dos instrumentos de avaliação de QV e áreas correlatas segundo a característica predominante do sujeito-alvo.

Sujeito-alvo	f (freqüência)	%
Adulto normal (N)	295	58,6
Geriátrico (G)	17	3,4
Com debilidade intelectual (DIC)	26	5,2
Psicopatológico (P)	23	4,6
Com problema médico geral (M)	66	13,1
Criança/adolescente (C)	44	8,7
N+DIC+C; N+DIC; M+N; N+DIC+P; N+C; M+C; N+G; N+P	32	6,4
Total	**503**	**100**

Foram, então, identificados os 446 instrumentos principais, que foram devidamente organizados por década de publicação (Quadro 3).

Quadro 3: Distribuição de instrumentos principais de avaliação de QV e áreas correlatas por décadas, entre 1930 e 1990.

Década	f (freqüência)	%
1930	2	0,45
1940	2	0,45
1950	11	2,5
1960	33	7,4
1970	76	17
1980	172	38,6
1990	150	33,6
Total	**446**	**100**

O primeiro instrumento de avaliação de QV desenvolvido para enfermos oncológicos data de 1948 (*Performance status scale*, de Karnofsky e Burchenal), mas, como pode ser verificado no Quadro 3, a quantidade de instrumentos de avaliação de qualidade de vida existentes começou a crescer a partir dos anos 1950, dando-se nos anos 1980 o surgimento do maior número de instrumentos de avaliação de QV.

No Quadro 4 foram dispostos todos os instrumentos que traziam, em seu título, a menção literal do termo *qualidade de vida*, num total de 32. Como é possível observar, os instrumentos de avaliação da QV têm sido desenvolvidos mais por pesquisadores individuais e menos por grupos de pesquisadores e/ou representantes de organismos governamentais.

Entre os anos 1940 e 1960, uma expressiva evolução de forma e conteúdo acompanhou a elaboração dos instrumentos de avaliação de QV, pela inserção do ponto de vista do sujeito avaliado, mesmo que ainda se referindo às áreas restritas da existência. Mas foi sobretudo a partir da década de 1970 que se evidenciou a complexidade na representação desse constructo e teve início uma expressiva aplicação de instrumentos de avaliação de QV em distintas populações com diagnóstico médico. Possivelmente, esse crescimento esteve associado ao próprio desenvolvimento da psicologia da saúde e à assimilação das diretrizes da WHO, desde então reformuladas e apresentadas nas conferências mundiais de saúde.

Entre os 94 instrumentos de avaliação de QV e áreas correlatas, para a população com diagnóstico clínico ou perda de funções estudadas, observou-se, quanto à organização dos conteúdos, o predomínio da forma de escala (86,4%), com 4,2% de escala Likert e outros 4,2% de escala análogo-visual. As demais formas de organização dos conteúdos foram: o índex (3,2%), a lista (2,1%), a entrevista por telefone, as entrevistas estruturada e semi-estruturada e o inventário (cada um deles com 1,1%).

Ainda com base naqueles 94 instrumentos, observou-se que 56,4% deles foram desenvolvidos especificamente para avaliar a QV, enquanto os demais, 43,6%, avaliavam fatores indiretos ou constructos psicológicos mediadores de QV.

Segundo esse mesmo estudo, 55% dos instrumentos (de um total de 94) são específicos, ou seja, pertencem à categoria dos desenvolvidos para a avaliação de grupos de sujeitos portadores de diferentes enfermidades (esclerose múltipla, asma ou câncer, por exemplo), enquanto os demais (45%) foram desenvolvidos para a avaliação de populações sem diagnóstico clínico que apresentavam perdas de funções decorrentes do avanço da idade.

Entre as escalas, 22 discriminam o número de pontos usados para cada resposta. Por exemplo, a *Performance status scale* (Karnofsky e Burchenal, 1948, *apud* Cummins, 1998) é uma escala de onze pontos, que discrimina a sensibilidade da resposta para cada um dos fatores analisados. No conjunto, a média de pontos verificada em todos os instrumentos foi de 5,4 (com desvio padrão de 1,54).

Quanto à extensão, verificou-se que 80,85% desses 94 instrumentos estudados têm uma média de 33 perguntas (com desvio padrão de 31,86), com o menor deles (*Global depression index*, de Yager e Linn, 1981; *apud* Cummins, 1998) compondo-se de uma única pergunta, e o maior (*Hopes*), de 165 (Ganz e cols., 1994, *apud* Cummins, 1998). Constatou-se, ainda, que 13,83% dos instrumentos foram desenvolvidos para enfermos com câncer,

Quadro 4: Distribuição de instrumentos de avaliação de QV por título, autoria e ano de publicação, entre as décadas de 1970 e 1990.

Título	Autoria	Ano de publicação	f (freqüência)
QOL scale	Flanagan	1979	1
QOL checklist	Maln e cols.	1981	1
QOL index	Spitzer e cols.	1981	1
QOL questionnaire	Cragg e Harrison	1984	1
QOL scale	Heinrichs e cols.	1984	3
QOL index	Ferrans e Powers	1985	1
QOL index	Padilla e Grant	1985	1
QOL questionnaire	Evans e Cope	1985	1
QOL questionnaire	Schalock e Keith	1986	1
QOL questionnaire	Schraub e cols.	1987	1
Escala análogo-visual de calidad de vida	Guitera	1988	1
QOL interview	Lehman	1988	1
QOL assessment tool	Johnson e Cocks	1989	1
EuroQOL	The EuroQol Group	1990	1
QOL interview schedule	Ouellette-Kuntz	1990	1
QOL assessment form	McGuire e cols.	1991	1
QOL questionnaire	Bigelow e cols.	1991	1
QOL questionnaire	Brown e Bayer	1992	1
QOL interview schedule	Holcomb e cols.	1993	1
QOL index for mental health	Becker	1993	2
QOL radiation therapy instrument	Johnson e cols.	1994	1
QOL linear analogue self-assessment	Schag e cols.	1994	1
Whoqol-100	Whoqol Group	1994	1
QOL inventory	Frisch	1995	2
QOL profile	Raphael e cols.	1996	2
QOL in retirement	Maule e cols.	1996	1
QOL questionnaire	Greenley e cols.	1997	1
Total			**32**

enquanto 86,17% foram desenvolvidos para pacientes com outras patologias ou perdas esperadas de funções.

Conforme pode ser observado no Quadro 5, até os anos 1990 os instrumentos de avaliação da QV não deram ênfase à atribuição de sentido às patologias. Possivelmente, isso esteve associado ao predomínio de instrumentos de avaliação fechados em contraposição aos semi-estruturados. Outra importante constatação é a mudança no nível de preocupação, ao formular os instrumentos para avaliar a QV, com as condições pré-mórbidas dos sujeitos, que teve seu ápice nos anos 1980 e foi bastante reduzida nos anos 1990.

Outra lacuna que se fez notar (Quadro 5) foram os fatores relacionados à avaliação da QV da pessoa inserta em seu ecossistema, que teve maior destaque nos anos 1990. Nessa mesma década, fatores como a satisfação subjetiva com a vida e a avaliação geral da satisfação com a vida não foram privilegiados nos instrumentos então publicados.

A emersão ou supressão de fatores da QV na produção de instrumentos de avaliação em cada década demonstra uma tentativa de ajustamento do foco de prioridades relativas à QV, apesar de também ter cabido à literatura sobre QV demonstrar que instrumentos mais complexos de uma década podiam, numa única investigação, estar associados a outros menos complexos construídos em décadas diferentes.

Entre muitos avanços encontrados no desenvolvimento das características formais e de conteúdo ao lon-

Quadro 5: Principais fatores identificados nos instrumentos de avaliação de QV e áreas correlatas para sujeitos com diagnóstico clínico ou com perdas de funções, entre as décadas de 1940 e 1990.

Fatores	1940	1960	1970	1980	1990
Funcionamento físico	■	■	■	■	■
Funcionamento social	■	■	■	■	■
Funcionamento familiar	■			■	■
Funcionamento laboral	■			■	■
Funcionamento econômico	■		■	■	■
Funcionamento psíquico				■	■
Funcionamento nutricional				■	
Funcionamento relacional				■	■
Funcionamento sexual				■	■
Funcionamento comunitário/cívico				■	■
Aspectos psiquiátricos			■		
Condições pré-mórbidas					■
Atribuição de sentido à doença					■
Estimulação ambiental					■
Lazer					■
Grau de independência/autonomia			■	■	■
Espiritualidade/religiosidade	■			■	■
Satisfação subjetiva com a vida					■
Avaliação geral da satisfação com a vida	■				
Avaliação global de saúde				■	■
Avaliação global de QV				■	■

go das décadas (Quadro 6), deve se destacar o resgate da perspectiva do investigado, mesmo que em protocolos bastante fechados. Reafirma-se, acerca desse juízo, que o desenvolvimento da psicologia da saúde e o conseqüente crescimento de investigações sobre QV feitas por profissionais da área ou orientados por seus pressupostos teóricos podem estar na base dessa mudança de paradigma.

Critérios clínicos para a análise das medidas psicométricas de qualidade de vida

Para Osoba (1991), seria incompleto analisar a validade de protocolos de tratamento do câncer apenas considerando as respostas biológicas e de sobrevida do paciente. Por exemplo, se determinado tratamento médico apresenta resultados limitados quando comparado a outro tratamento, necessariamente este não seria melhor para o enfermo do que aquele. Ou seja, a opção por uma cirurgia mutiladora que garantisse à pessoa alguns meses de vida a mais do que outra cirurgia menos invasiva, menos agressiva e com menores chances de sobrevida, mas proporcionasse uma vida de melhor sentido ao enfermo, talvez não fosse a melhor indicação terapêutica. Afinal, múltiplas são as dimensões da vida que devem ser consideradas.

Dessa forma, o profissional de saúde precisa sempre considerar questões pertinentes ao melhor caminho a ser tomado diante do impasse da indicação clínica, baseando-se na avaliação da QV do enfermo e, sobretudo, na fala desse mesmo sujeito enfermo. Respostas para questões semelhantes não podem mais se apoiar apenas em intuições, valores, crenças ou qualquer outro paradigma exclusivamente experiencial do profissional de saúde.

Quadro 6: Principais características formais e de conteúdo identificadas nos instrumentos de avaliação de QV e áreas correlatas desenvolvidos para pessoas com diagnóstico clínico e/ou perdas naturais de funções, entre as décadas de 1940 e 1990.

Características	1940	1960	1970	1980	1990
Administração segundo a exclusiva perspectiva do profissional observador	■	■			
Assimilação da perspectiva do sujeito		■	■	■	
Prevalência da perspectiva do sujeito			■	■	■
Maior interesse pelos quadros somatopsicológicos				■	
Abrangência multidimensional				■	
Consolidação da psicologia da saúde como cenário				■	
Ênfase nos constructos psicológicos mediadores da QV: temporalidade /interação/ desenvolvimento/motivação/rede de apoio social/imunocompetência/estratégias de enfrentamento psicológico					■
Inclusão de novos constructos psicológicos mediadores da QV: lócus de controle/ atribuição de valor/expectativas/estresse					■
Assimilação da relação sujeito-ambiente					■
Deslocamento pendular entre os eixos físico-corporal e de representação pessoal da cidadania					■

Seriam duas as tendências verificadas historicamente nos processos de avaliação da QV de enfermos. Podemos chamar a primeira de centrípeta e a segunda de centrífuga, termos estes emprestados de Gusdorf (1990), que, ao analisar os conceitos de interdisciplinaridade, pluridisciplinaridade e transdisciplinaridade, julgou que o saber deveria ser repensado com base em um movimento centrífugo. Segundo aquele autor, esse movimento centrífugo, em oposição ao centrípeto, desmembraria e conduziria o conhecimento a uma nova organização.

No que se refere à QV, conforme a tendência centrípeta de não-desmembramento para uma nova organização, há de se considerar, de forma crítica, o conjunto de estudos que partiram de uma metodologia em que o profissional de saúde (médico, psicólogo, enfermeiro, assistente social, entre outros) avaliava a QV do enfermo oncológico com base em critérios prefixados e, portanto, passando diretamente pela configuração subjetiva do observador – num discurso de fora para dentro. Por outro lado, conforme a tendência centrífuga de desmembramento para uma nova organização, consideram-se, então, as avaliações feitas diretamente pelo próprio sujeito-alvo sobre a QV – sem critérios prefixados e, portanto, sem passar pela configuração subjetiva do observador, num discurso de dentro para fora.

Certamente, existem situações em que uma tendência seria mais compatível com a situação real do que a outra. Por exemplo, para chegar a indicadores da QV de enfermos oncológicos terminais e sem possibilidade de expressão verbal, não restaria ao profissional de saúde outra opção senão a de usar um instrumento de tendência centrípeta. Contudo, em outras circunstâncias, podem ocorrer situações favoráveis à tendência centrífuga.

É provável que a resistência em tornar rotineira a avaliação da QV na assistência à saúde tenha por base as barreiras de atitude, de conceito e metodológica, bem como as barreiras práticas de que fala Osoba (1991).

As *barreiras de atitude* indicam a existência de preconcepções entre os profissionais de saúde que não creditam valor científico às informações sobre QV. As reações são as mais diversas e vão do negativismo ("Isso não tem valor") ao ceticismo ("QV é particular, de foro íntimo; não pode ser avaliada"), passando pela inércia ("Não tenho tempo para isso"; "Estou muito ocupado"), pela ignorância ("Não sei por onde começar"), pela incerteza de papel ("Acho que não é função minha"; "Isso não é meu trabalho"), pelo cinismo ("Não há QV em câncer"), e culminando na desconfiança quanto ao dado subjetivo (Osoba, 1991). Talvez ações educativas desenvolvidas em eventos formais, em contatos face a face ou em processos seletivos acadêmicos e profissionais ajudem a superar tais barreiras de atitude.

Já as *barreiras de conceito e metodológica* referem-se ao conjunto de indefinições e incertezas acerca das questões-chave a serem investigadas em termos de QV. Por exemplo, alguns pesquisadores clínicos preferem os instrumentos avaliadores de performance física ou orgânica, preterindo, assim, os instrumentos avaliadores de aspectos emocionais, afetivos e/ou sociais, certamente porque, até meados da década de 1980, havia o predomínio de grupos de médicos pesquisadores nos estudos de QV e, conseqüentemente, o enfoque biomédico teve supremacia em relação ao biopsicossocial.

As *barreiras práticas*, por sua vez, são compostas, predominantemente, pela falta de recursos financeiros que proporcionariam infra-estrutura adequada ao rigor científico. Deve-se, ainda, afirmar que a carência de recursos humanos capacitados para avaliar a QV agrega-se às barreiras práticas.

Maguire e Selby (1989) formularam uma proposta para reduzir a oito os aspectos formais que devem ser considerados quando da análise dos instrumentos de avaliação da QV. São eles: a função, o formato, a administração, a pontuação, a estrutura, o uso clínico, a confiabilidade e a validade – cada qual associado a determinadas perguntas a serem respondidas pelo pesquisador, descritas a seguir.

Função: é específica para uso em caso de um diagnóstico particular ou funciona para o câncer em geral? Que dimensões da QV poderá esse instrumento medir?

Formato: quantas perguntas contém esse instrumento? De que maneira as perguntas estão nele dispostas? Que método de escala adota – análogo-linear, categórico ou outro? Há formas alternativas? Que período cobre (mês, semana ou dia passado)? Conduz o paciente a referir-se à sua própria linha de base para responder às questões (exemplos: não mais que o usual; muito mais que o usual) ou conduz a níveis absolutos (exemplos: não totalmente; muito)?

Administração: é fácil administrar esse instrumento? Exige treinamento? Quanto tempo leva para ser completado? Todos os itens serão facilmente entendidos pelo paciente? Todos os itens são aceitáveis e não provocam estresse? Pode o seu/sua questionário/escala ser administrado/a por computador?

Pontuação (*scoring*): é fácil pontuar por meio desse instrumento? Que pontuações gera (exemplos: escore geral; escores por subescalas; escore para cada item)? Comporta parâmetros populacionais? Que nível de facilidade ele possibilita para efeito de análise estatística?

Estrutura: que escala/questionário serviu de base para a obtenção de seus itens (foram feitas entrevistas com pacientes ou usadas escalas já existentes)? Os itens formam subescalas discretas? As subescalas são baseadas em fatores de análise obtidos dos itens? Os fatores estruturados têm sido replicados, e com que resultados? Itens com peso elevado numa subescala interferem em outros de outra subescala? Como cada item contribui para o escore geral? Permitem avaliar as formas mais curtas ou apresentam formas abreviadas do instrumento (tal como o WHOQOL Breve)?

Uso clínico: que grupos de pacientes têm completado o questionário apresentado nesse instrumento? Tem sido usado para medir mudanças ao longo do tempo? Tem sido usado em julgamento clínico?

Confiabilidade: a confiabilidade desse instrumento foi avaliada em pré-teste? As taxas próprias dessa versão têm sido comparadas com outras versões observadas?

Validade: é acurada a medida de escala/questionário desse instrumento? Identifica mudanças ao longo do tempo e diferenças entre grupos, seja pelo estádio da doença, seja pelo modo de tratamento? Em que medida correlacionam-se os seus achados com os de profissionais treinados para administrar entrevistas padronizadas que avaliem funcionamento físico, social e psicológico?

Tudo indica que a busca de um consenso do que seja o conceito de QV tenha gerado diferentes tendências de avaliação e, de certa forma, feito que diferentes medidas de QV fossem sendo desenvolvidas paralelamente ao processo de elaboração do mesmo conceito.

Para Adorno e Castro (1994), a construção de desenhos de investigação deveria utilizar-se da complementaridade das abordagens metodológicas, sobretudo das empíricas com as interpretativas. Nesse sentido, a utilização da variação metodológica, ou seja, a combinação de instrumentais quantitativos e qualitativos, prescreve o uso de multimeios de forma a garantir maior validade aos dados da pesquisa, supondo-se que os limites bem como os problemas de operacionalização de um método seriam compensados pelas características do outro – entendendo-se, aqui, método como "exercício reflexivo de apreensão de uma realidade, ou como a expressão da relação sujeito/objeto" (Adorno e Castro, 1994, p. 173).

A combinação de técnicas metodológicas busca ainda, e especificamente, responder ao que se supõe serem duas pressões que recaem sobre os estudos de QV: a primeira, pública, voltada para a intervenção social promovida pelos grandes grupos, e baseada no conhecimento psicométrico, geralmente mais rígido, padronizado, que, por isso mesmo, não contempla a perspectiva ética de valorizar a necessidade do indivíduo; a segunda, individual, constituída pelas demandas que, cada vez mais, os cidadãos fazem aos gestores dos sistemas de saúde para que aumente a sua participação nos processos de tomada de decisão de forma a melhorar as intervenções e alcançar a eqüidade social. Essas duas pressões compõem, portanto, um cenário de contrastes num mundo cada vez mais globalizado, em que as lacunas se evidenciam.

Abordagem qualitativa para a avaliação da qualidade de vida em oncologia

Contudo, os dramas mais terríveis não passavam à história [...].

Gabriel García Márquez (1994)

Era manhã de 2001; dona Antônia[1] entrou com semblante tenso no consultório do serviço de psicologia, acompanhada de seu esposo, depois de ter sido indicada por um médico do serviço de cirurgia de cabeça e pescoço para avaliação da sua QV. Três anos antes ela desenvolvera um carcinoma espinocelular (CEC) nos seios da face e se submetera a uma cirurgia que mutilou cerca de um terço do lado esquerdo do seu rosto. Não lhe tendo sido possível realizar outra cirurgia, para reparação plástica, convivia com um curativo que tampava uma extensa abertura na pele, a ponto de deixar exposta a sua cavidade oral. Aquela indicação para avaliação da QV, na compreensão do médico, dera-se pelo fato de ter sido descoberto um segundo tumor na mesma região anatômica da paciente e estar, então, a equipe médica discutindo a possibilidade de uma nova intervenção cirúrgica com possibilidade de perda total do olho esquerdo.

Bastante ansiosa e agitada, a paciente logo se pôs a dizer o motivo pelo qual estava ali, num relato intercalado por episódios de choro. Seu esposo buscava acalmá-la e ela lhe respondia de forma ríspida. Segundo o esposo, o médico lhes havia comunicado, na manhã anterior, o novo diagnóstico, adiantando-lhes a possibilidade da terapêutica cirúrgica. Durante a noite, ela não dormira, exigindo que ele também ficasse acordado; além disso, nos últimos dias, ele, que sempre fazia os grandes curativos dos seios da face da esposa, estava encontrando dificuldades para fazê-los, uma vez que ela reagia acusando-o de a estar machucando.

À medida que a paciente e seu esposo continuavam os relatos – muitas vezes, sem a necessidade da intervenção do profissional presente –, ficava claro que não fazia sentido, naquele caso, o uso dos instrumentos padronizados (escalas e entrevista semi-estruturada) para efeito de coleta de dados de QV. As informações sobre a QV daquela mulher emergiam em cada palavra que ela proferia, em cada comportamento ríspido que ela adotava e em cada seqüência de choro que a abalava. Naquele momento de crise, aquele casal deveria receber outro tipo de atenção, algo que envolvesse desde a continência da catarse em processo até o fornecimento de mais informações e orientações.

Por outro lado, é bom lembrar que, se a demanda psicológica de dona Antônia tivesse sido criada a partir do seu envolvimento com um protocolo de investigação, o necessário suporte psicológico deveria ter-lhe sido dado imediatamente, até que ela apresentasse condições de voltar a analisar os aspectos anteriormente previstos. Além disso, há de se considerar que, para o pesquisador clínico em psico-oncologia, o limite entre as abordagens da investigação científica e as da psicoterapia é tênue. Ou seja, aquele que pretender pesquisar a QV de enfermos, no caso específico, a de enfermos com neoplasias, deverá estar preparado, também, para responder às demandas clínicas que emergirem ao longo da investigação. Tudo sempre se fará de acordo com a mais tradicional forma de pesquisa, tão comprometida com a busca de nenhuma ou de pouca interferência do pesquisador na produção dos dados pelo sujeito. No caso de dona Antônia, porém, isso não se aplicava.

Tantos exemplos poderiam ser retirados da experiência adquirida no processo de coleta de dados de pesquisa, em que os sujeitos implicados extrapolavam qualquer expectativa de ação objetiva diante dos propósitos do pesquisador. Em outras palavras, as condições clínicas e emocionais em que geralmente se encontram os enfermos que estão às voltas com o diagnóstico ou com indicações terapêuticas para neoplasias demandam, para o pesquisador do processo de avaliação de sua QV, uma forma de investigação que exige sensibilidade. Nesse caso, não se trata de uma coleta de dados seguindo um roteiro preestabelecido, supondo-se condições favoráveis ou previsíveis de participação do enfermo. Trata-se de um procedimento que, não obstante ser orientado por um roteiro, deve estar aberto às contínuas elaborações do participante que tanto fazem avançar os conteúdos ou temas inicialmente propostos quanto agregam outras dimensões temáticas que têm sentido próprio ou expressam suas necessidades imediatas. Não há instrumentos de investigação que contemplem toda a incerta, descontínua, flexível e plural complexidade do ser humano. E, muito menos, os seus dramas mais terríveis.

Em síntese, pode-se afirmar que nenhum participante de investigações é mero reagente à estimulação proporcionada pelo pesquisador mediante o uso de específicos instrumentos de avaliação de QV. Cada respectivo processo de consentimento envolve um diálogo entre participante e pesquisador sobre os objetivos e os procedimentos da investigação – o que não equivale a dizer que houve neutralidade por parte do pesquisador. Tudo se dá com base na suposição de que, na subjetividade de cada enfermo (e de cada pesquisador), subsiste aquilo que constrói o sentido para todas as dimensões da vida. Conseqüentemente, a noção sobre a qualidade de vida de cada enfermo pode ser considerada, sobretudo, uma resultante da apreensão de sentidos por ele atribuídos à vida. Daí, talvez, advenha a necessidade de se conduzirem as investigações sobre a QV de enfermos de uma perspectiva qualitativa que alcance os sentidos que cada enfermo (e cada avaliador) atribui à sua própria vida.

Para Spink e Gimenes (1994), as práticas discursivas – por meio das quais as pessoas produzem ativamente as realidades psicológicas e sociais – são dados empíricos que informam sobre o campo intersubjetivo. Assim sendo, aqui se supõe que, partindo do discurso do enfermo oncológico (sempre que ele se colocar diante da avaliação da própria

---

[1] Nome fictício. Dona Antônia morreu em fevereiro de 2002, cerca de um ano após esse encontro, em conseqüência do câncer na cavidade oral.

qualidade de vida), bem como de outras formas de expressão, podem-se encontrar os indicadores que representam a diversidade de seu *self*.

Pesquisadores qualitativos (Rey, 1999; Mercado *et al.*, 2002) apontam ao menos três princípios que orientam os procedimentos metodológicos numa investigação qualitativa. O primeiro refere-se ao fato de ser o conhecimento um produto da construção e da interpretação do pesquisador e, como tal, gerado pela síntese dos indicadores obtidos da própria investigação, indicadores estes cujos sentidos são reconstruídos e atribuídos também pelo pesquisador. Dessa forma, os dados obtidos no momento empírico, em si, não representariam a realidade que se estuda, uma vez que a realidade seria indiretamente compreendida num momento teórico, ou seja, quando da análise do conjunto de dados. Isso indica que as pesquisas sobre a QV de enfermos oncológicos – inclusive as baseadas, também, em instrumentos fechados – devem se orientar pela busca de uma compreensão daquilo que estiver implícito nas diferentes manifestações do enfermo, ou, mais precisamente, daquilo que o tornar singular.

A base interpretativa da investigação de QV tem como importante alicerce o enfoque fenomenológico que busca dar sentido ao dado de pesquisa diante das condições ambientais e históricas em que foi produzido.

O segundo princípio da investigação qualitativa refere-se ao caráter interativo do processo da pesquisa (Rey, 1999; Mercado *et al.*, 2002). Ou seja, o conhecimento produzido em pesquisa é fruto da qualidade da interação estabelecida entre o pesquisador e o participante e, também, da capacidade de assimilação ou inclusão, na comunicação entre ambos, das nuanças que emergem ao longo da abordagem. Entre tais nuanças encontram-se os imprevistos verificados no próprio fluxo de comunicação e expressos pela linguagem verbal e/ou gestual. Como se trata de um processo de mão dupla, aquilo que ocorrer com o participante, bem como ao pesquisador, criará um efeito recíproco. Por exemplo, se, ao longo da abordagem para coleta de dados, o enfermo extrapolar a seqüência prevista pelo protocolo de pesquisa sobre QV, solicitar ao pesquisador uma informação sobre seu prognóstico e dele obtiver, como resposta, o silêncio ou uma afirmação vaga e indireta (ou mesmo uma resposta que demonstre pouco ou nenhum acolhimento da necessidade do participante), poderá haver alteração no conteúdo das respostas do participante no restante da abordagem, seja porque teve sua confiança abalada, seja porque não se sentiu acolhido, seja porque acreditou ter agido de forma inadequada, seja por quaisquer outros motivos. Então, o caráter interativo e intersubjetivo compõe-se tanto da clareza de idéias que pode ser verificada na comunicação quanto do afeto que nela transitar.

O terceiro princípio que orienta a investigação qualitativa (Rey, 1999; Mercado *et al.*, 2002) refere-se a quanto as singularidades são níveis legítimos para a produção do conhecimento. A psicologia, historicamente orientada pelas ciências naturais e pelo positivismo, relegou a singularidade a uma posição secundária, privilegiando os comportamentos, as tendências e os padrões universais. A qualidade daquilo que é expresso por um participante deve se sobrepor, em relevância, ao número de participantes de uma pesquisa: o que e como devem se destacar diante de quanto. Talvez a resposta a essa questão esteja embutida no fato de, muitas vezes, o material elaborado, com base em indicadores abstraídos da entrevista de um participante, por exemplo, proporcionar avanços à formulação teórica sem que se siga, necessariamente, a exclusiva obediência positivista às médias de escores. Nesse caso, vale antes compreender que a ênfase nos indicadores (mais qualitativos) ou a ênfase nos escores (mais quantitativos), em si, não comprometem a legitimidade do conhecimento produzido, mas sim a forma como uma e outra são admitidas na construção teórica.

Parece ser consenso na literatura sobre a QV que o principal aspecto da avaliação da qualidade de vida é a sua natureza subjetiva, natureza esta que também legitima as referências às singularidades de cada enfermo, quando da construção do conhecimento sobre QV. Nesse sentido, estudos de caso legitimam o conhecimento produzido por meio deles. De tal perspectiva, os estudos de caso não podem mais ser considerados desenhos de investigação de categoria inferior, nem mais práticos, ou menos onerosos ou, ainda, de caráter complementar. Hão de ser aceitos como essenciais em estudos qualitativos. Generalizações baseadas neles são possíveis, ainda que venham a ser superadas. Estudos de caso são momentos de avanço e não instâncias acabadas e definidas. Uma prova viva da potencialidade desse tipo de estudo para a formulação de teorias, conceitos e técnicas de natureza idiográfica é o próprio conhecimento psicanalítico.

É sabido, no entanto, que estudos de casos podem ter implicações nas relações de poder estabelecidas entre pesquisadores e participantes ao longo das investigações. Tanto assim que a efetiva adesão do participante ao processo de investigação poderá estar relacionada ao poder atribuído ao pesquisador (Bourdieu, 2000). A respeito disso, convém considerar as três dimensões de poder descritas por Gottlieb (1993, *apud* Bourdieu, 2000) ao fazer uma comparação entre a psicoterapia e a pesquisa. A primeira dimensão refere-se a quanta influência o pesquisador exerce sobre o participante (se baixa, média ou alta). Por exemplo, se a influência for alta, ela demonstra claramente quanta influência um tem sobre o outro e quanto este é mais vulnerável do que aquele. A segunda refere-se a quanto dura a relação (se breve, intermediária ou longa). Finalmente, a terceira dimensão refere-se à clareza do término do procedimento, que define quando será encerrada a relação profissional e se outra, de ordem pessoal, poderá iniciar-se.

É interessante observar que, após uma abordagem para coleta de dados sobre a QV de participantes enfermos, alguns podem expressar o desejo de voltar ao consultório do serviço de psico-oncologia para dar notícias ao pesquisador sobre o tratamento, enquanto outros podem solicitar acompanhamento psicoterápico, havendo, ainda, outros que podem se limitar à própria entrevista da investigação. Seja qual for o desfecho da situação de coleta de dados, não haverá como negar a influência mútua estabelecida entre pesquisador e participante ao longo de cada estudo de caso, podendo a qualidade dessa influência – ou do poder atribuído pelo participante ao pesquisador – estar associada à riqueza de conteúdos emersos no(s) encontro(s) acontecido(s) durante a investigação.

As dimensões de poder descritas por Gottlieb (1993, *apud* Bourdieu, 2000) contribuem bastante para a reflexão sobre o tipo de relação que se estabelece entre o pesquisador e o participante de pesquisas qualitativas. A qualidade dessa relação provavelmente decorrerá do uso (moderado ou não) que se fizer do poder. Para Bourdieu (2000), as relações mais comprometidas são as associadas à existência de alta influência entre os membros, com longa duração e término indefinido. Ora, considerando-se o tratamento do câncer, geralmente prolongado, seria plausível, também, pensar na existência de diferentes situações de poder estabelecidas ao longo da convivência do enfermo com a instituição e com os profissionais de saúde. Não raras vezes, a liberdade do enfermo é cerceada pelas diversas prescrições médicas, pelos repetidos (e, por vezes, longos) períodos de internação e pelo controle comportamental que a instituição e a equipe de saúde buscam exercer sobre ele. Conseqüentemente, tal situação poderá transpor-se para a relação estabelecida com cada enfermo para efeito de avaliação da sua QV, o que reforça a necessidade de o pesquisador ser bastante ético em relação ao participante. Afinal, o participante será abordado justamente no momento em que estiver numa instituição, hospitalar ou não, em busca de assistência à sua saúde.

Na maioria das vezes, os conhecimentos formulados com base nos instrumentos de avaliação de QV de natureza qualitativa sofrem críticas – em especial de investigadores de formação positivista ou neopositivista, apegados aos critérios psicométricos de validade e de fidedignidade. Para eles, para calcular a confiabilidade das medidas de QV, por exemplo, seria necessário supor a estabilidade da variável medida. Contudo, conforme escrevem Grau Abalo (1998) e Grau Abalo *et al*. (2005), esse critério não é pertinente para muitas medidas de QV, cujo constructo envolve uma série de fatores instáveis: ao longo de uma só semana, por exemplo, alterações significativas – com forte peso na avaliação global da QV – podem ocorrer em determinado conjunto de fatores relativos à dimensão física do enfermo; a evolução clínica do enfermo com náuseas e vômitos, num só dia, pode impactar a apreciação geral de sua própria QV, mesmo estando outros fatores estáveis. Além disso, a própria validade das medidas de QV depende muito da definição operacional da variável medida, o que ainda tem sido objeto de debate entre os pesquisadores da área.

Em contrapartida, pesquisadores qualitativos questionam o critério de validade nas investigações qualitativas e propõem a substituição do conceito de validade pelo de legitimação do conhecimento (Lincoln e Guba, 1985). Winter (2000), por sua vez, sustenta que o conceito de validade não é padrão, não é rígido nem universal, mas uma contingência de constructo, trabalhada no seio de processos e intenções de metodologias de pesquisa particulares. Trata-se, portanto, de um conceito relativo. Ao contrário do que pretende a abordagem positivista com a validade – alcançar a precisão e a verdade objetiva, padrão e estática do dado –, a pesquisa qualitativa faz que a preocupação com a verdade seja substituída pela preocupação com a inteligibilidade da informação que favorecerá a construção do conhecimento.

E mais: alguns pesquisadores qualitativos têm sustentado que o termo *validade* não é aplicável à pesquisa qualitativa e vêm apresentando suas próprias teorias sobre a validade, sempre gerando ou adotando termos que consideram mais apropriados, tais como: credibilidade, representatividade, plausibilidade, confirmabilidade, relevância, entre outros. Alguns simplesmente rejeitam a noção de validade por considerarem-na inteiramente imprópria aos seus trabalhos (Winter, 2000). Tais fatos sugerem que, do ponto de vista metodológico, estratégias de sistematização e refinamento devam ser perseguidas na pesquisa qualitativa, considerando-se, inclusive, as questões pertinentes aos estudos de caso como pretexto metodológico para a emergência de novas formulações.

À guisa de conclusão

Há uma ética no "fazer saúde". Muitas pessoas que conseguem o acesso aos sistemas de saúde ainda são submetidas a constrangimentos, que não podem escapar a uma reflexão ética mais profunda. O processo de humanização é ainda premente nos contextos de assistência à saúde, envolvendo o direito à informação, à privacidade, à reclamação e à liberdade de locomoção.

Por outro lado, pode-se pensar sobre os deveres que cada um tem com os cuidados com sua própria saúde e com o uso adequado (ou não) dos recursos existentes no sistema de saúde; ao mesmo tempo, deve-se tomar cuidado para que não se sustente uma mudança polarizada do discurso da vitimação para o da responsabilização, por ser provável que, para boa parte da população, o aprendizado sobre as questões de saúde, infelizmente, coincida com o enfrentamento de doenças.

A postura ética em saúde tradicionalmente se definiu baseada em quanto e em como cada indivíduo tem direito à assistência médica. O constructo multidimensional da QV, incluindo, em particular, a sua dimensão psicológica, implica uma busca de eqüidade que favoreça, inclusive, o acesso à assistência psicossocial, não como elemento complementar e acessório da assistência integral à saúde, mas como condição também necessária ao bom uso e à devida manutenção dos resultados obtidos pela intervenção médica. De tal perspectiva, assume grande importância a efetivação das intervenções interdisciplinares em psico-oncologia.

Quando a QV de enfermos oncológicos é considerada pela perspectiva da bioética, o indivíduo que é objeto-alvo da assistência passa a ter direito às informações que possam subsidiar escolhas pessoais de engajamento às terapêuticas em geral, inclusive às investigações de QV, em particular. Nesta última condição, a experiência comprova que, por exemplo, até mesmo os cuidados formais para a obtenção da assinatura ou de digitais dos participantes de investigação científica para o termo de consentimento livre e esclarecido não podem prescindir de um "processo de consentimento" (Costa Neto, 2002). Ou seja, a autorização efetiva (e afetiva) dada pelo participante ao pesquisador demonstra, de fato, que fazer uso do princípio da autonomia, dentro de uma relação de confiança, reduz a influência e o uso de poder do investigador sobre o participante da pesquisa e potencializa a percepção de domínio do enfermo sobre sua própria existência.

Referências bibliográficas

Aaronson, N. K. "Methodological issues in psychosocial oncology with special reference to clinical trials". In: Ventafridda, V.; van Dam, F. S. A. M.; Yancik, R.; Tamburini, M. (orgs.). *Assessment of quality of life and cancer treatment*. Amsterdã: Elsevier, 1988a, p. 29-42.

_____. "Quality of life: what is it? How should it be measured?" *Oncology*, v. 2, n. 5, p. 69-76, 1988b.

Aaronson, N. K.; Calais da Silva, F.; Voogt, H. J. "Subjective response criteria and quality of life". In: Schoroder, F. H. *et al.* (orgs.). *EORTC genitourinary group monograph 5*. Nova York: Alan R. Liss, 1988, p. 261-73.

Adorno, R. C. F.; Castro, A. L. de. "O exercício da sensibilidade: pesquisa qualitativa e a saúde como qualidade". *Saúde e Sociedade*, São Paulo, v. 3, n. 2, p. 172-85, 1994.

Bayés, R. *Psicología oncológica*. 2. ed. Barcelona: Martínez Roca, 1991.

Bourdieu, P. *O poder simbólico*. Rio de Janeiro: Bertrand Brasil, 2000.

Cella, D. F.. "Measuring quality of life in palliative care". *Seminars in Oncology*, v. 22, n. 2, p. 73-81, 1995.

Cella, D. F.; Cherin, E. A. "Quality of life during and after cancer treatment". *Cancer*, v. 14, n. 5, p. 69-75, 1988.

Costa Neto, S. B. *Qualidade de vida dos portadores de neoplasia de cabeça e pescoço: o bem-estar, o bem-ser, o bem-ter e o bem-viver*. 2002. 289 f. Dissertação (Doutorado em Psicologia) – Instituto de Psicologia, Universidade de Brasília, Brasília, Distrito Federal.

Costa Neto, S. B.; Araujo, T. C. C. F. "A multidimensionalidade do conceito de qualidade de vida em saúde". *Estudos: Vida e Saúde*, Goiânia, v. 30, n. 1, p. 165-79, 2003.

_____. "Calidad de vida de los portadores de neoplasia de cabeza y de cuello en fase diagnóstica". *Revista Colombiana de Psicología*, Bogotá, n. 14, p. 53-63, 2005.

Cummins, R. A. *Directory of instruments to measure quality of life and cognate areas*. Melbourne: Deakin University, 1998.

De Haes, J. C. J.. M.; Van Knippenberg, F. C. E. "Quality of life instruments for cancer patients: Babel's tower revisited". *Journal of Clinical Epidemiology*, v. 42, n. 12, p. 1239-41, 1989.

Eortc Quality of Life Study Group. *QLQ-C30: scoring manual*. Bruxelas: EORTC, 1997.

García Márquez, G. *Do amor e outros demônios*. 5. ed. Rio de Janeiro: Record, 1994.

Grau Abalo, J. "La calidad de vida en enfermo de cáncer avanzado". In: Gómez Sancho, M. (org.). *Cuidados paliativos e intervención psicosocial en enfermos terminales*. 2. ed. Las Palmas de Gran Canária: ICEPPS, 1998, p. 1221-34.

Grau Abalo, J.; García-Viniegras, C. R. V.; Meléndez, E. H. "Calidad de vida y psicología de la salud". In: Meléndez, E. H.; Grau Abalo, J. (orgs.). Guadalajara: Universidad de Guadalajara, 2005, p. 201-32.

Gregório, M. A. P. S.; Rodríguez, A. M.; Rodríguez, A. G.; Picabia, A. B. "Calidad de vida en la salud: algunas investigaciones en el ámbito hospitalario". *Revista Colombiana de Psicología*, Bogotá, n. 14, p. 64-72, 2005.

Gusdorf, G. "Les modeles épistémologiques dans les sciences humaines". *Bulletin de Psychologie*, Paris, v. 397, n. 18, p. 858-65, 1990.

Kovács, M. J. "Avaliação da qualidade de vida em pacientes oncológicos em estado avançado da doença". In: Carvalho, M. M. M. J. de (org.). *Psico-oncologia no Brasil: resgatando o viver*. São Paulo: Summus, 1998, p. 159-85.

_____. "Qualidade de vida em pacientes com câncer: efeitos de um programa de intervenção psicossocial". *Revista de Psicologia Hospitalar do HC*, São Paulo, v. 4, n. 1, p. 7-19, 1994.

Lincoln, Y. S.; Guba, E. G. *Naturalistic inquiry*. Newbury Park/Londres/Nova Délhi: Sage, 1985.

Maguire, P.; Selby, P. "Assessing quality of life in cancer patients". *British Journal of Cancer*, v. 60, n. 3, p. 437-40, 1989.

MERCADO, F. J.; GASTALDO, D.; CALDERÓN, C. (orgs.). *Investigación cualitativa en salud en Iberoamérica: métodos, análisis y ética*. Guadalajara: Universidad de Guadalajara, 2002.

MOINPOUR, C. M.; SAVAGE, M.; HAYDEN, K. A.; SAWERS, J.; UPCHURCH, C. "Quality of life assessment in cancer clinical trials". In: DIMSDALE, J. E.; BAUM, A.. (orgs.). *Quality of life in behavioral medicine research*. Hillsdale: Lawrence Erlbaum, 1995, p. 79-95.

OSOBA, D. "Measuring the effect of cancer on quality of life". In: OSOBA, D. (org.). *Effect of cancer on quality of life*. Vancouver: CRC Press, 1991, p. 25-40.

QUALITY of Life Research Unit – University of Toronto. Disponível em: <http://www.utoronto.ca/qol/concepts.htm>. Acessado em: 14 nov. 2007.

REY, F. G. *La investigación cualitativa en psicología: rumbos y desafíos*. São Paulo: Educ, 1999.

SARRIERA, J. C. "Saúde, bem-estar espiritual e qualidade de vida: pressupostos teóricos e pesquisas atuais". In: TEIXEIRA, E. F. B.; MÜLLER, M. C.; SILVA, J. D. T. (orgs.). *Espiritualidade e qualidade de vida*. Porto Alegre: Edipucrs, 2004, p. 77-86.

SPINK, M. J. P.; GIMENES, M. da G. G. "Práticas discursivas e produção de sentido: apontamentos metodológicos para a análise de discursos sobre a saúde e a doença". *Saúde e Sociedade*, v. 3, n. 2, p. 149-71, 1994.

STEPKE, F. L. "Salud mental y calidad de vida en la sociedad postmoderna". *Acta Psiquiátrica y Psicológica de América Latina*, Buenos Aires, v. 44, n. 4, p. 305-9, 1998.

VINACCIA, S. "Presentación sección especial: calidad de vida en salud". *Revista Colombiana de Psicología*, Bogotá, n. 14, p. 9-10, 2005.

VINACCIA, S. *et al.* "Calidad de vida, personalidad resistente y apoyo social percibido en pacientes con diagnóstico de cáncer pulmonar". *Psicología y Salud*, Xalapa, v. 15, n. 2, p. 207-20, 2005.

WINTER, G. "A comparative discussion of the notion of 'validity' in qualitative and quantitative research". *The Qualitative Report*, v. 4, n. 3-4, 2000. Disponível em: <http://www.nova.edu/ssss/QR/QR4-3/winter.html>.

CÂNCER: RECURSOS DE ENFRENTAMENTO NA TRAJETÓRIA DA DOENÇA

Dóris Lieth Nunes Peçanha

Definindo o tema

O câncer é uma doença que traz importantes alterações físicas e psicológicas para quem o experiencia, constituindo um estressor ambiental e psicofísico. Essa enfermidade expõe seu portador a uma rede complexa e mutável de condições ao longo das diferentes etapas da doença, exigindo dele respostas adaptativas. Tudo isso num contexto social em que o câncer é associado ao sofrimento e à morte.

Em outras palavras, a pessoa com câncer necessita mobilizar recursos psicossociais num esforço adaptativo para lidar com o estresse considerável decorrente dessa enfermidade. A esse processo de mobilização emocional, comportamental e cognitiva visando à adaptação a situações que mudam em cada etapa da doença dá-se, cientificamente, o nome de enfrentamento. Diferentemente da acepção popular do termo, com o sentido de lutar, adotar posições ativas em relação a alguma coisa, o enfrentamento, no contexto de estudos que seguem as proposições de Cohen e Lazarus (1979), pode incluir a inibição da ação. Exemplo dessa inibição encontra-se na declaração de uma mulher que sofreu uma mastectomia e evitou fazer cirurgia plástica: "Foi Deus que mandou, vamos deixar a coisa acontecer" (Gimenes, 1998, p. 242).

A palavra *enfrentamento* é muito utilizada quando se fala em câncer. Embora muito se diga sobre esse tema, nem sempre se trata da mesma coisa. Assim, o estudo do enfrentamento ou *coping*, em língua inglesa, constitui uma área problemática pela falta de clareza conceitual e por problemas metodológicos (Cerqueira, 2000; Gimenes, 1997). Portanto, é imperioso defini-lo no âmbito da pesquisa e da intervenção. Uma das definições mais utilizadas é a de Lazarus (1966, apud Gimenes, 1997), que se refere ao enfrentamento como um conjunto de estratégias para lidar com uma ameaça iminente. Gimenes (1997) apresenta uma ampla revisão sobre o tema, expondo fundamentos teóricos e conseqüentes implicações para o uso e a mensuração do conceito de enfrentamento.

Em estudos recentes produzidos no Brasil é interessante observar, em lugar do termo *enfrentamento*, que constitui a tradução geralmente utilizada em português, o uso de seu equivalente em língua inglesa, ou seja, *coping* (Fernandes e Pérez-Ramos, 2002; Moraes e Peniche, 2003; Motta e Enumo, 2002; Peçanha, 2006). Em muitos trabalhos, além da falta de precisão conceitual, a confusão aparece também no aspecto formal. Às vezes a palavra *enfrentamento* é referida no título do estudo, mas ao longo do texto é priorizada a expressão *coping*, como na pesquisa de Lorencetti e Simonetti (2005). Assim, ambos os termos aparecem como sinônimos sem que justificativas sejam dadas a respeito de sua utilização simultânea em línguas distintas.

Ao investigar o enfrentamento de enfermeiras oncopediátricas (Peçanha, 2006), mantive o termo *coping* durante o relato da pesquisa. Justifiquei essa opção pela dificuldade em achar uma palavra em português que expressasse a complexidade envolvida nesse construto multidimensional. Fernandes e Pérez-Ramos (2002) consideraram inadequado o descritor *enfrentamento* como tradução de *coping*, explicando que *coping* nem sempre quer dizer enfrentar e que seu significado mais próximo em português refere-se a *lidar com*. A palavra *enfrentamento* tem em português uma conotação positiva, um sentido de atividade, de luta, que não corresponde, por exemplo, às estratégias de evasão que também são utilizadas para responder ao estresse.

Não há consenso entre os autores sobre o conceito de enfrentamento. Beutler e Moos (2003) apresentam duas formas de concebê-lo, relacionando-o ao estresse: como situacional e como traço. No primeiro caso, o enfrentamento aparece como resposta contextual ao estresse, que muda ao longo do tempo e de acordo com as exigências do contexto (Gimenes, 1997 e 1998). No segundo caso, prevalece a idéia de uma disposição para responder de determinada maneira. Essa disposição traz em si mesma uma característica de permanência a exemplo de outros traços de personalidade. Isto é, a pessoa tende a reagir de determinada forma diante de eventos estressantes e utiliza essa forma habitual de resposta também diante do câncer. A primeira concepção apóia-se na teoria cognitiva, enquanto a segunda decorre de postulados psicanalíticos sobre a organização da personalidade. Conforme a posição adotada, as pesquisas na área tendem a focalizar processos de enfrentamento no primeiro caso e estilos e traços de enfrentamento no segundo.

Exemplos de enfrentamento como processo podem ser encontrados na pesquisa de Gimenes e Queiroz (1997) com mulheres ao longo da trajetória de um câncer de mama, desde a notícia do diagnóstico, passando pela cirurgia e pelos tratamentos, até a remissão ou reincidência da enfermidade. Foi observada importante modificação das estratégias utilizadas no transcorrer da doença, incluindo a fase terminal.

Exemplo de enfrentamento concebido como estilo encontra-se na pesquisa descrita em "Avaliação do 'coping' numa equipe de enfermagem oncopediátrica" (Peçanha, 2006). Verificou-se o predomínio de um estilo de enfrentamento numa equipe de enfermagem oncopediátrica. Ou seja, no contexto hospitalar em que as enfermeiras trabalhavam, elas tendiam a apresentar uma disposição de enfrentamento caracterizada por respostas de raciocínio lógico, reavaliação positiva, busca de orientação/apoio e tomada de decisão.

Em síntese, a pesquisa de Gimenes e Queiroz (1997) descreve um processo ao longo do tempo, utilizando-se para tanto de pesquisa qualitativa que permite analisar o discurso dos sujeitos a fim de captar e compreender suas vivências; enquanto o segundo estudo (Peçanha, 2006) apresenta dados de determinado estado, servindo-se de pesquisa quantitativa por meio de um questionário – o inventário de respostas de *coping* no trabalho (IRC-T) – que avaliou estilos de *coping* previamente divididos entre estratégias de enfrentamento ou de evasão. A opção por um delineamento metodológico ou por outro vai depender da problemática em estudo, das bases teóricas utilizadas e dos objetivos de pesquisa. O uso de instrumentos padronizados, como o referido inventário, é útil quando se trata de mapear a distribuição dos tipos de estratégias em determinada população. Entretanto, é a pesquisa qualitativa que permite a compreensão da experiência do adoecimento, de como as pessoas mobilizam forças para lidar com a doença e recuperar a saúde. Metaforicamente, a pesquisa qualitativa oferece um filme, uma história com possibilidade de múltiplas leituras, enquanto a pesquisa quantitativa fornece uma fotografia. Não há superioridade de um método sobre o outro, o que importa é o rigor metodológico e a humildade do pesquisador.

Essa breve exposição visou fornecer uma idéia quanto à diversidade na abordagem científica do problema, sendo essenciais a definição do conceito utilizado quando se fala de enfrentamento ou *coping* e a adequação da metodologia aos objetivos de estudo. Neste capítulo, utiliza-se o termo *enfrentamento* a fim de manter fidelidade ao contexto da psico-oncologia brasileira, em que é largamente utilizado. Prioriza-se a abordagem do enfrentamento como um processo multidimensional de mobilização do sujeito em termos emocionais, comportamentais e cognitivos visando à adaptação a uma situação de perigo ou de desafio.

O processo de enfrentamento

Buscando definir o processo de enfrentamento, Gimenes (1998) salientou o aspecto de novidade e os recursos psicossociais extras que são mobilizados na situação estressante da enfermidade, em oposição à maneira habitual de reagir de uma pessoa. Segundo essa autora, as estratégias de enfrentamento constituem o resultado desse processo contínuo de transação entre indivíduo e contexto buscando o bem-estar. Portanto, as estratégias de enfrentamento são contextuais.

Destaca-se a importância do aspecto situacional ou contextual do enfrentamento, pois isso implica a inadequação da emissão de julgamentos de valor a respeito do uso desta ou daquela estratégia. De acordo com essa concepção, não há estratégia *per se* melhor ou pior; o que importa é avaliar sua funcionalidade no contexto da pessoa e de sua doença. Para fins didáticos tenta-se fornecer um exemplo simples, apesar da consciência da complexidade do processo, que está sempre indicando que cada caso é um caso. Pois bem, o pensamento esperançoso na continuidade da vida física, que, em geral, é avaliado positivamente, torna-se uma estratégia disfuncional no contexto da doença terminal. Esse tipo de pensamento não garante o bem-estar de uma pessoa no momento em que a tarefa evolucional que se impõe é o desprendimento de laços terrenos (Gimenes, 2001) e a preparação para a passagem a um novo estado de ser. No caso do paciente terminal, tais perspectivas de futuro não são realisticamente promissoras (Bromberg *et al.*, 1996). O que se quer deixar claro aqui é a importância do contexto para a compreensão do processo e das estratégias de enfrentamento. A esperança como estratégia muda com a trajetória do câncer. Na fase do diagnóstico a esperança aparece, em geral, focalizada na cura; na fase terminal, a esperança pode focalizar os aspectos gratificantes de viver o momento presente. O que uma pessoa pode esperar nessa fase da doença é, por exemplo, uma morte tranqüila, indolor, amparada por familiares e amigos.

O enfrentamento vem sendo concebido como um fator de grande relevância para a qualidade de vida na adversidade. As concepções apresentadas anteriormente (como processo ou estilo) trazem importantes implicações para o estudo da qualidade de vida da pessoa com câncer. Apenas para lembrar, pois não é esse o foco deste capítulo, a qualidade de vida também precisa ser mais bem definida no contexto dos estudos psico-oncológicos. A exemplo da palavra *enfrentamento*, também aqui o termo é utilizado de forma genérica, carecendo de precisão conceitual. Apesar da dificuldade operacional desse constructo, importa defini-lo no contexto da investigação pretendida a fim de garantir uma estratégia metodológica pertinente, com a utilização de instrumentos válidos para a sua investigação. Nesse sentido, Kovács (1998) apresentou importantes critérios para a seleção de instrumentos na pesquisa que desenvolveu sobre a avaliação da qualidade de vida em pacientes oncológicos em estágio avançado da doença.

No que tange à psico-oncologia pediátrica, estudos específicos sobre o enfrentamento em crianças com câncer são raros, e aqueles existentes tanto na literatura nacional quanto na internacional relacionam-se, em geral, aos procedimentos invasivos (Motta e Enumo, 2004).

Classificação e função das estratégias de enfrentamento

Inicialmente deve-se lembrar que nenhuma estratégia de enfrentamento é superior a outra na lida com o estresse. Cada uma tem vantagens e desvantagens dependendo da pessoa, de seu grupo social, do tipo de câncer e da etapa da doença. Também é importante registrar que as pessoas, em geral, não sucumbem psicologicamente diante do câncer. Comumente elas "se engajam numa transação dinâmica com o contexto ameaçador do câncer e apresentam estratégias diversas de enfrentamento, procurando responder às exigências de cada etapa da doença" (Gimenes e Queiroz, 1997, p. 191).

Os autores divergem quanto às classificações do enfrentamento, variando conforme o referencial teórico e a definição utilizada. Segundo Cohen e Lazarus (1979), as estratégias de enfrentamento podem ser classificadas de acordo com cinco situações gerais:

1. A *busca de informação*, que visa à obtenção de subsídios relevantes para resolver o problema ou regular a emoção.
2. A *ação direta*, que objetiva resolver o problema propriamente dito.
3. A *inibição da ação*, que tem como propósito conter ações consideradas perigosas pela pessoa.
4. Os *esforços intrapsíquicos*, que permitem negar o problema ou esquivar-se dele tendo como objetivo a regulação das emoções diante da ameaça representada pela questão.
5. A *busca do outro*, uma estratégia que tem por objetivo utilizar o apoio social, reconhecendo sua importância para a resolução do problema.

Vitalino (1985, *apud* Gimenes, 1997) descreve uma gama de pensamentos e ações que as pessoas utilizam para enfrentar o estresse. Esse autor concebe o enfrentamento como processo, contando com as seguintes estratégias: focalização no problema, pensamento esperançoso, busca de apoio, esquiva, autoculpa, culpabilização dos outros, religiosidade e focalização no positivo.

Na literatura encontram-se também referências a classificações que designam estratégias físicas (caminhar, nadar, usar técnicas de relaxamento), psicointelectuais (meditação, confecção de trabalhos artesanais, fantasias, reavaliação cognitiva), sociais (freqüentar um clube, fazer atividades de recreação em grupos, conversar com amigos) e espirituais (participar de atos religiosos, ler livros religiosos, conversar com padres ou pastores, rezar) (Lorencetti e Simonetti, 2005).

Na pesquisa relatada em "Avaliação do 'coping' numa equipe de enfermagem oncopediátrica" (Peçanha, 2006) foi utilizada a classificação de Shaefer e Moos (1993) para avaliar as estratégias empregadas por enfermeiras para lidar com o câncer em crianças. Esse trabalho inscreve-se na questão do enfrentamento laboral – que não é o contexto do paciente, foco deste capítulo. Entretanto, julga-se pertinente apresentar essa classificação, pois suas definições podem nortear outros estudos em psico-oncologia. As respostas ao estresse foram agrupadas em dois tipos: de enfrentamento, propriamente ditas; e de evitação, com cada uma delas apresentando quatro subcategorias.

As respostas de enfrentamento incluem:

1. *Raciocínio lógico*: tentativas cognitivas de compreender a situação e se prevenir mentalmente contra um estressor e suas conseqüências.
2. *Reavaliação positiva*: tentativas cognitivas de analisar e reavaliar um problema de maneira positiva, aceitando a realidade da situação.
3. *Apoio/orientação*: tentativas comportamentais de procurar informações para fins de aconselhamento.
4. *Tomada de decisões*: tentativas comportamentais de tomar decisões e lidar diretamente com o problema.

Já as respostas de evitação compreendem:

1. *Racionalização evasiva*: tentativas cognitivas destinadas a evitar que se pense sobre o problema de maneira realista.
2. *Aceitação resignada*: tentativas cognitivas dirigidas à aceitação do problema.

3. *Alternativas compensatórias*: tentativas comportamentais para empreender atividades substitutivas e criar novas fontes de satisfação.
4. *Extravasamento emocional*: tentativas comportamentais para reduzir a tensão emocional existente.

As estratégias de enfrentamento continuam a figurar na literatura, quer divididas em duas amplas categorias, quer se utilizem padrões diretos ou indiretos (Miller, 1992; Lorencetti e Simonetti, 2005). As estratégias *diretas* estão relacionadas ao uso de habilidades para solucionar problemas, envolvendo o indivíduo em alguma ação que afete a demanda ou a situação estressante de certa forma. Por sua vez, as estratégias indiretas não modificam, no mundo exterior, a situação que ameaça a pessoa, mas alteram a forma de experienciá-la mentalmente. As primeiras focalizam o problema (enfrentamento instrumental) e as últimas, a emoção (enfrentamento paliativo).

De forma similar, no que diz respeito às funções de enfrentamento, predomina a classificação em centrado no problema ou centrado na emoção, embora Cohen e Lazarus (1979) tenham nomeado um número maior dessas funções. Elas podem ser sintetizadas da seguinte forma: a) alteração da situação problemática; b) avaliação da situação de forma que se torne menos assustadora, permitindo um controle emocional do contexto estressante (Gimenes, 1997). Na prática, essas duas funções podem aparecer simultaneamente com o fim de assegurar o bem-estar psicossocial de uma pessoa e manter uma qualidade de vida satisfatória. Por exemplo, uma pessoa pode se sentir tão chocada com o câncer a ponto de não pronunciar essa palavra para evitar deprimir-se (enfrentamento paliativo, centrado na emoção), seguindo, entretanto, a rotina de tratamento prescrita (enfrentamento instrumental, centrado no problema).

Quanto à funcionalidade das estratégias, é necessário definir o parâmetro de eficácia que está sendo utilizado na sua avaliação, a natureza do evento estressante e as características da transação pessoa-ambiente em que a estratégia é aplicada (Gimenes, 1997). Mas, em geral, há concordância no sentido de que o enfrentamento é efetivo quando serve para amenizar os sentimentos desconfortáveis, associados a ameaças ou perdas. Por outro lado, o enfrentamento disfuncional pode comprometer o equilíbrio psicossomático numa situação percebida como extremamente ameaçadora. No último caso as estratégias são pouco efetivas ou insuficientes para garantir o bem-estar emocional e a qualidade de vida da pessoa.

Reitera-se que é preciso contextualizar a questão. Nem sempre as estratégias diretas, ou centradas no problema, são melhores do que as indiretas, ou centradas na emoção. As últimas podem ser usadas para que o indivíduo se ajuste a situações que não podem ser resolvidas de imediato. O uso do enfrentamento paliativo serve para que a pessoa se dê um tempo antes que a demanda mude, ou para que ela, mais fortalecida, possa desenvolver posteriormente um enfrentamento direto. As estratégias centradas na emoção englobam mecanismos de defesa como a negação, a repressão, o isolamento e a fuga (Lazarus e Folkman, 1984). Por se tratar de esforços intrapsíquicos, o referencial psicodinâmico (base psicanalítica) pode ser muito útil na compreensão desse último tipo de estratégia.

A teoria psicanalítica e os modelos psicodinâmicos dela derivados são muito complexos para ser explicados nos limites deste capítulo. Deve-se lembrar que o modelo psicodinâmico de reação ao câncer continua sendo proveitoso para a compreensão do enfrentamento. Nesse sentido, destaca-se um conceito freudiano relevante: o de defesa como processo inconsciente do ego (sede das emoções) contra determinados impulsos. Anna Freud, em 1936, aprofundou esse estudo, chegando ao conceito e à identificação dos mecanismos de defesa que, brevemente e de forma simples, são expostos a seguir.

Repressão/recalque: a repressão foi o primeiro mecanismo extensamente estudado pela literatura psicanalítica. Consiste numa atividade do ego que expulsa da consciência um impulso indesejável ou qualquer de seus derivados, sejam eles recordações, emoções, desejos ou fantasias de realização de desejos. Uma lembrança reprimida é uma lembrança esquecida do ponto de vista do sujeito. A repressão (*supresión*, em espanhol) não pode ser confundida com uma genuína falta de informação sobre a doença. Hoje, clinicamente, distingue-se repressão de recalque (*refoulement*, em francês). Considerando os termos em português, fica mais difícil fazer essa distinção, já que recalque, popularmente, tem uma conotação negativa, e o uso científico do termo no âmbito das neuroses expressa o contrário. O recalque é uma atividade análoga à repressão. Nesta última tem-se a decisão consciente de esquecer alguma coisa e não mais pensar nela (o destino é o pré-consciente), enquanto no recalque a operação de despejo é para o inconsciente, o que requer um esforço permanente e contínuo.

Negação: Anna Freud empregou essa expressão para se referir à negação de uma parte desagradável da realidade externa, quer por meio da fantasia, quer por meio do comportamento. Trata-se de um poderoso mecanismo contra a ansiedade, mas pode causar problemas se levado ao extremo. Por exemplo, pessoas com câncer podem subestimar a gravidade da doença, continuando a negá-la na fase que seria de tratamento, apesar de terem tido acesso à informação pertinente. A negação é um mecanismo muito importante no contexto do câncer; é necessário aprofundar seu estudo para que se possa identificar uma negação adaptativa, desadaptativa, ou ainda distingui-las da repressão, da ignorância (como no caso de pessoas que não entendem a terminologia médica) ou de problemas mentais orgânicos (como no caso de alguém que diz: "Estou no hospital para me recuperar", apesar de ter metástases no cérebro, e falece no dia seguinte a essa declaração). A negação adaptativa tende a ocorrer logo que é dado o diagnóstico de câncer. Uma negação transitória nessa etapa de crise pode constituir um meio eficaz de proteção emocional. Uma negação desadaptativa ocorre, por exemplo, quando um paciente, avançando para o estágio terminal, esquece as informações recebidas relativas a cuidados essenciais para a preservação da qualidade de vida; não faz perguntas sobre a enfermidade apesar de ter oportunidades para isso e elabora planos irrealísticos para o futuro. Uma negação total como essa tende a ser rara; o mais freqüente é encontrar flutuações no grau de negação. Como qualquer outra defesa, ela só pode ser entendida no contexto da pessoa, da doença e de seu ambiente.

Projeção: por meio desse mecanismo um indivíduo atribui um desejo ou impulso seu a outra pessoa ou mesmo a algum objeto. É muito utilizada na vida diária. Uma pessoa com câncer pode se irritar com seus familiares ou queixar-se da equipe médica de forma injustificável. Assim, ela pode estar projetando emoções de tristeza, medo e angústias que são dela e relativas à doença sobre os cuidadores.

Deslocamento: trata-se do redirecionamento das características de um objeto para outro que é mais fácil de enfrentar e está de certa forma associado ao primeiro. O esposo de uma jovem paciente que estava morrendo por causa de um linfoma raramente a visitava, pois passava seu tempo disponível em campanhas humanitárias de combate ao câncer.

Sublimação: esse mecanismo representa um aspecto normal de funcionamento do ego, pois se trata de conseguir o máximo grau de satisfação dos impulsos de forma compatível com as limitações impostas pelo ambiente, sendo discutível sua classificação como defesa. Uma assistente social, zangada com a demora na obtenção de um diagnóstico, dedicou suas energias ao desenvolvimento de melhores serviços de saúde à população de seu bairro. Assim, uma emoção agressiva foi usada num alvo edificante.

Formação reativa: é um mecanismo por meio do qual o sujeito age de forma oposta à pulsão que deseja rejeitar. Assim, o ódio pode ser substituído pelo amor, a crueldade pela gentileza etc. Exemplo no contexto do câncer: uma mulher infeliz no casamento que deseja divorciar-se de seu marido torna-se extremamente devotada a partir do momento em que ele contraiu um câncer.

Regressão: trata-se de um retorno do indivíduo a formas anteriores de desenvolvimento e de funcionamento. Esse mecanismo ocupa importante posição entre as atividades defensivas do ego e é particularmente encontrado no contexto da doença. Pode ser observado em pacientes de todas as idades que passam a se comportar como crianças, de forma dependente, a partir do adoecimento. Certo grau de regressão, incluindo dependência e passividade, pode ser preciso para proporcionar os cuidados necessários ao paciente. Contudo, se a regressão for prolongada, impedindo o uso de recursos pessoais existentes, poderá restringir a pessoa com câncer a uma condição de infantilização.

Racionalização: trata-se de dar ênfase a uma abordagem intelectual como forma de negar os aspectos emocionais. Também chamada de intelectualização, essa modalidade de enfrentamento foi muito encontrada pela autora deste capítulo entre os pais (de sexo masculino) de crianças com câncer. Enquanto as mães tendiam a utilizar estratégias emocionais, os pais concentravam-se no estudo e na busca de informações sobre a doença, tendo dificuldade para reconhecer e expressar os sentimentos vivenciados. Em formas mais graves de racionalização, um dos familiares pode se dedicar inteiramente ao estudo do câncer e não falar desse assunto com os demais membros da família, em nada contribuindo para o enfrentamento eficaz do problema.

Voltar-se contra si próprio: um impulso instintivo não aceito pelo ego volta-se contra o próprio sujeito. Uma pessoa com muita raiva de ter um câncer, mas sem coragem para expressá-la, pode direcionar a agressão contra si mesma, culpando-se e não seguindo o tratamento proposto. O uso intenso desse mecanismo pode ser muito perigoso e evoluir para automutilações e mesmo para o suicídio. Às vezes essa estratégia é posta em ação silenciosamente. Em casos de suspeita, o terapeuta necessita investigar o seu uso por meio de questões apropriadas.

Apenas para citar, há ainda outras formas de defesa difíceis de identificar e diferenciar no contexto de uma doença como o câncer. São elas a conversão – expressão de emoções inaceitáveis pela transformação de uma função somática – e a somatização.

Enfrentamento e fases da doença

Entender os recursos de enfrentamento utilizados por uma pessoa com câncer e sua família requer o conhecimento das fases que caracterizam a trajetória da doença. Nesse sentido, recorre-se a Rolland (1995), que apresentou um esquema psicossocial que vem contribuindo muito para a compreensão da doença e a assistência ao paciente oncológico. Esse autor distingue as seguintes fases como integrantes da história natural de uma doença crônica: fase de crise, crônica e terminal. Cada uma dessas etapas condiciona, em certa medida, diversas maneiras de enfrentar a doença, havendo desafios e tarefas-chave que, de forma geral, caracterizam esses diferentes estágios, expostos mais adiante.

Além disso, os estágios emocionais da doença terminal descritos por Kübler-Ross (1987), e largamente utilizados nos estudos de psico-oncologia, podem servir como referência para a compreensão do tipo de enfrentamento da pessoa com câncer em diferentes fases da doença. São eles: negação, raiva, barganha, depressão e aceitação. Na primeira fase, a da negação, a pessoa não acredita no diagnóstico, julga-o errado, podendo até abandonar o tratamento e passar a agir como se a doença não existisse. No início de uma doença crônica, é comum que se passe pelo estágio de negação, podendo tal necessidade ir e vir de acordo com o grau de elaboração da problemática pelo indivíduo. Geralmente, a negação é uma defesa temporária, podendo ser substituída por uma aceitação parcial. Após esse estágio, vem a fase da raiva, caracterizada por revolta, ressentimento, inconformismo e/ou inveja. Vale mencionar que o conceito psicanalítico de pulsão de morte e o estágio *esquizo-paranóide*, descrito por Melanie Klein, são úteis para a compreensão dessa fase, em que predomina a agressividade. Freqüentemente, toda a raiva do paciente é projetada nos familiares e na equipe de saúde (por exemplo, quando se diz: "Eles me tratam mal e são responsáveis pelo meu sofrimento"). O terceiro estágio é o da barganha, no qual a pessoa tenta negociar a solução para o sofrimento gerado pela doença. Nessa fase, o paciente tenta algum tipo de acordo que adie o desfecho inevitável, com promessas feitas a Deus, por exemplo. O quarto estágio é o da depressão, a qual pode se apresentar sob duas formas: depressão reativa e depressão preparatória. A depressão reativa caracteriza-se por uma resposta de tristeza ao contexto da doença e seu sofrimento. Já a depressão preparatória muitas vezes surge não somente ligada à situação de morte física, mas também à morte simbólica, às perdas impostas pela cronicidade da doença. Em conseqüência disso, a pessoa pode entrar no próximo estágio, que é o da aceitação, no qual se conforma com o caráter permanente de uma doença crônica e o desfecho (morte) que está por vir, e para o qual se preparou. Esse é um momento integrativo. Para os que conhecem a teoria kleiniana, o estágio depressivo descreve bem o que Kübler-Ross (1987) define como etapa emocional de aceitação.

O conhecimento desses estágios pode ser de grande utilidade para o terapeuta que deseja favorecer enfrentamentos mais funcionais. É importante respeitar o momento do paciente, sem confrontar a defesa ou querer extirpá-la. Condutas terapêuticas não diretivas, como um questionamento delicado e oportuno, podem, aos poucos, levar à emergência de uma nova etapa. O objetivo é, essencialmente, minimizar o risco de disfuncionalidade no sistema pessoal e familiar pela ressignificação e pela elaboração da situação, favorecendo assim a qualidade de vida das pessoas envolvidas no processo. *Elaborar* é um termo psicodinâmico que se refere à promoção de um espaço psíquico para a expressão de conflitos, medos e angústias, ligados ao câncer e seu tratamento. Mais do que trabalhar esta ou aquela estratégia, é o espaço de escuta efetiva e de verdadeira aceitação do indivíduo por parte do terapeuta que faz a diferença no enfrentamento da doença.

As características da etapa do ciclo vital em que se encontra o indivíduo são condicionantes de grande importância para o enfrentamento do câncer. Isso significa dizer, sem hierarquizar o sofrimento envolvido, que é muito diferente enfrentar um câncer na infância, durante a idade adulta ou na velhice. Igualmente relevantes são as características do contexto evolutivo da família no momento do aparecimento da doença. Temos, nesta última rubrica, os seguintes aspectos: crises previsíveis do ciclo de vida familiar; mudanças bruscas na estrutura ou na dinâmica da família; crises decorrentes de elementos exteriores (por exemplo, desemprego) ou catástrofes externas (como no caso de acidentes); exacerbação de problemas existentes (por exemplo, distúrbios psiquiátricos ou de conduta em um membro da família); verificação da quantidade e qualidade do suporte social disponível (ou seja, identificação de variáveis de risco e de proteção psicossociais).

Salienta-se que, na fase terminal, o apoio social de amigos e familiares cumpre quatro funções que facilitam o enfrentamento do câncer pelo paciente: a) apoio emocional: disposição para ouvir e expressar afeto, o que está de acordo com a tarefa-chave de fortalecer a auto-estima da pessoa com câncer; b) apoio avaliador: esclarecimento do problema, fornecendo indicadores sobre a evolução da situação; c) apoio informativo: apresentação de sugestões e mesmo de estratégias adicionais de enfrentamento; d) apoio instrumental: ajuda concreta que se traduz materialmente, como na prestação de serviços por uma equipe e pelo sistema de saúde (Gimenes *et al.*, 1997).

Outros fatores a considerar no enfrentamento do câncer são: precocidade ou não do diagnóstico; tipo específico de câncer e possibilidades de tratamento; modalidades adaptativas do paciente e da família anteriormente à manifestação da doença; grau de sofrimento e mutilação decorrentes da enfermidade; e significado do câncer para o paciente e para o seu contexto social de referência.

Retomam-se as considerações sobre a trajetória da doença e seu enfrentamento. Para tanto, apresenta-se o Quadro 1, que objetiva ampliar, de forma didática, as relações entre fases da doença, tarefas que lhe são correspondentes e possíveis comportamentos de enfrentamento familiar (funcional/disfuncional).

A título de ilustração apresenta-se o Quadro 2, que também foi elaborado com base na experiência dessa pesquisadora com crianças com câncer, estudadas e atendidas no contexto familiar. Tem-se aí uma síntese do processo de enfrentamento vivido por uma família com uma criança portadora de leucemia. Explicando, na fase diagnóstica, experienciada como uma grande crise, houve inicialmente jogos de perseguição e aliança simbiótica entre mãe e filho, evoluindo posteriormente para uma comunicação mais realista, com redefinição de papéis na fase crônica da doença. Ao longo dessa trajetória, a espiritualidade apareceu como recurso funcional de enfrentamento. Na fase de crise, os sentimentos de estranhamento descreveram melhor o que se captou como sendo a vivência da família. A barganha, inspirada no trabalho de Kübler-Ross (1987), não foi en-

Quadro 1: Relação entre fases da doença, tarefas-chave e comportamentos de enfrentamento familiar.

Fase	Tarefas-chave	Comportamentos de enfrentamento familiar funcional	Comportamentos de enfrentamento familiar disfuncional
Diagnóstico (Crise)	Reconhecer os limites da saúde e aceitar cuidados; aceitar o diagnóstico; lidar com a questão da sobrevivência; adaptar-se à nova realidade; planejar o tratamento.	Questionamento aberto; ofertas de apoio; discussão aberta; partilha de tarefas; apoio às capacidades restantes.	Negação das mudanças; culpabilização do paciente; culpabilização entre membros da família; desestabilização de um sistema anteriormente funcional; comportamentos abusivos.
Tratamento (Fase crônica)	Reorganizar responsabilidades; lidar com implicações financeiras; lidar com sucessos e remissões no tratamento e com a reabilitação física.	Partilha de responsabilidades; planejamento realista do futuro.	Rejeição de membros da família.
Final (Cura)	Assimilar a noção de cura pessoal; reintegrar-se ao meio social (família, escola, trabalho, amigos).	Assimilar a noção de cura familiar; flexibilidade das expectativas; desenvolvimento de novos papéis no sistema familiar.	Manutenção de um modelo mental de doença; reações tardias, em particular quando a doença foi súbita; desejo de ganhos secundários; medo excessivo de uma recidiva.
Final (Fase terminal)	Redefinir a auto-estima e o significado da vida; encerrar laços com parentes e amigos.	Adaptação à permanência do desfecho; aceitação da pessoa com câncer (como ela é e na fase terminal); fornecimento de apoio social; aceitação do encerramento de laços.	Não-aceitação da pessoa/contexto ou dificuldade para se adaptar às exigências do contexto (morte).

Quadro 2: Relação entre fase da doença, sentimentos despertados e dinâmica familiar na trajetória de uma criança em tratamento de leucemia.

Fase	Sentimentos despertados	Enfrentamento
Crise	Instabilidade (desestabilização de um contexto familiar funcional); culpa (entre o casal); estranhamento (incredulidade); triunfo sobre os pais (ganhos secundários do filho).	Jogos de perseguição (projeção da culpa, entre o casal); aliança simbiótica (mãe–filho); ressignificação (primeiros passos na redefinição da auto-estima e do significado da vida).
Crônica	Instabilidade emocional; maior aceitação do diagnóstico, dos cuidados e dos limites da saúde e da doença; desejo de preservar ganhos secundários (filho).	Discussão aberta; partilha de tarefas; redefinição de papéis.

contrada e a raiva esteve pouco expressa. Na fase crônica houve sentimentos de instabilidade e os pais disseram estar vivendo numa "montanha-russa", relatando sua impotência com o uso da expressão *túnel escuro* e mencionando medo da morte e do futuro. Mas, ao mesmo tempo, evidenciaram maior adaptação ao contexto da enfermidade e aos cuidados requeridos. Da parte da criança observou-se o desejo de preservar ganhos secundários como a obtenção de maior atenção da mãe. Conhecer as emoções, motivações e objetivos de determinados comportamentos facilita a identificação de estratégias de enfrentamento da doença. Enfim, para a compreensão desse processo de enfrentamento, essa pesquisa/intervenção demonstrou a importância de atentar para as emoções caladas por reticências e desvios de tema, bem como para os sentimentos expressos em linguagem metafórica (montanha-russa, túnel escuro), corroborando a relevância da pesquisa qualitativa quando se trata de compreender um processo. Uma doença crônica, como o câncer, afeta diferentemente a dinâmica de cada família, podendo constituir-se numa oportunidade para o desenvolvimento de estratégias de enfrentamento funcionais que se traduzem em qualidade de vida para o sistema familiar. Isso ocorreu no caso citado e expressou-se, principalmente, na redefinição de papéis no interior dessa família.

Por fim, os esquemas apresentados servem apenas para nortear uma investigação ou sensibilizar o terapeuta em relação a realidades que podem ser encontradas, considerando-se a particularidade de cada pessoa atendida, do tipo de câncer que incide na unicidade de um corpo psicossomático e de seu contexto vivencial.

Considerações finais

Múltiplas são as formas de abordar a questão do enfrentamento, com o posicionamento teórico do autor condicionando desde a definição do termo até o método de investigação do problema.

Nas definições de enfrentamento destaca-se como ponto em comum o fato de que a pessoa deve responder, de uma forma ou de outra, às exigências que lhe são impostas. E, ainda, esse tema aparece como inseparável da noção de estresse. Assim, a teoria do estresse inspirou a maioria dos estudos, bem como a construção dos primeiros instrumentos que avaliaram as estratégias de enfrentamento (Folkman e Lazarus, 1988; Moos, 2004). Apesar dessa ligação entre enfrentamento e estresse, há outras possibilidades de investigação do problema, como remetê-lo às teorias motivacionais, perspectiva essa que foi apontada por Gimenes (1997).

O enfrentamento foi explicitado neste capítulo como processo e como estilo. A ordem de apresentação escolhida ocorreu em função da predominância dos estudos processuais e não da cronologia dessas abordagens.

A primeira geração de estudiosos do assunto foi a de psicanalistas, que investigaram a questão dos mecanismos de defesa. Essa ênfase nos estilos/traços de enfrentamento cedeu, na década de 1970, à concepção de processo flexível, em que se destacavam os determinantes cognitivos e situacionais. De acordo com essa perspectiva, o enfrentamento passou a ser visto como um fenômeno transacional entre pessoa e ambiente. Na atualidade encontram-se estudos que sumarizam essas diferentes abordagens, enfocando os determinantes primários do processo de enfrentamento: a pessoa (enfoque dispositivo/estilo), a situação (enfoque situacional/estratégias) ou alguma relação entre elas (enfoque transacional/interação).

Por fim, a pessoa com câncer utiliza diferentes estratégias para enfrentar a doença ao longo do tratamento, e a compreensão desses processos de enfrentamento é crucial para um melhor entendimento da qualidade de vida humana. Embora seja tentador considerar as estratégias diretas e "ativas" como "melhores" que as estratégias paliativas e centradas na emoção, cada pessoa precisa ser compreendida e acompanhada na sua maneira de reagir. Além disso, não se pode desejar que um paciente seja consistentemente positivo sem lhe possibilitar um espaço para expressar suas tristezas e raivas ou sem lhe dar tempo para se adaptar à experiência mutável do câncer e ao seu tratamento. É preciso também atentar para possíveis mensagens subliminares de culpabilização do paciente por não lutar suficientemente contra a doença. Aceitar que o processo saúde-doença é um grande desafio que requer humildade e depende de muitos fatores, nem todos governados por escolhas pessoais ou médicas, pode possibilitar um sentido de dignidade profissional e de *cuidado* que prevalece sobre o desejo de *curar* todos ou de responsabilizá-los inteiramente pelo desfecho do câncer.

Referências bibliográficas

BEUTLER, L. E.; MOOS, R. H. "Coping and coping styles in personality and treatment planning introduction to the special series". *Journal of Clinical Psychology*, v. 59, n. 10, p. 1045-7, 2003.

BROMBERG, M. H. P. F. et al. *Vida e morte: laços da existência*. São Paulo: Casa do Psicólogo, 1996.

CERQUEIRA, A. T. A. R. "O conceito e metodologia de *coping*: existe consenso e necessidade?" In: KERBAUY, R. R. (org.). *Sobre comportamento e cognição: psicologia comportamental e cognitiva – conceitos, pesquisa e aplicação, a ênfase no ensinar, na inovação e no questionamento clínico*. Santo André: Arbytes, v. 5, 2000, p. 279-89.

COHEN, F.; LAZARUS, R. S. "Coping with the stress of illness". In: STONE, G. C. et al. (eds.). *Health psychology: a handbook*. São Francisco: Jossey-Bass, 1979.

FERNANDES, I.; PÉREZ-RAMOS, A. M. Q. "Estratégias de *coping* dos psicólogos frente ao *stress* no trabalho em hospitais". *Psico*, Porto Alegre, v. 33, n. 1, p. 77-96, 2002.

FOLKMAN, S.; LAZARUS, R. S. *Manual for the ways of coping questionnaire*. Palo Alto: Consulting Psychologists Press, 1988.

FREUD, A. *The ego and the mecanisms of defense*. Trad. C. M. Baines. Nova York: International Universities Press, 1946 (original publicado em 1936).

GIMENES, M. G. G. "A pesquisa do enfrentamento na prática psico-oncológica". In: CARVALHO, M. M. M. J. (org.). *Psico-oncologia no Brasil: resgatando o viver*. São Paulo: Summus, 1998, p. 232-46.

_____. "A teoria do enfrentamento e suas implicações para sucessos e insucessos em psiconcologia". In: GIMENES, M. G. G. (org.). *A mulher e o câncer*. Campinas: Psy, 1997, p. 112-47.

_____. *Passagem: um desafio de amor*. São Paulo: Portallis, 2001.

GIMENES, M. G. G. et al. "Terminalidade e enfrentamento: a relação entre emoção, cognição e qualidade de vida de mulheres mastectomizadas em fase terminal". In: GIMENES, M. G. G. (org.). *A mulher e o câncer*. Campinas: Psy, 1997, p. 259-90.

GIMENES, M. G. G.; QUEIROZ, E. "As diferentes fases do enfrentamento durante o primeiro ano após a mastectomia". In: GIMENES, M. G. G. (org.). *A mulher e o câncer*. Campinas: Psy, 1997, p. 173-95.

KOVÁCS, M. J. "Avaliação da qualidade de vida em pacientes oncológicos em estado avançado da doença". In: CARVALHO, M. M. M. J. (org.). *Psico-oncologia no Brasil: resgatando o viver*. São Paulo: Summus, 1998, p. 159-85.

KÜBLER-ROSS, Elizabeth. *Sobre a morte e o morrer*. São Paulo: Martins Fontes, 1987.

LAZARUS, R. S.; FOLKMAN, S. *Stress appraisal and coping*. Nova York: Springer, 1984.

LORENCETTI, A.; SIMONETTI, A. P. "As estratégias de enfrentamento de pacientes durante o tratamento de radioterapia". *Revista Latino-Americana de Enfermagem*, Ribeirão Preto, v. 13, n. 6, p. 944-50, 2005.

MILLER, J. F. "Analysis of coping with illness". In: MILLER, J. F. *Coping with chronic illness: overcoming powerlessness*. 2. ed. Filadélfia: F. A. Davis, 1992, p. 19-49.

MOOS, R. H. *Coping responses inventory: an update on research applications and validity*. Odessa: Psychological Assessment Resources, 2004.

MORAES, L. O.; PENICHE, A. C. G. "Ansiedade e mecanismos de *coping* utilizados por pacientes cirúrgicos ambulatoriais". *Revista da Escola de Enfermagem da USP*, São Paulo, v. 37, n. 3, p. 54-62, 2003.

MOTTA, A. B.; ENUMO, S. R. F. "Brincar no hospital: câncer infantil e avaliação do enfrentamento da hospitalização". *Psicologia, Saúde e Doenças*, Lisboa, v. 3, n. 1, p. 23-41, 2002. Disponível em: <http://redalyc.uaemex.mx/redalyc/pdf/362/36230103.pdf>. Acesso em: 4 jun. 2007.

_____. "Brincar no hospital: estratégia de enfrentamento da hospitalização infantil". *Psicologia em Estudo*, Maringá, v. 9, n. 1, p. 19-28, 2004. Disponível em: <http://www.scielo.br/scielo.php?script=sci_arttext&pid=S1413-73722004000100004&lng=pt&nrm=iso>. Acesso em: 4 jun. 2007.

PEÇANHA, D. L. "Avaliação do 'coping' numa equipe de enfermagem oncopediátrica". *Boletim Academia Paulista de Psicologia*, São Paulo, v. 3, n. 6, p. 69-88, 2006.

ROLLAND, J. S. "Doença crônica e o ciclo de vida familiar". In: CARTER, B.; MC GOLDRICK, M. et al. (orgs.). *As mudanças no ciclo de vida familiar: uma estrutura para a terapia familiar*. Porto Alegre: Artes Médicas, 1995, p. 373-91.

SHAEFER, J. A.; MOOS, R. H. "Work stressors in health care and social service settings". *Journal of Community & Applied Social Psychology*, v. 3, n. 4, p. 285-98, 1993.

COMPREENDENDO AS VIVÊNCIAS DE ADOLESCENTES COM CÂNCER: ANÁLISE FENOMENOLÓGICA DO TAT

Adriana Bigheti; Elizabeth Ranier Martins do Valle

A adolescência pode ser definida como uma fase de transição entre a infância e a vida adulta, em que o processo de maturação biopsicossocial do indivíduo atinge o seu auge, sendo considerada um momento crucial do desenvolvimento do indivíduo, marcado pela aquisição da imagem corporal definitiva e pela estruturação final da personalidade (Osório, 1989).

Segundo o Estatuto da Criança e do Adolescente, a adolescência se estende dos 12 aos 18 anos de idade, e em casos excepcionais também caracteriza pessoas entre 18 e 21 anos (Oliveira, 1993). No entanto, o critério etário utilizado para demarcar o início e o término da adolescência parece questionável quanto à sua consistência, pois esses limites dependem da cultura, da sociedade e do próprio adolescente. Assim, a adolescência é vista como um processo singular e individual.

Kalina (1979) define a adolescência como um período turbulento de rápidas e intensas transformações em todas as áreas da personalidade – corpo, mente e mundo externo. Caracteriza-se pelo acentuado desenvolvimento físico e amadurecimento sexual, que possibilita a capacidade reprodutiva. No nível social ocorrem também algumas modificações, o grupo de amigos ganha maior importância, passando a ser o centro dos interesses.

Carvajal (2001) acrescenta que o transcorrer da adolescência é marcado por algumas crises: a) de identidade, que consiste na necessidade de o adolescente ser ele mesmo, de procurar definir seu *self* e adquirir algo que o diferencie da criança e do adulto, para dessa forma romper a dependência infantil e conseguir a auto-sustentação própria do ser maduro; b) de autoridade, que consiste num enfrentamento de tudo que significa norma ou imposição de modelos; c) sexual, centrada no aparecimento de um novo modelo psicológico para o manejo dos impulsos libidinais em eclosão.

No entanto, Erikson (1976) pondera que o simples levantamento dos eventos ocorridos na adolescência não nos informa sobre como o indivíduo se relaciona com eles e de que forma é capaz de integrá-los. Adverte quanto à necessidade de conhecer não só as transformações intelectuais, sociais, emocionais e biológicas que ocorrem mas também o impacto que cada uma delas pode ter sobre todas as outras. Refere-se à ênfase nas semelhanças entre todos os adolescentes como um risco, pelo fato de obscurecer a questão do desenvolvimento de um sentido de individualidade, ou de um sentido de identidade interior.

Erikson (1976) compreende a adolescência como um processo evolutivo marcado basicamente por uma crise de identidade – entendendo a crise como um ponto necessário ao desenvolvimento, que permite, pelo acúmulo de experiências, uma redefinição dos objetivos.

Portanto, a adolescência é considerada uma crise vital normativa caracterizada por alguns elementos, tais como: a integração das experiências passadas, o desenvolvimento de um sentido de individualidade e a consciência crescente do próprio destino. Assim, ao mesmo tempo que o jovem deseja a liberdade e a independência, experimenta ansiedade e medo em relação a si próprio e ao futuro, pois sabe que está se preparando para ser lançado no mundo, como alguém independente e, portanto, responsável por si mesmo.

Nesse mesmo sentido, Becker (1994) pontua a necessidade de pensar na adolescência como uma singularidade, ressaltando que existem formas diferentes de vivenciá-la. Salienta a importância de que não se tomem essas possibilidades como regras, dado que essa vivência é única.

É pertinente destacar que para a psicologia fenomenológico-existencial é fundamental considerar a singularidade de cada pessoa, buscando revelar sua forma particular de perceber, significar e vivenciar as diferentes situações a que está exposta. Assim, mesmo enfrentando situações semelhantes, cada pessoa é única.

O adolescente com câncer

Câncer é uma designação genérica para doenças malignas que se caracterizam pelo crescimento autônomo e desordenado das células, um processo conhecido como carcinogênese.

Atualmente, ele é considerado uma doença grave, não infecciosa, de caráter multifatorial, envolvendo fatores genéticos e ambientais, e potencialmente curável, enquanto costumava ser visto como uma doença aguda e fatal.

Contudo, mesmo com o aumento da cura e da sobrevida dos pacientes, o tratamento do câncer continua sendo muito agressivo e invasivo. É fato que, a partir do diagnóstico de câncer, a vida da pessoa muda rapidamente. Começa a viver uma realidade marcada por internações em hospitais, em um ambiente cercado por pessoas estranhas, e a passar por uma bateria de exames dolorosos. Além disso, o próprio tratamento produz efeitos colaterais intensos e às vezes imediatos, como náuseas, vômitos, diarréia, febres e queda de cabelo. A pessoa experimenta uma sensação de perigo e de medo diante do desconhecido, vivenciando sentimentos de fracasso, abandono e medo da morte, elementos geradores de muita angústia e ansiedade (Valle, 1997).

Segundo Valle (1997), a vivência da criança e do adolescente com câncer pode ser dimensionada com base em cinco fases: pré-diagnóstico, diagnóstico, tratamento (enfrentando a realidade), sobrevivência, agravamento/morte. Nessas fases os sentimentos são ambíguos: em alguns momentos há esperança e otimismo; em outros, descrença e medo da morte.

Bessa (2000) estudou o adolescer de pacientes com câncer por meio de um trabalho com grupos de adolescentes em tratamento e constatou: a preocupação com a doença e o tratamento; a percepção da mudança na rotina e a capacidade de adaptação à situação; a preocupação e superproteção da família; posturas de contestação, chantagem e ironia por parte dos adolescentes em relação ao tratamento, a suas limitações e à superproteção familiar; sentimentos de isolamento social; a busca de independência, responsabilidade e crescimento existencial por meio da compreensão e assunção do tratamento; preocupações com a auto-imagem; sentimentos de solidariedade e medo da morte.

Lima (2002) pesquisou a questão do sofrimento do adolescente com câncer e concluiu que as principais causas do sofrimento são: a hospitalização, a restrição das atividades cotidianas, a terapêutica agressiva, o medo da morte e a alteração da auto-imagem.

Hedström *et al.* (2003), investigando eventos estressores para crianças e adolescentes com câncer, relatam que o aspecto emocional de estresse mais freqüentemente mencionado pelos adolescentes foi a mudança de aparência. A perda de cabelo foi citada pelos jovens como a principal causa de incômodo, pois parecer diferente de seus pares invoca um sentimento de inadequação que leva o jovem a evitar o grupo e cair no isolamento e na solidão.

Segundo Osório (1989), o grupo de iguais serve como continente da crise de identidade do adolescente, funcionando como "caixa de ressonância" para as ansiedades vivenciadas, pois num momento em que se afasta dos modelos de identificação anteriores, de seus pais e de outros adultos significativos, tem necessidade de buscar outros com quem se identifique.

Vendrúsculo (2001) destaca que as restrições impostas pela doença, as experiências repetidas de dor, passividade e separação, assim como o pouco controle sobre os procedimentos, medicações e dieta, impedem que o jovem faça escolhas, podendo, dessa forma, gerar um sentimento de fracasso, com vivências de apatia e passividade.

Nesse sentido, as orientações psicossociais do Comitê Psicossocial da Sociedade Internacional de Oncologia Pediátrica (Siop, 2000, p. 5) salientam que os pacientes devem envolver-se de forma ativa em programas destinados a "promover sua participação nas decisões que dizem respeito aos cuidados de sua própria saúde".

Caminhos de acesso ao adolescente com câncer: uma aproximação entre o TAT e o método fenomenológico

O teste de apercepção temática (TAT) é considerado um dos mais importantes instrumentos de exploração da personalidade. É constituído por dezenove quadros impressos e um cartão em branco. Pode ser aplicado em pessoas com idade mínima de 11 anos. Na situação de avaliação pede-se que o sujeito conte uma história com base no estímulo apresentado em cada prancha. Esta deve conter o passado, o presente e o futuro, os sentimentos e os pensamentos dos personagens.

A primeira forma de aplicação do TAT foi publicada em 1935 por Morgan e Murray. Empregaram essa técnica, na clínica psicológica da Universidade de Harvard, num projeto de estudo da natureza e dos princípios que governam o comportamento humano. Em 1938, após a análise dessas experiências em mais de cinqüenta universitários, Murray *et al.* elaboraram uma síntese integrando os resultados dos testes à sua teoria de personalidade e publicaram o livro *Explorations in personality*. Em 1943, Murray *et al.* publicaram um manual de aplicação com a forma definitiva do TAT, atualmente em uso.

O ponto de partida do TAT situa-se na apercepção, isto é, na interpretação que o sujeito faz de sua percepção em função de sua experiência anterior, pois ele indicará o significado que a imagem que percebe nas pranchas tem para si.

O ato da percepção "[...] não é uma interiorização passiva dos objetos. Vai também de dentro para fora: 'Sou eu que faço o mundo ser para mim', diz Heidegger. Em construindo o universo simbólico, o homem concede existência ao universo todo" (Augras, 1967, p. 7).

Dessa forma, considera-se o TAT como um teste projetivo. Isso significa que cada história é compreendida como uma projeção do sujeito, ou seja, como uma atribuição, dada pelo sujeito, de seus sentimentos, necessidades e tendências a sujeitos ou objetos do mundo exterior que, no caso, são as pranchas (Jacquemin, 1982).

As técnicas projetivas têm como base o fato de que a pessoa estrutura "ativa e espontaneamente esse material, revelando deste modo a estruturação de sua própria personalidade" (Augras, 1967, p. 184).

Segundo Anzieu (1986), Murray fundamentou sua interpretação em uma concepção da personalidade como um feixe complexo de necessidades e pressões que condicionam a conduta do sujeito. Essa concepção, de inspiração behaviorista, acabou sendo adotada pela maioria dos autores.

Piotrowski questionou essa concepção de Murray e empregou um modelo psicanalítico de interpretação, adotando o ponto de vista de Wyatt, segundo o qual o personagem considerado o "herói" revela as tendências aceitáveis pela consciência do sujeito e os outros personagens são os representantes das outras tendências (Anzieu, 1986).

Augras (1967, p. 221), criticando essa suposição de que o "herói" representa o próprio sujeito e os outros personagens pertencem ao seu ambiente, como projeções de seus familiares, afirma que ao seu modo de entender "todos os personagens representam o sujeito que faz o teste". Acredita que o que é retratado pelo sujeito não é o mundo objetivo em geral, e sim o seu mundo, da forma como é vivenciado e projetado.

Telles propõe que se desvincule o TAT do conceito de projeção no sentido psicanalítico, ampliando assim o seu uso, argumentando que "uma vez atado às teorias psicanalíticas o teste perdeu uma preciosa autonomia teórica que poderia proporcionar-lhe correlações altamente criativas dentro do estudo do comportamento em geral" (Telles, 2000, p. 71).

Defende que a possibilidade de pesquisar e construir uma teoria com base no material do teste, constituindo uma metodologia geral diante do seu uso, não necessita ir além dos fenômenos que já se encontram presentes no teste. Pondera que os conflitos que aparecem na história referem-se à produção própria daquela pessoa, sendo dessa forma expressão do seu ser.

Romero (1999), baseado em pressupostos existenciais, propõe um enfoque fenomenológico compreensivo do TAT, de acordo com as seguintes etapas: a) realizar uma análise das seqüências temáticas; b) caracterizar as vivências dominantes; c) analisar dimensionalmente as temáticas. Contrário ao conceito de projeção, afirma que a pessoa, ao contar sua história, está traduzindo sua realidade pessoal, do modo como acontece em seu campo imaginário. O sujeito estaria, dessa forma, expondo sua maneira de sentir e pensar, suas representações e crenças.

O pensamento fenomenológico considera que a existência pode "revelar-se a si mesma pela sua afetividade, seu discurso, sua interpretação e sua compreensão" (Heidegger, 1989, p. 209). Assim, o modo como a pessoa experiencia a sua vida é a base da relação que ela estabelece com o mundo. Na situação de diagnóstico, "a fala do cliente, nas entrevistas e nas provas, é a manifestação de sua realidade, e como tal será investigada. Pela fala serão desveladas as suas vivências: o tempo, o espaço, o outro e sua obra" (Augras, 1986, p. 25).

O olhar fenomenológico explicita uma perspectiva de compreensão da verdade, o que implica o caráter provisório do que será desvelado. É importante salientar, também, que toda perspectiva de conhecimento da verdade é limitada, pois nunca alcança a totalidade do real; e relativa, pois depende do ponto de vista utilizado para acessar o real. Dessa forma, quando uma perspectiva se desvela, outra se encobre.

A fenomenologia – formada pelas expressões gregas *phainómenon e lógos* – tem por objetivo a investigação direta e a descrição de fenômenos que são experienciados pela consciência, sem teorias sobre a sua explicação causal e evitando, o máximo possível, pressupostos e preconceitos. O conhecimento fenomenológico utiliza a percepção categorial, com a meta de chegar a uma intuição de idéias abstratas ou de essências; estas não são explicadas, uma vez que não resultam de processos de causalidade, o que implica considerar a fenomenologia como uma atitude perante o conhecer, na qual não cabe nenhum princípio explicativo acerca do vivido, apenas uma descrição (Martins e Bicudo, 1989).

Realizar as análises das histórias contadas no TAT, compreendendo-as segundo uma perspectiva fenomenológico-existencial, significa voltar às coisas em si mesmas com o intuito de desvelar os fenômenos que se apresentam nas histórias, buscando revelar a dinâmica interna dos adolescentes e seus modos de vinculação com o mundo.

Compreensão das vivências de adolescentes com câncer: análise fenomenológica do TAT

Em um estudo de base fenomenológica desenvolvido por Bigheti (2004), colaboraram cinco adolescentes com câncer que serão mencionados aqui com nomes fictícios: Cláudio, de 17 anos; Eliane, de 13 anos; Fabrícia, de 16 anos; Carina, de 15 anos; e Gustavo, de 12 anos. A proposta do estudo foi procurar novas formas de acessar as vivências de adolescentes com câncer, ao realizar uma leitura fenomenológica das histórias contadas por eles, tendo como estímulos as pranchas do TAT.

Após a aprovação do projeto pelo Comitê de Ética em Pesquisa do Hospital das Clínicas da Faculdade de Medicina de Ribeirão Preto, da Universidade de São Paulo, foi feito um contato inicial com a família para informá-la sobre a pesquisa, seus objetivos e os procedimentos a que o adolescente seria submetido, dando-lhe garantia da preservação dos aspectos éticos envolvidos, como a questão do anonimato e do sigilo diante dos conteúdos que emergissem nos encontros. A autorização para que o adolescente participasse da pesquisa foi efetuada pela assinatura de termo de consentimento por parte dos pais e pela assinatura de termo de assentimento por parte do adolescente.

No primeiro contato com o adolescente, foi realizada uma entrevista, com o objetivo de colher dados sobre a sua história e sua forma de vivenciá-la, e aplicado um exercício de autoconhecimento, denominado auto-retrato desenhado (Serrão e Baleeiro, 1999), para possibilitar uma aproximação de sua vivência. Nesse exercício, pedia-se ao adolescente que desenhasse uma pessoa da cabeça aos pés. Na cabeça dessa pessoa o adolescente deveria colocar três valores que não mudariam com o tempo; do lado direito da boca, uma frase que se arrependia de ter dito; do lado esquerdo da boca, uma frase que não havia sido dita, mas deveria ser; no coração, três paixões que não se extinguiriam; na mão direita, o que tinha para dar; na mão esquerda, o que queria receber; no pé direito, os objetivos que desejava alcançar; no pé esquerdo, os passos que deveria dar para realizar seus objetivos. Assim que ele terminasse essa atividade, deveria apresentar o seu desenho e o que havia escrito para buscar compreender o significado disso para ele. Nesse encontro, já era agendado um próximo dia para a aplicação do TAT. Essa aplicação era pautada pela forma reduzida do TAT baseada em Jacquemin (1982) e pela escolha de pranchas facilitadoras de conteúdos referentes às relações humanas.

As pranchas selecionadas para o grupo feminino foram: 1, 3MF, 4, 5, 7MF, 8MF, 9MF, 12RM, 13M, 18MF. Para o grupo masculino, as pranchas escolhidas foram: 1, 3RH, 4, 5, 7RH, 8RH, 9RH, 12RM, 13R, 18RH.

O teste contava com a apresentação das pranchas e o pedido de que se contassem histórias sobre cada uma, com passado, presente e futuro, sentimentos e pensamentos. As histórias foram transcritas imediatamente pela pesquisadora. Em alguns momentos foram feitas intervenções no sentido de esclarecer dúvidas, ou de preencher lacunas quanto às instruções pedidas.

Após a obtenção das histórias, elas foram analisadas conforme o referencial fenomenológico de Giorgi (1978) e Martins e Bicudo (1989), que sugerem as seguintes etapas: transcrever todas as histórias relatadas; ler todas as histórias, tendo como objetivo obter uma configuração do todo; reler atentamente cada história narrada com a interrogação presente, buscando apreender as unidades de significados que se mostrarem, lembrando que estas não se encontram prontas nas histórias, mas existem em função da predisposição do pesquisador, tendo em vista seu questionamento original; buscar as convergências e divergências das unidades de significados encontradas em cada uma das histórias; construir categorias de acordo com as convergências e divergências levantadas, permitindo, assim, uma leitura da experiência dos colaboradores em relação à questão formulada pelo pesquisador; realizar a convergência e a divergência das categorias apontadas em cada história, de modo a obter a estrutura do fenômeno em estudo.

Com base nessas etapas, foram feitas cinco análises ideográficas, que, segundo Martins e Bicudo (1989), são análises individuais ou de uma única situação. Assim, foram analisadas fenomenologicamente as histórias de cada colaborador e foi feita uma síntese compreensiva de cada uma.

As histórias dos adolescentes com câncer

Para ilustrar o estudo, serão apresentadas a seguir duas histórias de cada adolescente.

Histórias de Cláudio

Prancha 3RH

Eu acho que é uma pessoa que não tá alegre. Tá muito triste. Aconteceu algo triste com algum familiar dela que ela está chorando, está muito aflita. O pai dela está muito doente e eles ainda não descobriram o que é esta doença. Eles levaram em tudo. Gastaram um dinheirão mas ainda não conseguiram descobrir, e eles não confiam no tratamento público. [Quem são eles?] A família dela tá pensando que não vai conseguir achar uma cura para o pai dela. Mesmo que ela pense que não, eles vão conseguir achar a cura e, ao contrário do que ela pensa, vai ser por meio de um hospital público. Vão fazer muitos exames e num desses vão achar a doença e, conseqüentemente, acham a cura. Aí, ela volta a ficar alegre.

Título: Desconfiança.

Prancha 8RH

Uma pessoa do exército foi ferida, levada ao médico às pressas, lá mesmo. Aí, eles estão tentando fazer alguma coisa por essa pessoa. O capitão desse soldado está parado, esperando; sério, mas nervoso. Enquanto os médicos tentam ajudar o soldado, o capitão está pensando: "Será que o meu soldado vai sobreviver? Ele é um dos melhores soldados que eu tenho no batalhão. Eu sinto muito afeto como se fosse um pai para ele. E ele deve sentir como se fosse meu filho, porque ele não tem pai nem mãe". Os médicos tavam pensando: "Será que ele consegue?" Tavam com muita esperança. O doente tava pensando assim: "Esses médicos vão me ajudar mesmo? Ou será que são fajutos?" [O que ele sentia?] Tava sentindo muita dor. Os médicos vão ajudá-lo e ele vai conseguir voltar para o batalhão da guerra. O capitão só podia ficar olhando, angustiado. Os médicos ajudam.

Título: Guerra.

Histórias de Eliane

Prancha 9MF

Antônia e Maria eram irmãs. Elas iam para a escola juntas. Um dia, voltando da escola, elas resolveram passar por outro caminho, muito perigoso. Na hora que estavam no meio do caminho, apareceu um urso selvagem e começou a correr atrás de Antônia e Maria. Elas gritavam "Socorro!", mas ninguém as ouvia, porque ali era um lugar que ninguém se arriscava passar. [O que sentiam?] Tavam sentindo muito medo, pensando que elas iam morrer, que o urso ia comer elas. Felizmente, elas conseguiram escapar do urso e foram correndo para sua casa.

Título: As meninas e o urso.

Prancha 18MF

Ana morava com sua mãe. Elas se amavam muito e Ana tinha medo de perder sua mãe, porque ela estava muito doente. Um dia, ao chegar em casa, Ana viu sua mãe passar mal perto da escada e ficou muito preocupada. A sua mãe morreu e ela ficou sozinha. [O que ela sentiu?] Pensava que ia ficar sozinha no mundo e sentia-se só. Um dia sua irmã, que morava em outra cidade, veio e ficou morando com ela e ela ficou muito feliz.

Título: Ana, a menina que tinha medo de perder sua mãe.

Histórias de Fabrícia

Prancha 3

(Difícil. É uma mulher aqui?) [Pode ser o que você quiser.] (Deixa eu ver como vai ser.) Há muito tempo atrás, havia uma família muito rica. Tudo que eles queriam eles conseguiam, pois tinham muito dinheiro. Uma de suas filhas resolveu mudar a sua vida, pois ela nunca tinha passado dificuldade, porque tudo que queria ela tinha. Só que ela acabou adoecendo. A sua mãe levou ela para todos os médicos melhores do país, mas nada era descoberto. Fizeram exames, mas nada tinha. Estava deprimida, sem comer, e mal conversava com sua mãe. Então, disse: "Procurei os melhores médicos, tenho tanto dinheiro, mas nada disso trouxe a cura de minha filha". Então, refletindo sobre sua vida, ela pensou consigo mesma: "Nunca pedi ajuda a Deus, nunca conversei com Deus, pois sempre tive tudo que queria. Agora não tenho mais nada". Pensou, pensou muito, e então resolveu: "Começarei a falar com Deus, pedir ajuda a ele, pois percebi que nem tudo o dinheiro pode comprar". [O que ela sentia?] Sentia que faltava algo na sua vida e era a fé. Ela então começou a rezar, a pedir... e pedia perdão para Deus, pois ela achava que o dinheiro poderia fazer tudo. Depois de alguns dias, sua filha levantou-se da cama e foi até o quarto dela dizendo-lhe: "Mãe, estou salva, pois a fé que a senhora tem é maior do que o dinheiro pode comprar". Depois disso, aquela senhora rica, que tinha tudo, acabou percebendo que o dinheiro não faz tudo na vida de um ser humano.

Título: Uma lição de vida.

Prancha 18MF

Algum tempo atrás, havia duas irmãs que faziam tudo. Mas uma delas acabou adoecendo e pediu que aquela outra irmã não parasse com sua vida. Ela, sem entender nada, respondeu a ela: "Nada vai acontecer com você, pois esqueceu que nós estaremos juntas?" Então, aquela que estava doente disse a ela que não poderiam ficar mais juntas, pois sua missão havia terminado. Pediu a ela para cuidar dos seus filhos como se fossem os dela. Já fraca, quase caindo, respondeu a ela: "Estarei sempre com você no seu pensamento e um dia nos encontraremos". Depois dessa frase, deu um beijo no rosto de sua irmã e fechou seus olhos. Quando ela fechou os olhos, a sua irmã percebeu que ela não estava mais ali e percebeu, também, que sua última vontade era que ela continuasse a viver feliz.

Título: O pedido.

Histórias de Carina

Prancha 7MF

A empregada tá contando história pra filha da patroa. Tá lendo um livro para ela. Mas ela parece que não está interessada na história. Olhando para o outro lado, querendo sair, fazer outra coisa. Ela quer brincar fora de casa, mas a empregada não deixa porque seus pais não gostam que ela saia pra rua. Então, ela fica triste. Vai pedir para a mãe deixar que ela saia um pouquinho. A mãe diz que só gosta que ela saia com ela e com o pai dela, mas, no momento, não pode, porque tá ocupada. A garota fala baixinho que ela tá sempre ocupada. Ao perceber que a filha tá bem desanimada e triste, vê que não está dando atenção suficiente para ela. Então, deixa o que está fazendo, chama a filha e pergunta se ela quer dar um passeio no parque. Ela fica muito contente, aceita, e as duas passam um dia muito legal juntas.

Título: A garotinha.

Prancha 18MF

Parece que essa senhora segura outra senhora nos braços, pois ela tá... desmaiando. Está muito assustada e fala para a pessoa reagir. A pessoa desmaiada é a sua mãe. Ela pede por socorro, aparecem outras pessoas e ajudam a colocar na cama. Chama um médico, que chega logo. Pedem para sair do quarto e deixá-lo a sós com o paciente. Todos ficam de fora muito preocupados com o que será que tava acontecendo. Depois de uma hora o médico sai do quarto e diz que não era nada demais. Ela era uma senhora de idade que estava fraca. Podia não estar se alimentando direito e iria precisar de tomar vitaminas e que tivesse sempre alguém olhando ela. Sua filha respira aliviada e entra no quarto e conversa com sua mãe e diz que vai estar olhando por ela sempre. Logo a senhora estava de pé, depois de uns dias, fazendo o que o médico ressaltou, obedecendo às orientações do médico. Logo se sentiu melhor e ficaram todos muito contentes por não ter acontecido nada mais grave, e agora sua filha está sempre contente ao lado dela.

Título: Cuidados.

Histórias de Gustavo

Prancha 8RH

(É um termômetro, né?) [Pode ser o que você quiser.] (É, é um termômetro.) Os navegadores estavam navegando quando veio uma tempestade e o mar ficou com ondas e começou a jogar água no barco e quase que o barco afundou. E um dos navegadores bateu a cabeça e machucou e ele ficou com muita febre. E os outros navegadores chamaram pelo rádio o pronto-socorro e eles vieram depois de uma hora e o navegador estava sangrando muito porque ele tinha batido a cabeça e o pronto-socorro chegou e falou que tinha que levar o navegador na hora, porque ele estava quase com hemorragia, porque ele perdeu muito sangue. [O que ele estava sentindo?] Ele estava sentindo muita dor na cabeça. [O que ele estava pensando?] Ele estava pensando que iria morrer, mas os amigos diziam para ele que eles não ia deixar ele morrer. E, depois de passar dois meses, o navegador saiu do hospital e já estava recuperado e o médico falou que ele poderia navegar de novo. Quando vê, o navegador chegou no barco dos seus amigos e os amigos ficaram muito felizes e falou para ele: "Lembra do que você falou quando estava machucado?" E ele respondeu: "Não lembro". Aí, o navegador falou: "Você falou que iria morrer, mas nós não deixamos você morrer". (Ficou muito legal, foi a mais comprida.)

Título: Os navegadores.

Prancha 12RM

O pescador estava pescando, quando veio um tubarão e tombou seu barco. E ele não se machucou, e ele ficou perdido na mata. Ainda bem que ele estava com um celular e ligou para sua mãe e mandou sua mãe ligar para os bombeiros falassem para ele vim me procurar na mata. E os bombeiros conseguiram achar o pobre homem todo machucado. E os bombeiros levaram o homem para sua casa e sua mãe ficou muito feliz com seu filho chegando em casa porque ela pensou que ele iria morrer. [O que ele sentia?] Ele sentia muito medo porque tinha muitos bichos nessa grande mata. [O que ele pensava?] Pensava que poderia ser comido por uma onça.

Título: O pescador.

Categorias temáticas

Com base nas análises ideográficas de cada colaborador, foi realizada uma análise nomotética, com o objetivo de buscar uma compreensão das convergências e divergências entre os casos individuais. Essa análise resultou em vinte categorias temáticas, sendo exemplificadas a seguir com o recorte de apenas uma fala ilustrando os pontos que desvelam e apresentam as vivências dos adolescentes com câncer.

Sentindo-se sozinho

Elas gritavam "Socorro!", mas ninguém as ouvia [...]. Eliane, prancha 9MF.

Sentindo-se triste

Ela era triste porque não tinha um namorado como as outras moças [...] ficava pensando por que não arrumava um namorado [...]. Eliane, prancha 8MF.

Sentindo-se doente

Mas uma delas acabou adoecendo [...]. Então, aquela que estava doente [...]. Já fraca, quase caindo [...]. Fabrícia, prancha 18MF.

Sentindo-se ameaçado

[...] porque ela pensou que ele iria morrer [...]. Ele sentia muito medo porque tinha muitos bichos nessa grande mata. Pensava que poderia ser comido por uma onça. Gustavo, prancha 12RM.

Sentindo a presença da morte

Um dia Clarice faleceu e foram morar outras pessoas e reformaram a casa. Eliane, prancha 5.

Sentindo-se invadido pela emoção, pelo impulso

E ele começou a jogar as coisas no fazendeiro e o fazendeiro ficou muito irritado e contratou uma quadrilha com muitas armas para tirar todos da sua terra. "E, se eles não quiserem sair, atirem em todos". Gustavo, prancha 13R.

Sentindo culpa e reescrevendo a sua história

Aí, o estudante bêbado também pensou: "Eu devia ter estudado mais. Estudei muito pouco e me arrependi.

Eu era o futuro dos meus pais e agora não sou mais". [...] Não estava contente com as notas que estava tirando até o momento. Aí, conseguiu retomar o seu caminho e tirar notas altas para orgulhar seus pais e ficou feliz. Cláudio, prancha 18RH.

Sentindo-se passivo e dependente

Certo dia, um jovem que queria muito estudar música ganhou um violino. Pôs este violino sobre a mesa e começou a observar até que os seus pais perceberam que ele gostava muito de música. Então, resolveram colocá-lo numa escola de música. Cláudio, prancha 1.

Sentindo desconfiança em relação à equipe médica

[...] levada ao médico às pressas, lá mesmo. Aí, eles estão tentando fazer alguma coisa por esta pessoa. [...] Os médicos tavam pensando: "Será que ele consegue?" Tavam com muita esperança. O doente tava pensando assim: "Esses médicos vão me ajudar mesmo? Ou será que são fajutos?" Cláudio, prancha 8RH.

Sentindo confiança na equipe que cuida

Chama um médico, que chega logo. [...] Depois de uma hora o médico sai do quarto e diz que não era nada demais. [...] Logo a senhora estava de pé, depois de uns dias, fazendo o que o médico ressaltou, obedecendo às orientações do médico. Carina, prancha 18MF.

Sentindo a necessidade de ser reconhecido e de se realizar

Aqui estava entrando no escritório para escrever, faz tempo que não escreve, tá pensando no que fazer para ser reconhecida novamente. [...] Aí, foi reconhecida como os melhores escritores da realidade. Fabrícia, prancha 5.

Sentindo a necessidade de apoio

Parece que essa senhora segura outra senhora nos braços [...]. Ela pede por socorro, aparecem outras pessoas e ajudam a colocar na cama. Carina, prancha 18MF.

Sentindo a preocupação do outro com sua vida

E os outros navegadores chamaram pelo rádio o pronto-socorro [...] mas os amigos diziam para ele que eles não iam deixar ele morrer [...] o navegador chegou no barco dos seus amigos e os amigos ficaram muito felizes [...]. Gustavo, prancha 8RH.

Sentindo-se confortável na companhia de outros

[...] cheio de amigos para conversar [...]. Levou-a para um lugar bonito e cheio de amigos [...]. Ela fez muitos amigos [...] e ficou muito feliz. Lá se sentia melhor. Eliane, prancha 13M.

Idealizando a vivência de um grande amor

Era uma vez um casal de namorados que se chamavam Maria e Manoel [...]. Manoel amava Maria e Maria amava Manoel. Eles se casaram, tiveram filhos e viveram felizes para sempre. Eliane, prancha 4.

Sentindo-se desconfortável pela condição de pobreza

[...] gostaria de aprender a tocar violino, mas, por ser pobre, não tinha como entrar numa aula de violino. Fabrícia, prancha 1.

Sentindo dificuldade no relacionamento interpessoal

[...] por causa de seus pais as crianças tiveram de ficar separadas [...] e os avós não queriam que o pai ficasse com as duas [...] mas pela discriminação de seus antepassados que havia gerado essa separação entre famílias. Fabrícia, prancha 9MF.

Sentindo dificuldade para alcançar seus objetivos

Mas esse sonho tinha seus obstáculos [...] pois ela tinha medo de altura. Todas as tentativas foram em vão... Fabrícia, prancha 13M.

Sentindo-se capaz de superar suas dificuldades

Aí, ele resolveu se dedicar muito mais ao estudo de música para se tornar um grande cantor. Conseguiu. Cláudio, prancha 1.

Sentindo esperança de realizar seus desejos no futuro

Passam uns anos e esta situação muda... Melhoram

de vida. Constroem outra coisa. No final, o menino está muito alegre. Cláudio, prancha 13R.

Em busca da compreensão do adolescente com câncer

O modo de ser próprio do homem foi designado por Heidegger (1989) como *dasein*, sendo este compreendido como "ser-aí", em estado de abertura. Isso significa que o homem está sempre vindo a ser, pronto para desvelar o que vem ao seu encontro, experimentando-se fundamentalmente como um ser que existe, existir querendo dizer estar aí no mundo, ser lançado em um mundo.

A determinação existencial do *dasein* se dá como estrutura constitutiva do ser-no-mundo. Ou seja, o vínculo com o mundo é constitutivo da existência. O ser e o mundo são uma estrutura unitária; assim, o ser não existe sem o mundo e o mundo não existe sem o ser. O homem, com o seu ser, ilumina o mundo, permite que os entes apareçam como são.

É nesse movimento de estar sendo no mundo que o homem vai compreendendo a trama significativa na qual está envolvido. A palavra *mundo* está sendo entendida como uma estrutura de relacionamentos significativos, na qual uma pessoa existe e participa. Para que possamos compreender a existência humana segundo o conceito do ser-no-mundo, devemos considerar três aspectos simultâneos do mundo: o circundante, o humano e o próprio.

O mundo circundante

O mundo circundante diz respeito ao relacionamento da pessoa com o ambiente. Compreende o mundo das leis da natureza e das coisas, dos animais, das plantas e também do próprio corpo. Caracteriza-se pelo determinismo porque é o mundo imposto, no qual o homem encontra-se lançado, sendo a adaptação o modo mais adequado para relacionar-se com ele.

Fazem parte do mundo circundante as condições externas e o corpo. E é o corpo que possibilita os primeiros contatos com o mundo. "O corpo tem um poder de síntese; ele unifica as sensações e percepções de si, bem como as que se referem ao mundo; o corpo é simultaneamente unificado e unificador na sua constante e simultânea relação consigo e com o mundo" (Forghieri, 1993, p. 29).

Buscar a qualidade dessa experiência do corpo como elemento unificado e unificador da relação consigo e com o mundo é fazer uma fenomenologia da corporeidade. Pompéia (2004) salienta que a corporeidade refere-se ao corpo e ao mesmo tempo ao mundo, já que ela possibilita que as coisas do mundo se manifestem da forma como se apresentam. O ser corporal do *dasein* revela que existir é, ao mesmo tempo, indigência e potência, sendo *dasein* um ente que muda e produz mudanças.

> [...] Estar submetido a mudanças implica não poder reter nada como posse, implica falta, carência, perda, [...] e isso significa indigência. Mas por aquelas mesmas razões, o poder mudar possibilita o crescimento, o desenvolvimento, os ganhos [...] e isso significa potência. (Pompéia, 2004, p. 33)

A corporeidade do adolescente com câncer será considerada um elemento existencial que implica a experiência de indigência e potência.

A *experiência de indigência de ser* refere-se à experiência da pequenez, da necessidade, da limitação, da dor, de estar exposto ao olhar do outro e à velhice e decadência.

A *experiência da pequenez* é a experiência designada como impotência diante da vida.

Ao receber o diagnóstico do câncer, esses adolescentes passaram por um momento permeado de dúvidas e angústias diante do desconhecido, pois entraram em contato direto com a fragilidade da vida, do corpo, e vivenciaram a pequenez da condição humana, que se revelou em sua finitude.

A partir do adoecimento de câncer, as experiências pelas quais os adolescentes passam sofrem transformações intensas, que incluem a perda do mundo conhecido por eles, levando-os a sentir-se estranhos e a habitar outro mundo, o mundo do adoecer. Nesse momento, vivenciam o desespero de não compreender o que está acontecendo e o medo do que pode acontecer, pois o câncer é uma doença que ameaça a vida, anunciando a presente possibilidade da morte.

Essa vivência provoca desgaste e aflição. O adolescente e sua família começam a enfrentar uma nova realidade, marcada pela experiência do desabrigo, da vulnerabilidade, do medo, da insegurança e da impotência.

A sua mãe levou ela para todos os médicos melhores do país, mas nada era descoberto. Fizeram exames, mas nada tinha. [...] Então, disse: "Procurei os melhores médicos, tenho tanto dinheiro, mas nada disso trouxe a cura de minha filha. [...] Agora não tenho mais nada". Fabrícia, prancha 3.

Percebem a fragilidade do corpo:

Já fraca, quase caindo [...]. Fabrícia, prancha 18MF.

A fragilidade se estende à relação com o ambiente, retratado como ameaçador. As ameaças do mundo circundante aparecem sob a forma de ladrões, ursos selvagens, tubarões e até mesmo de intempéries da natureza, como a tempestade, o mar furioso.

Os navegadores estavam navegando quando veio uma tempestade e o mar ficou com ondas e começou a jogar água no barco e quase que o barco afundou. Gustavo, prancha 8RH.

A *experiência da necessidade* é representada por uma forma característica de lidar com o tempo; ela é imediatista, tem urgência, quer encurtar o tempo que a separa da satisfação.

O adolescente com câncer vivencia o seu tratamento como uma imposição que limita a satisfação imediata de suas necessidades, percebendo muitas dificuldades e obstáculos que frustram seus desejos. Ele depara com o tempo do tratamento e as internações que o retiram de seu dia-a-dia, tendo de vencer muitos obstáculos e sentindo que precisa adiar os seus projetos. Assim, o tempo que o separa da satisfação de suas necessidades parece muito longo:

[...] colocou o violino em cima da mesa e olhou fixamente para ele. Em um de seus pensamentos veio a seguinte frase: "Oh, meu Deus, quando será que poderei tocar o meu violino?" Fabrícia, prancha 1.

Surgem vivências de desconforto relacionadas a dificuldades advindas da condição de pobreza econômica, sendo as dificuldades sentidas como impeditivas da satisfação de suas necessidades básicas, tais como comida, moradia, conforto e aquisição de brinquedos e objetos.

Uma criança de família humilde [...] porque não tinha o que comer. A sua casa era bem humilde, de madeira. E ele pensava: "Por que outras pessoas têm casas melhores que a minha? E mais brinquedos que eu?" [...] Tá sentindo fome. Cláudio, prancha 13R.

Porém, em outras circunstâncias conseguem perceber que a satisfação de algumas necessidades materiais não garante a sua felicidade:

[...] mas, quando pegou a boneca, ela percebeu que não tinha compensado, pois tudo aquilo que passava na televisão era cheio de fantasias. Fabrícia, prancha 7MF.

A *experiência da limitação* se traduz no fato de não poder tudo. Em essência, o homem é limitado. A limitação aparece muito ligada à corporeidade, pois o corpo tem limites claramente configurados.

Pois ela sonhava em subir num navio. Mas o obstáculo que tinha para ela subir naquele enorme navio, pois ela tinha medo de altura. Toda vez que tentava chegar na metade do caminho, ela descia de volta. Fabrícia, prancha 13M.

A limitação aparece como aprisionamento, como falta de liberdade. Ao adoecer, o adolescente experimenta muito desconforto com a restrição de sua liberdade, por não poder fazer o que quer, na hora que tem vontade.

Mas ela parece que não está interessada na história. Olhando para o outro lado, querendo sair, fazer outra coisa. Ela quer brincar fora de casa, mas a empregada não deixa porque seus pais não gostam que ela saia pra rua. Carina, prancha 7MF.

Os adolescentes afirmaram que o adoecer contribuiu para o seu amadurecimento. Contaram que, antes da doença, achavam que a vida era só brincar e se divertir e que, depois do adoecimento, aprenderam a conversar com as pessoas, passando a valorizar mais sua vida e a dos outros. Percebiam-se envolvidos com temáticas relativas à compaixão e ao perdão.

May (1993, p. 263) considera que a compaixão nasce da consciência de nossa mortalidade, ressaltando que um dos "encantos da mortalidade" é a habilidade dos homens de aprender a amar uns aos outros, salientando que "somos capazes de amar apaixonadamente porque morremos".

Poderia doar o amor como doa sangue, para todos terem um pouquinho [...] todos deveriam ter compaixão para ajudar as pessoas e ver os problemas das outras pessoas e perdoar [...]. Relato de Cláudio.

Para entender a *experiência da dor* é preciso considerar que a dor não se limita ao corpo. Ela pertence à existência. Surge como desamparo, como algo sem sentido, que não leva a nada.

No início não agüentava a quimioterapia, só chorava, não aceitava, xingava muito. Relato de Gustavo.

Traz a sensação de vazio, de falta, mas exatamente por isso pode funcionar como motivação, para levar a pessoa à sua superação, que pode ser representada pela eliminação da dor:

[...] bateu a cabeça e machucou e ele ficou com muita febre [...] o navegador estava sangrando muito porque ele tinha batido a cabeça [...]. Ele estava sentindo muita dor na cabeça. [...] Ele estava pensando que iria morrer [...]. E, depois de passar dois meses, o navegador saiu do hospital e já estava recuperado [...]. Gustavo, prancha 8RH.

A *experiência de estar exposto ao olhar do outro* é caracterizada pelo fato de o homem não poder se ocultar. A existência do homem é sempre exposta ao olhar, à compreensão e à interpretação do outro. Em seu processo de adoecimento, os adolescentes percebem no olhar do outro o preconceito, o estranhamento, o medo do contágio, e sentem-se inferiores. Sua exposição física é absolutamente visível; sua aparência está transformada pela queda de cabelos, de pêlos, pelo uso de máscaras e lencinhos.

Sentia desprezo e muita cobrança porque era o único filho da família [...]. Alguns colegas o desprezavam, achavam que ele era inferior, mas, na verdade, não era. Cláudio, prancha 18RH.

Como o *dasein* está sempre no movimento de vir a ser, isso significa que ele está sempre se transformando, o que implica também mudanças corporais, que em alguns momentos representam crescimento e desenvolvimento e em outros trazem a *experiência da velhice e da decadência*.

Suas pinturas geralmente eram pinturas vivas de cores alegres [...]. Foi quando, então, passando em um determinado local, avistou uma árvore seca com poucas folhagens, um pequeno riacho e um barco muito velho. Então resolveu pintar, pintou e percebeu que a realidade era muito diferente de suas fantasias [...] era um quadro que transmitia para as pessoas a crua realidade da vida, pois aquele quadro era um quadro sombrio e muito esquisito por suas cores. Fabrícia, prancha 12RM.

A *experiência de potência de ser* refere-se à experiência de poder fazer, de poder ter prazer, de poder ter carinho e de poder ter contato com o belo.
Poder fazer, pois todo fazer do homem nasce da corporeidade. "Este poder fazer é tão fundamental que, para Heidegger, Dasein se constitui como ação antes de qualquer possibilidade de compreensão de si mesmo" (Pompéia, 2004).
O poder fazer se mostra quando os adolescentes revelam-se capazes de realizar o que desejam por meio de seus próprios recursos. Ajuda o adolescente a resgatar sua força, sua potência, pois, ao perceber-se como capaz de fazer algo por si, por suas necessidades e desejos, experimenta o fortalecimento de si mesmo.

Aí, ele resolveu se dedicar muito mais ao estudo de música para se tornar um grande cantor. Conseguiu. Cláudio, prancha 1.

Estar sujeito às necessidades significa indigência, mas o fato de ter uma necessidade satisfeita possibilita uma experiência de prazer (*poder ter prazer*). O prazer só é possível quando existe, de alguma forma, algum tipo de carência, de falta. A satisfação da necessidade é vivida como alívio que traz bem-estar, que traz prazer.

Ele ficou ali a manhã toda, mas não tinha pego nada, mas quando tava desistindo e indo embora fisgou um peixe grandão. Bem grandão que quase não conseguiu tirá-lo da água. Enfim, consegue. Ele fica tão satisfeito que sai correndo e nem lembra de levar o barco embora. Carina, prancha 12RM.

Quanto a *poder ter carinho*, Pompéia (2004, p. 40) afirma que "A condição de ser-no-mundo-corporalmente-junto-aos-outros se caracteriza também por uma necessidade do contato físico com o outro, sob a forma de carinho". O corpo é a primeira região onde o prazer é experienciado pelo toque. Assim, o homem precisa de carinho, que nada mais é do que a expressão sensível do afeto.

Eles estão tirando uma soneca e são muito fraternais, porque deixa o outro deitar em cima das costas. Cláudio, prancha 9RH.

A experiência do belo (*poder ter contato com o belo*) se traduz no prazer proporcionado pelos sentidos quando nos confrontamos com a beleza, seja ela oriunda da natureza ou da produção de outros homens, como no caso da obra de arte.

Olha fascinado porque, lá de cima, dá pra ver toda a cidade. Era uma cidade grande, enorme. Fica um tempão lá em cima, olhando, e perde a noção do tempo. Carina, prancha 13M.

O mundo humano

É o mundo das relações com os outros. O homem existe em relação com, ou seja, é constitutivo do *dasein* o "ser-com". Assim, a existência é compreendida como coexistência. Ao homem só é possível ser no mundo junto aos outros homens.

Ao vivenciar o mundo humano, os adolescentes com câncer experimentam ambigüidade nas suas relações; assim, em alguns momentos percebem os outros numa relação de sintonia com o seu ser, como cuidadores, solidários e preocupados: identificam o sofrimento dos pais e a tentativa de aplacar as suas dores. Sentem que os pais muitas vezes os superprotegem, tentando compensar o "estar doente" por meio de concessões materiais, comprando objetos e brinquedos; e de concessões afetivas, dedicando a eles maior carinho e atenção.

[...] eles não sabiam o que fazer para ele. Faziam de tudo. Agradavam ele ao máximo. Procuravam contrariá-lo o menos possível, pois gostavam muito daquele filho. Cláudio, prancha 4.

Há momentos em que percebem a potência dos pais, em posição de solicitude, prontos para o atendimento de seu filho:

"Lembra do que você falou quando estava machucado?" E ele respondeu: "Não lembro". Aí, o navegador falou: "Você falou que iria morrer, mas nós não deixamos você morrer". Gustavo, prancha 8RH.

Em outros momentos vêem seus pais impotentes para ajudá-los, sentindo-os perplexos, assolados em dúvidas e angústias:

O capitão desse soldado está parado, esperando; sério, mas nervoso [...] o capitão está pensando: "Será que o meu soldado vai sobreviver? [...]" O capitão só podia ficar olhando, angustiado." Cláudio, prancha 8RH.

Os adolescentes identificam a alegria e o alívio das pessoas diante do seu bem-estar:

[...] e ficaram todos muito contentes por não ter acontecido nada mais grave [...]. Carina, prancha 18MF.

Nessas relações com os outros, a figura da mãe aparece de modo particular, como "caixa de ressonância", descrita como companheira, amiga de todas as horas, próxima, preocupada:

"Ao perceber que a filha tá bem desanimada e triste, vê que não está dando atenção suficiente para ela. Então, deixa o que está fazendo, chama a filha e pergunta se ela quer dar um passeio no parque. Ela fica muito contente, aceita [...]." Carina, prancha 7MF.

Em algumas ocasiões os adolescentes idealizam a vivência de um grande amor, caracterizado pela reciprocidade do afeto e pela possibilidade de eternizar-se. Todos os adolescentes falaram em seus relatos pessoais, assim como nas histórias contadas por eles, sobre o desejo de namorar, de encontrar o verdadeiro amor em alguém muito significativo, sendo "felizes para sempre".

"Estou sentindo uma coisa que nunca senti na minha vida." [...] Ela também falou que nunca tinha acontecido nada igual em sua vida. Acabaram entendendo que não passava de um simples e maravilhoso amor. Ficam juntos. Fabrícia, prancha 4.

Em outras oportunidades, os adolescentes percebem as pessoas numa relação de conflito com o seu ser. Eles experimentam dificuldades no relacionamento. São consideradas dificuldades as vivências do desencontro, da necessidade, de dúvidas em relação ao afeto do outro:

Ele só brigava com Maria [...]. Um dia, Maria pensou que ele não gostava mais dela. Eliane, prancha 4.

Relatam a vivência de brigas e da separação:

A pessoa vai embora mesmo, pra longe, e ela fica aqui [...]. Carina, prancha 3MF.

Às vezes experimentam a crueldade, a discriminação e o desprezo do outro. Isso gera sentimentos de inferioridade, revolta e injustiça.

Algumas pessoas tinham um comportamento que ela achava que ninguém poderia ter. Pessoas que faziam coisas muito más, pessoas que não confiavam em Deus, que não tinham amor nem alegria, a não ser que prejudicasse alguém, essa era a alegria deles. Fabrícia, prancha 8MF.

Há momentos em que os adolescentes se sentem desvalorizados e buscam o reconhecimento do outro:

[...] os seus livros foram ficando esquecidos [...] tá pensando no que fazer para ser reconhecida novamente. Fabrícia, prancha 5.

O mundo próprio

Refere-se à relação que a pessoa estabelece consigo mesma, com a possibilidade de ser consciente de si e de ter autoconhecimento, o que implica autotranscendência.

Para a psicologia fenomenológico-existencial, o autoconhecimento liga-se ao fato de o homem se experimentar fundamentalmente como um ser que existe em íntima relação com o mundo e consigo mesmo, tendo conhecimento disso. A sua grande característica é que ele existe e sabe que existe.

Assim, o autoconhecimento implica a autotranscendência, ou seja, a capacidade do homem de transcender a situação imediata e se ver ao mesmo tempo como sujeito e objeto.

Então, aquela que estava doente disse a ela que não poderiam ficar mais juntas, pois sua missão havia terminado. Pediu a ela para cuidar dos seus filhos como se fossem os dela. Já fraca, quase caindo, respondeu a ela: "Estarei sempre com você no seu pensamento e um dia nos encontraremos". Fabrícia, prancha 18MF.

Para analisar o mundo próprio do adolescente com câncer, serão utilizadas as considerações de Yalom (1984) a respeito da psicodinâmica existencial.

Em sua formulação, o autor postula que o conteúdo do conflito fundamental do homem surge a partir do confronto com os "presentes" que a existência lhe dá ao nascer. Ele considera como presentes quatro preocupações fundamentais, que são uma parte inevitável da existência dos seres humanos no mundo. São elas: a morte, a liberdade, o isolamento e a ausência de significado.

O diagnóstico do câncer faz que os adolescentes e suas famílias enfrentem uma nova realidade: encarar o câncer e as transformações que ele traz para sua vida cotidiana, inclusive a possibilidade da morte. Dessa forma, passam a sentir-se sozinhos, fragilizados, dependentes dos médicos, das drogas e dos tratamentos possíveis. Experimentam angústia e descobrem-se inseguros, desamparados, sendo dominados pelo medo do desconhecido, do desabrigo e da morte.

Sentem que a existência pode ser eliminada, sendo a cada instante ameaçada pelo não-ser. Apresentam-se de forma dúbia em relação à possibilidade de cura. Percebem o tratamento revestido de ambigüidade, revelada na vivência por receios e esperanças simultâneos.

Tá pensando que não vai conseguir achar uma cura para o pai dela. Mesmo que ela pense que não, eles vão conseguir achar a cura e, ao contrário do que ela pensa, vai ser por meio de um hospital público. Vão fazer muitos exames e num desses vão achar a doença e, conseqüentemente, acham a cura. Cláudio, prancha 3RH.

Outros revelam-se mais confiantes na possibilidade de cura:

Eu sei que a minha doença tem cura, eu sei que a leucemia tem cura porque o médico me falou. Relato de Gustavo.

O câncer aproxima a pessoa do seu próprio morrer. Para Yalom (1996, p. 7), a vida e a morte são inseparáveis: "embora o aspecto físico da morte nos destrua, a idéia da morte nos salva". Ou seja, a idéia da morte desperta o senso de urgência da vida, o que pode ajudar a pessoa a sair de um modo de vida pouco verdadeiro, caracterizado por diversões e banalidades, buscando outro mais autêntico.

[...] "Procurei os melhores médicos, tenho tanto dinheiro, mas nada disso trouxe a cura de minha filha". Então, refletindo sobre sua vida, ela pensou consigo mesma: "Nunca pedi ajuda a Deus, nunca conversei com Deus, pois sempre tive tudo que queria. Agora não tenho mais nada [...] percebi que nem tudo o dinheiro pode comprar". [...] Depois disso, aquela senhora rica, que tinha tudo, acabou percebendo que o dinheiro não faz tudo na vida de um ser humano. Fabrícia, prancha 3.

Os adolescentes com câncer vivenciam de forma aguda a experiência do isolamento existencial, que, segundo Yalom (1996), refere-se à lacuna intransponível entre os seres, uma lacuna que existe mesmo na presença de relacionamentos interpessoais profundamente gratificantes.

O isolamento existencial pode ser vivenciado pelo conhecimento da condição de tratar-se de um ser para a morte, no sentido de que a pessoa morrerá sozinha, de que ninguém morrerá com ela. Também pode ser experienciado enquanto o indivíduo cresce e se percebe responsável por suas escolhas, portanto pela sua vida, o que significa sentir-se *órfão*, sendo condenado a *assumir sua própria paternidade*.

[...] Mas há a solidão do abandono. Buber relata que, numa língua africana, a palavra para dizer "muito longe" é composta de uma série de palavras aglutinadas que, se traduzidas uma a uma, dariam a frase: "Lá onde alguém grita: Oh! Mãe! Estou perdido!" O trágico dessa palavra é que o grito nunca será ouvido, nunca terá resposta. É solidão. (Alves, 2004)

Elas gritavam "Socorro!", mas ninguém as ouvia [...]. Eliane, prancha 9MF.

Ao perceberem a condição de isolamento, os adolescentes se sentem muito tristes:

Ela era triste porque não tinha um namorado como as outras moças [...] ficava pensando por que não arrumava um namorado [...]. Eliane, prancha 8MF.

E, inicialmente, restringem o contato com os familiares:

Estava deprimida, sem comer, e mal conversava com sua mãe. Fabrícia, prancha 3.

A experiência do isolamento existencial provoca ansiedade, e eles buscam eliminá-la pela fusão com o outro. De modo geral, os adolescentes sentem-se confortáveis na companhia de outros, sendo o contato uma forma de alívio de suas angústias por serem sós:

[...] e iria precisar de tomar vitaminas e que tivesse sempre alguém olhando ela. Sua filha respira aliviada e entra no quarto e conversa com sua mãe e diz que vai estar olhando por ela sempre [...] e agora sua filha está sempre contente ao lado dela. Carina, prancha 18MF.

Em alguns momentos enfrentar os medos parece algo muito difícil; assim, eles se perdem na busca da sensação de eternidade quando tentam negar o tempo. A angústia vivenciada na dialética temporal é expressa pelo homem "pela paralisação no presente. Acreditando-se não escolhendo, crê que não corre riscos, por imaginar que desta forma controla o tempo" (Feijoo, 2000, p. 122).

[...] só que, quando chegou a hora de ir embora, Josefa resolveu ficar morando lá e ela ficou morando lá e ficou

muito feliz. Só que a escada mágica passou a não existir mais. Lá se sentia melhor. Ninguém sabia da escada mágica e então não existiu mais. Eliane, prancha 13M.

Ao defrontar-se com o câncer, a condição de vulnerabilidade da existência humana é desvelada e intensificada, gerando nos adolescentes sentimentos de ameaça à sua vida:

Tavam sentindo muito medo, pensando que elas iam morrer [...]. Eliane, prancha 9MF.

e à vida de seus entes queridos:

Aconteceu algo triste com algum familiar dela que ela está chorando, está muito aflita. O pai dela está muito doente e eles ainda não descobriram o que é essa doença. Cláudio, prancha 3RH.

Experimentando a condição de ser lançados no mundo como algo inevitável, encontram-se frágeis e agarram-se ao outro como se agarram à vida, sentindo a necessidade de apoio, de receber ajuda das pessoas e de Deus:

Pensou, pensou muito, e então resolveu: "Começarei a falar com Deus, pedir ajuda a ele [...]. Sentia que faltava algo na sua vida e era a fé. Ela então começou a rezar, a pedir... e pedia perdão para Deus [...]. Fabrícia, prancha 3.

Yalom (1996), apoiado em Heidegger, salienta que há dois modos fundamentais de existência no mundo: um estado de esquecimento do ser e um estado de consciência do ser.

O *esquecimento do ser* é o modo mais comum da existência. Heidegger chama-o de inautêntico, um modo no qual a pessoa não se dá conta de que é ela própria quem cria a sua vida e o mundo, sempre evita escolhas, *sendo levada por todos e ao mesmo tempo por ninguém.* Dessa forma, ela perde o querer próprio, diluindo-se nos outros.

Em algumas ocasiões, os adolescentes se mostram passivos, sendo levados pelos outros, sentindo-se dependentes do cuidado dos outros para realizar e satisfazer suas necessidades.

Juliana era uma menina triste [...] morava em um orfanato. Um dia, foi uma senhora procurar uma criança para adotar e viu Juliana sentada na beirada de sua cama e resolveu adotá-la. Esta senhora levou Juliana para sua casa e ela tinha uma mãe agora e não se sentia mais sozinha. Eliane, prancha 7MF.

Quando, entretanto, a pessoa entra no *estado de consciência do ser*, ela existe autenticamente. Abraçando todas as suas possibilidades e limites, tem de encarar a liberdade absoluta e o nada, tornando-se ansiosa diante deles, uma vez que somente em contato com a criação de seu próprio eu ela poderá obter o poder de promover uma mudança em si mesma.

Percebendo que seus livros não significavam nada por serem livros sobre amor, decidiu então mudar a história e acabou criando um livro que dizia da guerra. [...] Na época as editoras ficaram chocadas, pois a pura realidade da guerra estava escrita. [...] Aí, foi reconhecida como os melhores escritores da realidade. [...] Percebeu que as pessoas precisam daquelas partes que ninguém quer tocar no assunto. Fabrícia, prancha 5.

A experiência da inevitabilidade da morte e da contingência do mundo revela dores que não podem ser eliminadas, pois pertencem à existência mesma, podendo, contudo, ser preenchidas pela presença de um sentido.

Sentia que na vida tinha que ser e tinha que ter algum significado [...]. No começo tava sentindo angústia de não entender. Depois que ela entendeu por que as pessoas têm comportamento diferente, melhorou. Fabrícia, prancha 8MF.

Palavras finais

É pertinente destacar que as histórias do TAT, quando analisadas à luz do referencial fenomenológico-existencial, deixaram transparecer a cotidianidade do existir dos adolescentes com câncer. As pranchas do TAT forneceram estímulos que criaram a oportunidade de apreender as vivências dos adolescentes com câncer, pelo desvelamento do "fio do sentido" com que as histórias foram sendo "tecidas" por eles, mostrando, assim, sua forma singular de existir e revelando a sua dinâmica interna e seus modos de vinculação com o mundo.

Ao adoecer, os adolescentes percebem que muitas áreas de sua vida ficam restritas. É importante refletir a respeito dos modos de vivenciar essas restrições impostas pela doença. Dessa forma, torna-se pertinente tecer algumas considerações sobre o ser-doente e o ser-saudável-existencialmente.

Não é unicamente o fato de ser acometido por uma doença como o câncer, por exemplo, que faz uma pessoa estar-doente-existencialmente. O que caracteriza a saúde existencial é o modo como a pessoa vive essa doença que se apresenta em seu ser corporal (Forghieri, 1993).

Ser saudável existencialmente implica que a pessoa reconheça suas limitações, aceitando e compreendendo os paradoxos da existência para poder descobrir as possibilidades de seu existir, enquanto o adoecimento existencial pode ser compreendido como a redução das possibilidades de relações que a pessoa poderia estabelecer consigo mesma e com o mundo. Portanto, é fundamental refletir sobre o modo como cada um vivencia o seu adoecer.

Na fase inicial da doença, os adolescentes vivenciaram muitas dificuldades – provocadas pelo adoecimento físico do corpo, responsável por muitas restrições –, fazendo-os perceber a si próprios, suas alterações físicas, seus temores e as mudanças em sua vida e em seu mundo, assim como os limites de sua autonomia. Essas percepções, repletas de dor, revolta e medo, desvelam a condição de vulnerabilidade da vida humana, salientada pela perspectiva de um final angustiante e tenebroso: a possibilidade da morte.

Ao longo do tratamento, alguns adolescentes continuaram encontrando muita dificuldade para lidar com as restrições de seu adoecimento. Sentindo-se aprisionados, procuravam desesperadamente escapar dessas limitações e aplacar a angústia provocada pelo fato de perceberem-se isolados existencialmente, ao mesmo tempo que se percebiam como seres voltados à morte.

Porém, de forma gradual, outros adolescentes tornaram-se capazes de lidar com essa facticidade de sua vida, encontrando recursos para enfrentar as dificuldades impostas à sua existência. Assim, quando o adolescente reconhece suas limitações e dificuldades, pode chegar a se aceitar mais integral e verdadeiramente, adaptando as condições de sua vida ao que efetivamente possa realizar. Dessa forma, o adoecer pode ser bem vivido, havendo a possibilidade da superação das dificuldades, que singularizam o próprio existir.

Segundo May (1971), para que o homem se relacione de forma construtiva com o tempo, é fundamental que aprenda a viver a realidade do momento atual. Assim, mergulhando na sua experiência de si mesmo, como um eu que existe agora, o homem pode perceber o tempo como seu aliado, e não como seu inimigo.

[...] a supressão da vida também está inscrita no processo da vida, e por isso a morte não pode ser eliminada. Neste ponto costumo dizer que, embora os médicos pensem em salvar a vida, na verdade, não é a vida que eles salvam, mas é a morte que eles adiam. O que é salvo é o tempo. Só que não é pouca coisa salvar o tempo. [...] De certo modo, o tempo que os médicos salvam é tudo, pois o tempo é tudo. Todo o trabalho dos médicos e dos profissionais da saúde é permitir que o tempo se alongue (Pompéia, 2004, p. 34).

Considerando a existência humana como possibilidade lançada para o futuro, sempre imprevisível, finaliza-se este capítulo com o desejo de que os adolescentes com câncer possam experimentar a vida em sua plenitude, abarcando, assim, a vida e a morte. E de que aprendam a se relacionar de forma construtiva quanto ao tempo, que, compreendido como um aliado, deve se alongar o máximo possível.

Referências bibliográficas

ANZIEU, D. *Os métodos projetivos*. 5. ed. Trad. Maria Lúcia do Eirado Silva. Rio de Janeiro: Campus, 1986.

AUGRAS, M. *A dimensão simbólica*. Rio de Janeiro: Fundação Getulio Vargas, 1967.

_____. *O ser da compreensão: fenomenologia da situação de psicodiagnóstico*. 3. ed. Petrópolis: Vozes, 1986.

BECKER, D. *O que é adolescência*. 12. ed. São Paulo: Brasiliense, 1994.

BESSA, L. C. de L. *Conquistando a vida: adolescentes em luta contra o câncer*. São Paulo: Summus, 2000.

BIGHETI, A. *Compreendendo o ser-no-mundo do adolescente com câncer pela análise fenomenológica das histórias relatadas no teste de apercepção temática*. 2004. 188 p. Dissertação (Mestrado em Psicologia) – Faculdade de Filosofia, Ciências e Letras de Ribeirão Preto, Universidade de São Paulo, Ribeirão Preto, São Paulo.

CARVAJAL, G. *Tornar-se adolescente: a aventura de uma metamorfose – uma visão psicanalítica da adolescência*. 2. ed. São Paulo: Cortez, 2001.

CRITELLI, D. M. *Analítica do sentido: uma aproximação e interpretação do real de orientação fenomenológica*. São Paulo: Educ/Brasiliense, 1996.

ERIKSON, E. *Identidade, juventude e crise*. Trad. Álvaro Cabral. 2. ed. Rio de Janeiro: Zahar, 1976.

FEIJOO, A. M. L. C. *A escuta e fala em psicoterapia: uma proposta fenomenológico-existencial*. São Paulo: Vetor, 2000.

FORGHIERI, Y. C. *Psicologia fenomenológica: fundamentos, método e pesquisas*. São Paulo: Pioneira, 1993.

GIORGI, A. *A psicologia como ciência humana: uma abordagem de base fenomenológica*. Trad. R. S. Schwartzman. Belo Horizonte: Interlivros, 1978.

HEDSTRÖM, M.; HAGLUND, K.; SKOLIN, I.; VON ESSEN, L. "Distressing events for children and adolescents with cancer: child, parent, and nurse perceptions". *Journal of Pediatric Oncology Nursing*, v. 20, n. 3, p. 120-32, 2003.

HEIDEGGER, M. *Ser e tempo*. Trad. Márcia de Sá Cavalcante. Petrópolis: Vozes, v. 2, 1989.

JACQUEMIN, A. *Manual prático do teste de apercepção temática*. Ribeirão Preto: Faculdade de Filosofia, Ciências e Letras da Universidade de São Paulo, 1982. Apostila do Centro de Pesquisa em Psicodiagnóstico do curso de graduação em Psicologia.

KALINA, E. *Psicoterapia de adolescentes: teoria, técnica e casos clínicos*. 2. ed. Rio de Janeiro: Francisco Alves, 1979.

LIMA, R. A. G. *Experiências de pais e de outros familiares de crianças e adolescentes com câncer: bases para os cuidados paliativos*. 2002. 123 p. Dissertação (Livre-docência em Enfermagem) – Escola de Enfermagem de Ribeirão Preto, Universidade de São Paulo, Ribeirão Preto, São Paulo.

MARTINS, J.; BICUDO, M. A. V. *A pesquisa qualitativa em psicologia: fundamentos e recursos básicos*. São Paulo: Moraes, 1989.

MAY, R. *A procura do mito*. Trad. Anna Maria Dalle Luche. São Paulo: Manole, 1993.

_____. *O homem à procura de si mesmo*. Trad. Áurea Brito Wessenberg. 15. ed. Petrópolis: Vozes, 1971.

MORGAN, C. D.; MURRAY, H. A. "A method of investigating fantasies: the thematic apperception test". *Archives of Neurology and Psychiatry*, v. 34, p. 289-306, 1935.

MURRAY, H. A. et al. *Explorations in personality: a clinical and experimental study of fifty men of college age, by the workers at the Harvard psychological clinic*. Nova York/Londres: Oxford University Press, 1938.

_____. *Thematic apperception test manual*. Cambridge: Harvard University Press, 1943.

OLIVEIRA, J. *Estatuto da criança e do adolescente*. 3. ed. São Paulo: Saraiva, 1993.

OSÓRIO, L. C. *Adolescente hoje*. Porto Alegre: Artes Médicas, 1989.

POMPÉIA, J. A. "Corporeidade". *Daseinsanalyse*, São Paulo, n. 12, p. 28-42, 2004.

ROMERO, E. *Neogênese: o desenvolvimento pessoal mediante a psicoterapia*. São José dos Campos: Novos Horizontes, 1999.

SERRÃO, M.; BALEEIRO, M. C. *Aprendendo a ser e a conviver*. São Paulo/Salvador: FTD/Fundação Odebrecht, 1999.

SIOP (Sociedade Internacional de Oncologia Pediátrica). *Orientações psicossociais em oncologia pediátrica*. Trad. L. P. C. Françoso; E. R. M. do Valle. Ribeirão Preto: Comitê Nacional de Psico-Oncologia Pediátrica da Sociedade Brasileira de Psico-Oncologia/Grupo de Apoio à Criança com Câncer, 2000.

TELLES, V. S. "A desvinculação do TAT do conceito de projeção e a ampliação de seu uso". *Psicologia USP*, São Paulo, v. 11, n. 1, p. 63-83, 2000.

TORRES, W. da C. "A experiência com a morte". In: TORRES, W. da C. *A criança diante da morte: desafios*. São Paulo: Casa do Psicólogo, 1999, p. 117-59.

VALLE, E. R. M. do. *Câncer infantil: compreender e agir*. Campinas: Psy, 1997.

_____. *Ser no mundo com o filho portador de câncer: hermenêutica de discursos de pais*. 1988. 123 p. Dissertação (Doutorado em Psicologia) – Instituto de Psicologia, Universidade de São Paulo, São Paulo.

VENDRÚSCULO, J. "A criança curada de câncer – modos de existir". In: VALLE, E. R. M. do (org.). *Psico-oncologia pediátrica*. São Paulo: Casa do Psicólogo, 2001, p. 247-92.

YALOM, I. D. *O executor do amor e outras estórias sobre psicoterapia*. Trad. Maria Adriana Veríssimo Veronese. Porto Alegre: Artes Médicas, 1996.

_____. *Psicoterapia existencial*. Barcelona: Herder, 1984.

PSICONEUROIMUNOLOGIA

Regina Paschoalucci Liberato

A finalidade da ciência é uma compreensão tão completa quanto possível da conexão entre as experiências dos sentidos em sua totalidade e, por outro lado, a consecução desse objetivo, valendo-se de um mínimo de conceitos primários e de relações e procurando, tanto quanto possível, uma unidade lógica nas imagens do mundo.

Albert Einstein

Dentro da última década uma das inovações em pesquisa mais excitantes da psicologia esteve na compreensão da memória e aprendizagem como um processo de crescimento orgânico. Animais experimentais em ambientes mais complexos e estimulantes parecem sintetizar proteínas mais complexas dentro das células do cérebro. Uma experiência de vida específica pode ser codificada na síntese de moléculas de proteína específicas. Se nós extrapolarmos estes resultados à área dos sonhos, perceberemos que os sonhos, assim como quaisquer experiências da vida real, freqüentemente são experimentados da mesma maneira e, como tal, podem conduzir a uma nova síntese de proteína e uma nova estrutura dentro do cérebro. Esta proteína e nova estrutura podem se tornar o núcleo de novos desenvolvimentos, então, na personalidade.

Ernest L. Rossi (2002, p. 152)

Quanto mais aprendemos acerca dos correlatos físicos das emoções, maior parece o abismo entre os vários níveis que compõem um ser humano.

A medicina, em seus primórdios, esteve muito ligada à religião. Os sacerdotes médicos tinham conhecimentos sobre o corpo e a alma, bem como sobre suas influências recíprocas. Incluíam no levantamento do diagnóstico e na proposta do prognóstico a relação do indivíduo com o meio ambiente e consideravam os desdobramentos desse relacionamento. As doenças eram vistas como transgressão ou pecado contra alguma divindade, e o indivíduo abandonado e exposto à agressão de outras forças sofria a instalação de toda sorte de doenças. O processo de cura restabelecia uma boa relação com a divindade ofendida. Embora primitivo, não parece um exemplo considerável de abordagem holística e sistêmica?

Os neurotransmissores e seus receptores assim como os imunotransmissores e seus receptores fazem parte de uma grande rede de interações informacionais, por meio das quais surge a consciência holística do indivíduo.

Como os sistemas fisiológicos endócrino, nervoso e imunológico partilham receptores e transmissores, apresentam-se em conjunto e relacionados entre si, agindo na manutenção do equilíbrio do organismo e nas reações biológicas ao estresse, constituindo uma rede de eventos que influencia todo o equilíbrio orgânico. Essa auto-interação dinâmica pode ser demonstrada, de forma marcante, mediante experimentos levados a cabo na área da psiconeuroimunologia.

O próprio caminho cartesiano, que é responsável pelo grande avanço tecnológico de nossa era, possibilitou o encontro entre o modelo de pensamento da Antigüidade e o modelo atual. Seguindo a tendência cartesiana, o desenvolvimento das pesquisas levou ao delineamento de uma especialidade médica a partir do descobrimento da existência do sistema imunológico – a imunologia.

A observação de novos fenômenos evidenciou a influência do sistema nervoso no funcionamento do sistema imunológico, dando origem a uma ampliação da especialidade, que resultou na neuroimunologia.

O aprofundamento dos estudos mostrou a participação de aspectos psíquicos na função imunológica, e essa nova ampliação transformou a neuroimunologia em psiconeuroimunologia.

Novos conhecimentos propõem que a interação entre os vários sistemas vá mais além, adicionando a participação da constelação endócrina por meio do eixo hipotálamo-hipofisário e demais glândulas, de forma que tenhamos atualmente o que podemos chamar de psiconeuroendocrinoimunologia.

Desse modo, por meio de notável avanço tecnológico e com base no conhecimento científico atual, tem-se uma expansão do foco de observação, levando a uma integração de áreas que antes eram consideradas por muitos absolutamente separadas.

O aspecto primordial no surgimento e desenvolvimento da psiconeuroimunologia é o reforço da idéia de interação entre os vários sistemas que compõem o ser humano, com a confirmação de que mente e corpo fazem parte de uma totalidade, que se comunica incessantemente por meio de uma linguagem química.

Sabemos cientificamente que os peptídeos e receptores são unidades bioquímicas que decodificam as emoções ao entrarem na dimensão corpórea. Com a constatação da existência de peptídeos e receptores em várias partes do corpo, fazendo o papel de mensageiros entre o cérebro e outros órgãos e vice-versa, acabamos percebendo que as células se comunicam entre si.

Candace Pert, cientista, professora do Centro de Neurociência Molecular e do Comportamento da Universidade Rutgers e consultora da Pesquisa de Peptídeo, em Rockville, Maryland (EUA), descobriu o receptor opiáceo e muitos outros receptores peptídicos no cérebro e no corpo, o que resultou na compreensão do processo de deslocamento das substâncias químicas entre a mente e o corpo.

Haveria uma rede psicossomática, em que os neuropeptídeos e os receptores seriam os correspondentes químicos da emoção. Eles são encontrados nas partes do cérebro que lidam com a emoção. Levam e trazem informações, e essa comunicação é feita no interior do cérebro, do cérebro ao resto do corpo, entre diversas partes do corpo e delas ao cérebro. É um processo dinâmico.

Os receptores são moléculas de energia que vibram, se agitam e, além de alterar sua forma de um milésimo de segundo a outro, na realidade alteram aquilo a que se acoplam. É um sistema muito dinâmico e fluido. Sempre que se ligam, que se conectam, que reagem um ao outro, mensagens químicas estão sendo trocadas.

Hoje já podemos aferir a reação química que dá origem a uma emoção, ou seja, podemos aferir o comportamento. O receptor é a superfície comum em que o comportamento encontra a bioquímica.

A sabedoria está no corpo, a inteligência está em cada célula do corpo. A psique se estende pelo corpo.

Para Pert, a mente é um tipo de energia revigorante em termos da informação, que percorre o cérebro e o corpo e permite às células conversar umas com as outras e ao mundo externo conversar com todo o organismo.

Muitas dessas moléculas mensageiras modulam processos psicológicos tais como memória, aprendizagem, comportamento e personalidade, junto com a biologia do metabolismo e do crescimento.

As pesquisas apontam para uma rede de comunicação e cura mente-corpo, mediada pelos relógios biológicos do sistema límbico-hipotalâmico, que agita o fluxo de nossas moléculas mensageiras hormonais durante o dia.

Dessa forma, a afirmação de que para cada doença existe uma relação de causa-efeito começa a ser reavaliada, e passamos a considerar com mais clareza o reconhecimento das múltiplas causas da doença.

Ao mesmo tempo, abrimos caminho para uma discussão mais acirrada e definitiva a respeito de técnicas de intervenção psicológica que utilizem esse canal de comunicação entre mente e corpo como uma troca fluida de informações entre os diversos sistemas do ser humano integral.

Com relação à problemática psique-corpo dentro da psicologia analítica, Jung (1969) lançou bases para uma abordagem desse fenômeno ao desenvolver o teste de associação de palavras. Utilizado para diagnosticar neuroses e psicoses pelos complexos que surgiam durante o procedimento, revelou-se útil na observação da psicofisiologia humana.

> O símbolo é a expressão da percepção do fenômeno psique-corpo, feita através da percepção das alterações fisiológicas e das imagens referentes, sincronicamente. Um complexo tem sempre uma expressão simbólica corpórea, através da qual podemos ter a chave para a compreensão da doença. (Ramos, 1994, p. 51)

A palavra *símbolo* significa, etimologicamente, "aquilo que une". O símbolo liga o consciente e o inconsciente, caracterizando-se como elemento principal para a compreensão dessa comunicação. Atua como um transformador da energia psíquica. Permite que a energia presente no inconsciente, necessária para o crescimento e desenvolvimento da consciência, possa desempenhar sua função.

A prática médica deixou de ter como foco único o desafio do conhecimento sobre a saúde do homem. Diante de seus altos custos e seus limites, enfrentamos diversos problemas vinculados a questões de ordem política e econômica que acabam compondo uma realidade médica que aponta para uma medicina fria e desumana: o exercício da prática sagrada da medicina submetido às regras do capitalismo por meio do mercado, das medicinas de grupo e do Estado; uma relação que já foi considerada mediação entre divindade e humanidade é atualmente banalizada e deteriorada.

O ambiente também constitui um sistema componente da rede intercomunicante que traduz o humano.

Existe necessidade da inclusão no ato médico e no seu decorrente diagnóstico da valorização dos aspectos processuais, estruturantes e individuais envolvidos na doença. Esses aspectos foram abordados por Denise Ramos (*apud* Serino, 2001, p. 20) e são relacionados a seguir:

1. A relação da doença orgânica com a totalidade do indivíduo.
2. A compreensão dos significados da doença para o indivíduo.

3. A perspectiva processual da doença.
4. O instrumental relacional como referência para a compreensão dos significados da doença para o indivíduo.
5. A perspectiva simbólica do corpo e de suas doenças.
6. A singularidade da doença para cada indivíduo.

Há necessidade de revisão dos paradigmas referenciais para o exercício de uma medicina que considere como recursos diagnósticos, terapêuticos e prognósticos todas as informações que o indivíduo e aquilo que o cerca podem oferecer. Para tanto é preciso que se instaure um ato médico mais abrangente, no qual o indivíduo seja abordado como um organismo biopsíquico-social-ecológico.

Nessa perspectiva, o foco do ato médico e do diagnóstico deixa de ser exclusivamente localizar a parte doente do corpo e passa a incluir a compreensão significante do fenômeno corpo-psique-ambiente, representado pela doença em seu significado existencial.

É na perspectiva dialética entre psique e corpo, entre saúde e doença, entre concretude orgânica e estrutura psíquica, intermediada pelo significado simbólico, que o referencial de uma psicossomática simbólica e de uma proposição clínica simbólica pode existir.

Segundo Grinberg (1997), encontramos os símbolos estruturantes da consciência que conseguem ligá-la ao inconsciente nos sonhos, em nossos relacionamentos, idéias, emoções, sentimentos, em nosso corpo, no contato com a natureza e em rituais.

Para Jung, o homem como um ser vivo se apresenta externamente pelo corpo material e internamente pelas imagens de suas atividades vitais.

Segundo Ramos (1994, p. 48), "podemos levantar uma hipótese que os fenômenos psicossomáticos podem ser evitados onde organizações neuróticas emergem". Para ela, a estrutura neurótica é funcional, servindo como proteção no enfrentamento do sofrimento emocional, enquanto nos distúrbios orgânicos essa estrutura teria vinculação com as formas mais primitivas da relação mente-corpo.

Para Byington (1988), o corpo simbólico é definido como o conjunto de significados psicológicos do corpo somático e pode ser vivido de forma ativa ou passiva. Quando é vivido passivamente, temos o surgimento do sintoma, e quando é vivido ativamente estabelecemos uma relação com o símbolo emergente, possibilitando a integração e expansão da consciência.

Cada dor, cada doença, cada sintoma têm um componente psicológico que caracteriza o símbolo, maneira como a nossa imaginação percebe a doença e o sintoma.

Podemos entender o sintoma como um símbolo a ser integralizado. E podemos pensar no símbolo como um fator transcendente na relação mente-corpo, fornecendo informações importantes para a compreensão da dinâmica da doença.

O sintoma é uma representação simbólica de desconexão ou perturbação nos diversos níveis componentes do ser humano, propiciando um desequilíbrio na expressão da personalidade.

Para Rossi (1997), a idéia central da psicobiologia de cura mente-corpo é a informação. Segundo ele, a consciência é um processo de transdução das informações por meio dos diversos sistemas componentes do indivíduo. Cada um dos sistemas tem seu código, que pode ser traduzido para outro sistema.

Transdução se refere à conversão ou transformação de matéria, energia ou informação.

A informação transformada de uma forma para outra, processo normalmente chamado transdução de informação na biologia ou na física, quando ocorre entre mente-corpo-célula-gene, tem a teoria da informação como seu denominador comum.

As mudanças que acompanhamos e as experiências que sentimos podem ser compreendidas como transformações nas organizações de informação.

As modernas abordagens da comunicação mente-corpo tentam facilitar o processo de converter palavras, imagens, sensações, idéias, crenças e expectativas nos processos fisiológicos de cura do corpo.

A mente, com sua capacidade de simbolizar de forma lingüística e extralingüística, pode também ser considerada um meio para codificar informação processante ou emitente, ambas intra e interpersonalidade. Refiro-me ao entendimento dos complexos mecanismos que ajudam a transduzir a informação de um nível semântico para o nível somático. Processos hipnóticos ou técnicas imaginativas como visualização, imaginação dirigida, imaginação ativa e técnicas expressivas como o trabalho com caixa de areia e miniaturas, arteterapia ou expressão corporal e a interpretação de sonhos constituem procedimentos eficientes nesse processo de transdução.

O corpo humano pode ser visto como uma rede interligada de sistemas de informação intrapessoal – por exemplo, entre os sistemas genético, imunológico, hormonal, neurológico. O indivíduo ainda possui o aparelho psíquico, com seus sistemas da consciência e do inconsciente. Além disso, ele efetua trocas com outros indivíduos e seus sistemas componentes. E essa comunidade formada por pessoas que fazem trocas entre si também se relaciona de maneira ressonante com o meio ambiente e seus próprios sistemas.

Esses sistemas têm os seus códigos, e a transmissão de informação entre eles requer algum tipo de transdutor que permita ao código de um sistema ser traduzido para o código de outro sistema.

A discussão acirrada a respeito da prioridade das partes ou do todo foi desdobrando formas de observar o universo.

A ênfase nas partes tem sido chamada de mecanicista, reducionista ou atomística, e a ênfase no todo de holística, organísmica ou ecológica.

A perspectiva holística ficou conhecida como "sistêmica" no século XX. A principal característica do pensamento sistêmico emergiu simultaneamente em várias áreas na primeira metade do século, especialmente na década de 1920. Os pioneiros do pensamento sistêmico foram os biólogos, que enfatizavam a concepção dos organismos vivos como totalidades integradas. Foi posteriormente enriquecido pela psicologia da *gestalt*, pela nova ciência da ecologia e pela física quântica (Capra, 1997).

De qualquer maneira, poder observar sistemas intercomunicantes nos faz ponderar a possibilidade da troca de informações passíveis de assimilação por outros sistemas em diversos eventos da existência, traduzidos de maneira a privilegiar a adaptação, absorção e ressonância dessas informações, interferindo na produção de novos produtos pertinentes ao todo.

De acordo com Rossi, podemos definir consciência ou mente como um processo de transdução de informação auto-reflexiva.

Carl Gustav Jung foi um dos primeiros exploradores da psicologia profunda que utilizou a transdução de informação intermodal como método terapêutico. Ele chamou esse processo de integrar os elementos conscientes e inconscientes de "função transcendente" (Jung, 1969).

Quando os pacientes de Jung eram vencidos por emoções, ele às vezes os fazia desenhar, pintar um quadro de seus sentimentos. Uma vez que os sentimentos eram expressos na forma de imagens, era viável um diálogo com elas, e então o paciente era envolvido no processo de reconciliar diferentes aspectos de sua psique.

Jung (1969) assim descreveu sua abordagem:

> Na intensidade da própria perturbação emocional se encontra o valor, a energia que ele deveria ter à sua disposição, a fim de reparar o estado de adaptação reduzido. Nada é alcançado reprimindo-se esse estado, ou desvalorizando-o racionalmente. Portanto, a fim de obter a posse da energia que está em um lugar errado, ele deve fazer do estado emocional a base, ou o ponto de partida, do procedimento. Ele deve fazer de si mesmo tão consciente quanto possível do estado de ânimo em que se encontra, mergulhando nele sem reservas e anotando em um papel todas as fantasias e outras associações que surjam. A fantasia deve ser admitida da forma mais livre possível...
> O procedimento todo é um tipo de enriquecimento e de clarificação do afeto, por meio dos quais o afeto e seus conteúdos aproximam-se da consciência, tornando-se, ao mesmo tempo, mais impressivos e mais compreensíveis. Esse trabalho, por si só, pode ter uma favorável e vitalizadora influência. Em todo caso, ele cria uma nova situação, uma vez que o afeto previamente não-relacionado tem se tornado uma idéia mais ou menos clara e articulada, graças à assistência e cooperação da mente consciente. Esse é o início da função transcendente, isto é, da colaboração dos dados conscientes e inconscientes.
> Apenas quando a mente consciente confronta os produtos do inconsciente uma reação temporária pode seguir-se, determinando o procedimento subseqüente. A experiência prática, por si só, pode nos dar uma pista. Até onde alcança a minha experiência, parecem existir duas tendências principais. Uma é o caminho da formulação criativa; a outra é o caminho do entendimento.

Essa citação está em artigos de Jung sobre a "função transcendente", conceito em que ele trabalhou por mais de quarenta anos (entre 1916 a 1957), antes de consentir em sua publicação. Jung descreveu um processo de transduzir para a consciência a informação ligada ao estado que codifique sintomas e problemas por "qualquer modalidade sensório-perceptual-expressiva e que seja mais natural para o paciente" (Rossi, 1997).

A mente e o corpo não são fenômenos separados. Ambos são aspectos de um sistema de informação. A vida é um sistema de informação. A biologia é um processo de transdução de informação. Mente e corpo são dois caminhos diferentes de conceituar esse sistema informativo único.

O relacionamento entre os diversos sistemas que compõem o ser humano tem ocupado espaço significativo num grande número de pesquisas, que buscam traçar os caminhos naturais da comunicação entre mente e corpo.

Temos grandes benefícios advindos do progresso científico e tecnológico, como as novas ferramentas de imagens cerebrais (tomografia de emissão de pósitrons, imagens de ressonância magnética funcional), que mostram quais áreas do tecido cerebral são ativadas durante as várias atividades da experiência psicológica.

Algumas pesquisas importantes citadas por Rossi (2002) enfocaram o modo como as experiências humanas subjetivas de emoção, como tristeza, alegria, raiva e medo, são associadas com o aumento da ativação em diferentes áreas cerebrais. Os achados apontam para a relação entre estados emocionais emergentes da reexperimentação voluntária de eventos da vida pessoal e regiões cerebrais envolvidas na regulação dos estados psicobiológicos de homeostase. Chegaram à conclusão de que seus resultados reforçavam a idéia de que os processos subjetivos das emoções estão vinculados a mapas neurais dinâmicos em constante mudança, denotando os diferentes aspectos dos estados internos de contínua mudança dos organismos.

Conforme essa visão, então, a consciência é um sistema adaptativo complexo que usa os mesmos caminhos básicos da adaptação criativa que qualquer outra dinâmica da vida. A partir daí, abre-se uma enorme gama de possibilidades para novas descobertas de meios de facilitação da comunicação entre mente e corpo nas situações de saúde e de doença.

Surge o conceito de "rede psicossomática" como a principal via de comunicação mente-corpo, constituída pelo sistema endócrino, pelo sistema mensageiro molecular, pelas células receptoras dos sistemas neuroendócrino, neuropeptídico, autonômico e imunológico, que permeiam o estresse, as emoções, a memória, o aprendizado, a personalidade, os comportamentos e os sintomas.

Rossi, em seu livro *The psychobiology of gene expression* (2002), demonstra, em diversas pesquisas científicas, que há uma ligação entre os estados subjetivos da memória, emoções pessoais e expressão genética. Propõe um modelo de comunicação e cura mente–corpo, ressaltando o uso de caminhos da comunicação com trocas de informações normalmente envolvidas nos acontecimentos do cotidiano, formando as bases de um complexo e importante sistema adaptativo que estão presentes também na psicoterapia e nas artes de cura.

As atuais pesquisas em neurociências sugerem que aquilo que se manifesta como novidade para o indivíduo e o enriquecimento ambiental são alguns dos aspectos básicos para criar condições primárias propícias para a geração de novas memórias, novos aprendizados e novos comportamentos. Os sintomas podem ser convertidos em sinais e os problemas em recursos criativos.

Rossi (2002) cita pesquisas no campo da psiconeuroimunologia que apontam para o estresse psicossocial excessivo e ocasionam mudanças na expressão genética, o que resulta na produção de proteínas do estresse associadas ao mau funcionamento do organismo. Essa é uma grande via psicossomática pela qual o estresse psicossocial crônico pode modular a expressão genética, levando a uma excessiva produção de proteínas de estresse no coração, no fígado, nos rins e provavelmente em outros tecidos e órgãos, da mesma maneira.

Ainda em Rossi (2002), algumas pesquisas nos mostram uma série de estudos experimentais que claramente demonstram como o estresse psicossocial pode regular a expressão genética, de maneira que o sistema imune se torne comprometido e mais vulnerável a infecções oportunistas. Outras pesquisas mais recentes demonstraram o oposto: como experiências emocionais de suporte ajudam a aperfeiçoar o funcionamento do sistema imunológico e facilitam a regulação da expressão genética.

As recentes correntes de pesquisa apontam para uma ampla variedade de respostas ao estresse e à plasticidade neural induzida por drogas, por exemplo a desenvolvida por Duman e Nestler (2000), a respeito dos meios pelos quais a expressão genética e a síntese protéica levam à neurogênese, e trabalhos que revelam a importância de condições experimentais, como a experiência da novidade e de um meio ambiente enriquecido na facilitação do crescimento e desenvolvimento de novos neurônios associados com novas memórias e aprendizados (Ericsson e cols. e Gage *apud* Rossi, 2002).

Rossi (2002) defende que, ao utilizarmos a nova ciência que atualmente surge do Projeto Genoma Humano relativa à função do gene, poderemos apresentar modelos criativos que associem a expressão genética com o desenvolvimento humano e a criatividade na vida cotidiana, assim como com a psicoterapia e as ciências de cura. Ele procurou traçar os caminhos circulares de comunicação que fluem entre o meio ambiente, a expressão genética, o corpo, a mente e o espírito.

Encontramos na literatura atual, por exemplo, pesquisas que mostram que muitos estados e aspectos comuns da vida cotidiana, como o trabalho, o estresse, os atos de acordar, dormir, sonhar e brincar, estão associados a padrões individuais únicos de expressão genética. Nossos pensamentos, emoções e comportamentos regulam a expressão dos genes na saúde e no desempenho dinamizado, assim como no estresse e na doença.

As pesquisas em neurociências atualmente investigam como a experiência consciente de inovação, o enriquecimento do meio ambiente e o exercício físico voluntário podem regular a expressão do gene para codificar nova memória e aprendizado. Isso é denominado "expressão do gene dependente de experiência ou atividade". A experiência consciente intensa pode ativar genes, codificando proteínas que levam à neurogênese – a geração de novos neurônios e suas conexões no cérebro. Esse movimento de crescimento dentro do cérebro é a base anatômica e molecular de nossa memória, aprendizado e comportamento, em constante mutação.

A maioria dos estímulos psicossociais novos, interessantes, surpreendentes e excitantes, associados a novas aventuras, por exemplo, pode induzir a expressão genética dependente de atividade em poucos minutos. Ela está associada à motivação, particularmente às nossas experiências numinosas conscientes de admiração, mistério, fascinação, curiosidade e criatividade. Essa associação é a base do que Ernest L. Rossi chamou de *efeito* inovação-numinosidade-neurogênese, propondo que a função principal das experiências inovadoras e numinosas nas atividades culturais como a arte, a dança, o teatro, a literatura, a música, os ritos espirituais, o ato de contar histórias é ativar a expressão do gene dependente de atividade para auxiliar a neurogênese e o desenvolvimento.

Considerações finais

Para reforçar a confiabilidade de nossas abordagens relativas à cura mente-corpo nos mais profundos níveis celulares e genéticos, precisamos compreender a diferença fundamental entre as alterações na estrutura dos genes por meio de mutações do processo evolutivo e a modulação da expressão genética com base nos sinais ambientais.

Acredita-se na hipótese de que a transdução de informação mente-corpo e a memória, a aprendizagem e o comportamento dependente de estado, mediados pelo sistema límbico-hipotalâmico, se caracterizem como processos fundamentais de comunicação e cura mente-corpo.

A dinâmica básica para facilitar a cura, acessando e reestruturando problemas com uma nova linguagem de comunicação mente-corpo, é processada por estarmos constantemente empenhados em ajudar os pacientes a reconhecer os seus sintomas como importantes sinais da mente e do corpo e a utilizar seus problemas psicológicos para explorar e colocar em prática seus recursos criativos. Os sintomas são convertidos em sinais e os problemas reestruturados em recursos criativos.

Ao receber o paciente em seu consultório, o médico recebe muito mais do que um corpo a ser avaliado. Recebe uma pessoa integral, suas particularidades e seus relacionamentos. A pessoa apresenta-se exposta em suas fragilidades.

Receber a pessoa e não apenas seu corpo implica considerá-la na totalidade de sua experiência e na sua dinâmica pessoal, tentando estabelecer a comunicação de suas associações e reflexões diante da doença. Esses aspectos pessoais, se considerados componentes do tratamento clínico, vão compor a compreensão diagnóstica, prognóstica e terapêutica do fenômeno clínico. É preciso considerar a pessoa como um todo, seu corpo, sua estrutura psíquica, seu relacionamento com o meio circundante e a integração simbólica desses fatores.

Os diversos sistemas que compõem o indivíduo – palavra que significa "aquele que não pode ser dividido" –, ao estabelecerem uma rede contínua de comunicação e trocas, constroem uma base estrutural dinâmica em transformação constante.

Há necessidade premente de nos organizar em grupos para trocas de saberes e experiências, pois certamente sozinhos seremos sempre deficitários no que diz respeito ao conhecimento de um ser multifacetado e complexo como o humano. O conhecimento da compreensão simbólica na abordagem da doença orgânica possibilita instrumentalizar os profissionais para uma prática formalmente inclusiva dos diversos significados que a doença orgânica pode representar, fornecendo referenciais diagnósticos, terapêuticos e prognósticos mais abrangentes e dinâmicos.

É preciso recuperar a consideração da estruturação erótica do corpo humano na perspectiva do saber e da prática médica. Deve-se levar em conta o princípio de Eros, que une, liga e promove trocas dentro de um organismo. Ainda une esse organismo a outros formando comunidades.

O corpo humano e suas expressões normais e patológicas passam a ser compreendidos em seus vínculos com o indivíduo a quem pertencem.

Com base nesse paradigma integrador, podemos pensar num referencial mais humano para a área da saúde. Assim, o humano recupera seus significados pessoais e erótico-relacionais e a medicina recupera seu caráter religioso, religando os diversos pedaços inter-relacionados e ressonantes do todo humano dentro de seu ambiente.

Profissionais competentes e capacitados identificam, por anamnese e exame clínico, hipóteses diagnósticas que os direcionam para o uso dos melhores e mais modernos recursos tecnológicos em busca do defeito que aquele organismo apresenta, para que seja imediatamente reparado.

Não há dúvida sobre o valor dos avanços tecnológicos na aquisição dos conhecimentos científicos. A questão que, no entanto, deve ser levantada de forma crítica e reflexiva é a supervalorização desses avanços em detrimento de um olhar amplificado para cada uma das facetas do ser humano.

Mas sempre há algo mais.

O mistério da existência humana se faz presente quando algumas pessoas são fortemente responsivas ao efeito placebo em alguns procedimentos; quando casos considerados irreversíveis, sem possibilidades terapêuticas, apresentam remissão da doença; quando, embora nos concentremos em protocolos absolutamente necessários para a administração e organização de atendimentos institucionais, as pessoas continuam respondendo de formas completamente diferentes umas das outras, muitas vezes nos frustrando ou nos surpreendendo no que concerne à evolução clínica e psicossocial de sua doença.

Após vários estudos em psiconeuroimunologia e neurociências, percebi sensações que sempre me impressionavam muito. Primeiro, uma sensação árdua e árida, que parecia brotar conforme "destrinchávamos" o ser indivisível humano. Depois, uma sensação de explosão. Parecia que aquela partícula de conhecimento que alcançávamos transformava-se de novo num complexo imenso, cheio de facetas diferentes, transformadas e prontas a ser descobertas novamente, de outra maneira.

Sempre me vinha uma imagem de fogos de artifício, e com ela uma gama variada de possibilidades e recursos criativos. E tudo se repetia de maneira completamente modificada. Assim como a experiência dos ritmos circadianos e ultradianos na nossa vida cotidiana, que se repetem mas nunca sem o caráter numinoso da novidade.

Gosto de pensar que estamos lidando com uma criação divina com um olhar humano. Uma criação da divindade que foi muito elaborada e gerou uma obra multifacetada, com conexões internas complexas que fazem que o organismo consiga feitos quase perfeitos; que, ao se relacionar com o outro e o mundo, promova alterações significativas em si e no mundo, possibilitando que vivamos num nível de experiência completamente plástico e mutável.

Somos apenas humanos. Mas a centelha da divindade dentro de cada um de nós faz que, muitas vezes, consigamos participar da reorganização e reconstrução dessa obra divina, observando, acompanhando e compartilhando transformações impressionantes e imprevistas.

É preciso transitar fluentemente na dinâmica das partes que constituem o todo e do todo que se transforma em partes, que se unem novamente e formam outras expressões e codificações; esse movimento circular, cíclico e cadenciado me parece completamente pleno de libido, descrita sabiamente por Carl Gustav Jung como a energia pulsante de viver a vida.

Está na hora de unificar o organismo. Está na hora de descobrir um gene mais social, um gene cuja função é integrar algumas das muitas funções do corpo e um gene cuja existência torna mentira a dualidade mente-corpo [...] O cérebro, o corpo e o genoma estão conectados, todos os três, em uma dança. O genoma está tão sob o controle dos outros dois quanto estes são controlados por ele. Isto explica parcialmente por que o determinismo genético é um mito. A ativação e a desativação dos genes humanos podem ser influenciadas por ações externas conscientes ou inconscientes. Genes precisam ser ativados, e eventos externos – ou atos de vontade própria – podem ativar os genes [...] Influências sociais sobre o comportamento funcionam ativando e desativando genes [...] O psicológico precede o físico. A mente comanda o corpo, que por sua vez comanda o genoma.

Matt Ridley (2001)

Referências bibliográficas

BEAR, M. F.; CONNORS, B. W.; PARADISO, M. A. *Neurociências: desvendando o sistema nervoso*. Trad. Jorge Alberto Quillfeldt. 2. ed. Porto Alegre: Artmed, 2002.

BIZZARRI, M. *A mente e o câncer: um cientista explica como a mente pode enfrentar a doença*. São Paulo: Summus, 2001.

BOFF, L. *Saber cuidar: ética do humano, compaixão pela Terra*. 3. ed. Petrópolis: Vozes, 1999.

BYINGTON, C. *Dimensões simbólicas da personalidade*. São Paulo: Ática, 1988.

_____. *Pedagogia simbólica: a construção amorosa do conhecimento de ser*. Rio de Janeiro: Rosa dos Tempos, 1996.

CAPRA, F. *A teia da vida: uma nova compreensão científica dos sistemas vivos*. Trad. Newton Roberval Eichemberg. São Paulo: Cultrix, 1997.

DAMÁSIO, A. R. *Em busca de Espinosa: prazer e dor na ciência dos sentimentos*. São Paulo: Companhia das Letras, 2004.

_____. *O erro de Descartes: emoção, razão e o cérebro humano*. Trad. Dora Vicente e Georgina Segurado. 2. ed. São Paulo: Companhia das Letras, 2006

DI BIASE, F. *O homem holístico: a unidade mente-natureza*. 3. ed. Petrópolis: Vozes, 2002.

DOSSEY, L. *A cura além do corpo: a medicina e o alcance infinito da mente*. Trad. Gilson César Cardoso de Sousa. São Paulo: Cultrix, 2004.

GRINBERG, L. P. *Jung – O homem criativo*. São Paulo: FTD, 1997.

JUNG, C. G. *The structure and dynamics of the psyche*. 2. ed. Princeton: Princeton University Press, 1969.

KLEPACZ, S. *Uma questão de equilíbrio: a relação entre hormônios, neurotransmissores e emoções*. São Paulo: MG, 2006.

LEDOUX, J. E. *O cérebro emocional: os misteriosos alicerces da vida emocional*. Trad. Terezinha Batista dos Santos. 2. ed. Rio de Janeiro: Objetiva, 1998.

LENT, R. *Cem bilhões de neurônios: conceitos fundamentais de neurociência*. São Paulo/Rio de Janeiro: Atheneu/Faperj, 2002.

MARINO JR., R. *A religião do cérebro: as novas descobertas da neurociência a respeito da fé humana*. 2. ed. São Paulo: Gente, 2005.

MELLO FILHO, J. de et al. *Psicossomática hoje*. Porto Alegre: Artmed, 1992.

MOYERS, B. *A cura e a mente*. Trad. Heliete Vaitsman. Rio de Janeiro: Rocco, 1995.

OLBRICHT, I.; BAUMGARDT, U. (orgs.). *Um caminho para começar de novo*. Trad. Ingrid Lena Klein. São Paulo: Círculo do Livro, 1991.

RAMOS, D. *A psique do corpo: uma compreensão simbólica da doença*. São Paulo: Summus, 1994.

RIDLEY, M. *Genoma: a autobiografia de uma espécie em 23 capítulos*. Trad. Ryta Vinagre. Rio de Janeiro: Record, 2001.

ROSSI, E. L. *A psicobiologia da cura mente-corpo: novos conceitos de hipnose terapêutica*. 2. ed. Campinas: Psy, 1997.

_____. *The psychobiology of gene expression: neuroscience and neurogenesis in hypnosis and the healing arts*. Nova York: W. W. Norton & Company, 2002.

SERINO, S. de A. L. *Diagnóstico compreensivo simbólico: uma psicossomática para a prática clínica*. São Paulo: Escuta, 2001.

PARTE V
ASPECTOS PSIQUIÁTRICOS DO PACIENTE COM CÂNCER

PART V

TRANSTORNOS DO HUMOR EM PSICO-ONCOLOGIA

Karen Mendes Graner; Luiz Teixeira Sperry Cezar; Chei Tung Teng

Introdução

Os transtornos do humor vêm recebendo crescente atenção em indivíduos com câncer. A associação entre câncer e quadros depressivos (e outros transtornos do humor) é muito freqüente e está relacionada a uma pior evolução clínica e à má qualidade de vida dos pacientes. Estudos ligados à questão da depressão na oncologia têm sido um desafio aos pesquisadores, pois muitos dos sintomas relacionados são diagnosticados com imprecisão, confundindo-se com os demais sintomas desencadeados pela própria doença. O diagnóstico da depressão se torna ainda mais difícil devido às alterações do humor do paciente, que sente sua vida ameaçada, vivenciando a dor e momentos de intensa fadiga, principalmente ao se submeter às multimodalidades de tratamentos oncológicos necessários (Kaplan et al., 1997).

Diversas hipóteses permeiam a relação entre a depressão e o câncer. Há os que vêem os sintomas depressivos como sintoma da neoplasia, os que crêem que esses sintomas possam aumentar a propensão ao desenvolvimento de câncer e aqueles que defendem a idéia de uma associação. Entretanto, ainda nenhuma dessas hipóteses obteve consenso entre os pesquisadores da área (Teng et al., 2005).

A importância do estudo da depressão na oncologia é reforçada pelas evidências da eficácia dos tratamentos, como o tratamento farmacológico e o psicológico. O tratamento farmacológico pode propiciar melhora no quadro depressivo com o uso de medicamentos antidepressivos, estabilizadores do humor ou antipsicóticos, de acordo com o tipo de transtorno envolvido, e com cuidados especiais por causa da alta probabilidade de ocorrência de efeitos colaterais. Outra opção de tratamento para a depressão é a intervenção psicológica por meio da avaliação e eventualmente da psicoterapia individual ou em grupo associadas ao tratamento medicamentoso, podendo promover melhora no ânimo, aumento da vontade de viver e, conseqüentemente, melhora na qualidade de vida (Pasquini e Biondi, 2007; Teng et al., 2005).

Definição

Depressão é um termo genérico usado para descrever quadros psiquiátricos associados a sintomas depressivos encontrados principalmente nos transtornos do humor. Os transtornos do humor incluem uma variedade de distúrbios que afetam o humor e diversos outros aspectos clínicos e estão descritos no capítulo "Transtornos do humor" do *Manual diagnóstico e estatístico de transtornos mentais: DSM-IV-TR* (2003) e nos capítulos F30 a F39 do *Código internacional de doenças – décima revisão* (CID-10) (*Classificação de transtornos mentais e de comportamento da CID-10*, 1993). O sistema de diagnóstico do DSM-IV-TR será utilizado como padrão nesse texto devido ao seu uso sistemático na grande maioria dos estudos científicos da área. A classificação no DSM-IV-TR se baseia na definição de episódios, de acordo com seus respectivos quadros sintomáticos, tempo de duração da ocorrência e especificadores. Estes (Quadro 1) foram definidos com o objetivo de refinar a descrição clínica do quadro de humor, criando grupos mais homogêneos, auxiliando na seleção de um tratamento mais específico e melhorando a avaliação do prognóstico. Alguns descrevem o *status* clínico do quadro afetivo atual (ou mais recente), isto é, quanto à gravidade, presença de sintomas psicóticos e remissão, enquanto outros descrevem aspectos do episódio atual (ou do mais recente, se o atual estiver em remissão parcial ou completa), tais como: crônico, com características catatônicas, melancólicas, atípicas, com início no pós-parto. Outros ainda descrevem o curso dos episódios de humor recentes, ou seja, especificadores de curso longitudinal, com padrão sazonal ou com ciclagem rápida. Com base nos conceitos de episódios (depressivo, maníaco, hipomaníaco e misto – Quadro 2), são construídos os diagnósticos dos diferentes transtornos do humor.

Quadro 1: Especificadores.

Grupo	Tipo	Definição	Transtornos aos quais se aplicam
Especificadores de gravidade	Leve	Incapacitação leve ou ausente	Episódio depressivo maior, transtorno bipolar I e II
	Moderado	Incapacitação moderada ou duvidosa	Episódio depressivo maior, transtorno bipolar I e II
	Grave sem características psicóticas	Incapacitação grave e evidente	Episódio depressivo maior, transtorno bipolar I e II
	Grave com características psicóticas	Presença de alucinações e/ou delírios	Episódio depressivo maior, transtorno bipolar I e II
Especificadores de episódios depressivos	Com características melancólicas	Anedonia, falta de reatividade do humor, sensação de culpa, anorexia, piora pela manhã, insônia terminal	Episódio depressivo maior, transtorno bipolar I e II
	Com características atípicas	Reatividade do humor, hipersonia, aumento do apetite, sensação de peso em membros, sensibilidade à rejeição interpessoal	Episódio depressivo maior, transtorno bipolar I e II
	Com características catatônicas	Imobilidade motora ou hiperatividade motora, negativismo ou mutismo, movimentos estereotipados, ecolalia ou ecopraxia	Episódio depressivo maior, transtorno bipolar I e II
Especificadores de curso	Crônico	Episódio com mais de dois anos de duração	Episódio depressivo maior, transtorno bipolar I e II
	Pós-parto	Início em até quatro semanas no período pós-parto	Episódio depressivo maior, transtorno bipolar I e II, episódio maníaco, episódio misto, transtorno psicótico breve
	Sazonal	Relação entre episódios depressivos e períodos do ano (com exceção de casos em que a sazonalidade provoca estresse psicossocial evidente); recuperação total entre os episódios	Episódio depressivo maior, transtorno bipolar I e II, episódio depressivo recorrente
	Longitudinal	Com remissão total ou parcial entre os episódios	Episódio depressivo recorrente, transtorno bipolar I e II
	Ciclagem rápida	Ao menos quatro episódios de humor nos últimos doze meses	Transtorno bipolar I e II

Fonte: *Manual diagnóstico e estatístico de transtornos mentais: DSM-IV-TR*, 2003.

Quadro 2: Episódios.

Episódios*	Tempo	Critérios de inclusão/ exclusão diagnóstica*	Critério de número de sintomas	Sintomas
Episódio depressivo maior	Mínimo de duas semanas com sintomas, em quase todos os dias.	• Crianças e adolescentes podem ter humor irritável. • A presença dos sintomas deve ser recente ou ter claramente piorado em comparação com o estado pré-episódico.	No mínimo cinco sintomas presentes no mesmo período, sendo pelo menos um dos sintomas humor deprimido ou anedonia.	Sintomas centrais: 1) humor deprimido, triste, desesperançado; 2) perda do interesse ou prazer. Outros: 3) insônia ou hipersonia; 4) perda ou ganho significativo de peso; 5) agitação ou retardo psicomotor, fadiga ou perda de energia; 6) sentimento de culpa e inutilidade excessiva; 7) prejuízo da capacidade de pensar, concentrar-se ou tomar decisões; 8) pensamentos sobre morte recorrentes, ideação suicida ou tentativa de suicídio.
Episódio maníaco	Mínimo de uma semana com a presença de sintomas, em quase todos os dias.	• Humor anormal e persistentemente elevado, expansivo ou irritável. • A perturbação do humor deve ser acompanhada de pelo menos três sintomas adicionais. • Se o humor for irritável, pelo menos quatro sintomas devem estar presentes. • Deve haver ocorrência de um episódio maníaco e outro depressivo maior.	Durante a perturbação do humor, persistência de três ou mais sintomas (quatro se o humor for irritável) e presença em grau significativo.	Sintomas centrais: 1) humor eufórico, incomumente bom, alegre ou excitado, com qualidade expansiva caracterizada por entusiasmo incessante e indiscriminado por interações interpessoais, sexuais ou profissionais. Outros: 2) auto-estima inflada ou grandiosidade; 3) redução da necessidade do sono; 4) pressão ao falar ou maior loquacidade do que a habitual; 5) fuga das idéias; 6) distratibilidade; 7) aumento da atividade dirigida a objetivos ou agitação psicomotora; 8) envolvimento excessivo em atividades prazerosas com alta possibilidade de conseqüências dolorosas.
Episódio misto	Mínimo de uma semana com a presença de sintomas, em quase todos os dias.	• Presença tanto de episódios depressivos maiores quanto de episódios maníacos.	Satisfação dos critérios tanto de episódio maníaco quanto do episódio depressivo maior.	Sintomas centrais: 1) alternância rápida de humor (tristeza, irritabilidade, euforia), acompanhada de sintomas do episódio maníaco e de um episódio depressivo maior. Outros: 2) agitação; 3) insônia; 4) desregulação do apetite; 5) características psicóticas; 6) pensamentos suicidas; 7) pensamento ou comportamento desorganizado, com maior disforia e possibilidade de busca de auxílio.

Continua

Continuação

Episódios*	Tempo	Critérios de inclusão/ exclusão diagnóstica*	Critério de número de sintomas	Sintomas
Episódio hipomaníaco	Duração mínima dos sintomas de quatro dias.	• Alteração do humor habitual do indivíduo. • Se o humor é irritável, pelo menos quatro sintomas adicionais devem estar presentes. • As alterações no humor devem ser observáveis por terceiros.	Durante o período de perturbação do humor, persistência de três ou mais sintomas (quatro se o humor for irritável) e presença em grau significativo.	Sintomas centrais: 1) humor anormal e persistentemente elevado, expansivo ou irritável. Outros: 2) auto-estima inflada ou grandiosidade (não delirante); 3) redução do sono, pressão ao falar; 4) fuga de idéias; 5) distratibilidade; 6) maior envolvimento em atividades dirigidas a objetivos ou agitação psicomotora; 7) atividades geralmente criativas e produtivas; 8) humor eufórico, incomumente bom ou excitado; 9) irritabilidade; 10) fala mais rápida e alta do que a habitual, mas não tipicamente difícil de interromper; 11) envolvimento excessivo em atividades prazerosas com alta probabilidade de conseqüências dolorosas; 12) aumento da sociabilidade e da atividade sexual; 13) impulsividade.

* Em todos os episódios, há prejuízo clinicamente significativo do funcionamento social, profissional ou de outras áreas da vida do indivíduo. Mesmo que o funcionamento possa parecer normal em alguns casos, há um esforço acentuadamente aumentado. Os sintomas não podem ser explicados por condição médica geral ou ser efeitos fisiológicos diretos de uma droga de abuso ou de medicamentos, tratamentos ou exposição a uma toxina.

Fonte: *Manual diagnóstico e estatístico de transtornos mentais: DSM-IV-TR*, 2003.

No Quadro 3 encontra-se a descrição dos transtornos do humor mencionados no DSM-IV-TR.

Quadro 3: Transtornos do humor.

Classificação	Critério de tempo	Critérios de inclusão/exclusão diagnóstica*	Critério dos sintomas
Transtorno depressivo maior	De acordo com a definição de episódio depressivo.	• Jamais houve um episódio maníaco, um episódio misto ou um episódio hipomaníaco. • Episódio depressivo maior.**	• Ao menos um único episódio depressivo maior (episódio único). • Ao menos dois episódios depressivos maiores (episódio recorrente).
Transtorno distímico	Ao menos dois anos de humor deprimido na maior parte do tempo.	• Ausência de episódio depressivo maior durante os primeiros dois anos de perturbação. • Jamais houve um episódio maníaco, um episódio misto ou um episódio hipomaníaco. • Jamais foram satisfeitos os critérios para transtorno ciclotímico. • A perturbação não ocorre exclusivamente durante o curso de um transtorno psicótico crônico, como esquizofrenia ou transtorno delirante.	• Humor deprimido com dois ou mais sintomas depressivos adicionais, sem satisfazer os critérios para transtorno depressivo maior.

Continua

Continuação

Classificação	Critério de tempo	Critérios de inclusão/exclusão diagnóstica*	Critério dos sintomas
Transtorno depressivo sem outra especificação		• Não são satisfeitos critérios para transtorno depressivo maior, transtorno distímico, transtorno da adaptação com humor depressivo ou transtorno da adaptação misto de ansiedade e depressão. • Os sintomas depressivos podem apresentar-se como parte de um transtorno de ansiedade sem outra especificação.	
Transtorno bipolar I**		• Episódio maníaco (episódio maníaco único). • Houve pelo menos um episódio maníaco ou episódio misto (episódio mais recente hipomaníaco). • Houve no mínimo um episódio depressivo maior, episódio maníaco ou episódio misto (episódio mais recente maníaco). • Houve pelo menos um episódio depressivo maior, episódio maníaco ou episódio misto (episódio mais recente maníaco). • Houve pelo menos um episódio maníaco ou episódio misto (episódio mais recente depressivo). • Houve pelo menos um episódio maníaco ou episódio misto (episódio não especificado).	• Pelo menos dois episódios de humor distintos. • Pelo menos um dos episódios não pode ser episódio depressivo, ou seja, precisaria ser um episódio maníaco, hipomaníaco ou misto.
Transtorno bipolar II**		• Jamais houve um episódio maníaco ou um episódio misto. • Jamais houve um episódio depressivo maior, episódio maníaco ou episódio misto.	• Um ou mais episódios depressivos maiores e pelo menos um episódio hipomaníaco.
Transtorno ciclotímico**	Pelo menos dois anos com períodos de presença de sintomas.	• Numerosos períodos com sintomas hipomaníacos e depressivos que não satisfazem os critérios para um episódio depressivo maior. • Durante os dois anos estipulados, o indivíduo não deixou de apresentar os sintomas por mais de dois meses consecutivos.	• Sintomas hipomaníacos e depressivos, sem satisfazer os critérios anteriores para episódios maníacos e depressivos maiores. • Após os dois anos iniciais (um ano para crianças e adolescentes) do transtorno ciclotímico, pode haver sobreposição de episódios maníacos ou mistos, ou de episódios depressivos maiores.
Transtorno bipolar sem outra especificação		• Alternância muito rápida (dias) entre sintomas maníacos e depressivos que não satisfazem os critérios de duração mínima para um episódio maníaco ou depressivo maior. • Episódios maníacos recorrentes sem sintomas depressivos intercorrentes. • Episódio maníaco ou misto sobreposto a transtorno delirante, esquizofrenia residual ou transtorno psicótico sem outra especificação. • Episódios hipomaníacos juntamente com os sintomas depressivos crônicos, que não sejam freqüentes a ponto de se qualificarem como um transtorno ciclotímico. • Situações nas quais há presença de transtorno bipolar sem, porém, condições para que se determine se este é primário, devido a uma condição médica geral ou indução por alguma substância.	• Este caso é incluído para codificação de transtornos com aspectos bipolares que não satisfazem os critérios para os transtornos bipolares.

* Em todos os episódios, há prejuízo clinicamente significativo do funcionamento social, profissional ou de outras áreas da vida do indivíduo. Mesmo que o funcionamento possa parecer normal em alguns casos, há um esforço acentuadamente aumentado. Os sintomas não podem ser explicados por uma condição médica geral ou ser efeitos fisiológicos diretos de uma droga de abuso ou de medicamentos, tratamentos ou exposição a uma toxina.
** Não pode mais ser bem explicado como um transtorno esquizoafetivo nem está sobreposto a esquizofrenia, transtorno esquizofreniforme, transtorno delirante ou transtorno psicótico sem outra especificação.

Fonte: *Manual diagnóstico e estatístico de transtornos mentais: DSM-IV-TR*, 2003.

Transtorno depressivo maior (TDM): é caracterizado por um ou mais episódios depressivos na vida. Aproximadamente 50% a 60% dos pacientes que apresentam um episódio depressivo único podem desenvolver um segundo episódio. Indivíduos com dois episódios têm 70% de chance de desenvolver um terceiro episódio. O primeiro episódio geralmente ocorre mais tardiamente do que no transtorno bipolar, em pessoas com uma média de 50 anos de idade. Dura cerca de três a doze meses, mas reaparece com menos freqüência; além disso, sua recuperação é habitualmente completa, exceto em alguns pacientes que podem desenvolver depressão persistente, em especial na velhice. Há valores variáveis para o risco desse transtorno, tendo oscilado, durante a vida em amostras comunitárias, de 10% a 25% para as mulheres e de 5% a 12% para os homens. Episódios individuais de qualquer gravidade podem ser desencadeados por eventos de vida estressantes.

Transtorno distímico: é caracterizado por pelo menos dois anos de humor deprimido na maior parte do tempo e acompanhado por sintomas depressivos adicionais que não satisfazem os critérios para um episódio depressivo maior. A prevalência desse transtorno durante a vida é de aproximadamente 6%, com ou sem sobreposição de transtorno depressivo maior. A prevalência-ponto, ou seja, a quantidade de afetados no momento, é de aproximadamente 3%.

Transtorno depressivo sem outra especificação: é um diagnóstico de exclusão, quando ocorrem sintomas depressivos sem satisfazer os critérios para os transtornos depressivos (TDM, distímico, de adaptação com humor deprimido ou misto de ansiedade e depressão).

Transtorno bipolar (TB): conta com dois ou mais episódios afetivos, e pelo menos um deles não é depressivo. Existem dois subtipos oficiais. O *TB tipo I* conta com a presença de um ou mais episódios maníacos ou mistos, geralmente acompanhados por transtornos depressivos maiores. É um transtorno recorrente, mais de 90% dos indivíduos que têm um episódio maníaco único terão episódios futuros, e cerca de 60% a 70% desses episódios freqüentemente precedem ou sucedem episódios depressivos maiores, em um padrão próprio da pessoa em questão. O *TB II* é caracterizado por um ou mais episódios depressivos maiores acompanhados por pelo menos um episódio hipomaníaco. Aproximadamente 60% a 70% dos episódios hipomaníacos ocorrem imediatamente antes ou após um episódio depressivo maior. Embora a maioria dos indivíduos retorne a um nível plenamente funcional entre os episódios, aproximadamente 15% continuam apresentando humor instável e dificuldades interpessoais ou ocupacionais.

Transtorno ciclotímico: conta com a presença de pelo menos dois anos com numerosos períodos de sintomas hipomaníacos que não satisfazem os critérios para um episódio maníaco ou hipomaníaco e numerosos períodos de sintomas depressivos que não satisfazem os critérios para um episódio depressivo maior. Geralmente surge na adolescência ou no começo da vida adulta, sendo possível um início insidioso e um curso crônico, com risco de 15% a 50% de desenvolvimento subseqüente de um TB I ou TB II.

Transtorno bipolar sem outra especificação: é incluído para codificação de transtornos com aspectos bipolares que não satisfazem os critérios para qualquer um dos transtornos bipolares específicos. Em geral, há alternância rápida (em questão de dias) entre sintomas maníacos e depressivos que não satisfazem os critérios para um episódio depressivo maior ou maníaco.

Transtorno do humor devido a uma condição médica geral: é caracterizado por perturbação proeminente e persistente do humor e considerado conseqüência fisiológica direta de uma condição médica geral. Estimativas de prevalência apontam para quadros com características depressivas, observando-se que 20% a 40% dos indivíduos com certas doenças neurológicas (Parkinson, Huntington, esclerose múltipla, acidente vascular cerebral, Alzheimer) desenvolvem perturbação depressiva acentuada em algum ponto durante o curso da doença. Quando não há envolvimento direto do sistema nervoso central, os índices variam de mais de 60% na síndrome de Cushing a menos de 8% na doença renal terminal.

Transtorno do humor induzido por uma substância: conta com uma perturbação do humor advinda de uma droga de abuso, um medicamento, outro sintoma somático para depressão ou exposição a uma toxina. Pode ocorrer em associação a uma intoxicação por álcool, anfetamina e substâncias semelhantes, cocaína, alucinógenos, inalantes, opióides, fenciclidina e substâncias assemelhadas, sedativos, hipnóticos e ansiolíticos. Também pode aparecer em associação com a abstinência das seguintes substâncias: álcool, anfetamina e similares, cocaína, sedativos, hipnóticos, ansiolíticos e outras.

Transtorno depressivo menor: de acordo com a descrição no DSM-IV, possui como característica um ou mais períodos de sintomas depressivos de duração idêntica à dos episódios depressivos maiores, envolvendo, porém, menos sintomas e menor prejuízo.

Transtorno do humor sem outra especificação: satisfaz critérios para qualquer transtorno do humor específico, sendo difícil distinguir entre transtorno depressivo sem outra especificação e transtorno bipolar sem outra especificação.

Para complementar, a classificação do *transtorno depressivo maior* é feita segundo: episódio depressivo único ou episódios depressivos recorrentes (dois ou mais episódios). O episódio (ou o último episódio, no caso de episódios depressivos recorrentes) pode ser classificado como: leve, moderado ou severo, com ou sem sintomas psicóticos, em remissão parcial ou completa.

Nesse contexto, pode-se incluir o *transtorno de adaptação* (Manual diagnóstico e estatístico de transtornos mentais: DSM-IV-TR, 2003) ou de *ajustamento* (Classificação de transtornos mentais e de comportamento da

CID-10, 1993, F43), que consiste no desencadeamento de sintomas emocionais ou comportamentais significativos em resposta a um ou mais estressores psicossociais identificáveis, desenvolvendo-se dentro de um período de três meses após o início do estresse. Em geral, surge como conseqüência direta de estresse agudo ou de trauma continuado, considerando-se o evento estressante ou o contínuo desprazer como fatores causais determinantes. Cada sintoma individual da reação aguda a estresse e de ajustamento apresenta algumas formas especiais de manifestação que justificam a inclusão desses estados como entidade clínica, com aspectos relativamente específicos e característicos. Isto é, uma reação aguda a estresse se caracteriza por vulnerabilidade individual, dificuldade de adaptação, "atordoamento", estreitamento do campo da consciência, diminuição da atenção, incapacidade de compreender estímulos e desorientação. Esses aspectos podem ser considerados respostas mal-adaptadas a estresse grave ou continuado, interferindo no mecanismo de adaptação e ocasionando problemas ao funcionamento social. Assim, pode ocorrer um sofrimento acentuado, maior que o esperado, devido à natureza do estressor ou a um prejuízo significativo no funcionamento social ou profissional. Tal quadro pode surgir após uma reação depressiva aguda (F43), que é uma condição transitória de gravidade significativa, podendo ser desencadeada por forte experiência traumática, como situações de séria ameaça à segurança e à integridade física do paciente ou de outras pessoas. A persistência desse quadro na vida do indivíduo pode causar-lhe danos significativos nas esferas social, profissional e pessoal, deteriorando sua qualidade de vida.

Percebe-se, portanto, que o DSM-IV apresenta uma extensa variedade na classificação dos transtornos do humor, requerendo a atenção dos especialistas para a realização de diagnósticos precisos, em especial quando apresentados juntamente a outro quadro clínico, como um câncer. A *Classificação de transtornos mentais e de comportamento da CID-10: descrições clínicas e diretrizes diagnósticas* (1993) é outra referência utilizada em diagnósticos clínicos.

No Quadro 4 apresentam-se os critérios utilizados pela CID-10 e pelo DSM-IV para o diagnóstico de episódios de transtornos do humor, de forma a verificar as peculiaridades e as diferenças entre ambas, tornando a compreensão mais fácil para os profissionais da saúde. Pode-se observar uma estrutura semelhante entre ambas as classificações. Percebe-se que a CID-10 apresenta informações clínicas mais concisas e com maior flexibilidade. Há também uma introdução geral, encontrando-se para cada categoria uma descrição clínica, as diretrizes diagnósticas e os quadros nosológicos, com rígidos critérios diagnósticos para pesquisa, coincidindo com o sistema de classificação do DSM-IV. Porém, o critério do DSM-IV busca manter uma abordagem categorial, com modificadores que indicam gravidade e curso para alguns dos transtornos alistados. Encontram-se também fatores diagnósticos, transtornos e aspectos específicos de idade relacionados à cultura ou ao sexo dos pacientes, dados epidemiológicos como prevalência, incidência e risco, padrão de curso e de evolução, possíveis complicações, fatores predisponentes, dados sobre existência ou não de um padrão familiar e os diagnósticos que merecem ser considerados para o estabelecimento de um diagnóstico diferencial (Brasil *et al.*, 2006).

Quadro 4: Quadro de sintomas dos episódios de transtornos do humor de acordo com os critérios da CID-10 e do DSM-IV.

Episódios	CID-10	DSM-IV***
Episódio depressivo maior*	F32 Humor deprimido e/ou anedonia e/ou redução da energia e/ou fadiga e/ou redução da atividade, mais: a) concentração e atenção reduzidas; b) auto-estima e autoconfiança reduzidas; c) idéias de culpa e inutilidade; d) visões desoladas e pessimistas do futuro; e) idéias ou atos autolesivos ou suicídio; f) sono perturbado; g) apetite diminuído. A categoria é subdividida em: episódio depressivo leve (F32.0), episódio depressivo moderado (F32.1), episódio depressivo grave sem sintomas psicóticos (F32.2), episódio depressivo grave com sintomas psicóticos (F32.3), outros episódios depressivos (F32.8) e episódio depressivo não especificado (F32.9).	No mínimo cinco sintomas, descritos a seguir, presentes no mesmo período, sendo pelo menos um deles humor deprimido ou anedonia:**** a) humor deprimido na maior parte do dia; b) acentuada diminuição do interesse ou prazer em quase todas ou todas as atividades na maior parte do dia, quase todos os dias; c) perda ou ganho significativo de peso sem estar em dieta, ou aumento ou diminuição do apetite; d) insônia ou hipersonia; e) agitação ou retardo psicomotor; f) fadiga ou perda de energia; g) sentimento de inutilidade ou culpa excessiva ou inadequada; h) capacidade diminuída de pensar ou concentrar-se, ou indecisão; i) pensamentos de morte recorrentes, ideação suicida recorrente sem um plano específico, tentativa de suicídio ou plano específico para cometer o suicídio.

Continua

Continuação

Episódios	CID-10	DSM-IV***
Episódio maníaco**	F30 Há três graus de gravidade que são especificados compartilhando as características comuns subjacentes de humor elevado e aumento na quantidade e na velocidade da atividade física e mental. A categoria é subdividida em: hipomania (F30.0), mania sem sintomas psicóticos (F30.1), mania com sintomas psicóticos (F30.2), outros episódios maníacos (F30.8) e episódio maníaco não especificado (F30.9).	Humor anormal e persistentemente elevado, expansivo ou irritável. Durante a perturbação do humor, três ou mais sintomas adicionais (quatro se o humor for irritável e estiver presente em um grau significativo): a) auto-estima inflada e grandiosidade; b) redução da necessidade de sono; c) maior loquacidade ou pressão para falar; d) fuga de idéias ou experiência subjetiva de que os pensamentos estão correndo; e) distração; f) aumento da atividade dirigida a certos objetivos ou agitação psicomotora; g) envolvimento excessivo em atividades prazerosas com alto potencial para conseqüências dolorosas.
Episódio misto	F31.6 Episódio atual caracterizado pela presença simultânea de sintomas maníacos e depressivos ou por alternância rápida de sintomas maníacos e depressivos.	Alternância rápida de humor (tristeza, irritabilidade, euforia), acompanhada de três (ou mais) sintomas do episódio maníaco e de um episódio depressivo maior. Os sintomas do episódio maníaco são: a) agitação; b) insônia; c) desregulação do apetite; d) características psicóticas; e) pensamentos suicidas; f) pensamento ou comportamento desorganizado, com maior disforia e possibilidade de busca de auxílio.
Episódio hipomaníaco	F30.0 É o grau mais leve de mania, marcada por elevação leve e persistente do humor (por vários dias, continuadamente), aumento de energia e atividade e, usualmente, sentimentos marcantes de bem-estar e de eficiência tanto física quanto mental. É caracterizada por sociabilidade aumentada, loquacidade, familiaridade excessiva, aumento da energia sexual, diminuição da necessidade de sono, irritabilidade, comportamento presunçoso e grosseiro. Atenção e concentração podem estar comprometidas.	Durante o período de perturbação do humor, há três ou mais sintomas adicionais (quatro se o humor for irritável), presentes em um grau significativo. Provoca sintomas idênticos aos do episódio maníaco. Não apresenta prejuízo significativo.

* A classificação segundo a CID-10 indica episódios depressivos e não episódio depressivo maior.
** Humor eufórico, incomumente bom, alegre ou excitado, com qualidade expansiva caracterizada por entusiasmo incessante e indiscriminado por interações interpessoais, sexuais ou profissionais (DSM-IV).
*** O quadro sintomático descrito pelo critério do DSM-IV encontra-se mais detalhado no Quadro 2.
**** Os sintomas devem aparecer em quase todos os dias.

O DSM-IV possui cinco eixos diagnósticos:

1. Síndromes clínicas e outras condições que possam ser foco de atenção clínica.
2. Transtornos da personalidade e deficiência mental.
3. Condições médicas gerais.
4. Problemas psicossociais e ambientais.
5. Avaliação global do funcionamento.

Portanto, cada paciente pode receber cinco níveis de diagnóstico concomitantes, que não se excluem, formando um panorama mais global de sua condição clínica.

Já a CID-10 possui três eixos diagnósticos, os quais em muitos aspectos coincidem com os do DSM-IV. O eixo 1 engloba os diagnósticos clínicos tanto mentais quanto físicos, sendo correlato aos três primeiros do DSM-IV. O eixo 2 da CID-10 engloba as incapacidades, analogamente ao 5 do DSM, que visa estabelecer uma avaliação global do funcionamento do indivíduo. Na CID-10 a avaliação de possíveis incapacidades se faz em áreas específicas, como cuidados pessoais, ocupação, família, ou num contexto social mais amplo. Por fim, um terceiro eixo diagnóstico da CID-10 condiz com os fatores contextuais (códigos Z).

Os três eixos diagnósticos da CID-10 são:

1. Diagnósticos clínicos:
    * transtornos mentais;
    * transtornos físicos.
2. Incapacidades:
    * cuidados pessoais;
    * ocupação;
    * família;
    * contexto social mais amplo.
3. Fatores contextuais (códigos Z):
    * estressores psicossociais e ambientais.

Epidemiologia

A incidência da depressão na população em geral tem aumentado significativamente, com prevalência de 15% a 25% em mulheres (Forlenza, 2000). Estudos recentes apontam 4,4% de prevalência do transtorno depressivo maior, estatística semelhante à da isquemia do coração ou diarréia; além disso, o potencial de incapacitação profissional prevê ocorrência maior de depressão do que de câncer ou Aids, ou seja, serão perdidos mais dias de trabalho por depressão do que por câncer ou Aids. Segundo estudos, há prevalência de 20% a 50% de transtornos afetivos (e não apenas do transtorno depressivo maior) em pacientes com tumores sólidos. Entretanto, em um estudo que envolveu 201 diagnósticos de câncer, 15% satisfizeram critérios para transtorno depressivo maior. Outro estudo fez uma estimativa de 8% de pacientes com depressão, a maioria deles com a doença inativa. Uma amostra de pacientes hematológicos (com leucemia) internados apresentou 9% com depressão maior, a mesma porcentagem que em pacientes com câncer de mama (Pasquini e Biondi, 2007).

Em uma amostra de 222 mulheres com diagnóstico precoce de câncer de mama, foi detectada a prevalência de depressão e ansiedade de 33% no momento do diagnóstico, 15% um ano após a notícia e 45% após a realização do diagnóstico. Aproximadamente 10% a 25% dos indivíduos com câncer apresentarão, além da reação "normal" esperada, episódio de depressão maior ou de ansiedade (Croyle e Rowland, 2003).

Resultados de pesquisas apontam para a hipótese de ser mais comum observar o transtorno depressivo ao redor dos 40 anos, já que 50% de todos os pacientes apresentam um início entre 20 e 50 anos. Em contrapartida, dados epidemiológicos atuais sugerem que o transtorno esteja aumentando entre pessoas com menos de 20 anos e que, em geral, se possa observar alta incidência da depressão em pessoas que possuem pobres relações interpessoais íntimas ou são divorciadas ou separadas (Kaplan *et al.*, 1997).

Apesar de a depressão ser uma reação esperada em pacientes com diagnóstico de câncer, sendo ela uma "desmoralização" vivenciada e um forte agente estressor, não se pode permitir sua banalização, ou melhor, a ocorrência de um subdiagnóstico. Além disso, devem-se considerar o impacto significativo da multimodalidade de tratamentos (cirurgia, radioterapia, quimioterapia, entre outros) bem como a lentidão do processo e a dificuldade de adaptação à nova situação, que estão associadas ao crescente risco de síndrome psiquiátrica (Pasquini e Biondi, 2007).

Dados epidemiológicos apontam também que, independentemente do país ou da cultura, a depressão unipolar é mais prevalente no sexo feminino. As razões desse fato ainda são desconhecidas, mas podem incluir variados estresses, parto, modelos comportamentais de aprendizado da impotência e efeitos hormonais (Kaplan *et al.*, 1997).

Alguns tipos de câncer estão mais fortemente associados à depressão, tais como: câncer orofaríngeo (22-57%), pancreático (33-50%), de mama (1,5-46%) e de pescoço (11-44%). Menor incidência ocorre em câncer de cólon (13-25%), ginecológico (12-23%) e em linfoma (8-19%). A seguir, apresenta-se uma breve revisão dos estudos que enfocam a correlação entre depressão e os diferentes tipos de neoplasia (Massie, 2004).

Depressão e câncer de mama

Pesquisas apontam para conseqüências psicossociais significativas em mulheres com câncer de mama e depressão. Um estudo realizado com uma amostra de 160 mulheres aguardando cirurgia mostrou que 22% das mulheres que sofreram mastectomia apresentavam o transtorno afetivo. No estágio inicial da doença, 8% das mulheres já apresentavam depressão. Em um ambulatório com mulheres há cinco anos em tratamento, foi detectado um índice de 30% de sintomas de ansiedade e depressão. Aquelas cuja mastectomia era parcial estavam sendo tratadas com radiação e apresentaram melhor auto-imagem, mas ansiedade e sintomas depressivos, além de medo de recidiva, semelhantes em relação àquelas com remoção total da mama. Outro estudo abrangeu uma amostra de 578 mulheres no estágio inicial do câncer de mama, submetidas à escala Hads (*hospital anxiety and depression scale*), entre quatro e doze semanas e doze meses após o diagnóstico, à *mental adjustment to cancer scale* e à *Courtauld emotional control scale*. Observou-se que a depressão está associada a pouca possibilidade de sobrevivência entre as mulheres. Mais um estudo, realizado em 133 ambulatórios, onde pacientes com câncer de mama se submetem à radioterapia após a realização da mastectomia ou da lumpectomia, encontrou nível baixo de depressão (1,5%), mas com alta incidência de ansiedade (14%). Em contrapartida, uma pesquisa com 123 pacientes indicou alto nível de depressão: 50% em casos de mastectomia, 50% nos de lumpectomia com radiação *versus* 41% em casos de lumpectomia pura. Tais índices elevados podem ter sido alcançados por meio da escala de depressão (*Center for Epidemiology self-report depression scale*), sendo este considerado um método mais eficaz do que somente a utilização do DSM-IIIR em entrevistas clínicas. Foi encontrado também um índice de 26% de depressão moderada ou severa em mulheres que sofreram mastectomia, comparando-se com 12% de depressão em mulheres no início da doença. Outro estudo detectou 32% de transtorno afetivo em uma amostra de 166 mulheres com cirurgia marcada, mas 24% desse transtorno em 156 mulheres que também estavam no estágio inicial da doença, no momento da rea-lização da biópsia.

Dessa forma, podem-se observar índices de depressão variáveis, mas há alguns pontos importantes a serem ressaltados. Estudos vêm mostrando que mulheres com câncer de mama que passaram por algum procedimento invasivo, como o cirúrgico, possuem maior tendência a apresentar depressão do que aquelas que se encontram no início da doença. Isso pode sugerir que, apesar de o impacto do diagnóstico ser um fator estressante, o sofrimento seja maior assim que as pacientes recebem a notícia da necessidade de uma mastectomia ou lumpectomia, sendo esse um momento delicado, em que se sentem fragilizadas, proporcionando, conseqüentemente, maior probabilidade de desenvolvimento do transtorno psiquiátrico.

Depressão e câncer ginecológico

De uma amostra englobando 83 mulheres com câncer ginecológico, detectou-se que 23% apresentavam depressão e 24% transtornos de ajustamento com humor deprimido. Outros pesquisadores encontraram maior ocorrência da depressão severa e de auto-imagem negativa em pacientes que se submeteram à mastectomia. Também pôde ser detectado um índice de 23% de depressão maior em 83 mulheres hospitalizadas com câncer cervical, endometrial e vaginal.

Nesse tópico, também se aponta para a maior possibilidade de desenvolvimento da depressão em pacientes que tiveram de passar por procedimentos invasivos, como a mastectomia, comparando-se com pacientes que receberam apenas a notícia do diagnóstico.

Depressão e câncer orofaríngeo

Uma amostra de 107 pacientes com câncer de cabeça e pescoço indicou que 16,8% possuíam depressão maior ou dificuldade de ajustamento e 33,6% satisfaziam os critérios para dependência química (álcool), 6,5% para abuso do álcool e 32,7% para dependência da nicotina. Estágio do tumor, sexo, sintomas depressivos, comunicação com a família, possibilidade de apoio, sintomas relativos ao tumor e um trabalho social informal são variáveis importantes que podem predizer a ocorrência da depressão entre pacientes com câncer de cabeça e pescoço após três anos de tratamento. Uma pesquisa com 357 pacientes relatou a presença de um alto nível de transtornos mentais associado a pessoas com menor *status* social e doença mais avançada.

Depressão e câncer de pescoço

Em 129 pacientes com câncer de pescoço, pré e pós-diagnóstico, foram encontrados 10% com sintomas de ansiedade severa e 12% com sintomas depressivos. Outro estudo, realizado com 987 pacientes, mostrou que a presença da depressão é comum e mais prevalente em pacientes com sintomas mais severos que possuem limitações. A maior prevalência de câncer de pescoço ocorre em pessoas com dependência de nicotina (67%), seguida de transtorno de ajustamento (14%) e depressão maior (5%). Outro dado importante obtido pela Hads em uma amostra de sessenta pacientes com câncer de pescoço não cirúrgico é o de que 50% eram *borderline* e 37% depressivos.

As limitações que um paciente com câncer de pescoço encontra em meio ao processo de adoecimento podem ser estressoras e um agravante em seu prognóstico, pois condicionam maior tendência ao aparecimento de depressão e outros transtornos, deteriorando a sua qualidade de vida.

Depressão e linfoma, câncer pancreático, gástrico e de cólon

Há poucos estudos que demonstram a prevalência da depressão em adultos com linfoma, câncer no pâncreas, estômago e cólon. Alguns notaram a presença de sintomas depressivos; em geral, pacientes com linfoma e câncer no estômago ou cólon têm menor possibilidade de desenvolver depressão do que pacientes com câncer no pâncreas.

Depressão e câncer em estágio terminal

Um estudo com 62 pacientes com câncer em estágio avançado detectou 42% de prevalência da depressão. Parece que nos últimos dez anos a incidência do transtorno afetivo associado à doença terminal cresceu de 12,2% para 26%. Em outro estudo, cuja amostra foi de 410 pacientes nessas mesmas condições, apuraram-se 37% de influências psicológicas, sendo 18% resultantes de transtorno de desajustamento. Recentemente, uma pesquisa detectou que a ocorrência da depressão entre os pacientes com câncer em estágio terminal é três vezes menor em pacientes que desconhecem seu prognóstico; além disso, é verídico que o sentimento de esperança entre os pacientes oncológicos pode contribuir significativamente para a ocorrência ou não de ideações suicidas, mesmo quando a depressão está sob controle.

Sendo assim, pode-se refletir sobre a possibilidade de haver maior tendência à detecção de transtornos afetivos em pacientes cujo futuro se apresenta incerto, permeado por angústias e medos, do que em pacientes em fase terminal. Estes últimos passam por um período em que revêem sua história de vida preparando-se, principalmente emocional e espiritualmente, para o fim.

Depressão em crianças com câncer

Há poucos estudos sobre a depressão em crianças ou adolescentes com algum tipo de neoplasia. Entretanto, foi nos últimos anos que alguns grupos de estudos iniciaram sua contribuição na área. Como exemplo, um estudo que utilizou 99 crianças e adolescentes (8-16,8 anos) com câncer como amostra investigou a gravidade dos sintomas físicos e depressivos. Tais crianças e adolescentes com leucemia ou tumores sólidos encontravam-se em remissão, mas continuavam recebendo tratamento. Utilizando-se o *children's depression inventory* (CDI) e o CDI modificado (com sintomas físicos excluídos), os autores detectaram que menos de 10% exibiam sintomas no limiar para depressão menor. Em outra pesquisa, cuja amostra foi de 42 adolescentes (12-20 anos) com diversos tipos de câncer, completou-se o BDI e o *state-trait anxiety inventory* na primeira visita ao médico. Nesse ínterim, apurou-se que esses adolescentes não se encontravam mais depressivos ou ansiosos do que o grupo controle composto de 173 estudantes da mesma idade; entretanto, percebeu-se que meninas são significativamente mais predispostas à depressão que os meninos. Para complementar, um grupo de crianças, entre 9 e 13 anos, que apresentava há um ou mais anos o diagnóstico inicial de câncer (leucemia, linfoma, sarcoma, retinoblastoma e tumor de Wilm) foi comparado a outra amostra, com cinqüenta crianças saudáveis que freqüentavam a escola. No primeiro grupo, 66% das crianças estavam em remissão; 34% se encontravam sob tratamento; 16% tinham conhecimento sobre o câncer e 62% definiam a localização do tumor. Observou-se que as crianças que conheciam seu estado de saúde (sabiam do diagnóstico do câncer) tinham maior probabilidade de apresentar sintomas depressivos mais intensos (22% das crianças apresentaram 19 pontos ou mais segundo a escala de depressão).

Por meio desses dados, pode-se inferir a necessidade do desenvolvimento de mais estudos na área de forma a aprimorar a compreensão acerca da problemática que envolve pacientes com transtornos afetivos e com co-morbidades clínicas, como o câncer. Essa necessidade advém da importância de propiciar aos pacientes, mediante diagnóstico e abordagem (multidisciplinar) adequados, maior qualidade de vida, independentemente de suas limitações e do prognóstico. Após o diagnóstico da doença, tais pacientes se sentem desprovidos de segurança, com a auto-imagem abalada, afetando sua vida e família, ao passarem por um momento delicado de introspecção, de reflexão sobre questões antes consideradas "intocáveis". Portanto, para que a vida pós-diagnóstico flua natural e beneficamente, os especialistas devem assumir a grande responsabilidade de propor as melhores e mais dignas condições de tratamento, sejam paliativas ou curativas.

Problemática relativa ao diagnóstico

A ocorrência da depressão em pacientes com algum tipo de neoplasia vem sendo subestimada devido à grande quantidade de sintomas e às variáveis inerentes, como tipo de câncer, idade do paciente, estágio, tempo de diagnóstico, tratamento, as quais devem ser levadas em consideração (Bailey *et al.*, 2005).

Alguns autores citam a abordagem clínica, em vez da psicométrica, como a que melhor engloba o quadro em que o paciente se encontra. Defendem que na prática clínica os psiquiatras podem medir fatores como progresso do transtorno, gravidade, suporte social, adaptação dos pacientes, adesão e reação diante dos fatores estressantes dessa circunstância da vida. Outro método que pode ser utilizado para detectar o transtorno é a entrevista em sala privada. Administrar as escalas em uma sala de espera ou entrevistar um paciente pelo telefone pode ser vantajoso, pois há baixo custo e maior simplicidade, porém nada substitui vê-lo e acompanhá-lo pessoalmente, já que é na consulta que o médico pode perceber as expressões dos pacientes, suas angústias e seu sofrimento. Muitos dos detalhes importantes podem ser revelados nos últimos minutos da visita em uma sala reservada e desencadeados pela construção de um relacionamento, não somente pela metodologia adotada pelo profissional (Pasquini e Biondi, 2007).

No caminho traçado pela psico-oncologia, os instrumentos BSI (*brief symptoms inventory*) e Hads vêm sendo utilizados para detectar acometimentos psicológicos. Essas escalas foram desenvolvidas com o fim de identificar os sintomas em pacientes não psiquiátricos sem internação, bem como o sofrimento psicológico em diferentes situações, aprimorando a área da psico-oncologia. Em muitos estudos também são utilizados o CES-D (*Center for Epidemiologic Studies depression scale*) e o BDI (*Beck depression inventory*). Entretanto, é preciso ressaltar que tais escalas podem apresentar imprecisão em relação aos critérios do DSM-IV (Blay, 2000).

Para maior especificação do diagnóstico, Raison e Miller (2003) sugerem a adoção de outra abordagem, discriminando os sintomas somáticos do câncer daqueles descritos no DSM-IV para depressão maior. Para isso, Bailey *et al.* (2005) propõem três abordagens: a) inclusiva (inclui os sintomas somáticos, independentemente da causa); b) de substituição (sintomas não somáticos são substituídos por sintomas somáticos); c) exclusiva (alguns sintomas somáticos não devem ser respeitados como critério diagnóstico). Como exemplo desta última, foi proposto que a *fadiga* associada à depressão em pacientes tratados com quimioterapia seja um sintoma removido dos critérios do DSM-IV, excluindo, assim, um componente emocional. O mesmo ocorreria com a *anorexia* no Memorial Sloan-Kettering Cancer Center, requerendo somente quatro sintomas diagnósticos.

Em suma, apesar da alta incidência a depressão ainda tem sido subdiagnosticada e, muitas vezes, tratada de maneira inadequada, com subdoses de medicamentos e manutenção de sintomas residuais que comprometem a evolução clínica do indivíduo (Teng *et al.*, 2005). Um fator agravante é a superposição de sintomas provenientes tanto do câncer quanto da depressão, dificultando o diagnóstico (Fisch, 2004). Mesmo que existam estudos que sugiram a piora do prognóstico do tratamento do câncer com a comorbidade câncer e TDM, ainda não é possível associá-la a um aumento da mortalidade (Bailey *et al.*, 2005).

Tratamento

Talvez a questão mais importante no que concerne ao tratamento da depressão em pacientes com câncer seja a concepção errônea de ser normal que eles estejam deprimidos. Apesar de grande parte dos oncologistas não estar familiarizada com transtornos de humor e acreditar que a depressão seja tanto inevitável quanto intratável, o não-tratamento é injustificável. Seria necessário estabelecer um tratamento padronizado, mas ainda não dispomos de dados suficientes sobre o assunto.

O tratamento farmacológico da depressão não difere muito do usual: antidepressivos tricíclicos, inibidores de recaptação de serotonina (ISRS) e psicoestimulantes (Fisch, 2004). Os psicoestimulantes têm mostrado resultados bastante promissores, em especial o metilfenidato. Isso se deve à sua rápida ação em relação aos antidepressivos e à melhora significativa dos sintomas de fadiga, falta de concentração e sedação. Ao se prescrever antidepressivos a um paciente com câncer, deve-se ter em mente os possíveis efeitos adversos causados por essas drogas. Tricíclicos causam hipotensão, vertigem, boca seca e obstipação; os ISRS podem desencadear diarréia e vômitos. Psicoestimulantes muitas vezes pioram o apetite, além de causar cefaléia. Também deve-se levar em conta o tratamento quimioterápico e as outras medicações em uso, para evitar interações medicamentosas.

Já o tratamento psicológico inclui intervenções psicoeducacionais e terapia com diversas abordagens, sendo a maior parte dos estudos encontrados conduzida por terapia cognitivo-comportamental. A base do tratamento psicológico é estabelecer uma relação próxima e respeitosa, com foco na escuta cuidadosa. Deve-se tentar manter o foco também na reabilitação, em vez de na etiologia dos sintomas. Alguns estudos sugerem maior eficácia de terapia em grupo, embora essa possibilidade deva levar em conta características particulares de cada caso. Apesar do aparente benefício do tratamento psicológico, é muito difícil quantificá-lo cientificamente, tendo-se em vista o grande número de diferentes técnicas existentes, dificultando a contribuição metodológica na área e ocasionando um número restrito de estudos controlados. A isso se soma a escassez de psicólogos devidamente treinados e especializados em psico-oncologia.

Não obstante os obstáculos inerentes às abordagens terapêuticas para o tratamento de pacientes com algum tipo de neoplasia e depressão, é imprescindível o trabalho em conjunto entre profissionais de diferentes áreas, como médicos e psicólogos.

Conclusão

A associação entre câncer, quadros depressivos e outros transtornos do humor é freqüente e pode estar relacionada a uma pior evolução clínica e à má qualidade de vida dos pacientes (Chiu, 2000). A depressão não produz somente incapacidade e declínio na vida dos indivíduos, mas também pode interagir com outros sistemas corporais associados a doenças somáticas, muitas vezes concomitantes. Assim, a depressão atinge negativamente diversas esferas da vida dos indivíduos (social, ocupacional, física e emocional) e o desempenho de seus papéis, prejudicando a qualidade de vida (*Manual diagnóstico e estatístico de transtornos mentais: DSM-IV-TR*, 2003).

Além dos efeitos devastadores da depressão, o câncer revela ao indivíduo um corpo finito e falível. Estigmas envolvem a doença, como a crença de que está ligada à resignação, aos sofredores e aos não sensuais, afligindo as pessoas e provocando uma inaceitabilidade social. Dessa forma, os pacientes com algum tipo de neoplasia se vêem fadados a dor, mutilação, deformação, desfiguração, apreensão com a auto-imagem, perda de peso e possibilidade de morte (Angerami-Camon, 1994). Enfim, desenvolver um câncer pode ser equivalente a vivenciar um estresse muito perturbador ao indivíduo, o qual pode ser definido tanto pelos estímulos externos que o envolvem quanto pela sua maneira de encarar e enfrentar tal experiência (Bailey *et al.*, 2005).

Com a finalidade de encontrar uma abordagem adequada aos pacientes oncológicos com depressão, estudos tentam comprovar a inter-relação entre os traços de personalidade melancólicos, os eventos estressantes da vida do indivíduo e o desenvolvimento de câncer. Alguns pesquisadores crêem que haja uma significativa alteração do sistema neuroendócrino, levando à imunodepressão e predispondo o indivíduo ao surgimento do câncer (Aro *et al.*, 2005).

Nesse contexto, existem duas linhas que permeiam tal inter-relação: uma que aborda a depressão como um fator de risco de câncer, e outra que vê a depressão como uma conseqüência do diagnóstico e dos tratamentos do câncer. Há uma terceira linha, porém não tão bem apreciada, que investiga a incidência e o impacto da depressão no câncer como uma co-morbidade, ou seja, ambos sendo concomitantes, não estando necessariamente relacionados (Croyle e Rowland, 2003).

No que condiz aos possíveis fatores predisponentes, autores se referem aos componentes pessoais que podem alterar a probabilidade de ocorrência da depressão. Em pacientes jovens, por exemplo, a sua ocorrência depende da susceptibilidade genética (presença forte de história de transtornos afetivos na família) e/ou de privações e dificuldades na infância, ou seja, aspectos sociais e psicológicos envolvidos (pobreza, abuso sexual, separação dos pais, perda da mãe durante a primeira infância). Já a ocorrência da depressão em início tardio depende de fatores neurobiológicos (alterações estruturais, vasculares, neuroendócrinas, bioquímicas e predisposição genética) ligados à doença física (Kaplan *et al.*, 1997).

Dessa forma, pode-se notar a importância do desenvolvimento de mais estudos na área para tornar o diagnóstico cada vez mais específico e evitar a superposição de sintomas somáticos e psíquicos que possam ocasionar equivocadas atuações clínicas, postergando a melhora no quadro clínico dos pacientes. Essa insistência na importância de uma abordagem precisa e adequada está relacionada ao sofrimento dos indivíduos que se encontram diretamente vinculados às peculiaridades de uma doença (câncer) traiçoeira, mobilizadora de sentimentos de tristeza, desamparo, insegurança acerca do futuro e abalo na identidade pessoal e social. Nesse contexto, a ocorrência da depressão pode ser perfeitamente compreendida e deve ser relacionada à doença somática, utilizando-se para isso a soma do conhecimento de diversas ciências (medicina, psicologia, fisioterapia, fonoaudiologia, nutrição, terapia ocupacional, entre outras), ou seja, uma abordagem multidisciplinar.

Isso se torna ainda mais importante porque o indivíduo se encontra inserto num contexto que pode influenciar na maneira como lida com o agente estressor. Os valores e as crenças culturais podem influir no modo como a pessoa percebe a depressão, bem como outro transtorno mental ou somático (Croyle e Rowland, 2003). Há casos em que o contexto cultural (ambiente externo) do indivíduo pode ser pouco tolerante às limitações funcionais, potencializando o problema de saúde em questão. Além disso, a sua personalidade e as experiências de doenças prévias também influenciam no modo de enfrentamento tanto dos sintomas somáticos advindos da neoplasia quanto dos psíquicos eliciados pela depressão. Pessoas cuja história de vida retrata maior independência e autonomia podem sentir maior dificuldade em aceitar e enfrentar a problemática, agravando consideravelmente seu quadro clínico geral (Blay, 2000).

Por fim, pode-se constatar que a ciência ainda não chegou a um consenso no que tange à relação causa-conseqüência em pacientes com câncer e depressão ou outro transtorno do humor. Além disso, a problemática do diagnóstico surge como um desafio, assim como muitas outras questões que se encontram indefinidas, sugerindo um amplo leque de atuação para estudiosos da área. Apesar de tantos obstáculos, a psico-oncologia é exatamente uma das novas áreas que vêm emergindo e se consolidando como especialidades, permeando o campo entre a medicina e a psicologia. Divergências quanto à metodologia sempre existirão; entretanto, tal ligação entre ambas as ciências parece significar um caminho no qual deve ser semeada uma rica comunicação, em que os saberes possam se somar e se multiplicar com o objetivo primordial de melhor atender às necessidades dos pacientes e lhes proporcionar, mediante um trabalho conjunto, uma qualidade de vida mais digna.

Referências bibliográficas

Angerami-Camon, V. A. "O psicólogo no hospital". In: Angerami-Camon, V. A. (org.). *Psicologia hospitalar: teoria e prática*. São Paulo: Pioneira, 1994.

Aro, A. R.; De Koning, H. J.; Schreck, M.; Henriksson, M.; Anttila, A.; Pukkala, E. "Psychological risk factors of incidence of breast cancer: a prospective cohort study in Finland". *Psychological Medicine*, v. 35, n. 10, p. 1515-21, 2005.

Bailey, R. K.; Geyen, D. J.; Scott-Gurnell, K.; Hipolito, M. M.; Bailey, T. A.; Beal, J. M. "Understanding and treating depression among cancer patients". *International Journal of Gynecological Cancer*, v. 15, n. 2, p. 203-8, 2005.

Blay, S. L. "Fatores de risco psicossociais da depressão em idosos". In: Forlenza, O. V.; Caramelli, P. (orgs.). *Neuropsiquiatria geriátrica*. São Paulo: Atheneu, 2000.

Brasil, M. A. A.; Botega, N. J.; Hetem, L. A. (eds.). *PEC – Programa de Educação Continuada da Associação Brasileira de Psiquiatria: textos de aulas: título de especialista em psiquiatria: provas 2004-2005*. Rio de Janeiro: Guanabara Koogan, 2006.

Chiu, E. "Demência, depressão e qualidade de vida". In: Forlenza, O. V.; Caramelli, P. (orgs.). *Neuropsiquiatria geriátrica*. São Paulo: Atheneu, 2000.

CLASSIFICAÇÃO de transtornos mentais e de comportamento da CID-10: descrições clínicas e diretrizes diagnósticas. Coord. Organização Mundial da Saúde. Trad. Dorgival Caetano. Porto Alegre: Artes Médicas, 1993.

CROYLE, R. T.; ROWLAND, J. H. "Mood disorders and cancer: a National Cancer Institute perspective". *Biological Psychiatry*, v. 54, n. 3, p. 191-4, 2003.

FISCH, M. "Treatment of depression in cancer". In: *Journal of the National Cancer Institute. Monographs*, n. 32, p. 105-11, 2004.

FORLENZA, O. V. "Transtornos depressivos em idosos". In: FORLENZA, O. V.; CARAMELLI, P. (orgs.). *Neuropsiquiatria geriátrica*. São Paulo: Atheneu, 2000.

KAPLAN, H. I.; SADOCK, B. J.; GREBB, J. A. *Compêndio de psiquiatria: ciências do comportamento e psiquiatria clínica*. Trad. Dayse Batista. 7. ed. Porto Alegre: Artes Médicas, 1997.

MANUAL diagnóstico e estatístico de transtornos mentais: DSM-IV-TR. Trad. Cláudia Dornelles. 4. ed. rev. Porto Alegre: Artmed, 2003.

MASSIE, M. J. "Prevalence of depression in patients with cancer". *Journal of the National Cancer Institute. Monographs*, n. 32, p. 57-71, 2004.

PASQUINI, M.; BIONDI, M. "Depression in cancer patients: a critical review". *Clinical Practice and Epidemiology in Mental Health*, v. 3, n. 2, 2007. Disponível em: <http://www.cpementalhealth.com/content/3/1/2>.

RAISON, C. L.; MILLER, A. H. "Depression in cancer: new developments regarding diagnosis and treatment". *Biological Psychiatry*, v. 54, n. 3, p. 283-94, 2003.

TENG, C. T.; HUMES, E. de C.; DEMETRIO, F. N. "Depressão e comorbidades clínicas". *Revista de Psiquiatria Clínica*, v. 32, n. 3, p. 149-59, 2005.

TRANSTORNO DE ANSIEDADE EM PACIENTES COM CÂNCER

Vicente Augusto de Carvalho

O câncer tem sido desde sempre associado à morte e ao sofrimento. Assim, para muitas pessoas a possibilidade de adoecimento por câncer desperta sentimentos de medo, angústia e ansiedade. Além disso, sabidamente, em muitos casos os tratamentos podem também acarretar sofrimento, quer pelas desfigurações possíveis, quer por alterações de ordem funcional ou ainda pelo efeito de algumas quimioterapias ou da radioterapia. Desse modo, a ansiedade é uma reação esperada quando se trata do diagnóstico de câncer.

Muitas vezes o adoecimento por uma enfermidade grave, aqui entendida como aquela que se não tratada leva inexoravelmente à morte, acarreta alterações na vida do paciente. Assim podem ocorrer mudanças de papéis sociais, quando, por exemplo, uma pessoa que tinha o papel de provedor não pode mais prover. Pode ainda mudar a percepção que o paciente tem de si mesmo, o que exige todo um esforço de adaptação que poderá se constituir em componente de estresse. Eventos dessa natureza podem gerar ansiedade.

Em decorrência de fatos como esses, a ansiedade é um acontecimento que pode surgir antes do diagnóstico e interferir até mesmo no sucesso de programas de prevenção. A simples menção do nome da doença pode acarretar comportamentos de evitação, dificultando ou mesmo impedindo a adesão a ações de prevenção.

No entanto, algumas ações podem diminuir ou evitar a ocorrência de ansiedade. A informação é uma dessas ações e pode ser um elemento importante na redução da ansiedade e na conseqüente adesão a programas de prevenção. Humphris *et al.* (2001) pesquisaram o efeito de informação dada por meio de folhetos acerca de câncer de boca sobre a disponibilidade dos pacientes para se submeter a avaliação médica. Concluíram que aqueles que receberam a informação e a compreenderam melhor apresentaram maior disponibilidade para realizar os exames, bem como tiveram baixos índices de ansiedade.

Quando a ansiedade surge em outras fases da doença, sendo intensa e duradoura, pode levar à dificuldade de compreensão da enfermidade e de seus tratamentos, dificultando a adesão do paciente aos procedimentos terapêuticos, o que pode comprometer o prognóstico. A ansiedade pode também diminuir a qualidade de vida do paciente. Há autores que afirmam que, por sua vez, baixa qualidade de vida pode causar aumento de níveis de ansiedade e depressão (Wronska, 2003).

Segundo Tagay *et al.* (2006), pacientes com câncer de tireóide que apresentaram hipotireoidismo tiveram a qualidade de vida grandemente comprometida. Nesses casos a ansiedade pode ser usada como um dos indicadores para encaminhamento psiquiátrico aos cuidados adequados no acompanhamento pós-cirúrgico.

A ansiedade pode também influenciar pessoas que estiverem de várias formas se relacionando com os pacientes. Assim, cuidadores, formais ou informais, podem sofrer conseqüências da ansiedade dos pacientes, o que pode comprometer a qualidade da relação e a eficácia dos cuidados. Da mesma forma, pacientes excessivamente ansiosos podem também chegar a influenciar a decisão de médicos de família sobre procedimentos em situações em que as condutas não estiverem ainda claramente definidas (Haggerty *et al.*, 2005).

Verdonck-de Leeuw *et al.* (2007), ao estudarem cônjuges de pacientes com câncer de cabeça e pescoço, observaram que sintomas emocionais estão freqüentemente presentes nessas pessoas, relacionados a aspectos do tratamento, como alimentação por sonda, ou a características emocionais do cônjuge, como estilo passivo de enfrentamento e menor vitalidade. A mudança de hábitos da rotina diária também pode ser um dos elementos envolvidos no surgimento de sintomas emocionais. No que diz respeito aos próprios pacientes, o aparecimento de sintomas emocionais também pode estar relacionado à presença de alimentação por sonda, a problemas de fala e deglutição, diminuição de contatos sociais, estilo passivo de enfrentamento e não-expressão de emoções.

A ansiedade, quando manifesta, pode diminuir o efeito de alguns medicamentos, como os antieméticos (Pandey *et al.*, 2006).

A ansiedade pode estar presente em todas as etapas da evolução da doença – prevenção, diagnóstico, tratamentos, exames de controle, recidiva, espera de tratamentos novos e terminalidade –, diferentemente de outros transtornos psiquiátricos que apenas incidem em uma ou outra das etapas de evolução da doença, como a depressão e o *delirium* (Quadro 1).

Considerando a ansiedade na fase de diagnóstico, Lampic *et al*. (2001) referem que mulheres que foram submetidas a mamografia e chamadas para reavaliação do exame, mas receberam de imediato o diagnóstico de benignidade ou de normalidade, tiveram diminuição da ansiedade estatisticamente significativa. Já aquelas que precisaram aprofundar a pesquisa mediante biópsia mantiveram os índices de ansiedade bastante altos. No entanto, a experiência de terem sido chamadas para reavaliação não resultou em ansiedade a longo prazo para a maioria das mulheres pesquisadas.

Da mesma forma, mulheres que foram submetidas a mamografia com resultados falsos-positivos desenvolveram ansiedade. Yasunaga *et al*. (2007) recomendam que essas pacientes sejam muito bem informadas de maneira que haja equilíbrio entre a ansiedade e os benefícios do exame.

Barton *et al*. (2004) estudaram também mulheres que tiveram diagnóstico falso-positivo em mamografias e observaram que, três semanas após o exame, os índices de ansiedade ainda permaneciam altos comparados aos daquelas que tiveram mamografias normais. Citam que a leitura e interpretação imediatas das mamografias podem trazer uma diminuição da ansiedade.

Heckman *et al*. (2004) confirmam o aumento de ansiedade em mulheres que foram chamadas para repetir a mamografia em função de dúvidas no diagnóstico.

História familiar de câncer pode fazer que a ansiedade surja. Em pacientes com fortes antecedentes familiares de câncer de cólon, a simples colonoscopia com resultado negativo pode não ser suficiente para diminuição significativa da ansiedade. A experiência mostra que esses pacientes reagem de forma adversa à colonoscopia (Williams *et al*., 2006).

Quando se considera a fase de tratamento, pode-se também observar a presença de ansiedade. Cirurgias, quimioterapia e radioterapia são tratamentos que carreiam medo e ansiedade. A própria internação hospitalar com intuito de instituição de tratamentos desencadeia reações emocionais. O ambiente hospitalar pode ser sentido como hostil e ameaçador, sobretudo para os pacientes que não estão familiarizados com ele e não têm informação sobre rotinas e procedimentos. Em nossa experiência, o esclarecimento a respeito dos procedimentos a que o paciente será submetido, bem como das rotinas hospitalares, diminui sensivelmente a ansiedade dos pacientes. Isso resulta numa atitude mais colaboradora, com maior adesão aos tratamentos e menor demanda em relação à equipe de saúde. Essa nossa observação é confirmada por revisão levada a efeito por Shuldham (1999), que afirma que intervenções psicoeducacionais em que são explicados todos os procedimentos, desde o momento da internação até o da cirurgia, levam a menor tempo de internação hospitalar pós-operatória, menor grau de ansiedade e dor e maior satisfação.

Segundo Magalhães Filho *et al*. (2006), a visita pré-anestésica é um fator importante na diminuição da prevalência e dos níveis de ansiedade em pacientes que serão submetidos a tratamento cirúrgico. Esses autores referem ainda que pacientes que podem expressar seu entendimento sobre os procedimentos cirúrgicos têm maior redução dos níveis de ansiedade.

Quadro 1: Transtornos psiquiátricos nas várias fases de evolução do câncer.

Fases	*Delirium*	Ansiedade	Depressão
Prevenção		X	
Pré-diagnóstico		X	
Diagnóstico		X	X
Tratamento (cirurgia, quimioterapia, radioterapia)	X	X	X
Pós-tratamento		X	X
Recorrência		X	X
Progressão da doença		X	X
Terminalidade – tratamento paliativo	X	X	X

Fonte: Teng, C. T. (2006), modificada por Carvalho, V. A. de.

Nessa mesma linha de pensamento, médicos que informam melhor seus pacientes podem conseguir diminuição de ansiedade. Assim, Missiha et al. (2003), que estudaram pacientes com melanoma, se surpreenderam ao encontrar níveis de ansiedade significativos em pacientes com diagnóstico de melanoma *in situ*. Atribuem esse achado ao fato de que os médicos não informaram adequadamente esses pacientes sobre sua condição de portadores de um diagnóstico bastante favorável.

Algumas situações podem levar a um aumento da ansiedade em pacientes com câncer. Desse modo, quando o tratamento escolhido for invasivo, como a cirurgia, o nível de angústia dos pacientes tende a aumentar consideravelmente, trazendo consigo efeitos indesejáveis ao tratamento (Medeiros e Nunes, 2001).

Norton et al. (2004) afirmam que a ansiedade pode ser mais freqüente em alguns tipos de câncer do que em outros. Assim, mulheres com câncer de ovário podem apresentar maiores índices de ansiedade do que aquelas com câncer em outros órgãos.

Matsushita et al. (2005) recomendam que especial atenção seja dada a pacientes jovens submetidos à cirurgia de câncer, dado o alto risco de ansiedade, sobretudo no período que antecede a alta hospitalar.

Norton et al. (2004) ainda assinalam que mulheres mais jovens, com doença avançada ou recorrência ou aquelas que receberam o diagnóstico recentemente têm maior possibilidade de apresentar transtornos psicológicos.

A severidade da doença pode ser também um fator agravante de ansiedade. Matsushita et al. (2005) identificaram uma significativa correlação entre a severidade da doença e os níveis de depressão e ansiedade.

Outros fatores estão relacionados à ansiedade, constituindo-se também como fatores de risco. Dessa forma, o sexo pode ser um fator de risco. Mulheres têm o dobro de probabilidade de apresentar quadro de ansiedade do que os homens. A idade também é um fator de risco, sendo a ansiedade mais prevalente em pessoas jovens do que nas mais velhas (Missiha et al., 2003; Burgess et al., 2005). O prognóstico, o medo da morte e a atitude do médico na época do diagnóstico podem ser fatores de risco de ansiedade (Missiha et al., 2003).

Burgess et al. (2005), estudando mulheres com câncer inicial de mama, referem que a ansiedade pode estar associada à história de tratamentos psicológicos anteriores, como também à falta de relações íntimas com confidentes e a experiências de vida estressantes, independentemente do adoecimento por câncer. A falta de relações íntimas com confidentes indica maior risco de episódios protraídos de ansiedade.

Na fase pós-tratamento, a ansiedade pode também estar presente. Assim, Dahl et al. (2005) afirmam que pacientes que sobreviveram ao câncer de testículo apresentaram alto risco de ansiedade, necessitando de cuidados psicológicos.

Quando se trata de pacientes terminais, a presença de ansiedade e depressão parece ter papel importante no desejo de acelerar a morte. O manejo adequado dos sintomas psicológicos parece ser um aspecto importante dos cuidados paliativos para reduzir o desejo de antecipação da morte (Mystakidou et al., 2005).

Em função das conseqüências da existência de um transtorno de ansiedade, é imperativo o seu diagnóstico e manejo em pacientes com câncer. Vale lembrar que o tratamento adequado apresenta bons resultados.

A prevalência da ansiedade em pacientes com câncer é um aspecto que precisa ser considerado. Vários têm sido os estudos que visam estabelecer a prevalência de transtorno de ansiedade em pacientes com câncer. No entanto, esses estudos usam metodologias e populações diferentes, dificultando a clareza dos resultados. Derogatis et al. (1983), num estudo amplamente aceito sobre prevalência de transtornos psiquiátricos em pacientes com câncer, constatam a alta incidência (44%) de transtornos relacionados ao eixo 1 do DSM-III[1], o que pode ser visto no Quadro 2.

Quadro 2: Prevalência de transtornos de ansiedade.

58% com transtornos de adaptação
21% com proeminentes sintomas de ansiedade
2% com transtorno de ansiedade
6% com transtorno de adaptação com humor ansioso
13% com transtorno de adaptação com características emocionais mistas

Fonte: Derogatis et al. (1983).

---

1 Em 1980 foi introduzido o Diagnostic and statistical manual of mental disorders (DSM-III), que adotava o sistema multiaxial para a classificação de doenças mentais. Esse sistema possibilita que se tenha uma visão geral do paciente, já que contempla a multiplicidade de fatores envolvidos no adoecimento. Esse mesmo sistema de classificação permaneceu nas edições posteriores, como o DSM-IV e o DSM-IV-TR. O sistema é composto de cinco eixos. No eixo 1 estão os transtornos clínicos ou outras condições que podem ser foco de atenção clínica, como *delirium*, demência, transtornos mentais devidos a uma condição médica geral, transtornos relacionados a substâncias, esquizofrenia, transtornos de humor, transtornos de ansiedade etc. No eixo 2 estão os transtornos de personalidade e retardo mental. No eixo 3 estão as condições médicas gerais, como doenças infecciosas e parasitárias, neoplasias etc. O eixo 4 contempla os problemas psicossociais e ambientais, como problemas com o grupo de apoio primário, problemas relacionados ao ambiente social, problemas ocupacionais, problemas de moradia, problemas econômicos etc. Por fim, o eixo 5, que é uma escala de avaliação global do funcionamento.

Burgess *et al.* (2005), estudando mulheres com câncer inicial de mama, mostraram que as prevalências anuais de depressão, ansiedade ou de ambas, considerando inclusive casos *borderline*, do primeiro ao quinto ano após o diagnóstico eram, respectivamente: 48%, 25%, 23%, 22% e 15%.

Mesmo em pacientes em cuidados paliativos, a incidência de transtornos de humor e de transtornos de ansiedade é considerável. Esses transtornos podem se manifestar associados, o que leva o paciente a apresentar grandes dificuldades (Wilson *et al.*, 2007).

Noyes Jr. *et al.* (1998) afirmam que são poucos os trabalhos encontrados na literatura que medem a ansiedade independentemente de estresse psicológico, bem como os que identificam a ansiedade patológica.

De qualquer forma, é amplamente aceito que a ansiedade é mais incidente em pacientes com câncer do que em grupos de controle. No entanto, a ansiedade freqüentemente se apresenta com outros transtornos, como depressão e estados mistos.

A ansiedade em pacientes com câncer pode ser enquadrada nas seguintes categorias: ansiedade reativa e ansiedade relacionada a transtorno de ansiedade preexistente – transtorno do pânico (fobias) e transtorno de ansiedade generalizada (transtorno do estresse pós-traumático). A ansiedade pode ainda estar na categoria relacionada a causas médicas, como dor fora de controle, alterações metabólicas, efeitos colaterais de medicamentos, estados de abstinência e tumores produtores de hormônios (Quadro 3).

O diagnóstico de transtorno de ansiedade

O diagnóstico de transtorno de ansiedade em pacientes com câncer pode apresentar algumas dificuldades em função de que alguns sintomas desencadeados pelo câncer e seus tratamentos podem se sobrepor a sintomas de ansiedade.

No entanto, apesar das dificuldades que veremos a seguir, a equipe médica consegue diagnosticar a ansiedade com mais facilidade do que o fazem com a depressão (Lampic e Sjödén, 2000).

O próprio DSM-IV inclui sintomas autonômicos na caracterização da ansiedade. Esse fato introduz dificuldade no diagnóstico de ansiedade em pacientes portadores de doenças orgânicas, já que os sintomas físicos passam a ser pouco confiáveis por poderem estar relacionados ao câncer ou a efeitos colaterais dos tratamentos. Para contornar essa dificuldade, é preciso haver maior consideração aos sintomas psicológicos presentes, sem deixar de lado o quadro médico do paciente.

Os sintomas psicológicos estão no grupo de sintomas considerados como expectativa ansiosa e vigilância. Os sintomas ligados à expectativa ansiosa são: ansiedade excessiva e preocupações incontroláveis; os ligados à vigilância são: sentimento de estar no limite, reação de surpresa exagerada, dificuldade de concentração, sensação de "brancos" pela ansiedade, dificuldade de conciliar o sono e mantê-lo, e irritabilidade (Quadro 4).

Sabe-se que alguns eventos de ordem médica podem desencadear um quadro de ansiedade, ou estar associados a ele. Assim, muitos quadros de ansiedade em pacientes com câncer estão incluídos na categoria transtornos mentais, devido a uma condição médica geral, ou em transtornos relacionados a substâncias, que fazem parte do eixo 1 do DSM-IV. O próprio DSM-IV afirma que para que seja feito o diagnóstico de transtorno de ansiedade ligado às categorias citadas é necessário que sejam atendidas algumas condições, como: a existência de uma relação temporal entre o início do quadro de ansiedade e a condição médica em questão ou o início do uso de alguma substância que possa desencadear esse quadro psiquiátrico; a presença de algumas características que não sejam típicas de um transtorno primário de ansiedade; e, por fim, a evidência, citada na literatura médica, de que a condição orgânica ou o uso de determinada substância podem desencadear quadro de ansiedade. No Quadro 5 estão relacionadas as possíveis causas médicas que podem ser fatores etiológicos de ansiedade.

Quadro 3: Modalidades de ansiedade em pacientes com câncer.

Ansiedade reativa
Transtorno de ajustamento com humor ansioso
Transtorno de ajustamento com características emocionais mistas
Transtornos de ansiedade preexistentes
Transtorno do pânico
Fobias
Transtorno de ansiedade generalizada
Transtorno do estresse pós-traumático
Ansiedade relacionada a causas médicas
Dor fora de controle
Causas metabólicas
Efeitos colaterais de medicamentos
Estados de abstinência
Tumores produtores de hormônios

Fonte: Breitbart e Holland (1993).

Quadro 4: Sintomas de ansiedade, segundo o DSM-III-R, e critérios para diagnóstico de transtorno de ansiedade generalizada, segundo o DSM-IV.

Expectativa ansiosa
Ansiedade excessiva*
Preocupação incontrolável*
Tensão motora
Tremores, tensões e sensação de trepidação
Tensão muscular, dores e dolorimentos*
Inquietação*
Fadigamento fácil*
Hiperatividade autonômica
Respiração curta
Palpitações e taquicardia
Sudorese ou mãos úmidas ou frias
Boca seca
Tontura ou sensação de cabeça leve
Náusea, diarréia ou outro distúrbio abdominal
Ondas de calor ou arrepio
Micção freqüente
Dificuldade de engolir ou sensação de "bola na garganta"
Vigilância
Sensação de estar no limite*
Reação de surpresa exagerada (sustos)
Dificuldade de concentração*
Sensação de "brancos" pela ansiedade*
Dificuldade de conciliar o sono e mantê-lo*
Irritabilidade*

* Critérios definidos pelo DSM-IV.
Fonte: Noyes Jr. *et al.* (1998).

No entanto, em pacientes com câncer também podem estar presentes outros tipos de ansiedade, como transtorno de pânico (com ou sem agorafobia) e fobia específica, quando há ansiedade clinicamente significativa provocada pela exposição a situações ou objetos específicos e temidos, freqüentemente levando a um comportamento de esquiva. O transtorno de ansiedade pode também apresentar outras formas, como o transtorno obsessivo-compulsivo, que se caracteriza pela presença de obsessões que causam acentuada ansiedade, sofrimento e/ou compulsões que têm por função neutralizar a ansiedade. O transtorno do estresse pós-traumático pode também estar presente e se caracteriza pela revivescência de um evento extremamente traumático, acompanhada por sintomas de excitação aumentada e esquiva de estímulos associados ao trauma. O transtorno do estresse agudo se apresenta com um quadro semelhante ao anterior, ocorrendo, entretanto, imediatamente após o evento traumático. Por fim, o transtorno de ansiedade generalizada, que se caracteriza por pelo menos seis meses de ansiedade e preocupação excessivas e persistentes (*Diagnostic and statistical manual of mental disorders: DSM-IV*, 1994).

Quando estão presentes quadros de fobia, pode haver um constrangimento por parte do paciente em revelar o fato, o que também dificulta o diagnóstico. Vale lembrar que algumas fobias podem comprometer a capacidade de o paciente colaborar com alguns procedimentos. Assim, fobias específicas podem impedir o paciente de se submeter a exames como ressonância magnética e tomografias ou à radioterapia. Fobias a sangue ou agulhas também podem ser limitantes.

No processo de diagnóstico de ansiedade há de se considerar ainda o posicionamento de membros da equipe de saúde, que podem considerá-la como um evento natural do adoecimento por câncer e, assim, não valorizar dados que levem ao diagnóstico de transtorno de ansiedade e, conseqüentemente, ao tratamento adequado.

A ansiedade, quando perdura por mais de duas semanas e ocupa mais de metade do dia, caracterizando-se por preocupação ou apreensão de moderada a severa, que seja incontrolável e domine a atenção, pode ser considerada patológica.

Há outras características a ser consideradas no diagnóstico de ansiedade patológica. São elas: dificuldade de entender o que é dito, dificuldade de compreender a doença e decidir sobre tratamentos, dificuldade de cooperar com os tratamentos, redução do limiar da dor, insônia e comprometimento da realização das funções habituais.

Do ponto de vista clínico, a ansiedade pode se apresentar como condição aguda e transtornos crônicos preexistentes.

A ansiedade aguda provoca os seguintes sintomas: humor ansioso, sentimentos de perturbação por sensações de dificuldade, irritação, sensação de desprazer devido à crise,

Quadro 5: Possíveis causas de ansiedade em pacientes com câncer.

Problema médico	Exemplos
Dor mal controlada	Medicamentos para dor insuficientes ou prescritos só quando necessário.
Estados metabólicos anormais	Hipóxia, embolia pulmonar, sepse, delírio, hipoglicemia, hemorragia, oclusão coronária ou insuficiência cardíaca.
Tumores secretores de hormônios	Feocromocitoma, adenoma ou carcinoma tireóideo, adenoma paratireóideo, tumores que produzem ACTH e insulinoma.
Medicamentos produtores de ansiedade	Corticosteróides, neurolépticos usados como antieméticos, tiroxina, broncodilatadores, estimulantes beta-adrenérgicos, anti-histamínicos e benzodiazepínicos, quando apresentam reações paradoxais. Síndrome de abstinência de substâncias como álcool, analgésicos, narcóticos, sedativos e hipnóticos.

Fonte: Adaptada de Massie (1989).

incapacidade de relaxar, pensamentos intrusivos e imagens do câncer. Podem também estar presentes medo de morte ou de deterioração do corpo, inquietação e necessidade de obter ajuda imediata, além de ações que se caracterizam por tentativas de evitar ameaças e pensamentos catastróficos. As pessoas com ansiedade aguda podem transformar riscos improváveis em prováveis, ter a sensação de que sua situação é insolúvel e se sentir como vítimas sem possibilidade de ajuda.

A ansiedade apresenta sintomas autonômicos, alguns mediados pelo sistema nervoso simpático e outros pelo parassimpático. Os sintomas mediados pelo sistema nervoso simpático são: taquicardia, sudorese, sensação de pressão no estômago, ataques de ansiedade tendendo ao pânico. Podem ainda estar presentes alguns sintomas cardiovasculares e respiratórios, como sensação de pressão no peito, respiração curta, tonturas e parestesias.

Os sintomas que se referem à ação do sistema nervoso parassimpático são: tensão abdominal, náuseas, diarréia, perda de apetite e perda de interesse sexual. Os pacientes também podem se apresentar distraídos, perplexos, emocionalmente lábeis, inquietos e trêmulos. Podem ainda apresentar fadiga secundária à insônia, intolerância a frustrações secundária à fadiga e checagem compulsiva em busca de sinais de recorrência.

Os transtornos crônicos preexistentes são: transtorno de ansiedade generalizada, transtorno do pânico e transtorno do estresse pós-traumático, que podem apresentar reemergência ou intensificação das crises. Podem estar presentes fobias a sangue ou agulhas ou claustrofobia, eventos que dificultam algumas condutas médicas, como já referido.

O tratamento da ansiedade

Talvez a expressão *tratamento da ansiedade* não seja a ideal; o melhor seria a expressão *manejo da ansiedade*, dada a multiplicidade de fatores envolvidos em sua gênese e a conseqüente diversidade de ações necessárias.

Como primeira medida é preciso que sempre seja dado suporte emocional, o qual deve ser oferecido por todos os profissionais de saúde envolvidos em qualquer uma das fases do adoecimento em que se encontre o paciente, considerada aqui inclusive a fase pré-diagnóstico, ou seja, durante os procedimentos de prevenção.

Em relação a essa fase, Allison (2003) afirma que quando se obtém a diminuição da ansiedade consegue-se aumento da adesão a programas de prevenção.

Holland (2007) considera muito grave que um serviço de tratamento de pacientes com câncer desconsidere ou minimize a importância do impacto emocional do câncer.

A triagem dos pacientes que apresentam diagnóstico de algum transtorno na esfera psíquica pode ser feita de forma rápida. Holland (2007) sugere que, a exemplo do que se faz com o diagnóstico de dor, em que se pede ao paciente que defina a intensidade de sua dor numa escala de zero a dez, o mesmo se faça em relação à presença de estresse, pedindo ao paciente que defina seus sentimentos de ansiedade ou depressão numa escala de zero a dez. Índices acima de quatro, segundo essa autora, indicam a necessidade de cuidados especializados.

Marrs (2006) afirma que muitas vezes o paciente sente-se mais à vontade para falar de questões emocionais com enfermeiras, e não diretamente com seus médicos. Sugere que treinamento adequado para enfermeiras facilitaria abordagens mais eficientes, com claros reflexos na melhora da qualidade de vida dos pacientes.

Sabemos que a informação é um recurso importante na diminuição da ansiedade. Ela elimina o elemento-surpresa em relação aos procedimentos médicos, bem como preenche a lacuna que, de outra forma, seria ocupada por fantasias quase sempre mais assustadoras do que a realidade.

A informação deve abranger dados sobre a doença e os procedimentos. Geralmente é dada pelo médico, como detentor do conhecimento indispensável para apropriado esclarecimento do paciente sobre suas necessidades e resolução de suas dúvidas. É necessário que se considere adequadamente cada paciente em suas características pessoais, de maneira que a informação não tenha um formato padrão. Vale lembrar que cada paciente tem necessidades próprias e condições emocionais particulares, devendo a informação corresponder à necessidade de cada um, bem como à sua disponibilidade emocional para recebê-la e à sua capacidade de elaborá-la. É importante considerar que todo indivíduo tem um tempo próprio de elaboração da informação, de modo que novas perguntas surgirão gradualmente, demandando do profissional de saúde disponibilidade emocional para retomar alguns temas ou ampliar, também de forma gradual, as informações.

Jones et al. (2006) mostram que a informação personalizada é mais eficaz na diminuição da ansiedade do que a informação geral dada por livretos.

Pacientes que, em consulta com seus oncologistas, receberam informações segundo suas necessidades, percebidas pelo médico, tiveram redução significativa da ansiedade situacional. Assim, a consulta moldada ao paciente é eficaz na redução da ansiedade (Kahán et al., 2006).

A informação pode, portanto, ser dada de forma individual, como também em grupos de pacientes especialmente programados para esse fim. Esses grupos podem, por exemplo, ter como objetivo informar pacientes com cirurgia, quimioterapia ou radioterapia programadas. Podem ser dadas informações a respeito do funcionamento do hospital, dos procedimentos cirúrgicos, dos procedimentos de enfermagem, da rotina da quimioterapia e radioterapia e seus possíveis efeitos colaterais, bem como da forma de contorná-los, da necessidade de atender às determinações dietéticas e da fundamentação dessa necessidade, e também dos recursos disponibilizados pelo serviço de assistência social.

Vale lembrar que muitos dos tratamentos do câncer podem acarretar níveis importantes de ansiedade, como já foi citado. A quimioterapia é um desses tratamentos que podem desencadear sérios efeitos colaterais com conseqüente surgimento de ansiedade. Quando é grande a severidade dos efeitos colaterais, o paciente pode ser levado a interromper o tratamento por superação de sua capacidade de lidar com os sintomas. Nesses casos, são úteis intervenções que reduzam a ansiedade e aliviem os sintomas dos tratamentos. Intervenções como informação e educação (Williams e Schreier, 2005).

Os fatores práticos devem ser adequadamente avaliados, já que problemas da vida podem ser fonte importante de ansiedade. Assim, aspectos financeiros, sofrimento físico, incertezas sobre o futuro, perda de independência, perda de papéis sociais, medo de como ocorrerá a morte, preocupação em se tornar um peso para a família e preocupações de ordem espiritual precisam ser considerados. Em algumas dessas demandas é essencial o papel do serviço social. É essencial também a visão sensível do médico para encaminhar essas questões.

No manejo dos eventos psicológicos do paciente com câncer a participação da família poderá se revestir de relevância. Geralmente são os membros da família que desempenham o papel de cuidadores informais. Se os familiares forem vistos como elementos significativos dentro do sistema de tratamento, poderão colaborar de forma considerável, ajudando a fornecer a necessária sustentação emocional ao longo de todo o processo do adoecimento. Assim, a aliança terapêutica, elemento fundamental na relação paciente-profissional de saúde, passa a ser ampliada, incluindo os familiares, que, na vigência de uma doença grave, sempre participam do binômio família-paciente, ângulo pelo qual deve se orientar a abordagem terapêutica.

A ampliação da gama de pessoas envolvidas nos cuidados do paciente com câncer deve também envolver aquelas que não são parentes mas constituem uma rede social de apoio, como amigos e conhecidos. Esse grupo de pessoas pode desempenhar também uma função significativa no apoio emocional ao realizar ações necessárias ao suporte do paciente, aqui incluídas medidas que possibilitem a solução de questões cotidianas.

A identificação de fatores que aliviem a ansiedade em pacientes com câncer é importante para o seu manejo. Assim, a identificação pela família, amigos e médico das melhores formas de enfrentamento apresentadas pelo paciente pode ser relevante na escolha das medidas de apoio (Missiha et al., 2003).

Burgess et al. (2005) afirmam que serviços psicológicos efetivos são importantes no atendimento a mulheres com câncer de mama, sobretudo no primeiro ano após o diagnóstico e durante a recorrência. Mulheres que estão livres de câncer mas apresentam risco de desenvolver depressão e ansiedade têm maior probabilidade de se beneficiar de atendimento psicológico que leve em conta o amplo contexto social do câncer, incluindo intervenções que melhorem o sistema social de apoio. Os autores afirmam que melhorar o sistema social de apoio pode também limitar a instalação de depressão e/ou ansiedade crônicas, em especial naquelas mulheres que vivem a falta de relações íntimas de confidência.

A família também pode sofrer conseqüências do adoecimento de um de seus membros e apresentar alterações de ordem emocional que necessitem atenção. Um estudo de Couper et al. (2006) mostrou que companheiras de pacientes com câncer de próstata apresentaram, num primeiro momento, o dobro de depressão e transtorno de ansiedade generalizada do que a população geral e índices significativamente mais altos do que os apresentados pelos próprios pacientes.

Seis meses depois da primeira observação, constatou-se que as perturbações emocionais nas mulheres decresceram e aumentaram nos homens; no entanto, a satisfação marital nas mulheres se deteriorou.

Muitas vezes as condições psíquicas do paciente exigem tratamento psicológico, ocasião em que cabe a intervenção do psicólogo, que, por meio de técnicas adequadas, pode minimizar o sofrimento e favorecer a adesão aos tratamentos. Desnecessário falar da importância de melhor condição emocional em função de melhor qualidade de vida, de adesão aos tratamentos e melhor funcionamento imunológico, com repercussão no prognóstico do paciente.

Algumas vezes pode ser necessária a intervenção medicamentosa com o manejo adequado de ansiolíticos, podendo ser feita pelo médico que atendeu o paciente até então, mas preferencialmente por um psiquiatra com experiência na área oncológica.

Como já foi citado, alguns pacientes podem ser assaltados por pensamentos intrusivos. Intervenções psicológicas podem diminuir esses pensamentos, bem como a ansiedade deles decorrente (Antoni et al., 2006).

Quando se considera o adoecimento por câncer, deve-se lembrar que alguns sintomas podem aparecer em conjunto e assim devem ser considerados, ou seja, como um conjunto de sintomas. O conjunto de sintomas é definido como a presença de três ou mais sintomas relacionados uns com os outros. Sintomas "relacionados" são aqueles que partilham mecanismos e cuja intensidade está conectada. No câncer de pulmão, por exemplo, podem estar associados a dispnéia, fadiga e ansiedade, podendo constituir-se num conjunto de sintomas. Esse quadro tem alta prevalência, embora com intensidade moderada, e deve ser manejado levando-se em conta o conjunto de sintomas (Chan et al., 2005).

No que diz respeito às intervenções psicológicas possíveis, as mais freqüentemente citadas são: intervenção educacional, treinamento comportamental, psicoterapia individual e intervenções grupais (Fawzy et al., 1995).

A educação tem como objetivo básico substituir a sensação de desamparo pela noção de que o paciente pode ter controle sobre sua vida. Como resultado o paciente poderá assumir uma atitude ativa, inclusive em relação aos tratamentos. Isso implica também participar dos processos decisórios quanto à terapêutica.

O treinamento comportamental tem como meta diminuir o estresse físico e emocional. Para isso, pode-se lançar mão de técnicas de relaxamento muscular progressivo, hipnose, respiração profunda, meditação, *biofeedback* e visualização.

A psicoterapia individual tem por objetivo a diminuição do estresse e melhora da capacidade de enfrentamento.

As intervenções grupais têm objetivos semelhantes aos da psicoterapia individual e geralmente usam recursos de educação, apoio emocional, administração do estresse, aquisição e desenvolvimento de estratégias de enfrentamento e treinamento comportamental.

Muito tem se publicado a respeito dos efeitos da intervenção grupal em pacientes com câncer, desde a elevação da qualidade de vida pela melhora da ansiedade e depressão até o aumento do tempo de sobrevida dos pacientes (Simonton et al., 1977; Derogatis et al., 1979; Greer et al., 1979; Thomas et al., 1985; Collinge, 1987).

Spiegel et al. (1989), em um trabalho clássico em que submeteram mulheres portadoras de câncer avançado de mama a um programa de psicoterapia de grupo e as compararam com um grupo controle, obtiveram aumento significativo da sobrevida das pacientes que receberam psicoterapia.

Muitas vezes também é necessário o tratamento farmacológico, o qual é feito pelo uso de alguns medicamentos ansiolíticos e, eventualmente, antidepressivos.

Os ansiolíticos geralmente usados são as benzodiazepinas, que podem ser prescritas em várias situações, como em casos de ansiedade, insônia, náuseas e vômitos quimioterápicos ou náuseas e vômitos antecipatórios e fobias aos procedimentos.

Os benzodiazepínicos apresentam algumas outras vantagens que podem servir para que tenham outros usos. Têm efeito miorrelaxante, sedativo e amnéstico, facilitando a execução de procedimentos médicos.

Em quadros de pânico é indicada a associação de antidepressivos aos ansiolíticos. Comumente os antidepressivos usados são a imipramina, em doses geralmente baixas, e a paroxetina (Quadro 6).

De qualquer forma, a intervenção psicológica deve estar sempre integrada ao tratamento do câncer. Assim, o psico-oncologista deve fazer parte da equipe multidisciplinar que atende o paciente. Esse profissional deve ter um papel ativo na equipe de saúde. Pugliese et al. (2006) assinalam que quando isso acontece é possível identificar melhora da ansiedade, da qualidade de vida, da depressão e das relações interpessoais.

Deng e Cassileth (2005) citam a possibilidade de adotar tratamentos complementares para aliviar sintomas psicológicos. Assim, acupuntura, meditação, massagens, técnicas de relaxamento, imagens mentais podem ajudar a atenuar os sintomas e incrementar o bem-estar físico e mental. A acupuntura alivia a dor e, em conseqüência, diminui a ansiedade. A massagem e a meditação melhoram a ansiedade. Técnicas de relaxamento, imagens mentais guiadas e meditação têm sido objeto de pesquisas randomizadas e controladas e se mostrado eficazes na redução de ansiedade e melhora de transtornos de humor. A melhora tem-se mantido por até seis meses.

As terapias complementares em pacientes adequadamente selecionados podem reduzir o uso de medicamentos. Ainda permitem que o paciente recobre ou desenvolva a sensação de algum controle sobre o seu processo,

Quadro 6: Drogas usadas no tratamento da ansiedade.

Nome da droga	Dose inicial	Absorção	Metabólitos
Benzodiazepinas			
Alprazolan (Frontal)	0,25-5 mg, 3 x/dia	intermediária	sim
Oxazepan	10-15 mg, 3 x/dia	lenta-intermediária	não
Lorazepam (Lorax)	0,5-2 mg, 3 x/dia	intermediária	não
Clordiazepóxido (Psicosedin)	10-25 mg, 3 x/dia	intermediária	sim
Diazepan (Diempax)	5-10 mg, 2 x/dia	rápida	sim
Clorazepate (Tranxene)	7,5-15 mg, 2 x/dia	rápida	sim
Clonazepam (Rivotril)	0,25-1 mg, 2 x/dia	intermediária	sim
Temazepam	15-30 mg, 1 x/dia	intermediária	não
Triazolam (Halcion)	0,25-0,5 mg, 1 x/dia	intermediária	não
Anti-histamínicos			
Hidroxizine (Marax)	10-50 mg, 2 x/dia		
Difenidramina (Benadryl)	25-75 mg, 2 x/dia		
Neurolépticos			
Haloperidol (Haldol)	0,5-1 mg, 2 x/dia		
Tioridazina (Melleril)	10-50 mg, 2 x/dia		
Antidepressivos			
Imipramina (Tofranil)	10-75 mg, 1 x/dia		
Paroxetina (Aropax)	20-40 mg, 1 x/dia		

Fonte: Adaptada de Payne e Massie (2000).

bem como a certeza de participar de forma mais ativa em seus tratamentos.

Muitas vezes os pacientes buscam apenas tratamentos alternativos. Nesses casos, o paciente deve ser propriamente informado sobre danos ou ineficácia desses tratamentos, além de graves prejuízos que o abandono de terapêuticas reconhecidamente eficientes pode acarretar.

Entre os tratamentos complementares a que os pacientes muitas vezes recorrem está a fitoterapia. Geralmente o fazem seduzidos pela falsa idéia de que sendo medicamentos naturais são inofensivos.

No que diz respeito à ansiedade e à depressão, há algumas ervas de fácil aquisição que são comumente usadas como suplementos alimentares. Muitas dessas ervas têm princípios químicos ativos que podem interferir em condutas médicas como a quimioterapia, radioterapia ou mesmo nos procedimentos cirúrgicos e anestésicos. Podem também causar interações medicamentosas, alterar a coagulação sangüínea ou modificar o nível de enzimas que participam do metabolismo de drogas.

No Quadro 7 estão relacionados alguns dos produtos fitoterápicos mais comumente usados, suas indicações, seus efeitos e reações adversas.

Assim, em função dos efeitos adversos desses medicamentos, os pacientes e familiares devem ser alertados para os inconvenientes do seu uso sem o conhecimento e a orientação médica.

Como já foi visto, a intervenção psicológica diminui a ansiedade e a depressão, melhora a qualidade de vida e as relações interpessoais, assegura maior adesão aos tratamentos e menor tempo de internação. Além disso, tem também reflexos no sistema imune.

Há muito que se estuda a relação entre estados emocionais e competência do sistema imune. Nesse sentido, há trabalhos clássicos como o de Temoshok (1992), que estudou pacientes portadores de melanoma e identificou um tipo específico de comportamento que chamou de tipo C, em analogia ao tipo A, característico dos pacientes portadores de doenças cardíacas e coronarianas. O tipo B de comportamento é o do indivíduo considerado normal.

Quadro 7: Produtos fitoterápicos de uso mais comum.

Nome	Indicação	Efeitos conhecidos	Reações adversas
Kava-kava	Ansiedade.	Ansiolítico.	Efeitos aditivos com depressores do sistema nervoso central. Hepatotoxicidade.
Ephedra (Ma-huang)/ Valeriana	Sonífero.	Agonista adrenérgico. Parece ser mediado pelo ácido gama-aminobutírico.	Ataque cardíaco, convulsão, psicose. Efeito aditivo com barbituratos e benzodiazepinas. Síndrome de abstinência.
Erva-de-são-joão	Depressão, transtorno afetivo sazonal e ansiedade.	Inibe a recaptação da serotonina, dopamina, noradrenalina, ácido gama-aminobutírico e L-glutamina *in vitro*.	Interage com drogas metabolizadas pela enzima CYP3A4, diminui a eficácia do irinotecan e tamoxifeno, entre outras.
Passiflorine	Insônia, ansiedade, epilepsia, neuralgia e síndrome de abstinência de opiáceos e benzodiazepinas.	Pode causar ativação dos receptores do ácido gama-aminobutírico.	Pode potencializar o efeito sedativo de substâncias que agem no sistema nervoso central.
Ginkgo biloba	Demência, transtornos vasculares periféricos, disfunção sexual e perda de audição.	Melhora a cognição, o desempenho em atividades da vida diária e funções emocionais e de humor.	Alguns casos referidos de sangramento espontâneo e convulsões.

O indivíduo com tipo C de comportamento tem tendência a apresentar diminuição da competência do sistema imune.

Hidderley e Holt (2004) pesquisaram a intervenção psicológica com melhora de condições psíquicas e conseqüentes alterações do sistema imune. Trabalharam com mulheres portadoras de câncer inicial de mama que se submeteram a um programa de treinamento autógeno. Compararam essas pacientes com um grupo controle não submetido ao mesmo treinamento. O primeiro grupo mostrou mudanças estatisticamente significativas, com a melhora da ansiedade e depressão, bem como dos índices das células CD8 e *natural killers* (NK).

Nessa mesma linha, Andersen *et al.* (2004) trabalharam com pacientes que receberam intervenção psicológica em sessões semanais por quatro meses, usando estratégias para diminuir o estresse, desenvolver hábitos de vida saudáveis, obter melhora de humor e maior adesão aos tratamentos. Observaram melhora do sistema imune representado pelo aumento da proliferação de linfócitos T paralelamente às mudanças psicológicas.

Nan *et al.* (2004) referem que a ansiedade pode ser um dos fatores envolvidos na gênese da depressão, e esta, por sua vez, levaria à redução da competência do sistema imune em pacientes com câncer gástrico, representada pela diminuição da contagem de células NK (*natural killers*) e trombócitos, embora em seu estudo a relação CD4/CD8 não tenha se mostrado significativamente alterada.

Esses trabalhos confirmam, do ponto de vista da melhora da competência do sistema imune, a importância das intervenções psicológicas em pacientes com câncer.

Ansiedade em pacientes sob cuidados paliativos

Transtornos psiquiátricos são eventos presentes quando o paciente chega à fase de cuidados paliativos. A percepção por parte do paciente de que as medidas médicas não têm mais intenção curativa, mas apenas paliativa, pode desencadear quadros de ansiedade e de depressão. A percepção de que a expectativa de vida diminuiu, assim como o medo de progressiva limitação, aumentando a dependência, o desfiguramento e o medo da morte, pode fazer que surja ou aumente a ansiedade do paciente e, eventualmente, de seus familiares. A própria deterioração da condição física do paciente pode também favorecer o aparecimento de quadros mentais orgânicos como o *delirium*.

No que tange à prevalência de ansiedade em pacientes com câncer e sob cuidados paliativos, vale notar que não há manutenção dos padrões habituais, ou seja, a associação com o sexo feminino e o fato de ser mais prevalente em jovens e pessoas de baixo *status* socioeconômico. À medida que o câncer progride, fatores demográficos passam a ser menos importantes (Payne e Massie, 2000).

Segundo Derogatis *et al.* (1983), a prevalência de ansiedade em pacientes com câncer é da ordem de 21%. A literatura cita vários trabalhos afirmando que a prevalência de ansiedade em pacientes com câncer é maior do que em indivíduos sadios e aumenta conforme o declínio gradual da condição física.

Há de se considerar também que em pacientes sob cuidados paliativos há a possibilidade de encontrarmos co-morbidade. Assim, a ansiedade pode aparecer associada à depressão. Quando o paciente preenche os critérios para depressão e ansiedade, geralmente apresenta grandes dificuldades, sobretudo se comparado àqueles que apresentam apenas depressão. Chama a atenção o fato de que esses pacientes referem um grau de sofrimento global de moderado a severo. Estudos mostram, no entanto, que esses quadros geralmente são subdiagnosticados e submedicados, não recebendo tratamento ansiolítico e antidepressivo adequado (Wilson et al., 2007).

Payne e Massie (2000) ainda afirmam que pacientes na fase terminal da doença têm aumento da ansiedade também porque passam a ver seus médicos com menos freqüência, sentindo-se, por isso, desprotegidos, além de surgirem preocupações a respeito da eficácia dos tratamentos aos quais estão submetidos. Isso traz a percepção de que estão perdendo a luta contra o câncer e de que a morte está inexoravelmente próxima.

Em pacientes terminais a ansiedade se manifesta como em outras fases da doença, embora possa ser deflagrada ou exacerbada pelas condições próprias dessa etapa. Esses pacientes geralmente apresentam sintomas subjetivos de antecipação ansiosa, apreensão e medo. Os sintomas são cognitivos e somáticos. Os mais evidentes são os somáticos; entre eles estão taquicardia, sudorese, dispnéia suspirosa, tensão gastrointestinal e náusea. Outros sintomas comuns de ansiedade são: perda de apetite, diminuição de libido e insônia, além de um sentimento de hipervigilância e irritabilidade. Pacientes terminais podem apresentar pensamentos invasivos, desagradáveis e recorrentes a respeito da morte, acompanhados de sentimentos de medo.

Em pacientes com câncer, de modo geral, e em pacientes sem possibilidade terapêutica de cura, em particular, a dor não controlada é um dos fatores que podem desencadear ansiedade. Skaug et al. (2007) comenta que a dor na fase terminal de pacientes com câncer de pulmão é um evento muito freqüente (85%), bem como sintomas psicológicos (71%). Pacientes jovens e tumor de pequenas células são fatores de risco desses tipos de sintoma.

Vale lembrar que a qualidade de vida de pacientes com dor fica comprometida. Dor fora de controle pode levar ao surgimento de ideação suicida e mesmo ao suicídio.

Em crises de dor aguda, o paciente fica tenso e freqüentemente agitado, além de apresentar sudorese. O quadro desencadeado pela dor pode se assemelhar a outros transtornos psiquiátricos, de forma que nenhum diagnóstico psiquiátrico pode ser feito na vigência de dor. Apenas após a cessação da dor é que se pode ter clareza da presença ou não de um quadro compatível com algum transtorno psiquiátrico.

Hoje, em nosso país, sobretudo em cidades que contam com centros médicos desenvolvidos, a dor recebe atenção e cuidados. Técnicas de manejo de dor são conhecidas e aplicadas, e o uso adequado de medicamentos antiálgicos também está presente. Há não muito tempo o uso de opióides era bastante reduzido, já que essa classe de medicamentos era tratada com muitos preconceitos e restrições.

Deve-se considerar que também em pacientes terminais eventos médicos podem desencadear quadros que se assemelham à ansiedade. Assim, alterações metabólicas podem se apresentar por meio de sintomas de ansiedade. Um quadro de ansiedade com dor no peito e desconforto respiratório pode indicar embolia pulmonar. Pacientes com hipóxia podem se mostrar ansiosos e com medo de estar sufocando ou morrendo. Alguns medicamentos que geralmente são usados em pacientes com condições respiratórias crônicas, como broncodilatadores e estimulantes de receptores beta-adrenérgicos, podem causar ansiedade, irritabilidade e tremores. Quadro de *delirium* pode também se apresentar com ansiedade e agitação. Payne e Massie (2000) lembram que esses quadros de confusão mental podem ter múltiplas etiologias, como hipoglicemia, falência de órgãos, desequilíbrio hidroeletrolítico, déficit nutricional e infecções.

Como já citado (Quadro 5), também em pacientes terminais alguns tumores secretores de hormônios podem desencadear sintomas de ansiedade. São eles: feocromocitoma, tumores de tireóide e de paratireóide e tumores produtores de hormônio adenocorticotrófico (ACTH).

Para maior clareza vale citar que vários medicamentos usados em cuidados paliativos podem causar sintomas de ansiedade. Assim, corticosteróides podem desencadear quadros psiquiátricos. Isso geralmente depende da dose utilizada, e os sintomas podem persistir mesmo com a dosagem diminuída. A acatisia, que é um efeito colateral bastante comum com o uso de neurolépticos, é outro evento que pode se apresentar como sintoma de ansiedade e inquietação. O tratamento desse quadro é bastante simples, podendo ser feito com algumas drogas adequadas, como benzodiazepínicos, betabloqueadores ou drogas antiparkinsonianas.

Pacientes que faziam uso de álcool, opióides ou benzodiazepínicos e tiveram imposta sua supressão podem apresentar quadro de abstinência que também se expressa com ansiedade e agitação.

É sempre importante estar atento à etiologia desses transtornos para um diagnóstico correto e, conseqüentemente, uma intervenção adequada.

Tanto em pacientes em tratamento de câncer quanto naqueles em tratamento paliativo a abordagem terapêutica deve abranger os múltiplos aspectos que estão envolvidos com a ansiedade. É claro, no entanto, que em pacientes terminais estabelece-se uma especificidade em relação às questões referentes ao final da vida. Ansiedade e medo relacionados ao fim da vida podem se instalar. Preocupações de como se dará a morte ou de ordem existencial ou espiritual podem estar presentes. Aqui, um religioso pode ter um papel importante, mas sempre respeitando a crença do paciente. Preocupações em relação a questões familiares ou com assuntos pendentes precisam ser trabalhadas. Enfim, o tema da morte seguramente deve ser contemplado, mas não tratado como o único assunto a ser abordado. Seguir as necessidades emocionais do paciente é uma conduta que nos parece mais adequada do que tomar a iniciativa da escolha do tema.

Nessa fase a abordagem psicoterapêutica também muda suas prioridades. *Insights* transformadores já não são seu maior foco, mas sim o acolhimento e a continência. O encaminhamento de aspectos práticos do final da vida passa a ser o objetivo principal. Isso faz que a própria atitude do psico-oncologista mude, de forma que algumas práticas habitualmente adotadas no *setting* psicoterapêutico, como o distanciamento operativo, possam agora ser abrandadas. Embora mecanismos de defesa como a negação devam ser respeitados e vistos como elemento saudável dentro do processo psíquico, os temas morte e morrer devem ser, sempre que surja essa demanda, abordados francamente, já que essa conduta leva à diminuição da ansiedade, além de não deixar o paciente sozinho com suas angústias e necessidades.

O psico-oncologista, em seu papel como psicoterapeuta, nessa fase, deve adotar uma atitude mais próxima, fornecendo mais suporte, podendo ser mais ativo e encaminhando algumas questões de ordem prática, necessárias para a diminuição da ansiedade do paciente. Deve trabalhar para ajudar o paciente a resolver problemas inacabados, bem como ajudá-lo a encontrar prazer em metas de curto prazo e não mais em projetos de longo prazo. Cabe também ao psico-oncologista ser o mediador entre paciente, família e equipe médica na compreensão das necessidades emocionais do paciente nesse momento supremo de sua vida.

Referências bibliográficas

ALLISON, P. "Information on oral cancer encourages primary-care patients to accept oral cancer screening and reduces associated anxiety". *Evidence-Based Dentistry*, v. 4, n. 3, p. 68-9, 2003.

ANDERSEN, B. L. et al. "Psychological, behavioral and immune changes after a psychological intervention: a clinical trial". *Journal of Clinical Oncology*, v. 22, n. 17, 2004.

ANTONI, M. H. et al. "Reduction of cancer-specific thought intrusions and anxiety symptoms with a stress management intervention among women undergoing treatment for breast cancer". *The American Journal of Psychiatry*, v. 163, n. 10, p. 1791-7, 2006.

BARTON, M. B.; MORLEY, D. S.; MOORE, S.; ALLEN, J. D.; KLEINMAN, K. P.; EMMONS, K. M.; FLETCHER, S. W. "Decreasing women's anxiety after abnormal mammograms: a controlled trial". *Journal of the National Cancer Institute*, v. 96, n. 7, 2004.

BREITBART, W.; HOLLAND, J. C. (eds.). *Psychiatric aspects of symptom management in cancer patients*. Washington: American Psychiatric Press, 1993.

BURGESS, C.; CORNELIUS, V.; LOVE, S.; GRAHAM, J.; RICHARDS, M.; RAMIREZ, A. "Depression and anxiety in women with early breast cancer: five year observational cohort study". *BMJ (British Medical Journal)*, v. 330, n. 7493, p. 702, 2005.

CHAN, C.; RICHARDSON, A.; RICHARDSON, J. "A study to assess the existence of the symptom cluster of breathlessness, fatigue and anxiety in patients with advanced lung cancer". *European Journal of Oncology Nursing*, v. 9, n. 4, p. 325-33, 2005.

COLLINGE, W. B. *Effects of complementary cancer therapy program on coping and quality of life*. 1987. Dissertação (Doutorado – Serviço Social) – Universidade da Califórnia, Berkeley, Califórnia.

COUPER, J. W.; BLOCH, S.; LOVE, A., DUCHESNE, G.; MACVEAN, M.; KISSANE, D. W. "The psychosocial impact of prostate cancer on patients and their partners". *The Medical Journal of Australia*, v. 185, n. 8, p. 428-32, 2006.

DAHL, A. A.; HAALAND, C. F.; MYKLETUN, A.; BREMNES, R.; DAHL, O.; KLEPP, O.; WIST, E.; FOSSA, S. D. "Study of anxiety disorder and depression in long-term survivors of testicular cancer". *Journal of Clinical Oncology*, v. 23, n. 10, p. 2389-95, 2005.

DENG, G.; CASSILETH, B. R. "Integrative oncology: complementary therapies for pain, anxiety, and mood disturbance". *CA: A Cancer Journal for Clinicians*, v. 55, n. 2, p. 109-16, 2005.

DEROGATIS, L. R.; ABELOFF, M. D.; MELISARATOS, N. "Psychological coping mechanisms and survival time in metastatic breast cancer". *The Journal of the American Medical Association*, v. 242, n. 14, p. 1504-8, 1979.

DEROGATIS, L. R.; MORROW, G. R.; FETTING, J. et al. "The prevalence of psychiatric disorders among cancer patients". *The Journal of the American Medical Association*, v. 249, n. 6, p. 751-7, 1983.

DIAGNOSTIC and statistical manual of mental disorders: DSM-IV. 4. ed. Washington: American Psychiatric Association, 1994.

FAWZY, F. I. et al. "Critical review of psychosocial interventions in cancer care". *Archives of General Psychiatry*, v. 52, n. 2, p. 100-13, 1995.

GREER, S.; MORRIS, T.; PETTINGALE, K. W. "Psychological response to breast cancer: effect on outcome". *Lancet*, v. 2, n. 8146, p. 785-7, 1979.

HAGGERTY, J.; TUDIVER, F.; BROWN, J. B.; HERBERT, C.; CIAMPI, A.; GUIBERT, R. "Patients' anxiety and expectations: how they influence family physicians' decisions to order cancer screening tests". *Canadian Family Physician*, v. 51, p. 1658-9, 2005.

HECKMAN, B. D.; FISHER, E. B.; MONSEES, B.; MERBAUM, M.; RISTVEDT, S.; BISHOP, C. "Coping and anxiety in women recalled for additional diagnostic procedures following an abnormal screening mammogram". *Health Psychology*, v. 23, n. 1, p. 42-8, 2004.

HIDDERLEY, M.; HOLT, M. "A pilot randomized trial assessing the effects of autogenic training in early stage cancer patients in relation to psychological status and immune system responses". *European Journal of Oncology Nursing*, v. 8, n. 1, p. 61-5, 2004.

HOLLAND, J. "How's your distress? A simple intervention addressing the emotional impact of cancer can help put the 'care' back in caregiving". *Oncology*, v. 21, n. 4, 2007.

HUMPHRIS, G. M.; IRELAND, R. S.; FIELD, E. A. "Randomised trial of the psychological effect of information about oral cancer in primary care settings". *Oral Oncology*, v. 37, n. 7, p. 548-52, 2001.

JONES, R. B. et al. "Effect of different forms of information produced for cancer patients on their use of information, social support, and anxiety: randomised trial". *BMJ (British Medical Journal)*, v. 332, n. 7547, p. 942-8, 2006.

KAHÁN, Z.; VARGA, K.; DUDÁS, R.; NYÁRI, T.; THURZÓ, L. "Collaborative/active participation per se does not decrease anxiety in breast cancer". *Pathology Oncology Research*, v. 12, n. 2, p. 93-101, 2006.

LAMPIC, C. et al. "Short- and long-term anxiety and depression in women recalled after breast cancer screening". *European Journal of Cancer*, v. 37, n. 4, p. 463-9, 2001.

LAMPIC, C.; SJÖDÉN, P. O. "Patient and staff perceptions of cancer patients' psychological concerns and needs". *Acta Oncologica*, v. 39, n. 1, p. 9-22, 2000.

MAGALHÃES FILHO, L. L. de et al. "Impacto da avaliação pré-anestésica sobre a ansiedade e a depressão dos pacientes cirúrgicos com câncer". *Revista Brasileira de Anestesiologia*, Rio de Janeiro, v. 56, n. 2, p. 126-36, 2006.

MARRS, J. A. "Stress, fears, and fobias: the impact of anxiety". *Clinical Journal of Oncology Nursing*, v. 10, n. 3, p. 319-22, 2006.

MASSIE, M. J. "Anxiety, panic and phobias". In: HOLLAND, J. C.; ROWLAND, J. H. (eds.). *Handbook of psychooncology: psychological care of the patient with cancer*. Nova York: Oxford University Press, 1989, p. 300-9.

MATSUSHITA, T.; MATSUSHIMA, E.; MARUYAMA, M. "Anxiety and depression of patients with digestive cancer". *Psychiatry and Clinical Neurosciences*, v. 59, n. 5, p. 576-83, 2005.

MEDEIROS, R. H. A.; NUNES, M. L. T. "A influência do vídeo na informação adicional em pacientes submetidos à mastectomia: o estudo da ansiedade". *Psicologia em Estudo*, Maringá, v. 6, n. 2, p. 95-100, 2001.

MISSIHA, S. B.; SOLISH, N.; FROM, L. "Characterizing anxiety in melanoma patients". *Journal of Cutaneous Medicine and Surgery*, v. 7, n. 6, p. 443-8, 2003.

MYSTAKIDOU, K. et al. "Desire for death near the end of life: the role of depression, anxiety and pain". *General Hospital Psychiatry*, v. 27, n. 4, p. 258-62, 2005.

NAN K. J.; WEI, Y. C.; ZHOU, F. L.; LI, C. L.; SUI, C. G.; HUI, L. Y.; GAO, C. G. "Effects of depression on parameters of cell-mediated immunity in patients with digestive tract cancer". *World Journal of Gastroenterology*, v. 10, n. 2, p. 268-72, 2004.

NORTON, T. R. et al. "Prevalence and predictors of psychological distress among women with ovarian cancer". *Journal of Clinical Oncology*, v. 22, n. 5, p. 919-26, 2004.

NOYES JR., R.; HOLT, C. S.; MASSIE, M. J. "Anxiety disorders". In: *Psycho-oncology*. Nova York: Oxford University Press, 1998.

PANDEY, M. et al. "Distress, anxiety, and depression in cancer patients undergoing chemotherapy". *World Journal of Surgical Oncology*, v. 4, p. 68, 2006.

PAYNE, D. K.; MASSIE, M. J. "Anxiety in palliative care". In: CHOCHINOV, H. M.; BREITBART, W. (eds.). *Handbook of psychiatry in palliative medicine*. Nova York: Oxford University Press, 2000.

PUGLIESE, P. et al. "An integrated psychological strategy for advanced colorectal cancer patients". *Health and Quality of Life Outcomes*, v. 4, p. 9, 2006.

SIMONTON, O. C.; MATTHEWS-SIMONTON, S.; CREIGHTON, J. L. *Com a vida de novo: uma abordagem de auto-ajuda para pacientes com câncer*. Trad. Heloísa de M. A. Costa. São Paulo: Summus, 1977.

SHULDHAM, C. "A review of the impact of pre-operative education on recovery from surgery". *International Journal of Nursing Studies*, v. 36, n. 2, p. 171-7, 1999.

SKAUG, K.; EIDE, G. E.; GULSVIK, A. "Prevalence and predictors of symptoms in terminal stage of lung cancer: a community study". *Chest*, v. 131, n. 2, p. 389-94, 2007.

SPIEGEL, D.; KRAEMER, H. C.; BLOOM, J. R.; GOTTHEIL, E. "Effects of psychosocial treatment on survival of patients with metastatic breast cancer". *Lancet*, v. 2, n. 8668, p. 888-91, 1989.

TAGAY, S. et al. "Health-related quality of life, depression and anxiety in thyroid cancer patients". *Quality of Life Research*, v. 15, n. 4, p. 695-703, 2006.

TEMOSHOK, L. *Tipe C connection: the behavioral link to cancer and your health*. Nova York: Random House, 1992.

TENG, C. T. Comunicação pessoal, 2006.

THOMAS, P. D.; GOODWIN, J. M.; GOODWIN, J. S. "Effect of social support on stress-related changes in cholesterol level, uric acid level, and immune function in an elderly sample". *The American Journal of Psychiatry*, v. 142, n. 6, p. 735-7, 1985.

VERDONCK-DE LEEUW, I. M.; EERENSTEIN, S. E.; VAN DER LINDEN, M. H.; KUIK, D. J.; DE BREE, R.; LEEMANS, C. R. "Distress in spouses and patients after treatment for head and neck cancer". *The Laryngoscope*, v. 117, n. 2, p. 238-41, 2007.

WILLIAMS, G. L.; CLARKE, P.; VELLACOTT, K. D. "Anxieties should not be forgotten when screening relatives of colorectal cancer patients by colonoscopy". *Colorectal Disease*, v. 8, n. 9, p. 781-4, 2006.

WILLIAMS, S.; SCHREIER, A. "The role of education managing fatigue, anxiety, and sleep disorders in women undergoing chemotherapy for breast cancer". *Applied Nursing Research*, v. 18, n. 3, p. 138-47, 2005.

WILSON, K. G.; CHOCHINOV, H. M.; SKRIKO, M. G.; ALLARD, P.; CHARY, S.; GAGNON, P. R.; MACMILLAN, K.; DE LUCCA, M.; O'SHEA, F.; KUHL, D.; FAINSINGER, R. L.; CLINCH, J. J. "Depression and anxiety disorders in palliative cancer care". *Journal of Pain and Symptom Management*, v. 33, n. 2, p. 118-29, 2007.

WRONSKA, I. "The quality of women's life after mastectomy in Poland". *Health Care for Women International*, v. 24, n. 10, p. 900-9, 2003.

YASUNAGA, H. et al. "Women's anxieties caused by false positives in mammography screening: a contingent valuation survey". *Breast Cancer Research and Treatment*, v. 101, n. 1, p. 59-64, 2007.

REAÇÃO DE AJUSTAMENTO EM ONCOLOGIA

Pedro Altenfelder Silva; Carolina de Mello-Santos

Quando falamos em reação de ajustamento focada em pacientes oncológicos, devemos antes nos ater ao impacto psicossocial relacionado à notícia do diagnóstico de câncer. Não podemos esquecer que, de todas as doenças, o câncer é a que carrega o mais intenso impacto psicológico – traz consigo o estigma da aproximação com a morte, muitas vezes caracterizado por um processo lento, progressivo, doloroso e em alguns casos mutilante. Não se trata de uma enfermidade com o perfil de doenças clínicas conhecidas por nós, como diabetes melito, quadros infecciosos ou afecções cardiovasculares, que de certa forma possuem um curso crônico e tratamento conhecido, imaginando que o corpo, auxiliado ou não por tais terapêuticas, possa se recuperar. O fato de o diagnóstico de câncer trazer uma percepção de incurabilidade, bem como o temor de que a terapêutica possa causar efeitos colaterais agressivos ao organismo, muitas vezes revelados pela auto e heteropercepção física, ocasiona sentimentos muito intensos que levam à chamada reação de ajustamento, que será aqui explorada (União Internacional Contra o Câncer, 1999).

A reação de ajustamento é um transtorno freqüente em pacientes internados em hospital geral que, pela própria condição clínica, apresentam-se em situação de vulnerabilidade. Os fatores que determinam as respostas individuais a tais situações não são conhecidos em sua totalidade. O que se percebe é que a intensidade da reação de ajustamento varia conforme a absorção do significado pessoal e subjetivo da doença física, que está ligada a características de personalidade, circunstâncias pessoais e à própria natureza da doença e de seu tratamento (Botega, 2006).

Segundo a CID-10 (Organização Mundial da Saúde, 2003), a reação de ajustamento é classificada como estado de angústia subjetiva e perturbação emocional, usualmente interferindo no funcionamento e no desempenho sociais, que surge em um período de adaptação a uma mudança significativa de vida ou em conseqüência de um evento estressante (incluindo a presença ou possibilidade de doença física séria). O agente estressor pode ter afetado a integridade das relações sociais de um indivíduo (por perdas ou experiências de separação) ou o sistema mais amplo de suportes e valores sociais, podendo envolver somente o indivíduo ou também seu grupo ou comunidade.

As manifestações psíquicas variam e incluem humor deprimido, ansiedade, preocupação, sentimento de incapacidade de adaptação, incapacidade no planejamento do futuro e algum grau de incompetência no planejamento da rotina diária. O indivíduo pode se sentir propenso a comportamento dramático ou explosões de violência, que ocorrem raramente.

O início do quadro se dá, usualmente, após um mês da ocorrência do evento estressor, e a duração dos sintomas em geral não excede seis meses, exceto no caso de reação depressiva prolongada.

O critério que estabelece o tempo necessário para o início dos sintomas é o que difere a conceituação da reação de ajustamento da CID-10 da descrita no DSM-IV-R; enquanto na CID-10 os sintomas devem aparecer em um período de até um mês após o evento estressor, no DSM-IV-R tais sintomas podem começar a surgir em um período de até três meses (American Psychiatric Association, 2002).

Embora exista nos manuais diagnósticos de psiquiatria uma clara definição da reação de ajustamento, mediante a pesquisa de artigos, notamos que existe certa confusão no que tange à conceitualização de reação de ajustamento e episódio depressivo. Para alguns autores existe uma sobreposição diagnóstica entre as duas entidades (Akizuki et al., 2005); para outros, os dois processos se desenvolvem de forma seqüencial, sendo o sintoma predominante na reação de ajustamento o humor depressivo (o paciente com reação de ajustamento freqüentemente experimenta os sentimentos de tristeza e angústia), o que se torna fator confusional na distinção de ambos os processos. Ainda como fator de maior dificuldade diagnóstica, temos o fato de que muitos dos sintomas físicos apresentados por pacientes oncológicos são sobrepostos aos sintomas físicos da síndrome depressiva, como fadiga, perda de peso e anedonia. Devido a esses fatores, as escalas diagnósticas apresentam falhas na distinção entre as duas doenças (reação de ajustamento e transtorno depressivo), o que exige do profissional envolvido muita sensibilidade e conhecimento na determinação do diagnóstico e no estabelecimento de estratégias de tratamento (Akizuki et al., 2005; Angelino e Treisman, 2001).

Ao falarmos de reação de ajustamento, consideramos importante abordar sucintamente um conceito que estrutura sua ocorrência, que é o conceito de mecanismo de defesa do ego. Nas reações de ajustamento, o paciente encontra-se em situação de vulnerabilidade diante de um evento de vida potencialmente agressivo. Em tais situações é natural a identificação do surgimento desse mecanismo.

Freud descreveu tal mecanismo quando se deu conta da resistência que surgia à medida que seus pacientes traziam à consciência conteúdos intrapsíquicos penosos. Essa atitude defensiva foi considerada o mecanismo principal na etiologia da histeria. Em "Inibição, sintoma e angústia" (1926/1996), Freud definiu os mecanismos de defesa como meios usados pelo ego para se defender da ameaça da ansiedade. Anna Freud, desenvolvendo conceitualmente tal proposição, chamou a atenção para o perigo de eliminarmos as medidas defensivas do ego sem estarmos em condições para ir diretamente ao seu auxílio. Os processos defensivos não devem ser vistos como sinônimo de patologia, mas como o mais primitivo recurso do ego para permanecer íntegro e integrado (Botega, 2006).

Após a introdução do conceito de mecanismos de defesa do ego, cabe citar os estados emocionais desenvolvidos por Kübler-Ross, que ocorrem com freqüência em pacientes terminais sob uma variedade de combinações e sucessões envolvidas diretamente com a reação de ajustamento.

Elisabeth Kübler-Ross, psiquiatra suíço-americana considerada autora pioneira nos estudos de tanatologia, constatou, por meio de observação e do estudo de centenas de entrevistas com pacientes terminais, que existem padrões de fantasia, comportamentos, ansiedades e defesas que auxiliam o profissional de saúde a perceber os mecanismos de defesa utilizados pelo paciente perante a ameaça de morte (reação de ajustamento) e a lidar com eles. Esses mecanismos foram agrupados em cinco estágios pelos quais os pacientes passam a partir da notícia do diagnóstico de doença com um mau prognóstico; são eles: negação, raiva, negociação, depressão e aceitação (Kübler-Ross, 2005).

A negação costuma ser o primeiro estado emocional presente na reação de ajustamento de um paciente oncológico que recebe a notícia acerca do diagnóstico. Constitui-se em defesa emocional que prioriza a recusa a entrar em contato com um fato que implica sofrimento emocional. O indivíduo, ao vivenciar esse estágio, pode postergar ou abandonar o tratamento ou não acreditar no resultado dos exames, agindo de forma dissociada, como se nada de grave estivesse ocorrendo. Tal defesa por vezes é extremamente necessária, pois impede a desestruturação psíquica do indivíduo, fazendo que seu mundo interno consiga absorver o impacto em um tempo mais adequado.

A raiva surge quando o paciente não pode mais negar; tomado pelo ódio, pode apresentar condutas violentas – mostrar-se agressivo e desafiador, atacando tudo e todos. Muitas vezes, a raiva pode estar direcionada aos profissionais que acompanham o caso, que por sua vez devem ter habilidade para identificá-la e não compartilhá-la com o paciente, entendendo suas raízes e, assim, colocando-a de lado.

A negociação se constitui em importante estado emocional da reação de ajustamento em pacientes oncológicos, incluindo aceitação da realidade pela inclusão de metas e objetivos estabelecidos perante a deterioração física, estruturando o paciente diante das propostas de tratamento. O paciente muitas vezes tende a efetuar "barganhas" que lhe possibilitem, por meio de uma visão não totalmente realística dos fatos, aproveitar melhor o tempo que lhe resta.

A depressão seria o estágio da elaboração dos lutos, das perdas potenciais em seu campo vivencial perante a possibilidade da morte. O paciente apresenta-se introspectivo, entristecido, evitando o contato com pessoas que não respeitem seu momento. Por outro lado, necessita muito da companhia de alguém que respeite e compreenda seu estado (Botega, 2006).

Finalmente, a aceitação chega como um estágio no qual o paciente superou os anteriores, caracterizado por grande paz e tranqüilidade. Aqui ocorre a despedida dos entes queridos e das experiências vividas. Os pacientes aceitam o fato de que estão próximos da morte e vão progressivamente diminuindo seus interesses, observações do ambiente e comunicação até o momento de seu falecimento, que ocorre de forma tranqüila. Nem todos os pacientes atingem essa fase; os que atingem, em geral, são os que obtiveram ajuda adequada no decorrer de seu processo de adoecimento e ajustamento.

A atitude do paciente em relação ao câncer e, em conseqüência, a intensidade de sua reação de ajustamento variam consideravelmente segundo o *status* cultural, social, econômico e educacional. O medo pode ser colocado como o sentimento preponderante em tais pacientes e seus familiares – medo da morte, medo da dor, medo da mutilação, medo do tratamento e seus efeitos colaterais.

Os profissionais envolvidos devem ser capazes de reconhecer as atitudes manifestas, entendendo de onde elas surgem, com base em características de funcionamento psíquico estruturais do paciente.

É fundamental que tais profissionais estejam aptos a instruir os pacientes e seus familiares acerca da doença, seu tratamento e controle de efeitos colaterais. A informação exerce um papel relevante no sentido de neutralizar o medo do paciente e, conseqüentemente, amenizar a intensidade de sua reação de ajustamento (União Internacional Contra o Câncer, 1999).

Reação de ajustamento e câncer na literatura científica internacional

Com base na literatura científica, observamos que há controvérsias em relação à escolha de uma escala ideal para a distinção diagnóstica entre a reação de ajustamento e o transtorno depressivo. Akizuki *et al.* (2005), em um extenso estudo, mostra que a escala que se aproxima do diagnóstico tanto para reação de ajustamento quanto para transtorno depressivo maior em pacientes com câncer é a *distress and impact thermometer*, que se sobrepõe às escalas *hospital anxiety and depression scale* (Hads) e *Beck depression inventory* (BDI), embora muitos autores prefiram utilizar a escala Hads. Assim sendo, alguns pontos importantes são levantados para a confecção de uma escala eficiente: a escala não deve conter sintomas somáticos, para que não ocorra sobreposição com os sintomas da doença oncológica; deve ser breve, para que não deixe o paciente exausto ou angustiado, considerando o estado de exaustão que já é proporcionado pela doença; não deve ser estigmatizante, a fim de não trazer dificuldade para o uso do profissional e não ser recusada pelo paciente; deve ser de simples pontuação e manuseio, para propiciar aplicabilidade aos profissionais não especializados em saúde mental (Akizuki *et al.*, 2005).

Devemos nos ater ao fato de que o diagnóstico errado ou o subdiagnóstico dos transtornos psiquiátricos do paciente com câncer levam a um tratamento tardio, interferindo negativamente na qualidade de vida e, provavelmente, na sobrevida do paciente (Kirsh *et al.*, 2004). Estudos indicam que cerca de 12% dos pacientes com câncer que se suicidam apresentam o diagnóstico de reação de ajustamento (Angelino e Treisman, 2001).

Por fim, o que dificulta o diagnóstico psiquiátrico é a concepção ainda adotada por muitos profissionais, pacientes e familiares de que os sintomas de humor deprimido, ansiedade e angústia constituem uma reação normal de quem apresenta o diagnóstico de câncer, sendo esse estado muitas vezes concebido como não passível de tratamento.

Por meio de tais constatações, percebemos a importância da abordagem psicodinâmica e psiquiátrica do paciente oncológico, no sentido de tirar o estigma da expressão "problema psiquiátrico ou psicológico", que constitui uma das possíveis razões de falha no manejo das questões emocionais (Akizuki *et al.*, 2005).

Prevalência da reação de ajustamento em pacientes com câncer

Aproximadamente metade dos pacientes com câncer apresenta transtornos psiquiátricos, sendo a reação de ajustamento o diagnóstico psiquiátrico prevalente, seguida pelo transtorno depressivo maior – a prevalência varia de 4% a 35% e de 3% a 26%, respectivamente. Essa prevalência apresenta uma grande variação segundo o tipo de paciente (ambulatorial, pré ou pós-cirúrgico), o tipo do câncer e seu estadiamento. A maioria das pesquisas reporta que 25% a 30% dos pacientes ambulatoriais com câncer apresentam transtorno de ajustamento (Akizuki *et al.*, 2005; Kirsh *et al.*, 2004; Akechi *et al.*, 2006b).

A grande preocupação quanto ao diagnóstico da reação de ajustamento em pacientes oncológicos se deve, além da sua enorme prevalência, ao fato de os estudos apontarem que esses pacientes, quando submetidos a uma abordagem psicodinâmica com profissionais treinados em psico-oncologia, apresentam grande melhora do quadro sem que os sintomas se tornem crônicos, justificando, assim, a necessidade do diagnóstico precoce, com foco numa melhor qualidade de vida (Sifneos, 1991).

Reação de ajustamento e as prevalências nos tipos de câncer

Os pacientes com carcinoma de pulmão, após o diagnóstico de dependência de nicotina (67%), apresentam reação de ajustamento como segundo diagnóstico (14%), seguida de dependência do álcool (13%) e do transtorno depressivo maior (5%) (Akechi *et al.*, 2006a).

No caso de pacientes que sofreram transplante de medula, 11,6% apresentaram reação de ajustamento e 5,3% transtorno depressivo maior (Kirsh, *et al.*, 2004).

Em relação ao câncer de mama em mulheres que, após cirurgia, necessitaram de quimioterapia, verificou-se a prevalência da reação de ajustamento (18,6%) (Miller *et al.*, 2005) comparada aos outros transtornos psiquiátricos. Em mulheres que foram submetidas somente à cirurgia essa diferença não foi constatada. Em um estudo no Japão, verificou-se que 25,5% das pacientes com câncer de mama apresentavam reação de ajustamento, sendo esse o diagnóstico psiquiátrico prevalente (Hosaka *et al.*, 2001).

Segundo Kurt Fritzsche *et al.* (2004), analisando pacientes com diagnóstico de câncer de origens variadas que se submeteram a tratamento radioterápico, constatou-se o diagnóstico de reação de ajustamento em 28,3% da amostra, seguido do transtorno de ansiedade e transtorno depressivo maior. Assim, a reação de ajustamento demonstra claramente ser um distúrbio que necessita de atenção especial pela abordagem de equipe especializada.

Em pacientes com diagnóstico de câncer terminal, entre os transtornos psiquiátricos mais freqüentes, foi encontrada a reação de ajustamento em 16,3% deles, seguida pelo transtorno depressivo maior (6,7%). A maioria dos pacientes apresentava a preocupação de ser um peso para familiares e amigos, o empobrecimento dos papéis social e profissional e a diminuição da autoconfiança. Estudos mostram grande preocupação relacionada a pacientes terminais que apresentam reação de ajustamento, pois tal ocorrência traz um grave impacto negativo na vida, marcado por imenso sofrimento e conseqüente eclosão de sentimentos que levam ao desejo de morte breve, pedido de eutanásia e elevação das taxas de ideação suicida, o que piora a qualidade de vida do paciente e aumenta o estresse de familiares e amigos dispostos a ajudar (Akechi et al., 2006a).

Com respeito ao câncer de cabeça e pescoço, a reação de ajustamento é novamente a afecção prevalente quando comparada ao transtorno depressivo maior (14% e 7%, respectivamente). Em relação a todos os distúrbios psiquiátricos, nesse tipo de câncer a reação de ajustamento não é prevalente, diferenciando-se dos outros. O transtorno prevalente é a dependência do álcool (33,6%), seguida da dependência de nicotina (32%). Quanto aos pacientes com reação de ajustamento e transtorno depressivo maior, foram encontrados alguns fatores de risco associados, entre eles: menos que nove anos de escolaridade; ser solteiro ou viúvo; morar sozinho; abuso de álcool; estadiamento avançado do câncer (Kugaya et al., 2000).

Malignidade ou benignidade do câncer não se mostraram como fatores de distinção na prevalência em relação à reação de ajustamento; ambas as características apresentaram prevalência de aproximadamente 28%. A diferença ocorre no que diz respeito ao diagnóstico global dos transtornos psiquiátricos nesses dois grupos, apresentando o do câncer benigno 30% e o do maligno 46% de prevalência. Esse fato pode ser atribuído principalmente à diferença da prevalência do transtorno depressivo maior em cada um dos grupos, sendo de 1% no grupo dos cânceres benignos e de 10% no grupo dos malignos (Phuphaibul e Muensa, 1999).

Os dados relatados também sustentam a importância do estabelecimento de um correto diagnóstico da reação de ajustamento, para que esses pacientes obtenham um acompanhamento adequado de forma precoce (Miller et al., 2005).

Tratamento da reação de ajustamento nos pacientes oncológicos

A reação de ajustamento apresenta sintomatologia polimórfica, levando à sobreposição diagnóstica de outros distúrbios psiquiátricos, de modo que não há uma intervenção terapêutica única que possa ser recomendada. Existem poucos estudos sobre o tratamento do paciente com esse transtorno. Na realidade, pouco se sabe a respeito da identificação do diagnóstico e do tratamento correto. Visto que a reação de ajustamento é um dos diagnósticos psiquiátricos mais comuns em pacientes oncológicos, ensaios clínicos sistemáticos são justificáveis.

O tratamento dos pacientes com reação de ajustamento impõe uma atenta avaliação da gravidade e natureza do distúrbio, levando em conta a presença de fatores associados com maior seriedade e duração da doença. Intervenções destinadas a minimizar o impacto desses estressores no dia-a-dia do paciente devem ser consideradas. É fundamental entender o significado do estressor para o paciente (em nosso caso, o câncer) e por que ele parece estar associado com o desenvolvimento dos sintomas psiquiátricos. Além disso, o médico deveria avaliar seu nível de vulnerabilidade e capacidade de adaptação. O paciente, que era uma pessoa saudável, com bom funcionamento, no contexto de estresse mais sério tornou-se sintomático? Ou é alguém com problemas crônicos e mal definidos no enfrentamento das dificuldades da vida que está tentando lidar com uma variedade de circunstâncias difíceis há muito tempo?

As estratégias de tratamento que podem ser consideradas para indivíduos com reação de ajustamento incluem uma vasta gama de intervenções psicodinâmicas e comportamentais de apoio, aconselhamento sobre problemas existenciais e auxílio concreto na resolução de circunstâncias problemáticas. O tratamento a curto prazo pode ser suficiente para muitos pacientes, embora possa ser necessário um encaminhamento para uma terapêutica mais prolongada após o restabelecimento do funcionamento psíquico basal. A intervenção em crises pode ser apropriada para diminuir o estresse e facilitar o desenvolvimento de um suporte externo. Tratamentos individuais ou em grupo podem ser empregados. A psicoterapia individual constitui uma preciosa ferramenta, oferecendo ao paciente uma oportunidade de entender melhor o significado pessoal do câncer e as conseqüências que ele trouxe para a vida.

São poucos os estudos que avaliam a eficácia de intervenções farmacológicas em pacientes com reação de ajustamento; entretanto, o uso criterioso desses tratamentos pode ser razoável para apresentações sintomáticas específicas. Essa abordagem pode ser particularmente relevante para psiquiatras insertos em equipes oncológicas multidisciplinares.

O uso de antidepressivos pode ser considerado no caso de pacientes que apresentam reação de ajustamento com predomínio de sintomas depressivos, bem como de pacientes que desenvolveram episódios depressivos após a reação de ajustamento. Benzodiazepínicos podem ser prescritos quando o paciente apresenta predomínio de sintomas ansiosos. Cabe salientar que a intervenção farmacológica nesses pacientes incrementa, mas não substitui, as estratégias psicossociais. São necessários ensaios clínicos controlados para indicar mais precisamente o papel da farmacoterapia na reação de ajustamento (Kaplan et al., 1999).

Referências bibliográficas

AKECHI, T. *et al.* "Psychological distress experienced by families of cancer patients: preliminary findings from psychiatric consultation of a Cancer Center Hospital". *Japanese Journal of Clinical Oncology*, v. 36, n. 5, p. 329-32, 2006a.

_____. "Screening for depression in terminally ill cancer patients in Japan". *Journal of Pain and Symptom Management*, v. 31, n. 1, p. 5-12, 2006b.

AKIZUKI, N. *et al.* "Development of an impact thermometer for use in combination with the distress thermometer as a brief screening tool for adjustment disorders and/or major depression in cancer patients". *Journal of Pain and Symptom Management*, v. 29, n. 1, p. 91-9, 2005.

AMERICAN PSYCHIATRIC ASSOCIATION. *Manual diagnóstico e estatístico de transtornos mentais: DSM-IV-TR-TM*. Trad. Cláudia Dornelles. 4. ed. Porto Alegre: Artmed, 2002.

ANGELINO, A. F.; TREISMAN, G. J. "Major depression and demoralization in cancer patients: diagnostic and treatment considerations". *Supportive Care in Cancer*, v. 9, n. 5, p. 344-9, 2001.

BOTEGA, N. J. (org.). *Prática psiquiátrica no hospital geral: interconsulta e emergência*. 2. ed. Porto Alegre: Artmed, 2006.

FREUD, S. (1926). "Inibição, sintoma e angústia". In: FREUD, S. *Obras completas*. Trad. Jayme Salomão. Rio de Janeiro: Imago, v. XX, 1996.

FRITZSCHE, K. *et al.* "Psychosocial distress and need for psychotherapeutic treatment in cancer patients undergoing radiotherapy". *Radiotherapy and Oncology*, v. 72, n. 2, p. 183-9, 2004.

HOSAKA, T. *et al.* "Effects of a modified group intervention with early-stage breast cancer patients". *General Hospital Psychiatry*, v. 23, n. 3, p. 145-51, 2001.

KAPLAN, H. *et al.* "Adjustment disorder". In: *Tratado de psiquiatria*. 6. ed. Porto Alegre: Artmed, v. 2, 1999, p. 1418-24.

KIRSH, K. L. *et al.* "Difficulties in screening for adjustment disorder, part I: use of existing screening instruments in cancer patients undergoing bone marrow transplantation". *Palliative & Supportive Care*, v. 2, n. 1, p. 23-31, 2004.

KÜBLER-ROSS, E. *Sobre a morte e o morrer*. Trad. Paulo Menezes. 8. ed. São Paulo: Martins Fontes, 2005.

KUGAYA, A. *et al.* "Prevalence, predictive factors, and screening for psychologic distress in patients with newly diagnosed head and neck cancer". *Cancer*, v. 88, n. 12, p. 2817-23, 2000.

MILLER, S. L. *et al.* "Psychiatric sequelae following breast cancer chemotherapy: a pilot study using claims data". *Psychosomatics*, v. 46, n. 6, p. 517-22, 2005.

ORGANIZAÇÃO MUNDIAL DA SAÚDE. *CID-10: classificação estatística internacional de doenças e problemas relacionados à saúde*. 9. ed. São Paulo: Edusp, v. 1, 2003.

PHUPHAIBUL, R.; MUENSA, W. "Negative and positive adaptive behaviors of Thai school-aged children who have a sibling with cancer". *Journal of Pediatric Nursing*, v. 14, n. 5, p. 342-8, 1999.

SIFNEOS, P. E. "Affect, emotional conflict, and deficit: an overview". *Psychotherapy and Psychosomatics*, v. 56, n. 3, p. 116-22, 1991.

UNIÃO INTERNACIONAL CONTRA O CÂNCER. *Manual de oncologia clínica*. São Paulo: Springer-Verlag, 1999.

OUTROS TRANSTORNOS PSIQUIÁTRICOS EM ONCOLOGIA

Rodrigo Fonseca Martins Leite; Chei Tung Teng

Introdução

Altos níveis de desconforto emocional são uma preocupação constante no que diz respeito aos pacientes oncológicos. A detecção e o tratamento precoces são necessários para melhor adaptação do paciente à terapêutica. Em um estudo com 107 pacientes com câncer de cabeça e pescoço, 16,8% apresentavam depressão maior, 33,6% dependência de álcool, 6,5% abuso de álcool e 32,7% dependência de nicotina (Kugaya et al., 2000). Um estudo realizado pelo serviço de interconsulta psiquiátrica do Hospital A. C. Camargo, entre agosto de 1997 e julho de 1998, mostrou que 59% dos pacientes apresentaram algum transtorno psiquiátrico, tendo 30,5% depressão maior e menor, 17,4% transtornos de ajustamento e somatoformes e 7,3% transtorno mental orgânico. Tais cifras se assemelham às de outros pacientes com doenças comparáveis em termos da gravidade, contrariando mitos de que seria compreensível uma piora emocional sentida pelo paciente oncológico por conta de sua doença (Kaplan e Sadock, 1999).

Transtornos relacionados ao uso de substâncias

A alta prevalência de transtornos relacionados a substâncias nas populações com câncer evidencia a necessidade de identificar e tratar esses transtornos.

Os transtornos ligados ao uso ativo ou passado de substâncias podem enfraquecer redes de suporte, destacando-se a relação do paciente com a equipe de tratamento. A falta de confiança mútua pode caracterizar os relacionamentos entre profissionais e o paciente. Preocupações sobre abuso de drogas podem levar os clínicos a questionar a veracidade da história relatada pelo paciente e de seus sintomas. Pacientes com história de abuso percebem a desconfiança e questionam a boa vontade da equipe. A desconfiança pode dificultar o acesso e o manejo e culminar em abandono de tratamento (Weissman e Haddox, 1989).

Nesse contexto, a equipe multiprofissional deve propor estratégias para pacientes com câncer em situação de vulnerabilidade psicossocial, visando à continuidade do suporte clínico necessário. Em 1995, no Hospital Geral de Massachusetts, a organização Schwartz Center foi criada por Kenneth B. Schwartz, paciente portador de câncer, falecido poucos meses depois. O Schwartz Center oferece encontros entre profissionais, cuidadores, universitários da área da saúde e pacientes, com o objetivo de discutir casos clínicos de difícil manejo, orientar e apoiar cuidadores e familiares, e facilitar a comunicação entre profissionais e pacientes. Uma descrição de caso de uma paciente afro-americana de 32 anos, baixo nível socioeducacional, HIV positiva, com câncer de colo uterino avançado, gestação gemelar e dependente de *crack* elucida a importância do trabalho multidisciplinar para um melhor desfecho diante da gravidade do quadro. A equipe composta de oncologista ginecológico, radioterapeuta, perinatologista, assistente social e psiquiatra conseguiu que essa paciente seguisse os tratamentos propostos apesar do prognóstico desfavorável. Seus filhos não foram contaminados pelo HIV graças à quimioprofilaxia com zidovudina (AZT), e ela se submeteu a cirurgia paliativa (Goodman et al., 1999).

É importante diferenciar os quadros de intoxicação aguda, abuso (ou uso nocivo, segundo a CID-10), dependência e abstinência. Esses diagnósticos podem apresentar quadros clínicos diferentes para cada droga. Uma descrição sucinta será apresentada a seguir.

Intoxicação aguda: é um estado associado ao uso agudo de uma substância psicoativa, causando perturbações da consciência, das faculdades cognitivas, da percepção, do afeto, do comportamento ou de outras funções e respostas psicofisiológicas. As perturbações desaparecem com o tempo, com remissão completa, salvo os casos em que surgiram lesões orgânicas ou outras complicações, incluindo conseqüências de acidentes e outras intercorrências clínicas.

Uso nocivo ou abuso: uso de substâncias de forma mal adaptativa, com conseqüências adversas e significativas do ponto de vista físico, legal, social e interpessoal. Na CID-10, é necessário que apresente prejuízos à saúde. Esse diagnóstico exige que haja uso minimamente recorrente, mas não satisfaz critérios para dependência de substâncias.

Síndrome de dependência: corresponde a um conjunto de fenômenos comportamentais, cognitivos e fisiológicos que se desenvolvem após consumo repetido de uma substância. As principais características clínicas são:

- forte desejo de consumir a droga;
- dificuldade de controlar o consumo;
- utilização persistente apesar dos prejuízos evidentes;
- prioridade dada ao uso da droga em detrimento de outras atividades e obrigações;
- desenvolvimento de tolerância pela droga, que se refere à diminuição dos seus efeitos e necessidade de aumento da dose administrada para obtenção do mesmo resultado;
- estado de abstinência física, referindo-se à ocorrência de síndrome de abstinência, que decorre da abrupta redução ou descontinuação do uso da substância ou ainda da utilização de antagonista farmacológico.

Essas características clínicas não necessitam estar presentes em todos os casos de síndrome de dependência, especialmente os estados de abstinência, que não são bem definidos para a dependência de *Cannabis*.

As substâncias relacionadas a abuso e dependência de maior relevância na abordagem dos pacientes oncológicos são o álcool, os opióides e o tabaco. No caso do tabaco, a maior importância está na sua conhecida associação com a indução e o agravamento da maioria dos tipos de câncer, com as conseqüências psíquicas e comportamentais do seu uso criando problemas pouco significativos.

Álcool: o consumo de álcool está associado a vários tipos de câncer. Um estudo de metanálise mostrou que o uso de álcool aumenta os riscos de câncer de cavidade oral, faringe, esôfago, laringe, estômago, cólon, reto, fígado, mama e ovário. Existe associação entre a dependência de álcool e transtornos de humor, transtornos de ansiedade, esquizofrenia, transtorno de personalidade anti-social. O uso concomitante de tabaco, que é comum entre usuários de álcool, potencializa o risco de câncer de trato digestivo e respiratório superior. Pacientes com câncer torácico e de cabeça e pescoço apresentam risco de abstinência de álcool e nicotina, sendo os sintomas ansiosos os mais comuns, devendo ser utilizados benzodiazepínicos e nicotina transcutânea (Kaplan e Sadock, 1999).

É muito comum que pacientes em tratamento oncológico e dependentes de álcool minimizem ou omitam a dependência, que só é explicitada quando o paciente suspende por conta própria o uso do álcool, por saber que está em tratamento oncológico ou por internação hospitalar. O quadro de abstinência pode ser confundido com efeitos adversos dos tratamentos oncológicos ou piora do quadro clínico geral do paciente devido à evolução do câncer. Os sintomas de abstinência do álcool estão descritos no Quadro 2. Apenas cerca de 5% dos indivíduos com dependência de álcool chegam a experimentar complicações mais graves da abstinência, na forma de *delirium tremens* – cujos sintomas estão descritos no Quadro 2, em síndrome de abstinência moderada/grave – ou de convulsões de grande mal, que são freqüentemente fatais.

O tratamento da síndrome de abstinência do álcool é sempre médico, com o uso de benzodiazepínicos e te-

Quadro 1: Principais sintomas de abstinência.

Substância	Principais sintomas de abstinência
Nicotina	Humor disfórico ou deprimido, insônia, irritabilidade, ansiedade, dificuldade de concentração, inquietação, ganho de peso, bradicardia.
Álcool	Sudorese, elevação da freqüência cardíaca, tremor intenso, insônia, náuseas ou vômitos, alucinações ou ilusões visuais, táteis ou auditivas, agitação psicomotora, ansiedade e convulsões.
Cannabis	Importância clínica incerta.
Cocaína	Humor disfórico, fadiga, sonhos vívidos e desagradáveis, insônia ou hipersonia, aumento do apetite, retardo ou agitação psicomotora.
Opióides	Humor disfórico, náusea ou vômitos, dores musculares, lacrimejamento ou rinorréia.

Quadro 2: Sintomas de abstinência do álcool.

Intensidade da síndrome de abstinência do álcool	Sintomas
Síndrome de abstinência leve	- sintomas autonômicos (no início): tremores, sudorese, taquicardia, aumento da pressão arterial; - náuseas, vômitos, diminuição do apetite; - paciente consciente e parcialmente orientado; - alucinações ou ilusões transitórias; - 90% dos casos com resolução autolimitada em até 5-7 dias.
Síndrome de abstinência moderada/grave	- agitação intensa; - tremores generalizados; - crises convulsivas; - forte sensibilidade visual; - alucinações visuais, auditivas e táteis persistentes; - desorientação holopsíquica; - auto e heteroagressividade.

rapêutica de suporte clínico. A síndrome de dependência deve ser tratada de acordo com propostas tradicionais, por meio de estímulo à participação em grupos de auto-ajuda (como Alcoólicos Anônimos), tratamentos psiquiátricos, incluindo o uso de naltrexone para diminuir a compulsão ao consumo, e suporte psicológico com estratégias de prevenção contra recaída.

Opióides: na clínica oncológica, os opióides estão mais relacionados a abuso e dependência (Derogatis *et al.*, 1983). Entretanto, a prevalência de abuso e dependência de opióides no Brasil ainda é baixa em relação à Europa e aos Estados Unidos. Muitos profissionais supõem que a síndrome de abstinência de opióides pode ocorrer em qualquer paciente que recebeu doses regulares por poucos dias. O tratamento com opióides é rotineiramente interrompido sem dificuldade em pacientes com câncer cuja dor desaparece com um tratamento antineoplásico eficaz. A experiência clínica com opióides utilizados criteriosamente não mostra que a tolerância seja um problema significativo nos pacientes. Vários estudos demonstraram que a maior parte dos pacientes se mantém com doses estáveis por longos períodos. Pacientes com abuso de drogas prévio podem apresentar tolerância e necessitar de doses maiores de analgésicos; pacientes com dor crônica pelo câncer podem ter problemas de dependência. O abuso de substâncias sem ocorrência prévia em pacientes com câncer é muito raro (Sees e Clark, 1993). Eventualmente, alguns pacientes dependentes podem simular quadros oncológicos, por meio de relatórios médicos e exames laboratoriais dúbios, para obter receitas de opióides.

Cannabis: o consumo de *Cannabis*, na forma de fumo, contém carcinógenos que estão presentes no tabaco, como hidrocarbonetos aromáticos e derivados nitrogenados. Entretanto, no que concerne à grande maioria dos usuários de *Cannabis*, o uso não é suficientemente pesado e freqüente para promover câncer. Em usuários crônicos, foram encontradas alterações epiteliais pré-cancerosas nas vias respiratórias. O uso de tabaco é freqüentemente associado ao consumo de *Cannabis*, potencializando o risco de câncer. O uso medicinal de canabinóides sintéticos em oncologia tem sido estudado para tratamento da anorexia associada ao câncer, náuseas e vômitos decorrentes da quimioterapia e como paliativa em pacientes terminais. Um estudo holandês com amostra de 24 pacientes não demonstrou interação medicamentosa com os quimioterápicos irinotecam e docetaxel (Engels *et al.*, 2007).

Crack e cocaína: o consumo de *crack* está associado a alterações histopatológicas na árvore respiratória precursoras de câncer. Deve-se ressaltar o padrão de uso concomitante de tabaco e *Cannabis* nessa população, aumentando o risco de cânceres aerodigestivos. A literatura indica o potencial carcinogênico da cocaína inalada.

Solventes: os solventes orgânicos com potencial de abuso e dependência, como o tolueno, estão associados a cânceres como as leucemias.

Transtornos mentais orgânicos nos pacientes oncológicos – *delirium*

Os pacientes oncológicos são suscetíveis a apresentar transtornos mentais orgânicos por inúmeros fatores: distúrbios metabólicos e eletrolíticos secundários ao câncer, desidratação, carência nutricional, ocorrência de metástases cerebrais, efeito de medicações como analgésicos opióides, sedativos, antidepressivos, antibióticos e outras, quadros infecciosos, síndromes paraneoplásicas, tumores primários do sistema nervoso central. Quadros psiquiátricos estão presentes em quase todos os pacientes com tumores do sistema nervoso central, como alterações de personalidade e transtornos ansiosos e de humor (Kaplan e Sadock, 1999). Metástases cerebrais ocorrem em 20% a 30% dos pacientes. Tumores de pulmão representam 35% a 40% das metástases cerebrais. Tumores de mama, rins e cólon respondem por 15% cada um. Metástases meníngeas são encontradas em 5% a 8% dos pacientes com tumores sólidos, em 5% a 29% dos pacientes com linfoma não-Hodgkin e em 11% a 70% dos pacientes com leucemia (Kaplan e Sadock, 1999). A seguir, destaca-se um desses transtornos mentais, o *delirium*.

Tipicamente, *delirium* é um transtorno mental orgânico com apresentação aguda, de características confusionais, que se caracteriza por um comprometimento dos níveis de consciência e atenção, ilusões e alucinações mais comumente visuais, idéias delirantes frouxas, prejuízo de memória, alterações do ciclo sono-vigília, desorientação temporal e espacial e perturbações como irritabilidade, medo, ansiedade ou humor depressivo. É importante não confundir o termo *delirium* com o conceito de delírio (Quadro 3, página 283). *Delirium* é um diagnóstico neuropsiquiátrico associado a rebaixamento qualitativo da consciência, enquanto delírio é o sintoma presente em quadros psicóticos, relativo às crenças irredutíveis e não compartilháveis culturalmente, como os delírios persecutórios e o delírio de ciúme. *Delirium* é uma complicação neuropsiquiátrica comum durante a hospitalização de pacientes com câncer. Na oncologia, a incidência de *delirium* varia, ocorrendo em 18% a 85% dos pacientes internados (Gaudreau *et al.*, 2005).

O *delirium* na doença oncológica avançada em geral é pouco reconhecido ou tratado inadequadamente. O manejo do *delirium* abrange o acesso de causas potencialmente reversíveis em associação a medidas ambientais, psicológicas e psicofarmacológicas para o controle dos sintomas. Esses conhecimentos são essenciais para a equipe de cuidados do paciente crítico. De todos os fatores de risco de *delirium*, o uso de medicações é um dos poucos que podem ser significativamente atenuados com a troca ou diminuição de dose das medicações. As classes dos benzodiazepínicos, opióides, anticolinérgicos e corticosteróides são as mais associadas à ocorrência de *delirium* (Gaudreau *et al.*, 2005).

O início do quadro é rápido e a sintomatologia flutua ao longo dos dias. Quando o quadro confusional é superficial, pode haver momentos claros de lucidez, entremeados por momentos de confusão mental, labilidade do humor e agressividade. A atenção dispersa e a dificuldade em focar e manter a atenção são características que auxiliam muito no diagnóstico do *delirium*. O paciente lembra-se com freqüência dos momentos de confusão como se fossem um sonho perturbado. É comum que haja predomínio de sonolência durante o dia e agitação à noite. A maior parte dos quadros de *delirium* remite em quatro a seis semanas. Entretanto, não é incomum que o quadro se estenda por até seis meses.

O *delirium* pode acarretar desconforto aos membros da família que estão acompanhando o paciente. Um estudo (Morita *et al.*, 2004) avaliou o nível de desconforto familiar associado a doze sintomas de *delirium* (insônia, sonolência, distúrbios de memória, dificuldade de raciocínio, dificuldade de comunicação, desorientação, discurso incoerente ou irrelevante, alucinações, delírios, inquietação, comportamento inadequado e labilidade de humor). Esse estudo foi realizado em setenta unidades de cuidados paliativos, baseado em um questionário que foi enviado a trezentas famílias. Das 195 respostas analisadas, 74% referiram que o paciente tinha sintomas de inquietação, 62% referiram labilidade do humor, 37% mencionaram sintomas psicóticos, 92% relataram sonolência e 50% a 72% referiram sintomas cognitivos como dificuldade de comunicação e prejuízo de memória. Cerca de 70% das famílias consideraram todos os sintomas de *delirium*, excetuando a sonolência, desconfortáveis ou muito desconfortáveis. Cerca de 36% das famílias relataram níveis altos de desconforto na presença de inquietação, labilidade de humor e sintomas psicóticos.

Os membros das famílias de pacientes terminais com câncer experimentam níveis altos de desconforto ao presenciar os sintomas cognitivos e a agitação do *delirium* terminal. Intervenções multidisciplinares da equipe de cuidados paliativos, *incluindo prevenção da agitação com mudanças no ambiente, diálogo com a família, aplicação de medicações psicotrópicas como os antipsicóticos para alívio dos sintomas e abordagem psicoeducacional, são necessárias para o manejo dessa condição, que gera sofrimento para o paciente e seus familiares.*

O controle de variáveis ambientais como permanência no mesmo quarto ou leito, presença de relógio, disponibilidade de óculos para leitura e acompanhamento constante de membros da família pode contribuir para a diminuição do risco de *delirium*, principalmente em pacientes idosos com câncer (McCusker *et al.*, 2001).

Nas unidades de cuidados paliativos, a prevalência de transtornos psiquiátricos é elevada, chegando a atingir 76% dos pacientes, como relataram Ita *et al.* (2003). Nesse estudo, o diagnóstico de *delirium* esteve presente em 50% dos pacientes com câncer de próstata avançado, 45% daqueles com tumores cerebrais, 20% dos casos de câncer de pulmão e 16% dos de câncer de intestino.

Freqüentemente, o *delirium* se apresenta com lentidão psicomotora, sendo denominado hipoativo. Esses pacientes podem ser menos notados e assistidos que os com agitação (*delirium* hiperativo), além de poder ser diagnosticados erroneamente como portadores de depressão. Um estudo que considerou cem admissões em unidades de cuidados paliativos encontrou *delirium* em 29% da amostra, sendo *delirium* hipoativo em 86% dos casos (Spiller e Keen, 2006).

Essa modalidade de *delirium* implica redução de autonomia e pragmatismo, dificuldade de comunicar queixas aos profissionais da equipe e riscos clínicos secundários ao estado acamado, como infecções respiratórias e fenômenos tromboembólicos. Visando corrigir o prejuízo cognitivo desses pacientes, os psicoestimulantes como o metilfenidato vêm apresentando resultados positivos, melhorando o nível de vigilância, as alterações de fala e o nível de energia. O metilfenidato é também empregado em transtorno de déficit de atenção/hiperatividade, transtornos mentais orgânicos com presença de apatia e como potencializador na depressão refratária e nas depressões secundárias, como os quadros depressivos associados ao câncer avançado (Gagnon et al., 2005).

O *delirium* impede uma comunicação adequada e efetiva, contribuindo para o sofrimento do paciente com câncer avançado. De acordo com dados de Lawlor *et al.* (2000), na admissão hospitalar o quadro foi diagnosticado em 42% dos pacientes. No seguimento, o *delirium* se desenvolveu em 45% deles. A reversão ocorreu em 49% dos casos. O *delirium* terminal precedeu 88% dos óbitos. Aspectos associados à irreversibilidade do quadro foram encefalopatia hipóxica e fatores metabólicos. Pacientes com *delirium* tinham taxas de mortalidade maiores que os do grupo controle.

Apesar de o *delirium* ser uma complicação freqüente do câncer avançado, e de sua presença estar associada a mau prognóstico, diversas condições clínicas que o causam são reversíveis, mesmo em um paciente oncológico grave. As causas potencialmente reversíveis, como uso de medicação psicotrópica e desidratação, são corrigíveis com medidas clínicas como ajuste de dose ou suspensão de medicações e hidratação endovenosa (Lawlor et al., 2000). Portanto, uma pesquisa de causas clínicas do *delirium* que sejam reversíveis, junto com os procedimentos necessários para o controle delas, pode melhorar o prognóstico imediato e a qualidade de vida do paciente.

Outras apresentações dos transtornos mentais orgânicos podem mimetizar síndromes psiquiátricas como transtornos de humor ou de ansiedade, e transtornos delirantes e alucinatórios (Quadro 3, página 283).

Concluindo, os pacientes internados com ou sem história psiquiátrica que apresentem mudanças graves de comportamento, como agitação, alterações de discurso ou sintomas psicóticos, necessitam de ampla investigação clínica para identificação de causa orgânica subjacente. Nesses casos, o diagnóstico psiquiátrico primário só pode ser firmado quando as alterações clínicas forem descartadas.

Esquizofrenia

O câncer não é raro em esquizofrênicos. A psicose interfere na adesão aos tratamentos propostos e no diagnóstico precoce. A equipe necessita de protocolos claros sobre medidas a serem tomadas diante da agitação psicomotora e das questões médico-legais referentes ao direito dos pacientes de abandonar o tratamento (Kaplan e Sadock, 1999). Estima-se também que 80% dos esquizofrênicos sejam fumantes; esses indivíduos tendem a fumar muito e escolher cigarros com alto teor de nicotina. Existe a possibilidade de subdiagnóstico de câncer em relação a esses pacientes por dificuldade de acesso aos serviços de saúde, adesão deficiente aos tratamentos e prejuízo cognitivo e de entendimento quanto ao autocuidado e a riscos para a saúde.

Por muito tempo imaginou-se que pessoas com esquizofrenia teriam menor risco de câncer do que a população geral. Entretanto, em um estudo britânico de análise de admissões e óbitos ocorridos na rede hospitalar do Serviço Nacional de Saúde (NHS) no período entre 1963 e 1999, na região Sudoeste da Inglaterra, que comparou 9.649 portadores de esquizofrenia com seiscentos mil não portadores, o risco total de desenvolvimento de qualquer tipo de câncer não foi significativo. Neoplasias malignas de pele, cólon e reto foram menos comuns na população com esquizofrenia, porém essa diminuição não foi relevante. Pessoas com esquizofrenia têm altas taxas de mortalidade por causas não naturais (Goldacre *et al.*, 2005).

Os transtornos esquizofrênicos se distinguem em geral por distorções fundamentais e características do pensamento e da percepção, além de afetos inapropriados ou embotados. Usualmente se mantêm claras a consciência e a capacidade intelectual, embora certos déficits cognitivos possam evoluir no curso do tempo. Os fenômenos psicopatológicos mais importantes incluem o eco do pensamento, a imposição ou o roubo do pensamento, a divulgação do pensamento, a percepção delirante, idéias delirantes de controle, de influência ou de passividade, vozes alucinatórias que fazem comentários ou discutem com o paciente na terceira pessoa, transtornos do pensamento e sintomas negativos.

A evolução dos transtornos esquizofrênicos pode ser contínua, episódica com ocorrência de um déficit progressivo ou estável, ou comportar um ou vários episódios seguidos de uma remissão completa ou incompleta. Não se deve fazer um diagnóstico de esquizofrenia quando o quadro clínico conta com sintomas depressivos ou maníacos no primeiro plano, a menos que se possa estabelecer sem equívoco que a ocorrência dos sintomas esquizofrênicos é anterior à dos transtornos afetivos. Além disso, não se deve fazer um diagnóstico de esquizofrenia quando há doença cerebral manifesta, intoxicação por droga ou abstinência de droga, que podem estar associados a quadros de *delirium*, dificultando o diagnóstico (Quadro 3). Os transtornos que se assemelham à esquizofrenia, mas ocorrem no curso de uma epilepsia ou de outra afecção cerebral, devem ser classificados, de acordo com a CID-10, em F06.2 (transtorno delirante orgânico – tipo esquizofrênico); os transtornos que se assemelham à esquizofrenia mas são induzidos por drogas psicoativas devem ser classificados em F10-F19 (transtornos mentais e comportamentais devido ao uso de substância psicoativa).

Quadro 3: Diagnóstico diferencial entre transtornos psicóticos e *delirium*.

Características clínicas e epidemiológicas	Transtornos psicóticos não orgânicos	*Delirium*
Nível de consciência	Preservado – vígil.	Confuso, sonolento.
Orientação têmporo-espacial	Na maioria das vezes, orientado.	Alternando desorientação e orientação.
Flutuação ao longo do dia com piora ao anoitecer (sundowning)	Não.	Sim.
Presença de condição médica geral afetando o funcionamento do sistema nervoso central (distúrbios hidroeletrolíticos, infecção, distúrbios glicêmicos, traumatismo cranioencefálico, insuficiência hepática, insuficiência renal, hipoxemia, encefalopatia hipertensiva, deficiência de tiamina, estado pós-operatório, abstinência de álcool, intoxicação por benzodiazepínicos, anticolinérgicos, opióides etc.)	Não.	Sim. Item indispensável ao diagnóstico.
Sensopercepção	Alucinações auditivas, vozes conversando entre si, vozes imperativas.	Alucinações visuais (como zoopsias), táteis e cenestésicas. Alucinações auditivas não são comuns.
Conteúdo do pensamento	Delírios estruturados.	Ideação delirante, frouxa, fragmentada.
Atenção	Sem alterações características; distração leve.	Componente espontâneo aumentado; componente voluntário diminuído.
Memória	Sem alterações ou memória delirante.	Prejuízo de memória de fixação e evocação.
Humor	Não característico, disfórico, influenciado pela vivência psicótica.	Não característico, instável em alguns momentos.
Linguagem	Coerente; desagregada nos casos mais graves.	Incoerente, empobrecida.
Faixa etária	Adolescentes e adultos jovens.	Crianças, idosos e indivíduos com condição clínica severa de qualquer faixa etária.
História psiquiátrica	Episódios similares anteriores ao atual.	Não necessariamente positiva.
História familiar	Freqüentemente positiva para psicose.	Não.

Transtornos somatoformes

A característica principal é a apresentação repetida de sintomas físicos com solicitações persistentes de investigações médicas. Se existem transtornos físicos associados, eles não explicam a natureza e extensão do sintoma nem o nível de angústia do paciente. Deve-se destacar que os transtornos somatoformes constituem um diagnóstico de exclusão, ou seja, uma ampla investigação clínica é obrigatória.

A presença desses transtornos freqüentemente leva à deterioração da relação do paciente com a equipe de saúde, a sentimentos de desconfiança e descrença mútuos e ao risco de atribuir as queixas do paciente a fatores exclusivamente psíquicos. O desenvolvimento de câncer em pacientes somatoformes pode criar problemas sérios relativos a acentuação de sintomas físicos, manipulação dos sintomas, frustração da equipe, subestimação de sintomas e retardo no tratamento (Kaplan e Sadock, 1999).

A avaliação de queixas somatoformes do paciente oncológico deve levar em conta o diagnóstico clínico, o grau de comprometimento e gravidade, os efeitos colaterais das medicações em uso e o comportamento do doente em relação ao sintoma.

Sintomas somáticos podem decorrer de quadros ansiosos, depressão, somatização, manifestação da doença de base ou em função do tratamento. A ocorrência de transtorno somatoforme em pacientes com câncer complica o tratamento e o prognóstico. Os sintomas mais comuns são dor, fadiga, anorexia, exaustão, fraqueza, letargia e tremores. Também são comuns sintomas ansiosos como falta de ar, dor muscular, tontura e palpitação. Preocupações somáticas são muito freqüentes. Tais sintomas podem ser tratados com aconselhamento e psicofarmacoterapia (Akechi et al., 2003; Chaturvedi et al., 1993).

Um estudo avaliou sintomas somáticos considerados não relacionados ao câncer ou grosseiramente fora de proporção em relação à patologia conhecida em 98 casos. Os somatizadores tinham depressão (53%), transtornos ansiosos (12%) e transtorno somatoforme atípico (27%). No seguimento, pacientes somatizadores com depressão melhoraram clinicamente, enquanto aqueles com transtorno somatoforme atípico não melhoraram ou até pioraram (Akechi et al., 2003; Chaturvedi et al., 1993). Após quatro a seis meses de tratamento psicofarmacológico e psicoterapêutico para depressão e ansiedade, houve redução significativa dos sintomas somáticos. A hipótese é a de que boa parte dos sintomas somáticos na oncologia esteja relacionada com transtornos psíquicos que requeiram intervenção psiquiátrica e psicológica.

Referências bibliográficas

AKECHI, T. et al. "Somatic symptoms for diagnosing major depression in cancer patients". *Psychosomatics*, v. 44, n. 3, p. 244-8, 2003.

BOFFETTA, P. "Involuntary smoking and lung cancer". *Scandinavian Journal of Work, Environment & Health*, v. 28, supl. 2, p. 30-40, 2002.

CHATURVEDI, S. K. et al. "Non-organic somatic symptoms in cancer". *European Journal of Cancer*, v. 29A, n. 7, p. 1006-8, 1993.

CHATURVEDI, S. K.; MAGUIRE, G. P. "Persistent somatization in cancer: a controlled follow-up study". *Journal of Psychosomatic Research*, v. 45, n. 3, p. 249-56, 1998.

CITERO, V. de A. et al. "Clinical and demographic profile of cancer patients in a consultation-liaison psychiatric service". *São Paulo Medical Journal*, v. 121, n. 3, p. 111-6, 2003.

CLASSIFICAÇÃO de transtornos mentais e de comportamento da CID-10: descrições clínicas e diretrizes diagnósticas. Coord. Organização Mundial da Saúde. Trad. Dorgival Caetano. Porto Alegre: Artes Médicas, 1993.

DEROGATIS, L. R. et al. "The prevalence of psychiatric disorders among cancer patients". *The Journal of the American Medical Association*, v. 249, n. 6, p. 751-7, 1983.

ENGELS, F. K. et al. "Medicinal cannabis does not influence the clinical pharmacokinetics of irinotecan and docetaxel". *The Oncologist*, v. 12, n. 3, p. 291-300, 2007.

GAGNON, B. et al. "Methylphenidate hydrochloride improves cognitive function in patients with advanced cancer and hypoactive delirium: a prospective clinical study". *Journal of Psychiatry & Neuroscience*, v. 30, n. 2, p. 100-7, 2005.

GAUDREAU, J. D. et al. "Psychoactive medications and risk of delirium in hospitalized cancer patients". *Journal of Clinical Oncology*, v. 23, n. 27 p. 6712-8, 2005.

GOLDACRE, M. J. et al. "Schizophrenia and cancer: an epidemiological study". *The British Journal of Psychiatry*, v. 187, p. 334-8, 2005.

GOODMAN, A. et al. "A staff dialogue on a socially distanced patient: psychosocial issues faced by patients, their families, and caregivers". *The Oncologist*, v. 4, n. 5, p. 417-24, 1999.

HARRIS, D. "Delirium in advanced disease". *Postgraduate Medical Journal*, v. 83, n. 982, p. 525-8, 2007.

ITA, D. et al. "Psychiatric disorder in a palliative care unit". *Palliative Medicine*, v. 17, n. 2, p. 212-8, 2003.

KAPLAN, H. I.; SADOCK, B. J. (eds.). *Tratado de psiquiatria*. Trad. Andrea Caleffi, Dayse Batista, Irineo C. S. Ortiz, Maria Rita Hofmesiter, Sandra de Camargo Costa. 6. ed. Porto Alegre: Artes Médicas, 1999.

KUGAYA, A. et al. "Prevalence, predictive factors, and screening for psychologic distress in patients with newly diagnosed head and neck cancer". *Cancer*, v. 88, n. 12, p. 2817-23, 2000.

LAWLOR, P. G. et al. "Occurrence, causes, and outcome of delirium in patients with advanced cancer: a prospective study". *Archives of Internal Medicine*, v. 160, n. 6, p. 786-94, 2000.

MANUAL diagnóstico e estatístico de transtornos mentais: DSM-IV-TR. Trad. Cláudia Dornelles. 4. ed. rev. Porto Alegre: Artmed, 2003.

MCCUSKER, J. et al. "Environmental risk factors for delirium in hospitalized older people". *Journal of the American Geriatrics Society*, v. 49, n. 10, p. 1327-34, 2001.

MORITA, T. et al. "Family-perceived distress from delirium-related symptoms of terminally ill cancer patients". *Psychosomatics*, v. 45, n. 2, p. 107-13, 2004.

Peto, R. "Smoking and death: the past 40 years and the next 40". *BMJ (British Medical Journal)*, v. 309, n. 6959, p. 937-9, 1994.

Rösner, C. et al. "Long term course of mental disorders in cancer patients". *German Medical Science*, 2006. Disponível em http://www.egms.de/de/meetings/dkk2006/06dkk678.shtml.

Sees, K. L.; Clark, H. W. "Opioid use in the treatment of chronic pain: assessment of addiction". *Journal of Pain and Symptom Management*, v. 8, n. 5, p. 257-64, 1993.

Spiller, J. A.; Keen, J. C. "Hypoactive delirium: assessing the extent of the problem for inpatient specialist palliative care". *Palliative Medicine*, v. 20, n. 1, p. 17-23, 2006.

Tabei, S. Z. et al. "Current substance use in patients with gastric cancer in Southern Iran". *Journal of Cancer Research and Therapeutics*, v. 2, n. 4, p. 182-5, 2006.

Weissman, D. E.; Haddox, J. D. "Opioid pseudo-addiction – an iatrogenic syndrome". *Pain*, v. 36, n. 3, p. 363-6, 1989.

PARTE VI

SINTOMAS E SEQÜELAS DO CÂNCER E DE SEUS TRATAMENTOS: ASPECTOS PSICOSSOCIAIS

DOR E CÂNCER

Ana Claudia de Lima Quintana Arantes

Introdução

Segundo a Organização Mundial de Saúde (OMS), 10% de todas as mortes são causadas pelo câncer. Acrescente-se que, nos países desenvolvidos, 18% das mortes ocorrem em conseqüência da doença oncológica. Nos países em desenvolvimento, a tendência é que essa taxa cresça no decorrer dos próximos anos, pois a expectativa de vida tende a aumentar. Nos próximos trinta anos, o aumento do número de casos de câncer será de 20% nos países desenvolvidos e de 100% nos países em desenvolvimento. Com essa perspectiva, teremos um número elevado de doentes padecendo dores e com sua qualidade de vida profundamente afetada por esse sintoma e suas conseqüências orgânicas.

A dor é considerada um dos sintomas mais freqüentes nas neoplasias, sendo o mais temido pelos pacientes oncológicos. Estima-se que 10% a 15% dos doentes com câncer apresentem dor de intensidade significativa já no momento do diagnóstico da doença, mesmo em estágio inicial. Com o aparecimento de metástases, a incidência da dor aumenta para 25% a 30%, e nas fases muito avançadas da enfermidade 60% a 90% dos pacientes referem dor de intensidade bastante expressiva.

Em meados da década de 1980, a Organização Mundial de Saúde considerou a dor associada às neoplasias como uma "emergência médica mundial", estabelecendo normas para o seu tratamento, internacionalmente reconhecidas e aceitas. A base de abordagem da estratégia de combate apoiava-se na farmacoterapia analgésica, especialmente por ser acessível à maior parte dos povos e efetiva em aliviar a dor em cerca de 85% dos pacientes com câncer e 75% dos pacientes com câncer em estado terminal.

A dor oncológica pode dever-se ao tumor primário ou a suas metástases. O sofrimento dos doentes é resultado da vivência da dor associada a incapacidade física, isolamento familiar e da sociedade, preocupações financeiras, medo da mutilação e da morte. A cada dia, cerca de nove milhões de pessoas no mundo sofrem a experiência da dor relacionada ao câncer. Mas uma informação mais importante é que 85% desses pacientes poderiam ter alívio de sua dor por meio de tratamento farmacológico e não farmacológico adequado, o que demonstra a relevância de divulgar o conhecimento sobre analgesia em oncologia. O mito de que a dor é "normal" pode fazer que tanto pacientes e familiares como profissionais de saúde não se empenhem o suficiente no controle satisfatório da dor. Entretanto, torna-se cada vez mais importante a consciência de que o paciente que sente dor relacionada ao câncer ou à sua terapêutica tem o direito de receber tratamento adequado.

Durante muito tempo, e ainda nos dias de hoje, a importância do tratamento da dor relacionada ao câncer foi subestimada. A dor era vista como parte do processo de ficar doente, como algo a ser suportado, e reclamar de dor poderia significar demonstração de fraqueza ou covardia diante da doença. No entanto, as pesquisas nos mostram grandes evidências de que, na maioria dos casos, se a dor for bem controlada, a qualidade de vida pode ser resgatada e esses pacientes podem viver mais e melhor.

O controle da dor significa tratá-la de forma eficaz para prover o máximo grau de alívio possível. Em geral isso significa tratamento com medicamentos e outros recursos, eventualmente até utilizando métodos invasivos de controle de dor, como a cirurgia. Mas também, na estratégia de tratamento da dor, existem técnicas que melhoram a qualidade de vida, como terapia psicológica, técnicas de relaxamento e outras que não requerem medicação.

O que é dor?

A dor significa algum sentimento que machuca, fere. Pelo corpo há milhares de terminações nervosas que reagem quando há algo errado nas suas proximidades. A dor é um sinal de alerta que notifica a presença de perigo ou ameaça à integridade do ser. Esses sinais são conduzidos pelos nervos até o cérebro, que processa a informação recebida. Segundo a Associação Internacional para o Estudo da Dor (Iasp), dor é definida pela *sensação desagradável, subjetiva, relacionada a uma lesão real ou potencial, ou descrita em termos de tal lesão.*

O câncer causa dor quando invade ossos, músculos ou órgãos internos. O tratamento do câncer também pode ser um fator associado à geração de estímulos dolorosos, como uma cirurgia oncológica ou o uso de medicamentos que causam lesão aos tecidos nervosos periféricos. Ela também pode aparecer quando o tumor comprime nervos e vasos sangüíneos, ou quando produz alguma inflamação local. No entanto, a dor apresenta várias dimensões, que vão além da explicação física. Quanto mais a dor persiste, maior o sofrimento causado, pois, na presença dela, sabemos que atividades simples como comer, vestir-se, andar podem estar seriamente comprometidas. A presença constante da dor também pode causar ansiedade, depressão ou raiva. Prejudica a dignidade pessoal, atrapalha a relação com amigos e familiares. É uma experiência única, vivenciada de maneira solitária e diferente por cada pessoa, que também pode ser distinta para a mesma pessoa em tempos diferentes do processo da doença.

A compreensão de que a dor é uma experiência individual, um sofrimento íntimo, pode nos fazer entender que sua intensidade seja variável em decorrência de diversos fatores, como raça, sexo, idade, suporte social e cultura, e que muitas vezes não dependa somente do tipo de estímulo que a causa. O mesmo estímulo pode causar variados padrões de resposta dolorosa em diferentes indivíduos, mesmo que constitucionalmente semelhantes.

Por que precisamos sentir dor?

A dor é uma qualidade sensorial fundamental que alerta os indivíduos para a ocorrência de lesões teciduais, permitindo que mecanismos de defesa ou fuga sejam adotados. Embora possa parecer estranho, a dor é um efeito extremamente necessário. É o sinal de que algum dano ou lesão está ocorrendo. Pessoas que apresentam alguma deficiência de percepção da dor podem ter sua vida seriamente ameaçada, pois não podem se afastar de perigos que não são identificados, por exemplo a hanseníase.

Noções básicas da fisiopatologia da dor

Vias da dor

Temos basicamente duas vias de transmissão do estímulo nervoso, a via rápida e a via lenta. A via rápida leva os estímulos desencadeados por ativação mecânica ou térmica, principalmente. Essa é a via que produz a sensação da dor aguda e bem localizada. A via lenta é ativada por fatores químicos.

Se, por exemplo, um indivíduo levar um soco, a sensação de dor imediata é a rápida, em virtude das forças mecânicas que estiram o tecido conjuntivo onde se localizam receptores de dor. A duração dessa dor é muito limitada. Mas à medida que o tecido morre, extravasando o conteúdo celular com diversas substâncias, e chegam à região danificada as células inflamatórias, a dor que permanece é a dor conduzida pela via lenta. Por conta dessa evolução, sabemos que um feto humano tem condições neurológicas de sentir dor a partir da 28ª semana.

A dor e o cérebro

A dor produzida pela via lenta é aquela que tem mais expressão do ponto de vista do tratamento. A via rápida produz apenas sensações de dor localizadas e de duração relativamente curta que permitem ao organismo afastar-se do agente que produziu a dor, mas geralmente não é caracterizada como a causa de síndromes em que a dor seja o principal foco da programação terapêutica. É no córtex cerebral que se dá o processamento da qualidade emocional ou afetiva da dor (sistema límbico), enviando impulsos de volta para o córtex somatossensor. É aí que se originam qualidades mais precisas, como tipo de dor, localização e ansiedade emocional. Nesse ponto encontramos a dimensão emocional ou o "significado" da dor.

Os principais processos envolvidos na experiência sensorial da dor são a percepção da dor e a reação à dor.

Perceber e reagir – características principais de quem sente dor

A percepção da dor envolve mecanismos anatômicos e fisiológicos pelos quais um estímulo nocivo é criado e transmitido por vias neurológicas aos receptores da dor. Essa fase da dor é praticamente igual em todos os indivíduos sadios, mas pode ser alterada por doenças, pois a capacidade de perceber a dor depende, sobretudo, da integridade do mecanismo neural envolvido.

A reação à dor vem a ser a manifestação por parte do indivíduo da percepção de uma experiência desagradável. Em clínica de dor, essas duas características devem ser consideradas no controle da dor. Em pacientes excessivamente apreensivos, apenas a aplicação da anestesia local pode ser insuficiente. Devido ao medo e à ansiedade, essas pessoas podem, subconscientemente, interpretar como dolorosos estímulos não nocivos, como um simples toque.

As vias aferentes ou receptores da dor

Os elementos que captam os estímulos a serem transmitidos ao sistema nervoso central, para uma análise e possível reação, são chamados receptores. Os receptores são tecidos nervosos especializados, sensíveis a alterações específicas.

As modalidades de sensação podem ser percebidas e distinguidas umas das outras graças aos diferentes tipos de receptores. A pesquisa fisiológica demonstrou que estímulos específicos são captados por receptores específicos. Assim, por exemplo, os receptores da dor somente respondem com a sensação de dor a estímulos que atinjam seu limiar de excitação.

O que é um limiar de dor

Representa o estímulo mínimo capaz de gerar um impulso nervoso no nervo sensitivo, suscetível de ser percebido. Quando o estímulo é insuficiente para gerar um impulso, é chamado subliminar. O limiar de dor é inversamente proporcional à reação à dor. Um paciente com elevado limiar doloroso é hiporreativo, enquanto aquele que tem baixo limiar é hiper-reativo. Em conseqüência, o limiar de dor, alto ou baixo, indica a reação consciente do paciente a uma experiência desagradável e específica.

Mesmo admitindo-se que a percepção da dor seja igual em pessoas sadias, alguns fatores, como estado emocional, fadiga, idade, cultura, sexo e medo, têm influência definida sobre o limiar de dor de cada indivíduo. Vamos detalhá-los a seguir.

Estado emocional: o limiar depende em grande parte da atitude do paciente diante do procedimento do operador e do ambiente. Como regra geral, pacientes emocionalmente instáveis têm baixos limiares. Pessoas muito preocupadas, mesmo que suas apreensões não estejam relacionadas com seu problema, têm seu limiar de dor diminuído.

Fadiga: é fator de grande importância para o limiar de dor. Os pacientes descansados que tenham dormido bem antes de uma experiência desagradável têm um limiar de dor muito mais alto que outros, fatigados e com sono. É essencial que uma boa noite de sono preceda o tratamento.

Idade: os adultos tendem a tolerar mais a dor, apresentando portanto limiar mais alto que os jovens e as crianças. Talvez a compreensão de que experiências desagradáveis são parte da vida influa na pessoa. Nos casos de senilidade a percepção da dor pode apresentar-se alterada.

Cultura: indivíduos mais emotivos, como os latino-americanos e os europeus meridionais, em geral têm limiar mais baixo que os norte-americanos e os europeus setentrionais.

Sexo: o homem tem limiar mais alto que a mulher. Isso talvez reflita o seu desejo de manter a impressão de superioridade, fazendo esforço maior para tolerar a dor. Numa revisão de literatura publicada recentemente sobre diferenças da percepção de dor entre homens e mulheres, o autor conclui que fatores biológicos e psicossociais podem estar envolvidos nessa diferença relatada na maioria dos artigos de avaliação epidemiológica sobre o assunto. Essa revisão aponta a existência de diferenças significativas entre os sexos na percepção e experiência da dor. Entretanto, as causas para tais diferenças ainda não foram identificadas claramente.

Medo: o limiar diminui à medida que o temor aumenta. Os pacientes medrosos e apreensivos tendem a aumentar exageradamente sua expectativa negativa. Esses pacientes são hiper-reativos e tornam a dor desproporcional em relação ao estímulo que a causou. É essencial que o operador adquira a confiança do paciente para levar o tratamento a bom termo.

Diagnóstico diferencial da dor no câncer

Em relação à classificação da dor no câncer temos, quanto à sua origem:

Induzida pela doença:
- infiltração local;
- metástases.

Induzida pelo tratamento:
- cirurgia;
- radioterapia;
- quimioterapia;
- imunoterapia.

Não relacionada com o câncer:
- osteoartrite;
- neuropatia diabética;
- discopatia degenerativa.

De acordo com a descrição que o paciente faz da própria dor, podemos distingui-la entre dor somática, visceral ou neuropática:

Dor somática:
- descrição: monótona, com agulhadas, contínua e latejante;
- constante e bem localizada. Ex.: dor óssea;
- geralmente bem controlada se a causa for tratada.

Dor visceral:
- descrição: profunda, monótona, contínua, com aperto ou sensação de pressão;
- episódica ou com cólicas;
- freqüentemente mal localizada;
- causada por extensão ou distensão de musculatura lisa visceral, isquemia ou irritação de mucosa ou serosa de vísceras.

Dor neuropática:
- descrição: com queimação, pontadas, choque;
- constante ou esporádica;
- geralmente associada a sensações anormais como alodinia, hiperpatia, parestesia, hipoestesia;
- causada por injúria neural, invasão tumoral de nervos, plexos, ou resultado de tratamento (fibrose por radioterapia, por exemplo);
- inclui dor fantasma, dor por desaferentação, dor central, neuralgia pós-herpética, disfunção do sistema simpático.

Fatores de piora:
- ansiedade;
- insônia;
- cansaço;
- raiva;
- medo;
- depressão;
- sensação de isolamento.

Fatores de melhora:
- uso de antidepressivos e ansiolíticos;
- sono reparador;
- descanso;
- atenção de pessoas queridas;
- lazer;
- relaxamento;
- uso de analgésicos.

Avaliação da queixa de dor

Existem várias escalas disponíveis para a avaliação da dor. A mais utilizada na prática do dia-a-dia é a escala visual numérica (EVN), na qual o paciente descreve a intensidade de sua dor numa escala de zero a dez, com zero significando ausência de dor e dez a pior dor já experimentada por ele. Outras escalas conhecidas e utilizadas são o termômetro da dor, a escala visual analógica e a escala verbal. A escala McGill e outras mais complexas são utilizadas em geral em pesquisas, pois são mais extensas e descrevem vários aspectos da dor do paciente.

A dor deve ser quantificada para um melhor tratamento. Para tal, existem vários instrumentos de avaliação, sendo os mais usuais:

- escala visual analógica;
- escala numérica;
- escala qualitativa;
- escala de faces.

Figura 1: Escalas de avaliação da dor.

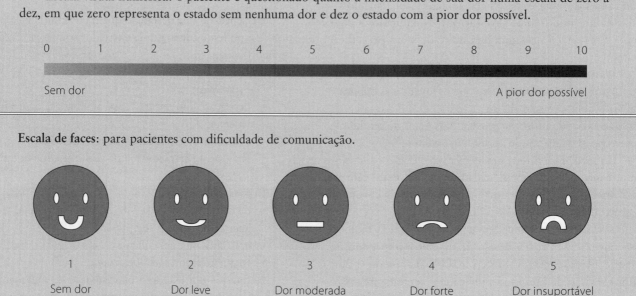

- Para pacientes adultos, sem déficit cognitivo significativo: uso da escala visual numérica associada com a escala de sedação.
- Para crianças de 0 a 2 anos: escala Nips.
- Para pacientes com dificuldade de comunicação: escala de faces.

Escala visual numérica: o paciente é questionado quanto à intensidade de sua dor numa escala de zero a dez, em que zero representa o estado sem nenhuma dor e dez o estado com a pior dor possível.

0 1 2 3 4 5 6 7 8 9 10

Sem dor — A pior dor possível

Escala de faces: para pacientes com dificuldade de comunicação.

1	2	3	4	5
Sem dor	Dor leve	Dor moderada	Dor forte	Dor insuportável

Esses instrumentos de avaliação são unidimensionais, permitindo quantificar apenas a intensidade da dor.

Tratamento medicamentoso da dor

Os medicamentos mais utilizados no tratamento da dor são os analgésicos não opiáceos, os opiáceos e os medicamentos adjuvantes. Tal classificação permite que essas drogas sejam categorizadas em ordem de grandeza de sua potência analgésica.

A Escada Analgésica da Organização Mundial de Saúde estabelece como primeiro degrau o uso de medicamentos não opiáceos. Essas drogas permitem o controle analgésico de dores leves, com escore até 4 na escala numérica. A seguir, no segundo degrau, temos os analgésicos opiáceos fracos, que permitem o bom controle de dores consideradas moderadas, de escore 5 a 7, na escala numérica. Para o tratamento eficaz das dores intensas, com escore 8, 9 e 10, temos a indicação do uso de opiáceos fortes. Os medicamentos adjuvantes podem utilizados isoladamente para tratamento das dores neuropáticas ou em associação com os opiáceos ou não opiáceos, a fim de melhorar a potência analgésica, evitando o uso de doses mais elevadas – que têm maior potencial de provocar efeitos colaterais de difícil manejo.

Analgésicos não opiáceos: dipirona, paracetamol, antiinflamatórios.

Analgésicos opiáceos fracos: tramadol e codeína.

Analgésicos opiáceos fortes: morfina, metadona, oxicodona, fentanil, meperidina. O efeitos colaterais mais comuns são náuseas, vômitos, constipação intestinal, sonolência, prurido, depressão respiratória e confusão mental.

Medicamentos adjuvantes: antidepressivos, neurolépticos, anticonvulsivantes.

Tratamento não medicamentoso da dor

- Estimulação cutânea
- Hidroterapia
- Ultra-som
- Exercício
- Acupuntura
- Massagem
- Terapia comportamental
- Técnicas cognitivas – relaxamento
- Radioterapia
- Intervenções anestésicas e neurocirúrgicas

Orientações para tratar com sucesso a dor no câncer

1. *Acreditar no paciente.* Os pacientes com dor crônica relacionada ao câncer percebem que sua dor é intensificada quando há alguma sobrecarga social (dor da separação, dependência financeira, incerteza do futuro) e espiritual (falta de sentido da vida e da morte, religiosi-

Figura 2: Escada analgésica da OMS.

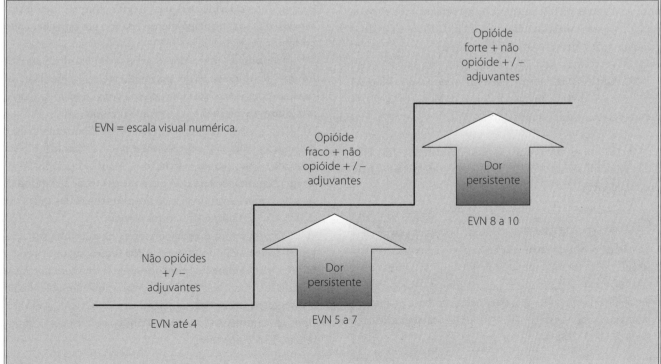

dade, sentimentos de culpa). A dor referida pelo paciente deve ser compreendida com base no conceito de dor total, constituída pela dor somática, psicológica, psicossocial e espiritual.

2. *Usar analgésico apenas como parte do tratamento.* A administração do analgésico deve ser inserida no tratamento a fim de reduzir o sofrimento do paciente. Porém, deve-se lembrar que existem certos tipos de dor que não são tratáveis com analgésicos.

3. *Se a dor for contínua, prescrever o analgésico continuamente.* A manutenção da prescrição do analgésico deve estar baseada na meia-vida da droga. Esquemas de prescrição de medicamentos "se necessário" devem ser evitados ou até abolidos.

4. *Individualizar as doses.* Após a escolha da droga, sua dosagem deve ser individualizada, com base na resposta do paciente à terapêutica e na farmacodinâmica do produto. Essa regra permite o uso de escalas para avaliar a dor. Muito cuidado na associação de medicamentos de potências diferentes ou drogas com a mesma ação!

5. *Preferir a via oral para a administração de analgésicos.* Segue-se uma regra que estabelece a ordem de preferência: via oral, via sublingual, via retal, via transdérmica, via subcutânea, via intramuscular e via venosa.

6. *Usar a escada analgésica da OMS (Figura 2).*

7. *Combinar analgésicos racionalmente.* Objetivando potencializar o efeito analgésico, associações de drogas podem ser adotadas, tomando-se o cuidado de usar drogas com ações farmacológicas diferentes.

8. *Não permitir que o paciente sinta dores.* Não se deve poupar drogas analgésicas, evitando assim o sofrimento desnecessário do paciente.

9. *Não se esquecer das medidas adjuvantes.* Tais medidas baseiam-se no combate a possíveis efeitos adversos dos analgésicos.

> Reforçando a consideração de que qualquer avaliação de dor implica acreditar na queixa do paciente: como não temos exames que validem ou classifiquem a intensidade de dor que o paciente relata sentir, fica estabelecido que a utilização de placebo para o tratamento da dor é um erro ético fundamental (American Pain Society, 2005).

A avaliação do paciente com dor envolve um diagnóstico adequado, sendo assim o alicerce de um tratamento bem-sucedido. A avaliação inadequada da dor pode levar aos mais variados erros de escolhas terapêuticas, principalmente quando não se acredita na queixa do paciente. Vale lembrar que os pacientes portadores de dores crônicas já foram submetidos a diversos tratamentos e orientações, e com freqüência encontram-se confusos e com tendência a não aderir adequadamente a nenhuma nova proposta terapêutica. Então, a avaliação cuidadosa do paciente, contando com história clínica detalhada e exame físico completo, e a observação de aspectos emocionais, sociais e culturais envolvidos no processo de doença dolorosa são capazes de encontrar o foco do problema e apontar a melhor forma terapêutica.

Conceito de dor total

Em 1967, a médica inglesa Cecily Saunders acrescentou ao conhecimento da dor o conceito de dor total, pelo qual admite que uma pessoa sofre não apenas por seus danos físicos, mas também pelas conseqüências emocionais, sociais e espirituais que a proximidade da morte pode lhe proporcionar. Cecily Saunders estabeleceu que uma abordagem multidisciplinar pode ser uma forma mais direta de obter o máximo sucesso no tratamento do paciente com câncer avançado. De fato, ao abordarmos a situação do paciente portador de doenças progressivas e sem possibilidade real de cura, percebemos muitas vezes que, em determinadas situações, os medicamentos não são suficientes para oferecer o completo alívio da dor maior de viver os últimos dias, de deixar filhos desamparados, de separar-se de seus entes queridos e não conseguir compreender o real sentido da vida, principalmente quando ela está chegando ao fim.

Admitimos que a dor é geral quando ultrapassa os limites de tolerância do paciente, afetando também as pessoas queridas e próximas de sua convivência, sua casa, atingindo até mesmo a equipe que o assiste.

Um paciente restrito em seu leito, com olhar vago, de poucas palavras, expressão de pesar declarado e testa franzida, deve chamar a atenção da equipe de saúde. Se alguém perguntar se tem dor, ele pode demorar a responder, mas aos poucos vai descrever dores terríveis das quais até já desistiu de falar, pois não foi ouvido.

A visita à casa do paciente pode revelar uma situação semelhante. Além do doente, a dor se propaga por toda a família, pelo ambiente, por todos que o freqüentam. Após dias de sofrimento assistido, as pessoas que convivem com o doente parecem ficar alheias à dor e mergulhar em um tipo de sentimento, muito profundo, de tristeza e impotência. Isso é dor total.

Verdades e mentiras sobre o tratamento da dor

As maiores barreiras ao tratamento eficaz da dor são:
- falta de formação adequada dos profissionais de saúde diante da avaliação e do tratamento corretos da dor;
- dificuldade da equipe de saúde de distinguir as diferenças entre conceitos de uso, abuso e dependência de drogas;
- associação com consumo de drogas, narcotráfico e violência;
- medo de indução de adicção (ou vício);
- baixa prioridade do combate à dor;
- deficiência de treinamento da equipe assistencial;
- legislação restritiva.

Conceitos importantes

Adicção: trata-se de uma síndrome neurocomportamental com influências genéticas resultando em dependência psicológica do uso de substâncias para obter efeitos psíquicos, caracterizada pelo uso compulsivo apesar do dano causado. Pode ser utilizada como sinônimo de dependência de drogas ou de vício.

Pseudo-adicção: é um padrão de comportamento de aparente busca da droga quando o paciente está com dor por receber quantidades insuficientes de medicação analgésica. Por medo de sentir dor, o paciente pede medicação em maior freqüência e quantidade. Pode ser erroneamente interpretada como adicção.

Tolerância: é um estado fisiológico, resultante do uso regular de uma droga, em que há necessidade de aumentar a dose para produzir o mesmo efeito ou observa-se uma ação reduzida com a dose constante, inclusive dos efeitos colaterais. A presença de tolerância pode levar à redução dos efeitos adversos. Também constitui um fenômeno que pode ser confundido com adicção e dependência física.

É essencial que os profissionais de saúde saibam fazer essa distinção, pois em relação aos pacientes com câncer existe maior risco de eles sofrerem dor não tratada do que de apresentarem risco de adicção.

Referências bibliográficas

Bykov, K. M. et al. *Manual de fisiología*. Buenos Aires: Cartago, 1959.

Doyle, D.; Hanks, G. W. C.; MacDonald, N. (eds.). *Oxford textbook of palliative medicine*. 2. ed. Oxford/Nova York: Oxford University Press, 1998.

Doyle, D.; Jeffrey, D. *Palliative care in the home*. Oxford/Nova York: Oxford University Press, 2000.

Driver, L. C.; Bruera, E. *The M. D. Anderson palliative care handbook*. Houston, The University of Texas Health Science Printing, 2000.

Faull, C.; Carter, Y.; Woof, R. (eds.). *Handbook of palliative care*. Oxford / Malden: Blackwell Science, 1998.

Hanks, G. W. et al. "Morphine and alternative opioids in cancer in cancer pain: the EAPC recommendations". *British Journal of Cancer*, v. 84, n. 5, p. 587-93, 2001.

Keogh, Edmund. "Sex and gender differences in pain: a selective review of biological and psychosocial factors." *The Journal of Men's Health & Gender-* v. 3, n. 3, set. 2006.

Kinzbrunner, B. M.; Weinreb, N. J.; Policzer, J. S. *20 common problems in end-of-life care*. Nova York: McGraw-Hill, 2001.

Maciel, M. G. S. "A dor crônica no contexto dos cuidados paliativos". *Prática Hospitalar*, São Paulo, n. 35, 2004.

Martins, M. A. de O. "Humanização em cuidados paliativos e na dor". *Prática Hospitalar*, São Paulo, n. 35, 2004.

McCracken, L. M. "Learning to live with the pain: acceptance of pain predicts adjustment in persons with chronic pain". *Pain*, v. 74, n. 1, p. 21-7, 1998.

Miceli, A. V. P. "Dor crônica e subjetividade em oncologia". *Revista Brasileira de Cancerologia*, Rio de Janeiro, v. 48, n. 3, p. 363-73, 2002.

Pessini, L. *Distanásia: até quando prolongar a vida?* São Paulo: Loyola e Centro Universitário São Camilo, 2001.

Sicher, H. "Anatomía aplicada al dolor". In: Gruebbel, A. G. *Odontología clínica de Norteamerica*. Buenos Aires: Mundi, s. III, v. 8, 1961.

Stjernswärd, J. "Palliative medicine: a global perspective". In: Doyle, D.; Hanks, G. W. C.; MacDonald, N. (eds.). *Oxford textbook of palliative medicine*. Oxford/Nova York: Oxford University Press, 1993.

Twycross, R.; Wilcock, A.; Thorp, S. *Palliative care formulary PCF1*. Oxford: Radcliffe Medical Press, 1998.

World Health Organization. "Cancer pain, palliative care and the World Health Organization: 2000-2002 priorities". Genebra, 1999.

DOR: ASPECTOS MÉDICOS E PSICOLÓGICOS

Fernanda Rizzo di Lione

Introdução

A dor, de origem física, provoca vivências que perturbam e acarretam sofrimentos intensos em todas as esferas da vida do paciente. A dor oncológica é descrita como insuportável e é um dos fenômenos mais temidos por aqueles que adoecem. Muitos expressam esse medo logo após o diagnóstico.

A abordagem multiprofissional demonstra-se como o tratamento mais efetivo para o paciente oncológico com dor. Médico, enfermeiro, psicólogo, fisioterapeuta, fonoaudiólogo e terapeuta ocupacional devem atuar juntos e de forma integrada. Os métodos para controle da dor incluem o uso de medidas farmacológicas e não farmacológicas, que atuam nas diversas instâncias que compõem o cenário da dor. Pacientes que receberam tratamento multidisciplinar em centros especializados em dor apresentaram 75% de melhora quando comparados aos pacientes que foram submetidos a tratamentos clássicos (Flor et al., 1992). Nessa equipe multiprofissional, cada especialidade tem o seu papel, mas todas têm como objetivo comum a reinserção social do paciente, propiciando melhora ou alívio significativo da dor e conseqüente aumento da sua qualidade de vida.

A dor oncológica é difusa e mal delineada. Ela gera desconforto e estresse físico, emocional, social e financeiro no paciente e seus familiares. Pode provocar incapacidades funcionais e comprometer as atividades da vida diária, o sono, o apetite e os relacionamentos afetivos do paciente. Em outras palavras, a dor interfere diretamente no nível de qualidade de vida do doente e de seus cuidadores. Ela é, e muitos pacientes a percebem assim, a expressão física, a concretização da doença.

Este capítulo abordará a compreensão e possíveis formas de atuação do psicólogo em relação a pacientes oncológicos adultos e com dor.

Epidemiologia

A dor está presente em 30-40% dos pacientes oncológicos no momento do diagnóstico, e, destes, 70-80% sofrem de dor moderada a intensa em estágios avançados da doença (Gómez-Batiste et al., 2002; Saarto et al., 2002; International Association for the Study of Pain, 2002; Sakata, 2004). A dor óssea é a síndrome dolorosa mais comum entre os pacientes oncológicos; atinge entre 60% e 80% desses pacientes devido à alta incidência de metástases ósseas em tumores primários, principalmente de mama, ovário, pulmão e próstata. Quando a doença atinge os ossos, a sobrevida varia de alguns meses a quatro anos, dependendo da origem do tumor e de sua agressividade. As possibilidades de cura são pequenas. É interessante notar que, enquanto 65% dos pacientes com metástases ósseas sofrem de dor, nem todas as lesões ósseas a causam (Saarto et al., 2002).

Fisiopatologia e tratamento medicamentoso da dor oncológica

A dor oncológica pode ser aguda ou crônica. A dor aguda, em geral, deve-se à realização de algum procedimento, como a que resulta de cirurgia. A infiltração e compressão de raízes ou troncos nervosos pela neoplasia também podem ser causa de dor aguda e intensa. A dor crônica é, na maioria dos casos, derivada de invasão óssea tumoral, principalmente na doença metastática (International Association for the Study of Pain, 2002).

A dor pode ser localizada ou generalizada, superficial ou profunda, somática, neuropática e, mais comumente, ter característica mista. Geralmente é latejante, contínua e pode dar a sensação de pressão na pele, nos músculos ou nos ossos (Miller et al., 2001). Pode manifestar-se localmente ou, por mecanismo de dor referida, a distância.

Os mecanismos que causam dor incluem alteração estrutural, irritação periosteal, compressão dos nervos, espasmo muscular e secreção de mediadores químicos algiogênicos. Mecanismos de dor por nocicepção estão envolvidos na gênese da dor aguda e mecanismos de desaferentação, na dor neuropática crônica (Teixeira, 2003). A dor óssea é geralmente contínua e lenta, e sua intensidade piora com a progressão da doença, caracterizando a maioria das dores oncológicas como uma dor crônica (Saarto *et al.*, 2002).

De acordo com o DSM-IV, a dor é considerada crônica após seis meses de duração, e aguda quando o período é inferior a seis meses. Existem indicadores de transtornos dolorosos, entretanto, no caso do paciente oncológico, a dor está relacionada a uma reação secundária ao tumor. A avaliação dinâmica para compreensão da influência dos aspectos emocionais no tratamento do quadro álgico coloca-se como um dos aspectos fundamentais no planejamento da melhor intervenção para cada paciente. Nesse contexto, a dor torna-se uma sofisticada constelação de aspectos biológicos, psicológicos e sociais (Loduca, 1999; Loduca e Samuelian, 2003; Teixeira, 1999 e 2003; *Manual diagnóstico e estatístico de transtornos mentais: DSM-IV*, 1995).

Os opióides são particularmente muito utilizados no tratamento da dor crônica, associados ou não às medicações adjuvantes, como corticosteróides, antidepressivos tricíclicos, anticonvulsivantes, antiinflamatórios não-hormonais, analgésicos comuns etc.

Do ponto de vista medicamentoso, estudos indicam que 70% a 95% dos casos conseguem um bom manejo da dor pelo uso da morfina e seus derivados. Os efeitos adversos do uso crônico dos opióides incluem tolerância e abstinência. O método de administração pelo uso de bombas vem sendo largamente empregado em pacientes com câncer em fase terminal (Suresh, 2005; Pimenta, 2003).

As bombas de analgesia controlada pelo paciente (ACP) e as bombas implantadas com analgésicos oferecem ao paciente a sensação de autonomia e controle da situação. Quando está ainda internado, e a bomba de ACP é instalada, o paciente deixa de ficar na dependência da equipe de enfermagem e passa sozinho a administrar a medicação analgésica, medicação essa que foi previamente testada e ajustada ao seu caso pela equipe médica. Com o uso da bomba de ACP o tratamento fica mais individualizado e o número de solicitações diminui (Silva, 2005). Sem exceção, todos os pacientes relatam ou demonstram melhora significativa quando a bomba de ACP funciona de modo adequado. O fato de a bomba já conter a medicação e a dose certa para o seu caso, ficando sob sua responsabilidade apenas o disparo da medicação, que pode ser um extra ou não, oferece a sensação de controle que faz o paciente se sentir melhor.

Em casos nos quais o paciente não deva permanecer no hospital, apesar da dor intensa, a alternativa de implantação de bomba que dispara medicação analgésica automaticamente evita a crise. Esse contexto favorece que o paciente organize sua rotina a partir de um melhor controle álgico, sem a lembrança constante da doença, permitindo uma ampliação no seu repertório de possibilidades cotidianas.

Conhecendo o paciente oncológico com dor

A dor, sentida como física, pode ocorrer em diversas partes do corpo, sendo as mais comuns, entre os pacientes oncológicos, na coluna vertebral, na pélvis e nos membros inferiores. A vivência da dor interfere em vários domínios daquele que a sofre. Dada a amplitude dos prejuízos físicos e psicossociais envolvidos, o tratamento contempla uma abrangência global das necessidades do paciente.

Cecily Saunders, na década de 1960, na Inglaterra, trouxe grande contribuição para a compreensão dos pacientes oncológicos gravemente enfermos. Ela desenvolveu o conceito de dor total, que contempla quatro aspectos, descritos a seguir.

Aspecto físico: está relacionado à compressão de algum nervo, progressão da doença e/ou reação à radioterapia. Nesses casos, uma ou várias partes do corpo podem doer.

Aspecto psíquico: a dor física interfere no humor, no afeto e na disposição. É comum encontrarmos pacientes apáticos, com diminuição ou ausência completa de prazer, que provoca a sensação de perda de controle sobre sua vida.

Aspecto social: a dor prejudica o convívio familiar e com as pessoas queridas. É freqüente encontrarmos uma tendência ao isolamento.

Aspecto espiritual: pode ocorrer um abalo em relação a crenças, princípios e valores. Há um questionamento quanto à fé e ao sentido da própria vida. Há uma sensação de desamparo, desesperança.

Desse modo, compreender questões históricas, sociais e culturais da experiência dolorosa é de grande valia para a equipe, pois, como observou Saunders (1991), a dor pode ter origem física, mas afeta diversas dimensões da vida do paciente.

O significado da dor varia de pessoa para pessoa e depende dos seus antecedentes psíquicos, da estrutura e dinâmica de personalidade, da dimensão que a dor ocupa na vida, do manejo de situações críticas e de conflito, da fase do ciclo vital e de como a dor influi nos aspectos sociais e ocupacionais da vida do paciente.

Fatores emocionais podem aumentar ou diminuir a experiência da dor. O medo, o desamparo, a sensação de falta de controle, de isolamento ou o fato de sentir-se mal compreendido podem aumentar a sensação dolorosa. Podemos inferir a existência de um caráter privado e outro público em quem sofre pela dor.

O caráter privado diz respeito ao modo peculiar como cada paciente vivencia o fenômeno doloroso, podendo ou não expressá-lo. Quanto ao caráter público, a dor, que é privada, se torna amplamente conhecida pelas pessoas que estão presentes na vida do paciente. Nesse sentido, as diferentes percepções sobre a problemática da dor do paciente passam por um viés direto da esfera social e cultural (Kitayama, 2004; Helman, 2003).

Freqüentemente, na prática clínica, deparamos com algumas situações específicas relativas à comunicação no que diz respeito à dor entre paciente e os aqui denominados "cuidadores". Utilizaremos esse termo em todo o texto por percebermos que muitas das pessoas próximas aos pacientes não apresentam vínculo consangüíneo com eles.

Há casos em que os pacientes não expressam a real intensidade da dor com o objetivo claro de poupar o cuidador do sofrimento, da angústia e da sensação de impotência por não conseguir reverter o quadro álgico. Em outras situações, muitos cuidadores não conseguem acolher o paciente pela dificuldade em se confrontar com a gravidade da condição clínica, pois, como vimos, a dor é uma forma de concretização da doença. Questões referentes ao manejo da relação entre o paciente e o cuidador serão abordadas em um tópico específico.

A dor intensa e constante perturba a percepção do paciente sobre a realidade e, conseqüentemente, sua compreensão do que está acontecendo. A dor oncológica, quando não tratada adequadamente, ocupa todo o universo psíquico do paciente.

A atuação do psicólogo sobre o paciente

Ao longo de todo o capítulo falamos sobre dor em oncologia, mas gostaríamos de ressaltar que, embora a dor física possa ter origens semelhantes em todos os casos descritos, ela é uma experiência subjetiva e particular. Sendo assim, o psicólogo trata do paciente com dor, dos problemas advindos pelo quadro álgico para aquela pessoa, no contexto em que ocorre.

O psicólogo avalia a experiência da dor e seu impacto na vida do paciente visando identificar o significado dela na sua história pessoal. Esse trabalho deve ser feito com postura acolhedora, que respeite o paciente e suas questões e preocupações, seus valores e crenças, considerando suas atitudes e seu ambiente sociocultural.

A dor incomoda e pode, dependendo da sua intensidade e freqüência, demandar mais do paciente do que a própria doença.

"Quando estou com dor, até esqueço a minha doença, de tanto que a dor me incomoda, me atrapalha, não deixa eu fazer as minhas coisas." (Paulo[1], 41 anos, tumor de pulmão com metástase óssea.)

Em muitos casos, como no de Paulo, a dor evidencia as impotências do paciente, diminuindo seu sentimento de auto-estima e utilidade. Ela favorece o desânimo, a irritabilidade, a hostilidade, a desesperança e a ansiedade, podendo até levar o paciente à depressão. Nesse contexto, a capacidade do paciente de fazer novas descobertas, ressignificar relações afetivas importantes e estar atento à sua reinserção social é muito pequena. A dor do paciente oncológico prejudica a compreensão do presente, afetando, conseqüentemente, seus projetos para o futuro. Podemos, inclusive, afirmar que a dor em alguns casos chega a paralisar a vida do doente e de seus cuidadores.

Como cada caso é sempre único, suas particularidades e especificidades devem ser respeitadas para um melhor resultado do trabalho psicológico. O tamanho da lesão e a intensidade da dor não apresentam relação direta (Kovács, 1999), demonstrando quanto a dor é uma experiência subjetiva. Cada pessoa a vivencia de um modo particular. O psicólogo deve saber ouvir e compreender essa vivência do paciente, o que será fundamental para ajudá-lo a desenvolver recursos para enfrentar sua nova realidade de progressão da doença, diagnosticada a partir do surgimento da dor.

O objetivo geral da intervenção psicológica é melhorar a qualidade de vida do paciente, considerando os seus indicativos individuais. Dentro dos limites impostos pela doença, tratamento e dor, deve buscar as melhores formas de fazer que o paciente participe de atividades prazerosas, que lhe propiciem bem-estar e conforto. Deve favorecer o resgate da autonomia e individualidade, permitindo que desenvolva suas atividades no contexto familiar e cultural. Esse trabalho baseia-se na psicoterapia breve. Isso significa estar atento ao foco, ou seja, fazer que o paciente compreenda o significado, desenvolva recursos de enfrentamento e aprenda técnicas de alívio da dor para lidar com a atual realidade e, como um todo, melhorar sua qualidade de vida.

Os objetivos específicos da intervenção psicológica em relação ao paciente são:

- identificar e favorecer o desenvolvimento de recursos de enfrentamento para lidar com sua nova realidade como um todo;
- identificar e favorecer o desenvolvimento de recursos de enfrentamento específicos para lidar com sua dor;
- favorecer a capacidade do paciente de identificar os fatores causadores da dor e os elementos que favoreçam a tolerância a ela;
- buscar a elaboração e aceitação da sua atual realidade.

A técnica mais indicada para iniciar a avaliação psicológica é a entrevista semi-estruturada. Outros recursos, como testes projetivos ou escalas, deverão ser adaptados a cada situação.

Ao avaliarmos o paciente oncológico com dor, alguns dados são relevantes para definir a intervenção. A seguir, as diretrizes para essa avaliação serão descritas.

---
1 Todos os nomes utilizados são fictícios.

Diretrizes para avaliação do paciente oncológico com dor

No que se refere ao câncer:

- Em que momento do ciclo vital estava quando recebeu o diagnóstico oncológico?
- Assume posturas passivas ou ativas perante a vida?
- Tem sonhos e planos? Quais são?
- Quem são as pessoas mais apropriadas para oferecer suporte durante o tratamento?
- Quais medos, fantasias e sentimentos estavam presentes com a descoberta da doença? E hoje?
- Qual o sistema de crenças seguido pelo paciente e como se relaciona com ele?
- Há histórico ou presença de transtornos psiquiátricos?

No que se refere à dor:

- Quando ela começou?
- Como ela era e como é hoje?
- Como o paciente entende a dor dentro do contexto oncológico?
- O que ela representa?
- Interfere significativamente no sono, no humor e no relacionamento com as pessoas à sua volta?
- Há ganhos secundários envolvidos?
- Como as dores vividas no passado afetam a compreensão da sua dor atual?
- Como imagina que estará sua dor no futuro?
- Como está sua imagem corporal? Há influência da dor?

As entrevistas, principalmente as iniciais, oferecem espaço para que um vínculo entre paciente e psicólogo comece a se delinear. Por mais focada que seja a atuação psicológica, não podemos nos esquecer de que estamos cuidando de pessoas, e pessoas que estão passando por momentos particularmente difíceis, os quais temos a oportunidade de compartilhar com elas, auxiliando-as. O vínculo terapêutico é uma ferramenta importante, que deve ser bem cuidada.

A investigação dos recursos de enfrentamento indica como o paciente lida com situações difíceis ou limites. A alteração da percepção da intensidade da dor, o manejo e a tolerância a ela são influenciados por esses recursos de enfrentamento do paciente. A utilização de recursos passivos sugere pouca flexibilidade para enfrentar situações que exigem readaptações, como é o caso do tratamento do câncer. Por outro lado, pacientes com uma postura mais ativa têm maior facilidade de encontrar novas alternativas para driblar a dor e conviver com ela sem que o incapacite significativamente. Ao se aproximar dessa temática, o paciente tem a oportunidade de perceber quão importante é a sua atuação no processo de enfrentamento da doença e da dor e de reconhecer ferramentas internas que aparentemente estavam encobertas.

Outro item essencial a ser observado é a linguagem corporal, que oferece informações importantes sobre como o paciente está se sentindo. Sua postura e expressão facial, por exemplo, indicam se ele está ou não com dor. O paciente pode referir ou não a dor verbalmente, mas a expressão física da dor, muitas vezes, escapa do seu controle. Em geral, quando o profissional descreve ao paciente o que está observando, a nomeação dos sentimentos presentes torna-se mais fácil.

Paradoxalmente, a linguagem corporal pode ocultar a autenticidade dos sentimentos; isso pode ser observado na descrição de caso seguinte. Amanda, 53 anos, tinha um tumor de mama metastático com recidiva óssea que causava fortes dores na coluna. Ela estava internada principalmente para o controle do quadro álgico, que piorara nos últimos dias, impedindo-a de realizar suas tarefas. Anos antes de receber o diagnóstico oncológico, Amanda, que era muito vaidosa, havia feito uma maquilagem permanente. Nessa internação, para controle da sua dor, ela teve muita dificuldade de expressar quão intensa ela era, pois as pessoas da equipe que entravam no quarto sempre viam uma expressão facial boa e corada. Durante uma sessão de suporte psicológico, ela mencionou:

"Minha dor nas costas é muito forte; tenho medo de mexer e a dor piorar. Cada vez que me olho no espelho, me sinto ainda pior, pois me vejo bonita e lembro como fui ingênua em acreditar que essa maquilagem permanente era sinônimo de felicidade permanente." (Amanda, 53 anos, tumor de mama com metástase óssea.)

Amanda demonstra nessa fala a crença de controle absoluto sobre a própria vida. A dor oncológica confronta e anuncia a provisoriedade e fragilidade humanas. Ao trabalharmos diretamente com o paciente, podemos perceber que o sistema de crenças exerce função importante, pois afeta sua vivência. Consideramos que essas crenças são pautadas em aspectos históricos vindos desde sua infância, religiosos e culturais. As crenças, em relação à dor e à compreensão sobre o quadro álgico, dentro do contexto oncológico, têm, como vimos, interferência direta sobre a tolerância à dor, atitudes e sentimentos acerca da própria vida (McMahon e Koltzenburg, 2006; Wool et al., 2005).

Possibilitar um canal de comunicação aberto entre o paciente e o psicólogo é uma importante ferramenta de trabalho. Baseado nos recursos emocionais que o paciente apresenta, o psicólogo busca desenvolvê-los para que possa lidar com sua atual realidade, identificando os elementos estressores, emocionais e aqueles que oferecem suporte para obter alívio ou melhora significativa da dor (Almeida, 2004 e 2005). O paciente deve sentir-se acolhido e respeitado quanto a suas falas e sentimentos; deve ser incentivado a falar sobre sua dor e a questioná-la quando julgar necessário.

Saber escutar as questões do paciente, respeitando o que ele sabe e até que ponto deseja saber sobre sua situação clínica, é uma das peças fundamentais do nosso trabalho. Enquanto existem pacientes que percebem sua piora física e precisam da confirmação da sua percepção, existem outros que optam por não falar sobre o assunto. Omitir a notícia da recidiva ou da progressão da doença não necessariamente diminui o sofrimento do paciente. A sensação de estar sozinho, sem ter em quem acreditar e confiar pode causar muito padecimento. O psicólogo deve sempre estar ao lado do paciente, respeitando seu ritmo, para que as questões possam ser trabalhadas à medida que tenha necessidade e estrutura psíquica. O paciente merece sempre ter conhecimento da verdade, mas é ele quem vai nos dar o tempo do que, como e por quem quer saber.

A prática clínica demonstra que a manutenção do canal de comunicação aberto com a equipe de cuidados favorece uma intervenção mais efetiva, que pode atuar diretamente naquilo que o paciente diz precisar. No caso de Amanda, a intervenção da psicóloga possibilitou que médicos e enfermeiros ficassem especialmente atentos ao seu discurso verbal, em contraponto à sua linguagem corporal.

Como a atuação do psicólogo está inserta num contexto de tratamento multiprofissional, sua intervenção visa também aumentar a adesão ao tratamento medicamentoso e físico, que, conseqüentemente, diminui os sintomas e principalmente a dor, demonstrando quão importante é a atuação de uma equipe integrada no cuidado com o paciente com dor.

Não raro, na prática da psico-oncologia, pacientes querem saber o resultado da intervenção multiprofissional em outros casos. Respostas pontuais contemplando a verdade, mas diferenciando cada situação, são indicadas. Trabalhar e acompanhar o paciente no processo de descoberta de novas formas de viver e possibilitar que se viva da melhor forma possível, mesmo estando com câncer e com dor, caracteriza a intervenção como efetiva. Viver com dor não é fácil, mas é possível um controle significativo do quadro álgico, que afetará o modo que cada um escolherá de viver o tempo que ainda lhe resta, independentemente da quantidade de tempo. Essa forma de compreender a situação autentica a importância de uma postura ativa no controle da dor.

A prática clínica corrobora a literatura (Ameringer *et al.*, 2006; Chang *et al.*, 2005) e demonstra que os pacientes sentem-se mais confortáveis e mais inclusos no processo de tratamento quando bem informados sobre provável surgimento ou piora da dor, bem como sobre os possíveis recursos a serem utilizados.

Nesse processo, o paciente conseguirá descobrir novas maneiras de viver apesar dos limites cada vez mais estreitos impostos pela doença e por suas dores. Quando essa situação começa a acontecer, gradativamente a qualidade de vida do paciente vai melhorando.

Relação entre a dor oncológica e os transtornos psiquiátricos

Alguns quadros psiquiátricos são comumente observados em pacientes oncológicos com dor. É importante investigar transtornos de sono, humor, ajustamento, agressividade, ansiedade, depressão e redução da libido (Perissinotti, 2005; Figueiró, 1999).

Os transtornos de sono e humor tendem a prejudicar significativamente a qualidade de vida do paciente. Por não conseguir dormir ou ter o sono interrompido por causa da dor, pode haver alterações de humor e, como conseqüência, posturas agressivas podem surgir (Miller *et al.*, 2001). A falta de sono reparador prejudica a compreensão e interpretação adequada da realidade, fazendo que seu discurso não traduza o que está acontecendo e dificultando a ação da equipe, que não será suficientemente eficiente. Quando não há melhora da dor, inicia-se um novo ciclo de alteração do sono, do humor etc.

É comum depararmos com pacientes que apresentam transtornos de ajustamento. Devido à dor, o paciente pode ficar mais desanimado e denotar embotamento afetivo. Certo grau de desajustamento é esperado numa fase de agravamento do quadro clínico, o que não caracteriza um transtorno depressivo. É necessário permitir que o paciente vivencie seu sofrimento psíquico, pois esse é o caminho para uma reestruturação de sua vida.

Em contrapartida, quadros de ansiedade e depressão são comuns e exigem uma intervenção psicológica especializada.

A ansiedade é comumente encontrada tanto no paciente como nos cuidadores. O grau de incapacitação que a ansiedade provoca na vida do paciente é um fator decisivo para distinguir ansiedade reativa de ansiedade desadaptativa. Um psicodiagnóstico preciso permite a escolha de medidas adequadas para o melhor tratamento da situação. A relação entre dor e ansiedade é complexa e bidirecional; as interações ocorrem em níveis fisiológicos e psicológicos (Thielking, 2003).

A depressão é encontrada em 87% dos pacientes com dor crônica (Kollner *et al.*, 2004; International Association for the Study of Pain, 2003b; Valentine, 2003). A depressão tanto pode ser um quadro basal do paciente quanto aparecer em decorrência do reconhecimento de que os recursos de tratamento estão estreitando-se. Nessas situações, o humor deprimido, melancólico, irritadiço e a falta de esperança associada ao negativismo comum ao deprimido afetarão significativamente as estratégias e a capacidade de enfrentamento do paciente e de seus acompanhantes. Esses pacientes referem maior intensidade de dor, têm menor disposição para realizar suas atividades e menor controle sobre a própria vida. O trabalho psicológico deve ser focado no suporte emocional e ajudar o paciente a ressignificar alguns aspectos da sua vida em busca de sentido. A depressão interage com a dor crônica elevando os índices de morbidade e mortalidade (Perissinotti, 2005; Valentine, 2003).

A ideação suicida é comum entre os pacientes oncológicos com depressão ou dor (Valentine, 2003). A dor incontrolável aumenta o risco de depressão e suicídio (International Association for the Sudy of Pain, 2003a). Entretanto, a prática demonstra que as pessoas com o quadro descrito referem um desejo de morrer como forma de simbolizar a morte, considerando-a uma alternativa cronologicamente próxima e digna.

Em 80% dos pacientes oncológicos com dor são observadas manifestações de *delirium* em função de distúrbios eletrolíticos ou pelo quadro consumptivo decorrente do câncer (International Association for the Sudy of Pain, 2003a). Esses pacientes apresentam alucinações, dificuldade de concentração, insônia durante a noite e sonolência durante o dia, pesadelos, agitação psicomotora, irritabilidade, hipersensibilidade à luz e ao som, ansiedade, labilidade emocional, déficits de atenção e memória, choro alto, e demonstram desconforto constante. Para os cuidadores, parece que o doente está sentindo uma dor incontrolável, o que muitas vezes cria uma situação difícil de lidar.

A associação dos transtornos psiquiátricos com a dor oncológica promove um cenário de desconforto a todos os envolvidos. O psicólogo pode trabalhar diretamente com o paciente e/ou cuidador e, indiretamente, com a equipe, mediante orientações sobre o quadro psíquico e as atitudes terapêuticas que potencialmente podem colaborar para o controle da disfunção presente. Além disso, a solicitação da avaliação psiquiátrica deverá ser considerada para o manejo da situação.

Estratégias não farmacológicas para o manejo da dor

As estratégias de intervenção para o manejo da dor descritas a seguir têm sua utilidade comprovada e devem estar disponíveis ao psicólogo que trabalha com pacientes oncológicos com dor. O referencial teórico deve servir de base para a compreensão do conteúdo trazido pelo paciente. A escolha de uma técnica sempre deverá ser cuidadosamente feita pelo profissional, considerando as características do paciente, sua condição clínica no momento da aplicação, além da clara determinação do objetivo a ser alcançado.

Grupos educativos

Como a vivência da experiência dolorosa também envolve aspectos cognitivos e emocionais, é necessário oferecer um contato com grupos educativos aos pacientes oncológicos e seus cuidadores. Esses grupos visam ensinar os mecanismos de funcionamento da dor, despertando nos pacientes uma atitude ativa, de autocuidado, procurando descobrir o que melhora e o que piora o quadro álgico. O que o paciente sabe, espera, teme e o significado dado a cada situação vão influenciar diretamente em quanto dói e no modo de lidar com a dor. Para a maioria dos pacientes, receber informações sobre a origem e o tratamento da dor é fundamental para desenvolver formas adequadas de lidar com ela. Esses grupos propiciam bons resultados no que se refere ao conhecimento adquirido pelos pacientes e seus cuidadores, que assumem uma postura mais ativa de cuidado, aumentam sua tolerância à dor, a aderência aos tratamentos farmacológicos e não farmacológicos e a sensação de controle da dor. Todas essas mudanças proporcionam melhora na qualidade de vida (Yates *et al.*, 2004; Lai *et al.*, 2004; Pimenta, 2003).

Programas cognitivo-comportamentais

Esses programas acontecem em grupos e mesclam intervenções físicas e psicológicas. A abordagem física inclui a prática regular de exercícios específicos. A abordagem psicológica instrumentaliza o paciente para o alívio do estresse, o desenvolvimento de formas de enfrentamento para melhor lidar com a sua realidade, o manejo da dor e a ampliação de atividades que possam ser feitas rotineiramente. Os programas cognitivo-comportamentais incentivam os pacientes a ter uma postura ativa no processo de tratamento. Consideram a relação causal entre ambiente e comportamento e desenvolvem a capacidade do paciente em ampliar o repertório de respostas a uma mesma situação. Além disso, vêem como primordial que a pessoa seja a agente da própria mudança (McMahon e Koltzenburg, 2006).

Robb *et al.* (2006) e Tatrow *et al.* (2006) demonstram em seus estudos que pacientes que participam desses grupos referem melhora de 70% da dor e do estresse provocado por ela. Além desses aspectos, os programas cognitivo-comportamentais diminuem a interferência da dor no sono, nos relacionamentos pessoais, na capacidade de se movimentar e nos sintomas de confusão mental (Dalton *et al.*, 2004; Chen, 2003).

Técnicas de relaxamento, hipnose e imaginação dirigida

Técnicas de relaxamento, distração, imaginação dirigida e hipnose têm se mostrado de grande utilidade no tratamento de pacientes com dor crônica (Anderson *et al.*, 2006). O relaxamento, a distração e a imaginação dirigida proporcionam momentos de alívio da dor e distanciamento da realidade, que é, em geral, vivenciada com pesar. Além disso, o relaxamento pode aumentar sua consciência corporal e explicitar a necessidade de um cuidado mais efetivo com seu corpo. Com a técnica da distração, os benefícios observados são um acréscimo no nível de tolerância e a sensação de controle da dor.

Sentir-se capaz, potente o bastante para conseguir resolver uma situação que incomoda, é extremamente positivo do ponto de vista psicológico. Nesse mesmo sentido, cuidadores devem ser orientados a deixar o paciente realizar as tarefas para as quais se julga apto e não poupá-los ou superprotegê-los. A dimensão das coisas ganha um sentido diferente quando se está com câncer e dor: realizar atividades que antes pareciam pequenas e sem valor agora indica que o paciente ainda tem forças e condições de assumir algumas de suas próprias questões.

A hipnose promove analgesia e dissociação e aumenta a resposta de relaxamento; pode facilitar a utilização de habilidades que o paciente possuía previamente mas estavam em desuso ou subdesenvolvidas. Todas essas técnicas, quando bem aplicadas e em pacientes dispostos, podem lhe propiciar a sensação de controle da situação (Carvalho, 1999; Figueiró, 1999). Tal sensação é extremamente importante, pois pode retirar o paciente da sua impotência, aumentar sua auto-estima e mostrar que parte do seu cuidado está nas suas mãos. As técnicas descritas podem ser auto-aplicadas, oferecendo ainda mais autonomia ao paciente.

Representação gráfica da dor

A prática clínica demonstra que a utilização de técnicas projetivas, como o desenho da dor, favorece seu reconhecimento e de suas características, como localização, intensidade, fatores de melhora e piora, e facilita sua expressão verbal. A sensação de aproximação concreta de aspectos subjetivos promovida pelo ato de dar forma à dor permite a desmistificação de crenças de descontrole ou outras fantasias que se façam presentes. Nesse sentido, a representação gráfica favorece o processo de apropriação do paciente.

Suporte e orientação aos cuidadores

O papel de cuidador de um doente oncológico com dor constitui uma tarefa que potencialmente proporciona grande desgaste e exaustão psíquica. Isso se intensifica quando a presença da dor e do sofrimento fica escancarada na fisionomia e nos comportamentos do paciente. Muitos relatam culpa por não estarem sendo suficientemente eficientes no cuidado. Outros não percebem a importância da própria presença para aquele que sofre.

Como mencionado, os cuidadores também podem precisar de orientações e suporte psicológico, pois cada situação, por mais que se repita, é experimentada como única também pelo cuidador, que tem maneiras peculiares de enfrentá-las.

Como a dor é uma experiência subjetiva, alguns cuidadores não entendem sua real intensidade e duvidam do que o paciente refere. Não raro, o próprio paciente percebe a desconfiança do acompanhante e não se sente bem com a situação. Nesse cenário, comumente ocorrem brigas e discussões quando os cuidadores não dão o devido valor à queixa do paciente.

O incentivo para um canal de comunicação aberto com o paciente é pertinente, uma vez que os cuidadores tendem a assumir uma postura de controle no que tange à maioria das decisões sobre os tratamentos, esquecendo-se de que o paciente é capaz de exercitar sua participação nesse processo. Tais comportamentos se devem à tentativa de preservar e proteger o paciente do que ocorre. O perigoso nessa postura é o cuidador não reconhecer que o que é bom para ele não é necessariamente a escolha do paciente. Além disso, alguns doentes expressam de forma minimizada a intensidade da sua dor para não preocupar os acompanhantes. Nesse caso, o controle da dor poderá ser ineficaz, e a aproximação entre paciente e cuidadores pode ficar prejudicada, desenhando um quadro em que ambos sofrerão isoladamente.

O psicólogo, nessas situações, pode fazer um trabalho de orientação a ambas as partes para favorecer um encontro mais efetivo entre paciente e cuidador, no qual essas diferenças possam ser mostradas e aceitas. É possível também uma intervenção específica de apoio e suporte ao cuidador. A falta de apoio afetivamente significativo contribui para o aumento da percepção da dor entre os pacientes oncológicos.

Assim como os pacientes, os cuidadores também precisam de tempo e espaço para elaborar e aceitar a perda gradativa de vida do ente querido. Sentimentos de raiva e desapontamento são comuns entre os que percebem o agravamento do quadro e querem, de todas as formas, reverter a situação. O suporte psicológico para os cuidadores mostra-se aqui como um espaço em que essas questões podem ser trabalhadas.

Validar a relevância da atitude de estar ao lado de um ente querido gravemente enfermo e demonstrar quanto ele é importante, não deixando que se sinta sozinho e desamparado, colabora para que a sensação de impotência do cuidador seja amenizada.

Dor e cuidados paliativos

A dor em doentes oncológicos acontece, como vimos, quando a doença está em estágios avançados, dificultando a elaboração e aceitação de mais um limite importante imposto pela doença.

Esses pacientes lidam com muitas situações difíceis ao mesmo tempo: a prolongada batalha contra o câncer, questões emocionais advindas dessa realidade, a mudança repentina de planos de vida e de expectativa de futuro. A progressão da doença e o conseqüente aumento da dependência física pioram significativamente o enfrentamento da dor e influenciam negativamente na sua qualidade de vida. Surgem questões referentes ao medo da morte, pesar e luto antecipatório.

Renata, 59 anos, tinha câncer de ovário havia três anos e descobriu, devido a intensas dores no quadril, metástase óssea na bacia.

"Parece que a minha doença não me dá descanso. Agora eu estava vivendo uma fase boa, me sentindo melhor, conseguindo fazer minhas atividades, e aparece essa dor. A dor doía bastante, mas fazer os exames e constatar a progressão da doença dói mais." (Renata, 39 anos, tumor de ovário com metástase óssea.)

Quando a doença avança e as metástases ósseas aparecem ou se disseminam, muitos pacientes perdem significativamente a mobilidade; alguns ficam presos no leito até encontrar um controle efetivo da dor. Nessa fase, aumentam as chances de o paciente apresentar sintomas de depressão, hostilidade, impaciência consigo próprio e com os outros e até desesperança quanto à melhora da situação.

A interferência da dor no cotidiano gera um sofrimento psicológico importante, com muita dependência do outro para atividades simples, irritabilidade e sensação de impotência em relação à própria vida. Nessa situação, cabe ao psicólogo traçar intervenções que atendam às demandas que incomodam o paciente e possam contribuir para que maior bem-estar seja alcançado.

Pacientes oncológicos com doença avançada que apresentam dor referem medo de um sofrimento interminável, medo de não ter forças para continuar, medo de se tornar mais dependentes, medo de deixar algumas pessoas queridas e os demais não cuidarem delas como eles cuidam, além de medo de morrer (Kovács, 1999).

Quando o controle da dor é atingido, os medos diminuem um pouco e voltam a aparecer quando a doença mostra outro sinal de progresso, o que vem acompanhado, muitas vezes, do agravamento e da intensificação das dores. Nesse segundo momento, os medos ganham espaço nas sessões de suporte psicológico. Quando percebem a aproximação da morte, pacientes questionam o sentido do sofrimento e da vida, e o modo como viveram até então. É nessa fase que a apropriação da morte pode ficar mais evidente; as crenças espirituais se destacam e o paciente inicia movimentos de despedida e desapego mesclados com a vontade de continuar lutando. A prática clínica mostra que nesses momentos muitos pacientes começam a enxergar a morte como uma alternativa digna a essa realidade.

Considerações finais

O trabalho do psicólogo especializado em atender pacientes oncológicos com dor visa abarcar os aspectos específicos da vivência da doença, abrangendo as questões existenciais que surgiram ao longo do processo de adoecimento.

A ação psicoterapêutica possibilitará que o paciente elabore e ressignifique sua atual realidade – antes contemplava o diagnóstico oncológico e agora acompanha a progressão da doença, com fortes dores –, sendo potencialmente capaz de desenvolver novos hábitos e comportamentos.

Pacientes oncológicos e com dor são doentes em estado grave e com prognóstico reservado. O benefício do suporte psicológico dentro do contexto multidisciplinar, como discutido, tem-se mostrado efetivo.

Referências bibliográficas

ALMEIDA, I. M. O. de. "Aspectos psicológicos do paciente com dor". Palestra ministrada no curso de especialização Cuidado ao paciente com dor. São Paulo: Instituto de Ensino e Pesquisa do Hospital Sírio-Libanês, 2005.

_____. "Questões relativas à qualidade de vida no paciente com dor crônica". Palestra ministrada no curso Controle da dor: uma questão de qualidade na assistência. São Paulo: Instituto de Ensino e Pesquisa do Hospital Sírio-Libanês, 2004.

AMERINGER, S. et al. "Concerns about pain management among adolescents with cancer: developing the adolescent barriers questionnaire". *Journal of Pediatric Oncology Nursing*, v. 23, n. 4, p. 220-32, 2006.

ANDERSON, K. O. et al. "Brief cognitive-behavioral audiotape interventions for cancer-related pain: immediate but not long-term effectiveness". *Cancer*, v. 107, n. 1, p. 207-14, 2006.

CARVALHO, M. M. M. J. "A hipnoterapia no tratamento da dor". In: CARVALHO, M. M. M. J. (org.). *Dor: um estudo multidisciplinar*. São Paulo: Summus, 1999, p. 222-47.

CHANG, Y. et al. "Cancer patient and staff ratings of caring behaviors: relationship to level of pain intensity". *Cancer Nursing*, v. 28, n. 5, p. 331-9, 2005.

CHEN, M. L. "Pain and hope in patients with cancer: a role for cognition". *Cancer Nursing*, v. 26, n. 1, p. 61-7, 2003.

DALTON, J. A. et al. "Tailoring cognitive-behavioral treatment for cancer pain". *Pain Management Nursing*, v. 5, n. 1, p. 3-18, 2004.

FIGUEIRÓ, J. A. B. "Aspectos psicológicos e psiquiátricos da experiência dolorosa". In: CARVALHO, M. M. M. J. (org.). *Dor: um estudo multidisciplinar*. São Paulo: Summus, 1999, p.140-58.

FLOR, H. et al. "Efficacy of multidisciplinary pain treatment centers: a meta-analytic review". *Pain*, v. 49, n. 2, p. 221-30, 1992.

GÓMEZ-BATISTE, X. et al. "Breakthrough cancer pain: prevalence and characteristics in patients in Catalonia, Spain". *Journal of Pain and Symptom Management*, v. 24, n. 1, p. 45-52, 2002.

HELMAN, C. G. *Cultura, saúde e doença*. Porto Alegre: Artmed, 2003.

INTERNATIONAL ASSOCIATION FOR THE STUDY OF PAIN. "Pain control near the end of life". *Pain Clinical Updates*, v. 11, n. 1, 2003a. Disponível em: <http://www.iasp-pain.org/AM/Template.cfm?Section=Home&section=Pain_Clinical_Updates1&template=/CM/ContentDisplay.cfm&ContentFileID=141>.

_____. "Pain in depression – depression in pain". *Pain Clinical Updates*, v. 11, n. 5, 2003b. Disponível em: <http://www.iasp-pain.org/AM/Template.cfm?Section=%20Home&section=Pain_Clinical_Updates1&template=/CM/ContentDisplay.cfm&ContentFileID=137>.

_____. "What causes cancer pain". *Pain Clinical Updates*, v. 10, n. 2, 2002. Disponível em: <http://www.iasp-pain.org/AM/Template.cfm?Section=Home&section=Pain_Clinical_updates1&template=/CM/ContentDisplay.cfm&ContentFileID=186>.

KITAYAMA, M. "O desafio da dor sem fim: reflexões sobre a intervenção psicológica junto a pessoas portadoras de dor crônica". In: BRUSCATO, W. et al. (orgs.). *A prática da psicologia hospitalar na Santa Casa de São Paulo: novas páginas em uma antiga história*. São Paulo: Casa do Psicólogo, 2004, p.127-34.

KOLLNER, V. et al. "Psychoonkologie: Neue Aspekte für die Urologie". *Der Urologe A*, v. 43, n. 3, p. 296-301, 2004.

KOVÁCS, M. J. "Pacientes em estágio avançado da doença, a dor da perda e da morte". In: CARVALHO, M. M. M. J. (org.). *Dor: um estudo multidisciplinar*. São Paulo: Summus, 1999, p. 318-37.

LAI, Y. H. et al. "Effects of brief pain education on hospitalized cancer patients with moderate to severe pain". *Supportive Care Cancer*, v. 12, n. 9, p. 645-52, 2004.

LODUCA, A. "Atuação do psicólogo em um serviço multidisciplinar de tratamento de dor crônica: experiência da Irmandade Santa Casa de Misericórdia de São Paulo". In: CARVALHO, M. M. M. J. (org.). *Dor: um estudo multidisciplinar*. São Paulo: Summus, 1999, p. 196-221.

LODUCA, A.; SAMUELIAN, C. "Avaliação psicológica do doente com dor". In: TEIXEIRA, M. J. (ed.). *Dor: contexto interdisciplinar*. Curitiba: Maio, 2003, p. 191-204.

MANUAL *diagnóstico e estatístico de transtornos mentais: DSM-IV*. Trad. Dayse Batista. 4. ed. Porto Alegre: Artes Médicas, 1995, p. 441.

MCMAHON, S. B.; KOLTZENBURG, M. (eds.). *Wall and Melzack's textbook of pain*. 5. ed. Filadélfia: Elsevier/Churchill Livingstone, 2006.

MILLER, K. E. et al. "Challenges in pain management at the end of life". *American Family Physician*, v. 1, n. 64, p. 1227-34, 2001.

PERISSINOTTI, D. M. N. "Abordagem psicológica do doente com dor crônica". 7º Simbidor: Simpósio Brasileiro e Encontro Internacional sobre Dor. São Paulo, 2005, p. 345-50.

PIMENTA, C. A. M. "Dor oncológica: bases para avaliação e tratamento". *O Mundo da Saúde*, São Paulo, v. 27, n. 1, p. 98-110, 2003.

ROBB, K. A. et al. "A pain management program for chronic cancer-treatment-related pain: a preliminary study". *Journal of Pain*, v. 7, n. 2, p. 82-90, 2006.

SAARTO, T. et al. "Palliative radiotherapy in the treatment of skeletal metastases". *European Journal of Pain*, v. 6, n. 5, p. 323-30, 2002.

SAKATA, R. M. "Dor no câncer". In: SAKATA, R. K. et al.; ISSY, A. M. (coords.). *Guias de medicina ambulatorial e hospitalar – Unifesp/Escola Paulista de Medicina: dor*. Barueri: Manole, 2004, p. 117-25.

SAUNDERS, C. *Hospice and palliative care: an interdisciplinary approach*. Londres: Edward Arnold, 1991.

SILVA, M. A. S. "PCA evidências: vantagens e desvantagens". In: 7º Simbidor: Simpósio Brasileiro e Encontro Internacional sobre Dor. São Paulo, p. 82-8, 2005.

SURESH, S. "Chronic pain management in children". In: BENZON, H. T. et al. (eds.). *Essentials of pain medicine and regional anesthesia*. Nova York: Elsevier, 2005, p. 433-42.

TATROW, K. et al. "Cognitive behavioral therapy techniques for distress and pain in breast cancer patients: a meta-analysis". *Journal of Behavioral Medicine*, v. 29, n. 1, p. 17-27, 2006.

TEIXEIRA, M. J. "Dor no doente com câncer". In: TEIXEIRA, M. J. (ed.). *Dor: contexto interdisciplinar*. Curitiba: Maio, 2003, p. 327-42.

_____. "Síndromes dolorosas". In: CARVALHO, M. M. M. J. (org.). *Dor: um estudo multidisciplinar*. São Paulo: Summus, 1999, p. 77-86.

THIELKING, P. D. "Cancer pain and anxiety". *Current Pain and Headache Reports*, v. 7, n. 4, p. 249-61, 2003.

VALENTINE, A. D. Cancer pain and depression: management of the dual-diagnosed patient. *Current Pain and Headache Reports*, Filadélfia, v. 7, n. 4, p. 262-9, 2003.

WOOL, M. S. et al. "A multidimensional model for understanding cancer pain". *Cancer Investigation*, v. 23, n. 8, p. 727-34, 2005.

YATES, P. et al. "A randomized controlled trial of a nurse-administered educational intervention for improving cancer pain management in ambulatory settings". *Patient Education and Counseling*, v. 53, n. 2, p. 227-37, 2004.

SEXUALIDADE E CÂNCER

Rita de Cássia Macieira; Maria Fernanda Maluf

O aparecimento de uma doença como o câncer constitui um evento traumático na vida da pessoa portadora, de seus familiares e parceiros. Ainda cercado de mitos e inverdades, o câncer carrega o estigma de dor, solidão e morte. As mudanças físicas e psíquicas e a ruptura de planos futuros e estilo de vida causadas pelo diagnóstico ou tratamento alteram a dinâmica de vida e podem conduzir à perda de prazer e esperança no viver.

A vivência da sexualidade é um dos aspectos essenciais do desenvolvimento humano, presente desde o nascimento até a morte. Em seu sentido mais amplo, ela carrega consigo o senso de identidade pessoal, a forma de relacionamento e troca afetiva que se estabelece com o outro, além da capacidade física de dar e receber prazer sexual. Envolve um ritual de intimidade com o próprio corpo e com o corpo do outro.

Em pacientes com câncer, a disfunção sexual é um problema relativamente comum. Freqüentemente, está associada ao tipo de câncer ou ao tratamento utilizado, à fadiga e a mudanças na imagem corporal, à depressão ou angústia acerca da cura, sobrevida, família e finanças. Tratar a disfunção para o restabelecimento saudável da sexualidade é um passo essencial na reestruturação da identidade e do senso de normalidade e bem-estar do paciente, maximizando a qualidade de vida dos sobreviventes.

A sexualidade humana

No ser humano a sexualidade está ligada não só à reprodução como também à obtenção de prazer, vontade de viver, intimidade e expressão de sentimentos.

É influenciada por aspectos biológicos (que englobam o funcionamento dos órgãos sexuais e a fisiologia da resposta sexual humana), culturais e sociais. Assim, a compreensão sobre as condutas sexualmente aceitas ou não varia dependendo da época, da cultura e do meio onde o indivíduo estiver inserto.

A sexualidade feminina permaneceu renegada e ignorada até a Segunda Guerra Mundial, quando as mulheres começaram a participar do mercado de trabalho, iniciando, vagarosamente, o desenrolar de maior liberdade sexual, com flexibilização gradual dos estereótipos tradicionais. Na segunda metade do século XX, movimentos sociais, com seu discurso de libertação, potenciaram a cristalização de movimentos feministas centrados na demanda dos direitos básicos para as mulheres, na denúncia de toda suposta opressão e discriminação, assim como na busca da emancipação. Os marcos dessa época foram o aparecimento dos métodos contraceptivos, que possibilitaram o exercício da sexualidade sem medo de gravidez; e a publicação de trabalhos de investigação sobre a sexualidade humana. Esses estudos, pela primeira vez, trouxeram à luz dados concretos sobre a sexualidade feminina real e ativa (Kinsey *et al.*, 1953; Masters e Johnson, 1966).

Os aspectos sociais envolvem o papel associado ao sexo (feminino e masculino), o comportamento segundo a expectativa do grupo e a identidade sexual assumida, por si próprio e diante dos outros. Nessa relação com o meio social, além do comportamento sexual, deve ser incluído o relacionamento sexual (Melo *et al.*, 2006).

Para a Organização Mundial de Saúde (Corrêa *et al.*, 2003), a saúde integra aspectos somáticos, emocionais e intelectuais, enriquece a personalidade humana, a comunicação e o amor. É a capacidade de desfrutar o comportamento sexual de acordo com a ética pessoal e social, sem medo, vergonha, culpas, tabus ou outras barreiras psicológicas. E também significa estar livre de distúrbios orgânicos e deficiências que interfiram nas funções sexual e reprodutora. O bloqueio de causa orgânica, psicológica ou mista de uma das fases da resposta sexual constitui-se em disfunção sexual.

As disfunções sexuais

O ciclo da resposta sexual humana é composto das seguintes fases: desejo, excitação, orgasmo e resolução (Kaplan, 1999).

Qualquer distúrbio ou dor associada ao intercurso sexual pode caracterizar disfunção sexual, determinada por um distúrbio no processo que caracteriza o ciclo de resposta sexual (American Psychiatric Association, 2002).

Segundo o DSM-IV-TR-TM (American Psychiatric Association, 2002), as disfunções sexuais podem ocorrer desde o início da vida sexual do indivíduo (disfunção primária) ou depois de determinado evento (disfunção secundária), por exemplo, tratamento de câncer.

O diagnóstico deve ser realizado por meio de entrevista, na qual será coletado todo o histórico de vida do indivíduo, focando sua história sexual, além de exames físicos e psiquiátricos cuidadosos (Abdo, 2000).

As disfunções sexuais femininas e masculinas são apresentadas nos Quadros 1 e 2.

Para realizar esses diagnósticos, é necessário que três critérios estejam concomitantemente presentes: critério A, característica do transtorno sexual; critério B, capacidade de causar sofrimento ou dificuldade interpessoal; critério C, impossibilidade de ser mais bem explicado por outra desordem do eixo 1 (exceto outra disfunção sexual), não sendo causado exclusivamente pelo efeito fisiológico direto de uma substância (por exemplo, abuso de drogas, medicações) ou pela condição médica geral (American Psychiatric Association, 2002).

No caso de pacientes com câncer sem disfunções sexuais prévias, o diagnóstico de disfunções sexuais está, freqüentemente, relacionado à condição médica geral.

Segundo o DSM-IV-TR-TM (American Psychiatric Association, 2002), os tratamentos para o câncer como a

Quadro 1: Disfunções sexuais femininas.

Grupos de transtornos	Tipo de transtorno	Critérios diagnósticos (critério A)
Transtorno do desejo	Desejo sexual hipoativo (302.71)	Ausência de fantasias e de desejo de atividade sexual.
	Aversão sexual (302.79)	Aversão à atividade sexual e sua evitação ativa.
Transtorno de excitação	Excitação sexual feminina (302.72)	Incapacidade de obter ou manter a lubrificação vaginal até o fim da relação sexual.
Transtorno do orgasmo	Orgasmo feminino (302.73)	Ausência ou retardo do orgasmo diante de uma fase de excitação normal.
Transtorno doloroso	Dispareunia (302.76)	Dor genital no coito.
	Vaginismo (306.51)	Contração involuntária do terço inferior da vagina perante qualquer intenção de penetração.

Fonte: DSM-IV-TR-TM (American Psychiatric Association, 2002).

Quadro 2: Disfunções sexuais masculinas.

Grupos de transtornos	Tipo de transtorno	Critérios diagnósticos (critério A)
Transtorno do desejo	Desejo sexual hipoativo (302.71)	Ausência de fantasias e de desejo de atividade sexual.
	Aversão sexual (302.79)	Aversão à atividade sexual e sua evitação ativa.
Transtorno de excitação	Ereção masculina (302.72)	Incapacidade de obter ou manter a ereção até o fim da relação sexual.
Transtorno do orgasmo	Orgasmo masculino (302.74)	Ausência ou retardo do orgasmo diante de uma fase de excitação normal.
	Ejaculação precoce (302.75)	Início de ejaculação persistente ou recorrente com mínima estimulação, antes da, durante ou logo após a penetração, e antes que o indivíduo o deseje.

Fonte: DSM-IV-TR-TM (American Psychiatric Association, 2002).

cirurgia, a radioterapia e a quimioterapia possuem efeitos colaterais que, por sua vez, podem ser causadores de disfunções sexuais.

Dessa forma, ao diagnosticar a presença de disfunções sexuais em pacientes com câncer, é preciso levar em consideração (American Psychiatric Association, 2002): critério A – disfunção sexual clinicamente significante que resulte em acentuado sofrimento ou dificuldade interpessoal, predominante no quadro clínico; critério B – há evidência pela história, exames físicos ou achados laboratoriais de que a disfunção sexual é plenamente explicada pelo efeito direto da condição médica geral; critério C – o distúrbio não pode ser mais bem explicado por um transtorno mental como o transtorno depressivo maior.

A classificação das disfunções sexuais em razão da condição médica geral inclui o nome da condição médica geral do eixo 1 seguido pelo código da condição médica geral do eixo 3 (Quadro 3).

Disfunções sexuais nos principais sítios

A grande maioria dos problemas sexuais que costumam surgir em pacientes com câncer pode ser prevista com base em um correto diagnóstico e minimizada com aconselhamento psico-oncológico.

No paciente oncológico, três aspectos da sexualidade humana podem estar comprometidos: imagem corporal, habilidade reprodutiva e funcionamento sexual. A imagem corporal pode ter sofrido alterações pela perda ou ganho de peso, alopecia, mucosite, fadiga e uma variedade de mudanças que talvez não sejam vistas por outros, mas podem causar decréscimo na auto-estima, autopercepção ou na atividade sexual. Em conseqüência da terapêutica utilizada, pode acontecer infertilidade temporária ou permanente. E o funcionamento sexual, por numerosas razões, também pode sofrer efeitos colaterais do tratamento ou da cirurgia (Krebs, 2006).

Conhecer os diferentes componentes da sexualidade e as fases do desejo sexual, entender a etiologia do problema e perceber outras co-morbidades que possam afetar a resposta sexual, tais como fadiga, astenia e dor, e, ainda, diagnosticar e tratar a depressão e ansiedade são passos essenciais para personalizar o atendimento do paciente (Tal e Mulhall, 2006).

O treinamento dos profissionais de saúde torna-se imprescindível para que possam atuar de forma a identificar e assistir os indivíduos com maior risco de desenvolver disfunções sexuais; essa identificação pode ser feita com base em idade, sexo, tipo de câncer, tipo de tratamento e presença de doenças físicas e psicológicas concomitantes.

Câncer de mama

As mulheres vêm, ao longo das épocas, buscando se adaptar às mudanças nas normas sociais que estipulam diferentes padrões estéticos para o protótipo do corpo feminino sensual e atraente. Atualmente deve ser bem torneado e definido, com suas formas valorizadas por meio das vestimentas: justas e/ou curtas, com decotes, fendas, feitas com tecidos que modelam esse corpo "esculpido" e extremamente sexualizado.

Assim, quando uma mulher se submete à mastectomia como forma de tratamento de um carcinoma, esse ideal de corpo perfeito sofre um "corte" em sua harmonia, tornando-se imperfeito. Essa visão de "imperfeição" pode causar diversos problemas, incluindo aspectos ligados à sexualidade, podendo estes estar ou não associados diretamente à cirurgia realizada (Miller e Graham, 1975; Lim et al., 1995). No caso de mulheres submetidas à quimioterapia e com mudanças em suas condições hormonais, existe risco ainda maior de virem a apresentar alguma disfunção sexual após o tratamento (Kaplan, 1992; Thors et al., 2001). Em revisão de literatura elaborada por Hoga e Santos (2003), "concluiu-se que o tratamento sistêmico interfere na função sexual e pode ocasionar a menopausa prematura. A conseqüente perda de estrogênio provoca atrofia vaginal e diminuição nos níveis de androgênio e, como conseqüência, a diminuição do desejo sexual".

Após a mastectomia, a reconstrução mamária pode ou não ser realizada. Na primeira opção, há diminuição dos efeitos negativos do câncer de mama no que diz respeito ao bem-estar sexual psicossocial da mulher, principalmente quando a reconstrução mamária é imediata (Al-Ghazal et al., 2000a e 2000b; Rowland et al., 2000).

Quadro 3: Diagnóstico de disfunções sexuais devido à condição médica geral (DSM-IV-TR-TM, 2002).

Código	Eixo 1	Eixo 3	Características (o termo é utilizado quando...)
625.8	Desejo sexual hipoativo feminino		... a deficiência ou ausência de desejo for a característica predominante.
625.0	Dispareunia feminina		... a dor associada ao intercurso for a característica principal.
625.8	Outra disfunção sexual feminina		... outra característica for ou não predominante (por exemplo, disfunção orgástica).

Fonte: DSM-IV-TR-TM (American Psychiatric Association, 2002).

Os seios parecem representar "proteção psicológica" e confirmação da feminilidade. Constituem símbolos do feminino, da sexualidade, maternidade e beleza. Portanto, mulheres que têm as mamas preservadas ou optam pela reconstrução mamária podem se sentir mais confortáveis diante da própria nudez e em relação às carícias, sobretudo as mais jovens (Hoga e Santos, 2003).

Já pacientes submetidas à mastectomia sem reconstrução costumam ser acometidas por maior morbidade psicossocial, causada por fatores relacionados à ansiedade, depressão, auto-imagem, sexualidade e auto-estima (Al-Ghazal et al., 2000a e 2000b). Por outro lado, havendo a reconstrução, a cirurgia tem efeito menos impactante sobre a vida sexual da mulher, diminuindo a morbidade (Schover, 1994; Rowland et al., 2000; Ganz et al., 2003).

Maluf (2006) avaliou a presença de problemas relacionados à sexualidade em pacientes submetidas à mastectomia radical com e sem reconstrução mamária. Foi observada menor tendência a obter o orgasmo entre as mulheres submetidas à mastectomia radical sem reconstrução (intervalo de confiança, IC 04,6-08,6) em relação àquelas que realizaram mastectomia radical com reconstrução (IC 02,3-14,3), e 66,66% obtiveram pontuação mínima nesse grupo de questões. Considerando-se a pontuação total (grupo com reconstrução: 46,7 pontos; grupo sem reconstrução: 46,44 pontos), nota-se um leve indício de que aquelas que fizeram reconstrução são mais felizes e ativas sexualmente que as demais.

A inatividade sexual total entre as participantes foi de 63,15% (ocorrendo em igual porcentagem nos grupos), devido à falta de parceria, o que vem ao encontro dos achados de Meyerowitz et al. (1999). A procura do parceiro pela relação sexual parece não ter sido influenciada pela mastectomia radical entre as pacientes com vida sexual ativa, porém algumas não manteriam relações se a iniciativa para tal partisse delas, por causa de suas inseguranças quanto ao próprio corpo, como conseqüência da mastectomia.

Essa pesquisa também observou depressão ou indícios de depressão em 31,57% das pacientes, havendo em 15,78% dos casos tentativa de suicídio, o que vem mostrar a importância do tratamento das co-morbidades psíquicas.

O marido ou companheiro desempenha papel relevante e singular no processo do câncer de mama, sendo provedor de suporte instrumental ou prático, ou afetivo-emocional.

Em grande parte dos casos, o marido está acostumado e consegue fornecer um suporte instrumental, porém a experiência relativa ao suporte emocional encontra-se diminuída. As mulheres com câncer de mama às vezes queixam-se de que seus maridos são maravilhosos quando há algo concreto para fazer, como buscar receitas, fazer anotações, organizar o transporte e encontrar informações na internet, mas têm dificuldade com as tarefas mais "sentimentais", como escutar, dar as mãos, tocar, mesmo que estejam com sua esposa (Oktay, 1998).

Essas dificuldades emocionais mostradas pelos maridos estão, muitas vezes, relacionadas às tensões por estes manifestadas e relatadas. Elas incluem: solidão, incertezas, modificações nos padrões de comunicação com a parceira, confusão sobre o que contar aos filhos, dificuldade relacionada ao aumento de suas atividades no lar e temor concernente ao impacto que a doença de sua esposa terá sobre toda a família (Rabinowitz, 2002).

No caso da recorrência do câncer de mama, fatores como suporte, incerteza, sintomas de dor e esperança explicam a divergência existente entre a angústia das esposas e a dos maridos (43% e 32%, respectivamente), além das mudanças relativas aos papéis de marido (57%) e mulher (66%). Os sintomas de angústia e esperança explicam a maioria das mudanças adaptativas em mulheres e nos níveis de adaptação dos maridos. Uma relação positiva e significativa foi encontrada entre as mulheres e as contagens adaptativas dos maridos, indicando que o casal tem uma influência recíproca. Os resultados sugerem que há múltiplos fatores que influenciam a adaptação do casal à recorrência do câncer de mama. Esses resultados devem ser levados em consideração no planejamento do cuidado com as mulheres e seus maridos (Northouse et al., 1995; Hoga e Santos, 2003).

Quanto às mulheres solteiras, estas podem temer que um parceiro em potencial as rejeite, em virtude das mudanças físicas ocorridas como resultado do tratamento do câncer de mama, como os efeitos da quimioterapia, ou sofrer pelo medo de perdê-lo, com a recorrência do câncer (Holmberg et al., 2001).

Por meio da técnica de grupos focais, Holmberg et al. (2001) avaliaram o impacto do câncer de mama sobre dimensões específicas do relacionamento em dez mulheres, das quais duas foram submetidas à tumorectomia e as demais à mastectomia radical. Entre as últimas, uma realizou mastectomia radical profilática na outra mama, seis realizaram reconstrução mamária e uma não a fez. A faixa etária era de 31 a 68 anos (média: 48 ± 1,9 ano), sendo quatro delas solteiras e as demais casadas (cinco maridos participaram do estudo; média etária de 55 ± 1 ano).

As mulheres solteiras eram notavelmente mais tristes e abaladas do que as casadas. Os relacionamentos íntimos dessas mulheres foram problemáticos, causando um considerável sofrimento durante o processo diagnóstico do câncer de mama, sendo este um catalisador para um final infeliz e, em um caso, uma relação destrutiva.

Uma preocupação presente nesse grupo de mulheres era relativa a como informar o novo parceiro sobre seu diagnóstico de câncer e sua aparência física alterada (cicatriz cirúrgica e a diferença entre a mama natural e a reconstruída). Esse fato foi tratado penosamente por elas, sugerindo que nenhuma delas estava apta a propor uma boa solução para a questão de discutir sua doença com um futuro parceiro, que viesse a se interessar por elas.

Já para as mulheres casadas ou com relacionamento estável, os parceiros proviam todo o suporte instrumental necessário. Porém, em relação ao exercício da sexualidade, essas mulheres sentiam-se parcialmente responsáveis por qualquer diminuição na atividade sexual. Referiram seu próprio decréscimo na resposta sexual e no desejo, sempre atribuído aos efeitos do tratamento tais como fadiga, alterações corporais promovidas por sintomas de menopausa ou sentimentos de depressão e perda do desejo sexual.

Em relação à resposta sexual, nenhuma das mulheres casadas referiu alguma dificuldade de seu parceiro em responder sexualmente. No entanto, os homens revelaram em suas entrevistas que seu desejo sexual havia diminuído. Falaram ainda do grande estresse que experimentaram quando cogitaram a possível perda das parceiras. O sexo foi, nessa ocasião, considerado um "não-evento", mesmo para os jovens recém-casados.

Os homens foram unânimes em expressar que a mudança na aparência das esposas não era importante, sendo a sobrevivência e a boa saúde os aspectos mais relevantes. Para eles, a cirurgia de reconstrução era completamente desnecessária ou poderia resultar numa dor inútil e em sofrimento para as parceiras, apesar de sentirem pesar pela perda da mama de sua esposa. Metade dos maridos foi consultada quanto à reconstrução antes da decisão.

Casamentos constituídos por uma sólida relação antes do surgimento do câncer de mama costumam se tornar mais consistentes (Dorval *et al.*, 1999), o que já não ocorre naqueles em que o ajustamento conjugal no momento do diagnóstico passa por dificuldades (Oktay, 1998). A separação ou o divórcio não são comuns em pacientes com câncer de mama quando comparadas ao grupo controle, nem entre aquelas submetidas à mastectomia *versus* tumorectomia (Kornblith e Ligibel, 2003).

No câncer de mama, assim como em outros diagnósticos de câncer, o ajustamento entre o paciente e seu parceiro está significativamente inter-relacionado: se a adaptação do paciente melhora, o mesmo acontece com a do parceiro, e vice-versa (Kornblith e Ligibel, 2003).

Os resultados de pesquisas sobre o impacto do câncer de mama na relação conjugal indicam evidências empíricas contraditórias a respeito tanto do grau como da duração do sofrimento psicológico no relacionamento (Mahoney e Carroll, 1997).

Em 2001, Ben-Zur *et al.* mostraram essas evidências. Foram recrutadas 73 pacientes com câncer de mama, casadas, com idade entre 30 e 66 anos, e seus maridos (idade entre 33 e 86 anos). Essas pacientes foram submetidas à tumorectomia (79,2%) ou à mastectomia (20,8%) e, em sua maioria (95,8%), estavam em tratamento quimioterápico (63,9%), radioterápico (51,4%) e hormonioterápico (12,5%), com 26,4% recebendo tanto tratamento quimioterápico quanto radioterápico e 5,6% recebendo tratamento radioterápico e hormonal.

Scott *et al.* (2004) avaliaram os efeitos do "treinamento" para adaptação ao câncer em 94 casais no momento do diagnóstico, pós-operatório e de seguimento (seis e doze meses). Havia 57 mulheres com câncer de mama e 37 com câncer ginecológico. Entre as primeiras, 53% (n=30) foram submetidas à tumorectomia seguida por dissecção axilar e 44% (n=25) à mastectomia radical. Uma paciente foi submetida à tumorectomia bilateral e outra à mastectomia bilateral.

De modo geral, houve melhoras significativas na comunicação do casal, com diminuição no sofrimento psicológico, incremento no esforço de enfrentamento e aumento no ajustamento sexual. O "treinamento" do casal se mostrou mais eficiente em facilitar a adaptação ao câncer do que aquele realizado somente pela paciente.

As estimativas indicam que de um quarto a um terço dos casais estão propensos a experimentar dificuldades sexuais após o diagnóstico de câncer de mama (Hordern, 2000). No entanto, a experiência de câncer de mama parece não aumentar o número de separações, embora possa criar uma tensão conjugal.

Reações de ajustamento ou mesmo depressão e ansiedade têm forte impacto sobre a sexualidade e, muitas vezes, a mulher se sente culpada por achar que está privando seus parceiros de atividade sexual. Para casais em idade reprodutiva, principalmente para aqueles sem prole, outro agravante significativo é o medo da infertilidade (Cantinelli *et al.*, 2006). Por esse motivo, lidar com a saúde reprodutiva da mulher é de suma importância na qualidade de vida, incluindo aí a vivência da sexualidade.

Câncer ginecológico, pélvico e cervicouterino

Conversar sobre intimidade, relacionamentos, questões sexuais e demais aspectos que envolvem o câncer ginecológico e cervicouterino e suas conseqüências não costuma ser algo fácil para os profissionais de saúde. É possível que muitos desses profissionais se sintam desconfortáveis, incomodados ou inseguros e, conseqüentemente, se restrinjam aos estados clínicos das pacientes, campos para os quais foram preparados.

No entanto, essas questões devem sempre ser abordadas no período pré-cirúrgico para que se iniciem o vínculo com a equipe e a confiança nela durante o percurso do tratamento. Para Melo (2001):

> No caso do câncer ginecológico, sangramentos pós-coito, infecções virais, prurido vulvar e odor vaginal resultam na perda de sensação e desejo. Tais alterações na sexualidade acarretam sentimentos de rejeição, ansiedade, depressão, medo, raiva e, muitas vezes, sentimentos de culpa, encarando tais conseqüências como punição de comportamentos sexuais do passado (ex.: masturbação, abortos, casos extraconjugais).

Para que o paciente lide melhor com estas questões é necessário clarificar a compreensão da etiologia da doença e a desmistificação.

Freqüentemente, fatores culturais influenciam no aparecimento de problemas sexuais nos cânceres ginecológicos. Mulheres com conceitos negativos sobre a sexualidade teriam menos probabilidade de reassumir relações sexuais ou de ter uma boa *performance* sexual depois do tratamento para o câncer ginecológico (Ballone, 2001).

Em geral a saúde sexual, marital e social não é afetada, embora o aconselhamento psico-oncológico seja importante, principalmente para as mulheres com carcinoma cervical e câncer pélvico. Em estudo feito por Frumovitz *et al.* (2005) foram entrevistadas mulheres com câncer cervical depois de cinco anos do tratamento inicial. Entre elas, aquelas tratadas com radioterapia reportaram significantemente mais somatizações, transtornos depressivos e de ansiedade e tinham pior funcionamento sexual do que aquelas que realizaram somente histerectomia radical e dissecção de linfonodos. Por essa razão, são fortemente recomendáveis o uso de dilatadores vaginais ou a manutenção do intercurso sexual tão logo esteja completo o ciclo de radioterapia.

O auxílio terapêutico especializado, trazendo informações esclarecedoras, pode aliviar o receio de recidiva do tumor em virtude do retorno das atividades sexuais. Cabe ao profissional especializado em psico-oncologia desmistificar eventuais sentimentos de culpa e identificar a depressão, visando à melhoria na qualidade de vida das pacientes e de seus parceiros.

Segundo Bernardo (2005), é vital favorecer a instalação de serviços de orientação sexual, que auxiliem as pacientes a ter melhor desempenho sexual e trabalhem na remoção de mitos produzidos pelo senso comum, tais como a equivocada transmissibilidade do câncer pela relação sexual. Esse preconceito pode ser responsável pela abstenção da prática sexual e por abandono, separação ou divórcio após o tratamento do câncer.

Câncer de próstata

A incidência do câncer de próstata entre os homens é de 47.280 novos casos (51,41%) (Inca, 2007). Segundo Pirl e Mello (2002), embora o câncer de próstata seja relativamente freqüente, vários fatores interferem causando dificuldades na busca do tratamento. Entre eles estão:

- o papel tradicional de homem forte e saudável, que dispensa serviços médicos;
- raça: homens afro-americanos morrem duas vezes mais de câncer de próstata devido à imagem reservada ao macho, mas também por causa da dificuldade de acesso aos serviços de saúde, desconhecimento da doença e fatores socioeconômicos;
- idade: por causa do estereótipo do homem velho, sintomas como disfunção sexual, incontinência urinária e redução das atividades são vistos como parte do processo normal de envelhecimento;
- orientação sexual: homossexuais apresentam mais dificuldade em procurar orientação e tratamento para câncer de próstata.

O tratamento abrange técnicas cirúrgicas a céu aberto, como a prostatectomia retropúbica e perineal, e a prostatectomia radical por laparoscopia – uma técnica minimamente invasiva (Litwin *et al.*, 2001). É tido como curador quando a cirurgia é seguida por radioterapia externa e intersticial, braquiterapia ou paliação, quando há manipulação hormonal (Fragas, 2003).

Aproximadamente 70% dos homens tratados de câncer de próstata terão algum tipo de disfunção sexual (Waldron, 2002), havendo cerca de 45% de recuperação parcial da função sexual (Litwin *et al.*, 2001), sendo prevalente a disfunção erétil secundária à prostatectomia radical (33% a 86%), devido à lesão ou ressecção do nervo peniano durante a cirurgia (Staerman *et al.*, 2006).

Nesses casos, quando tratamentos orais, ereção induzida a vácuo ou injeções intracavernosas falham, a utilização de prótese peniana faz-se necessária para o retorno da atividade sexual satisfatória (Staerman *et al.*, 2006; Gromatzky, 2000).

A colocação da prótese peniana oferece aumento na função sexual após a prostatectomia radical, com grande crescimento nos índices (95,3%) de satisfação.

O câncer de próstata e seu tratamento podem causar problemas na vivência da sexualidade, pois:

- os homens podem tornar-se impotentes caso a glande e as vesículas seminais sejam retiradas;
- a prostatectomia pode levar a distúrbios ejaculatórios;
- a fibrose na área pélvica pode causar incômodo;
- o tratamento hormonal geralmente diminui a libido.

Se não for adequadamente tratada, a disfunção erétil pode perpetuar a perda de auto-estima e do sentimento de virilidade. O diagnóstico precoce abrangente e a intervenção na disfunção sexual são as metas. Os pacientes podem experimentar temores, com freqüência irreais, de danos potenciais a si ou a seus parceiros durante a atividade sexual, especialmente no decorrer do tratamento continuado do câncer. Por esse motivo, eles devem ser encorajados a discutir seus temores e outras questões sexuais com seus parceiros e com os profissionais e a retornar à atividade sexual, se possível, logo após o tratamento de câncer (Pirl e Mello, 2002).

Câncer de pênis ou testículos

Os casos de câncer de pênis ou testículos representam um grande sofrimento para os homens. Causam alterações na imagem corporal e trazem conseqüências físicas, emocionais e psicológicas importantes.

O câncer de testículo ocorre prevalentemente em indivíduos jovens, com idade variando entre 15 e 34 anos, e atualmente tem um dos melhores prognósticos (Inca, 2007).

Nos cânceres de testículos, os maiores problemas relatados são a cirurgia, quimioterapia e ereção retrógrada. A ereção anterógrada costuma retornar com o passar dos meses e a ejaculação normal pode voltar espontaneamente ou com o uso de medicamentos, o que se dá, em alguns casos, anos após o tratamento. O desejo sexual e os orgasmos podem permanecer sem alterações. No entanto, estudos mostram que 10% dos pacientes apresentam disfunções sexuais e 38% relatam menos prazer no orgasmo (Holland e Rowland, 1989).

O efeito psicológico pode afetar a libido e é importante tratar o casal. Depois da preocupação com a cura, os maiores estresses estão ligados ao retorno às atividades sexuais e aos relacionamentos amorosos, principalmente nos pacientes mais jovens. Alterações na produção de espermatozóides em consequência da quimioterapia ou de lesões testiculares freqüentemente resultam em infertilidade permanente, temporária ou diminuição na contagem de espermatozóides (oligozoospermia). Portanto, o tratamento da doença causa ansiedade pela incerteza do retorno à fertilidade e ambivalência sobre adoção ou inseminação. Devido a isso, é aconselhável discutir com o paciente a possibilidade da criopreservação de esperma – técnica que consiste no congelamento do sêmen, a ser efetuado antes do tratamento oncológico.

O câncer de pênis ocorre em menos de 2% dos homens, em geral indivíduos acima dos 50 anos de idade (Inca, 2007). O desejo sexual mantém-se pela secreção normal de testosterona. Com a penectomia parcial é possível manter a capacidade erétil, suficiente para masturbação, penetração vaginal, orgasmo e ejaculação.

Aqui, o aconselhamento psico-oncológico precoce, focado na sexualidade em seu sentido mais amplo, é de suma importância. O casal deve obter o esclarecimento de que o desejo e o carinho continuam iguais, de que é possível satisfazer a parceira de muitas outras formas e de que o prazer para o homem pode se dar também por meio do toque e exploração de outras áreas do corpo. Com comunicação aberta entre o casal acerca do relacionamento, a vida sexual pode voltar a ser satisfatória para ambos.

Câncer colorretal

Mais comum em pessoas idosas, o câncer colorretal afeta a sexualidade dependendo da extensão da cirurgia, idade, funcionamento prévio e aspectos psicológicos. Atualmente, as cirurgias de tumores no reto tentam preservar o esfíncter anal para evitar a colostomia (Holland e Rowland, 1989; Michelone e Santos, 2004).

No homem, pode causar perda parcial ou total da função erétil, sendo essa perda menos comum em homens com menos de 50 anos.

Na mulher, os aspectos mais comuns que interferem na resposta sexual são depressão, prejuízo da imagem corporal e preocupações com vazamentos e cheiros.

Em ambos, a eventual colostomia pode causar choque, raiva, medo de não mais ser atrativo ou até de se tornar repugnante. Com suporte psicológico adequado e gerenciamento da colostomia, a vivência da sexualidade pode retornar, ainda que a ereção seja prejudicada, com o uso de prótese peniana ou mesmo que não ocorra o intercurso sexual.

Câncer de cabeça e pescoço

O indivíduo com neoplasia na região da cabeça e pescoço deve enfrentar o diagnóstico que ameaça a vida, assim como as alterações da aparência facial e potenciais perdas ou danos de funções importantes da fala, visão, gosto e aroma. Esse enorme ataque à auto-imagem, confiança e identidade, assim como à sobrevivência, requer que o indivíduo reúna considerável força emocional (Breitbart e Holland, 1989).

No Centro de Cuidados Médicos de Veteranos, em Houston (Estados Unidos), avaliaram-se 55 de 101 pacientes, sendo 54 homens. Todos os pacientes foram submetidos à radioterapia e 26 a tratamento cirúrgico. O interesse sexual esteve presente em 85% dos pacientes; 58% estavam contentes com a atual parceria e 49% diziam-se satisfeitos com seu funcionamento sexual no momento. A maioria deles era capaz de fantasiar. No entanto, muitos referiram problemas de desejo; 58% não participavam do intercurso sexual e 58% tinham anorgasmia. A maioria dos pacientes não estava deprimida. Não houve correlação entre o funcionamento sexual e o estado de desempenho ou severidade do desfiguramento. Assim, apesar de experimentar problemas sexuais, a sexualidade continuou a ser prioridade para a maioria desses pacientes (Monga et al., 1997).

Câncer hematológico (leucemia, linfoma)

Os cânceres hematológicos são divididos em leucemias e linfomas. As primeiras são classificadas de acordo com o tipo de célula aberrante hematopoiética: leucemia linfática ou não linfática, abrangendo a mielóide, monocítica e de células eritrocíticas (Lesko, 1990).

A incidência de leucemia no Brasil é de 5.330 novos casos para os homens (5,82%) e 4.220 para as mulheres (4,45%) (Inca, 2007). Além dos problemas comuns aos vários cânceres, esse é um tipo de doença que exige freqüentes internações hospitalares e tem maior incidência em adultos jovens.

O diagnóstico de câncer hematológico pode ser identificado pelos jovens com perda de independência e normalidade, dificuldades financeiras, interferência familiar e nas relações sexuais, assim como com problemas relacionados à imagem corporal e fertilidade (Grinyer e Thomas, 2001).

Os tratamentos de ambos os cânceres requerem quimioterapia, irradiação ou transplante de medula óssea (TMO), o que é preditivo de transtornos psicológicos devido ao estresse causado pelos efeitos colaterais do tratamento.

O transplante, particularmente, requer um intensivo regime de tratamento e longa hospitalização em ambiente livre de germes (Lesko, 1990).

Fadiga, insônia e problemas no relacionamento conjugal podem comprometer a qualidade de vida, sendo a disfunção sexual uma queixa freqüente dos pacientes adultos (Tabak, 2006).

Uma pesquisa (Puukko et al., 1997) focada na sexualidade de mulheres jovens, envolvendo 31 sobreviventes de leucemia (média etária: 20,1 anos) e um grupo controle de cinqüenta pessoas saudáveis, mostrou que a freqüência de relações sexuais e as opiniões sobre o comportamento sexual eram semelhantes nos dois grupos. No entanto, para as sobreviventes de câncer foram observadas diferenças significativas quanto a: ter identidade sexual mais infantil, menos feminina ($p < 0,002$); imagens de sexualidade mais submissas, restritivas e passivas ($p < 0,001$); baixa confiança na masturbação ($p < 0,001$); pouca experiência sexual ($p < 0,03$); pouca iniciativa nas relações sexuais ($p < 0,003$); capacidade reduzida de expressar seus desejos sexuais ao parceiro ($p < 0,001$); menos prazer nas relações sexuais ($p < 0,01$).

Persson, Rasmusson e Hallberg (1998) avaliaram pacientes com diagnóstico de leucemia aguda e linfoma altamente maligno e seus parceiros e verificaram que os últimos respondem à doença em três categorias principais: 1) o par agindo como uma unidade; 2) o par agindo independentemente, em termos iguais; 3) o par agindo separadamente, com um deles numa posição inferior. Os parceiros mais capazes de enfrentar o diagnóstico autorizavam-se a procurar apoio e utilizar recursos. Em conseqüência dessa adaptação, estratégias eficientes de comunicação e habilidades de enfrentamento adequado foram desenvolvidas, atendendo ao curso da doença. Já os pares que operavam independente ou inferiormente eram mais descontentes, com sentido de ineficácia, subdesenvolvimento de habilidades de enfrentamento, falta de apoio mútuo e incapacidade de usar recursos externos.

Resultados de pesquisa realizada por Melo, Carvalho e Pelá (2006), com o objetivo de caracterizar os aspectos biológicos, psicológicos e socioculturais que envolvem a sexualidade do paciente portador de doenças onco-hematológicas, evidenciaram que essa clientela apresenta problemas relacionados a aspectos psicológicos quanto à fase do desejo sexual (60% do grupo), da excitação sexual (75%) e do orgasmo (75%).

As principais dificuldades relatadas foram: medo de adquirir infecção decorrente da baixa imunidade (70,6%), preocupação com possível infertilidade (11,8%), medo de não satisfazer o (a) parceiro (a) sexual (5,9%), enfrentamento da relação sexual (5,9%) e dificuldade não específica (5,9%).

O quadro freqüente de neutropenia, que torna esses pacientes mais vulneráveis a processos infecciosos, obriga-os a ser protegidos por meio do uso de preservativos durante a relação sexual, de máscaras em determinados locais e situações, do isolamento hospitalar, causando até mesmo restrição ao beijo.

Essas medidas de proteção interferem no comportamento e na expressão da sexualidade do paciente, dificultando seus relacionamentos afetivo-sexuais.

Os aspectos psicológicos que se relacionam com a auto-imagem sexual apresentaram-se comprometidos em 60% dos pesquisados, por não se sentirem atraentes ou sensuais, em decorrência das alterações físicas provocadas pela doença ou pela quimioterapia, como as alterações na cor e textura da pele, a alopecia e as variações do peso. Outros agravantes são as sensações de fraqueza e desânimo, comuns no início da doença, as constantes internações hospitalares, a falta de privacidade, o medo de infecção ou outros aspectos psicológicos relacionados à doença.

A presença dos problemas relacionados aos aspectos sociais (85%) deu-se, principalmente, pelo medo de adquirir infecção decorrente da baixa imunidade provocada pela doença e tratamento (Melo, Carvalho e Pelá, 2006).

Um dos problemas freqüentes entre os pacientes é o de disfunção gonadal. Para Tabak (2006), a recuperação da fertilidade após o transplante de medula óssea (TMO) depende tanto da patologia original quanto da idade em que é feito. Em mulheres, a recuperação da função gonadal ocorre em menos de 10% dos casos, e a observação de gestações é inferior a 3%. Existe também um risco elevado de abortos espontâneos. O retorno da função gonadal acontece em menos de 15% dos pacientes do sexo masculino. Como esse aspecto é muito relevante no relacionamento sexual e conjugal, deve haver uma discussão detalhada de alternativas ainda no período pré-transplante.

Entre as alternativas estão a implantação de embriões criopreservados e a criopreservação do sêmen ou de tecido ovariano pré-transplante.

Saito et al. (2005) verificaram que 70% dos pacientes jovens que fizeram criopreservação de esperma antes da quimioterapia quiseram ter filhos após o tratamento. Ainda assim, 60% dos pacientes estavam preocupados com a infertilidade, apesar da criopreservação de seu esperma. Nenhum paciente queria usar o esperma criopreservado para gerar um filho se sua espermatogênese fosse restaurada. Mas a maioria dos pacientes recomendou o procedimento de criopreservação a outros com o mesmo problema.

Com o crescente aumento do número de sobreviventes, a função sexual e a fertilidade deixam de ser vistas como frivolidade ou aspecto irrelevante perante a dimensão do tratamento do câncer (Schover, 2005). No entanto, a disfunção sexual permanece como um dos problemas de longa duração mais freqüentes e persistentes (Syrjala et al., 2005). Intervenções que previnam ou revertam esse quadro contribuirão positivamente para a qualidade de vida e a saúde sexual dos pacientes.

O câncer e a vivência da conjugalidade

O exercício da conjugalidade é uma das formas de vivenciar a sexualidade. Envolve intimidade com o próprio corpo e com o corpo do parceiro e seu conhecimento. Segundo Costa de Paula (2004), por conjugalidade ou identidade conjugal entende-se a maneira singular como o casal escolhe ser e interagir e que define sua existência conjugal, características e limites. Já que cada casal é único, também sua forma de enfrentamento das dificuldades e obstáculos será peculiar.

Cabe ao profissional especializado em psico-oncologia desenvolver um olhar mais acurado e sensível para perceber os possíveis efeitos do câncer ou seu tratamento sobre o casal e atuar de forma a minimizá-los. Entre os cuidados deve-se incluir a sexualidade do casal, já que ambos sofrem. Mesmo que antes do aparecimento da doença o funcionamento sexual do par fosse considerado satisfatório, o estresse físico e emocional, a dor, a insegurança e o medo decorrentes do diagnóstico ou do tratamento do câncer podem desorganizar o casal. Muitas vezes, a tentativa de proteção ao outro conduz cada um dos cônjuges a sofrer isoladamente, não compartilhando a dor, a solidão e a tristeza.

Ao trabalhar a reestruturação e reabilitação da integridade conjugal, o tratamento deve incentivar a expressão dos problemas ligados à sexualidade: depressão, falha do desejo, diminuição da libido, dificuldade de orgasmo ou, ainda, o estranhamento do próprio corpo em virtude das mudanças corporais.

Psico-oncologia e tratamento das disfunções sexuais

O câncer ou seus tratamentos podem ser causas de disfunções sexuais posteriores. Alguns tipos (câncer de mama, próstata ou genitais e cérvico, por exemplo) podem afetar a sexualidade diretamente. Outros podem afetar a resposta sexual, embora não interfiram sobre o desejo e o interesse. Outros ainda podem ter efeitos diretos sobre a auto-imagem, como o câncer de cabeça e pescoço (Katz, 2005).

Prestar atendimento integral ao paciente significa que todos os aspectos do funcionamento humano precisam ser cuidados.

A sexualidade é uma parte importante da qualidade de vida, mas apenas alguns pacientes discutem espontaneamente esse tópico com seus cuidadores profissionais. Muitos casais têm dificuldade em discutir os problemas, preocupações, preferências e medos em relação à sexualidade, qualquer que seja a situação. Diante da situação do câncer e ameaça de morte, é possível que considerem a sexualidade um item de importância menor. Ao reassegurar que a atratividade e o desejo ainda estão presentes, a vivência da sexualidade satisfatória pode trazer de volta a confirmação afetiva, a cumplicidade e o prazer, que darão sabor à reestruturação da vida, auxiliando-a.

No entanto, os profissionais de saúde, muitas vezes, não conferem a devida importância ao tema, não têm tempo, sentem-se embaraçados por temerem uma invasão de privacidade ou não se encontram preparados para questionamentos sobre sexualidade.

Parte da responsabilidade deve-se à formação profissional. Como conseqüência, perguntas sobre o funcionamento sexual não costumam ser incluídas nos protocolos de avaliação. Esse lapso deve ser corrigido por meio de leituras, discussões, encontros e palestras que incluam esse tema e, também, do incentivo dos profissionais a pensar sobre a importância da sexualidade em sua própria vida.

Lidar com aspectos da vivência sexual, sem preconceitos ou avaliações preconcebidas, auxiliará o profissional no estabelecimento da comunicação curativa com seus pacientes.

Uma maneira de contornar o problema é incluir rotineiramente nos históricos perguntas acerca da sexualidade que incorporem não apenas os aspectos físicos, mas também as mudanças de padrão de comportamento sexual, visando ao acompanhamento e à orientação a serem exercidos tão precocemente quanto possível. É necessário lembrar que o exercício da sexualidade pertence à pessoa, tendo parceiro ou não. Mas pode ser também uma forma de relacionamento íntimo entre duas pessoas. E, nesses casos, torna-se essencial incluir o cônjuge na unidade de cuidados.

Os profissionais de saúde têm acesso especial a aspectos íntimos da vida de seus pacientes. Cabe a eles, utilizando conhecimentos trazidos pela psico-oncologia, abrir um espaço em que as preocupações sobre a sexualidade possam ser legitimadas.

Algumas perguntas sobre a qualidade dos relacionamentos íntimos podem auxiliar o paciente a discorrer sobre seus potenciais problemas e preocupações, facilitando o encaminhamento aos tratamentos especializados:

- De que forma sua condição influencia seus sentimentos sobre você mesmo(a) como homem/mulher?
- Como o que você está passando influencia seus relacionamentos?
- Como sua condição interfere em sua forma de ser como esposo(a), parceiro(a)?
- Como sua doença afeta, ou afetou, sua vida sexual?

Todavia, a forma mais adequada é incluir questionamentos sobre qualidade de vida que abarquem tópicos como lazer, espiritualidade e sexualidade para todos os novos pacientes, com seguimento durante e após o tratamento para o câncer.

Importa recordar que muitas pessoas têm pouco conhecimento a respeito da anatomia dos órgãos sexuais e do ciclo de resposta sexual, o que leva a expectativas errôneas sobre o funcionamento sexual após o tratamento do câncer. Também que, embora a sexualidade integre a vivência da conjugalidade, a última é muito mais ampla, e que as pressões emocionais do diagnóstico e tratamento continuado podem aumentar as tensões matrimoniais anteriores, atuais ou subjacentes, que, por sua vez, afetam o relacionamento sexual.

Um dos fatores mais importantes do ajustamento depois do câncer são os sentimentos pessoais sobre sua própria sexualidade antes da doença (National Cancer Institute, 2007). Questionar sobre a vida sexual pregressa serve para levantamento não apenas dos problemas, mas também de dados sobre como ajudar o paciente a descobrir seus próprios potenciais e recursos, explorando esses fatores.

A avaliação da sexualidade deve focar itens como: estado conjugal, interesse sexual, incapacidade de penetração, dor à penetração, satisfação, freqüência e importância da vida sexual – prévia e atual –, presença de outra dor ligada ao câncer, ansiedade, depressão ou outros transtornos psiquiátricos associados, uso de medicamentos que interfiram no funcionamento sexual e mudanças na imagem corporal e auto-estima.

Para pacientes com parceria fixa deve ser incluída a avaliação também com o parceiro. Casais jovens podem ser ainda mais vulneráveis do que aqueles casados há mais tempo. Por isso, merecem atenção especial.

Os problemas sexuais mais comuns em pacientes com câncer incluem perda de libido, disfunção erétil em homens, certos efeitos da cirurgia e irradiação em mulheres, dificuldades de orgasmo, confusão acerca do papel sexual ou capacidade de atração, prejuízo da imagem corporal, dores, fadiga, depressão e/ou ansiedade e infertilidade.

Protocolo de avaliação

Para realizar o tratamento das disfunções sexuais oriundas da terapêutica oncológica devem-se considerar os itens enumerados a seguir.

1. Realizar entrevista com o paciente antes do início do tratamento oncológico, investigando sobre a sexualidade. Para que se tenha um parâmetro no decorrer do tratamento, é preciso estabelecer a quantidade de relações, se há ou não satisfação sexual, a presença de algum problema ou queixa que queira compartilhar.
2. Avaliar se o paciente (homem ou mulher) tinha disfunção sexual anterior ao aparecimento do câncer.
3. Pesquisar sobre o relacionamento do casal (afetivo-sexual) antes do aparecimento do câncer.
4. Quando a disfunção se instalou com o tratamento oncológico, verificar se foi ocasionada por lesão cirúrgica. Por exemplo, disfunção erétil secundária à prostatectomia, sendo necessário determinar o grau da lesão. Para isso, deve-se encaminhar o paciente para avaliação urológica.
5. Associar as queixas trazidas pelos pacientes às questões sexuais: aqueles que estão utilizando quimioterápicos podem ter diminuição do desejo sexual e ressecamento vaginal (mulheres) – o que requer o uso de cremes (gel) lubrificantes à base de água durante o intercurso sexual –, dor à relação, ardência, entre outros sintomas geniturinários.
6. No caso de pacientes jovens com necessidade de submeter-se à quimioterapia, que pode comprometer a fertilidade, o esclarecimento sobre seu possível retorno após o término do tratamento é importante. Mas também é relevante assinalar os casos em que há a necessidade da criopreservação de embriões e/ou gametas e por que se deve fazê-la.
7. Em tratamentos que requerem amputação, a alteração da imagem corporal pode promover alterações no ciclo de resposta sexual, por diminuição da auto-estima e sentimento de estranheza em relação a si mesmo, ocasionando, por exemplo, falta ou diminuição de desejo.
8. Observar sintomas secundários associados às disfunções sexuais, tal como a incidência de depressão. Ao detectá-los, encaminhar o paciente imediatamente ao psiquiatra para diagnóstico e tratamento.
9. O encaminhamento para tratamento por profissional especializado em sexualidade humana será realizado sempre que o paciente relatar sofrimento relacionado às alterações na vivência de sua sexualidade. Se essa demanda já tiver sido detectada antes do início do tratamento oncológico, este pode ser iniciado concomitantemente, já que a sexualidade é influenciada por aspectos biopsicossociais.

Conclusão

A sexualidade é parte importante da vida. Com o aumento dos casos de cura e de sobrevida dos pacientes de câncer, cria-se a necessidade de estudos e pesquisas específicos sobre o tema, para que os profissionais da saúde possam realizar intervenções mais eficazes. A compreensão de que o câncer não torna o indivíduo assexuado, sem que haja preconceito em se tratar da sexualidade, será de grande auxílio na reestruturação da qualidade de vida dos sobreviventes.

Para tanto, é necessário vencer as barreiras e o silêncio que envolvem esse tópico. É preciso dedicar tempo para avaliação dos problemas, sobrepujar o constrangimento e desconforto dos profissionais de saúde na abordagem das questões sexuais e encorajar a comunicação entre os parceiros.

As intervenções psicológicas e/ou medicamentosas vindas de profissionais sensíveis, amorosos e criativos podem servir de apoio e auxílio à aceitação do corpo transformado e à reconstrução da auto-estima, auto-imagem e autoconceito. Ao profissional especializado em psicooncologia cabe ajudar na reintegração do eu, favorecendo a melhoria da qualidade de vida dos pacientes, com a inclusão do bem-estar sexual.

Referências bibliográficas

ABDO, C. H. N. (org.). *Sexualidade humana e seus transtornos*. 2. ed. rev. e ampl. São Paulo: Lemos, 2000.

AL-GHAZAL, S. K. et al. "Comparison of psychological aspects and patient satisfaction following breast conserving surgery, simple mastectomy and breast reconstruction". *European Journal of Cancer*, v. 36, n. 15, p. 1938-43, 2000a.

_____. "The psychological impact of immediate rather than delayed breast reconstruction". *European Journal of Surgical Oncology*, v. 26, n. 1, p. 17-9, 2000b.

AMERICAN PSYCHIATRIC ASSOCIATION. *Manual diagnóstico e estatístico de transtornos mentais: DSM-IV-TR-TM*. Trad. Cláudia Dornelles. 4. ed. Porto Alegre: Artmed, 2002.

BALLONE, G. J. "Disfunção sexual nas pessoas com câncer". In: *PsiqWeb Psiquiatria Geral* (Psiquiatria Oncológica), 2001. Disponível em: <http://gballone.sites.uol.com.br/psicossomatica/cancer4.html>.

BEN-ZUR, H. et al. "Coping with breast cancer: patient, spouse, and dyad models". *Psychosomatic Medicine*, v. 63, n. 1, p. 32-9, 2001.

BERNARDO, B. C. *Disfunção sexual em pacientes com câncer do colo uterino submetidas à radioterapia exclusiva*. 2005. Dissertação (Mestrado em Saúde Materno-Infantil). Instituto Materno Infantil Professor Fernando Figueira (Imip), Recife, Pernambuco.

BREITBART, W.; HOLLAND, J. C. "Head and neck cancer". In: HOLLAND, J. C.; ROWLAND, J. H. (eds.). *Handbook of psychooncology: psychological care of the patient with cancer*. Nova York: Oxford University Press, 1989, p. 232-9.

CANTINELLI, F. S. et al. "A oncopsiquiatria no câncer de mama: considerações a respeito de questões do feminino". *Revista de Psiquiatria Clínica*, São Paulo, v. 33, n. 3, p. 124-33, 2006.

CORRÊA, S.; JANNUZZI, P. de M.; ALVES, J. E. D. "Direitos e saúde sexual e reprodutiva: marco teórico-conceitual e sistema de indicadores". *UNFPA – Brasil, Subprograma de Saúde Sexual e Reprodutiva, Projeto "Sistema de Indicadores Municipais em Saúde Sexual e Reprodutiva"*. Rio de Janeiro, Abep e IBGE, 2003. Disponível em: <http://www.abep.org.br/fotos/Dir_Sau_Rep.pdf>.

COSTA DE PAULA, S. T. "A vivência da conjugalidade após o diagnóstico de câncer de mama". *Boletim Eletrônico SBPO*, 2004. Disponível em: <http://www.sbpo.org.br/producao/vivencia.pdf>.

DORVAL, M. et al. "Marital stability after breast cancer". *Journal of the National Cancer Institute*, v. 91, n. 1, p. 54-9, 1999.

FRAGAS, R. "Prostate cancer and sexuality". *International Journal of Impotence Research*, v. 15, supl. 3, p. S7, 2003.

FRUMOVITZ, M. et al. "Quality of life and sexual functioning in cervical cancer survivors". *Journal of Clinical Oncology*, v. 23, n. 30, p. 7428-36, 2005.

GANZ, P. A. et al. "Breast cancer in older women: quality of life and psychosocial adjustment in the 15 months after diagnosis". *Journal of Clinical Oncology*, v. 21, n. 21, p. 4027-33, 2003.

GRINYER, A.; THOMAS, C. "Young adults with cancer: the effect of the illness on parents and families". *International Journal of Palliative Nursing*, v. 7, n. 4, p. 162-70, 2001.

GROMATZKY, C. "Disfunção erétil de etiologia orgânica: aspectos terapêuticos". In: ABDO, C. H. N. (org.). *Sexualidade humana e seus transtornos*. 2. ed. rev. e ampl. São Paulo: Lemos, 2000.

HOGA, L. A. K.; SANTOS, L. "Mastectomia e sua influência sobre a vivência da sexualidade: análise da produção do conhecimento utilizando uma base de dados informatizada". *Revista Mineira de Enfermagem*, Belo Horizonte, v. 7, n. 2, p.145-51, 2003.

HOLLAND, J. C.; ROWLAND, J. H. (eds.). *Handbook of psychooncology: psychological care of the patient with cancer*. Nova York: Oxford University Press, 1989.

HOLMBERG, S. K. et al. "Relationship issues of women with breast cancer". *Cancer Nursing*, v. 24, n. 1, p. 53-60, 2001.

HORDERN, A. "Intimacy and sexuality for women with breast cancer". *Cancer Nursing*, v. 23, n. 3, p. 230-6, 2000.

INCA (Instituto Nacional de Câncer), Ministério da Saúde. Disponível em: <http://www.inca.gov.br>. Acesso em: 14 abr. 2007.

KAPLAN, H. S. *Transtornos do desejo sexual: regulação disfuncional da motivação sexual*. Trad. Jussara N. Burnier. Porto Alegre: Artmed, 1999.

_____. "A neglected issue: the sexual side effects of current treatments for breast cancer". *J Sex Mar Ther*. v. 18, n. 1, p. 3-19, 1992.

KATZ, A. "The sounds of silence: sexuality information for cancer patients". *Journal of Clinical Oncology*, v. 23, n. 1, p. 238-41, 2005.

KINSEY, A. C. et al. *Sexual behavior in the human female*. Filadélfia: W. B. Saunders, 1953.

KORNBLITH, A. B.; LIGIBEL, J. "Psychosocial and sexual functioning of survivors of breast cancer". *Seminars in Oncology*, v. 30, n. 6, p. 799-813, 2003.

KREBS, L. "What should I say? Talking with patients about sexuality issues". *Clinical Journal of Oncology Nursing*, v. 10, n. 3, p. 313-5, 2006.

LESKO, L. M. "Surviving hematological malignancies: stress responses and predicting psychological adjustment". *Prog Clin Biol Res*., n. 352, p. 423-37, 1990.

LIM J. et al. "Sexuality of women after mastectomy". *Ann Acad Med Singapore*. v. 24, n. 5, p. 659–63, 1995.

LITWIN, M. S. et al. "Life after radical prostatectomy: a longitudinal study". *Journal of Urology*, v. 166, n. 3, p. 587-92, 2001.

MAHONEY, J. M.; CARROLL, R. A. "The impact of breast cancer and its treatment on marital functioning". *J Clin Psychol Med Settings*, n. 4, p. 397-415, 1997.

MALUF, M. F. M. *Mastectomia radical e sexualidade feminina*. São Paulo: Livraria Médica Paulista, 2006.

MASTERS, W. H.; JOHNSON, V. E. *Human sexual response*. Boston: Little, Brown and Company, 1966.

MELO, A. G. C. "Aspectos psicológicos da infertilidade decorrente do tratamento oncológico". *Apud* BALLONE, G. J. "Disfunção sexual nas pessoas com câncer". In: *PsiqWeb Psiquiatria Geral* (Psiquiatria Oncológica), 2001. Disponível em: <http://gballone.sites.uol.com.br/psicossomatica/cancer4.html>.

MELO, A. S.; CARVALHO, E. C.; PELÁ, N. T. R. "A sexualidade do paciente portador de doenças onco-hematológicas". *Revista Latino-Americana de Enfermagem*, Ribeirão Preto, v. 14, n. 2, p. 227-32, 2006.

MEYEROWITZ, B. E. et al. Sexuality following breast cancer. *J Sex Marital Ther*. v. 25, n. 3, p. 237-50, 1999.

MICHELONE, A. de P. C.; SANTOS, V. L. C. G. "Qualidade de vida de adultos com câncer colorretal com e sem ostomia". *Revista Latino-Americana de Enfermagem*. Ribeirão Preto, v. 12, n. 6, 2004. Disponível em: <http://www.scielo.br/scielo.php?script=sci_arttext&pid=S0104-11692004000600005&lng=en&nrm=iso>.

MILLER S. H.; GRAHAM W. P. "Breast reconstruction after radical mastectomy". *Am Farm Physican*", v. 11, n. 5, p. 97-101, 1975.

MONGA, U. et al. "Sexuality in head and neck cancer patients". *Archives of Physical Medicine and Rehabilitation*, v. 78, n. 3, p. 298-304, 1997.

NATIONAL CANCER INSTITUTE. "Sexuality and reproductive issues – Supportive care statement for health professionals". *MedNews*. Acessado em 4 abr. 2007. Disponível em: <http://www.meb.uni-bonn.de/cancer.gov/CDR0000062859.html>.

NORTHOUSE, L. L. et al. "Factors affecting couples' adjustment to recurrent breast cancer". *Social Science & Medicine*, v. 41, n. 1, p. 69-76, 1995.

OKTAY, J. S. "Psychological aspects of breast cancer". *Lippincotts Primary Care Practice*, v. 2, n. 2, p. 149-59, 1998.

PERSSON, L.; RASMUSSON, M.; HALLBERG, I. R. "Spouses' view during their partners' illness and treatment". *Cancer Nursing*, v. 21, n. 2, p. 97-105, 1998.

PIRL, W. F.; MELLO, J. "Psychological complications of prostate cancer". *Oncology (Williston Park)*, v. 16, n. 11, p. 1448-53, 2002.

PUUKKO, L. M. R. et al. "Sexuality in young women surviving leukemia". *Archives of Disease in Childhood*, v. 76, n. 3, p. 197-202, 1997.

RABINOWITZ, B. "Understanding and intervening in breast cancer's emotional and sexual effects". *Current Women's Health Reports*, v. 2, n. 2, p. 140-7, 2002.

ROWLAND, J. H. et al. "Role of breast reconstructive surgery in physical and emotional outcomes among breast cancer survivors". *Journal of the National Cancer Institute*, v. 92, n. 7, p. 1422-9, 2000.

SAITO, K. et al. "Sperm cryopreservation before cancer chemotherapy helps in the emotional battle against cancer". *Cancer*, v. 104, n. 3, p. 521-4, 2005.

SANDERS, S. et al. "Couples surviving prostate cancer: long-term intimacy needs and concerns following treatment". *Clinical Journal of Oncology Nursing*, v. 10, n. 4, p. 503-8, 2006.

SCHOVER, L. R. "Counselling cancer patients about changes in sexual function". *Oncology*, v. 13, n. 11, p. 1585-91, 1999.

_____. "Sexuality and body image in younger women with breast cancer". *Journal of the National Cancer Institute. Monographs*, n. 16, p. 177-82, 1994.

_____. "Sexuality and fertility after cancer". *Hematology /The Education Program of the American Society of Hematology*, p. 523-27, 2005.

_____. "The impact of breast cancer on sexuality, body image and intimate relationships". *Ca: A Cancer Journal for Clinicians*, v. 41, n. 2, p. 112-20, 1991.

SCOTT, J. L. et al. "United we stand? The effects

of a couple-coping intervention on adjustment to early stage breast cancer or gynecological cancer". *Journal of Consulting and Clinical Psychology*, v. 72, n. 6, p. 1122-35, 2004.

STAERMAN, F. S. *et al*. "Impotence after radical prostatectomy for prostate cancer: results of penile prosthesis implantation: MP-085". *The Journal of Sex Medicine*, v. 3, supl. 5, p. 432, 2006.

SYRJALA, K. L. *et al*. "Late effects of hematopoietic cell transplantation among 10-year adult survivors compared with case-matched controls". *Journal of Clinical Oncology*, v. 23, n. 27, p. 6596-606, 2005.

TABAK, D. "Efeitos tardios do transplante de medula óssea". Abrale: Associação Brasileira de Linfoma e Leucemia, 2006. Disponível em: <http://www.abrale.org.br/apoio_profissional/artigos/efeitos_tardios.php>.

TAL, R.; MULHALL, J. P. "Sexual health issues in men with cancer". *Oncology (Williston Park)*, v. 20, n. 3, p. 294-300, 2006.

THORS C. L. *et al*. "Sexual functioning in breast cancer survivors". *Cancer Control*. v. 8, n. 5, p. 442-8, 2001.

WALDRON, T. "Sexual dysfunction after prostate cancer". *Cure*, v. 1, n. 1, p. 36-8, 2002. Disponível em: <http://www.curetoday.com/backissues/v1n1/departments/dysfunction/index.html>.

TERAPIA ANTIEMÉTICA EM QUIMIOTERAPIA

James Farley Rafael Maciel; Celso Massumoto

Introdução

Entre as complicações associadas ao tratamento oncológico (quimioterapia, radioterapia, imunoterapia), as náuseas e vômitos figuram como as mais freqüentes, apresentando potencial para comprometer a qualidade de vida do paciente. Esses efeitos adversos despontam em inquéritos epidemiológicos como os mais temidos e exercem reflexo negativo no grau de aderência do paciente ao tratamento (Coates et al., 1983). A utilização de regimes de poliquimioterapia e o aumento da intensidade das doses são fatores para o desenvolvimento de náuseas e vômitos graves. Outros fatores de risco apontados são: idade (jovens são mais acometidos), sexo feminino, ocorrência de êmese durante a gravidez, ingestão alcoólica baixa ou ausente e controle inadequado de êmese em ciclos prévios de tratamento (Hainsworth, 2004). Aproximadamente 70% a 80% de todos os pacientes oncológicos recebendo quimioterapia experimentam êmese em graus variados (Morran et al., 1979).

Pesquisas clínicas e básicas desenvolvidas durante os últimos 25 anos agregaram avanços consideráveis ao manejo dessa complicação, com reflexo imediato na qualidade de vida dos doentes e aderência ao tratamento. O crescente conhecimento acerca dos agentes implicados na fisiopatologia desse processo culminou com o desenvolvimento dos antagonistas do receptor da serotonina, no início da década de 1990, e sua utilização para a profilaxia das náuseas e vômitos associados à quimioterapia (NVAQ) (Marty et al., 1990). Entretanto, apesar das melhorias adquiridas com o emprego dessa classe de drogas, principalmente na êmese aguda, muitos pacientes continuam com náuseas e vômitos, sobretudo de ocorrência tardia, reforçando a idéia de ativação de outras vias metabólicas em sua geração. Novos agentes têm sido desenvolvidos na tentativa de atingir melhor controle desses efeitos adversos, entre eles o antagonista do receptor da substância P, o aprepitante. Os modos de ação, indicação e utilização dessas novas drogas e das classes tradicionais de agentes antieméticos, como corticosteróides, antagonistas dopaminérgicos, benzodiazepínicos, neurolépticos e canabinóides, são motivo de revisão neste capítulo.

Fisiopatologia das náuseas e vômitos

Os vômitos resultam da estimulação de uma via reflexa de múltiplas etapas, orquestrada por estruturas na medula oblonga (Saito et al., 2003), em especial a área postrema e a região dorsolateral. Como evento iniciador, há a liberação de serotonina e substância P, respectivamente, por células enterocromafins do trato gastrointestinal e por neurônios sensoriais, em resposta a agentes emetogênicos ou radiação. A ligação desses mediadores a seus receptores específicos desencadeia estímulos aferentes por meio de neurônios viscerais do estômago e dos intestinos, além de terminações vagais, que convergem para a área postrema (AP).

A AP é um órgão circunventricular, localizado na superfície dorsal da medula, suprajacente ao núcleo do trato solitário (NTS). Trata-se de uma estrutura ricamente vascularizada, possuidora de vários tipos de receptores – muscarínicos, serotoninérgicos, dopaminérgicos, histamínicos e da neurocinina –, que carece de uma barreira hematoencefálica completa, o que a torna capaz de formular respostas secundariamente à percepção de mediadores e toxinas em circulação. A AP, portanto, funciona como uma "janela" que medeia a informação vinda de áreas periféricas para o sistema nervoso central, e foi denominada zona do gatilho quimiorreceptor (ZGQ) por Wang e Borison (Hornby, 2001). Essa área emite eferências para os subnúcleos gelatinosos do NTS e neurônios adjacentes.

O NTS e o núcleo motor dorsal do vago, ambos na região dorsolateral da medula oblonga, são conhecidos como o centro do vômito e coordenam a ativação dos sistemas respiratório, gastrointestinal e autonômico associados à êmese. O centro do vômito comporta-se, portanto, como a via efetora, pela qual uma variedade de estímulos aferentes desencadeia náuseas e vômitos.

Adicionalmente, alguns neurônios associados às células enterocromafins enviam aferências diretamente para o NTS e o núcleo motor dorsal do vago, na proximidade do NTS, em um mecanismo independente da mediação pela área postrema (Saito et al., 2003).

Em relação às respostas motoras do trato digestivo associadas à êmese, estas podem ser organizadas em fase de ânsia e fase de expulsão. Durante a fase de ânsia, músculos do diafragma e da parede abdominal simultaneamente se contraem ou relaxam. Durante a fase de expulsão, ocorre uma contração prolongada dos músculos abdominais que é coordenada com a atividade da musculatura intercostal e dos músculos da faringe e laringe. A glote se fecha e há elevação do palato mole. Ocorrem contração retrógrada gigante dos intestinos e relaxamento do fundo gástrico, o qual é um evento prodrômico essencial para a êmese. Aumento da freqüência de pulso e respiração, além de sudorese, ocorrem concomitantemente (Lang, 1990).

Síndromes clínicas

Náuseas e vômitos induzidos por quimioterapia

Náuseas e vômitos induzidos por quimioterapia podem ser classificados em agudos, tardios, antecipatórios, de escape ou refratários (Kris et al., 1985) (Figura 1). Em virtude de serem sintomas comuns entre pacientes com câncer, outras etiologias além da quimioterapia devem ser consideradas, sendo as mais importantes: obstrução intestinal, metástases hepáticas, comprometimento do sistema nervoso central, disfunção vestibular, distúrbios metabólicos (hipercalcemia, hiperglicemia, hiponatremia, uremia) e medicações como os analgésicos opióides.

Êmese aguda: ocorre até 24 horas após a administração dos quimioterápicos. O pico da intensidade geralmente é atingido depois de cinco ou seis horas.

Êmese tardia: desenvolve-se em pacientes após 24 horas do recebimento dos agentes quimioterápicos. Apesar de a intensidade ser usualmente menor que a da síndrome aguda, seu curso pode ser mais protraído, resultando em dificuldades significativas em relação a hidratação, nutrição e condição clínica (*performance status*). Ocorre comumente com o uso de cisplatina, carboplatina, ciclofosfamida e doxorrubicina. No caso da cisplatina, as náuseas e os vômitos alcançam intensidade máxima entre 48 e 72 horas após a quimioterapia e podem durar até seis ou sete dias.

Êmese antecipatória: ocorre antes da dose do próximo ciclo de quimioterapia naqueles pacientes que experimentaram controle insuficiente das náuseas e vômitos em ciclos prévios. Pacientes mais jovens são geralmente mais acometidos em virtude de regimes mais agressivos e por terem globalmente pior controle de êmese que pacientes mais idosos.

Êmese de escape (breakthrough emesis): náuseas e vômitos que ocorrem a despeito de tratamento profilático adequado ou requerem medicação de resgate.

Êmese refratária: náuseas e vômitos que ocorrem durante ciclos de tratamento subseqüentes quando a profilaxia antiemética e/ou o resgate falharam nos ciclos iniciais.

Náuseas e vômitos induzidos por radiação

O surgimento de náuseas e vômitos em pacientes sob tratamento radioterápico relaciona-se com variáveis como sítio irradiado (principalmente abdômen superior e na irradiação corpórea total), dose fracionada diária, dose total, quantidade de tecido irradiado e associação com outras modalidades de tratamento (quimioterapia e imunoterapia). Os esquemas de profilaxia antiemética são

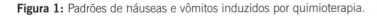

Figura 1: Padrões de náuseas e vômitos induzidos por quimioterapia.

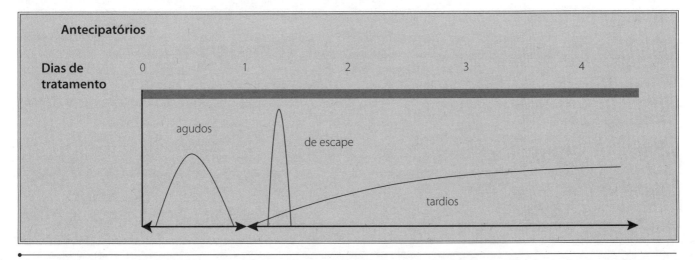

semelhantes aos empregados em pacientes recebendo quimioterapia (Kris *et al.*, 2005).

Potencial emetogênico da quimioterapia

A ocorrência e a intensidade de náuseas e vômitos induzidos pela terapia oncológica associam-se primariamente com o potencial emetogênico de cada agente isolado, a dose empregada e o esquema de administração (para certos agentes, grandes doses intravenosas, em bolo ou administradas em curtos períodos, têm maior potencial emetogênico do que doses pequenas ou fracionadas).

Uma classificação do potencial emetogênico dos agentes quimioterápicos foi proposta por Hesketh *et al.* (1997), que os estratificaram em cinco classes de acordo com a porcentagem de pacientes sem profilaxia antiemética prévia que apresentavam náuseas e vômitos agudos (Quadro 1).

Terapia antiemética

Como princípio geral, é mais fácil prevenir a ocorrência de náuseas e vômitos do que tratá-los, de modo que a terapia antiemética ótima deve ser iniciada antes da primeira dose, sendo mantida pela mesma duração da atividade emetogênica do agente utilizado. Há usualmente

Quadro 1: Potencial emetogênico dos agentes antineoplásicos.

mínimo < 10%	baixo 10-30%	moderado 30-60%	moderado 60-90%	alto > 90%
Alentuzumabe	5-fluorouracil	Amifostina 300-500 mg/m²	Amifostina > 500 mg/m²	Carmustina > 250 mg/m²
Alfa-interferon	Amifostina < 300 mg/m²	Ciclofosfamida < 750 mg/m²	Bussulfano > 4 mg/d	Ciclofosfamida > 1,5 g/m²
Asparaginase	Bexaroteno	Doxorrubicina 20-60 mg/m²	Carboplatina	Cisplatina > 50 mg/m²
Bevacizumabe	Capecitabina	Epirrubicina < 90 mg/m²	Carmustina < 250 mg/m²	Dacarbazina
Bleomicina	Citarabina 100-200 mg/m²	Idarrubicina	Ciclofosfamida 0,75-1,5 g/m²	Estreptozocina
Bortezomibe	Docetaxel	Ifosfamida	Cisplatina < 50 mg/m²	Mecloretamina
Cetuximabe	Doxorrubicina lipossomal	Interleucina-2 > 12-15 MU/m²	Citarabina > 1 g/m²	
Cladribina	Etoposide	Irinotecano	Dactinomicina	
Clorambucil	Gencitabina	Lomustina	Doxorrubicina > 60 mg/m²	
Dexrazoxane	Metotrexate 50-250 mg/m²	Metotrexate 250-1.000 mg/m²	Epirrubicina > 90 mg/m²	
Denileukin diftitox	Mitomicina	Mitoxantrone < 15 mg/m²	Melfalano > 50 mg/m²	
Fludarabina	Paclitaxel	Oxaliplatina > 75 mg/m²	Metotrexate > 1g/m²	
Gefitinibe	Pemetrexede	Trióxido de arsênico	Procarbazina (oral)	
Gentuzumabe	Temozolamida			
Hidroxiuréia	Topotecam			
Melfalano				
Mesilato de imatinibe				
Metotrexate < 50 mg/m²				
Pentostatina				
Rituximabe				
Tioguanina				
Trastuzumabe				
Vimblastina				
Vincristina				

disponibilidade de administração dos agentes antieméticos pelas vias oral, retal, intramuscular e intravenosa. A via oral é tão eficaz quanto as outras vias, sendo, além disso, segura, mais confortável e menos onerosa, devendo ser a preferida para os pacientes que a toleram. Como são vários os mecanismos geradores de NVAQ, a estratégia antiemética ideal deve combinar diferentes agentes, com diferentes mecanismos de ação e comprovada eficácia ao tratar a êmese aguda e tardia. Os principais agentes utilizados no tratamento de NVAQ são descritos em seguida.

Benzamidas substitutas

A metoclopramida, uma das primeiras drogas a demonstrar atividade antiemética em pacientes tratados com altas doses de cisplatina, é o protótipo dessa classe, cujo mecanismo de ação se faz pelo bloqueio do receptor dopaminérgico e, quando em altas doses, também por bloqueio do receptor $5HT_3$ (Koeller et al., 2002). Antes componente fundamental nos esquemas antieméticos, com o advento dos antagonistas do $5HT_3$ passou a ser preterida em relação a estes em virtude de seus efeitos adversos extrapiramidais (reações distônicas agudas, acatisia).

Corticosteróides

O mecanismo de ação dessa classe de drogas na inibição das náuseas e vômitos ainda não é totalmente compreendido, porém possivelmente decorre de modificações na atividade das prostaglandinas no cérebro, de alterações na barreira hematoencefálica e da modulação dos impulsos corticais com destino ao centro do vômito (Hursti et al., 1993), além de um potencial efeito antiinflamatório na mucosa do trato gastrointestinal (Jordan et al., 2007). Os principais agentes utilizados são a dexametasona e a metilprednisolona, não havendo estudos que demonstrem a superioridade de um corticosteróide sobre o outro. Sua atividade antiemética foi validada em vários ensaios clínicos, tanto no manejo das náuseas agudas quanto tardias (Zaglama et al., 1986; Cassileth et al., 1984). Apesar disso, habitualmente não são utilizados como monoterapia em virtude de seu efeito apenas moderado, sendo empregados conjuntamente com outras classes de agentes nos regimes antieméticos convencionais. Os efeitos adversos são dependentes da dose e duração do uso, entretanto são considerados antieméticos seguros. Vardy et al. (2006) observaram que as queixas mais freqüentes relatadas por pacientes em uso de dexametasona para profilaxia de êmese tardia em quimioterapia moderadamente emetogênica foram: insônia (45%), desconforto epigástrico/dispepsia (27%), agitação (27%), aumento do apetite (19%), ganho de peso (16%) e acne (15%), na semana que se seguia à quimioterapia. Cuidado adicional deve ser reservado aos pacientes diabéticos e hipertensos com controle irregular. Os efeitos tardios conhecidos dos corticosteróides não são considerados aqui, visto que na terapia antiemética são empregados em ciclos curtos de tratamento.

Benzodiazepínicos

O lorazepam tem ação antiemética mínima. Apesar disso, tem sido utilizado em esquemas de tratamento de náuseas e vômitos pelos seus efeitos ansiolíticos, sedativos e amnésticos, que o tornam uma opção interessante para o tratamento da êmese antecipatória (Laszlo et al., 1985). Seus principais efeitos adversos são sonolência e, ocasionalmente, confusão mental, amnésia e enurese.

Antagonistas dos receptores da serotonina ($5HT_3$)

Os antagonistas seletivos do receptor $5HT_3$ da serotonina são os agentes antieméticos mais efetivos para o controle da êmese aguda, exercendo seus efeitos pelo bloqueio específico dos receptores $5HT_3$ perifericamente no intestino delgado. Sua superioridade diante da metoclopramida em altas doses (Marty et al., 1990) – a terapia considerada padrão até seu surgimento – e de uma variedade de outros agentes antieméticos foi demonstrada em ensaios clínicos randomizados (Hesketh, 2000). Atualmente estão disponíveis comercialmente cinco substâncias pertencentes a essa classe: ondansetron, granisetron, dolasetron, tropisetron e palonosetron. Elas demonstraram eficácia equivalente no controle de náuseas e vômitos induzidos por quimioterapia, além de semelhante perfil de segurança, com efeitos adversos infreqüentes e discretos (Hesketh, 2000) (cefaléia é a queixa mais freqüente, mas observada em apenas 20-30% dos pacientes). Apesar de essa classe de agentes ser a mais efetiva no tratamento da êmese aguda quando em monoterapia, a adição de corticosteróides aumenta significativamente a eficácia no controle das náuseas e vômitos, como demonstram alguns estudos (Peterson et al., 1996; Latreille et al., 1998; Goedhals et al., 1998; The Italian Group for Antiemetic Research, 2000). A eficiência dessa classe no controle da êmese tardia é menor do que no manejo da síndrome aguda, com exceção do palonosetron, que demonstrou benefício nas duas situações (Eisenberg et al., 2003).

Antagonista do receptor da neurocinina-1

O aprepitante é o protótipo de uma nova classe de agentes para o tratamento de náuseas e vômitos: os antagonistas dos receptores da neurocinina-1 (NK-1). Ele age bloqueando a ligação da substância P a receptores de taquicininas contidos em fibras aferentes vagais que inervam a área postrema e o núcleo do trato solitário no tronco cerebral, proporcionando um mecanismo complementar para o controle da êmese induzida por quimioterapia (Dando e Perry, 2004).

Ensaios pré-clínicos de antagonistas NK-1 sugeriam fortemente a possibilidade de atividade desses agentes na êmese aguda induzida pela cisplatina (de Wit, 2003). Ensaios clínicos posteriores validaram o benefício do aprepitante nessa situação clínica e em esquemas de tratamento não baseados em cisplatina (Gralla et al., 2005; Poli-Bigelli et al., 2003; Herrstedt et al., 2005; Warr et al., 2005a e 2005b). Em estudo clínico de fase 3, com 866 pacientes, conduzido por Warr et al., a adição de aprepitante ao regime de profilaxia antiemética padrão (ondansetron e dexametasona) para a prevenção de êmese aguda em pacientes recebendo quimioterapia moderadamente emetogênica, não baseada em cisplatina, demonstrou benefício em relação ao tratamento convencional isoladamente (resposta completa: 75,7% *versus* 69%; p = 0,034), com reflexos também no controle da êmese tardia, porém em menor magnitude (resposta completa: 55,4% *versus* 49,1%; p = 0,064) (Warr et al., 2004). Análises do efeito do aprepitante no controle da êmese em regimes baseados em altas doses de cisplatina também demonstram benefício da combinação dessa droga com os antagonistas 5HT3 e corticosteróides (68% de resposta completa contra 48% do grupo que não utilizava aprepitante; p < 0,001), como observaram Gralla et al. (2004) em avaliação combinada de dois ensaios clínicos de fase 3. Naqueles pacientes em que a terapia oncológica incluía outro agente de alto potencial emetogênico (doxorrubicina ou ciclofosfamida), o regime com aprepitante apresentou diferença significativa (59% *versus* 26%; p < 0,001) diante da terapia padrão. Após avaliações individuais do controle das êmeses aguda e tardia, essa droga mostrou ser superior em ambos os contextos. Metanálise recente, abrangendo sete ensaios clínicos randomizados com 1.568 pacientes avaliáveis recebendo quimioterapia altamente emetogênica com alta dose de cisplatina, não demonstrou benefício do aprepitante, usado isoladamente ou associado à terapia antiemética padrão, no controle da êmese aguda (p = 0,33), porém houve melhora estatisticamente significante (p < 0,001) no controle da êmese tardia (Tremont-Lukats et al., 2004).

O aprepitante é simultaneamente um substrato, indutor moderado e inibidor moderado do citocromo P450, isoenzima 3A4 (CYP3A4). Ele também é indutor da isoenzima CYP2C9. Os seguintes agentes não devem ser usados concomitantemente, sob risco de elevação de sua concentração sérica e conseqüente aumento do índice de efeitos adversos importantes: pimozida, astemizol, cisaprida e terfenadina. O aprepitante mostrou também interagir com diversos outros fármacos não quimioterápicos, entre eles a varfarina, a dexametasona, a metilprednisolona e contraceptivos orais (Shadle et al., 2004).

A dose utilizada nos diversos estudos clínicos de fase 3 é de 125 mg, a qual demonstrou o melhor perfil de risco-benefício em um estudo clínico randomizado que avaliou doses pré-quimioterapia na faixa de 40 a 375 mg para profilaxia de êmese aguda em regimes baseados em cisplatina (Chawla et al., 2003). As doses subseqüentes foram de 80 mg no segundo e terceiro dias.

Os principais efeitos adversos do aprepitante, com intensidade de leve a moderada descrita nos ensaios clínicos de fase 3, foram: soluços, astenia/fadiga, elevação de ALT, constipação, cefaléia e anorexia.

A dose do aprepitante não precisa ser ajustada em insuficiência renal (inclusive terminal), insuficiência hepática de leve a moderada (não existem dados disponíveis sobre o uso em pacientes com insuficiência hepática grave) ou em pacientes idosos.

O surgimento do aprepitante, uma droga que beneficia o manejo da êmese associada à quimioterapia (alta e moderadamente emetogênica, baseada ou não em cisplatina) e com perfil de segurança interessante, vem incrementar o arsenal terapêutico atualmente disponível, tornando-o mais eficaz em especial no controle da êmese tardia, o que o converte em agente de primeira linha nessa situação, com os antagonistas $5HT_3$ e corticosteróides (Kris et al., 2005; National Comprehensive Cancer Network, 2005).

Referências bibliográficas

CASSILETH, P. A.; LUSK, E. J.; TORRI, S.; GERSON, S. L. "Antiemetic efficacy of high-dose dexamethasone in induction therapy in acute nonlymphocytic leukemia". *Annals of Internal Medicine*, v. 100, n. 5, p. 701-2, 1984.

CHAWLA, S. P.; GRUNBERG, S. M.; GRALLA, R. J. et al. "Establishing the dose of the oral NK1 antagonist aprepitant for the prevention of chemotherapy-induced nausea and vomiting". *Cancer*, v. 97, n. 9, p. 2290-300, 2003.

COATES, A.; ABRAHAM, S.; KAYE, S. B. et al. "On the receiving end – patient perception of the side-effects of cancer chemotherapy". *European Journal of Cancer & Clinical Oncology*, v. 19, n. 2, p. 203-8, 1983.

DANDO, T. M.; PERRY, C. M. "Aprepitant: a review of its use in the prevention of chemotherapy-induced nausea and vomiting". *Drugs*, v. 64, n. 7, p. 777-94, 2004.

DE WIT, R. "Current position of 5HT3 antagonists and the additional value of NK1 antagonists; a new class of antiemetics". *British Journal of Cancer*, v. 88, n. 12, p. 1823-7, 2003.

EISENBERG, P.; FIGUEROA-VADILLO, J.; ZAMORA, R. et al. "Improved prevention of moderately emetogenic chemotherapy-induced nausea and vomiting with palonosetron, a pharmacologically novel 5-HT3 receptor antagonist: results of a phase III, single-dose trial versus dolasetron". *Cancer*, v. 98, n. 11, p. 2473-82, 2003.

GOEDHALS, L.; HERON, J. F.; KLEISBAUER, J. P. et al. "Control of delayed nausea and vomiting with granisetron plus dexamethasone or dexamethasone alone in patients receiving highly emetogenic chemotherapy: a double-blind, placebo-controlled, comparative study". *Annals of Oncology*, v. 9, n. 6, p. 661-6, 1998.

GRALLA, R. J.; WARR, D. G.; CARIDES, A. D. et al. "Effect of aprepitant on antiemetic protection in patients receiving moderately emetogenic chemotherapy plus high-dose cisplatin: analysis of combined data from 2 phase III randomized clinical trials". *Journal of Clinical Oncology*, v. 22, n. 14S, p. 8137, 2004.

GRALLA, R. J.; DE WIT, R.; HERRSTEDT, J. et al. "Antiemetic efficacy of the neurokinin-1 antagonist, aprepitant, plus a 5HT3 antagonist and a corticosteroid in patients receiving anthracyclines or cyclophosphamide in addition to high-dose cisplatin: analysis of combined data from two phase III randomized clinical trials". *Cancer*, v. 104, n. 4, p. 864-8, 2005.

HAINSWORTH, J. D. "Nausea and vomiting". In: ABELOFF, M. D. et al. (eds.). *Clinical oncology*. 3. ed. Filadélfia: Elsevier Churchill Livingstone, 2004, p. 759-74.

HERRSTEDT, J.; MUSS, H. B.; WARR, D. G. et al. "Efficacy and tolerability of aprepitant for the prevention of chemotherapy-induced nausea and emesis over multiple cycles of moderately emetogenic chemotherapy". *Cancer*, v. 104, n. 7, p. 1548-55, 2005.

HESKETH, P. J. "Comparative review of 5-HT3 receptor antagonists in the treatment of acute chemotherapy-induced nausea and vomiting". *Cancer Investigation*, v. 18, n. 2, p. 163-73, 2000.

HESKETH, P. J.; KRIS, M. G.; GRUNBERG, S. M. et al. "Proposal for classifying the acute emetogenicity of cancer chemotherapy". *Journal of Clinical Oncology*, v. 15, n. 1, p. 103-9, 1997.

HORNBY, P. J. "Central neurocircuitry associated with emesis". *The American Journal of Medicine*, v. 111, supl. 8A, p. 106-12S, 2001.

HURSTI, T. J.; FREDRIKSON, M.; STEINECK, G. et al. "Endogenous cortisol exerts antiemetic effect similar to that of exogenous corticosteroids". *British Journal of Cancer*, v. 68, n. 1, p. 112-4, 1993.

JORDAN, K.; SCHMOLL, H. J.; AAPRO, M. S. "Comparative activity of antiemetic drugs". *Critical Reviews in Oncology/Hematology*, v. 61, n. 2, p. 162-75, 2007.

KOELLER, J. M.; AAPRO, M. S.; GRALLA, R. J. et al. "Antiemetic guidelines: creating a more practical treatment approach". *Supportive Care in Cancer*, v. 10, n. 7, p. 519-22, 2002.

KRIS, M. G.; GRALLA, R. J.; CLARK, R. A. et al. "Incidence, course, and severity of delayed nausea and vomiting following the administration of high-dose cisplatin". *Journal of Clinical Oncology*, v. 3, n. 10, p. 1379-84, 1985.

KRIS, M. G.; HESKETH, P. J.; HERRSTEDT, J. et al. "Consensus proposals for the prevention of acute and delayed vomiting and nausea following high-emetic-risk chemotherapy". *Supportive Care in Cancer*, v. 13, n. 2, p. 85-96, 2005.

LANG, I. M. "Digestive tract motor correlates of vomiting and nausea". *Canadian Journal of Physiology and Pharmacology*, v. 68, n. 2, p. 242-53, 1990.

LASZLO, J.; CLARK, R. A.; HANSON, D. C. et al. "Lorazepam in cancer patients treated with cisplatin: a drug having antiemetic, amnesic, and anxiolytic effects". *Journal of Clinical Oncology*, v. 3, n. 6, p. 864-9, 1985.

LATREILLE, J.; PATER, J.; JOHNSTON, D. et al. "Use of dexamethasone and granisetron in the control of delayed emesis for patients who receive highly emetogenic chemotherapy. National Cancer Institute of Canada Clinical Trials Group". *Journal of Clinical Oncology*, v. 16, n. 3, p. 1174-8, 1998.

MARTY, M.; POUILLART, P.; SCHOLL, S. et al. "Comparison of the 5-hydroxytryptamine3 (serotonin) antagonist ondansetron (GR 38032F) with high-dose metoclopramide in the control of cisplatin-induced emesis". *The New England Journal of Medicine*, v. 322, n. 12, p. 816-21, 1990.

MORRAN, C.; SMITH, D. C.; ANDERSON, D. A.; MCARDLE, C. S. "Incidence of nausea and vomiting with cytotoxic chemotherapy: a prospective randomized trial of antiemetics". *British Medical Journal*, v. 1, n. 6174, p. 1323-4, 1979.

NATIONAL COMPREHENSIVE CANCER NETWORK. "NCCN practice guidelines in oncology". *Antiemesis*, v. 1, 2005.

PETERSON, C.; HURSTI, T. J.; BÖRJESON, S. et al. "Single high-dose dexamethasone improves the effect of ondansetron on acute chemotherapy-induced nausea and vomiting but impairs the control of delayed symptoms". *Supportive Care in Cancer*, v. 4, n. 6, p. 440-6, 1996.

POLI-BIGELLI, S.; RODRIGUES-PEREIRA, J.; CARIDES, A. D. et al. "Addition of the neurokinin 1 receptor antagonist aprepitant to standard antiemetic therapy improves control of chemotherapy-induced nausea and vomiting. Results from a randomized, double-blind, placebo-controlled trial in Latin America". *Cancer*, v. 97, n. 12, p. 3090-8, 2003.

SAITO, R.; TAKANO, Y.; KAMIYA, H. O. "Roles of substance P and NK(1) receptor in the brainstem in the development of emesis". *Journal of Pharmacological Sciences*, v. 91, n. 2, p. 87-94, 2003.

SHADLE, C. R.; LEE, Y.; MAJUMDAR, A. K. et al. "Evaluation of potential inductive effects of aprepitant on cytochrome P450 3A4 and 2C9 activity". *Journal of Clinical Pharmacology*, v. 44, n. 3, p. 215-23, 2004.

THE ITALIAN GROUP FOR ANTIEMETIC RESEARCH. "Dexamethasone alone or in combination with ondansetron for the prevention of delayed nausea and vomiting induced by chemotherapy". *The New England Journal of Medicine*, v. 342, n.21, p. 1554-9, 2000.

TREMONT-LUKATS, I. W.; GONZÁLEZ-BARBOTEO, J.; BRUERA, E.; BRESCIA, F. J. "Meta-analysis of neurokinin-1 receptor antagonists (NK-1 RA) for chemotherapy-induced nausea and vomiting (CINV)". *Journal of Clinical Oncology*, v. 22, n. 14S, p. 8047, 2004.

VARDY, J.; CHIEW, K. S.; GALICA, J.; POND, G. R.; TANNOCK, I. F. "Side effects associated with the use of dexamethasone for prophylaxis of delayed emesis after moderately emetogenic chemotherapy". *British Journal of Cancer*, v. 94, n. 7, p. 1011-5, 2006.

WARR, D. G.; EISENBERG, P.; HESKETH, R. J. *et al.* "Effect of aprepitant for the prevention of nausea and vomiting after one cycle of moderately emetogenic chemotherapy: a randomized double-blind trial in 866 patients". *Journal of Clinical Oncology*, v. 22, n. 14S, p. 8007, 2004.

WARR, D. G. *et al.* "Efficacy and tolerability of aprepitant for the prevention of chemotherapy-induced nausea and vomiting in patients with breast cancer after moderately emetogenic chemotherapy". *Journal of Clinical Oncology*, v. 23, n. 12, p. 2822-30, 2005a.

_____. "The oral NK(1) antagonist aprepitant for the prevention of acute and delayed chemotherapy-induced nausea and vomiting: pooled data from 2 randomized, double-blind, placebo controlled trials". *European Journal of Cancer*, v. 41, n. 9, p. 1278-85, 2005b.

ZAGLAMA, N. E.; ROSENBLUM, S. L.; SARTIANO, G. P. *et al.* "Single, high-dose intravenous dexamethasone as an antiemetic in cancer chemotherapy". *Oncology*, v. 43, n. 1, p. 27-32, 1986.

COMPLICAÇÕES ORAIS DO TRATAMENTO ONCOLÓGICO

Marcos Martins Curi

A oncologia é uma das especialidades médicas em que o conceito de multidisciplinaridade se faz necessário para o correto diagnóstico, tratamento e a reabilitação dos pacientes. O profissional de odontologia deve estar presente nas equipes terapêuticas, atuando em todos os momentos e nas diferentes áreas da oncologia.

Odontologia e cirurgia oncológica

A cirurgia é uma das principais modalidades de tratamento oncológico em que o cirurgião-dentista apresenta um papel significativo nas diversas fases cirúrgicas.

Avaliação odontológica prévia à cirurgia

Essa avaliação visa principalmente detectar quadros de infecção bucal, como dentes em mau estado de conservação, cáries extensas, raízes residuais, doenças periodontais, além de verificar os cuidados de higiene oral. Essas condições podem levar a complicações, tanto de ordem local como geral, nos pacientes submetidos a intervenções cirúrgicas extensas, não só na região da cabeça e do pescoço, como também em outras áreas, como, pulmão, estômago etc. Essa situação é facilmente ilustrada nos casos de pacientes portadores de tumores de boca, submetidos a reconstruções extensas com enxertos e retalhos próximos a dentes em mau estado de conservação, que podem comprometer todo o sucesso da terapêutica operatória. Outro exemplo são os pacientes que desenvolvem complicações infecciosas pulmonares originárias de aspiração a partir de focos infecciosos bucais.

De forma resumida, a conduta odontológica nesse momento de avaliação visa à eliminação dos dentes em péssimo estado de conservação, devendo os demais dentes receber tratamento intensivo, prevenindo e minimizando as complicações posteriores. Pacientes com dentes bem conservados e má higiene oral devem ser instruídos e orientados sobre técnicas de escovação e submetidos a uma profilaxia dentária.

Conduta odontológica durante as cirurgias

Esse é outro momento de atuação do cirurgião-dentista com as equipes cirúrgicas de cabeça e pescoço, com o objetivo de auxiliar o planejamento da ressecção do tumor e das estruturas bucais envolvidas, visando à futura reabilitação protética dos pacientes. A presença do cirurgião-dentista nas cirurgias de cabeça e pescoço é imprescindível em situações em que há a necessidade de instalação de próteses imediatas, fixações e bloqueios intermaxilares, além de extrações dentárias múltiplas, que muitas vezes são fundamentais para a realização adequada de técnicas cirúrgicas oncológicas.

Reabilitação bucomaxilofacial após cirurgias oncológicas

Atualmente na oncologia, não basta apenas curar o paciente, é preciso reabilitá-lo para uma qualidade de vida satisfatória. A cirurgia de cabeça e pescoço pode resultar em extensas deformidades bucais e faciais, comprometendo os aspectos funcionais e estéticos do paciente. Hoje, a odontologia dispõe de grande variedade de técnicas de reabilitação que incluem próteses convencionais e obturadoras. Note-se que, nas últimas décadas, houve grande avanço no que diz respeito a próteses suportadas por implantes osseointegrados. Todos esses recursos são amplamente empregados nesses pacientes, visando à reabilitação tanto estética como funcional.

Odontologia e radioterapia

A radioterapia é uma modalidade de tratamento largamente empregada em neoplasias de cabeça e pescoço, que pode apresentar muitos efeitos colaterais na boca. Nas últimas décadas, houve grandes progressos na tecnologia dos aparelhos de radioterapia (radioterapia modulada) e também nas técnicas aplicadas no tratamento de neoplasias dessa região, o que tem diminuído sensivelmente a incidência das complicações orais. Apesar desse contexto, o cirurgião-dentista ainda tem papel fundamental no diagnóstico, na prevenção e no tratamento dessas complicações bucais. Os efeitos na boca são causados por danos diretos sobre os tecidos locais provenientes tanto da cirurgia como da radioterapia. Entre as alterações mais freqüentemente observadas podemos citar: xerostomia, mucosite, alterações de paladar, trismo muscular, cárie de radiação, alterações na odontogênese e distúrbios de crescimento ósseo. Todas essas complicações podem ser evitadas ou pelo menos minimizadas por meio da avaliação odontológica prévia à radioterapia.

Mucosite

Como o próprio nome diz, é uma complicação oral de origem inflamatória, decorrente da ação direta da radiação sobre as células epiteliais da mucosa oral, alterando e diminuindo a replicação celular e, conseqüentemente, o recobrimento normal das estruturas bucais. Essa afecção pode ter ampla variação de intensidade, apresentando desde um simples desconforto local até condições graves de disfagia, impossibilidade de fala e alimentação. Outro aspecto importante em pacientes com mucosite é a maior dificuldade de realizar higiene oral satisfatória, o que favorece o aparecimento de infecções oportunistas (bacterianas, virais ou fúngicas), propiciando um ambiente bastante favorável para a evolução de quadros de bacteriemia e sepse.

A mucosite oral geralmente aparece durante a primeira semana de tratamento radioterápico, com regressão total entre dez e quinze dias após o fim da radioterapia. O cirurgião-dentista pode prevenir e minimizar a incidência da mucosite oral por meio de um atendimento odontológico prévio à radioterapia, no qual é feita uma adequação da boca, que consiste na eliminação de focos de infecção e agentes irritantes locais e na orientação quanto a cuidados específicos de higiene bucal. O tratamento da mucosite oral é bastante desafiador e visa principalmente ao alívio dos sintomas do paciente (uso de analgésicos, antiinflamatórios e anestésicos) e ao estímulo da cicatrização das lesões ulceradas (laserterapia).

Xerostomia

Essa complicação oral é bastante freqüente e afeta significativamente a qualidade de vida dos pacientes irradiados na região da cabeça e do pescoço, já que essa alteração é permanente e irreversível. A xerostomia é caracterizada pela secura da boca devido à falta de produção da saliva pelas glândulas salivares maiores. Além da quantidade de saliva diminuída, a radiação também provoca alterações na sua qualidade, como diminuição da capacidade tampão da saliva, função muito importante na remineralização do esmalte em cáries incipientes. A falta de lubrificação dos tecidos bucais também dificulta funções básicas como a fala, alimentação e deglutição. A associação bastante comum de xerostomia e mucosite leva a uma condição extremamente dolorosa, sendo muitas vezes necessário interromper o tratamento radioterápico para proporcionar um intervalo de recuperação dos tecidos bucais.

Como foi dito anteriormente, diante dos avanços das tecnologias empregadas na radioterapia, atualmente é possível minimizar o aparecimento da xerostomia com o uso da radioterapia modulada, que tem como objetivo irradiar o tumor em altas doses e preservar os tecidos sadios e suas funções (glândulas salivares, por exemplo). Outra alternativa de prevenção da xerostomia é o uso diário e prévio às sessões de radioterapia de um medicamento citoprotetor (amifostina), que protege as células acinares das glândulas salivares contra o efeito radioterápico. Apesar de todas essas possibilidades de prevenção, nem todos os centros oncológicos e radioterápicos dispõem desses recursos, o que dificulta a aplicação em pacientes menos favorecidos. A xerostomia é tratada com o uso de substitutos de saliva ou saliva artificial, que proporcionam lubrificação dos tecidos e podem ser encontrados em gel ou *spray*. No entanto, alguns pacientes não se habituam com esses produtos e preferem carregar constantemente uma garrafa de água.

Cárie de radiação

Essa complicação oral ocorre tardiamente, ou seja, aparece meses ou anos após o fim da radioterapia, em razão de alterações físicas e químicas nos dentes irradiados, e resulta em dentes friáveis e quebradiços. Em geral, o esmalte dentário perde as propriedades químicas que mantêm seus prismas de esmalte unidos, tornando os dentes friáveis; a dentina também perde sua capacidade de formação de dentina reacional diante de processos cariosos, o que deixa os dentes extremamente dolorosos e sensíveis; a polpa transforma-se em um tecido pouco celularizado e hipóxico. Esses fatos, aliados às alterações de saliva e alimentares (pacientes irradiados mudam sua dieta em razão da falta de saliva e passam a alimentar-se com comidas mais pastosas e industrializadas, sendo muitas vezes mais cariogênicas), proporcionam o aparecimento da cárie de radiação, um processo carioso muito rápido e agressivo. Clinicamente, a cárie de radiação caracteriza-se por um processo rampante, com início no colo do dente e possível resultado final desastroso, com a destruição total das coroas, fenômeno conhecido por "amputação das coroas dentárias". A reabilitação dentária dos pacientes com essa complicação é extremamente complexa, em razão da contra-indicação de exodontias nesses pacientes (pela possibilidade de desencadear a osteorradionecrose), sendo necessários um tratamento odontológico conservador – com o intuito de preservar as raízes dentárias – e a realização de próteses fixas ou removíveis sobre essas raízes. A prevenção da cárie de radiação deve ser o objetivo principal em todos os pacientes submetidos à radioterapia na região da cabeça e do pescoço. Esse programa de prevenção consiste na mesma avaliação odontológica prévia à radioterapia e, na seqüência, na implantação de uma conduta odontológica rigorosa, com base nas condições dentárias, no prognóstico oncológico, nas condições socioeconômicas e na motivação do paciente.

Osteorradionecrose

Essa é a complicação oral mais grave advinda do tratamento radioterápico de tumores de cabeça e pescoço. A seguir descreveremos seus aspectos clínicos, seus fatores de risco, sua prevenção e seu tratamento.

Definição e aspectos clínicos

O termo *osteorradionecrose* tem sido discutido por vários autores nas últimas décadas. Todos concordam que a melhor definição de osteorradionecrose é: uma seqüela advinda da radioterapia, caracterizada pela perda da mucosa de revestimento ou do tecido cutâneo da boca, com conseqüente exposição do tecido ósseo necrótico por determinado período. No entanto, existe grande discordância entre os autores sobre o período mínimo necessário de exposição óssea para que se confirme o diagnóstico, variando esse tempo de três a seis meses. Essa exposição óssea é geralmente acompanhada de outros sinais e sintomas clínicos, como fístulas orais e/ou cutâneas, trismos musculares, drenagem de secreção purulenta, algia, desconforto e dificuldades mastigatórias. O diagnóstico de osteorradionecrose é baseado na história médica do paciente associada com os aspectos clínico e radiográfico, mas às vezes pode ser difícil pelo fato de nenhum desses sinais e sintomas ser patognomônico, sendo necessária a diferenciação, principalmente, de recorrências tumorais e processos infecciosos (por exemplo, a actinomicose).

A osteorradionecrose pode apresentar diferentes comportamentos clínicos, variando de pequenas exposições de tecido ósseo, que não geram sintomas e desconfortos ao paciente, a processos agressivos e agudos, que evoluem rapidamente para fraturas patológicas do osso afetado.

Incidência e patogênese

Apesar dos avanços tecnológicos em aparelhos de radioterapia e da melhoria das técnicas cirúrgicas, a incidência de osteorradionecrose não tem diminuído nas últimas décadas. Dependendo da instituição analisada, essa incidência tem variado de 1% a 40%. Ela é dependente, portanto, de vários fatores, incluindo programas de prevenção que visam eliminar os riscos de desencadeamento dessa complicação.

Até meados da década de 1980, a osteorradionecrose era caracterizada por uma tríade de radiação, trauma e infecção, sendo enfatizado, de maneira errônea e excessiva, o papel de agentes microbianos em sua patogênese. A partir da definição proposta por Robert Marx em 1983, a patogênese da osteorradionecrose foi considerada uma conseqüência da radiação, com formação de um tecido hipovascular-hipocelular-hipóxico seguida de rompimento da barreira da mucosa bucal (de maneira espontânea ou traumática), resultando em um processo não cicatrizante. Essa definição modificou de maneira acentuada seu tratamento e sua prevenção.

O reconhecimento das injúrias da radiação sobre os tecidos é de fundamental importância para a prevenção e o tratamento da osteorradionecrose. Mesmo sabendo que as células dos tecidos variam amplamente em relação à sensibilidade à radiação, também é verdadeiro que todos esses tecidos sofrem algum grau de injúria. A variação de sensibilidade entre as células dos tecidos resulta em diferentes proporções de células imediata ou tardiamente mortas pela radiação, com outras sobrevivendo aos seus efeitos, porém perdendo a capacidade de replicação. Quando não há reparação e/ou substituição, o tecido irradiado evolui de maneira progressiva e inevitável para um ambiente hipovascularizado e hipocelularizado, sendo o grau dessas injúrias ao tecido irradiado basicamente dependente das doses total e diária de radiação e proporcional a elas. Quanto maiores forem as doses, maiores serão os efeitos sobre os tecidos e mais refratário ao tratamento conservador será o quadro, e vice-versa. Entre os efeitos deletérios aos tecidos podemos destacar alguns que ocorrem durante ou imediatamente após a radioterapia, por exemplo a hiperemia, a morte celular e outros efeitos tardios que ocorrem meses ou anos após o fim da radioterapia, como fibrose, hipovascularização, trombose e hipocelularidade.

Os pacientes afetados pela osteorradionecrose em geral são do sexo masculino e estão acima dos 40 anos de idade, obedecendo ao perfil de pacientes portadores de tumores de cabeça e pescoço. O sítio anatômico mais acometido é a mandíbula, pelo fato de apresentar estrutura óssea mais compacta e densa e menor fluxo sangüíneo em relação à maxila. Radiograficamente, a osteorradionecrose apresenta uma imagem radiolúcida pouco definida e sem margens escleróticas, mas freqüentemente se observam imagens radiopacas quando há a formação de seqüestros ósseos.

Fatores de risco

A osteorradionecrose é um processo que pode ocorrer espontaneamente ou ser desencadeado por um trauma.

Em geral, as espontâneas estão relacionadas com a dose total e/ou diária recebida pelos tecidos irradiados, sendo raramente observadas em casos irradiados com doses totais inferiores a 50 Gy e com mais freqüência identificadas em casos em que as doses superam 65 Gy. Nesses casos, a osteorradionecrose inicia-se no interior do tecido ósseo, com o posterior rompimento da mucosa da boca, sendo o primeiro sinal a identificação de imagens radiolúcidas e pouco definidas em exames radiográficos de controle pós-operatório.

Os tipos de aparelho e o modo com que são empregados nos tratamentos radioterápicos dos tumores de cabeça e pescoço têm sido relacionados com o desencadeamento da osteorradionecrose. A associação da teleterapia com a braquiterapia tem sido apontada como um importante fator de risco desse desencadeamento.

A osteorradionecrose induzida por trauma representa aproximadamente 90% dos casos. Vários fatores têm sido reportados na literatura como de risco, entre eles: sítio anatômico do tumor primário, estádio clínico do tumor, tratamento cirúrgico, dose e tipos de radiação, condições bucais e tempo entre o fim da radioterapia e o aparecimento do processo. Em relação ao sítio anatômico do tumor primário, neoplasias localizadas na cavidade bucal apresentaram maior risco de desenvolver osteorradionecrose que outras neoplasias de outras localidades anatômicas, provavelmente pelo fato de os tratamentos cirúrgicos dos tumores de boca consistirem em osteotomias e/ou ostectomias necessárias para a ressecção tumoral, representando um trauma maior para o tecido ósseo. Outro fator analisado foi o estadiamento do tumor primário; os tumores inferiores a T4 não influenciaram no aparecimento de osteorradionecrose, porém, em neoplasias que invadiram o tecido ósseo subjacente, houve aumento acentuado do risco de desencadeamento do processo. As razões identificadas para esse risco maior estão relacionadas a tumores irressecáveis submetidos à radioterapia, evoluindo para necrose tumoral, e cirurgias agressivas com tempo insuficiente de cicatrização da ferida cirúrgica previamente ao início da radioterapia. Outra informação interessante encontrada nesse estudo foi o risco aumentado de desenvolver osteorradionecrose em pacientes N0, ou seja, com ausência de linfonodos cervicais no momento do diagnóstico. A razão para tal fato é que esses pacientes apresentaram melhores taxas de cura e sobrevida e por isso foram mais suscetíveis a desenvolver o problema ao longo dos anos, graças à exposição aos fatores de risco de origem bucodentária.

Existe muita discussão quanto ao risco de desenvolvimento de osteorradionecrose em relação ao tempo decorrido após o fim da radioterapia. As injúrias aos tecidos provocadas pela radiação parecem ser progressivas ao longo dos anos, e de intensidade cada vez mais severa. Em nosso estudo identificamos dois picos de incidência de osteorradionecrose induzida por trauma, mas em média o período de aparecimento foi de dezoito meses após o fim da radioterapia (com variação de três meses a quinze anos). O primeiro pico de incidência ocorreu durante o primeiro ano e o segundo pico entre o segundo e o quinto ano após a radioterapia. Nesse contexto, uma informação interessante pode ser identificada no que diz respeito aos traumas desencadeadores de osteorradionecrose nos diferentes picos de incidência: as cirurgias oncológicas são responsáveis por 50% dos fatores desencadeantes no primeiro pico, ou seja, durante o primeiro ano após a radioterapia, devido à necessidade de intervenções cirúrgicas para controle de recorrências tumorais; no entanto, após o crítico período de possibilidade de recidivas tumorais, os fatores mais comuns de desencadeamento de osteorradionecrose são de origem bucodentária e representam 60% dos casos durante o segundo pico de incidência. Aparentemente, há um descuido dos profissionais em períodos mais tardios, quando os pacientes procuram tratamentos reabilitadores com o intuito de melhorar sua qualidade de vida e são submetidos a procedimentos cirúrgicos odontológicos, como exodontias, cirurgias periodontais etc.

Tratamento

O tratamento da osteorradionecrose não pode ser estabelecido por um protocolo rígido para todos os casos; cada caso deve ser avaliado individualmente. Hoje não existe um protocolo aceito por todas as instituições. No contexto exposto, devemos estar cientes da patogênese da osteorradionecrose a fim de empregar o tratamento melhor e menos custoso, tanto para o paciente como para o profissional. Ao relembrarmos que até meados da década de 1980 a osteorradionecrose foi considerada um problema principalmente infeccioso, verificamos que o tratamento consistia basicamente na tentativa de identificação e eliminação dos agentes que infectavam as feridas após o rompimento da barreira protetora da mucosa. O termo *osteorradiomielite*, empregado amplamente nessa época, baseava-se no princípio da infecção do tecido ósseo irradiado exposto ao meio bucal contaminado. Nesse período, o tratamento caracterizava-se pela limpeza e debridamento da ferida com soluções antimicrobianas e instrumentos cortantes, respectivamente. A utilização de antibióticos por longos períodos e em altas dosagens era freqüente. Os procedimentos cirúrgicos utilizados eram de pequeno porte e somente empregados em casos em que fosse identificada a formação de seqüestros ósseos. O uso de analgésicos e antiinflamatórios era reservado aos momentos de agudização do processo para o controle da dor e dos sinais flogísticos.

Com o melhor conhecimento da patogênese da osteorradionecrose e o advento da oxigenação hiperbárica, o tratamento tem visado principalmente melhorar as condições de hipóxia local pela revascularização dos tecidos irradiados e sua associação com intervenções cirúrgicas. A terapia com oxigênio sob alta pressão atmosférica tem sido empregada por muitos anos nas mais variadas áreas médicas. O efeito alcançado por essas altas pressões sobre o organismo humano é essencialmente mecânico e se relaciona à ação de massas de gases. Além dessa ação mecânica, obtém-se uma série de efeitos biológicos que são de grande utilidade para o tratamento de muitas patologias, em especial relacionadas à isquemia, hipóxia e infecção. Esses efeitos fisiológicos são causados pela hiperoxigenação do tecido, que sofre um incremento de 20% a 30% do conteúdo de oxigênio no sangue durante a aplicação em pessoas normais e de até 75% em pacientes com anemia. Os efeitos conhecidos provocados pela oxigenação hiperbárica são: neovascularização, angiogênese, aumento da atividade celular, bactericida e/ou bacteriostática, aumento da colagenase etc.

Uma série de patologias pode ser tratada de forma exclusiva ou combinada com oxigenação hiperbárica (HBO). A osteorradionecrose é apenas uma delas, e o emprego da HBO combinada com cirurgia tem sido uma modalidade terapêutica amplamente utilizada por várias instituições. Atualmente, parece consensual que a osteorradionecrose deva ser manipulada inicialmente de maneira conservadora, por meio de debridamento e limpeza da ferida cirúrgica com soluções antimicrobianas, antibioticoterapia e cirurgias de pequeno porte (seqüestrectomia). Em casos refratários ao tratamento conservador, deve-se indicar a terapia de oxigenação hiperbárica associada com cirurgia. Existem vários protocolos de tratamento com HBO que basicamente consistem em trinta sessões diárias de oxigênio a 100%, com pressão de duas atmosferas, de noventa minutos cada uma, quando essa terapêutica é realizada de maneira exclusiva. Esse protocolo pode ser intercalado por procedimento cirúrgico, realizando-se vinte sessões pré-operatórias e dez sessões pós-operatórias. O tratamento com oxigênio puro pode ser realizado com o uso de uma máscara ajustada ao paciente, colocado no interior de uma câmara pressurizada com ar conhecida como câmara *multiplace* (vários lugares). Esse método de aplicação da terapia tem a vantagem de realizar o tratamento em vários pacientes de maneira simultânea, mas necessita do acompanhamento de um membro da equipe no interior da câmara. Outro método de aplicação é a utilização das câmaras denominadas *monoplace* (um lugar), que são portáteis e não requerem máscaras.

Apesar de tudo que foi exposto, o tratamento da osteorradionecrose é extremamente difícil e os resultados não são previsíveis; a melhor maneira de manejo é sua prevenção.

Prevenção

O cirurgião-dentista e os médicos radioterapeuta e de cabeça e pescoço são responsáveis pela prevenção e pelo tratamento dos efeitos secundários da terapia oncológica; portanto, quanto mais harmonioso o relacionamento desses profissionais, menores serão as iatrogenias provocadas pelo tratamento. A osteorradionecrose, sendo uma seqüela originária do tratamento cirúrgico-radioterápico de cabeça e pescoço, e desencadeada principalmente de maneira traumática, pode ser uma complicação passível de prevenção e/ou de minimização. Sabemos, pelo que foi exposto, que a cirurgia de resgate na área de cabeça e pescoço representa 50% dos fatores de risco responsáveis pelo desencadeamento de osteorradionecrose no primeiro ano após a radioterapia, por algumas razões que, na maioria das vezes, poderiam ser prevenidas. Além do próprio trauma da cirurgia sobre os tecidos, esse sim não passível de prevenção, nessas cirurgias é freqüente que ocorram problemas relacionados com fixação interna rígida, osteotomia próxima e secção de raízes dentárias, arestas ósseas remanescentes cortantes, que imediatamente podem desencadear a osteorradionecrose. Portanto, o planejamento cirúrgico entre o médico e o dentista é extremamente importante, visando eliminar focos infecciosos de origem dentária, evitar osteotomias em regiões de ápices radiculares e empregar os melhores métodos de fixação e contenção maxilomandibular.

As osteorradionecroses induzidas por trauma, originadas em períodos mais tardios e desencadeadas principalmente por procedimentos odontológicos podem e devem ser evitadas por meio de uma avaliação odontológica prévia à radioterapia. Essa avaliação deve ser ampla e complexa, levando em conta o estado dentário, as condições socioeconômicas e culturais do paciente, o prognóstico e planejamento do caso e a estrutura física de atendimento, para que se determine, em cada caso, a melhor conduta odontológica anterior à radioterapia. Pacientes que apresentarem riscos maiores de cárie de radiação (complicação descrita anteriormente) devem ser orientados e submetidos a exodontias previamente à radioterapia. Nos casos em que esses riscos forem menores, os pacientes devem ser orientados e motivados a manter a boa condição dos dentes por meio de medidas preventivas de higienização, que incluem utilização de flúor tópico em domicílio e visitas regulares ao dentista para detecção e tratamento de cáries e problemas periodontais incipientes.

Uma grande discussão na literatura refere-se ao tempo necessário de cicatrização da ferida cirúrgica antes do início da radioterapia, variando esse período de cinco a trinta dias. Nossa experiência mostra que esse tempo é extremamente variável de paciente para paciente, tornando imprescindível a avaliação clínica pós-operatória em todos os casos. Porém, julgamos que somente a cicatrização inicial da mucosa bucal seja suficiente para a liberação do paciente para o tratamento radioterápico, o que demora em média de sete a catorze dias. Após o início do tratamento irradiante, o paciente deve ser acompanhado semanalmente durante toda a terapia, visando minimizar os efeitos imediatos da radiação, como a mucosite e a xerostomia, por meio de soluções específicas para mucosite e saliva artificial. Nessa fase, pacientes portadores de próteses removíveis são orientados a utilizar somente o necessário a fim de evitar possíveis traumas na mucosa bucal inflamada. Terminada a radioterapia, novas próteses devem ser planejadas e confeccionadas considerando as atuais condições bucais, com a utilização de materiais menos resilientes e condicionadores de tecido.

Outra situação clínica que requer atenção quanto à prevenção de osteorradionecrose é a de pacientes irradiados que apresentaram cárie de radiação. Nesses casos devemos procurar utilizar todos os recursos odontológicos possíveis com a finalidade de manutenção dos dentes, mesmo que sejam necessárias "amputações das coroas" seguidas de tratamento endodôntico e obliteração dos condutos radiculares com materiais restauradores. Esse procedimento evita a necessidade de exodontia e proporciona a possibilidade de confecção de próteses parcial ou totalmente removíveis, reabilitando o paciente sem que seja exposto a riscos de desenvolvimento de osteorradionecrose.

Trismo

Essa complicação do sistema estomatognático decorre da fibrose dos músculos mastigatórios envolvidos nos campos de radiação, associada freqüentemente com a cicatrização pós-operatória de cirurgias oncológicas. Com a alteração da abertura bucal, a qualidade de vida do paciente piora, em razão das dificuldades de mastigação, manutenção de higiene oral adequada e, por fim, da impossibilidade de execução de procedimentos reabilitadores, por exemplo próteses dentárias. Nesse contexto, os pacientes são orientados a realizar fisioterapia no pós-operatório e a continuar com os exercícios fisioterápicos por alguns meses após o fim da radioterapia. Os exercícios são geralmente bastante simples e podem ser realizados em domicílio com o auxílio de prendedores de roupa, espátulas de madeira ou da própria palma da mão. Os pacientes são instruídos a realizar os exercícios após aplicação de calor (depois do banho) na região massetérica, procurando fazer movimentos mandibulares de abertura da boca e desvios laterais. Atualmente, existem estudos de tratamento do trismo após a radioterapia com o uso concomitante de vitamina E e pentoxifilina. No entanto, os resultados, apesar de animadores, ainda não são amplamente conhecidos.

Odontologia e quimioterapia

A quimioterapia é uma modalidade de tratamento oncológico amplamente empregada nas terapias de tumores sólidos e hematológicos. As complicações orais decorrentes desse tratamento acontecem de duas formas: a primeira caracteriza-se pelo efeito direto dos agentes antineoplásicos contra as células da mucosa da boca; a segunda é determinada pelos efeitos indiretos dessas medicações sobre o organismo dos pacientes, que estabelecem condições de imunossupressão, anemia e plaquetopenia. Essas alterações hematológicas podem provocar o aparecimento de infecções oportunistas (bacterianas, virais ou fúngicas), sangramentos espontâneos ou induzidos, além de sintomas locais.

Mucosite oral

A mucosite é a principal complicação oral decorrente da quimioterapia. Geralmente, essa alteração aparece entre a primeira e a segunda semana após um ciclo quimioterápico e varia de um simples desconforto local até condições extremamente dolorosas, com formação de úlceras múltiplas na boca, resultando em grave disfagia. Clinicamente, esse quadro é semelhante ao da mucosite induzida pela radioterapia. Os casos mais graves de mucosite, caracterizados pelas lesões ulceradas, são uma porta de entrada para os microorganismos da boca e orofaringe, criando alto risco de bacteremia e, conseqüentemente, de sepse. Hoje é sabido que, quanto melhores são as condições de saúde bucal, com manutenção de boa higiene oral e orientação sobre cuidados locais, menores são os riscos de desenvolvimento da mucosite oral. Portanto, pacientes que serão submetidos ao tratamento quimioterápico devem realizar uma cuidadosa avaliação odontológica prévia, visando à identificação de possíveis focos infecciosos e sua eliminação imediata.

Infecções oportunistas

Essas complicações bucais decorrem da condição de imunossupressão que os pacientes desenvolvem por ação indireta das drogas antineoplásicas. O organismo imunossuprimido está bastante sujeito a desenvolver infecções bucais a partir de problemas dentários (dentes com problemas periodontais avançados, cáries extensas, lesões apicais crônicas etc.), como também de infecções oportunistas (bacterianas, virais e fúngicas). Entre essas infecções, a mais freqüente é a candidíase (moniliase), infecção fúngica causada principalmente pela *Candida albicans*, que faz parte da flora microbiana normal da boca e, em regra, não afeta pessoas cujo estado de saúde é considerado normal. A candidíase pseudomembranosa é a mais comum, sendo caracterizada por placas brancas distribuídas por toda a mucosa, vulgarmente conhecidas como sapinho. O tratamento consiste em melhorar a higiene bucal e aplicar terapia antifúngica (tópica e/ou sistêmica).

Outra infecção oportunista muito comum é o herpes simples. Essa infecção viral está relacionada com o vírus *Herpesvirus hominis*, que, após a infecção primária (infância), desloca-se pelos nervos sensitivos e permanece latente por longos períodos no gânglio trigeminal. A infecção herpética recorrente é resultado da liberação do estado de latência do vírus, com conseqüente formação de lesões na superfície da mucosa e/ou pele. A região de ocorrência mais freqüente é a comissura labial e das semimucosas labiais, sendo geralmente precedida por sensação de prurido ou queimação local e pelo aparecimento de grupos de vesículas, que podem coalescer com posterior rompimento, formando uma crosta. A infecção herpética no paciente imunossuprimido pode assumir um aspecto clínico menos comum, com o desenvolvimento de úlceras em regiões de mucosa ceratinizada da boca. Além do herpes vírus, infecções causadas por outros vírus, como Epstein Bar vírus (EBV) e citomegalovírus (CMV), também são identificadas em pacientes imunossuprimidos.

Quimioterapia na infância

A quimioterapia também é amplamente utilizada no tratamento de tumores na infância, com todas as complicações orais citadas para o paciente adulto também ocorrendo nas crianças. No entanto, há complicações orofaciais que ocorrem exclusivamente nesses pacientes, em razão de o tratamento quimioterápico ser realizado em um período de desenvolvimento e maturação dos tecidos odontogênicos e dos ossos da face. No passado, essas alterações não eram consideradas, por seu aparecimento tardio e um prognóstico menos favorável das crianças. No entanto, com o progresso das modalidades terapêuticas e o aumento da sobrevida dos pacientes, a identificação dessas complicações cresceu consideravelmente, e elas passaram a desafiar as equipes reabilitadoras. As alterações na odontogênese variam desde a simples ausência da formação de um dente (anodontia) até casos mais complexos de microdontia múltipla, ausência da formação de raízes dentárias, formação de odontomas e quadros mais graves de oligodontia. Todas as alterações dentárias podem vir acompanhadas de alterações de desenvolvimento dos ossos faciais (micrognatias), provocando sérios problemas de estética e má oclusão dentária.

A supervisão odontológica meticulosa é a chave da manutenção inicial dessa dentição alterada, cabendo ao cirurgião-dentista, mediante os conhecimentos das especialidades odontológicas, proporcionar a essas crianças perspectivas mais satisfatórias quanto à reabilitação dentária e à melhora da sua qualidade de vida.

Osteonecrose por bisfosfonatos

Bisfosfonatos são drogas muito usadas no tratamento de doenças ósseas que incluem osteoporose, doença de Paget, osteogênese imperfeita e hipercalcemias relacionadas com metástases (neoplasias de mama e próstata) e/ou tumores ósseos malignos (mieloma múltiplo). Recentemente, esse tipo de droga foi relacionado como possível fator causal no desenvolvimento de osteonecrose na maxila e mandíbula, complicação bucal até então não reportada ou conhecida pela classe médica e odontológica. Esses medicamentos estão disponíveis no mercado na forma de bisfosfonatos nitrogenados e não nitrogenados. Os bisfosfonatos nitrogenados são indicados para o tratamento de hipercalcemias relacionadas com tumores e metástases ósseas, ministrados mensalmente de maneira intravenosa, enquanto os bisfosfonatos não nitrogenados são indicados para o tratamento de osteoporose e doença de Paget e ministrados por via oral. Apesar de a maior incidência dos casos publicados estar relacionada com o uso de bisfosfonatos nitrogenados (zoledronato e pamidronato), existem também relatos de osteonecrose em pacientes sob uso de bisfosfonatos não nitrogenados (alendronato e risedronato). Os bisfosfonatos têm potência variada; no entanto, compartilham da mesma característica farmacológica de persistirem no osso por períodos prolongados quando não metabolizados. Estudos demonstraram que os bisfosfonatos apresentam capacidade de persistir no osso por anos após sua incorporação a esse tecido. Esse fato é bastante relevante para o manejo das complicações relacionadas com seu uso, pois indica que o risco de desenvolvimento de osteonecrose nos maxilares permanece por muitos anos após a interrupção da medicação.

O modo de ação dos bisfosfonatos não é completamente conhecido, mas são drogas reconhecidamente inibidoras de reabsorção óssea, por meio da inibição dos osteoclastos, da inibição de diferenciação de células indiferenciadas em osteoclastos, da indução de apoptose dos osteoclastos e também por efeitos antiangiogênicos. Todos esses efeitos resultam na diminuição da atividade dos osteoclastos e da absorção óssea; como conseqüência, há a redução da hipercalcemia provocada pelos tumores e/ou metástases ósseas. No entanto, a reabsorção óssea normal é vital para a viabilidade da homeostase óssea.

Osteócitos desenvolvidos a partir de osteoblastos têm como função secretar cristais de hidroxiapatita na matriz orgânica de colágeno e garantir a mineralização ao redor do osso. Os osteócitos são células terminais com um tempo de vida de cerca de 150 dias. Após esse período, o osteócito é incapaz de manter a matriz óssea que o rodeia, e microfraturas passam a ocorrer. A reabsorção óssea normal tem como objetivo reabsorver componentes ósseos não vitais e induzir a diferenciação de células mesenquimais em osteoblastos (por meio da produção de citocinas, como proteínas ósseas morfogenéticas).

Desde meados de 2003, alguns autores reportaram uma possível associação entre o uso de bisfosfonatos e o aparecimento de osteonecrose na maxila e mandíbula. Wang *et al.* (2003) foram os primeiros autores a descrever três casos de osteonecrose dos maxilares em mulheres portadoras de câncer de mama metastático e sob tratamento quimioterápico. Todas as pacientes apresentavam em comum o uso de pamidronato (Aredia, Novartis). Em dois dos casos a osteonecrose apresentou-se após exodontias, e no outro surgiu de maneira espontânea. Todos os casos foram submetidos a tratamento cirúrgico, que resultou em espécimes cujos exames histopatológicos revelaram somente necrose óssea, sem evidência de doença metastática. Naquele momento, os autores atribuíram a causa da osteonecrose ao tratamento quimioterápico, em razão do desconhecimento de possível complicação pelo uso de bisfosfonatos, mas posteriormente o fator causal foi retificado, indicando a provável indução pelo uso de bisfosfonatos.

Na mesma época, Marx *et al.* publicaram um estudo clínico com 36 pacientes portadores de osteonecrose dos maxilares que faziam uso de pamidronato (Aredia, Novartis) e zoledronato (Zometa, Novartis) para o tratamento de doenças ósseas associadas a tumores metastáticos, mieloma múltiplo e osteoporose. Os fatores desencadeantes da osteonecrose na grande maioria dos casos foram procedimentos cirúrgicos odontológicos (exodontias e implantes osseointegrados), mas em aproximadamente 30% dos casos esse evento ocorreu de maneira aparentemente espontânea.

Starck e Epker, em 1995, relataram o caso clínico de uma paciente com osteoporose em que o uso de etidronato (bisfosfonato) foi apontado como possível causa de insucesso da reabilitação dentária com implantes osseointegrados. Os autores descreveram a perda da reabilitação protética após cinco implantes osseointegrados, aproximadamente seis meses depois do início do uso de etidronato, e recomendaram a contra-indicação de instalação de implantes dentários em pacientes sob terapia por bisfosfonatos e vice-versa. Até o momento, não temos informações de publicação adicional sobre os efeitos da terapia por bisfosfonatos em implantes osseointegrados *in vivo*.

Clinicamente, a osteonecrose é caracterizada pela exposição do tecido ósseo necrótico, acompanhado de fístulas, secreção purulenta e dor local, aspecto clínico bastante similar ao quadro de osteorradionecrose. Essas duas seqüelas do tratamento oncológico apresentam muitas similaridades, porém são entidades clínicas bastante distintas. Osteorradionecrose, uma seqüela da radioterapia, é caracterizada por alterações teciduais provocadas pela radiação, resultando em um tecido hipóxico, hipocelular, hipovascular e bastante suscetível ao desenvolvimento de necrose. Já a osteonecrose induzida pelos bisfosfonatos promove alterações ósseas suficientes para o comprometimento da capacidade de cicatrização após pequenos traumas originários de cirurgias bucais.

Apesar de poucas informações e muito a ser aprendido sobre os mecanismos de ação dos bisfosfonatos e seus efeitos, parece prudente alertar os profissionais e pacientes sobre os riscos em potencial dessa medicação. A Novartis, indústria farmacêutica responsável pela fabricação do Aredia (pamidronato) e do Zometa (zoledronato), acrescentou recentemente na bula desses medicamentos um aviso sobre o possível desenvolvimento de osteonecrose nos maxilares. A Novartis também recomenda que usuários de Aredia e Zometa evitem cirurgias odontológicas invasivas, como exodontias e implantes osseointegrados. Ainda não se sabe se a interrupção do uso dos bisfosfonatos apresentaria algum significado na diminuição do risco e da evolução da osteonecrose dos maxilares.

Diante do conteúdo exposto, seguem algumas recomendações e considerações.

1. Pacientes oncológicos com doenças avançadas e metastáticas recebem altas doses dos bisfosfonatos mais potentes (nitrogenados), em particular Zometa e Aredia, associados a drogas quimioterápicas e corticóides. Todos esses itens contribuem positivamente para o desenvolvimento de osteonecrose; no entanto, os casos de osteonecrose relatados apresentam em comum somente o uso de bisfosfonatos.

2. Existe pouca informação na literatura a respeito de bisfosfonatos não nitrogenados, menos potentes, prescritos freqüentemente no tratamento de osteoporose, em relação ao risco de desenvolvimento de osteonecrose dos maxilares.

3. Osteonecrose é uma condição restrita à maxila e mandíbula. Os casos de necrose espontânea apresentam maior incidência na região posterior lingual da mandíbula próxima à linha milo-hióidea.

4. A prevenção dessa seqüela é fundamental; portanto, devem-se adotar medidas de prevenção de cáries e doenças periodontais, evitar a instalação de implantes osseointegrados e utilizar condicionadores no reembasamento de próteses parciais e totais.

5. Protocolos de prevenção similares aos de osteorradionecrose em pacientes que serão submetidos à radioterapia devem ser estabelecidos também para pacientes que serão submetidos ao uso de bisfosfonatos, por exemplo a realização de exodontias e cirurgias invasivas com tempo suficiente de cicatrização antes do início da sua utilização.

6. Em pacientes em tratamento com bisfosfonatos devem-se evitar a realização de exodontias e a instalação de implantes osseointegrados. Caso alternativas a esses procedimentos sejam impossíveis, o paciente deve ser informado sobre os riscos de desenvolvimento de osteonecrose e o cirurgião-dentista preparado para o diagnóstico e tratamento dessa complicação.

Concluindo, a osteonecrose parece ser uma seqüela do uso de bisfosfonatos. Esse fato é especialmente importante em razão de seu amplo uso médico no tratamento de várias condições ósseas benignas e malignas. O conteúdo do presente capítulo visou alertar o cirurgião-dentista, mais especificamente o implantodontista, sobre a possibilidade de necrose óssea medicamentosa. O implantodontista pode ser o profissional responsável pelo desenvolvimento dessa condição; portanto, deve ser capaz também de diagnosticá-la e tratá-la.

Referências bibliográficas

AITASALO, K. et al. "A modified protocol for early treatment of osteomyelitis and osteoradionecrosis of the mandible". *Head Neck*, v. 20, p. 411-7, 1998.

BHANOT, S.; ALEX, J. C. "Current applications of platelet gels in facial plastic surgery". *Facial Plast Surg*, v. 18, n. 1, p. 27-33, 2002.

CARTER G. D.; GOSS, N. A. "Bisphosphonates and avascular necrosis of the jaws". *Aust Dent J*, v. 48, n. 4, p. 268, 2003.

CHENG, V. S. T.; WANG, C. C. "Osteoradionecrosis of the mandible resulting from external megavoltage radiation therapy". *Radiology*, v. 112, p. 685, 1974.

COLEMAN, J. J.; WOODEN, W. A. "Mandibular reconstruction with composite microvascular tissue transfer". *Am J Surg*, v. 160, p. 390-5, 1990.

CURI, M. M.; DIB, L. L. "Osteoradionecrosis of the jaws: a retrospective study of the background factors and treatment in 104 cases". *J Oral Maxillofac Surg*, v. 55, p. 540-4, 1997.

CURI, M. M.; DIB, L. L.; KOWALSKI, L. P. "Management of refractory osteoradionecrosis of the jaws with surgery and adjunctive hyperbaric oxygen therapy". *Int J Oral Maxillofac Surg*, v. 29, p. 430-4, 2000.

DUGRILLON, A. et al. "Autologous concentrated platelet-rich plasma (cPRP) for local application in bone regeneration". *Int J Oral Maxillofac Surg*, v. 31, n. 6, p. 615-9, 2002.

EPSTEIN, J. B.; WONG, F. L. W.; STEVENSON-MOORE, P. "Osteoradionecrosis: clinical experience and a proposal for classification". *J Oral Maxillofac Surg*, v. 45, p. 104-10, 1987.

FREYMILLER, E. G. "Platelet-rich plasma: evidence to support its use". *J Oral Maxillofac Surg*, v. 62, n. 8, p. 1046-8, 2004.

FREYMILLER, E. G.; AGHALOO, T. L. "Platelet-rich plasma: ready or not?" *J Oral Maxillofac Surg*, v. 62, n. 4, p. 484-8, 2004.

GREENBERG, M. S. "Intravenous bisphosphonates and osteonecrosis". *Oral Surg Oral Med Oral Pathol Oral Radiol Endod*, v. 98, n. 3, p. 259-60, 2004.

HAO, S. P. et al. "Systematic management of osteoradionecrosis in the head and neck". *Laryngoscope*, v. 109, p. 1324-8, 1999.

HIDALGO, D. A. "Fibula free flap mandibular reconstruction". *Clin Plast Surg*, v. 21, p. 25-35, 1994.

JAQUIERY, C. et al. "Reconstruction of maxillary and mandibular defects using prefabricated microvascular fibular grafts and osseointegrated dental implants – A prospective study". *Clin Oral Implants Res*, v. 15, n. 5, p. 598-606, 2004.

KLUTH, E. V. et al. "A study factors contributing to the development of osteoradionecrosis of the jaws". *J Prosthet Dent*, v. 59, p. 194-201, 1988.

KOKA, V. N. et al. "Osteoradionecrosis of the mandible: study of 104 cases treated by hemimandibulectomy". *J Laryngol Otol*, v. 104, p. 305-7, 1990.

MAN, D.; PLOSKER, H.; WINLAND-BROWN, J. E. "The use of autologous platelet-rich plasma (plasma gel) and autologous platelet-poor plasma (fibrin glue) in cosmetic surgery". *Plastic Reconst Surg*, v. 107, p. 229-37, 2001.

MARX, R. E. "Osteoradionecrosis: a new concept of its pathophysiology". *J Oral Maxillofac Surg*, v. 41, p. 283-8, 1983.

_____. "Pamidronate (Aredia) and zoledronate (Zometa) induced avascular necrosis of the jaws: a growing epidemic". *J Oral Maxillofac Surg*, v. 61, p. 1115-7, 2003.

_____. "Platelet-rich plasma: evidence to support its use". *J Oral Maxillofac Surg*, v. 62, p. 489-96, 2004.

MARX, R. E.; JOHNSON, R. P. "Studies in the radiobiology of osteoradionecrosis and their clinical significance". *Oral Surg Oral Med Oral Pathol*, v. 64, p. 379-90, 1987.

MARX, R. E. et al. "Platelet-rich plasma: growth factor enhancement for bone grafts". *Oral Surg Oral Med Oral Pathol Oral Radiol Endod*, v. 85, n. 6, p. 638-46, 1998.

MELO, M. D.; OBEID, G. "Osteonecrosis of the maxilla in a patient with a history of bisphosphonate therapy". *J Can Dent Assoc* v. 71, n. 2, p. 111-3, 2005.

MERKESTEYN, J. P. R.; BAKKER, D. J.; BORGMEIJER-HOELEN, A. M. M. J. "Hyperbaric oxygen treatment of osteoradionecrosis of the mandible. Experience in 29 patients". *Oral Surg Oral Med Oral Pathol*, v. 80, p. 12-6, 1995.

MIGLIORATI, C. A. "Bisphosphanates and oral cavity avascular bone necrosis". *J Clin Oncol*, v. 21, n. 22, p. 4253-4, 2003.

MONT, M. A. et al. "Osteonecrosis of the femoral head. Potential treatment with growth and differentiation factors". *Clin Orthop*, v. 355 (Suppl), p. 314-35, 1998.

NEOVIUS, E. B.; LIND, M. G.; LIND, F. G. "Hyperbaric oxygen therapy for wound complications after surgery in the irradiated head and neck: a review of the literature and a report of 15 consecutive patients". *Head Neck*, v. 19, p. 315-22, 1997.

OYAMA T. et al. "Efficacy of platelet-rich plasma in alveolar bone grafting". *J Oral Maxillofac Surg*, v. 62, n. 5, p. 555-8, 2004.

POGREL, M. A. "Bisphosphonates and bone necrosis". *J Oral Maxillofac Surg*, v. 62, n. 3, p. 391-2, 2004.

ROBINSON, N. A.; YEO, J. F. "Bisphosphonates – A word of caution". *Ann Acad Med Singapore*, v. 33, n. 4 (Suppl), p. 48-9, 2004.

ROSEN, I. B. et al. "Application of microvascular free osteocutaneous flaps in the management of post-radiation recurrent oral cancer". *Am J Surg*, v. 150, p. 474-9, 1985.

Ruggiero, S. J.; Rosenberg, T. J.; Engroff, S. L. "Osteonecrosis of the jaws associated with use of bisphosphonates: a review of 63 cases". *J Oral Maxillofac Surg*, v. 62, p. 527-34, 2004.

Schilephake, H. "Bone growth factors in maxillofacial skeletal reconstruction". *Int J Oral Maxillofac Surg*, v. 31, n. 5, p. 469-84, 2002.

Schmitz, J. P.; Hollinger, J. O. "The biology of platelet-rich plasma". *J Oral Maxillofac Surg*, v. 59, n. 9, p. 1119-21, 2001.

Schusterman, M. A. et al. "A single center's experience with 308 free flaps for repair of head and neck cancer defects". *Plast Reconstr Surg*, v. 93, p. 472-80, 1994.

Schwartz, H. C. "Osteonecrosis and bisphosphonates: correlation versus causation". *J Oral Maxillofac Surg*, v. 62, n. 6, p. 763-4, 2004.

Shaha, A. R. et al. "Resection and immediate microvascular reconstruction in the management of osteoradionecrosis of the mandible". *Head Neck*, v. 19, p. 406-11, 1997.

Starck, I. W. J.; Epker, B. N. "Failure of osseointegrated dental implants after diphosphonate therapy for osteoporosis: a case report". *Int J Oral Maxillofac. Implants*, v. 10, p. 74-78, 1995.

Thorn, J. J. et al. "Autologous fibrin glue with growth factors in reconstructive maxillofacial surgery". *Int J Oral Maxillofac Surg*, v. 33, n. 1, p. 95-100, 2004.

Urken, M. L. et al. "Oromandibular reconstruction using microvascular composite flaps". *Arch Otolaryngol Head Neck*, v. 124, p. 46-55, 1998.

Wang J.; Goodger, N. M.; Pogrel, M. A. "Osteonecrosis of the jaws associated with cancer chemotherapy". *J Oral Maxillofac Surg*, v. 61, n. 9, p. 1104-7, 2003.

Wong, J. K.; Wood, R. E.; McLean, M. "Conservative management of osteoradionecrosis". *Oral Surg Oral Med Oral Pathol*, v. 84, p. 16-21, 1997.

PARTE VII
INTERVENÇÕES PSICOSSOCIAIS

REABILITAÇÃO PSICOSSOCIAL DO PACIENTE COM CÂNCER

Angela Damasio da Cunha; Frida Abezgauz Rumen

Introdução

A reabilitação psicossocial é o campo da saúde mental que visa promover melhor qualidade de vida por meio de assistência adequada ao indivíduo com sofrimento psíquico.

O diagnóstico de um câncer, não importando o tipo, tem um efeito devastador sobre o bem-estar psicológico e emocional. O paciente de fato está fisicamente doente, mas seu sofrimento é uma experiência multidimensional relacionada de forma muito significativa a sintomas psíquicos e potencializada pelo estresse psicológico, por questões existenciais e por preocupações com seu entorno social. Assim, embora não se possa falar do paciente oncológico como um doente mental, o modelo da reabilitação psicossocial aplica-se à sua assistência, porque o tratamento deixa de ser centrado apenas nos aspectos biológicos da doença e passa a incluir múltiplas demandas humanas.

Essa nova dimensão da assistência amplia o foco da doença, abarcando o cuidado com a pessoa, a preocupação com sua história, sua cultura, sua vida cotidiana.

O conceito de reabilitação psicossocial deixa de lado o doente-objeto e envolve "profissionais e todos os atores do processo saúde-doença" (Saraceno, 1996), ou seja, engloba os profissionais, os usuários e, finalmente, a comunidade inteira. Ela visa à não-exclusão do indivíduo portador de sofrimento psíquico, entendendo-o como um ser único, com vivências próprias, que precisa ser cuidado com uma abordagem terapêutica individualizada, dentro de sua rede social. Pitta (1996) cita que a International Association of Psychosocial Rehabilitation Services (IAPRS) confirmou a visão desse novo modelo ao definir a reabilitação psicossocial, em 1985:

> É um processo de facilitar ao indivíduo com limitações a restauração, no melhor nível possível, da autonomia do exercício de suas funções na sociedade [...]. O processo enfatizaria as partes mais sadias e a totalidade de potenciais do indivíduo, mediante uma abordagem compreensiva e um suporte vocacional, residencial, social, de lazer, educacional, ajustados às demandas singulares de cada indivíduo e de cada situação de modo personalizado.

Esse sistema não é visto como uma passagem de um estado para outro; é considerada a complexidade do indivíduo, enfocando diversos fatores em interação e contextualizando-os. É um processo dinâmico e permeável, que valoriza a rede social familiar e, segundo Saraceno (1996), deveria estar centrado em três aspectos da vida: a casa, o trabalho e o lazer, numa construção que determinasse o aumento de todas as competências do indivíduo, no exercício pleno da cidadania.

De acordo com esse novo modelo, os pacientes e seus familiares iniciam uma jornada para que deixem de ser somente objeto de intervenção e conquistem o papel de agentes transformadores da realidade, assumindo o controle sobre sua vida e as condições que a afetam e resgatando sua cidadania.

Assim, a reabilitação psicossocial privilegia a permanência do paciente junto à família e à rede social, e tem como características marcantes o acolhimento, a escuta, a responsabilização, a qualidade de vida, a solidariedade e a inclusão, percebendo o paciente em sua forma singular de ser e adoecer.

Em 2001, a Organização Mundial da Saúde (OMS) consolidou o trabalho já desenvolvido no mundo todo, assim definindo a reabilitação psicossocial:

> Um processo que oferece aos indivíduos que estão debilitados, incapacitados ou deficientes devido à perturbação mental a oportunidade de atingir o seu nível potencial de funcionamento independente na comunidade. Envolve tanto o incremento das competências individuais como a introdução de mudanças ambientais [...]. Os principais objetivos são a eman-

cipação do indivíduo, a redução da discriminação e do estigma, a melhoria da competência social e individual e a criação de um sistema de apoio social de longa duração.

A multiplicidade de fatores a serem trabalhados na reabilitação psicossocial do paciente oncológico corresponde à diversidade de aspectos existentes na vida, e por isso há a necessidade de uma equipe também múltipla, que inter-relacione saberes e práticas, oferecendo um olhar holístico, uma assistência integral. A reabilitação psicossocial como modelo de assistência à saúde mental ampliou o papel profissional, envolvendo decisões e atitudes terapêuticas de todos os profissionais de saúde, como médico, psicólogo, assistente social, enfermeiro, terapeuta ocupacional, fisioterapeuta, psico-oncologista, em todas as doenças crônicas.

E como Amin e Silva Filho (1995) expressaram, "a reabilitação não pode ser considerada uma técnica estanque, desenvolvida pós-tratamentos. Ela se desenvolve no nosso cotidiano, desde os hábitos mais simples de cuidado pessoal a questões de trabalho, fazendo-se necessária, portanto, a construção de um novo olhar para ela". É um ato de respeito e cuidado para com o paciente, em que os processos de tratar e de reabilitar caminham inseparavelmente, desde o momento do diagnóstico.

Psico-oncologia e reabilitação psicossocial

Programas de reabilitação do paciente com câncer não só visam melhorar as funções físicas como facilitar a reintegração à comunidade. A formação de uma equipe interdisciplinar é fundamental, e sua composição depende das metas de reabilitação e de adaptação a serem atendidas.

A equipe pode ser formada por: oncologistas, fisiatras, enfermeiros oncologistas, assistentes sociais, psiquiatras, psicólogos, fisioterapeutas, terapeutas ocupacionais, pedagogos, capelães e nutricionistas. Dependendo dos danos, reversíveis ou irreversíveis, pode também incluir especialistas em próteses, órteses, fonoaudiologia e até mesmo brinquedistas, entre outros.

Segundo Holland (2003) a reabilitação psicossocial é programada levando-se em conta os três fatores básicos que interagem na adaptação do paciente ao câncer, a saber:

- a doença (local, tipo e estadiamento, o tratamento disponível, o potencial para a reabilitação e a vinculação a uma equipe oncológica);
- o doente (características de personalidade, estratégias de enfrentamento, nível de maturidade emocional, rede social: família, amigos, comunidade);
- a sociedade e a cultura (atitudes e crenças em relação ao câncer, tanto do paciente e da rede social como da própria comunidade médica).

A reabilitação do paciente com câncer

O objetivo fundamental da reabilitação, do ponto de vista da medicina, é maximizar funções neuromusculoesqueléticas, comprometidas por danos físicos, fisiológicos ou anatômicos, tanto de caráter estrutural como funcional. A Organização Mundial da Saúde inclui, também, no âmbito da reabilitação, o cuidado com perdas ou anomalias psicológicas que limitem ou impeçam que determinado indivíduo execute alguma atividade usualmente normal.

A reabilitação em oncologia visa tanto ao aspecto funcional quanto ao psicossocial, já que o indivíduo como um todo pode ser afetado.

O câncer pode causar impacto direto no nível de funcionamento do paciente, em função do tipo, da localização, do tamanho e do estadiamento do tumor. Da mesma forma, as metástases e as doenças paraneoplásicas (em especial as neurológicas e as endócrinas) podem provocar distúrbios funcionais importantes.

O próprio tratamento oncológico, por si só, também é fonte de danos. As intervenções cirúrgicas, por exemplo, podem resultar em amputações ou perda de órgãos e tecidos nobres. Ostomias, reversíveis ou não, costumam ser freqüentes causas de transtornos que demandam significativo esforço adaptativo. Os agentes quimioterápicos provocam toxicidades variadas, com efeitos deletérios neurológicos, cardíacos e pulmonares, entre outros. A radioterapia, por sua vez, acarreta efeitos imediatos ou tardios, principalmente isquemia tecidual ou queimaduras, dependendo do local irradiado, da dose fracionada e da dose total, com seqüelas de intensidade e duração variadas.

A longa permanência no leito, resultante tanto dos efeitos do câncer em si como dos tratamentos realizados, traz efeitos indesejáveis: fraqueza, perda muscular, escaras, além de comprometimento das funções cardíacas e pulmonares.

A presença de co-morbidades (diabetes, enfisema, neuropatias, doenças cardíacas) complica ainda mais todos os problemas relatados.

O objetivo da reabilitação oncológica depende do dano ou da incapacidade do paciente. Ela pode ser preventiva, restauradora, de suporte ou paliativa. Cada uma dessas intervenções implica um papel específico do psico-oncologista, interagindo com a equipe de reabilitação, segundo Dietz Jr. (1981).

A reabilitação preventiva tenta limitar danos funcionais futuros, como no caso da longa permanência no leito. Com a implantação de um programa de movimentação e de exercícios para combater o inevitável descondicionamento físico, a intervenção do psico-oncologista objetiva traçar estratégias de enfrentamento apropriadas ao paciente em questão, com metas viáveis e adequadas.

A reabilitação restauradora, por sua vez, tenta recuperar funções pré-mórbidas temporariamente afetadas. Como a frustração, a desesperança e a depressão costumam acompanhar quadros de descondicionamento físico, o psico-oncologista pode oferecer suporte emocional, ajudar a estabelecer metas intermediárias para a recuperação física, além de diagnosticar e tratar as questões emocionais da fadiga, dor e depressão, que interferem no alcance dessas metas.

A reabilitação de suporte visa maximizar funções quando um dano permanente ocorre, como no caso da amputação de um membro. A qualidade de vida de recém-amputados é prejudicada por inúmeras perturbações psicológicas, em especial o luto, o desfiguramento e o estigma. O psico-oncologista pode intermediar a comunicação entre paciente e equipe médica quanto a questões que dizem respeito a próteses, além de diagnosticar e tratar problemas como a dor relacionada ao "membro fantasma".

A reabilitação paliativa proporciona conforto e apoio, com a intenção de minimizar a dependência de pacientes com doença avançada. Os múltiplos problemas psiquiátricos e físicos que costumam ocorrer, intensificados pela falta de esperança, pelo luto antecipatório e pelo desespero, podem ser abordados pelo psico-oncologista, com alívio dos sintomas, da dor e do sofrimento.

Os pacientes oncológicos, de fato, apresentam necessidades de reabilitação próprias. As amputações conseqüentes a osteossarcomas, por exemplo, geralmente afetam pacientes mais jovens em relação à população de amputados por outras etiologias, o que requer intervenções específicas. Além disso, a reabilitação pode sofrer interferências não só do próprio tratamento oncológico como também do surgimento de metástases ou do avanço da doença.

À medida que os danos funcionais aumentam com a progressão do câncer, com a longa permanência no leito, com tratamentos agressivos e dolorosos, algumas comorbidades psiquiátricas podem surgir ou se intensificar, e novas demandas se apresentam. A interface com a psico-oncologia é fundamental. As necessidades psicológicas precisam ser individualizadas e contextualizadas para que o processo de reabilitação possa levar à maior independência funcional possível. A melhora do humor depressivo, da ansiedade, da auto-estima e o resgate do sentido de si mesmo fazem parte das metas a serem atingidas ao longo desse processo. Como resultado, os limites da autonomia do paciente se ampliam, a adesão ao tratamento aumenta e a qualidade de vida melhora.

Relato de casos

O relato de dois casos clínicos ilustra, a seguir, peculiaridades do processo de reabilitação psicossocial.

Caso 1

J. G. tinha 13 anos, residia em uma cidade no interior do Pará com seus pais e um irmão mais velho, e cursava a sexta série do ensino fundamental, quando, em 2001, começou a queixar-se de incômodo na perna direita. Inicialmente a suspeita foi de reumatismo; como não houve melhora e a perna começou a inchar, foi feita uma primeira biópsia, em outubro de 2001, em um hospital público de Belém. O resultado não foi conclusivo, sendo realizada uma segunda biópsia, com posterior encaminhamento para um hospital público especializado, no Rio de Janeiro, em janeiro de 2002. J. G. veio acompanhado de sua mãe e iniciou uma jornada que durou quatro anos, três meses e três dias.

No hospital do Rio de Janeiro, foi feita mais uma biópsia, que confirmou a presença de sarcoma de partes moles da coxa, em estágio avançado, e metástase para o pulmão. De início, J. G. passou por uma cirurgia mutiladora, amputando sua perna direita, e prosseguiu com o tratamento. Apesar do diagnóstico sombrio, apresentou significativa melhora, que não durou muito. Reiniciou o tratamento, fez quimioterapia e radioterapia e passou por nova cirurgia, dessa vez para retirada de nódulos no pulmão. O tratamento continuou até o fim de 2005, quando J. G. entrou na fase paliativa, encerrando sua caminhada em maio de 2006.

Foi encaminhado para uma instituição de apoio, a Casa Ronald McDonald, no Rio de Janeiro, onde ficaria hospedado enquanto durasse o seu tratamento de câncer.

J. G. tinha muita saudade de sua vida anterior à doença, e a distância de suas referências, com a vinda para o Rio de Janeiro, reforçava seu sentimento de perda. Sua vida sofreu uma brusca transformação: outra cultura, afastamento de seu pai e irmão, perda da escola, amigos e namorada, necessidade de se adaptar a uma nova imagem e dificuldade alimentar causada pela quimioterapia, que foi acentuada pela diferença de alimentação entre o Pará e o Rio de Janeiro.

A perda de alguma criança ou algum adolescente da casa de apoio também o fragilizava e assustava, levando-o a buscar vivenciar suas aflições e medos por meio do *videogame*. Escolhia jogos de luta e buscava incansavelmente vencer, numa projeção de quanto queria vencer também a doença. Quando não estava no hospital, permanecia muito tempo em seu quarto, jogando, vendo filmes ou dormindo. Após a amputação da perna, apresentou dor fantasma. Apesar disso, vivenciou seu tratamento com permanente esperança, alternando momentos de maior garra e envolvimento com outros de muita passividade e conformismo.

Devido a muitas intercorrências, J. G. permaneceu 1.078 dias hospedado na casa de apoio, fazendo poucas e curtas visitas à sua cidade, no Pará.

Desde sua entrada na casa de apoio, foi atendido pela psicopedagoga e pela psicóloga, participando também, sem regularidade, do grupo (de adolescentes) de musicoterapia e arteterapia. J. G. era fechado, perguntava o essencial, raramente aprofundando um assunto.

Sempre escolhia o que e com quem desejava falar sobre a sua situação, na maioria das vezes, de maneira indireta ou simbólica.

O setor de atendimento psicossocial da casa traçou estratégias de intervenção efetivas da fase de diagnóstico da doença até a morte de J. G., com o objetivo de ampliar e equilibrar competências e desempenho, diminuir o impacto das situações de risco e fazer que utilizasse todos os seus recursos disponíveis: os pessoais, as redes de apoio social e da comunidade.

Algumas ações simples foram logo implementadas visando diminuir as perdas. Foram providenciados alimentos de sua região, o que melhorou consideravelmente sua alimentação. Uma parceria com uma empresa de telefonia permitiu o uso de um cartão telefônico semanal para que pudesse falar com seu pai, seu grande ídolo. Algumas atividades de lazer foram planejadas para J. G. e os outros adolescentes da casa de apoio, sendo a escolha do local feita por eles, o que os aproximou e permitiu a criação de novos e fortes laços de amizade.

Com o fortalecimento do vínculo com as terapeutas, J. G. foi permitindo que seus desejos e sentimentos fossem descobertos e compreendidos, abrindo um espaço para estabelecer metas de vida e buscar alcançá-las.

A perda da escolaridade foi substituída por atividades em que desenvolvia o raciocínio, a lógica, a compreensão e a interpretação, entre outras habilidades necessárias para a sua ação no mundo. Paralelamente, começou a aprender informática, seu grande sonho. Seu interesse em aprender era tão grande que rapidamente dominou os conteúdos e passou a estagiar na área administrativa da casa de apoio. Sentia-se incluído, necessário e valorizado. Estava feliz por estar produzindo e por suas necessidades estarem, de fato, sendo levadas em conta. Baseado em uma solicitação da instituição, fez questão de criar uma planilha de controle, que é utilizada até hoje pelos funcionários.

Na fase final, demonstrava saber da gravidade de seu estado, mas lutou, após decidir o que queria fazer, para, com uma participação ativa, deixar sua marca no mundo.

Mesmo com a progressão da doença, J. G., por um bom tempo, não demonstrou muita fragilidade física ou psíquica, o que permitiu sua atuação na área administrativa da instituição até o início da semana em que morreu. Ele readquiriu o controle de sua vida, deu um sentido a ela e, com autonomia, pôde efetuar suas escolhas, que contribuíram para a sua reabilitação psicossocial. J. G. teve respeitadas as suas potencialidades, competências e limitações, podendo gerar normas e ações para viver até o fim com qualidade.

Caso 2

M. E., 38 anos, empregada doméstica, casada, com duas filhas (de 12 e 14 anos) e nível de instrução básico, foi encaminhada, pela mastologia, ao ambulatório do serviço de oncologia clínica de um hospital público da cidade do Rio de Janeiro, em 2004, com o diagnóstico de carcinoma ductal infiltrante, localmente avançado, na mama esquerda. A conduta médica indicada – quimioterapia neo-adjuvante, visando reduzir o tumor, para provável mastectomia radical – não surtiu o efeito esperado e a disseminação das metástases para os ossos contra-indicou a cirurgia. O tratamento oferecido, radioterapia e quimioterapia, passou a objetivar o controle, e não mais a cura da doença.

O serviço de psico-oncologia atendeu M. E. logo após a primeira consulta com a oncologista. Chorando muito, falava do medo de morrer e de deixar as duas filhas com o marido, também doente – portador de afecção neurológica, a qual praticamente não tratava – e agressivo, irresponsável; dizia que o doente era ele e não ela. Não entendia e não aceitava o que estava acontecendo. Veio sozinha à consulta, trazida por um carro da prefeitura da cidade onde morava, a uma hora e meia da capital do Rio de Janeiro. Dizia também que não conseguia compreender por que não teria a mama operada se isso aconteceu com todas as pessoas conhecidas que tinham o mesmo problema.

Ao longo das consultas posteriores outras questões surgiram. O ganho financeiro da família dependia principalmente do seu trabalho, já que o marido recebia apenas o auxílio-doença da Previdência Social. A limitação funcional do braço esquerdo a impedia de trabalhar naquele momento. Além disso, estava muito debilitada pelos efeitos adversos da quimioterapia, em especial o enjôo, a náusea e a fadiga. A preocupação com o futuro e o medo de morrer a deixavam muito ansiosa, e ela afirmava estar deprimida. O sono foi bastante prejudicado, como conseqüência desse quadro. O conforto maior acontecia no culto evangélico que freqüentava com as filhas.

Atualmente, com três anos de sobrevida, a análise do percurso do enfrentamento da doença e do processo de reabilitação psicossocial de M. E. nos revela alguns pontos fundamentais.

A atenção ao cuidado integral do paciente oncológico, oferecida pela equipe interdisciplinar desse serviço, permitiu que M. E. tivesse suas necessidades psicossociais diagnosticadas e atendidas como parte de seu tratamento.

A primeira delas, a necessidade de compreensão das peculiaridades do seu câncer, das indicações terapêuticas específicas e da finalidade não curativa do tratamento, demandou um trabalho conjunto da oncologista, das enfermeiras, da psicóloga e da médica paliativista. A informação adequada, em linguagem apropriada, com clareza e objetividade, aliada à consolidação do vínculo de confiança com sua médica, esclareceu dúvidas e reforçou a adesão ao tratamento. A administração de ansiolítico conteve o descontrole emocional e melhorou a qualidade do sono. Não houve indicação de uso de antidepressivo. Orientações sobre o autocuidado das lesões na mama, além do encaminhamento para a fisioterapia, também foram importantes. Passo a passo, a participação de M. E. tornou-se mais ativa. A restauração do controle cognitivo e emocional da situação, nesse momento, foi decisiva para que pudesse não só dispor dos recursos pessoais habitualmente utilizados no enfrentamento de situações de crise, como também abrir perspectivas para que encontrasse novas estratégias de adaptação.

Uma dessas estratégias foi assumir o papel de "agente de saúde informal" na sua comunidade. M. E. passou a vir às consultas com a irmã ou com amigas, não com a intenção de ser acompanhada por elas, mas de que fossem examinadas, por suspeitar que também tivessem câncer de mama. Embora tenha sido solicitada a presença de um cuidador, as notícias sobre a evolução da doença e do tratamento têm sido dadas à própria M. E., já que o marido não participa das consultas mesmo quando vem com ela, no carro da prefeitura, e as filhas ainda são menores de idade.

O tema mais recorrente – o futuro das filhas, depois de sua morte – foi tratado sob vários aspectos. A reabilitação para o trabalho foi um deles. As limitações funcionais decorrentes da extensão do tumor e dos efeitos da quimioterapia a impediam de executar tarefas que envolvessem esforço físico. M. E. e as filhas, juntas, buscaram alternativas de renda para a família. As três passaram a vender sanduíches e docinhos, feitos em casa, na escola, na rodoviária e na igreja. Ao mesmo tempo, M. E. foi orientada a procurar a secretaria de Assistência Social de sua cidade para pleitear o benefício a que tinha direito. Lá, também foi informada de um projeto de emprego para menores carentes, na prefeitura. No intervalo de um mês, sua filha mais velha foi contratada, tendo sido garantido que a mais nova também seria chamada quando completasse 14 anos. A perspectiva de autonomia das filhas trouxe, de fato, grande alívio. Por outro lado, M. E. também buscou recursos na própria comunidade, no posto de saúde local e no conselho tutelar para lidar melhor com o marido doente. A atitude de assertividade, antes desconhecida, passou a fazer parte de seu repertório.

A fé religiosa e o envolvimento nas atividades da igreja também foram importantes para a reabilitação psicossocial de M. E. Ela organizou grupos de visita a pessoas enfermas – que precisavam mais do que ela, segundo dizia – e aceitou coordenar o coro das crianças. Assim, ao ajudar e ser ajudada, estabeleceu um padrão de enfrentamento eficiente, já que se reconhecia como doente, mas não incapaz.

A inclusão de novos papéis e a reformulação de outros delinearam uma perspectiva menos sombria, apesar do prognóstico limitado e das inquietações diante dele.

Considerações finais

A eficácia dos novos tratamentos oncológicos e o conseqüente aumento da sobrevida chamam a atenção para o surgimento de seqüelas físicas e psicológicas que podem comprometer a qualidade de vida do paciente. Dessa forma, o foco do cuidado agudo amplia-se e passa a englobar o manejo do estresse e dos efeitos, a médio e a longo prazo, do câncer e de seus tratamentos no bem-estar completo, biopsicossocial e espiritual.

Referências bibliográficas

AMARANTE, P. (org.). *Loucos pela vida: a trajetória da reforma psiquiátrica no Brasil*. Rio de Janeiro: Escola Nacional de Saúde Pública, 1995.

AMIN, V.; SILVA FILHO, J. F. *Reabilitação: da ergonomia à clínica*. Cadernos do Ipub, Rio de Janeiro, 1995.

CARVALHO, M. M. M. J. de (coord.). *Introdução à psico-oncologia*. Campinas: Psy, 1994.

DIETZ JR., J. H. *Rehabilitation oncology*. Nova York: Wiley, 1981.

HOLLAND, J. C. "Psychological care of patients: psycho-oncology's contribution". *Journal of Clinical Oncology*, v. 21, supl. 23, p. 253-65s, 2003.

JORGE, M. S. B.; SILVA, W. V. da; OLIVEIRA, F. B de (orgs.). *Saúde mental: da prática psiquiátrica asilar ao terceiro milênio*. São Paulo: Lemos, 2000.

KATZ, A. "The sounds of silence: sexuality information for cancer patients". *Journal of Clinical Oncology*, v. 23, n. 1, 2005, p. 238-41.

KUFE, D. W. et al. *Cancer medicine 6*. 6. ed. Hamilton/Lewiston: BC Decker, 2003.

MANDELBLATT, J. S. et al. "Proposed agenda for the measurement of quality-of-care outcomes in oncology practice". *Journal of Clinical Oncology*, v. 17, n. 8, p. 2614-22, 1999.

ORGANIZAÇÃO MUNDIAL DE SAÚDE (2001). *Relatório sobre a saúde no mundo – saúde mental: nova concepção, nova esperança*. Disponível em: <http://www.dgsaude.pt/upload/membro.id/ficheiros/i006020.pdf>. Acesso em: 8 nov. 2007.

PITTA, A. (org.). *Reabilitação psicossocial no Brasil*. São Paulo: Hucitec, 1996.

SAGGESE, E.; LEITE, L. C. "Saúde mental na adolescência: um olhar sobre a reabilitação psicossocial". *Cadernos Juventude, Saúde e Desenvolvimento*, Ministério da Saúde, Secretaria de Políticas de Saúde, Brasília, v. 1, p. 197-205, 1999.

SARACENO, B. "Reabilitação psicossocial: uma estratégia para a passagem do milênio". In: PITTA, A. (org.). *Reabilitação psicossocial no Brasil*. São Paulo: Hucitec, 1996.

TUNKEL, R.; PASSIK, S. "Rehabilitation". In: HOLLAND, J. C. *et al.* (eds.). *Psycho-oncology*. Nova York: Oxford University Press, 1998, p. 828-36.

VALLE, E. R. M. *Câncer infantil: compreender e agir*. Campinas: Psy, 1997.

WILSON, K. G. *et al.* "Suffering with advanced cancer". *Journal of Clinical Oncology*, v. 25, n. 13, p. 1691-7, 2007.

WORLD HEALTH ORGANIZATION. *International classification of impairments, disabilities, and handicaps: a manual of classification relating to the consequences of disease*. Genebra: World Health Organization, 1980.

PSICOTERAPIA

Regina Paschoalucci Liberato; Vicente Augusto de Carvalho

Falamos de sonhos, fantasias, imaginação, de vôos, de jornada, de margem, fogo, paixão, de homens e mulheres, de comunidades utópicas, relações, amizades, de criatividade e de Ser.

Essas idéias, símbolos e modos de ser representam meu renascimento para a vida. Esse círculo sagrado que nos abarca hoje simboliza a nova vida que foi criada por meio de minha relação com você.

Agora estou aprendendo a fazer essas coisas por mim mesma e estou descobrindo que tudo é sagrado, que tudo tem sentido. Também descobri uma fonte eterna de força e de profunda energia, em cujos domínios profundos eu progressivamente aprendo a ter acesso à minha alma e a cuidar dela. Minha alma fala comigo, e eu continuamente busco meios de alimentá-la, cultivá-la e comunicar-me com ela.

O caminho está bem na minha frente, e não há volta.

Lonnie, *Resumo poético de sua terapia* (citado em Elkins, 2000, p. 112)

Introdução

Encontro.
Espera-se apoio, suporte. Busca de autoconhecimento.
Sagrado?

Um encontro entre pessoas que não se conhecem previamente, que não possuem a intimidade necessária para refletir sobre questões importantes da existência humana, muitas vezes complexas, difíceis e dolorosas, mas passarão a maior parte do tempo em que estiverem juntas tocando intimamente nas feridas do corpo e da alma.

Em pouco tempo, é provável que ambas formem uma parceria de valor.

Esperam-se fala e escuta.

Emoções e expectativas surgirão.

Sonhos serão gestados e paridos para o mundo, feito sons espalhados pelo ar que se dirigem para afunilar uma melodia.

E se o encontro de fato acontecer, assim como o pensador e médico psiquiatra Carl Gustav Jung vislumbrou, certamente as duas pessoas não serão mais as mesmas. Serão transformadas alquimicamente.

Para sempre.

Conceitos gerais em psicoterapia

Muitos são os significados atribuídos à psicoterapia.

Caracteriza-se como um evento que começa no instante em que duas pessoas se colocam face a face.

Sentado ou deitado, o paciente discorre sobre seus problemas.

Fixa seus olhos na pessoa que está escutando.

Revela com o corpo. Desvela a alma paulatinamente.

A interação que começa a traçar seu contorno inclui duas pessoas interessadas na mesma causa com relativa disponibilidade inicial.

É uma atividade colaborativa entre o paciente e o terapeuta, que visa à descoberta de recursos criativos, que se comportam como facilitadores internos e externos.

São métodos de tratamento pelos quais uma pessoa treinada, mediante a utilização de meios psicológicos, estabelece uma relação profissional com a pessoa que busca ajuda, visando remover ou modificar sintomas existentes, retardar seu aparecimento, corrigir padrões disfuncionais de relações interpessoais bem como promover o crescimento e o desenvolvimento da personalidade (Wolberg, citado em Cordioli, 1998, p. 19).

Diferem em relação às técnicas utilizadas, às teorias nas quais se baseiam, aos objetivos, à freqüência das sessões e ao tempo de duração.

Psicoterapeuta e paciente sentam-se frente a frente, ou então o paciente deita-se num divã e o terapeuta fica próximo a ele, alguns do lado, outros atrás, em uma ou mais sessões semanais, quinzenais e até mensais.

Nas psicoterapias de grupo, um ou às vezes mais de um terapeuta encontram-se simultaneamente com vários pacientes, num mesmo local, com freqüência variável.

Suas origens situam-se na medicina antiga, na religião, na cura pela fé e no hipnotismo. Foram assimiladas ao tratamento das doenças nervosas e mentais apenas no final do século XVIII, tornando-se uma arte médica restrita aos psiquiatras.

Desde meados do século XX, temos observado enormes esforços de pesquisa para sua validação por meio da comprovação de sua efetividade e dos seus resultados.

Como conseqüência, algumas formas vêm impondo-se ao longo do tempo, seja pela comprovação clínica de sua utilidade no campo da saúde mental e da saúde em geral, seja pelo resultado das pesquisas.

O conceito de aliança terapêutica refere-se à colaboração e à parceria que devem ocorrer para o bom andamento da terapia entre paciente e psicoterapeuta. As pesquisas, de forma consistente, têm observado uma correlação entre a qualidade da aliança e os resultados terapêuticos.

Para uma boa aliança é indispensável, ainda, um bom vínculo afetivo entre o paciente e o psicoterapeuta.

Caracteriza-se, em parte, por elementos inerentes à relação terapêutica e existentes em qualquer relação humana de boa qualidade: empatia, calor humano, apoio, compaixão, amorosidade e autenticidade.

Baseia-se no uso adequado da relação interpessoal, no levantamento e na avaliação dos dados psicodinâmicos e psicossociais associados aos problemas do paciente.

A escuta especializada é a principal ferramenta de trabalho de um psicoterapeuta.

Algumas psicoterapias utilizam especialmente a comunicação verbal e a relação terapêutica com o objetivo de favorecer o paciente com a possibilidade de alterar emoções, pensamentos, atitudes ou comportamentos considerados desadaptativos.

Estão presentes e são comuns em qualquer tipo de psicoterapia a aceitação do paciente e o apoio a ele por parte do terapeuta, proporcionando-lhe oportunidade para expressar emoções perturbadoras, o contrato terapêutico e uma teoria na qual a técnica específica se fundamenta (Orlinsky, Howard e Altshuller, *apud* Cordioli, 1998, p. 19).

Conceitos gerais: psicoterapia em psico-oncologia

A psicoterapia com pacientes oncológicos sugere uma compreensão abrangente sobre aspectos orgânicos, psicológicos e fatores sociais.

A psico-oncologia aborda, nos tratamentos, tanto o impacto do câncer nas funções psicológicas do paciente, da família e da equipe de saúde (unidade cuidadora), quanto o papel que as variáveis psicológicas e comportamentais têm no risco do câncer e na sobrevivência dos pacientes oncológicos.

Fornece instrumentos a profissionais para lidar com o paciente inserto em seu meio familiar, voltando-se para as necessidades desse todo sistêmico, em que a família e os cuidadores são vistos como provedores de cuidado mas também com carências específicas de cuidados, o que justifica uma abordagem centrada em suas necessidades ativas e adaptativas.

A possibilidade de repensar a vida com um cunho de recomeço pode proporcionar a reconstrução de valores e a descoberta de potenciais ainda desconhecidos.

Alguns eventos da vida têm uma função social.

A aids nos fez pensar nas relações interpessoais, na expressão das diferenças sexuais, no sistema de cuidados que adotamos em relação à nossa saúde e ao nosso bem-estar.

Que reflexões o câncer pode nos propiciar?

Quais são os ensinamentos e os recursos de expansão da vida resultantes de um evento tão dramático?

Todos os acontecimentos da nossa existência são bipolares. De qualquer evento pode-se extrair estrutura para evolução.

O câncer apresenta-se como um grande desafio atual. Ainda hoje associado à dor, ao sofrimento e à morte, requer tratamentos dolorosos, invasivos, muitas vezes mutiladores, que comprometem a qualidade de vida.

Caracteriza-se como uma doença que impõe mudanças significativas na vida de quem se relaciona com ela, ocasionando uma alteração repentina em seu curso, impulsionando o doente, de maneira imperativa, para novas formas de enfrentamento do cotidiano.

Impõe cuidados que necessitam de uma parcela de tempo considerável, inclusive na administração dos efeitos colaterais do tratamento, muitas vezes interferindo no desempenho geral.

Mal-estares que colocam em pauta a necessidade de repouso em horários imprevisíveis do dia, dificultando o cumprimento de alguns compromissos; provedores que passam a ser cuidados por outros componentes da família, que muitas vezes nunca tiveram essa incumbência; agenda excessivamente ocupada por visitas aos médicos para a realização de exames e procedimentos necessários ao acompanhamento da doença; mutilações que os colocam diante de adaptações de toda ordem; a dor do abandono de sonhos e projetos, alguns temporária, outros definitivamente; mudanças significativas nos relacionamentos sexuais e nas relações afetivas.

É muito comum que as pessoas envolvidas declarem não conseguir mais viver a vida como antes.

O câncer desestrutura a vida de quem se relaciona com ele direta ou indiretamente e implanta uma gama de experiências que implicam o surgimento de aspectos emocionais conflitivos pertinentes desde o choque do diagnóstico à incerteza do prognóstico. Esses aspectos estão presentes no enfrentamento dos efeitos colaterais da quimioterapia e da radioterapia, na expectativa da recidiva, no medo da dor e do sofrimento de uma morte indigna.

Intervenções psicossociais

Quais são os principais elementos componentes de uma intervenção psicoterapêutica relacionada a indivíduos que apresentam uma demanda específica como uma doença grave – que ameaça a vida e propõe mudanças significativas no estilo de vida de quem se relaciona com ela?

Existe um descompasso entre o desenvolvimento de técnicas ligadas ao tratamento médico e o desenvolvimento de técnicas psicoterapêuticas com relação ao câncer. Os aspectos emocionais envolvidos nessa demanda possuem uma abrangência que se inicia antes mesmo do próprio adoecimento e atingem também familiares do paciente.

Como o câncer ainda é visto como uma ameaça à vida, enfrentá-lo desencadeia reações emocionais específicas. O medo desencadeado pelo estigma do câncer muitas vezes retarda a procura por serviços médicos e, conseqüentemente, o diagnóstico, que feito tardiamente pode ter conseqüências graves.

Devemos considerar também as reações emocionais relacionadas à proximidade dos exames de controle para aqueles que já possuem um diagnóstico definido, que tanto podem resultar no retardamento dos exames como também numa adesão menor ao tratamento, e ainda constituir uma forma significativa de estresse que certamente contribuirá para uma pior evolução da doença.

Os procedimentos cirúrgicos, muitas vezes mutiladores, provocam mudanças no esquema corporal e diversas necessidades de adaptação.

Tratamentos radioterápicos e quimioterápicos caracterizam-se por múltiplos efeitos colaterais, bastante perturbadores.

Há o temor pela queda dos cabelos, causada por alguns quimioterápicos. Temos acompanhado algumas pacientes que se adaptam com relativa facilidade à alopecia; outras apresentam grande sofrimento pela perda dos cabelos.

A radioterapia pode trazer fantasias assustadoras. Temos observado em algumas pacientes o medo de se tornarem radioativas e contaminarem outras pessoas. Isso resulta geralmente em constrangimento e retração social.

No caso da terminalidade, é importante que nos dediquemos a aprimorar o acompanhamento aos pacientes e suas famílias.

Trabalhos propõem cuidados com indivíduos enlutados para que o risco de adoecimento possa ser diminuído por meio de programas que os ajudem no processo de luto e readaptação à vida.

Chamamos as intervenções em psico-oncologia de intervenções psicossociais, uma vez que, no caso dos pacientes com câncer, elas não se atêm unicamente aos aspectos psicológicos, mas se propõem a lidar com a dinâmica psicossocial que está sempre presente. É natural desejarmos oferecer programas de assistência psicossocial ao paciente e sua família; no entanto, alguns pacientes não apresentam disponibilidade para receber ajuda.

A intervenção psicossocial contribui para o tratamento clínico atendendo às necessidades que surgem durante a trajetória do paciente oncológico: desde a situação do diagnóstico, o enfrentamento dos tratamentos, à reabilitação e aos cuidados paliativos, em busca de melhor adaptabilidade do paciente ou da família aos desdobramentos com os quais deparam.

As intervenções psicossociais em psico-oncologia podem prover a unidade cuidadora de informações sobre a doença e seus desdobramentos; oferecer apoio psicossocial e psicoterapêutico; propiciar um espaço seguro para a expressão de sentimentos; descobrir meios para a diminuição do estresse, da ansiedade e da depressão; mobilizar recursos mais criativos para o enfrentamento da doença; aprimorar a comunicação interpessoal; priorizar a qualidade de vida de maneira mais abrangente; e criar um campo fértil para o desenvolvimento da esperança e a busca de novos significados para o processo de viver.

Podem auxiliar na compreensão do diagnóstico e do prognóstico; na adesão aos tratamentos nas diversas fases da doença; no enfrentamento da medicação e de seus efeitos colaterais; na adaptação ao novo estilo de vida e nível de funcionamento geral; e no estabelecimento de relacionamentos de qualidade com familiares, amigos e equipe de cuidados.

Considerando o manejo psicológico como um elemento de singular importância na composição de uma equipe de atendimento interdisciplinar, com habilidades que contribuam para o alívio do sofrimento humano, em prol de melhor qualidade de vida dos indivíduos envolvidos, podemos contar com diversas intervenções psicológicas, que respeitem a fundamentação teórica do profissional; técnicas específicas como escuta ativa, relaxamento, visualização, imaginação ativa, e técnicas de expressão pela arte, pelo teatro e por miniaturas; programas especiais tais como grupo de informações, grupo de apoio e psicoterapêutico, voltados para o cuidado sistêmico de pacientes oncológicos e seus provedores de cuidados.

Os temas mais presentes tocam em áreas de extrema relevância, como identidade e auto-estima, imagem corporal, sensualidade e sexualidade, relacionamentos interpessoais, relações de amor, reinserção social e adaptação profissional, a complexidade do sofrimento humano, a finitude de nossa existência, entre outros. A maior parte deles envolve a questão relacional, pertinente à existência humana.

Intervenções pedagógicas e psicoterapêuticas

Mediante métodos pedagógicos e psicoterapêuticos e algumas técnicas estabelecidas, podemos contribuir para a melhora da condição de vida de pacientes, seus familiares e equipe de saúde.

As intervenções pedagógicas são freqüentemente necessárias e eficientes.

Temos observado que a área da comunicação é muito importante para quem enfrenta o câncer. A informação, além de ser um direito do paciente, pode melhorar a adesão aos tratamentos. Quando a pessoa sabe ao que vai ser submetida, pode colaborar mais, além de cuidar de maneira preventiva das emoções perturbadoras que emergem quando enfrenta o desconhecido. Esclarecer os efeitos colaterais dos tratamentos faz que o paciente possa se preparar melhor para enfrentá-los.

Devemos considerar que, quando o paciente recebe uma informação que mobiliza suas emoções, como no caso da experiência de uma doença grave, pode ter dificuldade na assimilação imediata da totalidade dessas informações. A elaboração das emoções decorrentes de cada novidade introduzida na vida de quem adoece trará inevitavelmente novas questões. Muitas vezes é indicado que se faça uma lista de prioridades para ser usada na consulta médica, inclusive com o registro das dúvidas que o paciente e/ou seus familiares gostariam de esclarecer.

A comunicação com o paciente com câncer apresenta peculiaridades relacionadas ao fato de se estar em contato com uma doença que ameaça a vida. Muitas vezes evitamos falar de assuntos que estejam relacionados à morte, temendo a reação emocional do paciente e seus familiares. Na verdade, o paciente freqüentemente pode suportar o contato com esse assunto se perceber que a pessoa que está cuidando desses aspectos está de fato preocupada com seu conforto e o respeita como indivíduo.

Propiciar espaço seguro e confortável para se falar franca e adequadamente, sem esconder ou disfarçar os fatos, contribui para o estabelecimento de uma relação de confiança. Dificuldades importantes acontecem quando uma pessoa não consegue precisar o que está acontecendo consigo. Parte do medo de um prognóstico grave poderá ser o medo de sofrer. Se não houver uma discussão franca, esse tipo de medo poderá não se resolver nunca. A incerteza aumenta o medo, já que propicia um terreno fértil para fantasias.

Aspectos do adoecer de câncer nas diversas fases da doença

São diversos os eventos que surgem na experiência do adoecer, especialmente com relação ao câncer.

Na fase pré-diagnóstica, o paciente necessita ser responsivo à descoberta da doença.

Essa fase é caracterizada por sentimentos de angústia e ansiedade, enquanto o indivíduo precisa submeter-se a diversos exames para confirmação do diagnóstico. Esse momento de incertezas e inseguranças promove questionamentos profundos. Aparecem demandas afetivas e existenciais e necessidades básicas de preservação, tais como a manutenção do autoconceito e das relações interpessoais que o indivíduo possui.

Na fase aguda, o paciente necessita compreender sua doença e a relação que estabelece com ela.

É preciso enfrentar o estresse do diagnóstico e todas as mudanças de vida que surgem com ele. Algumas modificações repentinas decorrentes desse momento podem ser traumáticas.

O enfrentamento da doença implica o desenvolvimento de estratégias eficientes, identificando necessidades, limitações e recursos pessoais.

Nessa fase aparecem sentimentos como medo do desconhecido, medo de ser uma sobrecarga para seus familiares, angústia pelas incertezas em relação ao futuro, dores psíquicas advindas de diversos questionamentos a respeito da doença e da vida.

Na fase crônica da doença, surgem necessidades relacionadas ao controle de sintomas e de efeitos colaterais; à prevenção e administração de crises na saúde geral, desenvolvendo planejamento para a manutenção do estado saudável possível; ao enfrentamento dos efeitos das restrições na atividade profissional e da instabilidade financeira; à redução do isolamento e ao fortalecimento da sua participação na rede de apoio social que possui; ao encontro de sentido para o seu sofrimento.

A fase terminal da doença implica lidar freqüentemente com sintomas diversos, dor e incapacitação.

Caracteriza-se como um período que requer diversos cuidados gerais. Muitas vezes são necessárias internações, com o conseqüente enfrentamento do estresse institucional.

É essencial a preservação de relações adequadas com cuidadores, familiares e amigos. É um momento de preparação para o processo de morrer, de criação de rituais de despedida das pessoas e das coisas e de procura de sentido na vida e na morte.

Sabemos que as diferentes fases da doença demandam variadas reações psicológicas. A doença inicial, com seu impacto gerando medos e ansiedades; e o acompanhamento médico ao qual o paciente é submetido, que acarreta expectativa e ansiedade quando da espera dos exames de controle, exigem movimentos intensos de adaptação. Vale lembrar que sempre está presente a ameaça de ser revelada uma recidiva; há ainda a própria recidiva e a fase terminal da doença, quando a morte se aproxima.

Outros eventos de igual importância podem exigir intervenção psicológica.

A cura total após o diagnóstico de uma doença que carrega os estigmas que o câncer possui pode exigir intervenção psicológica. Da mesma forma, um longo período livre de doença, mas que exija acompanhamento médico periódico, ou a condição de doença crônica que requeira acompanhamento constante e reabilitação são situações que podem acarretar importante estresse e pedir assistência. O paciente que evolui para a morte freqüentemente necessita da atenção psicológica.

Há situações em que o paciente pode apresentar dificuldade em aceitar determinados tratamentos. Esse é um momento que exige avaliação cuidadosa e sensível. Claro está que a recusa pode se prender a uma escolha consciente feita pelo paciente, calcada em avaliações e posicionamentos existenciais bem fundamentados. Nesse caso cabe ao psicólogo ou ao psiquiatra apenas trabalhar com o paciente para, com ele, avaliar suas motivações, sem demovê-lo de sua posição. Se for confirmada essa posição, cabe ao profissional de saúde mental acompanhar o paciente na trajetória por ele escolhida. No entanto, muitas vezes, podem estar envolvidas nessa situação a presença de estados confusionais secundários à doença, a existência de estados psicóticos ou outras perturbações de ordem psiquiátrica que levem à perda de controle de impulsos.

Esses eventos fogem à prioridade da nossa atual visão sobre saúde, que é recuperar aquilo que não anda como deveria. Reparamos o defeito e esquecemos o objeto, antes defeituoso e agora perfeito.

Pensar na readaptação do indivíduo que precisa conviver com suas dores e limitações, fornecer mecanismos para que ele possa viver com qualidade, apropriar-se da existência humana imperfeita, mas valiosa, e aceitá-la, e acompanhar nossos parceiros de vida durante o processo de morrer com amorosidade e compaixão são novos desafios que o futuro nos impõe com a proposta de uma experiência mais tolerante, cooperativa e pacífica.

Características das intervenções em psico-oncologia

As intervenções podem ser efetivadas individualmente ou em grupos, e possuem objetivos que podem ser educacionais, terapêuticos ou psicoterapêuticos. Muitas vezes faz-se necessário o atendimento de casais ou com familiares.

O atendimento comporta diversas abordagens teóricas, já que a especialidade pode ser compreendida e explicada de formas diferentes.

Podemos utilizar intervenções verbais; várias técnicas de abordagem corporal, como o relaxamento; técnicas imaginativas, tais como visualizações, imaginação dirigida, imaginação ativa e hipnoterapia; técnicas expressivas, tais como o trabalho com miniaturas na caixa de areia, a expressão corporal e as dramatizações, entre outras tantas técnicas.

É preciso atentar para o fato de que, quando recebemos um paciente ou nos oferecemos a ele, precisamos definir primeiramente um diagnóstico, que no nosso caso pode ser uma visão geral da psicodinâmica e da problemática do paciente. A construção de uma anamnese bem estruturada e o levantamento de necessidades e recursos disponíveis são passos importantes para compor um planejamento estratégico e uma forma de avaliação dos resultados.

Esses procedimentos são pertinentes ao processo psicoterapêutico e várias vezes acontecem naturalmente durante o tratamento, em especial na modalidade da psicoterapia breve.

Essa especialidade desenvolve seu trabalho sobre metas limitadas e características técnicas próprias e essenciais; existe uma determinação de limites de tempo para o tratamento. Possui planejamento e objetivos definidos que apontam para a superação de sintomas e problemas atuais da realidade e a clarificação e resolução de parte da problemática do paciente.

Técnicas auxiliam o aprimoramento da comunicação com o paciente.

As estratégias em psico-oncologia visam principalmente: desenvolver formas mais eficientes de enfrentamento da doença; promover a expressão de emoções como possibilidade de comunicação intra e interpessoal mais autêntica e fluida; entrar em contato com o sistema de crenças e possibilitar mudanças nos estigmas relacionados ao câncer, facilitando a revisão de valores e princípios de vida; aprimorar a qualidade de vida dos pacientes com câncer; buscar significados para os acontecimentos da vida e estabelecer uma rede social eficiente e significativa.

Procuram desenvolver maior senso de significância do indivíduo, fazer que ele firme um maior compromisso consigo mesmo. Buscam a ampliação da autoconfiança, o desenvolvimento de uma atitude vigorosa com relação à vida, a sensibilização de recursos pessoais para que as situações sociais possam ser enfrentadas e o estabelecimento de uma rede de apoio bem estruturada.

Processo de enfrentamento

As estratégias de enfrentamento da experiência dolorosa dependem do estágio do desenvolvimento biológico, pessoal e social do indivíduo, do estilo intrapessoal, evidenciado pelos recursos de personalidade, mecanismos pessoais de enfrentamento e de defesa, e das fontes interpessoais, tais como os suportes familiar e social.

O mesmo acontece com indivíduos que tenham recursos pessoais para enfrentar situações sociais ou possam contar com uma rede social de apoio. Pessoas estruturadas psicologicamente costumam ser socialmente competentes e em geral possuem uma rede social de apoio bem estruturada. Pessoas que se sentem menos apoiadas por sua rede social têm a tendência de criar redes sociais mais amplas, porém mais superficiais.

As pesquisas (Baltrusch et al., 1998) também apontam para o fato de que perdas e separações parecem constituir elementos importantes na desestabilização da saúde.

Muitos pacientes podem desenvolver estratégias que lhes possibilitem lidar com o adoecimento e seus tratamentos. Essas estratégias poderão ser gradualmente modificadas ao longo da evolução da doença ou dos tratamentos. Elas "compreendem a busca de informação, a ação direta, a inibição da ação e os processos intrapsíquicos" (Gimenes, 1997, p. 154).

Temos observado que, sempre que um paciente pode buscar ou receber informações a respeito da nova realidade que se impôs, há não só uma diminuição da ansiedade, como também a possibilidade de melhor preparo para uma ação direta.

Estresse

Para falarmos sobre psicoterapia em oncologia é preciso considerar alguns conhecimentos básicos a respeito dos aspectos emocionais do paciente com câncer, tanto os que contribuem para a evolução da doença quanto os oriundos da instalação da doença, que venham também contribuir para determinado sucesso.

Pesquisas desenvolvidas a partir de 1930 revelaram a influência dos estados emocionais e das estruturas de personalidade no funcionamento de vários sistemas orgânicos, podendo ocasionar uma perturbação da homeostase do organismo.

Estudos revelam que pessoas que lidam de maneira mais eficaz, no nível cognitivo e emocional, com as vicissitudes da vida, aquelas que apresentam um senso de significância de si mesmas, de compromisso consigo, e uma atitude autoconfiante e vigorosa quanto à vida, têm menor probabilidade de desenvolver doenças quando submetidas a situações de estresse.

Receber um diagnóstico de uma doença grave e submeter-se aos tratamentos habituais, em si, já constituem elementos estressantes, de modo que a abordagem tem também por objetivo fazer que esses pacientes possam estabelecer autocontrole durante o embate com a doença.

Qualidade de vida

A cada dia cresce a preocupação em viver com qualidade.

A assistência psicológica aos doentes de câncer, desde 1950, tem intensificado a ênfase nessa área.

Psiquiatras começaram a se interessar por pacientes que apresentavam doenças orgânicas. Hoje é bastante conhecida a associação entre doenças de natureza psiquiátrica e várias doenças físicas. É o caso do câncer, em que podemos encontrar cerca de 50% dos pacientes sofrendo de distúrbios que merecem intervenção psiquiátrica adequada.

Alguns aspectos relacionados à qualidade de vida de pacientes oncológicos e seus familiares são: a forma como se enfrenta a doença; as convicções em relação à doença; a expressão de emoções como possibilidade de uma comunicação mais autêntica; a busca de significado e valorização da vida; uma rede social significativa.

Intervenções que tragam a oportunidade de condições melhores para que o paciente enfrente a vida de forma mais eficaz, de maneira que a adesão aos tratamentos bem como a relação com a vida se tornem mais eficientes, são de extrema importância para que se consigam melhores resultados quanto ao encaminhamento do processo de viver.

Enfrentar a vida de forma mais eficiente pode significar o atendimento de necessidades pessoais.

Com relação à qualidade de vida, precisamos considerar os aspectos subjetivos e as diversas áreas que dimensionam o bem-estar.

É preciso acompanhar, com aquele que sofre, a avaliação que ele faz a respeito das suas condições de vida e conhecer as expectativas que nutre, de acordo com a visão que define a expressão do ser humano integral, considerando as áreas física, emocional, funcional, social e espiritual.

As atitudes e intervenções técnicas do psicólogo têm como objetivos evitar que as situações de crise se tornem crônicas, auxiliar na criação de um novo sentido da experiência dolorosa e fazer que o indivíduo retome seu espaço no mundo, participando da busca do estado de saúde, que implica conviver com as demandas que o ato de viver envolve.

Dor e sofrimento

No trato com a demanda do câncer, percebemos que a dor é um elemento ao qual devemos estar sempre atentos. O paciente com dor pode apresentar quadros que aparentemente são psiquiátricos. O diagnóstico psiquiátrico de um paciente com câncer somente poderá ser feito com segurança quando da ausência de dor, evento que pode desencadear ansiedade, depressão, tentativas de suicídio.

Somente nos últimos anos, em nosso meio, o tratamento da dor tem recebido a atenção merecida. Algumas medidas que antes eram adotadas com restrições, como o uso de morfina, atualmente têm maior aceitação. Preconceitos têm sido derrubados, dando lugar a uma conduta que leva em conta o sofrimento do paciente. Muitos grupos especializados no tratamento da dor foram formados, e as condutas preconizadas pela Organização Mundial da Saúde passaram a ser seguidas.

A dor faz parte da nossa vida desde o nascimento até a morte. É fundamental para a nossa sobrevivência. Sua causa tem sido pesquisada ao longo do tempo. Foi considerada castigo de deuses ofendidos e atribuída aos maus espíritos em outras épocas. Muitas vezes mais temida do que a morte, é capaz de comprometer seriamente a qualidade de vida do indivíduo.

É definida como uma experiência sensorial e emocional desagradável, decorrente da lesão real ou potencial dos tecidos do organismo. É uma experiência pessoal e subjetiva, somente descrita a contento pelo relato pessoal daquele que a sofre.

Demovida a causa, ela deve desaparecer. Porém, muitas vezes persiste, seja porque a causa não foi detectada, seja porque a medicação utilizada não foi eficiente, seja porque os múltiplos e complexos fatores envolvidos não puderam ser resolvidos ou mesmo compreendidos.

Sabemos que a dor é uma experiência psicofisiológica, envolvendo não apenas a percepção de estímulos físicos, mas também uma interpretação e uma avaliação desses estímulos pela pessoa que experimenta o evento doloroso. A dor precisa ser vista como um processo patológico e não como um simples sintoma.

O sofrimento causado é influenciado e alterado por fatores psicológicos, sociológicos, culturais e espirituais, e modifica a sensação de dor.

Há um nível pessoal e um nível interpessoal na dor.

No primeiro, ela é considerada subjetiva e individualizada, definida pelo próprio indivíduo que a experimenta.

Já o nível interpessoal contempla a experiência da dor comunicada, compartilhada com outra pessoa. Esses dois níveis estão inter-relacionados.

Portanto, hoje é necessário que o trabalho psicológico com a dor não se restrinja apenas ao seu alívio, mas contemple o alívio do sofrimento implicado em senti-la, compreendendo, respeitando e acolhendo, em suas singularidades, aquele que vive a experiência dolorosa.

O conceito da dor total acompanha a transformação da medicina, mais integrada e em busca do paciente como um todo, e traz à baila a discussão sobre qualidade de vida.

O corpo mutilado: futuro corpo transmutado

Outro aspecto a ser considerado na vida emocional do paciente com câncer é o surgimento de fantasias ligadas à destruição e decomposição do corpo em vida e à morte. Tais fantasias podem estar envolvidas com outros sentimentos, como culpa, medos, angústia. Facilitar a expressão desses sentimentos e dessas fantasias tornará pelo menos observáveis os sistemas de crenças do paciente e a conseqüente mudança de caráter adaptativo, quando for o caso. Dessa forma, serão possíveis a revisão de valores e a redescoberta de significados para a vida, resultando na melhora da sua qualidade.

Nosso corpo é simbólico, é um canal natural pelo qual nossos símbolos estruturam nossa consciência.

Segundo Byington (1988), o corpo simbólico é o conjunto de significados psicológicos do corpo somático. Escutá-lo, conhecê-lo e respeitá-lo são atitudes íntimas. É um recurso vital para quem enfrenta uma adversidade como a doença.

Corpo e psique não são duas polaridades do mesmo eixo, visto que fazem parte de uma totalidade interativa. Nosso corpo é também psique, nossa psique também é corpo, já que, se concebermos psique e corpo como duas instâncias separadas e inter-relacionadas, admitiremos um engano. Participamos de um equívoco antigo e fatal: a proposta de dividir o indivisível – o homem –, mesmo que seja na tentativa de compreender essa complexidade divina que é o ser humano.

O que ocorre conosco se manifesta na integralidade da nossa expressão. Está explícito nas nossas atitudes, no nosso ethos, na nossa relação com a humanidade e com a natureza, assim como no funcionamento de nossos sistemas, nas alterações bioquímicas e neuro-hormonais.

A imagem corporal se constrói no contato consigo e com o outro. É a representação simbólica do nosso corpo em nossa vida psíquica.

Manifesta-se como símbolo, pleno de sentido.

Na experiência com a mãe, a primeira experiência estruturante com produção de símbolos na construção da nossa consciência, nosso corpo é extremamente expressivo. É a base da experiência ligada à nutrição e à fertilidade.

Trata-se de uma experiência primitiva, pré-verbal, completamente constituída por resultados de uma comunicação construída por símbolos plenos de afeto.

A experiência inicial que envolve a relação mãe-filho requer proximidade, toque, proteção, aconchego, carinho, cuidado, e nosso corpo expressa esses símbolos. Por meio dele podemos tocar e ser tocados, alimentar e ser alimentados, acariciar e ser acariciados, aconchegar e ser aconchegados, cuidar e ser cuidados. É o corpo expressando toda a rica simbologia da experiência do materno, constituinte da dimensão corporal ativada nas situações que envolvem proximidade, toque, proteção, aconchego, carinho, cuidado etc.

A imagem do corpo é uma unidade passível de transformação, na qual todos os sentidos colaboram mutuamente.

Os órgãos dos sentidos participam da imagem do corpo como contribuições anatômicas e fisiológicas. Por meio deles, conhecemos a propriedade física dos corpos e percebemos, em cada momento da vida, as múltiplas qualidades do ambiente em que vivemos.

Imagem corporal, corpo sutil, corpo pneumático, inconsciente somático, corpo onírico, corpo subjetivo são todos conceitos que se referem a um terceiro fator que transcende a dicotomia corpo-psique: o símbolo.

As mutilações podem atingir órgãos que participem primordialmente de funções importantes da personalidade (a sexual, por exemplo) e da construção da identidade, o que causa dores de diversas ordens.

Com a mudança corporal, é provável que a pessoa se sinta vulnerável. A adaptação às mudanças do corpo pode ser gradual, pois muitas vezes elas têm relevância no que diz respeito ao funcionamento geral, à identidade e ao contato com outras pessoas.

A reconstituição da auto-estima e a construção de relacionamentos qualitativos, não somente do relacionamento amoroso mas também de envolvimentos de amizade, de companheirismo, de compartilhamento, são de extrema valia.

O paciente ativo

À medida que forem surgindo tratamentos mais eficazes para o câncer, com o consequente aumento da sobrevida, a relação do médico com seu paciente será também mais duradoura, com maior tempo de exposição de um ao outro.

Uma relação médico-paciente qualitativa, constituída de autenticidade e confiança, pode facilitar a adesão do paciente ao seu tratamento geral.

As pesquisas apontam resultados qualitativos com relação à participação ativa do paciente em seu processo de saúde. Entre os benefícios gerais que a psicoterapia em oncologia pode oferecer, temos: obtenção de formas mais eficazes para lidar com as vicissitudes da vida, melhor adaptação ao processo de estresse e melhoria no estado geral de saúde.

Na avaliação da qualidade de vida precisamos considerar a necessidade da intimidade, que se relaciona com a proximidade e o compartilhamento que temos com algumas pessoas, mas também com a possibilidade de aproximar-se de si mesmo, "estar íntimo de si", em contato com seus recursos criativos, preservando a capacidade de participar da vida, responsabilizando-se por suas escolhas e decisões e usufruindo a abrangência da sua experiência de viver.

Fazer parte da equipe de cuidados, com direito a recolher informações, avaliá-las e tomar decisões com base nas opções que os especialistas propõem, cria condições para que o indivíduo eleja recursos de autocura para otimizar seu tratamento geral.

Assim é possível devolver ao homem, no seu processo de vida e em contato com os seus mais profundos desejos, a possibilidade de escolha, de autonomia, do controle da própria vida, inclusive o direito de morrer dignamente como parte da sua jornada heróica.

A família do paciente com câncer e a equipe de saúde

Tendo em vista que todo paciente oncológico provém de um núcleo social primário, temos de considerar as implicações de sua situação de doença nesse contexto, que representa um papel muito importante para as condições de tratamento clínico. Esse núcleo social geralmente é a família.

A família do paciente com câncer pode também necessitar de cuidados psicológicos ou mesmo psiquiátricos. A tensão prolongada a que estão sujeitos e a exaustão provocada quando algum dos familiares tem o papel de cuidador, aliadas a aspectos de personalidade que podem facilitar o estabelecimento de conflitos com a equipe de saúde, podem ser elementos predisponentes a estados agressivos.

A coesão familiar está relacionada também a maior bem-estar psíquico. Mulheres que possuem famílias bem estruturadas, que lhes acolhem quando adoecem, mesmo em situações de adoecimento grave, podem mais facilmente atingir altos níveis de bem-estar psicológico. Esse dado é coerente com várias referências da bibliografia especializada, que assinalam que a rede social de apoio exerce importante papel na manutenção da saúde bem como na melhor evolução quando do adoecimento.

Há famílias que usam métodos ineficazes para lidar com o estresse, o que aumenta sobremodo a tensão existente, podendo atingir as relações com a equipe.

A internação de paciente em fase terminal pode ser um elemento desencadeador de grandes tensões. Nessa fase podem estar presentes frustrações em função do desenlace iminente e sentimentos de culpa projetados na equipe de saúde, com consequentes sentimentos de raiva e agressão.

Inveja e ciúme em relação à equipe também podem ser elementos que estabelecem conflitos. O familiar pode se sentir deslocado de seu papel de cuidador, com sensação de perda de poder, e passar a hostilizar profissionais envolvidos no tratamento do paciente.

Quando se estabelece hostilidade à equipe, esta pode se tornar arredia e também hostil, com comprometimento do atendimento à família e ao paciente. Cabe aqui a intervenção do profissional de saúde mental para desenvolver um trabalho psicológico, tanto com a família como com a equipe de saúde.

Há de se considerar também eventuais alterações de comportamento do parceiro em função da mudança que se instala. Temos testemunhado, muitas vezes, reações de indignação por parte da equipe de saúde diante de comportamentos inadequados dos parceiros de pacientes que sofreram mastectomia. Vale lembrar que, em casos dessa natureza, mesmo um bom nível de informação pode não ser suficiente para garantir a permanência do comportamento sexual que o parceiro apresentava antes do adoecimento. É importante considerar que reações emocionais que fogem ao controle podem estar se manifestando. Nesse caso, o parceiro deve ser visto como uma pessoa que também necessita de cuidados.

Transtornos sexuais podem também ser desencadeados pelo câncer ou seus tratamentos. A mudança da anatomia causada pela doença ou pela cirurgia, no caso do câncer de mama, pode provocar alterações no comportamento sexual, assim como a diminuição ou perda da libido podem causar constrangimentos que, por sua vez, podem levar à retração e negação do relacionamento afetivo-sexual.

É importante lembrar também, considerando o caso do câncer de mama, que o marido ou companheiro é geralmente a pessoa mais intimamente envolvida no processo de adoecimento da paciente. O câncer, além de trazer uma séria ameaça à vida, transtorna os hábitos anteriormente estabelecidos. Por outro lado, é o marido que passa a se defrontar com sérias necessidades de apoio por parte de sua esposa. A dinâmica da relação passa por profundas alterações, que podem se refletir na estrutura do casal.

Grandstaff (1976), em um estudo citado por Hoskins *et al.* (1996), refere ter encontrado, no acompanhamento de setenta mulheres que sofreram mastectomia e seus maridos, uma importante influência do comportamento dos parceiros no processo de ajustamento entre eles. O ajustamento variava segundo a fase da doença e dos tratamentos considerada. Assim, no período da cirurgia, prevaleciam medo e apreensão. Após a cirurgia, havia maior preocupação com mutilação e conseqüente desfiguramento, e, um mês após a cirurgia, surgiam questões ligadas à intimidade física.

Nesse mesmo trabalho o autor comenta que estressores e demandas foram identificados em mulheres com câncer de mama e seus maridos. Assim, sentimentos de impotência, ambivalência, necessidade de reestruturação de papéis, interdependência e incertezas caracterizaram todas as fases da doença; os maridos necessitaram adequar sua vida aos tratamentos de suas mulheres e sentiram-se incapazes durante períodos difíceis. O autor comentou ainda que, quanto maior a demanda que os maridos sentiam, maior era a sua depressão, a qual comprometia o ajustamento conjugal.

Assim, avaliações precipitadas podem ter efeito iatrogênico, comprometendo ainda mais a dinâmica conjugal, além de desperdiçar uma oportunidade de intervenção eficaz.

Considerações finais

Todas as etapas do diagnóstico e tratamento do câncer são difíceis e exigem tato e conhecimento na abordagem dos problemas psicossociofamiliares.

É preciso que o psicoterapeuta tenha humildade e possa inicialmente captar a realidade médica daquela especial condição do paciente, e aprender com ela, antes de fazer juízos ou intervenções psicológicas relativos ao caso.

É fundamental que a visão multifatorial se instale em cada um de nós, para que possamos dar o devido valor a nossas atuações quando em conjunto, sem correr o risco de supervalorizar ou menosprezar nenhuma delas, e acessar cada vez mais a visão da situação como um todo, funcionando como parte de uma equipe una e coesa.

Na questão do diagnóstico, evoluiu-se de uma posição de nada dizer ao paciente, para outra de lhe informar o diagnóstico, esquecendo-se muitas vezes do cuidado de prepará-lo e esperar pelo momento em que esteja pronto para lidar com uma situação tão difícil. Esse trabalho também requer sensibilidade e tato em relações humanas; é preciso perceber que o familiar do paciente pode servir como interlocutor em relação à doença.

As intervenções em psico-oncologia têm obtido resultados importantes no enfrentamento da doença, na redução e controle do estresse e na melhora da qualidade de vida das pessoas que se relacionam direta ou indiretamente com o câncer: pacientes e seus familiares e a equipe de cuidados.

Sabemos que a porcentagem dos cânceres que podem ser prevenidos é significativa. Isso mudaria completamente nosso contexto atual em saúde.

Porém, para que a prevenção seja um procedimento eficiente, é preciso que fiquemos atentos em relação a nós, os cuidadores. É primordial que cuidemos de nós mesmos enquanto cuidamos dos outros. A profilaxia tem um caráter de aprendizagem, é educativa. É preciso reverter estilos de vida, formas de perceber a realidade, modificar a qualidade da presença nas relações.

Então, ouvir nossos ruídos internos, conhecer nosso corpo e nossa alma, bem como nossas necessidades, são passos imprescindíveis.

É difícil acompanharmos o paciente sem dispor de recursos diagnóstico-terapêuticos (cirurgias, endoscopias, exames, medicamentos vários) que nos dêem a sensação de termos a força, o novo, o mágico, a cura, e continuarmos apenas com a nossa "conversinha", mantendo a convicção de que temos realmente algo a fazer por aquela pessoa. Porém, ainda temos outros recursos que nos colocam perto do nosso "próximo".

Evitar os psicologismos que não contribuem para compreender ou para ajudar o paciente, e tanto nos afastam da prática médica e da vinculação com as equipes de saúde, também deve ser uma das nossas maiores preocupações.

É preciso distinguir a nossa tarefa profissional do que podemos oferecer como recurso componente de um plano estratégico para aqueles que sofrem, fazendo parte de uma linguagem comum entre vários profissionais que possuem o mesmo objetivo ao acompanhar pessoas que enfrentam o adoecimento.

Referências bibliográficas

BALTRUSCH, H. J. F. et al. "Psychological stress, aging and cancer". *Ann. N. York Acad. Sci.*, v. 521, 1988.

BIZZARRI, M. *A mente e o câncer: um cientista explica como a mente pode enfrentar a doença.* São Paulo: Summus, 2001.

BOFF, L. *Saber cuidar: ética do humano, compaixão pela terra.* 3. ed. Petrópolis: Vozes, 1999.

BOTURA JR., W. (org.). *Destruição e resgate do feminino no homem e na mulher.* São Paulo: República Literária/Edições OLM, 1999.

BURKHARD, G. *Homem-mulher: a integração como caminho de desenvolvimento.* São Paulo: Antroposófica, 1999.

BYINGTON, C. *Dimensões simbólicas da personalidade.* São Paulo: Ática, 1988.

_____. *Pedagogia simbólica: a construção amorosa do conhecimento de ser.* Rio de Janeiro: Rosa dos Tempos, 1996.

CAMPBELL, J. *O poder do mito.* Org. Betty Sue Flowers; trad. Carlos Felipe Moisés. 14. ed. São Paulo: Palas Athena, 1996.

CARVALHO, M. M. M. J. de (org.). *Introdução à psico-oncologia.* Campinas: Psy, 1994.

_____. *Resgatando o viver: psico-oncologia no Brasil.* São Paulo: Summus, 1998.

CARVALHO, V. A. Psicoterapia em oncologia. In: BRENTANI, M. M. et al. (orgs.). *Bases da oncologia.* São Paulo: Lemar, 1998.

CORDIOLI, A. V. *Psicoterapias: abordagens atuais.* Porto Alegre: Artmed, 1998

ELKINS, D. N. *Além da religião – um programa personalizado para o desenvolvimento de uma vida espiritualizada fora dos quadros da religião tradicional.* São Paulo: Pensamento, 2000.

FIGUEIRÓ, J. A. B.; ANGELOTTI, G.; PIMENTA, C. A. de M. *Dor & saúde mental.* São Paulo: Atheneu, 2005.

GIMENES, M. da G. G. (org.). *A mulher e o câncer.* Campinas: Psy, 1997.

GRANDSTAFF, N. W. "The impact of breast cancer on the family". In: VAETH, J. M. (org.) *Frontiers of radiation therapy and oncology.* Basiléia: Kragel, 1976, p. 146-56.

HOSKINS, C. N. et al. "Adjustment among husbands of women with breast cancer". *Journal of Psychosocial Oncology*, v. 14, n. 1, p. 41-69, 1996.

KAST, V. *Crises da vida são chances de vida.* São Paulo: Idéias & Letras, 2004.

LELOUP, J. Y. *O corpo e seus símbolos: uma antropologia essencial.* Petrópolis: Vozes, 1998.

LESHAN, L. *O câncer como ponto de mutação: um manual para pessoas com câncer, seus familiares e profissionais de saúde.* Trad. Denise Bolanho. 4. ed. São Paulo: Summus, 1992.

MARONI, A. *Jung, o poeta da alma.* 2. ed. São Paulo: Summus, 1998.

MELLO FILHO, J. de e cols. *Psicossomática hoje.* Porto Alegre: Artmed, 1992.

MOYERS, B. *A cura e a mente.* Trad. Heliete Vaitsman. Rio de Janeiro: Rocco, 1995.

OLBRICHT, I.; BAUMGARDT, U. (orgs.). *Um caminho para começar de novo.* Trad. Ingrid Lena Klein. São Paulo: Círculo do Livro, 1991.

ORLKINSKY, D. E.; HOWARD, K. I.; ALTHUSSER, K. G. In: CORDIOLI, A. V. *Psicoterapias: abordagens atuais.* Porto Alegre: Artmed, 1998.

RAMOS, D. G. *A psique do corpo: uma compreensão simbólica da doença.* São Paulo: Summus, 1994.

REMEN, R. N. *O paciente como ser humano.* Trad. Denise Bolanho. São Paulo: Summus, 1993.

SERINO, S. A. L. *Diagnóstico compreensivo simbólico: uma psicossomática para a prática clínica.* São Paulo: Escuta, 2001.

WOLBERG, L. R. "As psicoterapias mais comuns e suas indicações". In: CORDIOLI, A. V. *Psicoterapias: abordagens atuais.* Porto Alegre: Artmed, 1998.

TERAPIAS INTEGRADAS À ONCOLOGIA

Regina Paschoalucci Liberato; Vicente Augusto de Carvalho

Introdução

O processo de viver nos surpreende com certos acontecimentos que interferem de maneira significativa no estilo de vida que levamos. Em muitas oportunidades nos vemos diante de uma série de obstáculos, sem nenhuma preparação prévia, sobrecarregados pelo nosso empenho exacerbado em viver com eficiência.

O adoecer é um dos eventos da vida cujas características apontam para momentos de crise e instabilidade. Algumas doenças fazem parte desse contexto complexo, alterando drasticamente o caminho da nossa existência e inserindo modificações severas na experiência de quem as sofre, direta ou indiretamente, seja o paciente, sejam seus familiares, amigos ou mesmo os profissionais da equipe de cuidados.

O câncer é dependente de uma etiologia multifatorial. Seria reducionismo considerar que a história de um câncer esteja relacionada a um único fator, ou possa ser por ele explicitado.

Quando nos vemos perante essa demanda, precisamos ponderar algumas questões importantes, que podem estar presentes em conjunto no aparecimento da doença:

1. Trata-se de uma doença geneticamente determinada e programada.
2. Em algum momento, no organismo acometido pelo câncer, houve uma falha no sistema imunológico.
3. Devemos considerar a suscetibilidade a influências ambientais ou a substâncias tóxicas consideradas carcinogênicas.
4. O organismo pode ter sido influenciado por fatores alimentares, facilitadores do aparecimento do câncer.
5. Pode ter ocorrido a ação de múltiplos agentes virais, que explicam a etiologia de muitos tipos de câncer.
6. Pode ter havido suscetibilidade à influência de fenômenos de estresse e a vários fatores psicológicos tanto no aparecimento quanto no desenvolvimento e na evolução da doença, inclusive no desaparecimento dela.

A multiplicidade da doença

O progresso introduz grandes possibilidades para lidarmos com as vicissitudes que a vida nos apresenta.

Na área da saúde, deparamos com um crescimento significativo do número de pacientes sobreviventes a doenças em geral, resultado do surgimento de novos tratamentos, medicamentos de última geração e intervenções mais precisas cada vez mais disponíveis, possibilitando um aumento no tempo de vida desses pacientes, o que demanda de todos nós uma preocupação urgente e contínua com a qualidade da vida.

Quando pensamos em qualidade de vida, supomos que é de extrema necessidade uma abordagem muito singular em busca do que ela significa para cada um de nós, acompanhada de um aporte multidisciplinar que favoreça uma visão global, considerando o ser humano em sua totalidade.

A natureza e a intensidade do impacto acarretado na vida do indivíduo pela doença dependem essencialmente da relação entre a situação problemática, o sujeito que a sofre e o contexto sociocultural no qual ele se insere. Então passamos a nos preocupar em considerar a qualidade de vida com base não apenas nas variáveis fisiológicas e médicas – tempo de vida após o diagnóstico do câncer e controle de sintomas – mas também no funcionamento psicossocial da pessoa portadora da doença.

Outra questão de relevada importância é a relação dessas variáveis com as estratégias de enfrentamento utilizadas pelo indivíduo e o estado psicológico decorrente.

O processo de enfrentamento é um tema essencial que deve ser estudado com atenção quando queremos compreender as diferenças individuais e maximizar a adaptação psicossocial da pessoa e sua família à adversidade.

A seleção das estratégias de enfrentamento e sua consistência diante de contextos difíceis são condições essenciais para a identificação parcial daqueles que sobrevivem física e emocionalmente à adversidade. Além disso, as estratégias de enfrentamento utilizadas também podem estar associadas a comportamentos preventivos.

Os aspectos psicossociais presentes acarretam uma série de problemas que ultrapassam a dimensão física, ao se associarem à morte, à dor e ao sofrimento. A extensão e a duração desses problemas podem ser influenciadas pelas estratégias de enfrentamento utilizadas para lidar com a doença.

O modo como as pessoas enfrentam situações estressantes passou a ser visto como sendo mais relevante à saúde e ao funcionamento social e emocional da pessoa do que a freqüência e severidade da situação estressora em si.

Situações problemáticas podem não apenas resultar em grande estresse emocional, como também, a longo prazo, apresentar efeitos cumulativos, tanto de natureza física como de natureza psicológica, em todos aqueles que lidam direta ou indiretamente com a doença.

Além disso, tem sido demonstrado, também, que situações problemáticas e estressantes podem favorecer a adoção de estratégias de enfrentamento que minimizem a experiência desgastante e facilitem a manutenção de níveis razoáveis de bem-estar psicológico diante do contexto do estresse. Ou seja, o estresse pode ser predominante, mas não necessariamente patogênico.

No estágio do final da vida, a pessoa depara simultaneamente com o estresse sistêmico ou fisiológico, o estresse psicológico e o social. O estresse fisiológico é experimentado pela pessoa diante de um quadro clínico que se deteriora progressivamente, causando continuado desconforto físico após um período longo de tratamento, muitas vezes agressivo e mutilador. O estresse psicológico é experimentado por meio de "mecanismos" cognitivos que levam a pessoa a considerar a situação estressora como extremamente ameaçadora ao seu funcionamento físico e psicológico. O estresse social é experimentado por meio da ruptura que se estabeleceu entre a pessoa e o seu sistema social e familiar.

As percepções e os pensamentos utilizados para avaliar e interpretar o contexto estressante em que se está inserido são fundamentais na determinação do nível de estresse psicológico a ser enfrentado. Baseada na avaliação do contexto, a pessoa orientará sua relação com o ambiente e delineará as estratégias de enfrentamento a serem utilizadas. Ela avalia cada interação com o ambiente para determinar seu significado para o seu bem-estar físico e emocional. Essa avaliação abrange o julgamento, tanto consciente quanto inconsciente, no nosso caso, a iminência da morte, as limitações e exigências impostas pela ação,

no nível emocional e no físico, além dos recursos pessoais e sociais disponíveis para lidar com ela. Nesse sentido, é enfatizada a importância da avaliação e da perspectiva que a pessoa constrói com base em suas crenças, valores e expectativas diante do estresse, ou seja, diante do contexto específico da doença e de sua própria morte, em detrimento da atribuição do significado consensual oferecido pelo contexto cultural em que está inserida.

Consideramos especial o trabalho de Cicely Saunders sobre o que ela denominou *dor total*. Sua concepção ampliou a nossa compreensão sobre dor, chamando a atenção para o processo de sofrimento que qualifica a experiência de quem vive a doença.

Em sua experiência com pessoas no processo de morte, afirmou que a dor física não explica a totalidade do sofrimento e que este atinge o indivíduo em todas as suas dimensões (física, psíquica, social, espiritual), contando com uma expressão completamente singular, própria daquele que sofre a dor.

Com base nesse conceito e levando-se em conta as características próprias do câncer, que exige cuidados múltiplos, passou-se a associar aos cuidados essencialmente médicos outros que contemplassem as necessidades dos pacientes, garantindo qualidade de vida.

Assim, os procedimentos visando ao diagnóstico e à intervenção precoces, o próprio diagnóstico, os tratamentos ambulatoriais ou hospitalares, a terminalidade ou a cura e a conseqüente readaptação do paciente passaram a exigir um olhar amplo em que o conceito do cuidado integral estivesse presente. Certamente esse olhar amplo não pode partir de um único observador.

O câncer caracteriza-se como um evento multifacetado, que insere modificações diversas na vida das pessoas que se relacionam direta ou indiretamente com ele, e demanda intervenções de profissionais de áreas especializadas nas várias fases do tratamento.

É preciso também repensar o significado do cuidado. Encarar o cuidado como uma atitude facilitadora da ampliação e expansão da condição humana, que implica ocupar-se com e responsabilizar-se pelo envolvimento afetivo com o outro.

O ato de cuidar deve compreender o objetivo de curar, mas não apenas importar-se com a cura, já que o cuidar tem uma abrangência muito maior, devendo ser entendido como um processo de enfrentamento com qualidade das vicissitudes que a vida nos encaminha.

O cuidador é aquele que colabora para a cura e funciona como facilitador do fator curativo.

No entanto, cuidar do outro implica primordial e necessariamente reconhecer aquilo que precisa ser cuidado naquele que cuida. O importante é notar que o reconhecimento da própria ferida, vivida e experimentada, funciona como valioso guia de conhecimento e orientação para cuidadores.

Quando falamos sobre cuidadores, referimo-nos a todas as pessoas envolvidas no processo do cuidar: cuidadores familiares, cuidadores profissionais/acompanhantes e cuidadores profissionais da equipe de saúde.

A vivência da doença crônica desequilibra o paciente, sua família e os profissionais envolvidos. O paciente pode permanecer doente, desamparado e dependente por um grande período. São vários os sentimentos negativos que emergem em qualquer dos estágios da doença: o choque do diagnóstico, a incerteza do prognóstico, os efeitos colaterais do tratamento, o medo do sofrimento e da experiência de uma morte indigna.

Intervenções psicossociais

As intervenções psicossociais abrangem ampla gama de eventos que são desdobramentos da experiência com a doença. Muitos desses eventos são de ordem emocional; outros podem ser de ordem social, extensivos à esfera emocional. A identificação de sua natureza é importante para o estabelecimento das estratégias de intervenção.

No que diz respeito às reações emocionais, é importante que se considerem o momento da doença, a fase de desenvolvimento do paciente e as características da doença em si.

Na fase de diagnóstico vários sentimentos podem estar presentes. Sentimentos denunciadores da fragilidade psíquica, muitas vezes advindos da fragilidade física. É comum depararmos com angústia e ansiedade, raiva, medo, insegurança, sensação de impotência, sentimentos de perda, vergonha, desespero e fantasias de morte.

Em função do surgimento dessas reações emocionais no momento do diagnóstico, sempre há necessidade de alguma intervenção psicossocial. Esse procedimento deve ser realizado já num primeiro momento pelo próprio médico, podendo haver, no entanto, a necessidade de uma intervenção especializada, de acordo com a evolução do tratamento.

É importante ter presente que exatamente pelo impacto da notícia e por suas reações pode não ser possível para o paciente ou familiar absorver e elaborar toda a informação recebida. Assim, cabe ao profissional ter disponibilidade interna para retomar questões já tratadas, levando em conta o ritmo de cada um no processo de elaboração das informações.

Sabemos, graças a diversas pesquisas, que a comunicação é uma área muito importante no tratamento de doenças em geral. No caso do câncer, informações transformam-se em extraordinários recursos para o enfrentamento da doença e planejamento de uma vida com qualidade.

Já na fase de tratamento outros sentimentos e eventos podem surgir: necessidade de lidar com o próprio processo da doença e sua evolução; eventual presença da dor; tratamentos cirúrgicos que algumas vezes podem implicar mutilações; procedimentos médicos invasivos e dolorosos; exames de acompanhamento da evolução da doença que são cercados de expectativas e temores; efeitos colaterais dos tratamentos que não raro alteram intensamente o cotidiano com eventual perda de autonomia e mudanças drásticas de papéis sociais; processo de despersonalização do paciente; tensões ligadas à dinâmica da relação da equipe de saúde com o paciente e a família, além de aspectos psicodinâmicos do paciente com a própria família.

Na fase final da vida é preciso dar atenção especial novamente à comunicação, desenvolvendo a expressão dos sentimentos e a escuta atenta a si e ao outro. É importante também lidar com a possibilidade da morte, questão interdita em nossa cultura. Faz-se necessário enfrentar a finitude do ser humano.

No processo do morrer é preciso, muitas vezes, ajudar o paciente a resolver questões pendentes de sua vida, facilitando assim a diminuição de angústias que possam comprometer a qualidade de vida em seus momentos finais. Vale lembrar que os cuidadores, formais e informais, freqüentemente precisam ser preparados para lidar com perdas em geral, o que os torna mais aptos ao desempenho de suas funções, além de prevenir o eventual adoecimento psíquico.

Várias são as intervenções possíveis e geralmente propostas. Elas possuem objetivos psicoeducacionais, terapêuticos e psicoterapêuticos. Serão efetivadas por profissionais diferentes respeitando a limitação da especialidade e do próprio profissional, porém são diversas as estratégias disponíveis para as várias situações que demandam a atenção da unidade de cuidados, constituída por paciente, familiares e equipe de profissionais de saúde envolvidos.

Com a aplicação adequada e pertinente dessas intervenções, podemos conseguir melhora da qualidade de vida dos pacientes e de seus cuidadores, além da adaptação de formas de enfrentamento da doença e de seus efeitos ao paciente, à família e equipe de saúde, com resultados significativos na redução dos efeitos patogênicos do estresse crônico. Também podemos desenvolver condições de vivenciar o cuidar como experiência inerente à vida, encarando o cuidado como uma atitude integrada à experiência cotidiana do viver. A abordagem adequada deve propiciar, portanto, o alívio da dor total que atinge a unidade de cuidados.

As intervenções podem ser realizadas individualmente ou em grupos. É possível também que as intervenções sejam feitas com casais e famílias. Intervenções verbais são freqüentemente utilizadas, com resultados significativos.

São várias as abordagens usadas para avaliação e acompanhamento. Podemos citar a abordagem corporal, que, por meio de uma leitura específica, nos propicia o uso de técnicas como toques sutis, auto-relaxamento, relaxamento e calatonia, as quais comprovadamente auxiliam não só na resolução de problemas e na expansão de consciência como também na administração do estresse e no aumento da qualidade de vida.

Podem-se também usar os recursos da imagética, que nos possibilita utilizar técnicas como visualizações, imagens dirigidas, imaginação ativa e hipnoterapia, as quais ajudam a compor o diagnóstico simbólico do processo da pessoa, constelando tanto dados da doença como de sua saúde geral.

Técnicas expressivas como a arteterapia, a musicoterapia e a oficina de criatividade apresentam a possibilidade de exprimir de maneira mais abrangente os símbolos que permeiam a experiência do adoecer.

É importante que se estabeleça um ambiente seguro e confortável para a revelação de sentimentos e fantasias presentes, além da expressão de emoções que levam à mobilização de recursos e ampliação da consciência. É essa ampliação, com a nomeação dos conteúdos psíquicos, que permite uma elaboração das questões conflitivas e ameaçadoras com conseqüente diminuição de tensões internas. Esse fato pode também levar à redescoberta de significados de experiências existenciais, o que pode apresentar um caráter adaptativo, especialmente relevante para continuar vivendo de maneira eficiente após o diagnóstico da doença.

Pode-se ainda obter, ao longo desse trabalho, a transformação das crenças e convicções em relação à doença pela identificação e eliminação de estigmas, permitindo que a pessoa que sofre a doença possa seguir um trajeto genuíno e pleno de seus recursos criativos.

Entre os objetivos das intervenções psicossociais não se pode excluir a importância de mobilizar e desenvolver uma rede social de apoio mais significativa e efetiva. São vários os trabalhos que mostram o valor da existência de uma rede social de apoio como elemento que contribui para a manutenção da saúde. Pessoas bem estruturadas psicologicamente em geral estabelecem redes sociais mais firmes e também adoecem menos (Baltrusch et al., 1988). Essa tarefa pode ser desenvolvida pelo psico-oncologista e pelo serviço social.

A progressiva percepção da complexidade do tratamento do paciente com câncer fez que se tornasse indispensável a associação de várias outras especialidades na abordagem dessa doença. Assim, além das especialidades eminentemente médicas, como oncologia clínica, cirurgias e especialidades voltadas ao diagnóstico, outras foram sendo anexadas ao tratamento. Entre elas, a própria enfermagem, que desenvolveu características próprias para lidar com o paciente oncológico, a nutrição, a odontologia, a fisioterapia, a fonoaudiologia, a clínica de dor, a psicologia, a psiquiatria, o serviço social, o suporte espiritual e religioso.

A diversidade profissional

Compartilhar diversidades é uma experiência abrangente. Embora árdua, quando conseguimos efetivá-la revela-se muito criativa e compensadora.

Lidar com uma doença como o câncer, que impõe a necessidade de atingir o indivíduo nos diversos níveis que o caracterizam, implica obrigatoriamente uma experiência multifacetada, que não pode ser compreendida por apenas um dos prismas do verdadeiro caleidoscópio que é a condição humana.

Então, todos nós que lidamos com essa demanda necessitaremos entrar em contato uns com os outros.

Estar em contato significa aprender a expressar-se com a preocupação de se fazer entender; abrir-se para ouvir completamente o que o outro tem a dizer; preparar-se para aceitar diferentes concepções, depositando-as dentro de si, até que, após serem ruminadas e digeridas, possam ser avaliadas e devolvidas com alterações, adicionando suas contribuições.

Vale a pena, então, discutirmos a inclusão também no sistema de saúde.

Para que a campanha da humanização na área da saúde tenha uma discussão mais completa, precisamos pensar nesse tema muito atual, considerado assunto imprescindível para a qualidade ética da experiência humana, porém com aplicabilidade variável e muito controversa.

Martin Buber (1965, p. 81) refere-se à inclusão como "um impulso audacioso – que exige uma mobilização muito intensa do próprio ser – para dentro da vida do outro".

Você pode ver, sentir e experienciar colocando-se nos dois lados. Do seu próprio lado, vendo, observando, conhecendo e ajudando o outro – do seu próprio lado e também do lado dele. Eu me aventuraria a dizer que você pode experienciar com muita força o lado dele da situação. (Buber, 1965, p. 171)

Ao mesmo tempo é preciso manter-se centrado em si.

Para Richard Hycner (1995, p. 59), "a inclusão é um movimento de ir e vir; estar centrado na própria existência e ainda assim ser capaz de passar para o outro lado".

"Experienciar o outro lado" requer um senso afinado do seu próprio centro, assim como flexibilidade existencial e psicológica para experimentar o que significa o local de expressão do outro, para entendimento, aceitação e confirmação da legitimidade do outro.

Confirmação do outro significa validação da singularidade, o reconhecimento da especificidade daquele com quem nos relacionamos. É mais do que se entende por aceitação, embora ela seja parte da confirmação.

É receber e validar o genuíno no outro.

Para que isso seja viável, é preciso lidar com manifestações de poder e de controle. Elas surgirão, com certeza, porém é necessário que haja um espaço aberto e seguro para que sejam acolhidas e transformadas em recursos criativos de autoconhecimento e de expansão.

Seja como for e até o limite que a nossa disponibilidade de convivência permitir, teremos de considerar a questão da inclusão com a devida importância. Certamente ela nos ajudará a desenvolver formas mais cooperativas, ou seja, menos competitivas de relacionamentos em geral, e, somente a partir daí, poderemos de fato falar sobre humanização.

Ao surgir simultaneamente em trabalhos de pesquisadores como Jean Piaget, Erich Jantsch e Edgar Morin, o termo *transdisciplinaridade* tinha a incumbência de transpor fronteiras, indo além das várias disciplinas que convivem e trocam produtos entre si. A harmonia entre os saberes pressupõe que sejam *a priori* compreensíveis.

A necessidade indispensável de laços entre as diferentes disciplinas traduziu-se no surgimento da multidisciplinaridade e da interdisciplinaridade por volta da metade do século XX.

A multidisciplinaridade diz respeito ao estudo de um objeto de uma mesma e única disciplina por várias disciplinas ao mesmo tempo. O objeto sairá enriquecido pelas diversas disciplinas que se manifestam em relação a ele. O conhecimento do objeto é ampliado pelos diversos olhares.

A interdisciplinaridade implica diversos saberes compartilhados e diz respeito à transferência de métodos de uma disciplina para outra. Exige postura de abertura em relação ao conhecimento alheio; disponibilidade para uma comunicação apropriada tanto na emissão quanto na recepção, cuidando para que a linguagem seja acessível e a escuta generosa; persistência ao lidar com sentimentos e emoções que brotem de uma relação caracterizada pela diferença; humildade para aceitar adições vindas do outro; e reciprocidade nas trocas estabelecidas.

A transdisciplinaridade se reporta àquilo que está ao mesmo tempo entre as disciplinas, através das diferentes disciplinas e além de qualquer disciplina. Seu objetivo é a compreensão ampla e abrangente, em busca de uma unidade de conhecimentos. Uma busca ambiciosa, talvez. Por enquanto, esperamos que, pelo menos, possamos nos colocar no caminho da construção de relações que formem uma base sólida para a transformação do atendimento na saúde.

Vamos, então, nos contentar em falar sobre trabalho integrado.

O trabalho integrado garante as especificidades de cada área componente da equipe, fazendo da proposta conjunta um instrumento facilitador na abordagem da unidade cuidada e possibilitando uma atuação mais íntegra, dinâmica e multidimensional.

Esse enquadramento sustenta melhor assistência à população atendida e garante legitimidade e reconhecimento da capacitação da equipe de cuidadores, buscando o aproveitamento máximo de cada componente por meio de ações gerais que promovam saúde e bem-estar para seus participantes, pacientes e familiares (Catropa e Massa, 1987).

Trata-se de um formato de equipe de trabalho que permite e encoraja o intercâmbio de informações e a construção de uma unidade, criando perspectivas únicas de trabalho, com o investimento integrado de conhecimentos em favor do paciente e de seu tratamento (Bianchini, 1999).

As ações terapêuticas são distribuídas entre os membros da equipe, segundo a formação e capacitação profissional de cada um. Consideramos necessários treinamento constante, reciclagem contínua e desenvolvimento pessoal do profissional para a capacitação ampla, o que inclui pensar na formação do profissional como ferramenta essencial ao seu trabalho, ao desenvolver seus pontos de vista e conceitos, buscando diminuir a incidência de preconceitos e ampliar a conformidade com a humanidade.

É necessário que a instituição se organize e se prepare para adotar formas mais adequadas de planejamento terapêutico, viabilizando, inclusive, a inserção de diversos profissionais nas equipes em busca do aprimoramento da qualidade do serviço prestado.

As muitas especialidades médicas associadas à diversidade de outros profissionais da área de saúde oferecem a oportunidade da experimentação de vários formatos de equipes integradas que promovam saúde, bem-estar e qualidade de vida entre os beneficiários internos (equipe) e externos (pacientes e familiares).

É legítimo pensar que uma equipe de profissionais promotores da saúde, que realiza constante intercâmbio de experiências e conhecimentos, poderá desenvolver um trabalho mais íntegro e mais gratificante, com efeitos qualitativos no crescimento profissional e pessoal (Menziens, 1970).

Considerações finais

O câncer é uma doença vinculada à pessoa integral do paciente, então precisamos considerar suas relações com os diversos sistemas com que interage. Como o paciente cuida de si e privilegia sua saúde, como estabelece suas relações pessoais, como encaminha sua vida familiar e social, como administra seu lar, como escolhe a alimentação para o seu corpo e para a sua alma, qual a sua atividade física preferida para ficar saudável, que tipo de ligação tem com as outras pessoas e com o local onde vive – todas essas questões são componentes do indivíduo que está à nossa frente e sofre.

Os danos decorrentes do câncer são significativos. Pacientes se vêem diante da morte e da dor, com sintomas aversivos e perda das habilidades funcionais e vocacionais, experimentando frustrações e incertezas em relação ao futuro.

Com o avanço da medicina, muitos cânceres podem apresentar elevado índice de cura se detectados precocemente e se os tratamentos adequados forem ministrados.

Enfrentaremos questões abrangentes ao cuidarmos daqueles que lidam com uma doença crônica.

Necessitaremos de humildade e dignidade para convivermos, sem disputar a posse do paciente, e cumprirmos o nosso voto de acompanhar o outro no seu trajeto, diminuindo sua dor e seu sofrimento, dentro dos limites humanos. Aprenderemos a cooperar uns com os outros em busca de melhores fontes de enfrentamento da doença, que implicam desenvolver mecanismos e estratégias pessoais ou coletivos, que nos propiciem respeito aos nossos direitos e melhor qualidade de vida.

Encarar o cuidado como uma atitude presente na nossa expressão natural facilitará nosso comprometimento com formas preventivas de cuidar. Investimos muito mais em ações recuperativas do ser humano, em geral. Programas educacionais e intervenções preventivas ainda são incipientes, não somente na área da saúde.

Mais de 40% de todos os cânceres do mundo podem ser prevenidos: sabemos que o tabaco e as bebidas alcoólicas estão direta e indiretamente envolvidos em diversos tipos de câncer; que a incidência de raios solares sobre a pele, sem proteção adequada, produz mutações que levam a diversos tipos de câncer de pele; que uma alimentação saudável reduz significativamente o risco da doença; que o estresse e a depressão interferem no funcionamento dos sistemas endócrino e imunológico, contribuindo para um contexto em que a doença pode se instalar e progredir; que a participação ativa no cuidado consigo e a preocupação com a qualidade de vida estão diretamente relacionadas à prevenção, valioso dispositivo de saúde, que consolida o direito de viver (e morrer como parte da experiência do viver) com plenitude e dignidade.

Enquanto cuidamos, podemos antecipar, intuir, pressentir eventos e seus desdobramentos e resultados, adaptando nossas ações à prevenção de estados, hábitos, estilos de vida que não priorizem a saúde geral do humano holístico, visto igualmente em todos os níveis de expressão.

Deve-se pensar na inclusão como possibilidade de ampliação de entendimento do nosso próximo. De fato, permitir que as diferenças convivam. Buscar soluções para que possamos incluir. Incluir nossos defeitos, nossas falhas, nossas melhores qualidades, nossos anseios, nossas dúvidas, nossos direitos. Incluir o outro, tão diferente de nós, nos mesmos lugares que freqüentamos e com as mesmas possibilidades que temos.

Assim, humanizar.

Tornar humano, com a tarefa divina de chegarmos ao máximo possível, partindo do mínimo, ao nascimento. Em comunidade.

Ao lidar com enfermidades de maneira sistêmica, envolvemos diversos profissionais de várias áreas, ressaltando o trabalho conjunto da equipe interdisciplinar, a qual apresenta um produto compartilhado, que transcende o que é múltiplo e integra pela capacidade relacional, solidificando bases seguras e constituindo campos protegidos para o desenvolvimento do trabalho.

Referências bibliográficas

BALTRUSCH, H. J.; SEIDEL, J.; STANGEL, W.; WALTZ, M. E. "Psychosocial stress, aging and cancer". *Annals of the New York Academy of Sciences*, v. 521, p. 1-15, 1988.

BARACAT, F. F.; FERNANDES JR., H. J.; SILVA, M. J. da. *Cancerologia atual: um enfoque multidisciplinar*. São Paulo: Roca, 2000.

BIANCHINI, M. C. "O trabalho em equipe multiprofissional". In: DE MARCO, M. S. A. *A face humana da medicina: do modelo biomédico ao modelo biopsicossocial*. São Paulo: Casa do Psicólogo, 2003.

BOFF, L. *Saber cuidar: ética do humano, compaixão pela terra*. 3. ed. Petrópolis: Vozes, 1999.

BOTURA JR., W. (org.). *Destruição e resgate do feminino no homem e na mulher*. São Paulo: República Literária/Edições OLM, 1999.

BUBER, M. *The knowledge of man: selected essays*. Nova York: Harper & Row, 1965.

CARVALHO, M. M. M. J. de (org.). *Introdução à psico-oncologia*. Campinas: Psy, 1994.

_____. *Resgatando o viver: psico-oncologia no Brasil*. São Paulo: Summus, 1998.

CATROPA, S. L. M.; MASSA, A. M. "As vicissitudes no trabalho em equipe multiprofissional". *Bol. Psiquiatria*, v. 20, p. 17-8, 1987.

CESARINO, A. C.; MEZHER, A.; GONÇALVES, C. S.; DINIZ, D.; MARINO, M. J.; BRITO, V.; ALMEIDA, W. C. de. *A ética nos grupos: contribuição do psicodrama*. São Paulo: Ágora, 2002.

DE MARCO, M. A. (org.). *A face humana da medicina: do modelo biomédico ao modelo biopsicossocial*. São Paulo: Casa do Psicólogo, 2003.

DI BIASE, F. *O homem holístico: a unidade mente-natureza*. Petrópolis: Vozes, 1995.

GIMENES, M. da G. G. (org.). *A mulher e o câncer*. Campinas: Psy, 1997.

GUGGENBÜHL-CRAIG, A. *O abuso do poder na psicoterapia e na medicina, serviço social, sacerdócio e magistério*. Rio de Janeiro: Achiamé, 1978.

HOLLAND, J. C. et al. (eds.). *Psycho-oncology*. Nova York: Oxford University Press, 1998.

HYCNER, R. *De pessoa a pessoa: psicoterapia dialógica*. Trad. Elisa Plass Z. Gomes; Enila Chagas; Marcia Portella. 3. ed. São Paulo: Summus, 1995.

KREINHEDER, A. *Conversando com a doença: um diálogo de corpo e alma*. Trad. Vera Maria Bertacchi Palma; Edith M. Elek. São Paulo: Summus, 1993.

LESHAN, L. *O câncer como ponto de mutação: um manual para pessoas com câncer, seus familiares e profis-

sionais de saúde. Trad. Denise Bolanho. 4. ed. São Paulo: Summus, 1992.

LIBERATO, R. M. P. "Desafios da prática: o paciente e o continente – o resgate do feminino na saúde". Anais do III Congresso Latino-Americano de Psicologia Junguiana, Salvador, 2003.

_____. "Feridas invisíveis: o papel do câncer ginecológico na individuação feminina". *Jung & Corpo*, São Paulo, ano III, n. 3, 2003.

MELLO FILHO, J. de e cols. *Psicossomática hoje*. Porto Alegre: Artmed, 1992.

MONTEIRO, D. da M. R. *Mulher: feminino plural – mitologia, história e psicanálise*. Rio de Janeiro: Rosa dos Tempos, 1998.

MOYERS, B. *A cura e a mente*. Trad. Heliete Vaitsman. Rio de Janeiro: Rocco, 1995.

MURARO, R. M.; BOFF, L. *Feminino e masculino: uma nova consciência para o encontro das diferenças*. Rio de Janeiro: Sextante, 2002.

OLBRICHT, I.; BAUMGARDT, U. (orgs.). *Um caminho para começar de novo*. Trad. Ingrid Lena Klein. São Paulo: Círculo do Livro, 1991.

PETRONE, L. *Qualidade da vida e doenças psicossomáticas*. São Paulo: Lemos, 1994.

PITTA, A. *Hospital: dor e morte como ofício*. São Paulo: Hucitec, 1994.

RAMOS, D. G. *A psique do corpo: uma compreensão simbólica da doença*. São Paulo: Summus, 1994.

REMEN, R. N. *O paciente como ser humano*. Trad. Denise Bolanho. São Paulo: Summus, 1993.

SERINO, S. A. L. *Diagnóstico compreensivo simbólico: uma psicossomática para a prática clínica*. São Paulo: Escuta, 2001.

A FAMÍLIA EM PSICO-ONCOLOGIA

Maria Helena Pereira Franco

Qualquer doença potencialmente fatal afeta a família como um todo, não apenas o paciente. Todos terão sua vida alterada, de maneiras sutis e também significativas, ao longo do curso da doença. Note-se que a influência é recíproca.

Quem é a família?

Família pode ser entendida como um sistema no qual a soma das partes é mais do que o todo. Portanto, tudo que afeta o sistema como um todo afetará cada indivíduo, e tudo que afeta cada indivíduo afetará a família como um todo. Vale salientar que a família tenta constantemente manter seu equilíbrio, por meio de papéis, regras, padrões de comunicação, expectativas e padrões de comportamento que refletem suas estratégias de enfrentamento, crenças, alianças e coalizões. Todas as famílias têm seu estilo.

Aqui a família está definida interativamente, mais do que biologicamente. Refere-se a um círculo restrito, com o qual a pessoa com a doença interage, troca informações, sentindo-se ligada por vínculos fortes, pessoais, recíprocos ou obrigatórios. Podem ser incluídas pessoas com ligação afetiva, amigos, ex-marido/mulher, enfim, todos os que se envolverem no processo de tratamento. Assim sendo, o importante ao se tratar uma família com câncer é identificar quem é a família daquele paciente, quem ele define como sua família.

As cinco dimensões mais freqüentes na definição e descrição de família são:

a) padrões de comunicação;
b) fronteiras entre os membros individuais da família e também entre a família como um todo e o restante do mundo;
c) flexibilidade de papéis dentro da família;
d) alianças nos subsistemas da família;
e) regras familiares.

A perspectiva da família

O envolvimento da família com a doença precede o diagnóstico. A família está presente quando observa e avalia um sintoma, quando sugere ou providencia uma consulta médica, quando recorre a uma solução anteriormente provada eficaz. Pode também ser consultada quando a pessoa tem de decidir por uma conduta.

Pode-se dizer que a crise decorrente da doença inicia-se antes do diagnóstico, quando a família tem alguma percepção ou interpreta sintomas como de risco e une-se (ou fragmenta-se, pela dificuldade) para lidar com os sintomas e sistemas médicos. A maneira pela qual o indivíduo e a família agem na *fase pré-diagnóstica* pode ser muito reveladora, pois sugere os padrões que persistirão ao longo da doença e os mecanismos de enfrentamento que serão utilizados. Por exemplo, o padrão protetor inibe a habilidade dos outros de oferecer apoio e causa frustração e ressentimento à família. Nessa fase, há muita incerteza e ansiedade. Vemos culpa associada aos medos. O familiar se preocupa com o que a doença vai significar para a pessoa doente e para ele também. Pode haver conseqüências nos padrões de comunicação, relacionamento sexual, relações de poder.

No período de *diagnóstico*, os familiares e o paciente são informados sobre o que é a doença e o que ela vai representar. Isso não significa que tenha acabado a incerteza, pois novas situações, relativas ao tratamento, ao andamento da doença, ao prognóstico, se apresentam. Algumas pessoas podem não querer compartilhar a notícia do diagnóstico com seus familiares (todos ou alguns) ou estes podem querer manter o paciente na ignorância. Instala-se a conspiração do silêncio, que pode conter alguma lógica, mas convém lembrar que inibirá a comunicação e o apoio da família, podendo causar posteriormente raiva, ressentimento, culpa. É importante avaliar os motivos e as conseqüências dessas decisões. Nesse período, as ameaças atingem os projetos familiares, que deverão ser mudados ou adiados: novas responsabilidades, pressão do tempo, efeitos financeiros. Pode surgir a preocupação de que a doença cause problemas de saúde aos outros membros da família, não por ser contagiosa, mas por deixá-los estressados, pelas novas responsabilidades e mudanças. Nessa fase, temos claramente uma crise familiar caracterizada pela contínua incerteza e ansiedade, que afetarão tanto o paciente como sua rede de suporte, mas especialmente a família, que já se encontra em crise. Esse é um período no qual a família começa a experimentar o luto antecipatório, diante das mudanças e perdas que ocorrerão. O efeito do diagnóstico afeta todo o sistema familiar.

Essa é uma fase descrita como *crônica*, caracterizada pela necessidade de se adaptar às condições anormais advindas da doença, juntamente com a necessidade de manter padrões normais, rotineiros, previsíveis. Paciente e família aceitam mudanças decorrentes de exacerbações e crises agudas, ao mesmo tempo que lamentam a perda da identidade pré-doença. A família com bom nível de informação tenta equilibrar necessidades de cuidados com outras necessidades.

Na fase *terminal*, quando uma pessoa não pode mais desempenhar os papéis ou funções que lhe foram determinados pela dinâmica familiar, ocorre uma alteração importante no equilíbrio da família. Quando ela tem um de seus membros em condição de terminalidade, enfrenta não somente a constatação de que aquela pessoa está morrendo como também a morte da família como existia até então.

Já a partir do diagnóstico, a família muda seu equilíbrio, e isso se dá de maneira mais intensa algum tempo antes da morte do paciente.

O ajustamento emocional da família à doença faz uso de algumas estratégias de controle, como a confiança no controle preditivo, com expectativas positivas, ou a atribuição de poder ao *setting* médico. Ela pode também utilizar-se de pensamento mágico, que lhe dê controle ilusório no enfrentamento por sorte ou desejo.

Por outro lado, a família desenvolve mecanismos para identificar ou escolher um cuidador entre seus membros, e a existência de um cuidador na família chama a atenção para suas necessidades específicas, relativas a saúde, questões de sexo (feminino ou masculino), desenvolvimento de habilidades, vínculo conjugal, sexualidade.

No enfrentamento da doença pela família, há fatores facilitadores e fatores complicadores. Entre os facilitadores, encontram-se:

- estrutura familiar flexível que permita reajuste de papéis;
- boa comunicação com a equipe profissional e entre os membros da família;
- conhecimento dos sintomas e ciclo da doença;
- participação nas diferentes fases, para obter senso de controle;
- sistemas de apoio informal e formal disponíveis.

Os fatores complicadores são:

- padrões disfuncionais de relacionamento, interação, comunicação e solução de problemas;
- sistemas de suporte formal e informal não existentes ou ineficientes;
- outras crises familiares simultâneas à doença;
- falta de recursos econômicos e sociais, cuidados médicos de pouca qualidade e dificuldade de comunicação com a equipe médica;
- doenças estigmatizantes e pouca assistência.

Silva *et al.* (2002) exploraram as alterações ocorridas no cotidiano de famílias de pacientes com doenças crônicas, sobretudo câncer, residentes em regiões urbanas do Nordeste brasileiro e com baixo nível socioeconômico, buscando caracterizar as redes de apoio das famílias. As autoras entrevistaram dez familiares (irmãos e cônjuges), organizando os dados da entrevista por meio de análise temática. Três categorias foram citadas, sendo enumeradas a seguir.

1. *Alterações estruturais e emocionais*: a limitação funcional do membro afetado e os gastos com o tratamento da doença provocaram alterações orçamentárias e mudança de papéis sociais. Quando o membro afetado era o provedor da família, as alterações foram mais significativas. Sentimentos como aflição, insegurança e preocupação também foram descritos.
2. *Envolvimento familiar*: os sujeitos relataram aumento da cooperação e do envolvimento entre os membros na tentativa de buscar resoluções para as dificuldades.
3. *Formação de redes sociais de apoio*: as famílias procuraram variadas formas de apoio social, recorrendo a parentes próximos (tios, primos e avós), amigos e profissionais da saúde. Nos casos em que o paciente era o principal provedor, as famílias buscaram o auxílio de outros familiares, sejam eles da família nuclear (pai, mãe e filhos) ou parentes próximos. As autoras concluíram seu estudo enfatizando a importância do apoio social para um melhor enfrentamento da condição crônica, bem como a necessidade de maior aproximação dos profissionais de saúde para facilitar o confronto com as adversidades. Embora a amostra seja pequena e desuniforme, visto que foram caracterizadas diversas doenças crônicas, os sujeitos representam (qualitativamente) a grande maioria da população brasileira, ou seja, famílias com baixo nível socioeconômico.

Com isso em mente, cabe ainda destacar as tarefas de enfrentamento da família, descritas a seguir.

Negação versus *aceitação da doença e da morte*: as mudanças decorrentes do adoecimento podem abrir perspectivas interessantes de crescimento, desde que não sejam negadas as perdas aí presentes.

Estabelecimento de relação com os cuidadores profissionais: um novo universo se abre para a família com o contato com os representantes do sistema oficial de saúde. Trata-se de uma relação entre duas culturas, a daquela família em particular e a dos profissionais de saúde.

Atendimento das necessidades da pessoa que está doente ou à morte: é preciso manter a relação com a pessoa doente, responder às necessidades apresentadas por essa pessoa, mantê-la incluída na família.

Admissão de que a morte se aproxima e as necessidades se alteram: esse é um grande passo para a saúde e o equilíbrio entre os membros da família. Isso significa suportar a miríade de sentimentos e reações do luto antecipatório que surgem a partir da situação atual, mas também de perdas anteriores.

Enfrentamento do luto, antes e depois da morte: o luto se inicia antes da morte, a partir da constatação da doença, sendo intensificado pelas perdas dela decorrentes. Assim sendo, o reconhecimento desse luto antecipatório trará à família condições para um adequado desenrolar do processo do adoecimento, sem dispêndio desnecessário de energia psíquica e de reguladores afetivos.

Manutenção do equilíbrio funcional: exatamente em razão das mudanças, que trazem consigo novas necessidades, é que a manutenção do equilíbrio funcional permitirá novas respostas, adequadas às demandas. Isso implica manter-se isolado da pessoa doente. Embora seja algo oposto ao que foi dito anteriormente, esse aspecto também é necessário para ressaltar a importância do reconhecimento, por parte de cada membro da família, das suas necessidades individuais e da tolerância do fato de que aquela pessoa está doente, de que não existe a mesma perspectiva de vida que havia antes da doença, entendendo que, se ela morrer, os demais continuarão a existir.

Estabelecimento e regulação das relações afetivas, nessas condições críticas, dentro e fora da família: a sábia medida entre o que sempre foi feito e aquilo que a realidade impõe agora é um caminho para o estabelecimento e a regulação das relações afetivas.

Adaptação às mudanças de papel: cada membro deve se acomodar às novas demandas impostas à família.

Os familiares e o câncer infantil

A dinâmica familiar, com a notícia da doença de um dos seus membros, desestrutura-se, pois sofre inúmeras transformações. O câncer na infância é uma situação estressante que traz inúmeras questões a cada membro dessa família.

A aceitação do diagnóstico é um processo difícil, levando os pais a se questionar muitas vezes sobre a conduta de educação e de cuidados com o filho doente. Assim, assumem a culpa dessa situação e por vezes responsabilizam um ao outro. A negação e o sentimento de raiva tornam-se muito presentes nesse momento. As reações da família são complexas e particulares a cada membro. Eles reagem não somente à doença da criança, mas também às reações dos outros familiares. Pode-se separar a evolução dessas reações em três fases:

- um período de choque inicial;
- um período de luta contra a doença;
- um período prolongado de reorganização e aceitação.

Por vezes, o choque inicial pode ser tão abrupto a ponto de causar a desorganização familiar; outras vezes, pode ser rápido e facilmente vencido.

Quando a estrutura familiar é funcional, a doença pode vir a fortalecer ainda mais os seus laços e a criança pode encontrar o suporte necessário; porém, quando a estrutura é disfuncional, os laços tendem a se enfraquecer e a criança pode sentir-se rejeitada. As mudanças são inevitáveis, e a família é obrigada a se adaptar a essa situação.

A rotina muda, especialmente para aqueles que vêm de outros estados para que o tratamento seja realizado; há uma ruptura nessa estrutura familiar, já que a criança e o adulto acompanhante afastam-se do restante da família. Vale ressaltar que o tratamento de câncer é um processo longo, demorado, abalando ainda mais o dinamismo desse sistema. Muitos pais deixam de trabalhar para cuidar dos filhos, irmãos sentem-se injustiçados por não receber a atenção dada ao filho doente; assim, muitas mudanças são produzidas devido a essa situação de enfermidade.

O sentimento de impotência e incerteza se faz presente em todas as etapas da doença; caso as expectativas negativas sobre o curso da doença persistam em detrimento das expectativas reais, haverá implicações negativas na intervenção. Se a descrença for apenas por parte de um dos pais, um tentará persuadir o outro; a oscilação da incerteza faz que mantenham o tratamento e se inteirem acerca dos aspectos da doença, das terapêuticas e possibilidades.

Brun (1996) afirma que, no hospital, os pais perdem parte de suas responsabilidades, já que as decisões, por mais que sejam consultados, não cabem mais a eles, e sim aos profissionais que estão cuidando do seu filho; isso faz que o sentimento de impotência cada vez mais se torne presente.

Devido a isso, esquecem que servirão de exemplo para a criança, que os julga mais experimentados, e que representam aqueles em quem ela pode confiar. O adulto não está livre de angústias e medos, principalmente em uma situação dessas, e a criança percebe esses sentimentos, o que aumenta mais ainda seus medos e anseios e a faz sentir-se incapaz de atender às expectativas parentais, guardando para si seu sofrimento e suas dúvidas.

Segundo Bowlby (1995), a ausência da mãe na internação hospitalar tem um efeito perturbador; há uma intranqüilidade diante da possibilidade de separação. A presença da figura materna aumenta a confiança na figura de apego. Essa confiança se esvai quando essa figura é agente voluntária ou involuntária da frustração, isto é, quando as figuras de apego não correspondem às suas atribuições, há efeitos graves e persistentes, pois estão em jogo necessidades afetivas essenciais (segurança e amor) para o desenvolvimento da criança. Pais encorajadores, solidários e cooperativos criam a criança com senso de valor e competência e crença no apoio, propiciando um modelo favorável para a construção de relações interpessoais; assim, situações de infortúnios e doenças serão elaboradas e enfrentadas por eles.

É de extrema importância que os pais participem do momento em que se expõe à criança o seu diagnóstico e a ajudem a entender o que é ter um câncer. As figuras parentais trazem segurança e reafirmam o vínculo de confiança quando estão presentes em situações difíceis. Convém lembrar, porém, que o conhecimento das crianças sobre a doença vinha de outras fontes, como a televisão. Recebendo as informações por fontes indiretas, a criança pode estabelecer uma relação de desconfiança com seus pais, já que, com a omissão de sua real condição, ela se questionará sobre o que mais foi escondido dela, surgindo assim fantasias e medos sobre a gravidade da doença.

Quando a criança tem conhecimento sobre a enfermidade e sente-se doente, a abordagem de todos os problemas fica mais fácil, pois ela compreende que o tratamento a que será submetida é necessário. No entanto, durante a fase de manutenção, em que a internação não se faz mais necessária e os incômodos físicos são raros, a criança não entende por que precisa ser submetida a exames dolorosos e continuar o tratamento. Assim, fica mais difícil explicar o problema à criança, pois ela se sente "curada".

Finalizando, cabe destacar a importância de considerar a família como incluída, juntamente com o paciente, entre os que receberão cuidados multiprofissionais para o enfrentamento do câncer.

Questões como fertilidade e sexualidade fazem parte do universo de assuntos a serem abordados pela equipe. Falar em prevenção envolve a família, sobretudo quando se pensa em aspectos genéticos e hábitos de vida (alimentação e higiene, por exemplo). A discussão sobre o tratamento coloca a família em posição de parceria com a equipe profissional. O tema da morte também envolve a família, enlutada e portadora de necessidades específicas, relacionadas a essa condição.

Referências bibliográficas

Bowlby, J. *A secure base: clinical applications of the attachment theory*. Londres: Routledge, 1995.

Brown, F. H. "O impacto da morte e da doença grave sobre o ciclo de vida familiar". In: Carter, B.; McGoldrick, M. et al. (orgs.). *As mudanças no ciclo de vida familiar: uma estrutura para a terapia familiar*. Trad. Maria Adriana Verissimo Veronese. 2. ed. Porto Alegre: Artes Médicas, 1995, p. 393-414.

Brun, D. *A criança dada por morta: riscos psíquicos da cura*. São Paulo: Casa do Psicólogo, 1996.

McGoldrick, M.; Walsh, F. *Morte na família: sobrevivendo às perdas*. Trad. Cláudia Oliveira Dornelles. Porto Alegre: Artmed, 1998.

Murray, J. S. "Self-concept of siblings of children with cancer". *Issues in Comprehensive Pediatric Nursing*, v. 24, n. 2, p. 85-94, 2001.

Nascimento, C. R. R. "Relações entre a resposta de ansiedade de pais e mães e a resposta de ansiedade de seus filhos". *Estudos de Psicologia*, Campinas, v. 18, n. 2, p. 17-28, 2001.

Rolland, J. "Doença crônica e o ciclo de vida familiar". In: Carter, B.; McGoldrick, M. et al. (orgs.). *As mudanças no ciclo de vida familiar: uma estrutura para a terapia familiar*. Trad. Maria Adriana Verissimo Veronese. 2. ed. Porto Alegre: Artes Médicas, 1995.

Silva, C. N. *Como o câncer (des)estrutura a família*. São Paulo: Annablume, 2001.

Silva, L. de F. da et al. "Doença crônica: o enfrentamento pela família". *Acta Paulista de Enfermagem*, São Paulo, v. 15, n. 1, p. 40-7, 2002.

Thaler-DeMers, D. "Sexuality, fertility issues and cancer". *Illness, Crisis & Loss*, v. 10, n. 1, p. 27-41, 2002.

INTERVENÇÕES EM PSICO-ONCOLOGIA EM INSTITUIÇÕES

Maria Teresa Veit; Luciana Holtz de Camargo Barros

Necessidades impostas pela doença

O inesperado, o temível e o novo desencadeiam movimentos internos variados em cada ser humano. Aquilo que não é – e nunca foi – esperado traz à consciência a percepção da impossibilidade de mantermos controle sobre o que nos cerca e, conseqüentemente, sobre algumas reações que desconhecíamos em nós mesmos. O que tememos aponta para a existência ou não de nossos atributos de coragem e recursos para enfrentar o temido. E, diante do novo, vemo-nos buscando aprendizado e recursos para o ajustamento ao que não fazia parte das experiências vividas.

O câncer é assim. Expectativas, medo e fantasias acompanham rotinas de prevenção e detecção precoce, vivências de diagnóstico, tratamentos, efeitos colaterais e seqüelas eventuais, recuperação da saúde ou terminalidade. Isso acontece com o indivíduo diretamente envolvido, com seus familiares e pessoas próximas e com a equipe profissional de cuidados.

A interferência desses elementos se explicita em diversas situações: compreensão do diagnóstico, reação a alternativas de tratamento propostas, adesão e aderência aos tratamentos, condição de reinserção social pós-tratamento ou vivência da terminalidade.

Também na evolução geral da doença se fazem sentir as repercussões dos fatores psíquicos que a acompanham. Ansiedade, depressão, agitação psicomotora e manifestações comportamentais diversas têm seus correlatos na instalação de quadros dolorosos mais intensos, prolongamento do tempo de internação – com risco aumentado de infecções hospitalares, perda de referências sociais, elevação de custos –, deterioração da relação com profissionais de saúde, familiares e cuidadores em geral, além do sofrimento psíquico consideravelmente maior do que o verificado nos pacientes que se encontram informados, orientados, acolhidos e adequadamente acompanhados em suas necessidades psicossociais.

Por outro lado, conforme aponta Mariano Bizzarri (2001), "a mente pode modular de modo significativo as reações endócrina, imunológica, nervosa e comportamental, desencadeando um processo interno de cura, que depende muito do modo de funcionamento que o sistema nervoso adota, entre os muitos possíveis".

Reconhece-se hoje que a etiopatologia somática está comprometida, em casos determináveis ou de forma universal, com a função psicológica. Daí decorre que a ação curativa global é um processo complexo de interação social que, além de incluir os conhecidos atos semiológicos, diagnósticos e terapêuticos, contém elementos da vida afetiva e irracional dos participantes. Conseqüentemente, a terapêutica deve estruturar-se em função da pessoa do doente e não apenas organizar-se, preventiva ou curativamente, com base no reconhecimento estrito da patologia.

Instituem-se assim campos de cuidado com as pessoas do paciente, dos familiares e da equipe, seja esta profissional ou não, que devem estar presentes nas instituições hospitalares.

A efetivação desses cuidados se concretiza em diversas ações que têm por foco principal a seleção de manejos específicos que objetivam facilitar ao paciente, familiares e equipe de cuidados a adoção de modos de funcionamento potencializadores dos efeitos das intervenções para prevenção, detecção acurada e tratamentos eficazes em oncologia.

Intervenções como respostas às necessidades instituídas pelo câncer

As intervenções aqui apresentadas têm objetivos múltiplos e podem ser utilizadas em contextos variados. A experiência acumulada provém do acompanhamento direto e contínuo de pacientes oncológicos do Hospital Israelita Albert Einstein (São Paulo), Instituto de Ginecologia e

Mastologia do Hospital Beneficência Portuguesa de São Paulo, Associação Brasileira de Linfoma e Leucemia (Abrale), Hospital Santa Catarina – Unidade de Quimioterapia/Sânnadi (São Paulo) e Clínica de Oncologia e Hematologia (Clioh, São Paulo), além da assistência psicológica prestada a pacientes particulares, cujos tratamentos oncológicos se realizaram em diversas outras instituições de saúde.

Para maior clareza, serão agrupadas segundo momentos da trajetória oncológica. Ao final, em forma de quadro, retomaremos resumidamente suas indicações.

Procedimentos diagnósticos

Avaliação psicológica individual focada na relação com a doença

O levantamento de recursos e a correlação entre dados referentes ao estado mental e emocional do paciente e a situação de doença visam ao melhor enfrentamento de procedimentos ligados ao diagnóstico e tratamento de doenças oncológicas. Têm por objetivos específicos o estabelecimento de planos de acompanhamento e cuidados psicológicos, quando necessários, a resposta pontual a eventual demanda de assistência psicológica e o fornecimento de subsídios à equipe médica, referentes ao manejo psicológico do paciente. Aplicam-se também a familiares e cuidadores informais, cujos recursos serão amplamente requisitados ao longo de todas as fases da doença.

Baseado na avaliação inicial, o psicólogo deve estabelecer uma conduta a ser seguida e atuar de forma efetiva e eficaz. É preciso que sejam avaliados, basicamente, os mesmos aspectos em todos os pacientes, a fim de que se constituam em indicadores legítimos para o embasamento de ações e a aferição de resultados. O profissional terá em mente a possibilidade da não-efetivação da continuidade do atendimento, mesmo que este tenha sido prescrito. Isso se deve a componentes individuais ou a outros fatores interferentes que possam modificar intenções e prescrições. É fundamental que o paciente ou familiar compreendam que as intervenções psicológicas, prescritas por ocasião da avaliação, fazem parte do tratamento global da pessoa e não são opções complementares.

A importância da avaliação é objeto de estudos diversos em psicologia que, mesmo de forma indireta, a valorizam, propondo-se identificar melhores recursos para minimizar os efeitos da situação aversiva, característica de muitos tratamentos, sobre os comportamentos individuais. Costa Jr. (1999) discute a efetividade de estratégias para a construção de um repertório comportamental e cognitivo apropriado ao enfrentamento da doença. Entendemos que a cooperação da criança nesse processo é decorrência direta da seleção prévia das referidas estratégias, em função de suas características psicológicas singulares. Em outras palavras, o sucesso do plano de cuidados proposto será tanto maior quanto mais individualizado tiver sido seu desenho para aquele paciente em especial.

Em nossa experiência, com pacientes e familiares do Instituto de Ginecologia e Mastologia do Hospital Beneficência Portuguesa de São Paulo, vimos observando indicativos de maior cooperação e melhores índices de satisfação, por parte de pacientes, familiares e cuidadores informais, quando são levadas em consideração suas características individuais e situacionais nas propostas de tratamento apresentadas. Isso acontece, inclusive, naquelas situações em que, embora reconhecidas, as necessidades não podem ser atendidas, em virtude de limitações de diversas ordens, especialmente as ligadas ao melhor resultado terapêutico global. Uma vez levada em conta sua necessidade, o paciente tende a abrir mão da satisfação imediata, se apresentado um objetivo maior.

Comunicação eficiente, completa e eficaz entre profissionais de saúde e pacientes/familiares

A comunicação do diagnóstico oncológico, mesmo que ainda em fase de hipótese, é extremamente perturbadora. Da parte do médico, envolve a dificuldade de ser o portador de informações que suscitam medo, ansiedade e, em alguns casos, geram atitudes e comportamentos de difícil manejo. Quanto ao paciente, aquele a quem a notícia afeta diretamente, toda uma carga cultural e afetiva – consciente ou não – vem à tona no momento em que é informado sobre ser ou ter possibilidade de ser portador de câncer. São mundos complexos de associações, experiências pessoais, testemunhos e fantasias que se sobrepõem e o assaltam de forma súbita, não raro impedindo a escuta e compreensão adequadas. Diante do impacto emocional da notícia, instala-se a "surdez" psicológica, uma incapacidade momentânea de ouvir o que vem do mundo exterior, tal a intensidade da turbulência que acontece no mundo interno do indivíduo.

A revelação do diagnóstico de câncer é considerada um momento crucial para a vivência do tratamento e a definição de seus resultados. A forma como a notícia é dada interfere diretamente na relação entre profissionais de saúde e paciente e na maneira como paciente e familiares virão a relacionar-se com o tratamento e suas decorrências. Pode haver divergências quanto à difícil tarefa de revelar o diagnóstico no campo da experiência de cada um, mas a importância de que se reveste é hoje um consenso. O profissional de saúde deve estar preparado para atuar de forma eficaz, levando em consideração as questões culturais, sociais e psicológicas do paciente em relação à preferência pela forma, momento e qualidade de informação, além de suas próprias características de personalidade.

A qualidade de comunicação entre profissionais de saúde e pacientes/familiares, no que se refere à informação de diagnósticos de câncer, depende, basicamente, dos seguintes aspectos:

1. Reconhecimento do direito do paciente às informações sobre sua saúde.
2. Entendimento de que pacientes e familiares adequadamente informados tornam-se aliados da proposta terapêutica.
3. Respeito ao paciente, com referência a "quanto", "quando" e "como" prestar a informação.
4. Domínio de estratégias de comunicação.
5. Conhecimento dos mecanismos psíquicos próprios que entram em ação na situação específica e capacidade para suportar sua expressão.

O contexto institucional oferece inúmeras oportunidades para que sejam contemplados os aspectos mencionados.

De modo formal ou informal, os direitos de pacientes, assim como os princípios que norteiam a seleção das melhores estratégias para comunicação, são objeto de discussão em reuniões clínicas, contatos diretos entre profissionais e encontros multiprofissionais.

Adicionalmente, a avaliação psicológica, já apresentada e descrita, oferece inúmeras informações sobre a psicodinâmica de cada paciente, informações estas que se tornam subsídios inestimáveis à determinação da qualidade, oportunidade e quantidade de comunicação sobre o diagnóstico.

Além do foco no paciente, profissionais de psico-oncologia mantêm-se atentos à dinâmica psíquica dos cuidadores e estão aptos a propor manejos de comunicação que levem em conta também o profissional que comunica o diagnóstico.

No dia-a-dia dos departamentos de oncologia, temos identificado inúmeros médicos – especialmente aqueles mais jovens – que se propõem a hercúlea tarefa de, a todo custo, suprimir o sofrimento. Partem do entendimento de que essa é a principal – se não a única – tarefa do médico e mostram-se imensamente frustrados quando, com freqüência muito maior do que imaginaram, não conseguem atingir aquela meta. De forma quase automatizada, passam a evitar a emersão de qualquer indicativo de sofrimento, procurando acreditar que se algo não é expresso é porque não existe. Esse mecanismo de evitação das emoções amplia-se gradativamente para todos os sentimentos que permeiam a vida profissional, não se restringindo mais, exclusivamente, aos conteúdos dolorosos, sofridos ou tristes. Estabelece-se assim o distanciamento entre profissional e paciente e, o que é ainda mais grave, entre profissional e seus próprios conteúdos psicológicos. Com o passar do tempo, essa atitude pode cristalizar-se e incorporar-se à sua personalidade.

A manutenção de um canal permanentemente aberto para acolhimento e discussão dessas questões, o que vem sendo realizado em diversos serviços de oncologia, permite que sejam revistos os modelos de distanciamento "protetor" a fim de que possam ser substituídos por outros, mais abertos e saudáveis para todos os envolvidos.

Pode ser extremamente útil a oportunidade de um "segundo tempo" para pacientes e familiares que são informados de um diagnóstico de câncer. Uma forma de proporcionar esse tempo é a disponibilidade de assistência psicológica, ao criar-se um momento para a retomada da informação, de modo que esta venha a ser integrada à realidade de cada paciente e contextualizada de acordo com ela.

Consentimento informado

O consentimento informado é um elemento característico do atual exercício da medicina. Não é apenas uma doutrina legal, mas um direito moral dos pacientes, que gera obrigações morais para os médicos.

Segundo Ahronheim (1994), o consentimento informado é composto de três elementos básicos: competência ou capacidade, informação e consentimento.

Os quatro elementos necessários para que um consentimento informado seja considerado válido são os seguintes: fornecimento de informações; compreensão; voluntariedade; consentimento. O que observamos, em nossa realidade, é que informação e consentimento verdadeiros não ocorrem necessariamente na rotina hospitalar, especialmente quando se trata de procedimentos clínicos habituais. A prática acaba por resumir-se a uma formalidade vazia, sem que sejam respeitados seus fundamentos.

Consideramos que a leitura assistida, acompanhada pelos esclarecimentos que se fizerem necessários, é pré-requisito imprescindível ao cumprimento dos fundamentos sobre os quais se baseia a idéia do consentimento informado. A experiência da assistência do paciente por profissional da psicologia, sendo estimulado a expressar dúvidas e recebendo as orientações suficientes, tem mostrado que, de fato, a assinatura aposta a um documento pouco compreensível não significa voluntariedade na decisão.

Deve-se levar em conta que tanto paciente quanto familiares tendem à adoção do mecanismo de defesa da idealização da figura médica, um recurso que lhes alivia a angústia da fragilidade que a doença desperta, já que passam a depositar no profissional toda a sabedoria e o poder que julgam necessários para salvá-lo. Nessas condições, como hesitar em consentir na realização dos procedimentos propostos?

Orientação de conduta visando à adesão e aderência

Uma vez informado de seu diagnóstico, o paciente oncológico, via de regra, depara com uma infinidade de providências práticas a tomar, que envolvem ações variadas, ligadas a exames complementares, comunicação a familiares, organização de responsabilidades profissionais, planejamento financeiro, entre outras.

Por vezes perdido nesse emaranhado de solicitações e, não raro, sentindo-se amedrontado e frágil, esse paciente se beneficia significativamente de orientações de conduta que lhe permitam assumir um papel ativo, mantido ao longo das próximas fases da doença e do tratamento.

Numa proposta eminentemente prática, é preciso que lhe sejam apontadas soluções simples para situações que, se não atendidas nesse estágio, podem vir a representar empecilhos maiores em momentos futuros.

Os diversos profissionais que compõem a equipe de assistência oncológica, devidamente preparados, devem assumir o papel de orientadores em várias questões. O estímulo permanente à formulação direta de dúvidas sobre medicação e tratamentos dirigidas ao médico é acompanhado por indicação clara de direito de transporte público gratuito, local para aquisição de perucas ou outros complementos, meios para obtenção de atestados específicos para organismos públicos e/ou profissionais, procedimentos para internação e muitos outros itens.

É significativo e incontestável o grande número de limitações impostas pelos tratamentos de câncer. No entanto, há muito que preservar em termos de atitudes, escolhas e iniciativas dos pacientes. Tudo que puder ser mantido deve ser estimulado: rotina profissional e social, atividades de lazer, responsabilidades.

Emergentes psicológicos

Convencionamos chamar de emergentes psicológicos aqueles conteúdos, próprios de cada indivíduo, que, uma vez estimulados por situações de estresse – positivo ou negativo –, venham a manifestar-se ou pela intensidade do estímulo ou pela desinibição dos controles habituais.

Por diversas vezes, no contato direto com pacientes oncológicos, tem-nos parecido que as situações diagnósticas e de tratamento atuam como verdadeiras lentes de aumento sobre as configurações psicodinâmicas individuais. Trata-se, sem dúvida, de excelentes oportunidades para o estabelecimento rápido de uma hipótese psicodiagnóstica, como também de um momento em que conteúdos emergentes requerem atendimento pronto e focal.

As manifestações se tornam, assim, pontos de urgência para o manejo terapêutico.

O planejamento das intervenções deve levar em conta que muitos dos emergentes em pauta são as expressões, mais ou menos refinadas, de mecanismos de defesa de que o indivíduo em sofrimento lança mão.

Essa compreensão elucidará insônias inexplicáveis que encobrem o medo de anestesia ou de morte, hipersonia que traduz evitamento ou negação, agressividade que sugere deslocamento do sentimento diante da doença ou das crenças anteriores...

Nossa orientação para o manejo dessas e de tantas outras manifestações leva sempre em conta que não se trata de momento adequado para interpretações ou elaborações em profundidade. Indica-se a paliação do sintoma e, sempre que possível, a orientação para que o próprio paciente venha a conhecer e aplicar técnicas de alívio sintomático de forma autônoma e independente. São extremamente úteis as técnicas de visualização direcionada, relaxamento muscular, respiratório e mental, além de recursos de arteterapia.

A utilização desses recursos tem sido prática constante em nossa experiência e seus resultados se mostram efetivos tanto nas situações de natureza genérica quanto naquelas mais específicas, como episódios de hipertensão arterial não responsivos a manejo farmacológico.

Tratamentos

Estabelecido o diagnóstico, segue-se a definição dos planos de tratamento.

Tratamentos oncológicos podem envolver cirurgias, quimioterapias, radioterapias, hormonioterapias. Esses elementos podem ser empregados de forma isolada, seqüencial ou mesmo de modo simultâneo.

Todos eles precisam ser compreendidos por pacientes e familiares, a fim de que possam conduzir-se de modo a evitar sofrimento desnecessário e venham a se beneficiar dos melhores resultados do esquema terapêutico proposto.

Questões gerais referentes à internação hospitalar

Informações claras e completas devem estar disponíveis para a rotina de internação hospitalar. Folhetos informativos podem ser úteis, desde que elaborados em linguagem compreensível e acompanhados de esclarecimentos verbais, quando se fizerem necessários. É importante que sejam listados os itens que devem ser trazidos para o hospital e se mencionem o regime de acompanhantes e visitação e a previsão de alta.

Grupos pré-cirúrgicos e pré-quimioterápicos

No que se refere a procedimentos cirúrgicos, há orientações específicas que devem ser disponibilizadas. Os grupos pré-cirúrgicos são caracterizados por uma atividade multiprofissional informativa e integrativa, desenvolvida em encontro único com grupo de três a oito pacientes, cujo plano de tratamento já foi definido em termos cirúrgicos. Têm por objetivos prestar informações, esclarecimentos e orientação sobre os procedimentos, relativos a todos os segmentos da equipe multiprofissional, e oferecer apoio emocional ao paciente com indicação cirúrgica, além de humanizar o atendimento hospitalar, enfatizar a importância do atendimento multiprofissional e suas vantagens para o paciente. Acima de tudo, lidam com dúvidas e expectativas comuns – referentes a anestésicos, dores, drenos, limitações e outras –, reduzindo a ansiedade e o desconforto diante do novo e do desconhecido.

Desse grupo, de encontro único, participam representantes dos cuidados médicos, de fisioterapia, enfermagem, psicologia e nutrição. Temos registrado resultados interessantes e positivos a partir do momento em que nos dispusemos a convidar um acompanhante por paciente para integrar a atividade.

Os resultados do encontro traduzem-se em melhores condições de enfrentamento para o paciente durante o pré-cirúrgico, os procedimentos da intervenção e o pós-cirúrgico; melhor adesão aos tratamentos a que precisará ser submetido; instituição de clima de compartilhamento e continência por parte da equipe de cuidadores (família e equipe de saúde); compreensão dos procedimentos pelo paciente, para que colabore com a equipe de enfermagem, facilitando as ações necessárias; diminuição da ansiedade diante da situação desconhecida; aderência do paciente às avaliações pré-cirúrgicas, tratamento e prevenção de linfedema e outros efeitos colaterais possíveis.

O grupo de orientação para pacientes que vão iniciar o tratamento quimioterápico constitui-se em rotina com periodicidade estabelecida segundo a demanda de pacientes novos e é conduzido por profissionais de psicologia, nutrição e enfermagem.

Os principais assuntos abordados no grupo são: efeitos colaterais esperados na quimioterapia – o que são e como se preparar para enfrentá-los; noções de urgência médica e de quando entrar em contato com a equipe; dicas nutricionais e de como higienizar corretamente os alimentos; apresentação dos aspectos emocionais acarretados pelo câncer e seus tratamentos; e, por fim, abertura de espaço para exposição de medos, preocupações e dúvidas diante do tratamento. Linguagem acessível e compreensão do que está sendo dito são primordiais.

Em diversas clínicas, os serviços de psicologia e nutrição são benefícios oferecidos a todos os pacientes em tratamento. Pesquisas mostram que o paciente informado é mais participativo e reage melhor ao tratamento, o que propicia um fortalecimento do vínculo com a equipe.

Ronda de estimulação psicossocial no leito

O período de internação suscita inúmeras reações, que vão do sentimento de desamparo, experiências de desconforto físico, medo diante de novos procedimentos, insegurança quanto à alta hospitalar até a perda dos referenciais da vida corrente.

As visitas ao paciente acamado provêem contato psicológico para acolhimento de manifestações psíquicas e têm por objetivos o compartilhamento e a continência pontual de questões emergentes e a eventual indicação para avaliação ou suporte psicológico subseqüente, além de disponibilização de subsídios, para a equipe médica, referentes ao manejo psicológico do paciente.

A escuta se processa por contato psicológico do tipo *bedside* e visa ao levantamento da compreensão dos motivos da internação, do grau de ajustamento emocional ao momento e às circunstâncias e da demanda por avaliação psicológica formal, continuidade de assistência psicológica ou psicoterapia breve. Durante todo o contato, disponibiliza-se o acolhimento às questões pontuais (de paciente ou familiar), evitando interpretações e mantendo intervenções aplacadoras e de suporte emocional. O resultado esperado é a aquisição por parte do paciente de melhores condições emocionais para enfrentamento dos procedimentos clínicos/cirúrgicos necessários.

Manejo de efeitos colaterais

Além das cirurgias, que, em sua maioria, requerem internação hospitalar, outras modalidades de tratamento, que podem ser administradas de forma ambulatorial, geram freqüentemente efeitos colaterais indesejáveis e de difícil manejo.

Destacamos a quimioterapia, por sua natureza especialmente agressiva, quando administrada em esquemas mais intensivos, dada a natureza da doença.

Em nosso serviço, desenvolvemos um protocolo para manejo de efeitos colaterais de náusea e vômito em pacientes submetidas a quimioterapias adjuvantes ou neoadjuvantes para câncer de mama, tendo por objetivo a redução e/ou eliminação dos sintomas de ansiedade, náusea e vômito decorrentes direta ou indiretamente da droga, pela aplicação de técnicas psicológicas de relaxamento e visualização selecionadas para cada caso.

Os resultados observados têm representado estímulos permanentes à continuidade das ações.

Cuidados psicológicos específicos

Internados ou não, pacientes podem vir a apresentar a necessidade de intervenção psicoterapêutica específica, segundo demandas individuais. Sejam essas necessidades decorrentes de experiências da vida pregressa, sejam elas instituídas ou desencadeadas pela situação de doença, o fato é que precisam ser atendidas, não apenas pelo sofrimento psíquico que acarretam, mas também porque podem constituir-se em entraves significativos à plena recuperação do paciente. Situam-se nesta última condição os mecanismos de não-aderência a tratamentos, os conluios inconscientes entre psiquismo e doença, com a finalidade de perpetuação de benefícios colaterais da situação de dependência e cuidado, e todos os mecanismos de defesa que, imprescindíveis à sobrevivência do ego, podem vir a concretizar-se em atitudes nefastas à saúde física ou psíquica do indivíduo.

Nessas condições, entendemos que a linha de cuidados psicológicos mais adequada à realidade institucional/hospitalar é a psicoterapia breve focal, com foco e tempo determinados no início do tratamento, visando à melhoria sintomática, à resolução da problemática focal e ao fortalecimento egóico.

O contrato verbal realizado com o paciente define metas, duração e freqüência da psicoterapia, além das normas de sigilo; determina o foco a ser trabalhado, o qual, na vigência do tratamento clínico-médico, deve incluir a relação com a doença, assim como o vínculo e a aderência ao tratamento. Ao final do tratamento, paciente e terapeuta fazem, em conjunto, a avaliação dos resultados, e, em caso de necessidade, procede-se ao encaminhamento para aprofundamento terapêutico de questões extrafocais.

Em termos técnicos, a flexibilidade instrumental permitida pela proposta da psicoterapia breve auxilia o andamento do tratamento e a própria sensibilização para um processo terapêutico que teve seu início marcado pela inexistência da demanda psicológica formal, explicitada por parte do paciente.

Não raro, podemos observar que, uma vez trabalhados terapeuticamente os elementos direta ou indiretamente associados ao adoecer, o paciente passa a compreender o câncer como oportunidade de crescimento e reposicionamento diante da vida.

Preparação para a cura e reinserção psicossocial

Parte integrante dos objetivos psicoterapêuticos ou de qualquer ação que se volte ao paciente em tratamento deve ser sua preparação para a cura. A rotina do tratamento, com as preocupações e ocupações que lhe são inerentes, freqüentemente cria exímios doentes, dotados de *expertises* próximas às dos profissionais de saúde, que, porém, se esquecem de como é viver com saúde. Daí a necessidade de evitarmos, tanto quanto possível, a passividade e o distanciamento das atividades normais.

Instituições hospitalares precisam ter vida, já que, em determinadas circunstâncias, serão o palco de ensaio para o retorno à vida que corre fora delas. Seguindo esse pensamento, atividades culturais e de lazer que se inserem nos espaços institucionais são a garantia de conexão com a vida exterior, de manutenção dos vínculos com a sociedade. Isso é especialmente importante no que se refere a crianças, para quem, além das demais necessidades, surgirão questões como reinserção escolar e recuperação de algumas etapas de desenvolvimento e formação, prejudicadas pelo tempo de tratamento. Ainda, para segmentos mais desfavorecidos da sociedade, o tempo de tratamento pode significar oportunidade de introdução a algum caminho de profissionalização.

Os programas que visam educar, brincar, divertir e permitir os sonhos são elementos imprescindíveis à recuperação integral dos pacientes, e é preciso desenvolvê-los se temos em mente o tratamento integral do paciente com câncer.

A hospitalização pode afetar o desenvolvimento da criança e alterar a qualidade de sua vida. Motta e Enumo (2002) apresentam o brincar como estratégia de enfrentamento da hospitalização infantil e concluem que o tipo de brincadeira não interfere no resultado do trabalho.

Reabilitação

Qualidade de vida e convivência com seqüelas

A manutenção da qualidade de vida do paciente com câncer hoje em dia é vista como ponto primordial. Até mesmo diante da escolha dos tratamentos tem-se levado esse ponto em consideração.

Sabemos que o tratamento é, por vezes, desgastante e desestruturante, e que fica muito difícil para o paciente voltar a considerar a qualidade da sua vida da mesma forma. Mudanças na rotina, nos papéis sociais e alterações físicas podem acontecer e precisam ser trabalhadas e assimiladas. O trabalho psicológico contínuo para equipe e familiares é um elemento fundamental de suporte nessa fase.

Um dos grupos de reabilitação para pacientes que tiveram câncer de mama caracteriza-se por atividade desenvolvida para grupos de até oito participantes, com plano de tratamento cirúrgico definido por mastectomia ou setorectomia. Visa à troca de experiências e ao compartilhamento entre as participantes, ao esclarecimento de dúvidas e expectativas comuns, à redução de ansiedade e desconforto diante da necessidade de novos exames e consultas de controle, ao reforço de atitudes de responsabilidade diante da saúde e à orientação psicoprofilática e preventiva.

Após o término dos dezoito encontros semanais programados, de duas horas cada um, temos constatado melhores condições de enfrentamento das pacientes durante e após o tratamento, e também no período dos exames de controle ou procedimentos médicos a que devem ser submetidas. Além disso, podemos observar a instituição de clima de compartilhamento e continência por parte da equipe de cuidadores (família e equipe de saúde).

Outra experiência interessante está na ação dos grupos abertos de qualidade de vida, uma atividade regular que, divulgada de modo permanente, convida pacientes e familiares próximos à discussão e reflexão sobre fatores intervenientes na qualidade de vida de mulheres que foram submetidas a cirurgias mastológicas, em virtude de diagnóstico de câncer. Entre os diversos assuntos abordados estão questões sobre retorno ao trabalho, sexualidade, obesidade, tabagismo, reconstrução de projetos de vida, culpa e remorso, além daqueles que respondem a demandas específicas de cada grupo.

Controles e seguimentos

Diante do término dos tratamentos, é muito comum o paciente sentir-se novamente inseguro e preocupado. Ele depara com uma fase sem tratamentos e, ao mesmo tempo, com o fantasma de um câncer que pode voltar.

Essa fase merece muita atenção, pois o paciente está retornando à sua vida normal, que pode estar muito diferente do que era antes do tratamento. Por outro lado, ele mesmo sofreu modificações significativas, o que delineia um cenário em que importantes ajustamentos de atitudes serão necessários.

Os intervalos dos seguimentos médicos podem variar de três a seis meses, e, a cada retorno, toda a angústia acarretada pelo medo da volta da doença está presente.

Diante da confirmação de uma recidiva, os pacientes vivem novamente toda a angústia inicial do diagnóstico, aumentada agora pela fantasia da aproximação da morte. A quimioterapia passa a ser vista pelo paciente como a única forma de se manter vivo.

Evidencia-se, assim, a importância do acompanhamento psicológico desse paciente também nesses momentos.

Paliação

Nem sempre os tratamentos resultam em cura. O que não significa, de modo algum, o esgotamento das possibilidades de assistência ao paciente e a seus familiares.

"Curar algumas vezes, aliviar muitas vezes e consolar sempre." Esse aforismo, atribuído a diferentes autores, inclusive a Hipócrates, sintetiza o pensamento que atribui à equipe de saúde uma responsabilidade que vai além daquela focada exclusivamente na cura.

Há muito a ser feito no tratamento permanente dos sintomas de doentes oncológicos que não têm perspectiva de cura. A duração dos períodos curativo e paliativo é extremamente variável de um paciente a outro. O período curativo se refere àquele período compreendido entre o diagnóstico e a constatação de evolução local incurável ou de metástase. De modo geral, os tumores metastáticos são ainda considerados incuráveis. Dessa forma, o período dito paliativo, que se seguirá até a morte, pode durar muitos anos, como no caso dos tumores de mama ou próstata. Pode ser dividido em duas etapas: período em que se espera uma remissão (da data da recidiva até o início da fase terminal) e período em que o conforto é o único objetivo, que se sucede ao anterior e constitui-se na fase terminal.

A cada momento correspondem ações importantes que devem estar perfeitamente articuladas entre os membros da equipe de saúde. Entre estas, destacamos:

- manejo dos quadros de dor, em suas dimensões física, psíquica, social e espiritual;
- acolhimento e encaminhamento de pendências individuais, ou, ao menos, oferecimento de espaço para que o próprio paciente as mencione e reveja;
- fornecimento de espaço para tomadas de decisão referentes à terminalidade (onde morrer, definição da extensão dos cuidados, designação de pessoa apta a tomar decisões etc.);
- preparação para a morte;
- prevenção de luto complicado.

Algumas dessas ações são desenvolvidas direta e pessoalmente com o paciente. Outras admitem situações de grupo, em que seu manejo pode tornar-se muito efetivo.

Ambiente hospitalar

Cabe aos profissionais de toda a equipe de atendimento o cuidado com a qualidade, presteza e eficácia do atendimento prestado em qualquer situação. É preciso levar em conta que, em situação de incerteza e/ou de fragilidade, o paciente requer atenção especial a uma gama de necessidades que, por vezes, transcendem o objeto específico da demanda.

Prontidão e qualidade do atendimento

As informações prestadas devem ser claras, focais e, sempre que possível, acompanhadas por registro escrito que as confirme. Isso é especialmente indicado no caso de agendamentos, encaminhamento para cirurgias ou tratamentos específicos, solicitação de documentação de apoio para qualquer procedimento.

Funcionários responsáveis pela recepção e informação devem passar por treinamentos que, além de recomendações posturais usuais em outras situações, devem incluir a sensibilização a determinadas particularidades do paciente oncológico. A compreensão desses mecanismos se presta, por exemplo, à redução de sentimentos persecutórios que podem ser desencadeados quando pacientes deslocam suas reações de agressividade e frustração diante da situação de doença para os profissionais que os atendem.

Situação em sala de espera

A sala de espera, ao mesmo tempo que se constitui em espaço de irritação e ansiedade, pode sediar atividades de relaxamento, distração e psicoeducação.

Recursos como vídeos que convidam a um momento de distração saudável, música ambiente e decoração de bom gosto induzem um estado psicológico mais favorável às consultas médicas ou aos procedimentos que virão a seguir.

O espaço e o tempo podem também ser aproveitados para atividades focadas em orientação e esclarecimento sobre saúde em geral ou ainda sobre aspectos específicos das questões que são atendidas no espaço clínico.

Consideramos especialmente apropriadas as informações e explicações que levam à melhor compreensão dos exames e procedimentos que, de modo geral, são precedidos de temores e ansiedades (ressonâncias, mamografias, radioterapias, biópsias), e também as atividades que estimulem as práticas preventivas e de detecção precoce em diferentes modalidades de câncer.

As atividades desenvolvidas em sala de espera, usualmente por psicólogos, assistentes sociais ou enfermeiros, resultam em melhores condições dos pacientes para os procedimentos médicos a que serão submetidos, além da instauração de clima de compartilhamento e continência por parte da equipe de saúde. Têm por objetivos gerais:

- humanização do contexto hospitalar;
- redução de ansiedade e desconforto resultantes da expectativa de exames e consultas;
- distração para amenizar a espera;
- reforço de atitudes de responsabilidade perante a saúde;
- orientação psicoprofilática e preventiva;
- identificação da necessidade de assistência psicológica;
- observação geral das dinâmicas individuais.

A atividade psicoeducativa em grupo, voltada à prevenção e detecção precoce do câncer de mama, vem sendo, há mais de cinco anos, um destaque importante de nossas ações em sala de espera para exames de mamografia e ultra-som mamário. Tem por objetivos principais instituir a prática do auto-exame mensal, conscientizar a mulher quanto à relação entre detecção precoce e prognóstico favorável de câncer de mama, desmitificar a doença, remover as barreiras psicológicas impeditivas ao autocuidado (desinformação, medo e ansiedade), identificar pacientes com necessidade de atendimento ambulatorial (psicoterapia breve) e incentivar o acompanhamento médico regular.

Interação e integração da equipe profissional

Não podemos imaginar um grupo de profissionais trabalhando de forma desconexa. Por mais que a soma das habilidades individuais aponte para um conjunto impressionante de habilidades do grupo, estas só serão verdadeiramente eficazes para os melhores resultados globais dos tratamentos propostos se forem desenvolvidas de forma integrada, com real compreensão de cada um do trabalho de todos.

Reuniões clínicas

Os encontros multiprofissionais constituem-se em oportunidades especiais para o aprendizado, a troca e a integração. Situações clínicas, apresentadas de maneira adequada e com espaço para contribuições dos representantes de todas as especialidades, permitem que as condutas estabelecidas levem em conta aspectos diversos de cada indivíduo, garantindo resultados clínicos mais favoráveis. As discussões podem versar sobre casos em andamento, com o intuito de que sejam escolhidas as condutas mais adequadas. A seleção de casos de cunho didático, com situações não usuais ou de resultado insatisfatório, é extremamente rica por permitir uma análise crítica com resultados significativos de aprendizado.

Comunicação permanente entre participantes da equipe de cuidados

É imprescindível que os mecanismos para fluxo contínuo de informações entre os profissionais da equipe estejam disponíveis permanentemente. O prontuário de cada paciente é o meio tradicional para que esse fim seja atingido. No entanto, a prática tem mostrado uma utilização insuficiente da ferramenta e pouco interesse real de cada profissional nos conteúdos registrados pelos colegas.

O paciente oncológico pode ter inestimáveis benefícios advindos de uma ação articulada entre todos os profissionais de saúde que o assistem. Suas necessidades, de ordens variadas, devem ser coordenadas pelo médico responsável pelo tratamento, de modo que não se sinta perdido entre procedimentos e orientações pouco coerentes ou até mesmo contraditórios.

No Instituto de Ginecologia e Mastologia do Hospital Beneficência Portuguesa de São Paulo foi desenvolvida uma ferramenta informatizada para o exercício da transdisciplinaridade e para a formação de uma base de dados em oncologia, focada em ginecologia e mastologia. Trata-se de sofisticado sistema de comunicação, previsto para aplicar-se às demais áreas da oncologia, cuja concepção foi norteada pelo entendimento de que a integração das informações essenciais provenientes de cada uma das especialidades – referentes a avaliações, tratamentos e resultados – compõe um arsenal insubstituível para a formulação de caminhos mais adequados a cada caso. Esse sistema de apoio à atuação clínica contínua subsidia tomadas de decisão, gera relatórios clínicos e laudos e, além disso, permite a correlação entre variáveis escolhidas pelos profissionais, mesmo que provenientes de diferentes especialidades.

Acolhimento às necessidades psicológicas dos integrantes da equipe profissional de cuidados

Não podem ser esquecidos, também, os afetos que permeiam naturalmente as relações de membros da equipe, freqüentemente associados a relações com os próprios pacientes ou familiares. Situações de óbito podem desencadear reações de frustração e sentimentos de perda que precisam ser compreendidos e acolhidos, assim como intercorrências inesperadas nos quadros clínicos dos pacientes apresentam forte potencial de impacto sobre o grupo.

1. Uma visão de conjunto

O Quadro 1 recompõe, de forma sistemática, as diversas ocasiões em que podem ser oportunas as diferentes intervenções que apresentamos até aqui.

Quadro 1: Possibilidades de intervenção psicológica nas diversas etapas da doença.

Intervenção psicológica	Diagnóstico	Tratamento	Cura	Paliação
Avaliação psicológica individual focada na relação com a doença	X	X	X	X
Comunicação eficiente, completa e eficaz entre profissionais de saúde e pacientes/familiares	X	X	X	X
Consentimento informado	X	X		X
Orientação de conduta visando à adesão e aderência	X	X		
Emergentes psicológicos	X	X		X
Questões gerais referentes à internação hospitalar	X	X		X
Grupos pré-cirúrgicos e pré-quimioterápicos		X		
Ronda de estimulação psicossocial no leito		X		X
Manejo de efeitos colaterais		X		X
Cuidados psicológicos específicos	X	X	X	X
Preparação para a cura e reinserção psicossocial		X		
Qualidade de vida e convivência com seqüelas			X	X
Controles e seguimentos		X	X	
Paliação		X		X
Prontidão e qualidade do atendimento	X	X	X	X
Situação em sala de espera	X	X	X	X
Reuniões clínicas	X	X	X	X
Comunicação permanente entre participantes da equipe de cuidados	X	X	X	X
Acolhimento às necessidades psicológicas dos integrantes da equipe profissional de cuidados	X	X	X	X

Mobilização de recursos

A unidade de dor e cuidados oncológicos do centro de luta contra o câncer Alexis Vautrin, na França, propõe uma série de recursos para o manejo dos principais problemas intercorrentes entre pacientes oncológicos, em toda a trajetória da doença, desde o diagnóstico até a terminalidade. Procuramos traduzir o material e apresentá-lo de forma esquemática, com a inclusão de condições afetas à realidade brasileira, bem como a adaptação de terminologias específicas (Quadro 2).

Quadro 2: Causas de insucesso em oncologia e recursos a mobilizar em cada situação.

Insucessos	Motivos	Recursos a mobilizar
1. Desconhecimento de pesquisas, tratamentos e suas conseqüências, demandas sobre prognóstico funcional ou vital.	Por falta de informações médicas.	• oncologista; • enfermeiro especializado; • membro da equipe multiprofissional.
	Por dificuldade na assimilação das informações médicas.	• psiquiatra; • psico-oncologista; • documentação informativa.
2. Desestabilização psicológica ligada a um efeito iatrogênico, à progressão da doença ou a quadros dolorosos.	Dores não controladas pelos tratamentos em curso.	• oncologista; • grupo de dor; • meios complementares não farmacológicos.
	Mutilações cirúrgicas.	• cirurgião; • psico-oncologista; • educação funcional, próteses etc.; • fisioterapia; • documentação informativa (folhetos, vídeos etc.).
	Intolerância a seqüelas de tratamentos radioterápicos ou medicamentosos.	• oncologista; • radioterapeuta; • psico-oncologista; • documentação informativa.
3. Desestabilização administrativa, financeira, familiar, profissional e social.	Terapias, prognósticos funcionais ou vitais de longo termo.	• serviço social; • organismos filantrópicos ou de caridade.
4. Sofrimento por solidão afetiva e relacional, familiar ou social.	A própria condição de doença ou tratamento.	• familiares; • amigos e vizinhos; • organizações de doentes; • grupos organizados por psico-oncologistas; • organizações de caridade.
5. Surto psicológico diante de diagnóstico, prognóstico, tratamento, mudança de vida, perspectiva de morte.	Desencadeado ou presente na situação de diagnóstico, tratamento, recuperação.	• psiquiatra; • psico-oncologista; • psicólogo; • representante religioso.
6. Terminalidade.		• equipe de cuidados paliativos; • psico-oncologista.

Referências bibliográficas

AHRONHEIM, J. C. et al. *Ethics in clinical practice.* Boston: Little, Brown, 1994.

ANGERAMI-CAMON, W. A. (org.). *E a psicologia entrou no hospital.* São Paulo: Pioneira, 1996.

BIZZARRI, M. *A mente e o câncer: um cientista explica como a mente pode enfrentar a doença.* São Paulo: Summus, 2001.

CARVALHO, M. M. M. J. de (org.). *Introdução à psico-oncologia.* Campinas: Psy, 1994.

_____. *Resgatando o viver: psico-oncologia no Brasil.* São Paulo: Summus, 1998.

CLOTET, J. "O consentimento informado nos comitês de ética em pesquisa e na prática médica: conceituação, origens e atualidade". *Bioética*, v. 3, n. 1, p. 51-9, 1995.

COSTA JR., A. L. "Psico-oncologia e manejo de procedimentos invasivos em oncologia pediátrica: uma revisão de literatura". *Psicologia: Reflexão e Crítica*, Porto Alegre, v. 12, n. 1, p. 107-18, 1999.

ENGLISH, D. C. *Bioethics: a clinical guide for medical students.* Nova York: W. W. Norton, 1994.

HOLLAND, J. C.; ROWLAND, J. H. (eds.). *Handbook of psychooncology: psychological care of the patient with cancer.* Nova York: Oxford University Press, 1989.

KRAKOWSKY, I. et al. "Organisation coordonnée de la prise en charge des symptômes et du soutien à toutes les phases de la maladie cancéreuse: vers la mise en place de structures pluridisciplinaires des soins oncologiques de support". *Bulletin du Cancer*, v. 88, n. 3, p. 321-8, 2001.

MELLO FILHO, J. de. *Concepção psicossomática: visão atual.* 9. ed. São Paulo: Casa do Psicólogo, 2002.

MELLO FILHO, J. e cols. *Psicossomática hoje.* Porto Alegre: Artmed, 1992.

MOTTA, A. B.; ENUMO, S. R. F. "Brincar no hospital: câncer infantil e avaliação do enfrentamento da hospitalização". *Psicologia, Saúde & Doenças*, v. 3, n. 1, p. 23-41, 2002.

PETTI, D. A. et al. "Efeitos colaterais em quimioterapia: identificação e manejo de aspectos psicológicos associados – relato de quatro casos". *Anais Paulistas de Medicina e Cirurgia*, São Paulo, v. 131, n. 4, p. 51-8, 2004.

SANTOS, G. C. dos; GONÇALVES, L. L. C. "Mulheres mastectomizadas com recidiva de câncer: o significado do novo ciclo de quimioterapia". *Revista Enfermagem* UERJ, Rio de Janeiro, v. 14, n. 2, p. 239-44, 2006.

SILVA, V. C. E. *A revelação do diagnóstico de câncer para profissionais e pacientes.* 2005. Dissertação (Mestrado em Enfermagem) – Escola de Enfermagem de Ribeirão Preto, Ribeirão Preto, São Paulo.

A PSICO-ONCOLOGIA E O ATENDIMENTO DOMICILIAR EM CUIDADOS PALIATIVOS

MARCO TULLIO DE ASSIS FIGUEIREDO; VERA ANITA BIFULCO

Introdução

A dimensão do cuidado com o paciente oncológico caracteriza-se pela preponderância do cuidar sobre o curar; exige atitudes humanas, não apenas analíticas, compreensíveis e essencialmente científicas; ver não somente a doença, mas o que existe de sadio no paciente.

A experiência clínica no atendimento a pacientes portadores de câncer, seja em fase curativa seja na fase de cuidados paliativos, tem revelado a importância e o valor incondicional do preparo que esse paciente teve desde seu diagnóstico e por toda a seqüência de tratamento pela qual passou. Não é só o paciente que recebe o diagnóstico; ele é recebido por toda a família, que enfrenta o estigma da doença, ainda tida como cruel.

O diagnóstico de câncer, por essa ainda ser uma doença revestida pelo estigma de incurabilidade, sofrimento, limitações e morte, talvez coloque esse paciente pela primeira vez diante do limiar entre a vida e a morte, e é nesse contexto que a psico-oncologia atua, estudando o câncer e cuidando do impacto provocado por ele no psiquismo do paciente, sua família e dos profissionais que o assistem.

O diagnóstico, como primeiro passo a ser considerado no curso de uma doença, deve-se constituir em uma das principais etapas do tratamento. *Como dizer* e não *o que dizer*. Todo paciente tem o "direito" de saber, mas nem todo paciente tem a "necessidade" de saber. Se o paciente perguntar, ele dará conta de escutar a resposta. Deve-se ficar atento ao que o paciente já sabe, ao que ele suspeita e ao que realmente quer saber.

Um diagnóstico de câncer mal comunicado pode gerar medo e depressão, prejudicando a adesão desse paciente ao tratamento – lembremos sempre o estigma cruel e letal que ainda acompanha esse diagnóstico. O gesto crítico está em todo diagnóstico médico, em particular quando se descobre doença grave, não adiantando esconder a situação, sendo melhor enfrentá-la; no entanto, o médico pode agir "pedagogicamente" ou não. Se souber agir pedagogicamente, comunicará a doença grave com jeito, fará desse diagnóstico o primeiro passo de uma escalada para a possível cura ou convivência adequada com a enfermidade e mostrará ao paciente que poderá contar com ele irrestritamente. Se não tiver "tino pedagógico", ou seja, a capacidade de gerar uma comunicação correta e sensível, criar um vínculo efetivo e afetivo, o médico poderá usar o diagnóstico para matar mais depressa (Demo, 2004).

É preciso lembrar que o diagnóstico de qualquer enfermidade deve sempre ser dado pelo médico; ele é o único profissional da saúde que terá condições de sustentar o que está sendo comunicado ao paciente, daí a importância de uma comunicação clara, concisa, que crie um vínculo de confiança desde o início. Rubem Alves (2002) diz que "quando se confia o medo some"; é preciso que o paciente antes de mais nada confie em seu médico e na equipe de saúde que está cuidando dele. Esse vínculo contribui sobremaneira para uma adesão maior do paciente ao tratamento e para o enfrentamento de todos os estágios que farão parte dele.

Vivemos numa sociedade mortal que escamoteia a morte, é assim que ela se esconde de suas angústias, mas, diante de um diagnóstico de câncer, essa verdade passa a fazer parte de uma reflexão premente. É o momento de ressignificar a vida, repensar os valores e tornar-se um participante ativo do processo de cura. O papel de vítima, nesse ponto, enfraquece e ludibria o paciente; a vítima fica acuada diante do perigo, não se mobiliza, é presa fácil.

Nossa cultura costuma ver a doença como um castigo e a morte como um fim trágico, avassalador, que rouba a vida. Desmitificar esses conceitos é tarefa imprescindível, pois doença e morte fazem parte do currículo da vida. A doença quebra o equilíbrio homeostático entre as instâncias biológicas, psicológicas, sociais, culturais e espirituais. É como nosso organismo se manifesta quando algo está em desequilíbrio. Já a morte finaliza o ciclo da vida, fecha a vida, é necessária, e muitas vezes proporciona o derradeiro descanso após um sofrimento atroz. Deveríamos, por ínfimos minutos diários, ter por hábito pensar em nossa finitude; isso porque, ao pensarmos no fato de que, um dia, nosso tempo de vida será extinto, fechando o ciclo, como é natural a tudo que é vivo, sentimos a necessidade de repensar a vida que levamos. Levamos a vida ou é ela que nos leva? E, se a levamos, como efetivamente fazemos isso?

Psico-oncologia

Os cuidados que garantem melhor qualidade de vida se ancoram na concepção da visão holística do homem, tratando de todos os aspectos que o norteiam, sejam eles de caráter físico, emocional, espiritual, social ou cultural. Esses aspectos se interligam mutuamente, interagindo de forma global nas respostas dos pacientes e familiares, nos diversos estágios em que se encontram; constituem uma unidade a ser atendida pelos profissionais de saúde. Assim, a psico-oncologia atinge seu objetivo melhorando a qualidade de vida de todas as pessoas envolvidas no processo da doença, em todas as suas etapas: a prevenção do câncer, o momento do diagnóstico, o tratamento e sua finalização, a cura ou a terminalidade.

Faz-se necessário o entendimento de que o cuidado com as emoções desencadeadas pelo adoecimento é importante para os tratamentos e a manutenção da qualidade de vida tanto do paciente quanto da família e/ou dos cuidadores. O homem aprende com as crises que enfrenta; essa compreensão pode transformar o sofrimento em experiência de vida, e é na experiência de vida que habita o crescimento íntimo, individual e singular de cada pessoa.

O desafio que permanece sempre é o de aliar competência técnico-científica com humanismo, expresso no ato de cuidar com profissionalismo, ternura, sensibilidade e ética.

Com o avanço da ciência, temos, de um lado, uma gama imensa de drogas capazes de controlar a doença e, muitas vezes, levar à cura, mas, de outro, o medo da morte, chegando a caracterizar o câncer como uma doença que deve ser curada custe o que custar. O tema da morte não seria tão chocante se tivéssemos tempo de discuti-lo em vida. Ninguém conversa sobre as expectativas que norteiam o viver e o morrer, e isso contribui para criar pessoas despreparadas para a morte. Quando cuidamos de alguém gravemente enfermo ou vivendo sua terminalidade, deparamos inconscientemente com nossa própria finitude, o que pode causar a eclosão de sentimentos e emoções novos. É preciso criar um espaço para facilitar a expressão dessas emoções. Uma escuta ativa por parte dos cuidadores e profissionais da saúde envolvidos no processo de cuidar pode contribuir muito para uma adaptação melhor do paciente e de sua família ao seu processo de doença e/ou morte.

Nesse cenário, os doentes precisam ser consultados sobre seus desejos, respeitados em seus valores, e suas decisões devem ser soberanas. Devem ainda ser ajudados na administração de sua vida, pois isso traz ao doente conforto e segurança ímpares. Quando o paciente já não pode controlar uma situação interna, como, por exemplo, o agravamento da sua doença, deve ser capaz de decidir sobre questões externas; seu querer deve ter voz e ser ouvido.

O conhecimento da finitude humana é essencial ao saber de todos os que lidam com as áreas da saúde, sejam eles profissionais da saúde, membros da comunidade ou pessoas da família/cuidadores, pois a morte fará parte, mais cedo ou mais tarde, de seu cotidiano.

Infelizmente, a maioria dos profissionais de saúde não tem preparo para falar a respeito da morte. A missão dos profissionais de saúde não termina com a capacidade de salvar. Se não entendermos nem a morte nem os sentimentos que a cercam, como entenderemos aquele paciente que tem seus dias limitados por anseios, medos, dúvidas, inquietações? Como, efetivamente, poderemos auxiliá-lo, quando sua cura já não for possível? Que recursos, disponíveis em nós, como seres humanos e profissionais, servirão nesse caso?

Didaticamente, temos cinco estágios pelos quais os pacientes passam durante um processo de doença crônica progressivamente debilitante e letal. Esses estágios não ocorrem necessariamente um após o outro, seguindo uma ordem perfeita; porém, por questões didáticas, é bom tê-los como base, pois, além de servirem para entender melhor o paciente e assessorá-lo da maneira mais adequada possível, proporcionam à família o entendimento de muitas das reações do doente, as quais, em geral, são incompreendidas, mal interpretadas e, conseqüentemente, malconduzidas por todos aqueles que lhe dispensam cuidados e atenção.

Esses estágios foram arrolados por Elisabeth Kübler-Ross, médica psiquiatra suíça que viveu e exerceu a medicina nos Estados Unidos e foi a pioneira do estudo sobre a morte e morrer.

Kübler-Ross traçou o que reconheceu como sendo os cinco estágios pelos quais as pessoas passam após o diagnóstico de um mal incurável: negação, revolta, barganha, depressão e, finalmente, aceitação. A negação dificulta o diagnóstico precoce; por sua vez, um diagnóstico correto leva ao tratamento eficaz. A raiva deve ser entendida como não pessoal. Não é direcionada exclusivamente ao médico, à esposa, ao marido ou ao cuidador; é uma raiva da situação em si, que não pode ser mudada, não pode ser revertida. Não há outra vida a ser vivida, em que os erros serão reparados. Não há outra chance. O doente depara com uma realidade só dele, a qual deve aceitar como sua. O acolhimento dessa situação, sem levá-la para a esfera pessoal, facilita que o paciente vivencie sua raiva, entenda à qual natureza pertence e trabalhe suas defesas para melhorar sua qualidade de vida. Há, ainda, um tempo de vida a ser vivido, e as coisas que pudermos fazer acontecer trarão uma sensação de liberdade e conquista para nosso paciente. Quero relatar aqui o que disse uma vez uma paciente quando conversávamos sobre sua doença: "Eu me dediquei sempre aos outros, deixei de viver para tomar conta de todo mundo, sacrifiquei-me em prol deles, e, agora, estou aqui, fechada neste quarto de hospital, doente, e eles lá fora, vendendo saúde".

Vocês podem imaginar a intensidade desses dizeres?

Há, ainda, o ressentimento, a revolta e a inveja. Ressentimento do que deveria ter sido feito e não foi, da vida que poderia ter sido vivida, dos assuntos inacabados, dos projetos truncados, dos dizeres não falados, das questões pendentes.

Só barganhamos com quem é detentor da vida; assim, os acordos geralmente são feitos com Deus ou com os médicos que assistem o paciente. Kübler-Ross reconheceu que as pessoas que se aproximam do fim da vida podem oscilar entre os vários estágios, mas aqueles que chegam à "aceitação" apresentam maior possibilidade de morrer em paz, com menor trauma para os entes queridos que deixam.

Para que uma assistência se mostre plena, alguns componentes do processo de cuidar devem ser estabelecidos com excelência. Para isso, é preciso ter sempre em mente que os pacientes querem:

- ter sua opinião ouvida nas decisões sobre o tratamento, exigindo tomadas de decisão claras;
- saber o que esperar à medida que a doença progride e planejar a nova administração de seu tempo de vida;
- ter a possibilidade de fazer uma análise da própria vida, tentar resolver conflitos, passar um tempo com parentes e amigos, definir o que para eles torna-se primordial e poder compartilhar tal entendimento com outros;
- ser vistos como únicos e entendidos no contexto de sua vida, com seus valores e preferências.

Atendimento domiciliar

A psico-oncologia atua na assistência domiciliar com o objetivo de proporcionar condições necessárias à assistência ao paciente desospitalizado, passando por reorganização da rotina familiar, adequação do ambiente familiar, controle da dor oncológica e dos sintomas inerentes à doença, em busca da preservação da autonomia do paciente e melhora da sua qualidade de vida.

O atendimento psico-oncológico domiciliar deve respeitar a organização do ambiente, que reflete a cultura familiar. É preciso lidar com as limitações de tempo, lugar e constância, e oferecer um espaço de escuta que considere o sofrimento físico, psíquico e espiritual.

A assistência domiciliar é um resgate da humanização dos cuidados, e já existia antes dos avanços tecnológicos e da institucionalização dos pacientes. O ambiente tem papel fundamental na qualidade de vida e no nosso bem-estar. Ele integra o conjunto de atributos físicos, sensoriais, cognitivos, afetivos, espirituais, climáticos e funcionais presente no dia-a-dia e do qual fazemos parte. O ambiente doméstico envolve a interação constante entre espaços, pessoas, atividades, pertences, preferências, lembranças, espiritualidade e possibilidade de mudança. É a referência do paciente, e da família, que pode ser traduzida em segurança. "Sinto-me seguro em ambiente conhecido." "Minhas paredes têm história." Essas frases são muito conhecidas, pois geralmente nossos pacientes verbalizam essa idéia de acolhimento percebida dentro de seu lar.

No domicílio, todas as etapas pelas quais passa o paciente oncológico se tornam mais tranqüilas, norteadas pelos desejos do doente e de sua família, compartilhadas com pessoas escolhidas pela família, livres de intervenções desnecessárias e obedecendo a todos os referenciais de história de vida desse paciente, incluindo os aspectos espirituais e amorosos que se tornam mais intensos e se destacam de alguns aspectos técnicos, o que pode tornar-se extremamente gratificante e saudável para todos os envolvidos no processo de diagnóstico, cura e tratamento do câncer.

Afasta-se o fantasma da solidão sem precedentes, muito presente, desnecessariamente, durante repetidas internações ou tratamentos mais complexos. A doença permite um resgate de vida, uma ressignificação de valores, sentidos e questões pendentes. Num ambiente doméstico, cercado de pessoas queridas, esse crescimento se faz como um todo, pois envolve todas as pessoas que, junto com o paciente, receberam o diagnóstico e acompanham os estágios do tratamento. Importa, ao final de tudo, que essa vida seja reverenciada, enquanto existir, como um princípio ético, que os cuidados sejam os mais adequados ao alívio do sofrimento e que familiares e cuidadores exerçam sua tarefa com a sensação de que tudo fizeram pelo maior bem-estar de seu familiar.

Cuidados paliativos

O serviço da área de cuidados paliativos da Universidade Federal de São Paulo/Escola Paulista de Medicina (Unifesp/EPM), que teve seu início em janeiro de 2001, confere assistência domiciliar a todos os pacientes atendidos em seu ambulatório. Foi formado, inicialmente, graças à inovadora e entusiasta iniciativa do professor doutor Marco Tullio de Assis Figueiredo. Dedica-se à sublime tarefa de aliviar, confortar e consolar pacientes e famílias quando travam uma luta com doenças já sem prognóstico de cura. Os atendimentos são ambulatoriais numa primeira consulta; tendo, porém, em vista a fragilidade de alguns pacientes, devido ao estágio avançado da enfermidade, que dificulta a locomoção, os atendimentos posteriores podem ser realizados em domicílio. Desde o início das atividades dessa equipe até os dias atuais, esse trabalho tem tido caráter fortemente afetivo, de voluntariado.

O professor sempre foi um "contador de causos". Focalizo esse aspecto pois, em nossa prática clínica, como cita Alves (2002), médicos e enfermeiras são ao mesmo tempo técnicos e mágicos, a quem é dada a missão de consertar os instrumentos (pacientes) e despertar neles a vontade de viver. Nunca sabemos de antemão o que vamos encontrar, qual a demanda de nossos pacientes, e é pelos relatos de vivências, pelas informações passadas de maneira simples, seja pela família, seja pelo próprio paciente, que passamos a definir as prioridades dos procedimentos.

O avanço da ciência permitiu que tratamentos específicos fossem desenvolvidos, fazendo que doenças que costumavam causar a morte fossem bem controladas, tornando-se crônicas, ou, em alguns casos, propiciando a cura. O grande desafio para o profissional de saúde surge quando, ao perceber que a doença evoluiu a ponto de a cura não ser mais possível, ele vê claramente que a aproximação inexorável da morte inutiliza quaisquer conhecimentos produzidos pelas ciências e tecnologias de intervenção. Nesse momento, o tempo disponível para escuta do enfermo e da família se mostra como atributo indispensável no processo de construção de identidade profissional e instrumento imprescindível de ajuda ao paciente.

É essencial que a equipe cuidadora tenha conhecimento adequado não só do controle da dor, mas também de sua abrangência multidimensional, além de estudos voltados para a área da tanatologia que forneçam subsídios para lidar também com os que estão diante do processo de morrer.

O processo de adaptação do paciente tratado em domicílio depende da idade, do estágio do desenvolvimento familiar, da natureza da doença, da trajetória ou padrão de enfrentamento, da experiência prévia, individual e familiar, em relação à doença e/ou morte, do *status* socioeconômico e das variáveis culturais envolvidas (Melo, 2001). A consideração desses itens é indispensável para que o cuidado atinja seu objetivo.

A vida é uma criação de intensa sabedoria; nada nela acontece sem ser fruto de um amadurecimento físico, mental e espiritual, a tríade que forma o ser humano. Na prática psicológica de atendimento domiciliar aos doentes com ou sem recursos terapêuticos de cura, essa sabedoria se mostra nítida em cada caso que atendemos. A generalização é um erro, pois, mesmo sabendo que algumas sintomatologias acompanham a regulação temporal da finitude, deparamos com reações distintas e singulares de paciente para paciente. Às vezes, somos surpreendidos por comportamentos inesperados, mas com o passar do tempo compreendemos que também eles faziam parte de um processo de espera que caracteriza a personalidade daquele doente.

Não esqueçamos nunca que o doente lida com sua doença de acordo com um perfil psicológico que caracteriza sua personalidade como um todo e o acompanha em todos os processos da vida diária.

O doente conduz a doença como conduziu toda a sua vida. Ele é o dono de seu corpo, a morada de sua alma, e no decorrer de toda uma vida, exceto em circunstâncias externas à sua vontade, foi ele o responsável por suas escolhas. Somos os únicos responsáveis por nossas escolhas, e mesmo quando uma doença nos surpreende no transcorrer da vida, atingindo ou não a fase terminal, dependerá de nós, com vontade soberana, a condução de seu desfecho.

A doença como caminho acrescenta algo à experiência da humanidade, assim como o estudo da morte e o morrer acrescem consciência e sabedoria ao modo como vivemos.

Diante do doente, podemos levantar as seguintes questões: que lugar essa doença ocupa na sua história de vida? Em que fase de sua vida ela surgiu? Que conseqüências ela trouxe tanto para o doente como para o contexto familiar? Como o doente conduziu sua vida?

Atrás da doença há um ser humano que clama não só pelo alívio e controle da dor e do sofrimento físico, mas pela valorização do ser humano que habita naquele corpo, com todas as limitações que a doença acarretou.

É imperioso darmos um novo direcionamento aos critérios concernentes à qualidade, ao valor e ao significado da vida. Darmos condições ao doente de lidar com essa situação e redescobrir o sentido da vida no momento vivenciado por ele. A doença e a morte trazem imbuídos esses propósitos; cabe a nós tentar decifrá-los.

A qualidade de vida como objetivo que permeia nosso atendimento multiprofissional nos coloca perante esse universo imensurável que somente a experiência prática do atendimento domiciliar nos proporciona, pois cada caso é um caso, ímpar e singular, porém muito útil para o entendimento, a compreensão e condução de outros casos.

Em nossos atendimentos e na condução dos casos, vemos a possibilidade de qualidade de vida, para nossa grata satisfação. Nossos pacientes, com raríssimas exceções, seguem até seu desfecho (a reabilitação, a cura e/ou os cuidados paliativos) no aconchego de seu lar, rodeados por familiares, nunca sozinhos, e mantendo a referência de seu meio, envolvido por cuidados que visam acolher, preservar, acarinhar e dar condições físicas, mentais, espirituais e sociais, além de preservar ao máximo a autonomia funcional do paciente.

Algumas atitudes devem ser preservadas nos atendimentos domiciliares a pacientes graves, adotando os seguintes princípios:

- deixar o paciente falar;
- quando não há o que ser dito, o silêncio fala por si próprio;

- gestos como um olhar, segurar a mão, afagar a cabeça fazem que o paciente perceba que não está sozinho em um momento que envolve tanto mistério;
- o paciente sabe mais que qualquer um sobre ele mesmo, e cabe a nós conduzir esse entendimento;
- a vontade do paciente é soberana;
- nunca negar a esperança: ela é um direito do paciente até seu último minuto de vida;
- aceitar o paciente dentro de sua individualidade – ele pode ser diametralmente oposto a nós, e isso não deve alterar em nada a nossa conduta;
- não devemos julgar, mas acolher e cuidar.

Vivemos tempos de grande avanço tecnológico, mas ainda nada substitui o tratamento humanizado, nada é mais importante do que preservar o doente dentro de seu contexto domiciliar. Oferecer assistência de qualidade aos pacientes e familiares é promover ajuda no local em que esse paciente puder ficar o mais confortável e adaptado possível. A grande maioria dos pacientes atendidos elege o domicílio como o local mais adequado para receber cuidados até o final de sua vida. No domicílio há a segurança oferecida pela preservação dos aspectos que integram o processo de cuidar, principalmente o espiritual, além da permanência de um ente querido a seu lado. A casa agregada à família é um facilitador no processo de enfrentamento da doença, extensivo à presença de amigos e vizinhos num contínuo e profundo inter-relacionamento do doente com seu meio.

O domicílio também auxilia a equipe no trabalho do luto antecipatório. Uma família bem assistida, nesse contexto, dificilmente terá seqüelas e apresentará um luto complicado. A depressão após o luto é questão de saúde pública, pois desencadeia a somatização de doenças, o que leva a custos extraordinários. Preservar a saúde física, mental e espiritual da família também é tarefa da assistência prestada em domicílio. Costumo fazer uma analogia com os jogos de futebol: quando um time joga em casa, os comentaristas dizem que sua chance de ganhar é maior. Assim também acontece com o cuidado em domicílio: o time que reúne o paciente, sua família e os profissionais de saúde que o assistem sente-se mais à vontade trabalhando de acordo com o referencial de vida do paciente, ou seja, em seu domínio, sua casa; portanto, a chance de esse time dar certo é realmente muito maior.

O atendimento em domicílio agrega conceitos como conforto, dignidade e cuidados sociais, psicológicos, espirituais e culturais, além dos procedimentos clínicos, estando longe de ser tarefa fácil. Da equipe são exigidos conhecimento profundo e interdisciplinar, compromisso, disponibilidade e desapego à aparelhagem sofisticada que caracteriza o ambiente hospitalar.

Casos clínicos do ambulatório de cuidados paliativos da Unifesp/EPM para discussão didática

A maior satisfação do grupo de cuidados paliativos é o surpreendente resultado alcançado com os pacientes e seus familiares. Os cuidados com os doentes são efetuados por uma equipe multiprofissional que trata do sofrimento físico (médico, enfermeiro, farmacêutico, terapeuta ocupacional, fisioterapeuta, nutricionista), mental (psicólogo, psiquiatra) e espiritual (padre, pastor, rabino, monge budista, representante espírita ou da linha religiosa seguida pelo paciente e/ou pela família). Os sintomas são abrangentes e o seu controle é ponto de honra para esses profissionais. A equipe multiprofissional surge como um reflexo da tendência de ver o ser humano de forma global, apoiado em sua tríade: corpo-mente-espírito.

A experiência da equipe multiprofissional abre novos caminhos na compreensão dos problemas enfrentados por pacientes sem recursos terapêuticos de cura e no estabelecimento sistêmico de soluções para seus problemas. A equipe aprende a ouvir o doente, ser solidária e ter paciência, e está sempre acessível, 24 horas por dia, tanto para aqueles que estão internados como para os que são atendidos em domicílio.

O breve relato de casos faz-se necessário para a melhor compreensão e julgamento de nossa luta.

O paciente envelhece, adoece e morre como viveu. Em nossa prática constatamos que o paciente conduz sua doença e a dinâmica doméstica conforme sua personalidade.

Caso 1

Paciente: T. O., 57 anos.
Diagnóstico: carcinoma de cavidade bucal com metástases na região cervical lateral.
Número de atendimentos: três, sendo o primeiro ambulatorial e os demais domiciliares.
Tempo de atendimento: 24 dias.
Equipe: Vera de Fátima (enfermeira) e Vera Bifulco (psicóloga).

O paciente foi operado em 31 de outubro de 2001, no Hospital São Paulo, de um carcinoma espinocelular retromolar, com ressecção de glândula submandibular e linfonodos cervicais. O laudo histopatológico revelou margens de segurança livres e metástase linfonodal de um terço. Ele foi submetido à radioterapia em 8 de janeiro de 2002 e à quimioterapia em 21 de outubro do mesmo ano. Mais tarde, a neoplasia recidivou na região cervical e subauricular, ulcerando a pele. Na ocasião foi colocada uma sonda nasogástrica.

Geralmente as pessoas que são atendidas no ambulatório, devido à distância e ao estado avançado da doença, chegam extremamente cansadas; nas visitas domiciliares subseqüentes, já os encontramos mais descansados e no aconchego de seu lar, o que nos dá uma visão diferente do caso. Podemos avaliar melhor a dinâmica que envolve tanto o paciente quanto seu meio, seu cuidador (ou cuidadores), as dificuldades e as facilidades.

No caso do senhor T. O., qualifico nossas visitas como muito satisfatórias. Saímos de lá com a sensação gratificante de termos feito o melhor para aquele casal. É o que sempre sinto, mas gosto de enfatizar que é pouco o que damos perto do que recebemos.

Ele se sentiu cuidado, valorizado, querido, aceito integralmente, incluindo sua conduta física e emocional de encarar e conduzir a doença. Não podemos deixar de lado o fato de que esse senhor aceitava sua patologia mas não seu estágio terminal.

Ele permitiu que documentássemos a visita com fotos, ao que retribuí pedindo a ele que também tirasse uma foto nossa.

Quando lhe perguntei como se sentia desde sua última visita ao hospital, fez um gesto indicando que estava bem melhor. Ele tinha um certo grau de dificuldade em se comunicar, em falar. Também tinha uma constante necessidade de eliminar secreções (catarro) por meio de expectoração; queixava-se de que, mesmo expelindo-as, havia uma produção constante.

Sua esposa havia comentado, logo na chegada, que ele tinha dificuldade de dormir, em parte pela dor e por temer não acordar mais. Pedi a ele que relatasse como era a hora de ir se deitar. Ele se queixou de que sentia muita dor; disse que esperava até ter bastante sono e ficar muito cansado, então tomava seu último remédio para aliviar a dor, e só assim conseguia dormir. Perguntei se a dor era o único motivo que o impedia de pegar no sono. Ele pediu papel e caneta e escreveu: "Tenho medo de dormir e não acordar mais". Estava pela primeira vez sendo exteriorizado seu medo de morrer. Indaguei se a melhora do desconforto causado pela dor amenizaria seu medo de adormecer. Ele respondeu com um gesto positivo.

Tomei nota de todos os medicamentos que estavam sendo administrados a ele e prometi que faríamos o melhor possível para controlar sua dor e seus incômodos – para isso, a ação da enfermeira foi fundamental, empregando procedimentos envolvendo curativos e métodos para minimizar os efeitos causados pelas ulcerações.

Foi notória a satisfação do senhor T. O. diante do nosso carinho e interesse em cuidar dele, com um clima ameno e muito simpático, até alegre, resultante do entrosamento informal e muito afetuoso.

Sua esposa também teve oportunidade de esclarecer dúvidas, tanto comigo como com a enfermeira, desabafar a respeito de seu cansaço e sua dedicação exclusiva ao marido. Foram apresentadas a ela algumas técnicas para fazer curativos e novas medicações tópicas.

Quero registrar também que o senhor T. O. continuou exercendo sua atividade de gráfico. Escreveu explicando que aquilo que antes executava em três horas passou a executar em seis. Só ia trabalhar quando se sentia mais disposto, e contava sempre com a ajuda da esposa, não só em seus cuidados pessoais, como também no trabalho da gráfica.

Após o falecimento do senhor T. O., tive grande vontade de conversar com sua esposa e saber um pouco mais sobre a personalidade de seu marido.

Ele faleceu aos 59 anos, tendo sua doença sido diagnosticada aos 57. Nesses dois anos o que o deixou mais revoltado foi o fato de, ao precisar fazer a cirurgia para a retirada do tumor na garganta, os médicos não terem sido honestos com ele, não lhe dizerem com toda franqueza que talvez essa cirurgia o deixasse mutilado irreversivelmente. Ele imaginava que seria uma operação semelhante à extração de amígdalas; em vez disso, voltou da cirurgia com um corte imenso que o deformou irremediavelmente, com conseqüente dificuldade para deglutir e falar. A todo momento sentia necessidade de escarrar, e de fato apresentava muita secreção.

Com raiva, ele acusava todos de terem permitido que isso ocorresse, principalmente sua esposa.

Ele reagiu bem ao diagnóstico de câncer; o que realmente o revoltou foi a mutilação causada pela cirurgia radical, sem aviso prévio de sua extensão.

Um pouco antes do surgimento do câncer, a família passou por um período difícil financeiramente, quase chegando à falência. O senhor T. O. tinha, na época, 54-55 anos. Contraíram dívidas com agiotas e tiveram de sair de onde moravam pois os cobradores não os deixavam em paz.

O senhor T. O. e sua esposa eram casados há 36 anos e tiveram 3 filhos adotivos, dois homens e uma mulher.

Ele tinha personalidade forte, era controlador, mulherengo, bebia e gostava de sair à noite, mas também era muito trabalhador. Começou a beber no período da quase falência da gráfica. Quando bebia se alterava muito, e isso era refletido na relação com os filhos e com a esposa. Nunca deixava faltar nada em casa, às vezes havia comida em excesso, porém tudo, tudo mesmo, era controlado. Havia uma reserva financeira na sua casa, e tudo que fosse gasto deveria ser justificado. Controlava a vida dos filhos, da esposa e era enérgico com os empregados da gráfica – qualquer erro era severamente repreendido.

Ele controlou tudo até o último minuto consciente antes de dormir; estava fazendo as contas do que fora gasto no dia.

Esse relato foi feito em conversa telefônica com a esposa do senhor T. O., no dia 14 de agosto de 2003, com sua permissão para a reprodução.

O senhor T. O. não negava a gravidade de sua doença, porém negava sua terminalidade: "Não é porque eu tenho câncer que é o fim!"

Caso 2

Paciente: S. J. L., 30 anos.
Diagnóstico: Xeroderma pigmentosa – melanoma.
Naturalidade: Palmares (Bahia).
Destino: favela de Paraisópolis (zona sul, São Paulo).
Equipe: Zeca (dentista), Vera (psicóloga).

A paciente nasceu portadora de uma grave moléstia cutânea genética, a xeroderma pigmentosa. Ela faz que a pele das regiões expostas à radiação ultravioleta da luz solar (face, pescoço e membros superiores) seja sede de queratoses, neoplasias epiteliais malignas (carcinomas basocelulares e carcinomas espinocelulares) e melanomas malignos. As neoplasias são localmente invasivas, causando extensa destruição das partes moles da face e do crânio, e tanto o carcinoma espinocelular como o melanoma maligno provocam metástases.

S. J. L. teve toda a sua hemiface direita e o globo ocular direito destruídos pelo carcinoma espinocelular. Ela é natural da Bahia, casada com Z., 32 anos; eles tiveram duas filhas, com 2 e 5 anos. Seu diagnóstico é melanoma metastático.

Gostaria de destacar, por meio deste caso, mas sem excluir outras visitas domiciliares com casos de patologias terminais diversas, como é a atuação particular da psicóloga dentro da equipe.

Há uma diferença grande entre a minha atuação e a de meus colegas de equipe multiprofissional. Eles possuem uma visão direta dos casos e conhecem as medidas imediatas que serão empregadas: aplicação de curativos, remédios, extrações dentárias, ajustes de próteses, cuidados com deglutição, engasgos etc.

Por mais que eu saiba do pequeno histórico do paciente e da sua família, somente vou ter uma idéia da minha atuação na hora da visita, dependendo da demanda desse paciente ou da família.

É lógico que a sensibilidade e a intuição, pela prática profissional, se fazem presentes, mas essencialmente utilizo o que o paciente transmite no momento da conversa, da exposição do relato individual e familiar. É nesse momento que dentro de mim se delineiam as prioridades a serem trabalhadas.

Levo em conta o humor, a atenção, a interação com as perguntas por mim formuladas, a dinâmica ambiental e pessoal, o ambiente físico no qual o paciente se encontra, e aqui incluo o ambiente tensional também. Sabe-se que muitas vezes o doente adoece o meio; em outras ocasiões, o suporte familiar faz que isso não aconteça de fato, mas de qualquer forma é relevante sentir a tensão que permeia a situação familiar.

Absorvidas as primeiras observações, resgata-se o material a ser trabalhado. Aqui quero fazer uma ressalva: todos nós temos algo, por pior que seja o quadro e/ou a situação, que permite o início do trabalho terapêutico. Uma palavra, um sentimento manifestado nas entrelinhas, um olhar mais melancólico, uma pausa, um silêncio constrangedor, enfim, sempre existirá uma pista de como começar a lidar com o caso.

No caso da paciente em questão, apesar de ter me preparado para uma visão fragmentada de seu rosto, sempre que olho para ele consigo, pela imaginação, acabar de esculpir a figura feminina por trás das ataduras e gazes. Baseio-me em como ela entabula suas conversas e expõe suas vontades. O rosto pode estar desfigurado, mas do pescoço para baixo ela é uma mulher igual a qualquer outra, e foi com esse pensamento, ao conversar com ela, que me fiz a pergunta: o que pode ser feito com o que a S. J. L. ainda possui de íntegro, inteiro e *vivo*?

Seu rosto está desfigurado, mas sua cabeça e o restante de seu corpo não.

Decidi valorizar tanto a parte física quanto buscar algumas atividades que S. J. L. pudesse sentir prazer em exercer.

Ela me trouxe um material fantástico. Sabe fazer crochê, costurar, lidar com a terra, plantar, fazer as unhas da mão e do pé, prender o cabelo, escrever seu nome, desenhar, enfim, há muito a ser exteriorizado por aquela mulher aparentemente sem rosto.

O casal não possui meios para comprar o material para o trabalho, mas o pouco que é dado está sendo satisfatoriamente usado.

No último encontro casual que tive com a paciente, que, aliás, me causou uma alegria imensa, ela estava sozinha, nas imediações do Hospital São Paulo, desinibida – e arrisco-me aqui a usar a palavra *faceira* –, indo fazer um exame, num sábado à tarde.

A socialização e a desinibição, tão difíceis num caso de desfiguração facial, principalmente aquela que compromete os sentidos mais importantes e valorizados, fizeram-se presentes em S. J. L. Foi a maior gratificação que eu poderia receber.

S. J. L. está sendo acompanhada pela equipe de cuidados paliativos desde outubro de 2002, tendo sido encaminhada pela oncologia com diagnóstico de melanoma, com antecedentes de xeroderma pigmentoso.

Não posso negar meu envolvimento nesse caso em particular, talvez porque tenha sido o primeiro que acompanhei, fazendo minha visita domiciliar inaugural, desde que ingressei na equipe de cuidados paliativos. Mas, independentemente disso, esse é um quadro que merece ser destacado por sua riqueza de elementos. Vou tentar resumir a história de S. J. L., sua *via crúcis*, desde os 18, 19 anos, quando começaram a surgir em seu rosto pintas e verrugas que cresciam com rapidez, alastravam-se e ulceravam, exigindo que fossem feitos curativos em postos de saúde locais.

Numa dessas idas ao posto de saúde com o intuito de refazer os curativos, o médico local achou por bem que S. J. L. fosse até Salvador para uma consulta médica. Lá se diagnosticou o câncer, com necessidade de sessões de radioterapia. Estas não puderam ser feitas por dois motivos: porque S. J. L. estava grávida de poucos meses e porque ela não tinha documentos (RG, CPF, carteira de trabalho).

Voltando a Palmares, terra natal do casal, Z., seu marido, providenciou os documentos necessários, e de posse deles resolveram não mais ir a Salvador, mas ir diretamente para São Paulo, pois achavam que lá teriam mais recursos de tratamento. No primeiro hospital procurado sugeriu-se o encaminhamento para o Hospital São Paulo, onde haveria maior especialização relativa ao caso.

Da primeira consulta no Hospital São Paulo até o retorno, passaram-se seis meses sem que nada fosse feito nem cogitado. Somente nessa segunda consulta S. J. L. foi encaminhada à cirurgia.

Nessa ocasião foi esclarecido a ela que a extensão da cirurgia dependeria do que os médicos encontrassem; ou seja, seria algo imprevisto. Foi explicado também que, caso fosse necessário, retirariam o olho direito (S. J. L. nunca se conformou com isso, e até hoje diz: "Me tiraram uma vista boa, eu enxergava normalmente com ela!").

Foi realizada uma hemifacectomia direita, com esvaziamento ganglionar cervical à direita. Houve, com isso, a retirada do maxilar direito, de metade do nariz e parte dos lábios, e seu olho direito foi enucleado.

S. J. L. teve cinco gestações. Na primeira, aos 21 anos, esperava uma menina, com feto natimorto; na segunda, aos 22 anos, também uma menina, hoje com quase 6 anos. Na terceira, aos 25 anos, um menino, que faleceu com dois meses, devido a uma pneumonia. Após a quarta gravidez, aos 26 anos, teve uma menina, hoje com 3 anos. E por último, aos 27 anos, teve outra menina, que faleceu com dois meses; nesse período do falecimento da quinta filha, S. J. L. já se encontrava em São Paulo.

A cada gestação, como esperado, ocorria um agravamento da doença.

S. J. L. passou por sucessivas perdas e lutos (vale lembrar que o luto sempre está ligado a perdas irreversíveis). Destacam-se aqui dois desses momentos: a perda resultante das mutilações físicas (de parte da face direita, dando ênfase ao olho perdido, à visão) e a perda da última filha, sem que pudesse acompanhar os rituais do enterro. Os rituais servem para ajudar a finalizar, dar o encerramento a determinada vida. Eles nos fazem lidar melhor com uma perda que sabemos ser irreversível.

Com a primeira cirurgia, após grande sofrimento na recuperação provocado pelo uso de sonda enteral, por bom tempo responsável por sua alimentação, S. J. L. viu-se esperançosa com a possibilidade de uma nova cirurgia que proporcionaria a colocação de uma prótese facial; com isso, poderia voltar para sua terra natal com uma aparência melhorada.

Porém, a condução do caso não foi tão favorável. Após as últimas consultas, detectou-se que o câncer havia evoluído, com o aparecimento de novos tumores, o que impossibilitava a colocação da tão esperada prótese. Para que ela pudesse ser colocada, a área cirúrgica para retirada desses novos tumores se estenderia até o olho esquerdo. A escolha agora se resumia em manter o olho restante ou ficar sem visão nenhuma, mas com a prótese.

Nesse momento, toda a esperança, toda a força que acompanhou essa mulher, desde que chegou da Bahia, na tentativa de voltar bem e recuperada, caiu por terra. Ela sabia desde o início que tinha câncer e, como a maioria dos pacientes, travou uma luta contra a doença, luta esta saudável, buscando vencê-la. Alguns conseguem e outros vêem-se presos a obstáculos aparentemente intransponíveis, como no caso dessa paciente. As trocas da vida às vezes são cruéis.

Chegou o momento de contar com um milagre.

Aprendemos com nossos pacientes que há um momento em que a negação não consegue mais sustentar as ocorrências, a verdade da incurabilidade se torna um fato real e o milagre passa a ser a única alternativa ainda válida e confiável. O milagre não depende mais dos médicos ou dos pacientes, ele está nas mãos do único ser que tem o poder de conferi-lo: Deus.

O controle da vida não está mais em mãos humanas, mas divinas.

Durante algum tempo, S. J. L. viu-se à espera de um milagre. Freqüentou igrejas que garantiam que isso era totalmente possível e decidiu aguardar um pouco antes de voltar para casa e se unir à sua família. Tinha uma sensação de derrota, depois de tanto ter investido em um final completamente oposto. Mas esse tempo foi importante para que ganhasse uma força extra, uma coragem que começava a nascer dentro dela. S. J. L. sempre teve uma capacidade de recuperação física e mental extraordinária.

O casal conseguiu passagens de volta para a Bahia e regressaram felizes, unos. S. J. L. tinha certeza de que mesmo sem um olho conseguiria ajudar a mãe (por coincidência, sua mãe também perdeu uma vista por causa de um sarampo, e vive bem com um olho só), já idosa, a tomar conta da casa e das meninas, das quais sentia muita saudade. Afinal, como ela mesma fez questão de enfatizar, voltava sem um olho, mas estava curada.

A negação, por vezes, acompanha todos os estágios do luto. Em parte isso é saudável, pois possibilita que o doente continue lutando pela vida. É comum encontrar essa reação em pacientes que têm filhos ainda pequenos para cuidar.

Esse foi o caso mais longo que acompanhamos, cujo desfecho foi sem óbito, com uma viagem de volta para casa. Teria o mesmo destino sem o acompanhamento da equipe de cuidados paliativos?

Referências bibliográficas

ALVES, R. *O médico*. 2. ed. Campinas: Papirus, 2002.

BIFULCO, V. A. "O cuidar do paciente fora de possibilidade de cura". *Prática Hospitalar*, São Paulo, ano 7, n. 41, p. 114-5, 2005.

_____. "Princípios éticos e humanitários no cuidado de pacientes graves". *Meio de Cultura*, São Paulo, ano 5, n. 25, p. 19-20, 2004.

BIFULCO, V. A.; FIGUEIREDO, M. T. A.; BRUMINI, C.; LUZ, J. A. C.; SOLANO, J. P.; FERNANDES, S. *et al.* "Cuidados paliativos: modelo de assistência multiprofissional ao doente fora de possibilidade terapêutica de cura". In: IX Congresso Brasileiro de Psico-Oncologia e II Encontro Internacional de Psico-Oncologia e Cuidados Paliativos. São Paulo, 2006.

BILLINGS, J. A.; BLOCK, S. "Palliative care in undergraduate medical education. Status report and future directions". *The Journal of the American Medical Association*, v. 278, n. 9, p. 733-8, 1997.

CARVALHO, M. V. B. *O cuidar no processo de morrer na percepção das mulheres com câncer*. 2003. Dissertação (Doutorado) – Escola de Enfermagem da Universidade de São Paulo, São Paulo.

DEMO, P. *Ser professor é cuidar que o aluno aprenda*. Porto Alegre: Mediação, 2004, p. 8.

MENEZES, R. A. "Uma nova construção social da morte". In: MENEZES, R. A. *Em busca da boa morte: antropologia dos cuidados paliativos*. Rio de Janeiro: Fiocruz/Garamond, 2004, p. 24-52.

PESSINI, L.; BERTACHINI, L. (orgs.). *Humanização e cuidados paliativos*. São Paulo: Edunisc/Loyola, 2004.

CUIDADOS PALIATIVOS

Maria das Graças Mota Cruz de Assis Figueiredo

Introdução

O termo *paliativo*, universalmente aceito para designar a atenção multiprofissional a pacientes que já não se beneficiam de tratamento curativo, no Brasil tem um significado infeliz.

Entre nós, *paliativo* evoca termos como *enganação, de segunda classe, quebra-galho, tapa-buraco, jeitinho*...

É pena, porque a origem da palavra *paliativo* demonstra com clareza o princípio que fundamenta a prática das ações a que se refere o termo. *Paliativo* deriva de *pallium* (latim), o manto que cobria os peregrinos cristãos que cruzavam a Europa em busca de indulgências. Também o termo *hospice* (latim), que antecedeu a designação *cuidados paliativos*, foi tomado de empréstimo das instituições mantidas por religiosos cristãos, que erguiam ao longo das rotas de peregrinação abrigos destinados aos peregrinos cansados ou doentes (da palavra *hospice* se originaram: hospício, hospedaria, hospital, hospitalidade, hóspede, hotel).

Nos tempos atuais, a humanidade tem questionado fortemente a ciência cartesiana, fria, asséptica, que prometia felicidade como conseqüência do progresso e tem sido pouco eficaz na erradicação dos males que afligem o homem.

Mais ainda: a escolha dos males a serem "atacados" é, para dizer o mínimo, equivocada – no Ocidente, às vezes parece que se procura vencer a morte! As UTIs estão repletas de doentes em diferentes estágios da sua doença crônica e aproximando-se da morte, enquanto exércitos de profissionais esbaforidos se esmeram em preservar a dor, a solidão, a depressão e o desamparo dos seus pacientes.

Dessa forma, o movimento *hospice* e o seu sucessor, os cuidados paliativos, intentam resgatar o humanismo perdido nas modernas ações da saúde, prenhes de tecnologia e de eficácia curativa, mas tristemente estéreis no que diz respeito à empatia, ao amor, à afetividade, ao calor humano e, portanto, incapazes de eficácia integral no consolo ao sofrimento do indivíduo.

História dos cuidados paliativos

Sabe-se que as primeiras casas para acolhimento de pobres e doentes foram fundadas no mundo bizantino, sob o reinado de Constantino e por influência de sua mãe, Santa Helena.

No século V, Fabíola, discípula de São Jerônimo, fundou um hospício em Ostia (porto de Roma), abrigando os peregrinos que chegavam da África e da Ásia e dando-lhes comida.

Já os hospícios medievais, fundados pelos Cavaleiros Templários (ordem guerreira religiosa católica que se destinava à conquista do Santo Sepulcro, em Jerusalém), destinavam-se também à cura dos doentes. Entretanto, os parcos recursos médicos da época não permitiam que o tratamento tivesse sucesso sempre; nos casos de insucesso, o apoio espiritual era enfatizado.

No século XVII, na França, São Vicente de Paulo fundou duas congregações: a Congregação da Missão (Lazaristas) e as Filhas de Caridade (com a ajuda de Santa Luísa de Marillac), para o cuidado dos pobres e enfermos, iniciativa que se multiplicou por toda a Europa ao longo dos próximos séculos. No século XIX, na Prússia, seguindo o seu exemplo, surgiu uma instituição em Kaiserswerth considerada o primeiro *hospice* protestante, sob inspiração do pastor Fliedner.

Ainda no século XIX, em Lyon, na França, Jeanne Garnier fundou a Associação das Mulheres do Calvário (Les Dames du Calvaire), que passou a administrar diversas casas para enfermos.

Em 1899, em Nova York, Annie Blount Storrs fundou o Calvary Hospital, que permanece até hoje cuidando de pacientes com câncer em fase avançada.

Aparentemente sem influência dos demais, em 1879 madre Mary Aikenhead, fundadora das Irmãs Irlandesas da Caridade, criou em Dublin o Our Lady's Hospice e, em Londres, em 1905, o St. Joseph's Hospice.

Em Londres, outras entidades protestantes passaram também a atender enfermos de tuberculose e câncer. Em uma delas, a St. Luke's Home for the Dying Poor, por sete anos (até 1948) trabalhou Cicely Saunders – a criadora dos conceitos do que hoje se conhece como cuidados paliativos –, como enfermeira voluntária (Secpal, 2006).

Cicely Saunders nasceu na Inglaterra em 22 de junho de 1918 e, filha de pais abastados, iniciou os seus estudos superiores de filosofia, economia e política em Oxford. Em 1939, com a eclosão da Segunda Guerra Mundial, ela deixou Oxford e ingressou na St. Thomas' Hospital Nightingale School of Nursing, em Londres, para estudar enfermagem, formando-se em 1944. Entretanto, como padecia de problemas de coluna e o trabalho como enfermeira lhe era prejudicial, seus professores a aconselharam a trabalhar com serviço social, o que a manteria lidando com enfermos.

Na nova profissão, em 1947 conheceu David Tasma, um judeu polonês com cerca de 40 anos que estava morrendo de câncer no hospital, sem família e com poucos recursos. Trabalhando juntos intimamente, acabaram por se enamorar e por compartilhar o sonho de cuidar com dignidade de pacientes moribundos, o que conferiu a Tasma um novo objetivo de vida e certamente suavizou a sua morte, em 1948. Para tal, ele doou todo o dinheiro que tinha, quinhentas libras.

O sonho dos dois era o de criar um local onde enfermos pudessem estar como em sua casa, acompanhados pela família e cuidados por pessoas de múltiplas profissões, com atenção à dor e aos demais sintomas da fase final de vida. Estava desenhado um *hospice* moderno.

Após a morte de Tasma, Cicely se dedicou mais intensamente aos seus pacientes da St. Luke's, passando a trabalhar também como enfermeira. Por essa época, um dos seus chefes, o doutor Howard Barrett, lhe disse: "Você realmente quer ajudar as pessoas? Vá estudar medicina. São os médicos os que mais abandonam os seus doentes!"

Assim, aos 33 anos, começou os seus estudos de medicina na St. Thomas' Hospital Medical School, formando-se em 1957, aos 39 anos.

Entre 1958 e 1965, trabalhou no St. Joseph's Hospice com doentes terminais, e em julho de 1967 fundou, no subúrbio de Sydenham, ao sul de Londres, o St. Christopher's Hospice, hoje paradigma de cuidados paliativos no mundo. As quinhentas libras de David Tasma se transformaram em quinhentas mil libras, e uma janela emoldurada no St. Christopher's conta sua história (Secpal, 2006).

Saunders foi quem cunhou o termo *dor total*, introduzindo o conceito de que o sofrimento não é apenas físico, mas um complexo afetivo que envolve os aspectos psíquicos, sociais e espirituais do ser humano.

No início da década de 1970, Cicely Saunders conheceu a psiquiatra americana Elisabeth Kübler-Ross, o que permitiu o nascimento do movimento *hospice* também nos Estados Unidos.

Em 1982 o Comitê de Câncer da Organização Mundial da Saúde (OMS) definiu, para todos os países, políticas relativas ao alívio da dor e aos cuidados do tipo *hospice* para doentes com câncer. Adotou, também, o termo *cuidados paliativos*, a ser usado em todo o mundo (Foley, 2005).

Hoje, quarenta anos após os primeiros movimentos, os cuidados paliativos são uma realidade em vários países do mundo e se propagam rapidamente por todos os continentes. Voltam-se, também, para o conforto de todos os doentes incuráveis, e não apenas os com câncer, como ocorreu no início.

Princípios dos cuidados paliativos

A primeira definição de cuidados paliativos feita pela Organização Mundial da Saúde data de 1986, sendo revisada em 2002. É a versão internacionalmente aceita na atualidade e diz textualmente:

> Cuidado Paliativo é a abordagem que promove qualidade de vida de pacientes e seus familiares diante de doenças que ameaçam a continuidade da vida, através da prevenção e alívio do sofrimento, o que requer a identificação precoce, avaliação e tratamento impecável da dor e outros problemas de natureza física, psicossocial e espiritual.

Assim, os cuidados paliativos:

- Visam atingir e manter um nível ótimo de controle da dor e de outros sintomas desconfortáveis.
- Afirmam a vida e encaram o morrer como um processo natural e cíclico.
- Não apressam nem adiam a morte, mas também não a prolongam.
- Integram os diversos aspectos (físicos, sociais, psicológicos e espirituais) do indivíduo.
- Oferecem um sistema de apoio para ajudar os pacientes a viver tão ativamente quanto possível, até o momento da sua morte. Para isso, podem necessitar do trabalho conjunto de uma equipe multiprofissional formada por médicos, enfermeiros, fisioterapeutas, assistentes sociais, fonoaudiólogos, terapeutas ocupacionais, dentistas, nutricionistas, farmacêuticos clínicos, assistentes espirituais, voluntários leigos e outros.
- Ajudam a família a lidar com a doença do paciente e com o luto.
- Exigem uma abordagem multiprofissional, com equipes em que ninguém é superior a ninguém em poder ou importância.
- Buscam aprimorar a qualidade de vida até o momento último da morte.
- São aplicáveis desde o estágio inicial da doença crônica, concomitantemente com as terapias curativas adequadas (OMS, 2004).

Os princípios éticos que norteiam o tratamento de pacientes em cuidados paliativos podem ser expressos pelos seguintes itens:

- todo tratamento nos moldes de cuidados paliativos deve incluir e respeitar as necessidades da família;
- todo doente tem o direito de ver aceita e acatada por toda a equipe a sua autonomia em relação ao tratamento, inclusive para abandoná-lo, mantendo-se cuidado no que diz respeito aos sintomas;
- a equipe de profissionais deve avaliar as vantagens do tratamento a cada momento da doença, ponderando os riscos que acompanham o benefício de cada ação proposta;
- o doente tem direito a obter os melhores cuidados profissionais disponíveis, ser respeitado na sua dignidade, ser apoiado e cuidado nas suas necessidades;
- o paciente tem o direito de ser informado clara e detalhadamente sobre a sua doença, respeitada a sua capacidade de suportar progressivamente a verdade;
- o doente tem o direito de participar das decisões a respeito do seu tratamento, cabendo-lhe a palavra final, desde que adequadamente esclarecido a respeito dos fatos que lhe dizem respeito;
- o doente tem o direito de recusar tratamentos fúteis e dolorosos com o objetivo de prolongamento do tempo de vida no caso de doenças incuráveis, tendo, também, o direito de reverter essa escolha a qualquer momento;
- cada ato e decisão devem ser documentados de forma clara e por escrito no prontuário do doente.

Mas não se pode esquecer que, por mais meritória que seja a discussão a respeito da dignidade da morte, no Brasil, assim como em todos os países em desenvolvimento, o desafio ético primordial ainda é considerar as questões não resolvidas da dignidade da vida antes de abordar o direito à dignidade da morte.

Os direitos anteriores e obrigatórios para que se exerça o último deles, o da morte humana, ainda precisam ser garantidos (saneamento básico, saúde materno-infantil, educação, informação de qualidade, políticas públicas transparentes e honestas etc.).

Isso porque não se pode esquecer que a qualidade da morte repete a qualidade da vida que se teve, e que as considerações devem ir além da dimensão físico-biológica e da perspectiva médico-hospitalar, incluindo os aspectos sociais e psicológicos do indivíduo. Acima de tudo, é preciso que sejam levadas em conta as grandes perguntas da humanidade sobre o sentido da vida e sobre a sua finitude.

E nós, profissionais da saúde, se não podemos eticamente aceitar a morte pela violência ou pela fome, menos ainda podemos buscar "a cura da morte", como se fôssemos vítimas ingênuas da cegueira arrogante da ciência.

Não podemos ser curados da nossa mortalidade, e este é o grande desafio: viver intensamente a vida e aceitar a morte com humildade, cuidando desde o nascimento para que ela seja justa e digna quando ocorrer, sem abreviá-la ou prolongá-la, mas minimizando o sofrimento inerente a ela.

A quem é indicado o tratamento em cuidados paliativos

O adoecer e o morrer podem ocorrer de forma súbita, inesperada e violenta (acidentes, assassinato, suicídio, doenças fulminantes), ou lenta e gradativa (doenças crônicas com diferentes formas e tempos de evolução).

Ao segundo caso se aplicam os princípios e a prática de cuidados paliativos. Idealmente as ações de cuidados paliativos deveriam ser iniciadas já no instante do diagnóstico, mas nesse momento costumam ficar em segundo plano em relação às ações curativas. À medida que a doença progride e a cura ou mesmo o retardamento do curso da doença se tornam objetivos mais longínquos, as ações paliativas alcançam precedência em relação às curativas, até o momento em que se tornam exclusivas.

A evolução natural de cada doença também imprime particularidades na aplicação e na intensidade do tratamento paliativo.

Em pacientes com câncer, por exemplo, algumas questões são singulares: o diagnóstico ainda é muito impactante, com caráter de sentença de morte; a evolução na maioria das vezes é relativamente rápida; os tratamentos são caros e dolorosos; os sintomas debilitantes são múltiplos, a dor relativa à progressão da doença ou ao próprio tratamento é bastante freqüente. Por outro lado, os serviços de cuidados paliativos especializados em câncer são muito mais freqüentes do que os relacionados com qualquer outra doença, e a experiência dos profissionais no manejo de sintomas é maior.

Já para os portadores de doenças crônico-degenerativas, como as síndromes demenciais e as falências crônicas de sistemas (nefropatias, cardiopatias, pneumopatias, hepatopatias, vasculopatias etc.), o agravamento da doença pode ser muito mais lento, a evolução dos déficits muito mais gradativa, e o movimento descendente da doença é marcado por intercorrências súbitas que provocam um declínio abrupto da curva. A cada recuperação, o patamar anterior não é mais alcançado. Alterações de consciência podem ser comuns e dificultam bastante os cuidados.

Mas as práticas paliativas podem e devem ser aplicadas a toda e qualquer doença crônica, apenas com a variação do momento e da intensidade de cada procedimento. Para auxiliar o profissional na escolha do melhor procedimento para a fase em que se encontra o doente, criaram-se escalas de desempenho, das quais as mais comumente utilizadas são a escala de Karnofsky e a escala adaptada por Harlos, a PPS (*palliative performance scale*) (Harlos e Woelk, 2002). Porém, a aplicação dessas escalas não deve ser uma ação que referende as condutas paliativas isoladamente, e sim um complemento à observação e ao acompanhamento do paciente pelo profissional.

Nunca é demais lembrar que a família bem esclarecida e apoiada é a maior aliada do profissional de cuidados paliativos na prevenção de riscos e complicações.

Se pensarmos que paliar é confortar, aliviar sintomas, ouvir, respeitar, compartilhar, acolher, acompanhar até o fim da vida, e depois do fim, o doente e os familiares, pode parecer um pouco estranho que se responsabilize por essas tarefas uma "equipe especializada em cuidados paliativos", e não os próprios profissionais que acompanharam o doente durante o esforço de cura.

É fato que o corpo de conhecimentos da paliação hoje é vasto e complexo. Mas, ainda assim, como exercício de reflexão, talvez coubesse a pergunta: por que profissionais diferentes para lidar com a vida e com a morte se ambas são continuidade uma da outra num mesmo corpo e numa mesma doença?

Esse é um tema polêmico; as respostas são múltiplas e as razões que embasam qualquer uma delas fazem sentido dentro da peculiaridade de cada raciocínio.

Como se praticam os cuidados paliativos

Existem várias formas de prática dos cuidados paliativos, e a escolha de uma ou mais dessas formas geralmente depende das características de cada comunidade, dos recursos materiais e de pessoal disponíveis etc.

Praticam-se os cuidados paliativos:

- no domicílio (assistência domiciliária);
- no hospital (em ambulatórios e/ou enfermarias, com leitos próprios ou sob forma de consultoria a outras clínicas);
- nas "hospedarias".

Em todos os casos, segue-se a filosofia *hospice*, preconizada pela OMS.

Há quem defenda o princípio de que os cuidados paliativos não devam ser realizados dentro dos hospitais; o leito ocupado por um paciente que vai morrer em breve, na nossa realidade hospitalar precária e insuficiente para a demanda, pode ser "requisitado" para um doente com chance de recuperação, ainda que esse critério possa ser altamente questionável.

Isso efetivamente ocorre em várias ocasiões, de acordo com o relato dos profissionais que trabalham nos nossos hospitais, freqüentemente nos hospitais públicos.

Por outro lado, a perseverança e a resistência à frustração desses mesmos profissionais certamente têm aumentado o espaço de atuação dos cuidados paliativos no Brasil, já que a educação em cuidados paliativos infelizmente ainda é uma utopia neste país continental.

Pelo que se pôde verificar, apenas a Universidade Federal de São Paulo/Escola Paulista de Medicina (Unifesp/EPM), sob a responsabilidade do professor doutor Marco Tullio de Assis Figueiredo, e a Faculdade de Medicina de Caxias do Sul, sob a responsabilidade do professor doutor André Borba Reiriz, têm disciplinas (eletiva e obrigatória, respectivamente) de cuidados paliativos na graduação de medicina e enfermagem.

Portanto, talvez valha a pena correr os riscos continuados de "expulsão" a que estão sujeitos os serviços de cuidados paliativos que funcionem dentro de hospitais no Brasil, em troca da conscientização lenta e gradativa que a proximidade física dos serviços traz.

Também é preciso considerar que o ambiente hospitalar não é propício à maior parte das atitudes desejáveis para o conforto do paciente sob cuidados paliativos: o barulho e a falta de privacidade e de conforto são excessivos, as rotinas são rígidas demais, a comida é padronizada e com freqüência pouco palatável etc.

Para o doente que ainda tem capacidade e autonomia para se mobilizar até o hospital, pode ser importante, e até mesmo motivo de prazer, vir ao ambulatório durante o maior período possível para as consultas de rotina. Assim pode ter acesso aos vários profissionais da equipe de uma só vez, o que sem dúvida é confortável.

Uma alternativa interessante, e adotada na maior parte dos países ricos e com estruturas sólidas de cuidados paliativos, são os *hospices*, um misto de casa do paciente e clínica de doentes crônicos. Aí se pode viver de maneira semelhante à forma como se vive em casa, aí se promovem grupos de encontro e vivência para pacientes não internados, e aí se morre, se não for viável a morte no domicílio, de modo muito mais humanizado.

Quando o doente pode permanecer no domicílio, dispondo de recursos e apoio familiar e social para tal, e quando o serviço de cuidados paliativos ao qual ele está ligado tem uma boa estrutura de assistência domiciliária, costumam conformar-se as situações mais confortáveis e humanas para todos os envolvidos. E, quando a morte acontece, é comum que ela tenha mais suavidade e dignidade do que as ocorridas nos hospitais.

Entretanto, uma questão ainda não resolvida pela maioria dos serviços de assistência domiciliária é a da concessão da declaração de óbito. Nas nossas grandes e perigosas cidades, nem sempre é possível o compromisso, por parte do serviço, de providenciar o atestado a qualquer hora e em qualquer circunstância, o que, na visão da autora, compromete gravemente a assistência integral à família no pior momento: o da perda do ente querido.

Serviços de cuidados paliativos no mundo e no Brasil

Recentemente o International Observatory on End of Life Care (Ioelc), da Lancaster University (Reino Unido), divulgou os resultados de um estudo realizado em 235 países membros da Organização das Nações Unidas (ONU).

Esse estudo separou os países estudados em quatro grupos, de acordo com a quantidade e qualidade dos serviços de cuidados paliativos existentes em cada um deles:

- Grupo 4 (35 países): possui serviços bem estruturados de cuidados paliativos e políticas muito bem definidas.
- Grupo 3 (80 países): possui serviços isolados, sem políticas estruturadas e com pouco intercâmbio entre eles. A este grupo pertence o Brasil, onde foram identificados catorze serviços.
- Grupo 2 (41 países): não há serviços estabelecidos, mas existem iniciativas isoladas e ainda pouco eficazes.
- Grupo 1 (79 países): não há sequer iniciativas de formação de pessoas ou serviços (Wright, 2006).

O Brasil se ressente da falta de iniciativa oficial de listar, conhecer e congregar as diversas atividades em cuidados paliativos. A autora tem conhecimento apenas do esforço particular do professor doutor Marco Tullio de Assis Figueiredo de enviar a diversas regiões do país, e a profissionais que conhecera em reuniões de trabalho no Brasil e no exterior, um questionário solicitando aos serviços existentes em 2001 que se apresentassem e se dessem a conhecer (estudo não publicado e gentilmente cedido por comunicação pessoal do professor doutor Marco Tullio). A autora tentou completar essa lista, mas antecipadamente se desculpa por possíveis incorreções e pela eventual indelicadeza em não citar algum serviço, por desconhecimento.

No Brasil, a primeira iniciativa de formação de um serviço de cuidados paliativos de que se tem notícia se deve à doutora Miriam Martelete, em 1983, no Hospital de Clínicas de Porto Alegre.

Seguiram-se:

- Santa Casa de São Paulo, 1986, doutor A. C. Camargo de Andrade Filho, São Paulo (SP).
- Suporte Terapêutico Oncológico (STO) – Instituto Nacional de Câncer (Inca) e Hospital de Oncologia (HO), 1989, doutor Evaldo de Abreu, Rio de Janeiro (RJ).
- Centro de Pesquisas Oncológicas (Cepon), 1989, doutora Maria Tereza Schoeller, Florianópolis (SC).
- Departamento de Oncologia da Faculdade de Medicina da Pontifícia Universidade Católica (PUC) de Sorocaba, 1990, doutor Gilson Lucchesi Delgado, Sorocaba (SP).
- Faculdade de Medicina de Botucatu – Universidade Estadual Paulista (Unesp), 1990, doutor Lino Lemônica, Botucatu (SP).
- Hospital Amaral Carvalho, 1992, doutor A. C. Camargo de Andrade Filho, Jaú (SP).
- Pontifícia Universidade Católica de Campinas (Puccamp), 1992, doutora Sílvia Regina Scolfaro, Campinas (SP).
- Hospital Pérola Byington, 1993, doutor Juvenal Mutolla Jr., São Paulo (SP).
- Grupo Interdisciplinar de Suporte Terapêutico Oncológico (Gisto) – Hospital Erasto Gaertner, 1994, doutor Roberto Teixeira Bettega, Curitiba (PR).
- Hospital Nossa Senhora da Conceição, 1995, doutor Francisco Aires Neto, Porto Alegre (RS).
- Hospital das Clínicas, 1995, doutor Toshio Chiba, São Paulo (SP).
- Centro de Atenção Integral à Saúde da Mulher (Caism) – Universidade Estadual de Campinas (Unicamp), 1995, doutora Nancy Mineko Koseki, Campinas (SP).
- Hospital da Lagoa – Sistema Único de Saúde (SUS), 1996, doutor Dante Pagnoncelli, Rio de Janeiro (RJ).
- Grupo de Apoio Paliativo ao Paciente Oncológico (Gappo), 1996, enfermeira Itacenira Dalya Bendezú, Goiânia (GO).
- Fundação Centro de Controle de Oncologia (Cecon), 1997, doutora Mirlane Guimarães de Melo Cardoso, Manaus (AM).
- Instituto Arnaldo Vieira de Carvalho, 1997, doutora Sandra Cordeiro Medina e Coeli, São Paulo (SP).
- Instituto de Infectologia Emílio Ribas, 1999, doutora Elisa Miranda Aires, São Paulo (SP).
- Hospital do Servidor Público Estadual, 2000, doutora Maria Goretti Sales Maciel, São Paulo (SP).
- Instituto da Criança Professor Pedro Alcântara – Hospital das Clínicas (HC) da Faculdade de Medicina da Universidade de São Paulo (FMUSP), 2001, professora doutora Sílvia Maria Macedo Barbosa, São Paulo (SP).
- Ambulatório de Cuidados Paliativos – Universidade Federal de São Paulo/Escola Paulista de Medicina

(Unifesp/EPM), 2001, professor doutor Marco Tullio de Assis Figueiredo, São Paulo (SP).
- Hospital A. C. Camargo (Oncopediatria), 2001, doutora Beatriz Camargo, São Paulo (SP).
- Hospital A. C. Camargo (Oncologia – adultos), 2004, doutor Císio Brandão, São Paulo (SP).
- Hospital do Servidor Público Municipal, 2004, doutora Dalva Yukie, São Paulo (SP).
- Hospital de Câncer de Barretos, 2005, doutor Leonardo Consonim, Barretos (SP).
- Hospital de Sapopemba Dr. David Capistrano, 2007, doutora Sílvia Maria Macedo Barbosa, São Paulo (SP).

Alguns desses serviços já não existem, outros mudaram de coordenação, possivelmente outros se formaram.

Ainda se faz necessária uma iniciativa continuada de relacionar periodicamente os serviços existentes e propiciar a comunicação constante entre todos.

Também se faz urgente no Brasil – sob pena de o desenvolvimento das unidades de serviços paliativos no país se fazer a passos muito curtos perto da necessidade existente – que as universidades e as faculdades que formam os profissionais requeridos para a prática de cuidados paliativos cumpram o seu papel. É premente que profissionais interessados em promover a assistência integral aos pacientes com doenças crônicas e potencialmente mortais não mais precisem sair do país ou, num autodidatismo custoso e sofrido, ser os seus próprios formadores.

Os pioneiros da implantação de cuidados paliativos no Brasil não são eternos e se afastarão um dia da lida diária.

E quem os substituirá?

Referências bibliográficas

Comunicações pessoais do professor doutor Marco Tullio de Assis Figueiredo, chefe da disciplina eletiva de Cuidados Paliativos e da disciplina eletiva de Tanatologia da Unifesp, não publicadas.

Foley, K. M. "The past and the future of palliative care". *The Hastings Center Report*, v. 35, n. 6, p. S42-6, 2005.

Harlos, M.; Woelk, C. "Guideline for estimating length of survival in palliative patients", 2002. Disponível em: <http://palliative.info> [entrar em Local (Winnipeg) e acessar o link Guidelines for Estimating Prognosis]. Acesso em: jun. de 2007.

Secpal (Sociedade Espanhola de Cuidados Paliativos). "Historia de cuidados paliativos y movimiento hospice". Disponível em: <http://www.secpal.com> [entrar em Presentacíon e depois em Historia de los CP]. Acesso em: 15 de fev. de 2006.

World Health Organization [Organização Mundial da Saúde]. "Better palliative care for older people". Genebra: WHO, 2004.

Wright, M.; Wood, J.; Lynch, T; Clark, D. *Mapping levels of palliative care development: a global view*. Lancaster: International Observatory on End of Life Care – Lancaster University, 2006.

APROXIMAÇÃO DA MORTE

Maria Julia Kovács

*A morte não é algo que nos espera no fim.
É companheira silenciosa que nos fala com voz branda, sem querer aterrorizar, dizendo sempre a verdade, convidando à sabedoria...*

(Alves, 2002, p. 67)

Quando se considerava a morte como evento metafísico, a atitude em relação a ela era de respeito. Hoje o prolongamento da vida faz que seja encarada como fracasso. Alves (2002) afirma que no tempo em que o poder sobre a morte era pequeno havia um empenho maior na escuta, envolvendo sabedoria de vida. Com o aumento do poder e da técnica, a morte passa a ser definida como inimiga, devendo ser derrotada.

Segundo Pessini (2005), a morte é sempre um tema atual. O cinema nos premiou com três filmes maravilhosos sobre o assunto: *As invasões bárbaras* (Denys Arcand, 2003), *Menina de ouro* (Clint Eastwood, 2004) e *Mar adentro* (Alejandro Amenábar, 2004).

Atualmente se observa a medicalização da morte e uma necessidade grande de ocultá-la para afastar a sensação de fracasso. Para Moritz (2005), no século XXI observa-se que, em alguns casos, o processo de morte vem acompanhado de alta tecnologia, apresentando cinco características: a) tornou-se um ato prolongado; b) é um evento científico; c) há passividade – a decisão cabe aos profissionais e não ao doente; d) pode se tornar um ato profano, não atendendo aos valores e crenças do paciente; e) é um evento isolado e solitário.

Ao mesmo tempo que se observa tanto empenho em prolongar a vida, ocorre um paradoxo, já que nos países pobres a questão principal passa a ser como sobreviver, envolvendo a luta contra as mortes prematuras e injustas. Então, a discussão contempla tanto a dignidade no fim da vida quanto no seu início.

Pessini (2005) mostra que é muito importante superar a visão dicotômica entre a onipotência divina e a autodeterminação humana.

Moritz (2005) realizou estudos com estudantes e profissionais e verificou que estes prescrevem coisas a seus pacientes que não gostariam que fossem prescritas a eles mesmos quando estivessem doentes ou próximos da morte. Atualmente uma grande parte das mortes ocorre nas UTIs, onde a possibilidade de tratamentos fúteis tem mais chance de acontecer, provocando mais sofrimentos do que eventuais benefícios resultantes desses procedimentos.

Ainda refletindo sobre esse estudo, a autora revela que muitos profissionais mantêm os tratamentos fúteis e procedimentos distanásicos por medo de sanções legais, e não pela crença na sua efetividade. Consideramos essa questão muito grave; é preciso que seja discutida em fóruns multidisciplinares, envolvendo os conselhos regionais, federais e comitês de ética.

Em 1995 foi realizado o estudo Support (*study to understand prognosis and preferences for outcomes and risk of treatment*), citado por Lynn *et al.* (1997) com o objetivo principal de colher informações sobre pacientes em estágio de terminalidade e sobre seus familiares. Esse estudo durou quatro anos e envolveu nove mil pacientes de cinco hospitais de ensino nos Estados Unidos, procurando descobrir o que mais causa sofrimento na situação da morte. Os pesquisadores verificaram que 55% dos pacientes estavam conscientes nos três dias que antecederam à sua morte, 40% apresentavam dores insuportáveis e 80% tinham fadiga extrema. Entre os pacientes estudados, 63% relataram ter dificuldade para tolerar o grande sofrimento físico e emocional relacionado com o agravamento da doença e o estágio final da vida. Essa pesquisa trouxe elementos importantes para o aperfeiçoamento dos cuidados paliativos.

Segundo Cheyfitz (1999-2000), estamos próximos de uma época em que um quarto da população será de idosos e muitos terão câncer como doença crônica. O que se observa atualmente é que a medicina não está preparada para lidar com processos longos de doença, que exigem mais cuidados do que procedimentos técnicos elaborados.

Muitos desses pacientes acabam internados em UTIs, passando por muito sofrimento, como aponta o estudo mencionado. Algumas pessoas expressaram que gostariam de ter controle no final de sua existência e que seu médico, em muitos casos, não levou em conta os seus pedidos. Essas conclusões trouxeram como resultados um avanço dos cuidados paliativos dirigidos a pacientes gravemente enfermos e o desenvolvimento das diretrizes avançadas envolvendo cuidados no fim da vida, principalmente tentando-se evitar sofrimentos pelo prolongamento da vida.

Ribeiro (2005) afirma que as diretrizes avançadas da vida (*living wills*) são documentos que descrevem o que o paciente quer dos tratamentos a que está sendo submetido, podendo incluir a sua interrupção. Trata-se de um documento validado em cartório, que apresenta a declaração sobre o fim da vida, o desejo de não reanimação em caso de parada cardíaca e de não-submissão a tratamentos cujo objetivo seja apenas o prolongamento da vida. É muito importante que as pessoas possam falar com um médico de confiança e divulgar aos familiares e amigos o seu desejo de não ser submetidas a certos tratamentos, ou ter a vida prolongada indefinidamente. A opção pela recusa de tratamento presente nas diretrizes avançadas recebe o nome de suspensão do esforço terapêutico, banindo tratamentos que só visam adiar a morte. Essa suspensão, no entanto, deve garantir os tratamentos para alívio e controle de sintomas.

Para esse autor, as pessoas têm direito de deliberar sobre a própria morte. O direito à vida não é antônimo de direito à morte. Este último não deve ser visto como um estímulo para que alguém se mate, mas para que se deixe morrer com serenidade. A Lei Covas (Estado de São Paulo) – 10.241/99 – oferece o direito de recusar tratamentos dolorosos, oferecendo a possibilidade de morte digna, sem dor e sofrimento, ou a garantia que estes sejam minimizados em conformidade com o desejo das pessoas. Uma das possibilidades mais requisitadas é a morte em domicílio, com hospitalização somente quando for necessária, escapando-se da solidão e da distanásia nas UTIs.

O tempo de morrer foi prolongado em aproximadamente dez vezes em comparação com o que se observava antes das grandes inovações tecnológicas. Infelizmente, o que vemos atualmente é que os jovens médicos são mais treinados nas técnicas mas não são preparados para lidar com a morte. Não respeitar o direito de morrer não é crime, mas com certeza constitui uma situação de constrangimento.

Pessini (2005) apresentou as recomendações propostas pela Associação Médica Mundial no Chile, em 2005, defendendo o respeito aos direitos do paciente: o direito à sua dignidade e a ter o seu sofrimento aliviado, tornando a morte tão digna quanto possível.

Ayer (2005), discutindo sobre a terminalidade da vida, indicou que ainda há grande dificuldade em determinar quando a vida se encerra. A morte deixou de ser um acontecimento súbito e passou a ser um processo evolutivo, uma complexa seqüência de eventos terminativos.

A Resolução do Conselho Federal de Medicina (CFM) 1.805/2006, de 28 de novembro de 2006, permite ao médico a suspensão de procedimentos e tratamentos que prolonguem a vida do doente em fase terminal, portador de enfermidade grave e incurável, respeitando a vontade da pessoa ou de seu representante legal. Cabe ressaltar que o doente continuará recebendo todos os cuidados necessários para aliviar os sintomas que levam ao sofrimento, assegurando-se assistência integral, conforto físico, psiquiátrico, social e espiritual. Ainda há aqueles que julgam que a suspensão de tratamentos, nesse caso, deve ser vista como crime ou infração da ética. Mas o que dizer da distanásia, que prolonga tratamentos que infligem dor e sofrimento sem praticamente nenhuma melhora? Essa resolução se apresenta como uma possível resposta para essa questão.

Quando o tratamento não leva à melhora e, além disso, causa desconforto, podemos estar no terreno da futilidade médica. Não é a complexidade do tratamento que define a futilidade médica, e sim os seus objetivos.

Chatterjee (2003-2004) afirma que conceituar a morte, pensar sobre ela e estar diante de sua facticidade são coisas muito diferentes. Há poucos trabalhos que consideram o não ser, mas aqueles que estão diante da morte a relatam como um processo muito solitário. É uma experiência própria e singular, dificilmente poderá ser coletiva. É um reino sem espaço, tempo, definição; representa grande mudança no mundo físico. Estudos sociológicos sobre a morte envolvem a narrativa como forma de expressão do sofrimento. Estar no fim da vida com a perspectiva de morte próxima é diferente de estar doente, mesmo no caso de uma doença sem cura.

Pacientes gravemente enfermos – familiares, sintomas e sofrimento

Pacientes no fim da vida, com alta dependência, precisam contar com a família, padecendo todos de muito sofrimento. Em muitas UTIs há uma preocupação muito grande com os aspectos biológicos e as funções corporais em detrimento da pessoa e da sua biografia. Há uma atração maior pelos ponteiros e monitores do que pela pessoa. O estudo Support, já mencionado, indicou que 20% das pessoas morrem nas UTIs. Entre aqueles que estiveram nas UTIs e saíram, 76% relataram desconforto, 72% referiram ter muita sede, 68% sentiram sono, 63% ansiedade, 56% dor e 52% raiva. Portanto, observa-se um grande índice de sofrimento, que se agrava ainda mais naqueles casos em que a doença chegou a um ponto de irreversibilidade e em que medidas invasivas se tornam inúteis.

Segundo Alves (2002), a dor é o que há de mais terrível na condição humana; quando esta é forte demais, o desejo de morrer surge, pois na morte não se sente dor.

Há certas condições que podem levar ao subtratamento da dor; uma delas é a aceitação dos sintomas como naturais em pacientes com câncer ou em idosos, por acreditar-se que ter dores é algo que faz parte da doença ou da idade avançada. Outro grupo também vulnerável é constituído pelas pessoas com demência, pois, como há dificuldade na compreensão e na comunicação, não se presta atenção ao que está sendo expresso.

Outro preconceito muito presente em relação à medicação é o temor da adição à morfina. Muitos pacientes, familiares e, lamentavelmente, também alguns profissionais consideram que a morfina só deve ser oferecida no fim da vida por abreviá-la. Muitos pacientes sofrem inutilmente de dores atrozes por pouco conhecimento dos profissionais ou preconceito dos familiares, confirmando um dos estigmas ainda arraigados de que a morte por câncer é dolorosa. Perguntamos: sofrer de dor intensa desnecessariamente não é uma forma de encurtamento da vida?

Além da dor há inúmeros outros sintomas presentes em pacientes com câncer avançado: fadiga, anorexia, problemas gastrointestinais, dispnéia; e, em relação a todos esses sintomas, devem-se considerar os seguintes aspectos: intensidade, início, duração e freqüência.

Hennezel (1997) observou, durante o cuidado com pacientes gravemente enfermos, que para alguns a aproximação da morte desperta medos e inseguranças. As defesas se tornam frágeis, os sistemas de proteção falham e há uma sensação de vulnerabilidade. Segundo a autora, é muito importante criar um ambiente de segurança e acolhimento, como um abraço que envolve com amor e firmeza.

Em pesquisa realizada em 1998 na Unidade de Terapia da Dor e Cuidados Paliativos do Hospital Amaral Carvalho (Jaú, São Paulo) com cinqüenta pacientes em estágio avançado da doença, observamos que a dor é o sintoma mais incapacitante e temido e que os pacientes estavam muito satisfeitos com o programa por seu alívio imediato. As grandes preocupações desses pacientes se relacionavam com a família e o seu sustento; tinham muito receio de se tornar uma sobrecarga para os familiares. Uma grande porcentagem desses pacientes, ligada ao SUS, tinha história de peregrinação por vários serviços antes de chegar àquela unidade, trabalhara por toda a vida e não tivera tempo dedicado ao lazer ou à busca de atividades prazerosas, o que ficava ainda mais evidente com o agravamento da doença. Muitos nunca tinham pedido ajuda aos outros e também não o conseguiriam fazer naquele momento de sua vida. Ficou bem claro quanto precisavam falar de si, de sua vida, de seus sentimentos e de suas preocupações futuras (Kovács, 1998).

Bromberg (1998) realizou um estudo com pacientes gravemente enfermos e seus familiares, apontando as dificuldades para abordar pessoas no fim da vida e com sofrimento físico e psíquico. Para alguns dos pesquisadores, foi a primeira vez que tiveram contato com essa clientela.

De acordo com a autora, as vicissitudes do agravamento da doença colocam a unidade de cuidados (paciente e família) diante de decisões, lembranças e questões que trazem preocupações. O objetivo do estudo foi descrever e analisar as necessidades dos pacientes terminais, sua família e, com base nos dados obtidos nessa análise, estabelecer os princípios adequados para o funcionamento de uma unidade de cuidados paliativos. Trata-se de estudo descritivo com sessenta pacientes e familiares no ambulatório de oncologia da Faculdade de Medicina da Pontifícia Universidade Católica de Sorocaba (São Paulo). Para realizar a avaliação foi utilizado o Stas (*support team assessment schedule*), elaborado por Irene J. Higginson em 1990[1]. Embora sejam definidos como unidade de cuidados, o paciente e a família têm necessidades que podem ser muito diferentes. Os pacientes relataram grande deficiência na comunicação com os familiares e com os médicos e uma significativa piora na qualidade de vida, com o predomínio de dificuldades para realizar as atividades diárias por causa da fraqueza e da fadiga. Afirmaram também que eram infantilizados, sentiam-se abandonados e solitários.

Já a família tinha muita dificuldade de perceber e aceitar a piora; por vezes, culpava o paciente pela sua doença, sem conseguir manter uma comunicação aberta. A grande carga de trabalho e sofrimento esteve presente nos cuidadores principais.

Concluiu-se que, se o paciente tem os seus sintomas controlados, os familiares sentem-se mais aliviados e menos ansiosos. Quando a comunicação flui, o sofrimento diminui. Infelizmente, em muitas instituições o cuidado com a família deixa a desejar. Os pesquisadores verificaram que a semana que precedia à morte do paciente era muito sofrida, com a intensificação dos sintomas.

A dispnéia é um dos sintomas que causam mais sofrimento, elevando a ansiedade e podendo levar ao pânico. É fundamental esclarecer pacientes e familiares, indicando medidas que possam trazer alívio e potencializar os efeitos da medicação. Alguns dos sintomas, como depressão e fadiga, não são devidamente reconhecidos, o que pode levar a tratamentos inadequados.

O que todas essas pesquisas revelam é que pacientes oncológicos em estágio avançado apresentam multiplicidade de sintomas, alguns muito incapacitantes, que necessitam de tratamentos especializados e de alta complexidade. Observou-se também que a comunicação sofre perturbações nesse período pela presença de sentimentos intensos e por vezes ambivalentes.

---

[1] Para mais informações sobre essa escala, consultar Bromberg, M. H. P. F. "Cuidados paliativos para o paciente com câncer: uma proposta integrativa para equipe, pacientes e famílias". In: Carvalho, M. M. J. de (org.). *Resgatando o viver: psico-oncologia no Brasil*. São Paulo: Summus, 1998, p. 186-231.

Corr, Doka e Kastenbaum (1999) discutiram a questão da aproximação da morte retomando o estudo de Glaser e Strauss, que em 1965 publicaram o livro *Awareness of dying*, obra de referência para a discussão da comunicação entre pacientes à beira da morte, seus familiares e equipe de saúde, envolvendo o desejo de saber ou não a verdade sobre o prognóstico da morte próxima. Observaram que os pacientes apresentam três estágios de consciência:

a) *Consciência fechada*: situação em que a pessoa próxima da morte não percebe o fato, e os familiares e profissionais crêem que o paciente não quer saber ou poderia ficar muito abalado. Há um grande esforço para manter esse segredo.
b) *Consciência suspeita*: situação em que há uma suspeita do paciente sobre seu diagnóstico e prognóstico, observando os olhares e expressões das pessoas próximas. Não se sabe exatamente se o que está sendo dito corresponde à realidade. Há uma regra implícita: há coisas que não podem ser compartilhadas.
c) *Consciência aberta*: situação em que há um desejo de compartilhamento de todas as partes envolvidas.

Esses mesmos autores falam de trajetórias de morte, com durações e formas diferentes, envolvendo questões objetivas e subjetivas. As doenças crônicas e degenerativas, como é também o caso de várias doenças oncológicas, podem ter trajetórias longas, com múltiplas necessidades, acompanhadas por sentimentos ambivalentes. Profissionais podem fazer estimativas sobre o tempo restante de vida. As mortes que ocorrem antes ou depois do tempo previsto podem causar situações problemáticas a todos os envolvidos na situação.

As mortes podem envolver situações mais gradativas, que começam com falência de órgãos, seguindo com sonolência, coma, até chegar ao óbito. Entretanto, há outros processos mais complicados, que podem incluir confusão, tremor, convulsões e delírio, uma trajetória agitada e intranqüila, que causa muito sofrimento àqueles que acompanham o doente.

Pattison, no seu livro *The experience of dying* (1977), menciona três fases: na primeira, há consciência de que a morte está próxima ou é iminente; na segunda, há uma fase intermediária em que se vai observando a adaptação a partir dessa consciência; na última ocorre o processo de morte. Segundo o autor, cada fase tem suas necessidades específicas e demandas diferentes dos cuidadores.

A divisão do processo em fases pode trazer aspectos benéficos, como a consideração das especificidades de cada etapa. Mas pode também trazer o risco de que sejam feitas generalizações, desviando a atenção das singularidades de cada caso.

Dignidade e autonomia no processo da morte

Uma das grandes metas da clínica é a dignidade, o respeito aos valores da pessoa e a diminuição do sofrimento, enfatizando a beneficência e a não maleficência. Pessini (2002), baseando-se nas propostas de Cicely Saunders, afirma que o sofrimento só é intolerável quando não é cuidado. O sofrimento não cuidado pode levar a processos autodestrutivos e abreviamento da vida.

A doença é sempre uma ameaça à autonomia e pode facilitar o exercício do paternalismo e da superproteção pelos familiares e profissionais de saúde. Nesse momento é necessário que o paciente resgate sua autonomia, até porque ele próprio pode desistir dela, ao deixar de priorizar o que é realmente importante na sua vida.

Cada época tem os seus parâmetros para definir a boa morte. Na Idade Média, o grande valor estava no seu planejamento, buscando-se a proximidade da família, compartilhando testamentos, a continuidade dos desejos e a distribuição dos bens. Nessa época, a morte repentina e isolada era muito temida. Hoje em dia, em virtude do prolongamento da vida e do isolamento a que são submetidos muitos pacientes, deseja-se uma morte rápida e sem sofrimento, de preferência em ambiente familiar.

O grande desenvolvimento técnico que se observa na atualidade acaba criando ambientes cada vez mais desumanos, nos quais a dignidade humana pode ficar em segundo plano.

Segundo Schramm (2002), houve uma desapropriação da morte na era moderna, afastando-se a pessoa do seu processo de morrer, numa flagrante perda de autonomia nesse momento da existência. A morte atualmente gera um afastamento das pessoas em geral, inclusive das mais próximas, por medo de um contágio pelo sofrimento.

As mortes nas UTIs são sempre processos complexos, com grande risco de promoção da distanásia. Longe de haver consenso nesses casos, concordamos com Schramm em que a definição dos termos é fundamental nessa área. Muitas pessoas próximas à morte são submetidas a processos distanásicos para evitar o que erroneamente se define como eutanásia, ou seja, o apressamento da morte. O que se observa é a promoção da distanásia, impedindo um processo natural de morte. Um dos retratos da morte nos séculos XX e XXI é o paciente em estágio terminal (em muitos casos, pacientes oncológicos), vegetando numa UTI, como uma imagem cruel de um Frankenstein contemporâneo (Kovács, 1998).

Nessa situação, a morte não pertence mais à pessoa, tirando-se a sua autonomia e consciência, só tendo por companhia tubos e ponteiros. Médicos que antes constatavam a morte agora acham que podem ou devem determinar o momento final – segundo nosso ponto de vista, o grande erro médico da atualidade. Não cabe ao médico determinar o momento da morte, e sim constatá-lo.

Há uma estigmatização do paciente gravemente enfermo, ainda nomeado como paciente terminal, associando-se o estado com o "nada mais há a fazer". Além disso, há uma expectativa de muito sofrimento e dor na hora da morte, principalmente relacionada com algumas doenças como o câncer, o que em parte é verdade. Esses pacientes podem ficar isolados, pois há o temor do contágio pelo sofrimento e pelo sentimento de impotência. Essas pessoas podem se ressentir do distanciamento da família e do trabalho; de perdas financeiras, da autonomia e do corpo saudável. Têm medo da dependência, da dor, da degeneração e da incerteza. Vivem os processos de luto da perda de si e das pessoas próximas.

Esse grande temor do sofrimento no momento de morrer pode estar envolvido com a discussão sobre eutanásia e o aumento das associações pró-morte com dignidade.

A morte nos desafia como profissionais de saúde, pois fomos treinados para salvar vidas. Pacientes gravemente enfermos, sob cuidados principalmente relacionados com qualidade de vida e não com cura, acabam tornando inúteis muitas das aprendizagens técnicas para manutenção da vida, ainda muito enfatizadas na formação dos profissionais dessa área.

Stedeford (1986) menciona que alguns médicos apresentam-se mais reservados em sua relação com pacientes, principalmente com aqueles em fase final da vida, por terem a consciência dos riscos de vir a sofrer emocionalmente quando estes morrerem, utilizando então mecanismos de defesa como a racionalização e a intelectualização, numa tentativa de evitar o sofrimento da perda ou a vitória da doença em detrimento da sua ação profissional.

Green (2003) destaca o desconforto com que os médicos lidam com pacientes próximos à morte, referindo-se a sentimentos como remorso, raiva, culpa e inadequação. Essa autora entrevistou vinte médicos e identificou os seguintes mecanismos de enfrentamento: medicalização da morte, desumanização, raiva dirigida ao paciente, uso de eufemismos, humor, falta de habilidade e choque. Esses profissionais referiram-se à importância do trabalho em equipe e do compartilhamento de experiências. Segundo a autora, os pacientes referiram o afastamento dos médicos com o agravamento da doença.

Como alguns escritos já apontaram (Kovács, 1992 e 2003), o grande desafio hoje se transfere da morte em si para o processo de morrer, que apesar do grande avanço tecnológico, ou por causa dele, pode ocorrer com muito sofrimento.

A identidade da pessoa se mantém até a sua morte. Privar o ser da sua humanidade em favor da técnica com certeza não é o melhor caminho. É algo utópico pensar que a técnica sozinha pode garantir uma boa morte.

A morte é parte fundamental da existência humana, por isso pode ser planejada, com direito à autodeterminação. Sabemos que esse é um ponto polêmico que ainda demanda muita discussão. Partindo para questões mais íntimas, pessoas têm desejos e expectativas diferentes; alguns preferem que haja a proximidade de pessoas, outros preferem estar sós, dormindo ou despertos, alimentando-se ou não mais. Por isso defendemos a necessidade de se falar mais sobre o tema da própria morte, informar as pessoas próximas sobre os seus desejos, configurando o que denominamos educação para a morte, o planejamento final da existência (Kovács, 2003).

Pedidos de morte podem ter os mais variados motivos, entre os quais a consideração de que se chegou ao final de uma existência. Podem ser também a denúncia de que há muito sofrimento, por vezes intolerável. Pesquisas realizadas por Chochinov et al. (1995) indicam que um dos grandes motivos do pedido de morte é a intenção dos pacientes de poupar os familiares. Ao solicitar a morte, a pessoa espera minimamente que haja a escuta dos seus motivos e o empenho do profissional em cuidar daquilo que precisa ser cuidado. É ainda uma possibilidade de liberdade para aqueles que estão chegando ao fim da vida. Outro grande motivo do pedido de morte é o sofrimento intenso pela dor e outros sintomas, e nessas situações a morte pode ser um alívio para todo esse sofrimento.

Achille e Ogloff (2003-2004) realizaram um estudo com pacientes gravemente enfermos e verificaram que 70% deles consideravam o suicídio assistido aceitável do ponto de vista moral e até se imaginavam nessa situação, mas apenas 7% pensavam nesse ato como uma possibilidade para si, o que nos faz imaginar que os pedidos de morte podem estar fortemente relacionados com situações de grande sofrimento e sentimentos de desamparo. O referido estudo foi feito com pacientes com esclerose lateral amiotrófica, mas as suas conclusões podem ser estendidas a pacientes oncológicos em estágio avançado da doença.

Foram considerados nesse estudo os pacientes que solicitaram a morte e as pessoas com quem eles conversavam a esse respeito: parceiros, cônjuges, companheiros, filhos, familiares, médicos ou outros profissionais. Os pedidos tinham relação com as seguintes variáveis: *status* da doença e funcionamento físico, depressão, estresse percebido, apoio social e formas de enfrentamento.

Foram contra o suicídio assistido aqueles com inclinação religiosa; e, muitas vezes, a consideração da própria morte promoveu aproximação com os familiares; nesses casos, o desejo de morrer ficava em segundo plano.

A sociedade consegue aceitar a idéia de que uma pessoa gravemente enferma queira morrer, mas a questão do suicídio assistido ainda é polêmica.

Mishara (1999) declara que há várias categorias de pacientes terminais que contemplam o suicídio ou desejam a morte precoce. Muitos se sentem deprimidos, estão solitários e assustados com o que terão de enfrentar e, além disso, percebem-se como uma sobrecarga para a família. O autor considera que muitos desses pedidos podem ser revertidos.

Pode-se olhar a questão de outro ângulo; solicitar a morte ou considerar o suicídio pode ser uma forma de ter o controle da vida, uma forma de enfrentamento da situação.

Um dos aspectos mais temidos do fim da existência é a dependência de alguém para a realização das atividades cotidianas, a qual pode ser mais assustadora do que a própria morte. O prolongamento da vida, sem preocupação com a sua qualidade, pode favorecer um dos grandes estigmas arraigados em nossa sociedade: o de que a morte por algumas doenças é sempre acompanhada de muita dor, sofrimento e de grande deterioração corporal e psíquica; esse ainda é o caso do câncer, embora existam atualmente tratamentos medicamentosos e não medicamentosos para alívio eficiente dos sintomas no fim da vida.

O processo de adoecimento pode provocar sofrimento em várias esferas da existência, envolvendo, além de problemas somáticos, isolamento, sensação de abandono, falta de sentido na vida, dependência de cuidados de outras pessoas para a realização de todas as atividades. Trata-se de um viver em agonia, tanto para os pacientes quanto para os familiares, que pode levar anos. Alguns pacientes gravemente enfermos podem se perceber já como mortos, "desinvestidos" pelas pessoas próximas. Sentem que estão vivendo demais e afirmam que se deve cuidar principalmente dos mais jovens, que têm a vida pela frente. Muitos são de fato abandonados, ou se sentem muito solitários, confirmando a sua percepção. Nesses casos, preferem falar de sua morte antes que outros o façam.

Um dos grandes problemas observados nos dias de hoje é a diminuição do número de cuidadores familiares. O prolongamento da vida, principalmente no caso de doenças altamente incapacitantes, pode provocar processos alternativos de preparação para morrer e melhoras, com o retorno ao domicílio. Outro problema a se considerar reside no fato de que os cuidados especializados para pacientes gravemente enfermos têm altos custos. Nesses casos pode-se falar em "eutanásia econômica", ou seja, só pode ser bem cuidado aquele que tem possibilidades financeiras. Hospitais não têm como objetivo principal os cuidados com pacientes com doenças crônicas. É também no hospital, particularmente nas UTIs, que podem ocorrer processos distanásicos, principalmente com idosos portadores de doenças com prognóstico reservado quanto aos tratamentos, que mais prolongam o sofrimento do que proporcionam melhoras ou qualidade de vida. Infelizmente, essas situações são muito freqüentes para pacientes com câncer em estágio avançado nos dias de hoje.

Cuidados no fim da vida

Alguns programas iniciam os cuidados paliativos quando os pacientes estão próximos da morte, mais especificamente seis meses antes da data de morte prevista. Esse procedimento teve de ser revisto com o prolongamento dos processos de várias doenças, como no caso do câncer. No estágio final da doença há uma multiplicidade de sintomas, demandando tratamentos de alta complexidade.

Os cuidados paliativos estão em pleno desenvolvimento, mas muitos profissionais ainda não reconhecem a sua importância no caso de pacientes gravemente enfermos. Acreditam que são tratamentos de segunda linha. Os cuidados paliativos se configuram atualmente como programas altamente especializados, o que demanda dos profissionais conhecimento específico para o controle de sintomas e o alívio de sofrimento em várias esferas da existência. A aproximação da morte demanda cuidados, monitoração e acompanhamento, para que o sofrimento seja o mínimo possível.

A obra básica para os especialistas em cuidados paliativos é o *Oxford textbook of palliative medicine* (2004), um compêndio informativo sobre várias áreas de cuidados, envolvendo os múltiplos sintomas e áreas de sofrimento de pacientes gravemente enfermos. Um grupo de trabalho do Conselho Regional de Medicina de São Paulo vem se reunindo desde 2006 para escrever um texto com as mesmas características para os profissionais brasileiros.

Pessoas gravemente enfermas apresentam múltiplos sintomas e demandam cuidado especializado, que deve ser ajustado às características pessoais dos pacientes. Além de oferecer controle dos sintomas, é importante garantir conforto e bem-estar.

Pacientes em estágio terminal passam por fases que necessitam de cuidados especiais. Na primeira fase o conforto e a funcionalidade são muito importantes, então as medidas de cuidado devem potencializar esses aspectos. Na segunda fase, a perda de funções já é mais evidente e as medidas de conforto se tornam a questão principal dos cuidados. Na terceira fase (final), a sedação pode ser necessária para controle de sintomas refratários. Ela reduz o nível de consciência e só pode ser realizada com o consentimento do paciente ou dos familiares, quando aquele não puder mais responder por si.

Segundo Sâmio Pimentel Ferreira[2], os sintomas de controle mais difícil são o *delirium*, a dor e a dispnéia. Aqui, é preciso enfatizar que a sedação paliativa não é eutanásia. A intenção é diferente nas duas situações: na sedação a intenção é de alívio de sintomas, na eutanásia é a morte. A sedação diminui a consciência e a eu-

---
[2] Em apresentação oral no Grupo de Trabalho sobre Cuidados Paliativos, organizado pelo Conselho Regional de Medicina de São Paulo, em 2006.

tanásia elimina a vida. Em relação às drogas, na sedação a sua aplicação envolve o alívio de sintomas, e na eutanásia conduz à morte. O resultado final da sedação é o alívio e o conforto, e da eutanásia é a morte.

O grande temor e a polêmica envolvendo a sedação paliativa se devem aos efeitos secundários, entre os quais a abreviação da vida. Por isso o seu uso deve ser uma decisão de equipe, envolver o consentimento do paciente e de seus familiares e ser iniciado quando todas as outras medidas de cuidados já tiverem sido experimentadas. E o fato de iniciar a sedação não implica a suspensão das medidas, que contemplam cuidados para a higiene e o conforto. É fundamental que o trabalho seja acompanhado pelos familiares, que seja explicado e haja cuidado com os sentimentos, que podem se tornar ambivalentes com a percepção de que se está induzindo a morte do paciente.

É necessário também esclarecer que algumas manifestações físicas que ocorrem no fim da vida e parecem extremamente assustadoras, como é o caso do ronco respiratório, já não são percebidas pelo paciente, que não está mais consciente.

O luto antecipatório é o processo que ocorre antes da morte concreta, devendo haver um trabalho com o paciente e seus familiares concernente a essa etapa. No caso do paciente, envolve as perdas de si, da saúde, da vida e a separação das pessoas queridas. O luto antecipatório para os familiares envolve as perdas relacionadas ao adoecimento, a perspectiva da morte e a sensação de sobrecarga por parte dos cuidadores. Os familiares devem ser considerados no caso dos cuidados institucionais ou em domicílio, já que muitas vezes o cuidado totalmente voltado para o paciente não lhes concede a possibilidade de demandar cuidados para si.

Corr, Doka e Kastenbaum (1999) lembram que as despedidas no fim da vida, à beira do leito, são prejudicadas pela hospitalização, com horários restritos de visita. Entre as representações de boa morte, uma das mais freqüentes é o fim da vida no próprio leito, em casa, rodeado de familiares, e não atado por tubos e ligado a monitores numa unidade de terapia intensiva.

Os limites dos tratamentos devem ser informados e esclarecidos para evitar os processos distanásicos, que podem aumentar o grau de sofrimento. Cabe ressaltar que há limites para os tratamentos, mas não há limites para os cuidados em todas as esferas. Não há solução para a morte, mas se pode ajudar a morrer bem, com dignidade, facilitando os processos de finalização.

O que se propõe como cuidados no fim da vida não deveria envolver atitudes autoritárias e paternalistas, e sim movimentos de solidariedade, compromisso e compaixão. O grande desafio é permitir que se viva com qualidade a própria morte. Não se improvisa a morte, como afirma Cesar (2001); ela demanda preparação, cuidados, acompanhamento e alguém que esteja muito próximo.

Os cuidados paliativos resgatam a morte com dignidade, tarefa essencial dos profissionais paliativistas. Esslinger (2003) apresenta reflexões sobre o que seria a boa morte; são arrolados os seguintes pontos para esse bem morrer:

- com conforto respiratório;
- sem dor;
- na presença de familiares;
- com os desejos realizados;
- com suporte emocional e espiritual;
- sem sofrimento hospitalar (evitando-se processos distanásicos).

Para essa autora, o psicólogo tem um trabalho relativo ao cuidado da alma, com o ser como um todo, envolvendo escuta e acolhimento, ouvindo histórias, reconhecendo sentimentos, utilizando os sentidos – o olhar e o toque. Algumas pessoas expressam os seus desejos finais e alguns deles podem ser atendidos, o que é muito importante para proporcionar conforto e dignidade. Caso não possam ser atendidos, deve haver escuta e acolhimento. Enfatizamos que a boa morte é aquela que cada um gostaria para si.

A possibilidade de morrer com dignidade traz uma discussão muito importante para os dias atuais. Qualidade de vida no processo da morte e prolongamento da vida não deveriam estabelecer uma relação de incompatibilidade, e sim de complementaridade. Fazer tudo que é possível deve envolver também parar no limite do razoável. Muitas pessoas pedem que se faça tudo, pois temem que, com a interrupção dos tratamentos, não se faça nada, resultando no abandono.

Para o exercício da autonomia a informação e o esclarecimento são essenciais. A arte da comunicação, de acordo com reflexões de Silva (2002), é a dosagem da informação passada, facilitando a compreensão. Os pacientes gravemente enfermos imediatamente procuram os olhos do familiar ou profissional para saber o que estão pensando ou sentindo, para que se confirme ou se negue uma informação que já está presente.

Na situação de adoecimento, ou na aproximação da morte, podem ocorrer graves distúrbios de comunicação. Uma dessas distorções é a dupla mensagem, que se caracteriza por uma inconsistência entre a mensagem verbal e a não verbal, procurando-se ocultar nas palavras os sentimentos que o agravamento da doença e a proximidade da morte provocam e se estampam nos olhos. Há o mito da mútua proteção: nem paciente nem família expressam o que estão sentindo, superficializando a comunicação e, com isso, aumentando o sofrimento. Acreditamos que muitos pacientes gostariam de falar mais abertamente sobre si, sua doença e a aproximação da morte, configurando a consciência aberta, como postulam Glaser e Strauss (1965).

O cuidado deve buscar a promoção de alívio, conforto, bem-estar, mas infelizmente, graças ao grande desenvolvimento tecnológico, há uma probabilidade de configuração de processos distanásicos com o prolongamento do processo de morte. Uma das grandes tarefas dos profissionais, e nesse caso se inclui o psicólogo, é a de evitar que processos distanásicos se infiltrem nos cuidados de pacientes gravemente enfermos, principalmente no fim da vida.

A dor e o sofrimento aumentam e podem se tornar intoleráveis quando há medo, incompreensão ou depressão. O ideal é encontrar um canal para a sua expressão. O sofrimento deve despertar no profissional o desejo do cuidado, a empatia e a compaixão. Se levar ao distanciamento, à indiferença, ao tecnicismo, com certeza há algo de errado, como aponta Saunders (1993). Para cuidar é preciso se deixar tocar, acionar as antenas da sensibilidade para captar os sinais emitidos por aqueles sob seus cuidados.

Na discussão da questão dos cuidados o envolvimento e a relação pessoal são valores essenciais. Não há espaço para neutralidade. A neutralidade e a impessoalidade são formas de defesa para não se contagiar pelo sofrimento, como afirma Carvalho (1996).

Marie de Hennezel, psicóloga francesa, escreveu um livro com o título original de *La mort intime*, traduzido para a língua portuguesa como *Diálogo com a morte* (1997), trazendo à tona a questão da aproximação do fim, em tempos de morte interdita. Relata o privilégio de acompanhar pessoas que estão à beira da morte. O livro é resultado da experiência de sete anos com pessoas gravemente enfermas.

A autora declara que há uma maneira de cuidar de uma pessoa gravemente enferma que lhe permite sentir sua alma viva até o fim, criando-se um ambiente caloroso e calmo ao redor de um doente angustiado. Quanto àqueles em relação aos quais a medicina tradicional afirma que não há nada a fazer, ela diz que há muito que fazer, envolvendo cuidados corporais, escuta de suas histórias e acolhida do sofrimento.

Pacientes gravemente enfermos podem solicitar a morte, como mencionado, e o nosso dever é escutá-los com atenção e verificar se a motivação está relacionada com a necessidade de um cuidado específico, que não está sendo oferecido. Mas, antes de qualquer ação, a escuta atenta permite uma diferenciação muito importante apontada por Hennezel (2001): o pedido para morrer não é um pedido para se matar. O desejo de morrer é do paciente e não do profissional, por isso não cabe a defesa da eutanásia. Também não cabe classificar esse pedido como um desejo de suicídio ou resultado de depressão, como forma de descartar rapidamente um contato mais próximo com o paciente. O pedido para morrer pode configurar um pedido de não-distanásia, e não de eutanásia.

De acordo com toda a inspiração bioética que estamos apresentando neste capítulo, demandam-se discussão, planejamento e cuidado. Lembrando as palavras de Segre e Cohen (1995), consoante ao paradigma da ética, o conflito está presente e precisa ser debatido com a razão e também com a emoção numa configuração multidisciplinar, o que permite vários olhares.

Defendemos a idéia de que o paciente tem o direito de recusar tratamentos quando sente que a sua qualidade de vida está ameaçada para que possa finalizar a sua existência com dignidade, da maneira como se deseja. Assim ocorre o exercício da autonomia até o final da vida. Se levarmos em conta o aspecto da competência técnica, talvez não seja a melhor escolha. Como decidir? Se os profissionais impingem um tratamento contra a vontade do paciente, como garantir que está sendo considerado o princípio da beneficência? Quem deve decidir como será o final da existência de uma pessoa?

Mais do que a ciência ou a lei, busca-se a dignidade humana em todas as etapas da vida. Uma vida conduzida por princípios e valores deve terminar com a presença deles. O bom cuidado é sempre vinculado a uma equipe multidisciplinar afinada, sintonizada e harmônica, da qual o psicólogo é parte integrante.

Masters (2003) mostra como a literatura para o público leigo pode ajudar na preparação para a morte ou perda de pessoas próximas. Indica as obras iniciais de Kübler-Ross, citando o livro *Sobre a morte e o morrer* (1987), que se tornou um *best-seller*, trazendo a questão da morte à vida das pessoas em geral, e mais particularmente aos profissionais de saúde. Cita também o livro *Tuesdays with Morrie*[3], de Mitch Albom, que durante duzentas semanas esteve entre os mais vendidos. Nesse livro são descritos os encontros entre Morrie (professor de jornalismo moribundo) e Mitch (seu ex-aluno, agora jornalista), que ocorriam às terças-feiras. Destacam-se o quarto encontro, em que Morrie fala da sua preparação para a morte, encarando a própria mortalidade, e o 14º, em que relata como dizer adeus.

Indicamos outra obra recente: *Claro como o dia: como a certeza da morte mudou a minha vida* (2006). O autor é Eugene O'Kelly, que recebe o diagnóstico de um câncer cerebral em estágio avançado, tendo pouco tempo de vida. Ele se refere à maneira como organizou a sua vida depois de descobrir a doença, utilizando a sua experiência como empresário para gerenciar o fim de seus dias.

Esses livros podem servir como inspiração para lidar com o fim da própria vida, entretanto não devem ser vistos como padrões rígidos de enfrentamento.

Preparar-se para morrer significa aprofundar a relação com os outros. Hennezel (1997) aprendeu três coisas muito importantes com pessoas moribundas: a) não se deve impedir a morte de ninguém; b) o ser humano é muito mais do que se possa imaginar; c) o ser huma-

---
3 ALBOM, Mitch. *A última grande lição. O sentido da vida.* Rio de Janeiro: Sextante, 1998.

no sempre pode acrescentar alguma coisa, sempre pode se transformar nas crises, realizar-se em várias situações e provocações da existência.

Educação para a morte no processo de sua aproximação envolve o desenvolvimento pessoal de maneira integral, o desenvolvimento interior que se propõe durante o existir. Esse desenvolvimento pressupõe uma preparação para a morte que não precisa obrigatoriamente ser realizada no topo de uma montanha, com doentes agindo como ermitões, ou dentro de casa, isoladamente, mas sim no seio da sociedade da qual somos membros integrantes. Freqüentamos escolas por vinte anos e assim nos preparamos para a vida social; da mesma forma, deveríamos ter os mesmos vinte anos para preparar o fim de nossa existência. Essa educação inclui a comunicação em várias situações, contemplando as fases do desenvolvimento, a perda de pessoas significativas, as doenças, os acidentes e o confronto com a própria morte (Kovács, 2003).

> *Estou convencida de que essas experiências com a realidade da morte enriqueceram mais a minha vida do que quaisquer outras experiências que haja tido. Significa encarar a questão básica do significado da vida. Se realmente desejamos viver, devemos ter a coragem de reconhecer que a vida é, no final das contas, muita curta, e que tem importância tudo que fazemos. No entardecer de nossa vida queremos esperançosamente ter a oportunidade de recordar e dizer – Valeu a pena, realmente vivi.*
>
> Kübler-Ross (1975, p. 168)

Referências bibliográficas

ACHILLE, M. A.; OGLOFF, J. R. P. "Attitudes toward and desire for assisted suicide among persons with amyotrophic lateral sclerosis". *Omega: The Journal of Death and Dying*, v. 48, n. 1, p. 1-21, 2003-2004.

ALBOM, M. *Tuesdays with Morrie: an old man, a young man, and life's greatest lesson*. Nova York: Doubleday, 1997.

ALVES, R. *O médico*. 2. ed. Campinas: Papirus, 2002.

BROMBERG, M. H. P. F. "Cuidados paliativos para o paciente com câncer: uma proposta integrativa para equipe, pacientes e famílias". In: CARVALHO, M. M. M. J. de (org.). *Resgatando o viver: psico-oncologia no Brasil*. São Paulo: Summus, 1998, p. 186-231.

CARVALHO, V. A. "A vida que há na morte". In: BROMBERG, M. H. P. F.; KOVÁCS, M. J.; CARVALHO, M. M. M. J. de; CARVALHO, V. A. *Vida e morte: laços da existência*. São Paulo: Casa do Psicólogo, 1996.

CESAR, B. *Morrer não se improvisa: relatos que ajudam a compreender as necessidades emocionais e espirituais daqueles que enfrentam a morte*. São Paulo: Gaia, 2001.

CHATTERJEE, S. C. "Understanding the experiential world of the dying: limits to sociological research". *Omega: The Journal of Death and Dying*, v. 48, n. 3, p. 195-202, 2003-2004.

CHEYFITZ, K. "Who decides? The connecting thread of euthanasia, eugenics, and doctor-assisted suicide". *Omega: The Journal of Death and Dying*, v. 40, n. 1, p. 5-16, 1999-2000.

CHOCHINOV, H. M.; WILSON, K. G.; ENNS, M. et al. "Desire for death in the terminally ill". *The American Journal of Psychiatry*, v. 152, n. 8, p. 1185-91, 1995.

CORR, C. A.; DOKA, K. J.; KASTENBAUM, R. "Dying and its interpreters: a review of selected literature and some comments on the state of the field". *Omega: The Journal of Death and Dying*, v. 39, n. 4, p. 239-59, 1999.

DOYLE, D. et al. (eds.). *Oxford textbook of palliative medicine*. 3. ed. Oxford/Nova York: Oxford University Press, 2004.

ESSLINGER, I. "O paciente, a equipe de saúde e o cuidador: de quem é a vida afinal? Um estudo acerca do morrer com dignidade". *O Mundo da Saúde*, São Paulo, v. 27, n. 3, p. 373-82, 2003.

GLASER, B. G.; STRAUSS, A. L. *Awareness of dying*. Chicago: Aldine, 1965.

HENNEZEL, M. *Diálogo com a morte*. Lisboa: Notícias, 1997.

_____. *Nós não nos despedimos*. Lisboa: Notícias, 2001.

KOVÁCS, M. J. "Avaliação da qualidade de vida em pacientes oncológicos em estágio avançado da doença". In: CARVALHO, M. M. M. J. de (org.). *Resgatando o viver: psico-oncologia no Brasil*. São Paulo: Summus, 1998, p. 159-85.

KOVÁCS, M. J. *Educação para a morte: temas e reflexões*. São Paulo: Casa do Psicólogo, 2003.

_____ (coord.). *Morte e desenvolvimento humano*. 3. ed. São Paulo: Casa do Psicólogo, 1992.

KÜBLER-ROSS, E. *Morte, estágio final da evolução*. Rio de Janeiro: Record, 1975.

_____. *Sobre a morte e o morrer*. Trad. Paulo Menezes. 3. ed. São Paulo: Martins Fontes, 1987.

LYNN, J. et al. "Perceptions by family members of the dying experience of older and seriously ill patients". *Annals of Internal Medicine*, v. 126, n. 2, p. 97-106, 1997.

MASTERS, J. L. "Thursdays with Morrie: the use of contemporary literature in a death and dying course". *Omega: The Journal of Death and Dying*, v. 47, n. 3, p. 245-52, 2003.

MISHARA, B. L. "Synthesis of research and evidence on factors affecting the desire of terminally ill or seriously chronically ill persons to hasten death". *Omega: The Journal of Death and Dying*, v. 39, n. 1, p. 1-70, 1999.

MORITZ, R. D. "Os profissionais de saúde diante da morte e do morrer". *Bioética*, Brasília, v. 13, n. 2, p. 51-63, 2005.

O'KELLY, E. *Claro como o dia: como a certeza da morte mudou a minha vida*. Rio de Janeiro: Nova Fronteira, 2006.

OLIVEIRA, R. A. "Terminalidade da vida em situação de morte encefálica e de doença incurável em fase terminal". *Bioética*, Brasília, v. 13, n. 2, p. 77-83, 2005.

PATTISON, E. M. *The experience of dying*. Englewood Cliffs: Prentice-Hall, 1977.

PESSINI, L. "Dignidade humana nos limites da vida: reflexões éticas a partir do caso Terri Schiavo". *Bioética*, Brasília, v. 13, n. 2, p. 65-76, 2005.

_____. "Humanização da dor e sofrimento humanos no contexto hospitalar". *Bioética*, Brasília, v. 10, n. 2, p. 31-46, 2002.

RIBEIRO, D. "A busca da imortalidade humana: a terminalidade da vida e a autonomia". *Bioética*, Brasília, v. 13, n. 2, p. 112-20, 2005.

SAUNDERS, C. "Some challenges that face us". *Palliative Medicine*, v. 7, supl. 1, p. 77-83, 1993.

SCHRAMM, F. R. "A questão da definição da morte na eutanásia e no suicídio assistido". *O Mundo da Saúde*, São Paulo, v. 26, n. 1, p. 178-83, 2002.

SCHULMAN-GREEN, D. "Coping mechanisms of physicians who routinely work with dying patients". *Omega: The Journal of Death and Dying*, v. 47, n. 3, p. 253-64, 2003.

SEGRE, M.; COHEN, C. (orgs.). *Bioética*. São Paulo: Edusp, 1995.

SILVA, M. J. P. da. "O papel da comunicação na humanização da atenção à saúde". *Bioética*, Brasília, v. 10, n. 2, p. 73-88, 2002.

STEDEFORD, A. *Encarando a morte: uma abordagem ao relacionamento com o paciente terminal*. Trad. Silvia Ribeiro. Porto Alegre: Artes Médicas, 1986.

TRABALHO COM PESSOAS ENLUTADAS

Maria Helena Pereira Franco

O foco deste capítulo está na seguinte questão: de que maneira podemos entender e facilitar o processo do luto por meio de uma ação que leve em conta as necessidades das pessoas, em sua subjetividade, sejam elas o paciente, seu grupo familiar, grupo social, cuidadores, profissionais ou não?

Para começar, é necessário passar por uma definição do processo do luto. Trata-se de um processo por ser uma experiência que não se coloca estaticamente em dado momento da vida, que requer que eventos aconteçam, que percepções se dêem e atuem sobre esses eventos, que novas situações se apresentem e possam ser significadas. É um processo particular, não há dois processos idênticos. Isso se deve ao fato de não existirem duas relações significativas idênticas. Logo, o processo sempre vai ser específico e subjetivo. Por outro lado, todos nós compartilhamos uma cultura que atribui significados às experiências que vivemos. Desse ponto de vista, a cultura pode, portanto, dar condições de universalidade ao processo do luto, uma vez que a existência desses significados culturalmente sensíveis colabora para uma integração de cada um a um âmbito mais amplo. Acrescente-se aqui a dimensão espiritual como aquela que contribui para que o processo de viver e morrer coloque a pessoa em contato com sua humanidade, sua condição humana, e teremos uma breve noção da complexidade do processo do luto. Vale lembrar que todos nós, ao longo da vida, enfrentamos separações, "pequenas mortes", sem saber, muitas vezes, qual o seu impacto sobre nossas relações atuais e futuras.

Trabalhar com uma pessoa doente que não mais responda aos tratamentos que visam à sua cura significa, também, entrar em contato com a experiência de luto que essa pessoa vem vivendo, ao longo do curso da doença, pelas mudanças, restrições e limitações que enfrenta. Essa pessoa deixou de ser quem era para se transformar, muitas vezes, em outra com reações ou características que não gostaria de ter, se pudesse escolher. De maneira semelhante, quem convive com ela se vê atingido pelo processo de mudanças e suas implicações: aprender novos papéis, abdicar de alguns projetos ou sonhos, pensar na própria mortalidade.

Vê-se que é tarefa de grande porte. Embora, em algum canto da mente e do coração, se saiba que a morte faz parte da vida, que as duas estão indissoluvelmente ligadas, que é da natureza humana saber-se mortal, não é uma tarefa que as pessoas abracem naturalmente, com gosto.

Considero também a relação sistêmica entre adoecimento de um membro da família, luto e ciclo vital da família. O ajustamento à realidade após a morte de um dos elementos da família é um trabalho a ser resolvido a curto e a longo prazo. A experiência de perda transtorna os padrões de interação dentro do ciclo vital, exigindo uma reorganização familiar, para que os desafios sejam compartilhados nesse processo de reconstrução de identidade da família. Vale destacar que essa perda está presente já no adoecimento, pelas mudanças importantes que a família deverá enfrentar diante de um diagnóstico de doença potencialmente fatal relativo a um de seus membros. Tanto as necessidades individuais quanto as familiares são levadas em conta no processo, pois o conceito de ciclo vital da família abre a perspectiva para a compreensão de ambas. Do ponto de vista terapêutico, a abordagem utilizada é focada na experiência da perda, buscando a identificação dos recursos que aquele sistema familiar possui para superar suas crises (Bromberg, 1994; Grebstein, 1986; Kissane e Bloch, 2002).

A experiência do adoecimento gera, portanto, um tipo de luto, o simbólico, e também o antecipatório. O luto é definido como uma crise porque ocorre um desequilíbrio entre a quantidade de ajustamento necessária de uma única vez e os recursos imediatamente disponíveis para lidar com a situação. Ou seja: o impacto da morte apresenta uma demanda sistêmica à família, de ordem emocional e relacional, que vai além daquilo que ela pode dar conta por si, sem recorrer à ajuda externa. A crise vem, portanto, da necessidade de continuar desempenhando os diversos papéis, com a sobrecarga do luto dos demais elementos da família, agravada pelas reações próprias do luto individual. A reorganização só poderá se dar após o enfrentamento dessa crise que, sozinha, obstaculiza qualquer mudança. Para encarar a morte na família, são necessários um rearranjo do sistema familiar e, como conseqüência, a construção de uma nova identidade, um novo nível de equilíbrio.

Bowen (1991) apresenta o conceito de "onda de choque emocional" para descrever a sucessão de acontecimentos no âmbito familiar resultantes da perda de um de seus membros. O autor chegou a esse conceito por meio de pesquisa multigeracional com famílias, motivada por sua percepção de que uma série de eventos importantes ocorria com os membros no período posterior a uma doença séria ou morte de um familiar. O que parecia ser coincidência, quando passou a ser sistematicamente investigado, mostrou a existência de uma conexão clara, que pode ser descrita como uma rede subterrânea de dependência emocional entre os membros da família. A importância da identificação da onda de choque emocional está em permitir uma avaliação do impacto da morte sobre a família. Ou seja: esse impacto não é apenas imediato e pode ser encontrado em diferentes comportamentos ou formas de reação.

Bowlby (1980) aponta as variáveis que influem no andamento do luto da criança e do adolescente. Segundo ele, essas variáveis são semelhantes às dos adultos, embora crianças e adolescentes sejam particularmente sensíveis às condições que precedem, cercam e seguem uma perda significativa. São elas:

- as causas e circunstâncias da perda, principalmente no que se refere ao que é contado à criança, e as oportunidades que ela tem para perguntar sobre o que aconteceu;
- as relações familiares após a perda, especialmente quanto às mudanças de padrão de relacionamento no caso de permanência com o pai ou a mãe sobrevivente;
- os padrões de relacionamento da família anteriores à perda, notadamente entre os pais e de cada um deles com a criança.

Há alguns traços encontrados em crianças que são semelhantes àqueles de casos de luto crônico ou ausente em adultos. São eles:

- ansiedade persistente: medo de outras perdas (em especial de um dos pais), medo de morrer também;
- esperança de se reunir com o morto: desejo de morrer, comportamento de risco;
- culpa persistente;
- hiperatividade: repentes agressivos e destrutivos;
- cuidados compulsivos por outras pessoas, com autoconfiança exagerada;
- sintomas de identificação: acidentes e queixas de problemas de saúde semelhantes ao do morto.

Vemos que crianças têm necessidades específicas relacionadas à perda de uma pessoa significativa, principalmente se for um ou ambos os pais, e essas necessidades estão vinculadas ao desenvolvimento psicológico. Por essa razão, é difícil generalizar os efeitos do luto em crianças. A reação da mãe ou do pai sobrevivente (no caso de morte de um dos pais) é de importância vital, pois poderá dar ou não à criança a possibilidade de entender sentimentos de tristeza, culpa ou surpresa e lidar com eles. É freqüente, porém, que o pai ou a mãe tenha dificuldade em ajudar a criança, por estar absorvido(a) em seu luto pessoal. O adulto enlutado não pode cuidar dos filhos da mesma maneira que fazia antes da perda; alguns tentam esconder da criança sua tristeza, por considerar que esta seria uma carga muito pesada para ela. Isso faz que a criança sofra mais, em função dos problemas dos pais. A infelicidade silenciosa traz mais complicações para a criança do que o luto exposto.

Quando se trata da morte de um dos irmãos, a criança sofre o impacto adicional causado por sentimentos de culpa, surgidos das experiências mais banais de ciúme entre irmãos e também por ter de lidar com o luto de seus pais, o que pode representar outra perda, pela falta de atenção às suas necessidades. Há o risco de essas crianças se dirigirem para uma identidade de substituição, na qual suas qualidades particulares não são reconhecidas ou valorizadas.

O luto infantil é freqüentemente considerado um fator de predisposição para muitos distúrbios psicológicos na vida adulta, variando desde a excessiva utilização dos serviços de saúde até o aumento do risco de distúrbios psiquiátricos. Schmale Jr. (1958) sugere que adultos que apresentam câncer teriam tido experiências de privação e perda na infância, ficando com pontos vulneráveis que poderiam ser ativados por outras perdas. Estas atuariam no sistema imunológico e endócrino, pela depressão. Outros estudos (Kaffman e Elizur, 1979; Raphael, 1983; Elizur e Kaffman, 1982; Van Eerdewegh et al.,1982) mostram que o sofrimento inicial da criança é muito alto. Black (1978) levanta três razões para isso: o pensamento onipotente da criança, que a coloca como a causa de todas as coisas, inclusive da morte que a faz sofrer; a dificuldade em conceituar a morte; as grandes mudanças às quais terá de se adaptar, como resultado da morte de um ou ambos os pais. Nos estudos mencionados, observa-se que, no primeiro ano após a morte de um dos pais, cerca de 50% das crianças abaixo de 17 anos ficam marcadamente afetadas em seu funcionamento cotidiano por sintomas como ansiedade, depressão, dificuldades de aprendizagem e distúrbios de comportamento. Há evidências também de que crianças enlutadas pela perda de um dos pais são mais vulneráveis, durante a infância e também na vida adulta, a outras perdas que podem precipitar a depressão.

De acordo com Torres (1999), a criança terminal vive um processo de luto antecipatório, envolvendo a dor pela separação das pessoas queridas.

A experiência da hospitalização pode ser sentida como perda da vida conhecida, dos familiares, dos amigos, da escola e das brincadeiras. A ansiedade surge diante de procedimentos muitas vezes dolorosos e invasivos. O medo da dor e do sofrimento também se faz presente, e, conforme a fase do desenvolvimento em que a criança se encontra, são necessárias explicações sobre o que está ocorrendo (Kovács, 1992).

O luto pela doença e o luto por morte na família

Quando consideramos o conceito de ciclo vital familiar como referente às chegadas e saídas de membros da família, com alterações na composição que requerem mudança no desempenho de papéis, estamos levando em conta outro enquadramento para a compreensão do impacto de uma perda sobre o grupo familiar. Esse enquadramento não significa, porém, uma tentativa de normatização, e sim uma contextualização para uma melhor compreensão da perda e dos recursos disponíveis dentro do grupo familiar. A colocação do ciclo de vida familiar como ponto de referência para essa compreensão é, então, uma forma de organizar a complexidade da vida familiar por meio de padrões significativos.

A influência é sistêmica entre doença, morte e ciclo de vida familiar. O ajustamento às condições de vida após a morte de um dos membros é um trabalho a ser resolvido a curto e a longo prazo, e a importância disso parece não ter sido percebida em sua totalidade pelos teóricos das relações familiares. Conhece-se muito acerca do luto individual e pouco sobre o familiar. A razão pode estar, como apontam Walsh e McGoldrick (1988), na forma de compreender a questão da perda, mais como conteúdo do que como processo. Para essas autoras, a perda é uma transição que transtorna os padrões de interação do ciclo vital, implica reorganização familiar e desafios compartilhados para a adaptação.

De acordo com o ciclo de vida familiar, geralmente quando os filhos são pequenos a família está em um momento de estabilidade, após a experiência de ampliação, com o nascimento dos filhos. Dessa forma, uma morte, seja de adultos, seja de crianças, atingirá a família em sua condição de estabilidade, que terá sido determinada pela qualidade das relações existentes nas fases que a precederam. Há fatores complicadores em relação a esse tipo de luto. Se a morte foi de um dos filhos, o sistema familiar se vê sobrecarregado, principalmente quanto ao funcionamento do subsistema parental, dificultando o manejo da situação.

A perspectiva de considerar o impacto do luto como tendo efeito sistêmico na família é fundamental. Autores como Walsh e McGoldrick (1988, 1995), Raphael (1983), Kissane e Bloch (2002) têm enfatizado essa importância, fartamente evidenciada na prática clínica. Uma vez que a família é uma realidade social, sistemicamente significada, e não a soma de realidades individuais, as variáveis que se interpenetram envolvem problemas em diferentes escalas, como:

- dificuldades práticas do adulto enlutado em assumir funções do morto, às quais não estava acostumado;
- sintomas físicos, que são decorrências fisiológicas normais do enlutamento, mas podem ser autoperpetuados pelas preocupações do enlutado em relação à sua saúde futura;
- solidão e isolamento, freqüentemente aumentados pelo embaraço e a inabilidade da comunidade em mencionar a morte ou o morto;
- ter de lidar com o luto de outros membros da família, além do seu próprio – particularmente difícil para o pai ou a mãe com filhos pequenos;
- forte intensidade do luto, às vezes acompanhado por sentimentos de pânico ou idéias suicidas;
- medo de colapso nervoso, muitas vezes referido após a experiência de ver ou ouvir o morto;
- falta de um contexto para expressão de culpa ou raiva, uma vez que a família em sua totalidade e também em sua especificidade está enlutada e, muitas vezes, não oferece espaço para essas manifestações.

Há alguns marcos do ciclo de vida familiar que permitem a verificação dessas condições. Como o luto não tem início no momento da morte, e sim a partir da relação previamente existente, essa relação determinará, em grande parte, a qualidade do luto, normal ou patológico, e indicará sua duração. Em paralelo à questão da relação prévia, fica evidente que há, no entanto, momentos mais delicados para a vivência de uma perda e sua conseqüente elaboração.

Quando essa perda é resultado da morte de um filho, tem efeitos devastadores sobre o sistema familiar. O luto dos pais é freqüentemente misturado com raiva, culpa, auto-reprovação por sua inabilidade em impedir a morte, bem como com a sensação de estarem sendo vítimas de uma injustiça (Miles e Demi, 1986). Podem ocorrer sérias conseqüências para a saúde do casamento após acusações mútuas de omissão nos cuidados devidos à criança, por exemplo (Schatz, 1986a e 1986b). Quer no caso de morte repentina quer no falecimento após longo período de doença, os adultos envolvidos – e aqui se inclui a família estendida – apresentam enorme gama de sentimentos ambivalentes, evidenciando que a morte de um filho quebra de maneira definitiva um padrão estabelecido, pondo em risco a estabilidade possível e necessária.

No caso de pais com *filhos portadores de uma doença potencialmente fatal*, consideramos que o enlutamento tem início a partir da comunicação do diagnóstico. Encontra-se com freqüência nessas situações uma reação de entorpecimento, de negação, como se vê na primeira fase do luto. O fato de a criança estar viva traz uma diferença em relação à fase de negação da morte: tem-se a negação da precisão do diagnóstico e, em especial, do prognóstico.

A família com adolescentes vive um momento particularmente traumático, pois ficam sobrepostas duas experiências de perda: uma pela morte em si e a outra inerente ao processo de desenvolvimento do adolescente. Segundo Walsh e McGoldrick (1995), essa morte é considerada a situação mais difícil para a elaboração do luto no sistema familiar, dentro do âmbito das mortes prematuras, que quebram o ciclo vital. Para a família, essa morte é vivida como uma injustiça, com grande peso sendo colocado nos conflitos preexistentes, por exemplo apoio insuficiente dos pais ao jovem em seu processo de crescimento.

Geralmente, a morte do adolescente se dá como conseqüência de acidentes, suicídio, homicídio e câncer, o que gera sentimentos conflitantes em pais e irmãos, como: raiva do morto, frustração pelo comportamento impulsivo e tristeza por aquela morte tão prematura. Nos casos de câncer, devido às fases da doença, que acarretam muito sofrimento pela freqüente resistência em submeter-se ao tratamento, os pais sentem-se responsáveis pelo resultado, conseqüentemente adicionando à dor uma profunda frustração por aquilo que consideram como seu insucesso.

Podemos entender o processo do luto analisando suas fases, assim descritas por Bowlby (1980):

- entorpecimento;
- busca e saudade;
- desorganização e desespero;
- reorganização.

Podemos também entendê-lo considerando a realização de algumas tarefas; são elas, segundo Worden (1993):

- aceitar a realidade da morte;
- vivenciar o pesar;
- ajustar-se a um meio no qual o falecido não mais se encontra;
- retirar energia emocional e reinvesti-la em outra relação.

No entanto, uma visão que permite uma compreensão mais dinâmica e próxima da vivência particular é a do luto como um processo de construção de significados, pois permite revisões de identidade, relações sociais, relações com o morto, sistema de crenças.

Aqui, significado é entendido pelas representações cognitivas mantidas na mente de cada membro familiar, mas construídas interativamente dentro da família, sendo ao mesmo tempo influenciadas pela sociedade, cultura e período histórico.

Há fatores estimuladores e inibidores na família:

- *estimuladores*: promovem o processo de construção de significado da família, incluindo rituais familiares, efeitos na família estendida, tolerância pelas diferenças, qualidade e freqüência das interações;
- *inibidores*: impedem o processo, incluindo regras familiares que proíbem que se converse sobre assuntos delicados, proteção e aspectos da dinâmica familiar, como exclusão de membros.

Nesse processo de construção de significado para o luto, as famílias utilizam-se de estratégias, ou seja, meios ou métodos pelos quais constroem o significado da perda, incluindo comparações, caracterizações, questionamentos, referências, discordâncias.

Contudo, nem todos os significados são positivos. A morte pode ser entendida como um teste, um modelo para outros; pode ser-lhe atribuído o objetivo de unir a família; pode ter causa genética; pode-se imaginar que o morto não está em lugar algum, ou que está no céu, cuidando dos outros; pode-se considerar que o morto queria morrer. O significado mais difícil: *a morte poderia ter sido evitada*.

Algumas categorias de significados geralmente encontradas são:

- O que a morte *não* foi.
- "Não faz sentido."
- Morte injusta (coisas ruins acontecendo com pessoas boas; morreu a pessoa errada; muito cedo/tarde).
- Significados filosóficos (fatalidade, propósito da morte).
- Vida após a morte (existe/não existe).
- Significados religiosos (revelação, reunião, recompensa; um teste; causada por Deus).
- Natureza da morte (evitável pelo(a) morto/família/sistema de saúde; causa biológica; momento da morte; morte antes da morte).
- Atitude do morto em relação à morte (não queria morrer, estava pronto para morrer, desejava, sabia, foi como queria).
- Como a morte mudou a família.
- Lições aprendidas, verdades vividas (não ter certezas, estabelecer prioridades, viver a(o) vida/momento).

Esse processo de construção de significado pode ser visto pela maneira de a família lidar com crises, analisada quanto à comunicação e ao compartilhamento:

- *Família que compartilha*: desejo dos membros de conversar entre si sobre a morte; significa desejo/relutância em compartilhar; há condições necessárias para o compartilhamento.
- *Família que compartilha significados*: necessidade de que outros ouçam e tenham o que compartilhar; não julgam necessário falar sobre coisas muito perturbadoras; sentem-se melhor falando (bem) de quem morreu, e não da morte.
- *Consenso familiar*: consenso puro (100%) raramente é encontrado; há membros da família que pressionam os demais para que pensem como eles; diferenças de significado afetam consistentemente a família.

Na situação do luto em razão de uma doença com risco de morte, destaca-se o conceito de luto antecipatório, como descrito por Rando (1986). É aquele que permite absorver a realidade da perda gradualmente, ao longo do tempo; resolver questões pendentes com a pessoa doente (expressar sentimentos, perdoar e ser perdoado); iniciar mudanças de concepção sobre vida e identidade; fazer planos para o futuro de maneira que não sejam sentidos como traição ao doente.

Finalizando, considera-se que lidar com o luto, apesar de suas inúmeras possibilidades de particularização, implica, de acordo com Doka (1993):

- aceitar a realidade da perda;
- enfrentar as emoções do pesar;
- adaptar-se à vida sem a pessoa;
- encontrar maneiras adequadas para lembrar o falecido;
- reconstruir a fé e os sistemas filosóficos abalados pela perda;
- reconstruir a identidade e a vida.

Lidar com o luto implica, portanto, a necessidade de reconhecer a particularidade da experiência para o indivíduo e para a família, requerendo do profissional cuidadosa formação, uma vez que o fenômeno pode facilmente ser confundido com outros de maior complexidade e ter sua condução por vias não adequadas à demanda.

Referências bibliográficas

Black, D. "The bereaved child". *J. Child Psychol. Psychiat.*, v. 19, p. 287-92, 1978.

Bowen, M. "Family reaction to death". In: Walsh, F.; McGoldrick, M. (eds.). *Living beyond loss: death in the family*. Nova York: Norton, 1991.

Bowlby, J. "Loss, sadness and depression". In: Bowlby, J. *Attachment and loss*. Nova York: Basic Books, v. 3, 1980.

Bromberg, M. H. P. F. *Psicoterapia em situações de perdas e luto*. Campinas: Psy, 1994.

Doka, K. J. *Living with life-threatening illness: a guide for patients, their families, and caregivers*. Nova York: Lexington Books, 1993.

Elizur, E.; Kaffman, M. "Children's bereavement reactions following death of the father: II". *Journal of the American Academy of Child Psychiatry*, v. 21, n. 5, p. 474-80, 1982.

Grebstein, L. C. "Family therapy after a child's death". In: Rando, T. A. (ed.). *Parental loss of a child*. Champaign: Research Press, 1986.

Kaffman, M.; Elizur, E. "Children's bereavement reactions following the death of the father". *International Journal of Family Therapy*, v. 1, n. 3, p. 203-29, 1979.

Kissane, D. W.; Bloch, S. *Family focused grief therapy: a model of family-centered care during palliative care and bereavement*. Buckingham/Filadélfia: Open University Press, 2002.

Kovács, M. J. *Morte e desenvolvimento humano*. São Paulo: Casa do Psicólogo, 1992.

Miles, M. S.; Demi, A. S. "Guilt in bereaved parents". In: Rando, T. A. (ed.). *Parental loss of a child*. Champaign: Research Press, 1986.

Rando, T. A. (ed.). *Parental loss of a child*. Champaign: Research Press, 1986.

Raphael, B. *The anatomy of bereavement*. Nova York: Basic Books, 1983.

Schatz, B. D. "Grief of mothers". In: Rando, T. A. (ed.). *Parental loss of a child*. Champaign: Research Press, 1986a.

_____. "Grief of fathers". In: Rando, T. A. (ed.). *Parental loss of a child*. Champaign: Research Press, 1986b.

Schmale Jr., A. H. "Relationship of separation and depression to disease. I: A report on a hospitalized medical population". *Psychosomatic Medicine*, v. 20, n. 4, p. 259-77, 1958.

Torres, W. da C. *A criança diante da morte: desafios*. São Paulo: Casa do Psicólogo, 1999.

Van Eerdewegh, M. M. et al. "The bereaved child". *The British Journal of Psychiatry*, v. 140, p. 23-9, 1982.

Walsh, F.; McGoldrick, M. *Living beyond loss: death in the family*. Nova York: W. W. Norton, 1995.

Walsh, F.; McGoldrick, M. "Loss in the family life cycle". In: Falicov, C. J. (ed.). *Family transitions: continuity and change over the life cycle*. Nova York: Guilford Press, 1988.

Worden, W. J. *Grief counseling and therapy: a handbook for the mental health practitioner*. Londres: Routledge, 1993.

A COMUNICAÇÃO ESSENCIAL EM ONCOLOGIA

A. André Magoulas Perdicaris; Maria Júlia Paes da Silva

Da teoria

No século XX, a humanidade sofreu três impactos que a transformaram definitivamente: o domínio da energia atômica, o advento da engenharia genética e o desenvolvimento da informática. Nada mais seria como antes, pois a essas manipulações seguiram-se outras, de forma vertiginosa, atropelando os seres humanos de modo irreversível e ameaçando, paradoxalmente, a sua semente humanística. Repletos de dúvidas mas ávidos de esperanças, ainda vagam na busca de respostas para o seu existir, buscando explicações nos confins do universo, as quais, talvez, em sua maior parte, estejam na sua própria natureza.

Assim, o homem, na sua relação temporoespacial, utiliza vários mecanismos de sobrevivência no enfrentamento diário dos desafios propostos por sua própria realidade e seu entorno. Fruto de milhões de anos de evolução, o processo de comunicação intra e extra-individual transforma o ser humano numa entidade singular e plástica, por meio dos textos e dos contextos. Entretanto, antes de "apresentar algo em comum com outrem ou mesmo percebê-lo", o homem tem de encontrar a si mesmo, conjugando o verbo *comunicar* na primeira pessoa do singular. A busca do autoconhecimento é um dos mais árduos caminhos que o homem tem a percorrer para poder expressar com relativa clareza os seus sentimentos, e por meio deles sobreviver e conviver com os demais seres.

O seu desnudar ou o seu recolhimento, a sua arma ou o seu escudo, a sua violência ou o seu amor, a sua doença ou a sua saúde dependem de representações empíricas da sua humanidade complexa, na tradução e interpretação dos seus códigos simbólicos.

Groddeck (*apud* d'Épinay, 1988), considerado o pai da psicossomática, afirmava que na arte de curar "o que age em um sintoma, quer dizer, aquilo que o modifica, não é o fator exógeno ou o fantasma, mas o símbolo. E esse símbolo desenvolve-se igualmente a partir de uma crença; está ancorado no imaginário de cada um", tal qual um placebo. O homem, mais do que um animal que ri, é um animal que crê!

Nesse sentido, o desenvolvimento de uma conversa entre o médico e o doente, ou familiares, faz parte de uma delicada relação, cujo registro inicial pode desencadear uma série de reações balanceadas, pela mistura de medos, ansiedades, ignorância, raiva ou alívio. São "juros" cobrados por vidas não vividas ou por mortes não desejadas.

Há uma série de situações traduzidas por meio de um universo de frases, questionamentos ou constrangedores silêncios que fazem parte do cotidiano de um cirurgião cancerologista, mas podem ser transportadas para qualquer cenário, independentemente do papel dos atores, desde que o enredo gire em torno de uma situação de risco para ambos, num jogo de meias verdades ou meias mentiras.

O que eu tenho, doutor?
Eu tenho câncer?!
Que doença é essa?
Vou sarar? Vou morrer?
Estou ferrado, né, doutor? Boto a maior fé no senhor!
Preciso mesmo operar? Não quero operar!
Dotô, não minta pra mim, tá?!
O senhor pode contar a verdade, que estou preparado para tudo.
Nós entramos antes [do doente] para pedir que não conte nada; nós não queremos que ele/ela saiba.
Não conte nada para a minha família.
Não agüento mais; me tira dessa, por favor!
Olha, doutor, o meu santo não bate com o seu!
Quero mudar de médico!
Como?! Tenho que fazer mais tratamento? Eu pensei que estava curado!
Vai cair o cabelo? Vou ficar queimado?
Vou ficar com esse buraco para sempre?
Não fique bravo, doutor, eu não agüentei e abri os exames.

Eu vi na internet uma pesquisa com um resultado fantástico!

Hoje estou legal! Não sinto mais nada – um milagre!

E daí, doutor, estou curado?

Todas essas frases são como imensos portais que podem levar a espaços positivos ou negativos, dependendo da abordagem e da leitura das coisas, resgatando a frase milenar de que as tragédias e as comédias são escritas com as mesmas letras, só que dispostas com sentido e tempos diferentes.

Ao escrever *Além do bisturi* (2006), baseado na minha experiência pessoal e em equipe, questionei: por que além dele? Há realmente alguma coisa a acrescentar, em relação ao paciente e à singularidade do seu sofrimento, para além dessa lâmina? A experiência apontava que a adoção de novas atitudes dos interlocutores, inclusive as mais positivas, diante dos desafios advindos da adversidade facilita a decodificação desses significados, em benefício de ambos.

Na ocasião, atrás de possíveis respostas, ao termo *paciente* agreguei o vocábulo *agente*, evocando um indivíduo atento ao seu acervo interno para o viver ou para o morrer, longe do paternalismo ou da indiferença; e, no que tange ao termo *sofrimento*, procurei pelas trilhas que somente a dor ou o amor podem abrir, e que o terapeuta pode acessar, com a sua empatia, dedicação e competência. Certamente o avanço da engenharia molecular trará muitas respostas. A maioria das doenças, atualmente ainda controladas pelo bisturi, sofrerá outro tipo de intervenção, principalmente preventiva.

Considerando o enfoque puramente assistencial do câncer, temos essa realidade cada vez mais próxima, pelo gradativo decifrar dos mecanismos genéticos, epigenéticos e proteínicos que determinam a expressão neoplásica. Assim, terapias organicamente menos tóxicas e mais focadas no tumor, que *ampliam a sobrevida e melhoram a qualidade de vida dos pacientes*, já estão disponíveis no mercado. Entretanto, é preciso considerar que a eficácia da sua prevenção primária necessita de outros enfoques e de outros tipos de "bisturis" para atingir culturalmente clientes, pacientes e parceiros, contrabalançando lógica e emoção.

Descrito na década de 1930, por Hans Selye, como uma síndrome, o estresse apresenta-se como efeito resultante da ação de situações agressivas, com a interação sinérgica de três sistemas: o nervoso, o endócrino e o imune, visando ao reequilíbrio do organismo. Entretanto, os seus mecanismos tanto podem ajudar o ser humano a superar-se como podem determinar a sua destruição. Atualmente, já é possível medir de forma objetiva a capacidade de reação positiva ou negativa do ser humano, mediante a leitura ou releitura das suas vivências, do dito e do não dito, sob condições de estresse em todos os seus graus.

Na interação mente-corpo, o cérebro e o sistema imune agem por meio de vias comuns, de forma ininterrupta, monitorando e coordenando as suas ações para manter o indivíduo em equilíbrio consigo e com o meio externo. Ambos os sistemas dependem de mediadores bioquímicos e biofísicos para a sua intercomunicação. Os nervos conectam o encéfalo a todos os órgãos e tecidos.

Situações estressoras ativam o cérebro endócrino, com a liberação de hormônios estimuladores de ativação fisiológica. Por exemplo, várias regiões, inclusive o hipotálamo, produzem e secretam o hormônio liberador da corticotropina (CRH), interagindo com a hipófise, fazendo-a liberar o hormônio adenocorticotrópico (ACTH), que induz a glândula supra-renal a produzir o cortisol. Este, por sua vez, age sobre o coração, vasos sangüíneos e o sistema imune, levando o último a estados de diminuição da vigilância. Segundo a teoria do escape imunológico, tal fato favorece o desenvolvimento do tumor já instalado.

Kiecolt-Glaser *et al.* (2001) empreenderam exaustiva revisão dos últimos dez anos de pesquisa em psiconeuroimunologia, configurando a interação mente-corpo na manutenção da saúde e no desenvolvimento de moléstias que, associadas ao envelhecimento, incluem processos cardiovasculares, doenças do colágeno e, inclusive, câncer. Os trabalhos ressaltam a importância das relações humanas positivas para a manutenção do equilíbrio imunológico.

Assim, a psiconeuroimunologia, diante do que foi descrito, pode ser conceituada como uma complexa arena de acontecimentos, indicando a transcendência da mente sobre a matéria, o que nos remete a uma questão básica: até que ponto a reestruturação dos pensamentos e das atitudes dos envolvidos contribui para um enfrentamento positivo da doença, por meio do reforço imunológico? A "consciência" terapêutica do corpo exige um "saber" da mente. O desafio se prende a uma área que a interpretação não atinge e em que a biologia não se defende.

Thaker *et al.* (2006), após uma elegante e inédita experiência com cobaias e um modelo de câncer ovariano, conseguiram comprovar que, sob condições de estresse crônico, havia interação entre agentes adrenérgicos e processos enzimáticos intracelulares (AMP cíclico), resultando numa ativação de fatores de crescimento vascular. Com o favorecimento do crescimento, contribui-se para a evolução dos tumores malignos, incrementando a já complexa relação tumor-hospedeiro.

Assim, os três sistemas (o nervoso, o endócrino e o imunológico) interagem em sincronia. Juntos, mantêm as reações de adaptação biológica e a "homeostasia transcendente da matéria", surpreendendo-nos com respostas inesperadas ou mesmo inusitadas. O cérebro endócrino está permanentemente em atividade, interagindo com as endorfinas, as encefalinas, a dopamina, a serotonina e tantos outros produtos moduladores da série de atividades excitantes e inibidoras do comportamento humano.

Logo abaixo da ponta do bisturi, eis o paciente-agente mobilizando todas as suas forças vitais através de seus filtros sensórios e espirituais. Agregados à sua fé ou crença, lá estão os neurotransmissores, o sistema imunológico, a resposta metabólica ao trauma cirúrgico e a cicatrização, decodificando a singularidade do seu adoecer e da sua vontade ou não de viver. Para tal, não basta que o cirurgião desbrave alguns tecidos, pois inúmeras são as variáveis orgânicas interagindo com o meio. É necessário algo mais, um resgate pelo complexo universo da comunicação interativa; não se trata apenas de A transmitindo algo a B, ou vice-versa, mas do que A transforma em B, e B modifica em A e em muitos outros. Trata-se de um hipertexto biossocial.

Perante esse fato, o terapeuta precisa atentar mais para as suas posturas verbais e não verbais. É preciso que, além do texto, considere também o contexto e o ambiente como elementos-chave no desencadear desse complexo processo biológico neuroendócrino-imune. Há, ainda, diferenças marcantes quanto ao sexo, à idade e à singularidade das histórias a serem vivenciadas, interpretadas e contadas, capazes de influenciar o seu resultado final. É fundamental lembrar que o terapeuta-comunicador é um mediador das intenções explícitas ou implícitas do discurso interativo estabelecido com os seus pacientes, familiares e equipes de trabalho, e não somente um transmissor ou tradutor de mensagens.

Perceber a si, os outros e o meio é o passo inicial de qualquer processo de comunicação entre os seres humanos. Desde os primórdios da humanidade, mesmo de formas díspares, já que temos mentes tão diversificadas e assimétricas, as inter-relações dos sistemas imune, nervoso e endócrino desempenham um papel reacional balizador, capaz de conduzir a ações de luta ou fuga, ou mesmo de adaptação a situações extremas. Nesse sentido, no organismo sucedem-se variações comportamentais, lidando com a precisão/imprecisão, o certo/ambíguo, o completo/incompleto, a ordem/desordem.

Assim, articular um discurso no plano verbal ou não verbal, como recurso terapêutico, implica o domínio de inúmeras facetas do processo de comunicação, tais como naturalidade, credibilidade da fonte de informação, fluência lingüística e expressão corporal adequada ao contexto, visando a uma melhor aderência ao que a ciência pode oferecer como suporte para uma boa qualidade no viver ou a dignidade no morrer.

O crescente arsenal tecnológico em detrimento do espiritual, no universo médico, evidencia as competências e habilidades profissionais necessárias para enfrentar o desafio da saúde coletiva. Assim, a comunicação como instrumento de trabalho, na prática médica, transcende a relação interpessoal, pois apresenta várias facetas na busca de intervenções educativas relacionadas com a assistência à doença e a promoção da saúde, numa configuração interdisciplinar.

O binômio saúde-doença constitui uma metáfora privilegiada para explicar a sociedade: engendra atitudes, comportamentos, e revela uma concepção do mundo. Pela experiência proporcionada por esse fenômeno, as pessoas falam de si, do que as rodeia, de suas condições de vida, do que as oprime, ameaça e amedronta. Expressam também suas opiniões sobre as instituições e sobre a organização social em seus substratos econômico, político e cultural. Saúde e doença são também metáforas de explicação da sociedade sobre si mesma: de sua anomia, seus desequilíbrios e preconceitos. O *status* de representação significante privilegiada se deve ao fato de que a noção de saúde-doença está intimamente vinculada ao tema existencial e inquestionavelmente expressivo que envolve a vida e a morte (Minayo, 1991).

A avalanche de informações que chega ao médico e aos demais profissionais da área da saúde, no seu cotidiano, deve ser filtrada e decodificada em resoluções práticas, que os ajudem a superar, inclusive, os seus próprios estresses na tomada de decisões. Dessa forma, o profissional tem de se apresentar como aprendiz, confidente, terapeuta, educador e, sobretudo, como um ser humano sensível, capaz de superar os seus limites em prol do próximo. No seu diálogo deve estar implícita a arte de tecer o presente, sintetizar o passado e preparar para o futuro, com um compromisso ético.

Atualmente, de atores principais a coadjuvantes na peça saúde *versus* doença, os médicos deveriam atentar ao que Bernie Siegel pergunta em seu livro *Paz, amor e cura* (1996): quem cura e quem é curado? Essa indagação sintetiza um estudo sobre a influência da mente sobre o estado de saúde do organismo. Ele defende veementemente que a doença é uma espécie de recado do corpo: um sinal de que é preciso reavaliar o rumo da vida. A cura está na atenção a essa linguagem e na humanização da relação médico-paciente.

Em outra obra, *Amor, medicina e milagres* (1989), Siegel já propunha um novo processo de cura em que o amor – pela vida e por si mesmo, com coragem e autoconsciência – consegue verdadeiros milagres, unindo fraternalmente médico e doente. Ambos podem, assim, explorar todos os nexos possíveis entre mente e corpo, para combater as doenças.

O psicoterapeuta Lawrence LeShan, em *O câncer como ponto de mutação: um manual para pessoas com câncer, seus familiares e profissionais de saúde* (1992), afirma que

> é essencial que a pessoa primeiro aprenda a cantar plenamente sua própria canção e, então, como parte das suas necessidades humanas, encontre uma maneira de expressar sua relação com os outros ou com a raça humana. Só desta maneira atuamos e vivemos como um todo coerente e assim fortalecemos e mobilizamos nossa própria capacidade de autocura.

Paroni Filho, em *Você é o remédio* (2000), defende a idéia básica de que a doença é uma mensagem que precisa ser decifrada, havendo a necessidade da construção de uma sabedoria para manter a saúde e compreender a moléstia. A prática profissional diária implica a adoção de modelos de intervenção no fenômeno do câncer tanto do ponto de vista biológico como do social, principalmente na esfera cirúrgica, convivendo com boas e más notícias, diante de prognósticos favoráveis ou desfavoráveis.

Mariano Bizzarri, médico oncologista, compartilha essa visão em *A mente e o câncer: um cientista explica como a mente pode enfrentar a doença* (2001), ao refletir sobre essa relação e a sua influência crítica na história clínica das neoplasias. Aborda questões que vão além da biologia, discutindo a relação dos atores médico e paciente, inclusive segundo o prisma existencial. Já está amplamente comprovada a tese de que a simples presença do terapeuta e do seu *toque* pode ser suficiente para trazer, tal qual um efeito placebo, alívio de dores, tensões e angústias.

Herbert Benson (1998), que vem estudando as relações entre a mente e o corpo há mais de trinta anos, refere-se ao "efeito placebo" como um bem-estar evocado, refletindo a capacidade do organismo de se curar com base em crenças e expectativas geradas pelo doente, pelo médico e pelo entrosamento sociocultural de ambos. Nesse caso, vale a interpretação do cérebro e não especificamente o princípio ativo de algum fármaco. Ao médico, em geral, e ao cirurgião, em especial, cabe reconhecer a existência de um vasto campo de ação no seu imaginário e no dos seus pacientes, tão ou mais importante que a representação física do seu corpo. E, assim, a evolução do conhecimento faz que velhos dogmas cartesianos curvem-se perante resultados empíricos comprovados. O corpo nunca foi separado da mente: ele a molda e é moldado por ela, de forma consciente ou não.

O ato médico exige a *intenção correta* na busca da saúde do paciente-agente e que esse seja o principal foco do profissional, associado à expectativa bipolar da cura. Outro componente dessa relação é a *atenção plena*, manifestando-se na percepção das reações do profissional diante do doente, da sua doença e do contexto, pela permeação verbal e não verbal desses momentos. Nas chamadas doenças crônicas não transmissíveis (DCNT), em particular no câncer, a captação visual e narrativa, não somente da clínica do doente, mas da sua história vivida, com os seus capítulos e associações, favorece a conciliação de uma série de acontecimentos inerentes ao diagnóstico, tratamentos e possíveis resultados.

É imprescindível lembrar Goffman (1996), quando este vislumbrou que "parece não haver qualquer agente mais efetivo que outra pessoa para fazer que o mundo renasça para alguém ou paralisar a realidade, na qual está alojado, através de um olhar, um gesto ou uma observação". A perspectiva ou a presença da doença como uma encruzilhada amplificam esse cenário. Nesse sentido, o comunicar não representa apenas monitorar o paciente ou a sua família ao dar boas ou más notícias, mas, principalmente, busca estabelecer um diálogo de qualidade, empenhando-se em destrancar portas, com a chave correta na fechadura adequada. Assim, no cotidiano dos médicos e dos pacientes, são enfrentadas situações-limite, nas quais noto empiricamente que *a palavra, o olhar, o gesto ou mesmo o silêncio podem ser mais cortantes que o mais afiado bisturi ou mais analgésicos que o mais potente entorpecente* (Perdicaris, 2006).

Entretanto, essas "realidades" tornam-se apenas pura possibilidade, já que a mensagem pode percorrer qualquer rota, determinando por vezes respostas inesperadas, desproporcionais ou irrefletidas, dependendo do contexto cultural, educacional ou sensorial dos elementos expostos a essa experiência social. É crucial e extremamente necessário que os dois lados sintam isso de forma precisa, para codificar, decodificar e mediar o complexo terapêutico, mobilizando todos os seus recursos para o enfrentamento do momento.

Há, ainda, outro aspecto a considerar, na área do verbal e do não verbal, no "discurso oncológico" relativo ao trabalho de equipes multiprofissionais. Trata-se da harmonia do "texto" a preservar diante das diferenças interpretativas do grupo, considerando tanto a realidade textual como contextual do doente e seus familiares, ao tentar convencer pela lógica ou persuadir pela emoção. O que comunicar, na perspectiva da equipe, diante da expectativa do enfermo? Qual o acervo comunicativo desses profissionais e quais as suas competências e habilidades nesse campo?

O que, o que não, quem deve, como, onde, quando e *quanto dizer*, sem infringir aspectos de ordem ética, de hierarquia e, principalmente, de humanismo, sem ferir o paciente-agente mais que a própria doença ou impregná-lo de desesperança? Reconhecer e respeitar o momento do outro, aprendendo com o seu sofrimento, não são atributos de apenas um maestro, mas sim de toda uma orquestra sintonizada nos compassos da doença, nas suas diversas manifestações. Não há fórmulas mágicas para ativar ou desativar um campo minado de dúvidas quanto ao desconhecido, ainda mais quando a doença vem acompanhada de sinais e sintomas severos.

No diálogo entre dois indivíduos, há sempre a busca da eficiência pela obediência a certas regras. Isso significa que, mesmo inconscientemente, falante e ouvinte jogam com normas lingüísticas, dentro de um sistema cooperativo (princípio da cooperação). Eles buscam, por meio de um conjunto de estratégias, garantir o êxito comunicativo.

Entretanto, a obediência irrestrita a essas regras tornaria as conversas altamente aborrecidas. Na verdade, a verbalização ou as posturas, na maioria das situações, não seguem máximas ou mesmo regras predeterminadas. Atos explosivos ou retrações sociais podem ser desencadeados de forma inesperada, bastando que os interlocutores tenham chegado ao seu limite de tolerância consigo mesmos ou com os outros, e bastando aquela gotinha a mais "para entornar o caldo", frustrando qualquer que fosse o objetivo daquele momento. Se existir um modelo para tal situação, ele deve sem dúvida considerar o seguinte: "Nunca deixe alguém acuado ou sem saída; você não sabe do que ele é capaz".

Há uma nova ordem mundial. As mudanças que se desencadearam no contexto profissional atingem todos os segmentos da sociedade e não diferem para a classe médica e os demais profissionais de saúde. O mercado de trabalho e a sua clientela estabelecem estratégias e ações para promover as transformações, exigindo um novo perfil de prestador de serviços, em que a qualidade de atendimento atinge o seu ponto máximo. São diversas pressões que se desdobram de várias formas, provocando desde a simples troca de um médico ou serviço por outro até ações judiciais de perdas e danos, no caso de imperícia, imprudência ou negligência que por atos ou palavras constituam uma iatrogenia ou erro médico. Segundo Sanvito (1994), nunca na história da humanidade a sociedade foi tão marcada pelas mudanças. Vivemos a era da impermanência e corremos todos os riscos resultantes disso.

Não se devem desqualificar, minimizar e, principalmente, desvalorizar aquelas mensagens; é necessário tentar analisar o que vem embutido nelas. É preciso ser solidário e acolhedor sem falsos paternalismos; revestir prognósticos de esperança antes de finalizá-los; "ouvir" a própria fala, para cada vez mais acreditar nela. O olhar do profissional tem de ter a mesma configuração da sua boca ou do seu toque.

Normalmente, ninguém vai a uma consulta médica ou procura ajuda de uma equipe de saúde com a intenção deliberada de hostilizar os profissionais. Na verdade o primeiro encontro é rodeado de expectativas positivas, que têm por base a busca de uma solução diante de um problema real ou imaginário, mas causador de apreensão. É no desenvolvimento da relação, e isso pode acontecer já no primeiro contato, que um processo de comunicação eficaz ou não pode facilitar, dificultar ou truncar definitivamente o compromisso de adesão, caracterizado pela aliança e a empatia entre as partes.

Pinheiro (2002) ressalta que a permanência do médico no atual mercado de trabalho está vinculada às seguintes características:

- ter facilidade de comunicação com as pessoas;
- gostar do que faz e estar bem com a sua profissão;
- aliar ao seu conhecimento científico uma alta dose de intuição;
- ter adquirido base sólida em fisiologia geral e nos mecanismos do adoecer;
- ver o ser humano de forma sistêmica e biopsicossocial;
- trabalhar com sentido de equipe;
- pautar-se pelos princípios éticos;
- atuar como um poderoso medicamento para aliviar sofrimentos;
- possuir autoconhecimento como pessoa e como profissional;
- atuar com foco no cliente (no caso, o paciente-agente).

A relação entre profissionais e pacientes basicamente pode apresentar-se seguindo três modelos:

- *Modelo ativo/passivo*: surge quando os profissionais decidem o tratamento de forma praticamente unilateral.
- *Modelo de cooperação*: segundo esse modelo, o diagnóstico é estabelecido e as opções terapêuticas são apresentadas (inclusive com a participação de familiares) para que se busque a melhor solução.
- *Modelo de participação e consentimento mútuos*: nessa modalidade, os profissionais têm o papel de ajudar o cliente a se ajudar. São parceiros, cada qual com atribuições e responsabilidades, no resgate do melhor de si, na busca de um equilíbrio psicossociobiológico. Esse modelo é aplicável nas chamadas doenças crônicas não transmissíveis (DCNT), entre as quais se encontra o câncer. Nos países desenvolvidos, cada vez mais os indivíduos exigem informações adequadas, inclusive para que possam se auto-ajudar e controlar a saúde, de maneira mais integrada e integradora.

Essa comunicação, no âmbito profissional, não deve ser um fenômeno automático. A sua fluência, embora natural, deve ser cuidadosamente estudada. Embora não obedeça a regras rígidas, a sua condução depende muito de variáveis que cercam a relação médico-paciente e precisam ser observadas para a construção de caminhos seguros em vez de desvios. Tempo oportuno, percepção rápida, senso crítico, compreensão fácil, utilidade imediata são atributos indispensáveis em qualquer contexto, e, num meio pragmático e hostil como o da doença, não há espaço para a falta de qualidade na argumentação ou na contra-argumentação desenvolvidas no diálogo dos envolvidos.

Há ocasiões diárias nas quais a medicina encara a sua fronteira maior, que não é somente lidar com o óbito em si, mas, principalmente, lidar com a evolução do processo, que deve ser, no mínimo, revestido de dignidade. A morte, de forma geral, foi hospitalizada, e atualmente se apresenta acompanhada de uma ampla parafernália tecnológica, com a presença de monitores, sondas, cateteres etc. Isso confere a ela um caráter de medicalização, muitas vezes insana e desnecessária, em que palavras de conforto são substituídas por zunidos e pela pressa.

Dessa forma, com a ajuda da prosa poética de Rubem Alves (1995), pode-se entender o seguinte:

> [...] a morte tem dois lados. Um deles é a sua realidade física, e nisto todas se parecem. O outro são as palavras que dizemos uns aos outros, diante dela. É aqui que se encontra a diferença [...]. O que nos difere não é que alguns sejam sadios e outros enfermos. A diferença está nos poemas que recitamos diante do horizonte que se aproxima.

Moacyr Scliar, no seu livro *A paixão transformada* (1996), posicionou-se da seguinte forma:

> A história da medicina é uma história de vozes. As vozes misteriosas do corpo: o sopro, o sibilo, o borborigmo, a crepitação, o estertor. As vozes inarticuladas do paciente: o gemido, o grito, o estertor. As vozes articuladas do paciente: a queixa, o relato da doença, as perguntas inquietas. A voz articulada do médico: a anamnese, o diagnóstico, o prognóstico. Vozes que falam da doença, vozes calmas, vozes ansiosas, vozes curiosas, vozes sábias, vozes resignadas, vozes revoltadas. Vozes que se querem perpetuar: palavras escritas em argila, em pergaminho, em papel: no prontuário, na revista, no livro, na tela do computador. Vozerio, corrente ininterrupta de vozes que flui desde tempos imemoriais e que continuará fluindo.

Outro aspecto a ser considerado em termos da comunicação, além do compromisso assistencial, é a necessidade de trabalhar para a promoção da saúde, pela influência comportamental. Assim, deve-se vislumbrar o papel social da comunicação no resgate da responsabilidade do profissional-educador. Essa necessidade de mediar os fenômenos biossociais interagindo com a comunidade deve estar sempre implícita nas atividades da área da saúde. Nesse sentido, é imprescindível que o profissional também aprenda a conjugar o *estar sadio ou doente* na primeira pessoa do singular e do plural, e não apenas nas terceiras.

Para tal, o profissional, antes de intervir na vida de seus semelhantes, deve buscar um crescimento interno que se traduza, principalmente, na percepção da natureza da sua missão. Na nossa realidade universitária esse ideário humanista ainda está distante de ser alcançado no que diz respeito a um conteúdo curricular integrado. A falta dessa prática ou as lacunas decorrentes das suas distorções ecoam pelas enfermarias, ambulatórios e consultórios, mundo afora.

Talvez as principais questões sejam: onde, quando e como obter competências e habilidades para essa área complexa e extremamente dinâmica? Não basta conhecer teorias ou ter certas opiniões sobre o assunto, pois para dirigir um carro com segurança não é necessário saber detalhes da sua construção, e sim exercitar-se, avaliar os seus resultados e corrigir os seus erros, e isso é um caminho a percorrer, na dinâmica do dia-a-dia.

Da prática

Em pesquisa realizada no Brasil por Pan Chacon, Kobata e Liberman (1995), analisaram-se as respostas de 79 médicos (fase 1) após ter sido perguntado como se comportariam com seus pacientes, familiares e até consigo mesmos se tivessem em mãos um diagnóstico de câncer e se seria adequado dizer explicitamente o diagnóstico ou não.

Na segunda fase interrogaram 118 adultos, questionando sobre como gostariam que os seus respectivos médicos os tratassem caso tivessem câncer. Verificou-se uma postura bastante paternalista por parte dos médicos, com somente 22% deles não utilizando, na comunicação, a "mentira piedosa". Seus adeptos nunca explicitam claramente o diagnóstico; argumentam que o doente, na realidade, não quer saber a verdade até porque já desconfia dela, e por isso geralmente não faz nenhuma pergunta objetiva nesse sentido. Muitos médicos se sentem aliviados dessa carga já que o doente não deseja abordar o assunto e, também, a família em geral prefere que a verdade não seja dita ao doente. Todos, porém, sem exceção, consideram que a família precisa ser informada não apenas do diagnóstico mas também da real gravidade da situação do paciente. Citam ainda que o nível intelectual torna mais difícil, se não impossível, enganar "de fato" alguns pacientes.

Paradoxal e inexplicável, pelo menos aparentemente, é a postura que adotariam se fossem eles os doentes. Nessa situação, segundo a pesquisa, desejariam ser informados da verdade por se julgarem capazes de administrar satisfatoriamente seu impacto. Acrescentaram que precisariam dessa informação para atendimento de seus interesses e dos de sua família. Entre 80% e 90% desejariam saber toda a verdade mesmo quando a única alternativa de tratamento se resumisse a uma cirurgia paliativa. Argumentaram que gostariam de manter o poder, que habitualmente lhes é retirado, de decidir, eles próprios, sobre o tratamento proposto e sobre o seu futuro (Pan Chacon *et al.*, 1995).

Esse paradoxo é importante quando se discute a comunicação porque, quando se pensa nas suas premissas, entende-se que não existe neutralidade na maneira como nos relacionamos com as pessoas. Além de uma informação ou de algum dado objetivo, o que se sente em relação ao que está sendo transmitido é sempre passado, e sempre perceptível, pelo tom de voz utilizado para transmitir a mensagem, pelas palavras escolhidas, pela ênfase que é dada a determinadas palavras, pela postura corporal assumida ao transmitir a mensagem, pela capacidade (ou incapacidade) de olhar para o rosto, para os olhos da pessoa ao falar com ela, pela distância mantida entre as pessoas (Silva, 2005); ou seja, quando existe uma contradição entre o que se sente e o que se verbaliza, ela acaba emergindo na forma como o médico transmite a informação para o paciente.

Para exemplificar quando essa comunicação, chamada de não verbal (Silva, 2005), influencia na postura, pode-se citar um estudo de Sulmasy e Rahn (2001), que concluiu, após a observação de vídeos que documentavam cuidados com pacientes com câncer, aids, demência avançada, entre outras doenças graves, que os pacientes seriamente enfermos recebem visitas mais rápidas dos profissionais da área da saúde, ficando sozinhos a maior parte do tempo, aproximadamente dezoito horas por dia. Com essa atitude e comportamento, a mensagem subliminar para o paciente, a equipe, os familiares é: "Não há mais nada a fazer".

Poderiam ser citados como objetivos de uma comunicação adequada (Silva, 2006):

- conhecer os problemas físicos e pessoais do doente;
- obter informações básicas para seu diagnóstico e tratamento;
- fazê-lo sentir-se cuidado e acompanhado (até o final, se for o caso);
- conhecer previamente sua reação à doença, seus temores e ansiedades;
- facilitar o alívio sintomático eficaz e melhorar sua auto-estima;
- oferecer informações verdadeiras, de forma delicada e progressiva, segundo suas necessidades, para planejar seu futuro;
- ajudar a manter sua esperança;
- conhecer os itens que podem aumentar o seu bem-estar;
- conhecer seus valores espirituais, culturais e medidas de apoio;
- ajudar a vencer o tabu da morte;
- dar tempo para que se resolvam assuntos pendentes;
- reforçar o princípio da autonomia;
- detectar as necessidades da família;
- melhorar as relações com seus entes queridos;
- tornar mais direta e interativa a relação médico-paciente.

Diante de todos esses objetivos da comunicação pode-se supor que é fundamental que o médico se prepare para conversar adequadamente durante todo o processo de tratamento. E o que é *adequado* depende da situação e do momento. Primeiro, é preciso criar um ambiente propício para que se atinjam todos esses objetivos; depois, prestar atenção na postura que assume diante do paciente; identificar o que o paciente sabe sobre a sua doença e o que ele quer saber; identificar o que a família sabe e o que ela quer saber; utilizar frases simples nas explicações, nos contatos; verificar o entendimento de tudo que é dito; ouvir, porque quando ouvimos percebemos o que o doente sabe (por que ele acaba dizendo o que sabe, o que quer saber, o ritmo com o qual deseja saber e a quantidade de informações desejada) (Dondoni *et al.*, 1999; Silva, 2004).

Esse ouvir envolve estar atento à postura corporal adotada diante do doente, ao tom de voz que se utiliza ao explicar algo que é questionado pelo paciente e sua família, à expressão facial receptiva e à própria gestualidade (o que fazer com as mãos: desenhos em algum papel, desviando o olhar? Balançando as pernas?). É necessário ter consciência de como portar-se diante do que o paciente e sua família estão falando (Silva, 2005; Mebane *et al.*, 1999). Esse ouvir capacita para a identificação das emoções envolvidas diante da enormidade de facetas que podem se apresentar nos pacientes, e permite que se conclua cada interação como mais um passo para ajudá-los a viver da melhor forma possível.

Na comunicação inicial com o paciente, também é importante identificar o que ele já sabe, o nível de compreensão da doença que ele tem, o que ele quer saber e adequar o vocabulário a ser empregado, estando atento aos pequenos sinais não verbais utilizados (com tanta freqüência!) quando não se quer dizer tudo que se pensa e sente (Silva, 2004). Se surgirem dúvidas, o médico pode lançar mão de perguntas como: "Você gostaria de saber detalhes sobre o tratamento?"; "Você gostaria que eu lhe desse mais informações sobre o seu diagnóstico?" Caso o paciente não queira saber o diagnóstico, deve-se mostrar a ele que sua escolha será respeitada. Se o paciente estiver em um momento de negação, o médico também deve diagnosticar o mecanismo de defesa, sem confrontá-lo, e a informação deve ser transmitida a um familiar ou um amigo, se ele desejar (Dondoni *et al.*, 1999).

Na comunicação verbal devem ser evitados jargões científicos; as frases podem ser simples e sucintas, comunicando o sentido exato do que se quer dizer. Pode-se verificar o entendimento das informações perguntando-se: "Estou sendo claro?"; "Está acompanhando o meu raciocínio?" Após cada conversa é adequado resumir em poucas frases o que foi discutido e programar o próximo encontro, deixando claro quando ele acontecerá e explicitando os passos a serem tomados entre o encontro atual e o próximo. Alguns estudos indicam, ao questionar pacientes imediatamente após uma consulta, que a porcentagem das informações que ficam retidas é muito menor do que poderíamos imaginar (Silva, 2004). O toque afetivo, se bem utilizado e no local correto, na hora certa, com a pessoa certa e por tempo adequado, é um fator de aproximação e de reforço do encontro. Iniciar e encerrar os encontros com um aperto de mão pode ser muito bem-aceito pelos pacientes (Silva, 2005).

A informação deve ser dosada de acordo com a capacidade do paciente em captá-la, mas é fundamental que todas as informações que forem transmitidas sejam verdadeiras; a mentira bem-intencionada tem um efeito destrutivo sobre a confiança que o paciente deposita no seu médico. Em nenhum momento ela deve limitar a ação do médico com relação ao que pode ser feito. É importante entender que o fato de as pessoas viverem uma doença, muitas vezes incurável, não implica a inexistência de cuidados ou tratamentos, a impossibilidade de aliviar o sofrimento ou minimizar os medos desse momento. Os profissionais de saúde não podem deixar que o paciente e seus familiares se sintam sozinhos ou abandonados. Essa talvez seja a intenção primeira da comunicação com os pacientes.

Admite-se, portanto, que o ser humano possui, simultaneamente, duas dimensões ou modos de comunicação para expressar as suas necessidades ao mundo (Pan Chacon *et al.*, 1995; Silva, 2005; Sulmasy e Rahn, 2001):

- *Linguagem verbal ou psicolingüística*: nesse modo de comunicação, o ser humano se apropria da palavra, com a finalidade de expressar suas necessidades ao mundo que o rodeia.
- *Linguagem não verbal ou psicobiológica*: esse modo de comunicação envolve o corpo, com suas qualidades fisiológicas, físicas e gestuais. Incluem-se nessa dimensão os artefatos utilizados pelo ser humano e aqueles que são colocados no ambiente, a distância que é mantida entre as pessoas e as posturas corporais que os indivíduos ocupam em determinado local. Para exemplificar, a pessoa pode estar de frente para alguém, de costas, de lado.

Os códigos não verbais originam-se de três fontes (Silva, 2005). A primeira compreende os *programas neurológicos herdados*. Na década de 1970, realizou-se uma pesquisa sobre o desenvolvimento de crianças nascidas cegas. Constatou-se que, embora as crianças nunca tivessem observado as expressões do rosto de um ser humano, expressavam as emoções básicas da mesma maneira. Quando felizes, sorriam, os seus olhos brilhavam. Em situações de surpresa as crianças abriam mais os olhos, levantavam as sobrancelhas e, dependendo do grau de surpresa, abriam a boca. Quando tristes, choravam. Quando envergonhadas, desviavam o olhar; embora não enxergassem, abaixavam a cabeça e, dependendo da cor da pele, ruborizavam. Logo, concluiu-se que faz parte do desenvolvimento neurológico a expressão das emoções pelo corpo. A segunda fonte são as *experiências comuns aos seres humanos*, como aquelas relacionadas à satisfação de suas necessidades básicas: o bocejo, o ruído que a barriga emite quando estamos com fome, o aumento da freqüência com que molhamos os lábios quando estamos com sede.

A *cultura*, a *classe social* e as *experiências familiares* são a terceira fonte de códigos não verbais. As características culturais e sociais provocam variações na intensidade e na expressão dos sentimentos de uma coletividade. Ilustrando essa influência, temos o caso dos latinos, que realizam, durante a comunicação, gestos amplos e usam tom de voz mais alto, diferentemente de membros de outras comunidades, como a germânica, cuja comunicação é pautada pela contenção de gestos e palavras (Silva, 2005; Sulmasy e Rahn, 2001; Huebner-Dimitrius e Mazzarella, 2000).

Incluem-se na terceira fonte da comunicação não verbal os artefatos que as pessoas utilizam ou colocam no ambiente. A postura de uma pessoa permite identificá-la como pertencente a determinada classe social. Os códigos desenvolvidos pelas famílias permitem a comunicação por meio de gestos. Um olhar pode dizer: "Cale-se", "Fique quieto", "Mude de assunto" (Sulmasy e Rahn, 2001; Huebner-Dimitrius e Mazzarella, 2000; Gaiarsa, 2000).

O profissional de saúde e a comunicação não verbal

Quando o profissional de saúde assiste um paciente, deve estar atento conscientemente aos diferentes tipos de comunicação não verbal (Silva, 2005).

A *cinésica* também é conhecida como a linguagem do corpo. Estudos explicam por que o paciente olha para o rosto em vez de olhar para as mãos do profissional que vai tocá-lo. Inconscientemente, o paciente reconhece que é no rosto que as pessoas expressam a maior parte de suas emoções (Gaiarsa, 2000). Logo, por desconhecer a linguagem técnica do profissional de saúde e por não saber se o instrumento que está em suas mãos é o mais adequado, o paciente volta a sua atenção para o rosto do profissional na expectativa de apreender o que este está sentindo ao cuidar dele.

Por meio da cinésica identificamos os sinais de empatia, pois esses sinais não são só verbais. Quando nos interessamos por uma pessoa, voltamo-nos para a sua direção, aproximamo-nos, olhamos para ela e, freqüentemente, balançamos a cabeça como sinal de que concordamos com o que ela nos diz.

A *proxêmica* estuda os espaços interpessoais, a distância mantida entre os participantes de uma interação. Nessa dimensão dois conceitos são importantes para o processo de cuidar: o espaço pessoal e a territorialidade.

O espaço pessoal é uma espécie de campo energético que a pessoa tem em torno de seu corpo. Essa percepção de localização faz que o indivíduo tome consciência de si. Por causa dessa percepção, quando uma pessoa não se sente segura em uma relação ou não se sente bem com o outro, apresenta um comportamento de defesa do seu espaço pessoal. Quais são as características desse comportamento? O paciente, por exemplo, pode: encobrir a cabeça com o lençol, ficar voltado para a parede, fingir que está dormindo, responder com monossílabos às perguntas feitas, deixar de olhar o profissional nos olhos etc.

Outro conceito é o da territorialidade. Nesse caso, há uma espécie de área física que demarcamos como nossa, onde quer que estejamos. É por isso que os estudantes possuem a tendência de sentar na mesma cadeira, demarcando-a como sua. O paciente também sente necessidade de demarcar o seu território no hospital. Quando ele é admitido, recebe a informação de que "aquele" é o seu leito ou "aquela" é a sua mesa de cabeceira; logo, sente-se impelido a demarcar o seu território com um objeto pessoal, algo que indique: "Este é o meu lugar!"

Algumas instituições públicas não permitem que o paciente utilize nem mesmo o próprio pijama; sendo assim, o chinelo, único objeto seu no hospital, é o instrumento de demarcação do seu território. Infelizmente, pelo fato de o profissional de saúde em geral não estar atento a esse tipo de linguagem, muitas vezes, ao se aproximar do leito para cuidar do paciente, chuta o chinelo para debaixo do leito, desrespeitando o território demarcado (Sulmasy e Rahn, 2001).

A *tacêsica* estuda o toque, não apenas como instrumento de sensação, mas também como expressão de afetividade. Dependendo do modo como nos aproximamos para tocar, da pressão exercida no toque, do tempo de contato e da parte do corpo tocada, passamos determinado significado à pessoa que é tocada. Percebemos a intenção da pessoa no toque (Montagu, 1986).

O profissional de saúde, ao compreender a linguagem do toque, descobre que a ação de tocar o paciente não é apenas instrumental (que é o contato físico deliberado, necessário para o desenvolvimento de uma tarefa específica), mas é, também, afetiva (Montagu, 1986). Deve-se ficar atento, ainda, às diferenças individuais e culturais, as quais ensinam que uma atitude mais introspectiva, por exemplo, pode provocar inicialmente rejeição ao toque, lembrando que existem culturas mais ou menos acessíveis ao toque (os latinos aceitam melhor o toque do que os ingleses) (Montagu, 1986).

Por estar muitas vezes preocupado em tocar os artefatos utilizados pelo paciente, o profissional dá ao toque um caráter meramente instrumental, sem afetividade, o que é realmente lamentável, pois são muitos os estudos que têm demonstrado quanto o contato é importante para a manutenção e para a qualidade da vida (Montagu, 1986). De maneira geral, o paciente aceita melhor o toque quando se sente sozinho, quando está morrendo, com dor, com a auto-estima e auto-imagem diminuídas, quando está triste e com a consciência reduzida (lembrando que a audição é o último dos sentidos perdidos pelo paciente quando ocorre alteração de sua consciência). Também foi comprovado que a aceitação aos processos psicoterapêuticos tende a ser maior quando os pacientes são recebidos com um aperto de mão, com um toque (Silva, 2005).

Vale lembrar que, quando tocamos alguém, estamos invadindo seu espaço pessoal e, portanto, precisamos estar atentos aos sinais não verbais que demonstram consentimento ou não nessa invasão, como a expressão facial, rigidez muscular, direção do olhar etc.

A *paralinguagem*, ou *paraverbal*, estuda o tom de voz, a ênfase dada a determinada palavra, os grunhidos que utilizamos ao falar, o silêncio etc. Esses itens demonstram sentimentos (quando estamos ansiosos, por exemplo, nossa voz treme), características de personalidade (os introvertidos costumam ter o tom de voz baixo), atitudes (existem muitas maneiras de dizer um "sim"), tipo de relacionamento interpessoal (a voz pode se tornar mais doce, mais áspera, por exemplo) e autoconceito (Sulmasy e Rahn, 2001).

O conhecimento da linguagem paraverbal permite, ao profissional de saúde, compreender que o silêncio pode existir em situações ligadas ao terapeuta ou ao próprio paciente. O doente pode estar calado por vergonha, raiva, ou pode estar testando o terapeuta para ver se este ficará ao seu lado mesmo quando estiver quieto. A pessoa pode estar em silêncio por não saber o que dizer, estar confuso ou deprimido. A interpretação do significado do silêncio dependerá do conhecimento que o profissional tem a respeito do paciente (Dondoni *et al.*, 1999; Silva, 2004).

Instrumentalizado pela linguagem paraverbal, o profissional de saúde percebe quando deve utilizar o silêncio como meio de comunicação. Em muitas situações, como já referido, o ato de ouvir é uma ação terapêutica.

Além desses tipos de comunicação, o profissional de saúde deve estar atento às características físicas do paciente, que podem apresentar sinais importantes para um correto diagnóstico; assim como os clientes estão atentos às características físicas do profissional, fazendo observações como: "Ele se mantém limpo", "É bem cuidado", entre outras. Os objetos utilizados pela pessoa, os móveis e os artefatos presentes no ambiente, o número de saídas do local e o significado que o ambiente expressa quando estamos dentro dele são alguns dos elementos que auxiliam o profissional de saúde a apreender a realidade do seu paciente e dificultam ou facilitam o seu bem-estar (o ambiente permite maior ou menor formalidade, maior ou menor exposição, maior ou menor comodidade).

Estudiosos afirmam que dois terços do que comunicamos nas interações face a face são transmitidos por meio dessa linguagem não verbal (Pan Chacon *et al.*, 1995; Silva, 2005; Huebner-Dimitrius e Mazzarella, 2000). É ela que nos ajuda a expressar os sentimentos, os pensamentos, as dúvidas e demonstrar que há coerência entre a interação e o nosso discurso. Nesse caso, seu objetivo é o de complementar o verbal.

A leitura da comunicação não verbal pode, por outro lado, contradizer uma fala. Uma pessoa que diz: "Muito prazer", mas não se volta em direção à pessoa que cumprimenta, não presta atenção à maneira como a toca ou a toca como se precisasse lavar as mãos em seguida, contradiz o seu cumprimento.

A comunicação não verbal pode ser usada, também, em substituição à verbal. Durante uma conversação, não precisamos dizer a todo instante: "Estou prestando atenção", "Estou ouvindo"; um meneio de cabeça e o olhar são suficientes.

Ela permite, também, demonstrar e reconhecer os sentimentos. Ao interagirmos com o outro, podemos apresentar reações de alegria, tristeza, ansiedade, dúvida, medo etc. Percebendo a comunicação não verbal de forma consciente, podemos compreender e qualificar a tônica e os sentimentos que permeiam a interação. Além disso, quanto maior o grau de consciência que uma pessoa tem de si e do que está expressando, maior será a sua habilidade em lidar com os outros (Silva, 2005; Silva, 2006; Huebner-Dimitrius e Mazzarella, 2000).

Considerações finais

Não existem fórmulas para a "melhor" comunicação com os pacientes, mas são fatores importantes a privacidade e o cenário onde ocorrem as interações. A procura de um ambiente onde o paciente e o médico possam ficar à vontade, sem o constrangimento da presença de outras pessoas, é essencial, pois nos nossos hospitais, onde freqüentemente temos três ou quatro pacientes nas enfermarias, é necessário muitas vezes esperar um horário mais adequado, ou até mesmo levar o paciente para outra sala, para que se possa ter uma conversa com a máxima clareza e calma.

Sempre que possível, o médico e o paciente devem estar sentados, de preferência no mesmo nível, para que a altura dos olhos coincida. Isso representa um esforço do médico para colocar o paciente numa postura participativa (Silva, 2006; Dondoni *et al.*, 1999; Mebane *et al.*, 1999). É importante que, ao sentar-se com o paciente, o profissional tente manter a calma e deixe claro que aqueles minutos, mesmo que sejam poucos, passados com o paciente são também importantes para ele. Mesmo havendo um limite, um horário a cumprir, esse "pouco" tempo deve servir para que o médico olhe nos olhos do paciente e também fique em silêncio, ouvindo as frases ditas por ele até o final, a fim de observar seu balanço de cabeça, significando concordância, enquanto ele escuta, e o tocar também, afetivamente.

Deve ficar claro para o médico que, embora aquele seja um dos muitos pacientes com quem ele conversará naquele dia, para o paciente aquele pode ser o momento mais importante de todo o dia, de toda a semana.

Referências bibliográficas

AGUIAR, V. T. *O verbal e o não-verbal*. São Paulo: Unesp, 2004.

ALVES, R. "Sobre jornais e aleluias". *Folha de S.Paulo*, São Paulo, 12 nov. 1995. Caderno Opinião, p. 3.

BENSON, H.; STARK, M. *Medicina espiritual: o poder essencial da cura*. Trad. Mary Winckler. Rio de Janeiro: Campus, 1998.

BIZZARRI, M. *A mente e o câncer: um cientista explica como a mente pode enfrentar a doença*. São Paulo: Summus, 2001.

BROYARD, A. apud LOWN, B. *A arte perdida de curar*. Trad. Wilson Velloso. São Paulo: JSN/Fundação Peirópolis, 1997.

D'ÉPINAY, M. L. *Groddeck: a doença como linguagem*. Trad. Graciema Térreos. Campinas: Papirus, 1988, p. 63.

DONDONI, A. P. F.; BRAGA, C. F.; BARRIOS, C. H. "Como transmitir aquilo que não gostaríamos de ouvir? A comunicação de notícias difíceis na relação médico-paciente". *Acta Médica*, Porto Alegre, v. 20, n. 1, p. 383-95, 1999.

FREIRE, P. *Educação e mudança*. 15. ed. Rio de Janeiro: Paz e Terra, 1989.

GAIARSA, J. A. *O olhar*. São Paulo: Gente, 2000.

GOFFMAN, E. *A representação do eu na vida cotidiana*. Trad. Maria Célia Santos Raposo. Petrópolis: Vozes, 1996.

HUEBNER-DIMITRIUS, J.-E.; MAZZARELLA, M. *Decifrar pessoas: como entender e prever o comportamento humano*. 3. ed. São Paulo: Alegro, 2000.

KIECOLT-GLASER, J. K. et al. "Hypnosis as a modulator of cellular immune dysregulation during acute stress". *Journal of Consulting and Clinical Psychology*, v. 69, n. 4, p. 674-82, 2001.

LESHAN, L. *O câncer como ponto de mutação: um manual para pessoas com câncer, seus familiares e profissionais de saúde*. Trad. Denise Bolanho. 4. ed. São Paulo: Summus, 1992, p 11

MEBANE, E. W.; OMAN, R. F.; KROONEN, L. T.; GOLDSTEIN, M. K. "The influence of physician race, age, and gender on physician attitudes toward advance care directives and preferences for end-of-life decision making". *Journal of the American Geriatrics Society*, v. 47, p. 579-91, 1999.

MINAYO, M. C. S. "Um desafio sociológico para a educação médica". *R. Bras. Educ. Méd.*, Rio de Janeiro, v. 15, n. 1, p. 1-32, 1991.

MONTAGU, A. *Tocar: o significado humano da pele*. Trad. Maria Silvia Mourão Netto. 3. ed. São Paulo: Summus, 1986.

PAN CHACON, J.; KOBATA, C. M.; LIBERMAN, S. P. C. "A 'mentira piedosa' para o canceroso". *Revista da As-*

sociação Médica Brasileira, São Paulo, v. 41, n. 4, p. 274-6, 1995.

PARONI FILHO, C. *Você é o remédio.* São Paulo: Lúmen, 2000.

PERDICARIS, A. A. M. *Além do bisturi: novas fronteiras na comunicação médica.* Santos: Leopoldianum, 2006.

PINHEIRO, R. *Escolha e abandono de médicos: o poder do cliente.* Salvador: Raimundo Pinheiro Consultoria, 2002.

SANVITO, W. L. *A medicina tem cura? Uma abordagem crítica da medicina contemporânea.* São Paulo: Atheneu, 1994.

SCLIAR, M. *A paixão transformada: história da medicina na literatura.* São Paulo: Companhia das Letras, 1996.

SELYE, H. et al. (eds.). *Stress and death.* Nova York: Plenum, 1979.

SIEGEL, B. S. *Amor, medicina e milagres: a cura espontânea de doentes graves, segundo a experiência de um famoso cirurgião norte-americano.* Trad. João Alves dos Santos. São Paulo: Best Seller, 1989.

_____. *Paz, amor e cura: um estudo sobre a relação corpo-mente e a autocura.* São Paulo: Summus, 1996.

SILVA, M. J. P da. "Comunicação com o paciente fora de possibilidades terapêuticas". In: FIGUEIREDO, M. T. A. (org.). *Diagnóstico e tratamento em clínica médica.* São Paulo: Atheneu, 2006.

_____. "Comunicação com o paciente fora de possibilidades terapêuticas: reflexões". In: PESSINI, L.; BERTACHINI, L. (orgs.). *Humanização e cuidados paliativos.* São Paulo: Loyola/Edunisc, 2004, p. 263-72.

_____. *Comunicação tem remédio: a comunicação nas relações interpessoais em saúde.* 10. ed. São Paulo: Loyola, 2005.

SULMASY, D. P.; RAHN, M. "I was sick and you came to visit me: time spent at the bedside of seriously ill patients with poor prognoses". *The American Journal of Medicine,* v. 111, n. 5, p. 385-9, 2001.

THAKER, P. H. et al. "Chronic stress promotes tumor growth and angiogenesis in a mouse model of ovarian carcinoma". *Nature Medicine,* v. 12, n. 8, p. 939-44, 2006.

ESPIRITUALIDADE NO ENFRENTAMENTO DO CÂNCER

Regina Paschoalucci Liberato; Rita de Cássia Macieira;

Houve um tempo em que todos os seres humanos eram deuses, mas abusaram tanto de sua divindade que Brama, o deus de todos os deuses, decidiu tirá-la deles e escondê-la onde jamais pudesse ser encontrada.

Para tanto, Brama convocou um conselho de deuses para ajudá-lo a decidir. "Vamos sepultá-la no fundo da terra", disseram os deuses. Mas Brama respondeu: "Não, isso não adiantará, pois os humanos cavarão a terra e a encontrarão". Então, disseram os deuses: "Vamos afundá-la no oceano mais profundo". Ao que Brama respondeu: "Não, lá não, pois eles aprenderão a mergulhar no oceano e a encontrarão". Então, disseram os deuses: "Vamos levá-la para o cume da montanha mais alta e escondê-la lá". Porém, mais uma vez, Brama contestou: "Não, também não funcionaria, porque eles podem escalar, por fim, todas as montanhas e recuperar sua divindade". Então os deuses desistiram, dizendo: "Não sabemos onde escondê-la, pois parece não haver lugar na terra ou no mar que os seres humanos algum dia não possam alcançar". Brama refletiu durante algum tempo e depois disse: "Eis o que faremos: esconderemos sua divindade bem fundo, no centro de seu próprio ser, pois os humanos nunca pensarão em procurá-la ali". Todos os deuses concordaram que esse era o lugar perfeito para escondê-la, e assim foi feito. E desde então os homens têm ido de um lado para o outro da face da Terra, cavando, mergulhando, escalando e explorando, procurando algo que já está dentro deles.

Antiga lenda hindu

Introdução

Pesquisas mostram a todo momento que medidas efetivas de prevenção primária e secundária podem reduzir substancialmente o número de casos novos de câncer e prevenir muitas mortes atribuídas à doença. No entanto, estimativas do Instituto Nacional de Câncer (Inca) para o ano de 2008 indicam a possibilidade de ocorrência de quase 470 mil casos novos de câncer no Brasil, sendo 231.860 casos para o gênero masculino e 234.870 para o gênero feminino.

Diversos avanços técnicos ocorridos nos últimos anos têm contribuído para o aumento da sobrevivência e a melhoria da qualidade de vida do paciente com câncer, além da redução do impacto emocional por ele sofrido. Mas, devido provavelmente ao diagnóstico tardio, o câncer continua a ser uma das maiores causas de mortalidade.

O diagnóstico de câncer e seu subseqüente tratamento têm impacto significativo no funcionamento físico, na saúde mental e no bem-estar, incluindo aspectos emocionais, na sexualidade e na autopercepção, causando uma ruptura na qualidade de vida e conduzindo a um processo de estresse (Kinney et al., 2003; Pandey et al., 2005). Tanto a pessoa com câncer quanto seus parceiros e demais membros da família podem apresentar níveis clínicos de depressão, ansiedade ou sintomas físicos de estresse, tais como: dores de cabeça, aumento da pressão cardíaca, perda de sono e apetite, entre outros (Edwards e Clarke, 2004).

Como conseqüência da doença, podem surgir problemas práticos e materiais e, ainda, preocupações emocionais e não materiais. Entre os primeiros estão as preocupações financeiras, como possível perda de emprego ou relativas aos custos do tratamento. Os problemas emocionais ou não materiais podem estar ligados a dificuldades em conviver com a doença, medos das perdas ou problemas nos relacionamentos interpessoais. Por essa razão, os cuidados com o paciente e familiares devem incluir o trabalho de médicos, enfermeiros, psicólogos, assistentes sociais, religiosos e outras pessoas que possam oferecer suporte e orientação no âmbito psicossocial (Haagedoorn, 2000).

As pessoas que recebem o diagnóstico de câncer experimentam grande sofrimento causado pelo abalo em seu estilo de vida, como conseqüência da doença, tratamentos ou efeitos colaterais. Algumas delas encontrarão, em sua espiritualidade, ajuda para o enfrentamento das crises físicas e psicológicas resultantes do diagnóstico e tratamento

(Meraviglia, 2006). A valorização de aspectos da espiritualidade, como propósito e significado da vida, preces e perspectiva espiritual, é benéfica e diminui o impacto do câncer (Gall e Cornblat, 2002).

Sentimentos de desesperança, medo de perda do controle e prejuízo da auto-imagem podem ser agravados pela destruição de valores sociais e espirituais. No sentido espiritual, o câncer tem limitações. É preciso demonstrar à pessoa com câncer que, no nível de sua existência espiritual, a doença não deve estraçalhar a esperança, destruir a fé, corroer as relações significativas, matar o amor e a amizade, acabar com a paz, silenciar a bravura e as memórias, tomar conta da alma e furtar a vida que se tem a viver (Salazar e Motta, 2007).

Conceituando a espiritualidade

A palavra *espiritualidade* vem da raiz latina *spiritus*, que significa sopro, o princípio que anima, o sopro da vida.

Pode ser definida como "um modo de ser e de sentir que ocorre pela tomada de consciência de uma dimensão transcendente, sendo caracterizado por certos valores identificáveis com relação a si mesmo, aos outros, à natureza, à vida" (Elkins, 2000).

Baseia-se na crença da existência de duas dimensões de realidade, a material e a imaterial. A realidade material refere-se ao mundo concreto e à realidade tangível, das coisas que podemos conhecer pelos cinco sentidos. O corpo, a terra, o mar, as árvores, o sofá da sala de estar, o prato de comida à minha frente e os animais fazem parte do mundo material.

Há outra dimensão, igualmente real, que é o mundo imaterial, o mundo do qual os artistas, poetas, profetas, xamãs e filósofos se ocupam freqüentemente. Trata-se de uma realidade que, apesar de não ser material nem palpável, é de extrema importância para a existência humana. Nela encontramos nossos valores e significados mais profundos; é o mundo das realidades espirituais e fenomenológicas.

A espiritualidade é universal. Está disponível para qualquer ser humano. Não se restringe a uma religião, cultura ou um grupo de pessoas.

É um fenômeno humano, um potencial inato e natural do ser humano. É manifestada de diversas formas e caracterizada por uma ânsia comum pelo sagrado, um desejo universal de tocar e celebrar o mistério da vida.

Invade nossa alma e é cultivada por experiências relacionadas ao sagrado. Sua natureza surge na expressão do mistério da vida e das profundezas do nosso ser.

O cuidado com a alma é essencial para a saúde psicológica, e o desenvolvimento espiritual não é uma escolha. Ele acontecerá naturalmente de acordo com o desenvolvimento geral do indivíduo, respeitando suas limitações.

Tal como o corpo, a alma tem necessidades, demanda cuidados. Mas vivemos numa sociedade que presta pouca atenção a ela. Banalizamos a experiência humana, desprezando a dimensão sagrada da vida.

Em *Man and his symbols*, Carl Gustav Jung (1964) escreveu: "Temos despojado todas as coisas de seu mistério e de sua numinosidade; nada mais é sagrado".

Vivemos um momento existencial que apresenta patologias de todas as ordens. Adoecemos com uma facilidade incrível. Conforme fortificamos nosso arsenal de defesas, nossos oponentes fortificam-se também. Isso vale tanto para remédios e agentes de doenças, como vírus e bactérias, como para nossas necessidades egoístas e as respostas cada vez mais intensas e violentas da natureza.

A privação espiritual está na raiz de muitas patologias clínicas.

A espiritualidade faz a alma despertar, coloca-nos diante da dimensão sagrada da existência humana e colore com cores intensas nossa vontade de viver.

Desperta-nos para que aceitemos e sigamos com coragem e dedicação o nosso destino, seja ele qual for, demonstrando participação e dignidade.

Se quisermos viver verdadeiramente, precisaremos considerar a alma, assim como o corpo, como um dos pontos de referência do nosso destino.

A alma incita a natureza essencial das pessoas. Caracteriza-se pela individualidade.

Thomas Moore (apud Elkins, 2000, p. 62) escreveu que "muitos de nós gastam tempo e energia tentando ser algo que não são. É um movimento contrário à alma, já que a individualidade emerge da alma, como a água emerge das profundezas da terra".

O desenvolvimento espiritual não está relacionado com práticas ritualistas e religiosas, e sim com o milagre da vida.

Estar vivo e experimentar o acontecimento da vida, participando dele e interferindo nos efeitos que cada experiência provoca no contorno plástico que a humanidade possui, é em si uma bênção divina. É a expressão do sagrado em essência.

No fundo do coração de cada ser humano há um profundo anseio por uma vida que faça sentido.

Pode-se dizer que separação entre espiritualidade e religião é uma das maiores mudanças sociológicas de nosso tempo. Por quase dois mil anos, a Igreja manteve o monopólio da espiritualidade no Ocidente, e em todo esse período cuidar da alma foi uma tarefa da religião. Atualmente, não é mais.

Essa perspectiva totalmente diferente é o resultado das mudanças ocorridas na Era Moderna. Nos tempos medievais, a Igreja se posicionava como a autoridade no que dizia respeito às questões religiosas, mas também às artes e às ciências.

Durante o Renascimento, as artes e as ciências romperam com a Igreja e começaram a se estabelecer como disciplinas independentes.

Nos 350 anos seguintes, a ciência lentamente se estabeleceu como autoridade na cultura ocidental e expandiu nosso conhecimento sobre a origem e natureza do universo e da humanidade.

O caminho para tornar-se um indivíduo único, genuíno, está ligado à tomada da responsabilidade pelo seu desenvolvimento espiritual, aprendendo a cultivar a própria alma, independentemente dos métodos, estratégias e instrumentos que venham a ser utilizados.

Segundo Elkins (2000, p. 26),

> Nossa identificação move-se para além de nosso clã, em direção à espécie humana como um todo, quando percebemos que os anseios espirituais de nosso próprio coração são a canção universal da humanidade. O universo torna-se o nosso templo, a terra, o nosso altar e a vida diária, o nosso pão sagrado. As tradições orais, a literatura da sabedoria e o acervo espiritual do mundo tornam-se nossas escrituras, e toda a humanidade, independentemente de nação, raça, cor ou credo, torna-se a nossa congregação.

A história a seguir, conforme atesta o analista junguiano Robert Johnson (*apud* Elkins, 2000, p. 33), era uma das prediletas de Carl Gustav Jung:

> A água da vida, querendo ela própria se fazer conhecer na face da terra, borbulhou num poço artesiano e fluiu sem esforço ou limitação. As pessoas vieram beber da água mágica e saciaram-se dela, pois era muito limpa, pura e revigorante. Mas a humanidade não estava contente em deixar as coisas nesse estado edênico. Aos poucos começaram a cercar o poço, a cobrar entrada, alegar a propriedade das terras em volta, elaborar leis para aqueles que conseguissem chegar ao poço e a pôr cadeados nos portões. Logo o poço se tornou propriedade dos poderosos e da elite. A água ficou zangada e ofendida, ela parou de correr e começou a borbulhar em outro lugar. As pessoas que tinham a posse da propriedade em torno do primeiro poço estavam tão absorvidas em seus sistemas de força e propriedade que nem notaram que a água tinha desaparecido. Continuaram a vender a água que não existia, e muito poucos notaram que a verdadeira força havia ido embora. Mas alguns insatisfeitos empreenderam uma busca com grande coragem e encontraram o novo poço artesiano. Logo que o poço ficou sob o controle dos detentores da propriedade, sobreveio a mesma sina. A fonte mudou-se para outro lugar – e o mesmo foi se passando ao longo de toda a história de que se tem notícia.

A imagem da água da vida que flui é perfeita para representar a dimensão espiritual. Sem cercas, sem cadeados e sem regras estabelecidas pelo coletivo.

Quem enfrenta seu caminho de provas, ocupando o lugar do herói mitológico, cresce e evolui a cada passo, ao conseguir alcançar seus objetivos, respeitando ritmo e limites pessoais, aproveitando todas as oportunidades de aprendizado que surgirem e conscientizando-se da significância dos seus pares em sua vida por meio da compaixão.

Os componentes da espiritualidade

Alguns fatores, enumerados a seguir, interferem na expressão da dimensão espiritual e procedem à sua caracterização.

1. Há uma crença baseada na existência de uma dimensão transcendente da vida. As representações dessa dimensão podem se manifestar de formas que vão desde a visão tradicional de um Deus pessoal a uma visão psicológica de que a dimensão transcendente emerge da ampliação da consciência, pela assimilação de aspectos inconscientes ou de aspectos do *self* ou si mesmo.
2. Não importam as representações que o indivíduo utiliza para descrever a dimensão transcendente. O que importa é acreditar na dimensão não tangível e na possibilidade de um contato harmonioso e adaptativo com ela.
3. Há uma preocupação a respeito da busca por sentido e propósito para a própria existência. O fundamento e o conteúdo desse sentido variam de pessoa para pessoa.
4. Desenvolvem-se um sentimento de responsabilidade para com a vida e a expectativa de um destino a cumprir.
5. Existe uma crença de que a vida está permeada pelo sagrado, e freqüentemente se tem um sentimento de reverência diante dela. Percebe-se o sagrado no cotidiano, nas experiências simples e nas coisas comuns.
6. Acontece a descoberta da dimensão trágica da existência humana. Aparece a consciência da dor e do sofrimento humano, e emerge a disponibilidade para se aproximar deles. Desenvolvem-se a compaixão pelo próximo e a necessidade da ação justa e amorosa direcionada a ele, ampliando a compreensão de que somos parte de um todo. Encontramo-nos em iguais posições na humanidade.
7. Emerge a necessidade de buscar a melhora da existência, confiando no poder de transformação do humano. Como resultado, ficam evidenciadas a aceitação, apreciação e valorização da vida como ela é.

8. Por fim, pode-se perceber que a espiritualidade tem um efeito visível sobre a relação consigo mesmo, com os outros, com a natureza e com a vida.

Medicina e espiritualidade

Na modernidade, com o avanço da medicina científica, buscou-se orientar e explicar o processo de adoecimento e cura de maneira desvinculada da espiritualidade e religiosidade (Vasconcelos, 2006). No entanto, estudos antropológicos atuais têm mostrado que a visão religiosa desses processos continua presente em todos os extratos sociais, como parte integrante da compreensão do processo saúde-doença e no enfrentamento das crises pessoais e familiares que acompanham as doenças graves. Também para muitos profissionais de saúde, a vivência religiosa desempenha papel estruturante para o sentido e significado de suas práticas clínicas, além de orientar suas condutas éticas, embora seja desprezada nos debates médicos e nos centros de formação e pesquisa (Ibañez e Marsiglia, 2000).

O paradigma newtoniano-cartesiano adotado pela medicina científica vê o ser humano, suas doenças e estratégias de cura pelo modelo biomédico. O papel reservado aos profissionais de saúde é intervir, física ou quimicamente, para consertar o funcionamento inadequado do mecanismo biológico, tendo como foco central doenças como entidades patológicas. Esse modelo trouxe avanços consideráveis ao alívio do sofrimento, ao aumento do bem-estar e ao prolongamento da vida. Entretanto, desvalorizou as percepções oriundas dos sentimentos, da intuição, da inspiração poética e da vivência religiosa (Vasconcelos, 2006).

Na segunda metade do século XX, o modelo newtoniano-cartesiano começou a entrar em crise, devido à insatisfação social provocada pela progressiva percepção dos limites do caráter especializado e fragmentado da prática médica, por seu alto custo e sua insuficiência no enfrentamento de doenças crônico-degenerativas. Nesse ínterim, dentro da própria medicina, ampliou-se o estudo sobre as dimensões sociais e psicológicas envolvidas no processo de adoecimento, de cura e prevenção. Mesmo com essa transformação cultural, a incorporação dos aspectos religiosos e espirituais continua estigmatizada nos debates acadêmicos (Vasconcelos, 2006).

Não obstante, nos últimos quinze anos, o crescente número de pesquisas e publicações que relacionam religião, espiritualidade e saúde tem demonstrado o interesse de parte da comunidade científica em entender como esses fatores podem influenciar, de forma positiva ou negativa, a saúde da população (Larson et al., 2001a; Struve, 2002). O bem-estar espiritual é uma das dimensões de avaliação do estado de saúde, junto com as dimensões corporais, psíquicas e sociais (Sousa et al., 2001). E a ciência parece ter entendido que, se não fosse considerado o estudo da dimensão espiritual, não haveria a compreensão de tantos fenômenos em relação à saúde (Vasconcellos, 1998).

No ano de 2001, Larson, Larson e Koenig (2001a) realizaram uma revisão sistemática de mais de 1.600 estudos epidemiológicos, publicados em língua inglesa, relacionando envolvimento religioso no enfrentamento das doenças e seus resultados sobre a saúde. Essa revisão demonstrou um amplo uso das crenças religiosas como forma de lidar com o estresse causado pela doença, reter o senso de controle, manter a esperança e o senso de significado e propósito da vida.

A espiritualidade, independentemente da denominação religiosa, está também associada com a promoção e manutenção da saúde, além de prover aos pacientes esperança, significado para a doença e um sentido para a vida (Larson, Larson e Koenig, 2001b; Okon, 2005).

Na cultura ocidental, a vivência da espiritualidade costuma acontecer pela religiosidade, que é a conexão com um ser supremo pela religião. Esse caminho para a religiosidade tem sofrido crescente diversificação em razão das muitas tradições religiosas. A espiritualidade oriental enfatiza a conexão profunda com a totalidade do universo, buscando a não-dualidade entre o ser e o todo (Boff, 2001).

A vivência da espiritualidade pode trazer significado e sentido à vida. Significado de vida, conceito explorado por Viktor Frankl (1997), representa o processo de encontrar pleno sentido de significância e propósito em quaisquer circunstâncias; esse sentido poderia se expressar por meio de pensamento criativo, experiências e atitudes de valor. Ele afirmou que o "homem não é destruído pelo sofrimento; ele é destruído pelo sofrimento sem sentido". Segundo Frankl (1985, p. 25),

> De forma alguma podemos falar do homem integral em termos de uma unidade psicossomática. O corpo e o soma podem formar uma unidade – uma unidade psicofísica, mas esta unidade ainda não representa o todo do homem. Sem o espiritual como base essencial, esta unidade não pode existir. Enquanto falarmos apenas de corpo e psique, a integridade ainda não está dada.

Para Gimenes (2002), espiritualidade é a busca individual pelo sagrado ou divino, por meio das experiências de vida, pertencente a indivíduos ligados ou não à instituição religiosa. Espiritualidade implica a procura por respostas satisfatórias para questões essenciais do homem, como o sentido da vida, da doença, da morte ou do sofrimento, e a possibilidade de encontrá-las. Trata-se de um processo de extrema importância em momentos difíceis, que proporciona uma visão própria da vida e do mundo. Pode favorecer o amadurecimento pessoal, trazer significado, integridade e melhor enfrentamento da situação vivida.

Astrow *et al.* (2001) afirmam que muitas pessoas expressam sua espiritualidade na prática religiosa. Outras a expressam exclusivamente na sua relação com a natureza, música, arte, estabelecendo crenças filosóficas, ou no relacionamento com amigos e família. Essas formas alternativas de espiritualidade podem requerer intenso comprometimento. Religião, por sua vez, é um conjunto de crenças, práticas e linguagem característico de determinada comunidade que busca o significado da transcendência de modo particular, geralmente baseada na crença em uma divindade.

Estudos correlacionam espiritualidade e crescimento pessoal, principalmente em situações de crise. A espiritualidade está relacionada com atitude, ação interna, ampliação da consciência, contato do indivíduo com sentimentos e pensamentos superiores e, ainda, com o fortalecimento e amadurecimento que esse contato pode trazer para a personalidade. Isso pode acontecer, por exemplo, por meio da meditação (Elias, 2003).

Assim sendo, é possível falar em espiritualidade sem envolver princípios religiosos, respeitando a crença de cada um. Algumas pessoas, sem crença religiosa anterior, recorrem às religiões em busca de conforto e apoio, principalmente em casos de quadros crônicos ou terminais. Outras apenas se mantêm positivas e se enchem de esperança na luta contra a doença, ainda que não busquem as religiões (Macieira, 2004).

Uso da espiritualidade/religiosidade no enfrentamento

O termo *enfrentamento*, usado com o mesmo sentido da palavra inglesa *coping*, significa a estratégia ou o esforço cognitivo e comportamental que o indivíduo emprega para administrar as exigências impostas por um agente estressor (Lipp, 2003). Segundo Cohen e Lazarus (*apud* Gimenes, 2001), de modo geral, são cinco as principais funções do enfrentamento. A primeira consiste em reduzir as condições ambientais que causam dano, para aumentar as possibilidades de recuperação; a segunda função refere-se a tolerar eventos ou realidades negativas ou adaptar-se a eles; a terceira diz respeito a manter uma auto-imagem positiva diante da adversidade; a quarta função consiste em manter o equilíbrio emocional, enquanto a quinta concerne à manutenção de relacionamentos satisfatórios com os outros.

Dessa forma, a pessoa tenta resolver o problema e regular o estresse emocional dele advindo. A conseqüência pode ser ou não o controle da situação ou a diminuição da resposta emocional. Tecnicamente, o enfrentamento pode ser dividido em: centrado no problema ou centrado na emoção, embora ambos se influenciem mutuamente e as pessoas utilizem as duas formas. O enfrentamento centrado no problema visa atuar sobre o fator de estresse. O centrado na emoção busca adequar a resposta emocional ao evento estressante, já que não é possível controlá-lo (Pimenta *et al.*, 2004).

Alguns estudos mostraram a importância da religião/espiritualidade e, mais especificamente, da prece no comportamento de enfrentamento adotado pelos pacientes com câncer, destacando que muitos desses pacientes tornam-se mais religiosos depois de um diagnóstico de neoplasia maligna (Dann e Mertens, 2004).

Autores como Bowie *et al.* (2001), Manning-Walsh (2005) e Choumanova *et al.* (2006), objetivando estudar de que forma mulheres com câncer de mama usavam a espiritualidade e a religião no enfrentamento da doença, observaram que quase todas as pacientes endossaram a crença de que a fé espiritual pode ajudar na recuperação. Essas mulheres viam a espiritualidade e a religião como os primeiros recursos a serem utilizados, e manifestavam a espiritualidade pela prece, dependendo de Deus para interceder e guiar seus pensamentos sobre a doença ou buscando suporte social de pessoas de sua comunidade religiosa. As doentes reportaram, ainda, que o câncer induziu uma ênfase crescente na religião e na espiritualidade em sua vida, pelo aprofundamento da fé em Deus.

Dados recentes mostram que um terço dos adultos americanos usam a espiritualidade e a prece quando estão preocupados com diagnósticos indefinidos, agravamento dos sintomas e tratamento de depressões e dores em geral (McCaffrey *et al.*, 2004). Segundo Siegel *et al.* (2001), esse é o motivo pelo qual as pesquisas referentes à associação entre variáveis religiosas e ajustamento psicológico são feitas, mais freqüentemente, com pacientes com câncer e idosos hospitalizados ou cronicamente doentes. O uso da espiritualidade, tanto no contexto de saúde quanto no de doença, pode trazer a facilitação do acesso a redes de suporte e de integração social.

A espiritualidade, como um eixo central da vida do paciente, atende às suas necessidades oferecendo crenças, histórias e práticas que facilitam a criação de um mundo pessoal significativo, uma "realidade" construída em face da doença, incapacitação ou morte (Daaleman, 2004).

Após a comparação com outros métodos não religiosos de enfrentamento (distração, aceitação do problema, manutenção de estado de ocupação, meditação etc.) usados por adultos hospitalizados, notou-se uma correlação significante e inversamente proporcional entre religiosidade e espiritualidade no enfrentamento e sintomas de depressão (Koenig *et al.*,1998; Koenig *et al.*, 2004).

De fato, muitos estudos têm documentado uma associação positiva entre envolvimento religioso e espiritualidade e um melhor enfrentamento e maior adaptação a doenças sérias, propiciando menos sintomas de depressão, favorecendo a adesão ao tratamento, aumentando a qualidade de vida e resultando em comportamento saudável, sentimento de eficiência e redução do estresse (Koenig *et al.*, 1998; Harrison *et al.*, 2001; Culliford, 2002). Outras formas de enfrentamento positivo incluem pensamentos ligados à benevolência de Deus, busca de conexão e colaboração com entidades espirituais, suporte emocional de clérigos e membros da comunidade religiosa e experiência de crescimento psicológico por meio dos problemas estressantes de saúde. Os resultados enfatizam que essa relação – relacionamento com Deus, com outros e consigo mesmo – tem conseqüências importantes sobre a saúde mental, especialmente com respeito ao enfrentamento de dificuldades como aquelas que acompanham doenças sérias e incapacidade crônica.

Crenças religiosas e práticas espirituais podem reduzir o senso de perda de controle e de isolamento e prover melhor estruturação cognitiva, reduzindo o sofrimento e aumentando o propósito e significado da vida (Breitbart e Heller, 2003). Conseqüentemente, a fé e a espiritualidade podem auxiliar na capacidade de relaxamento que permite ao corpo curar a si mesmo, processo prejudicado na presença de alta ansiedade, auto-estima diminuída e depressão (Koenig, 1999). Para Riechelmann (2001), tratar a depressão é cuidar da pessoa em sua totalidade, já que ninguém consegue ficar deprimido apenas mentalmente sem se deprimir de forma orgânica e vice-versa. Segundo esse autor, é fundamental não esquecer que depressão significa imunodepressão.

A importância da espiritualidade no enfrentamento (*coping*) de doença terminal tem sido constantemente demonstrada. O bem-estar espiritual oferece proteção contra o desespero no fim da vida, trazendo paz e significado para aqueles na iminência da morte. Esse achado tem relevante implicação nos cuidados paliativos (McClain *et al.*, 2003; Chochinov e Cann, 2005). No entanto, investigações sobre intervenções espirituais em pacientes com câncer são desproporcionalmente poucas se comparadas com a importância dada pelos pacientes à religião e aos fatores espirituais como estratégias de enfrentamento (Nairn *et al.*, 2003). Para Kinney *et al.* (2003), o componente espiritual do constructo corpo, mente e espírito, assim como a combinação dos três, tem recebido menos atenção de pesquisas do que os componentes corpo e mente individualmente.

As crenças religiosas e a fé podem exercer um papel positivo significativo como estratégia de enfrentamento das situações causadas pelo diagnóstico e tratamento do câncer, conforme relato de sobreviventes. Podem, também, trazer senso de disciplina e esperança, possibilitando melhor submissão e adesão ao controle médico.

O próprio tratamento de câncer é, inegavelmente, estressante e exacerba sentimentos negativos. Implica perdas múltiplas: da saúde, da autonomia, da ilusão de invulnerabilidade, do papel social e as decorrentes de mutilações (Carvalho, 1994). Além de recursos psicológicos – como auto-aceitação, conforto emocional, sensação de pertinência –, sentimentos e pensamentos despertados pela vivência espiritual e a resposta de relaxamento obtida com a prece ou com a meditação podem trazer benefícios ao paciente que atuem em seu sistema imunológico.

Para O. Carl Simonton *et al.* (1987), aspectos espirituais utilizados na busca da cura precisam ser examinados, pois potencializam os recursos internos do paciente, tornando-o mais receptivo e aderente aos tratamentos. Para esse autor, espírito é o princípio vital, o lado sensitivo e motivador da vida.

No entanto, a religião pode apresentar, em alguns casos, um potencial deletério, ampliando o sentimento de culpa e fracasso (Larson *et al.*, 2001a) ou gerando comportamentos obsessivos de busca de cura unicamente pela fé, o que retarda ou impossibilita um tratamento médico efetivo, além de aumentar a dor psíquica (Macieira, 2001). Embora a tendência da relação religião-saúde seja predominantemente positiva, a diversidade de correlações entre práticas e inúmeras crenças religiosas requer que intervenções clínicas sugeridas incluam advertências cautelosas. O julgamento de um Deus benevolente foi associado com baixo índice de depressão, mas quando visto como uma entidade punitiva contribui para o seu aumento (Milstein, 2004).

Certos tipos de sintomas depressivos, como perda de interesse, sentimento de insignificância ou indignidade, retraimento da interação social, perda de esperança e energia, perda de peso, insônia e decréscimo de concentração, podem surgir como conseqüência de enfrentamento espiritual inadequado. Religião e espiritualidade, principalmente se ligadas a sentimentos de abandono e culpa, podem ser usadas para justificar raiva, ódio, agressões, discriminação e julgamento de outros, restringindo e confinando socialmente.

Crenças religiosas que promovem generosidade, perdão, entendimento e compaixão freqüentemente estão relacionadas à saúde física e mental. Aquelas que, entretanto, separam famílias, encorajam devoção inquestionável, obediência cega a líderes religiosos ou promovem a religião como única prática de cura, excluindo os cuidados médicos tradicionais, afetam adversamente a saúde. Pargament (1997) ressalta que o enfrentamento espiritual pode trazer problemas como o uso exclusivo das explicações religiosas em detrimento de outras e o abandono dos meios clínico-científicos de tratamento.

O enfrentamento negativo pode resultar em piora na qualidade de vida e insensibilidade com outros. Isso pode acontecer quando o paciente entende a doença como punição de Deus, sente-se excessivamente culpado ou, ainda, quando tem absoluta crença na associação entre prece e cura e esta não ocorre. Na maioria das vezes, a espiritualidade conduz a um enfrentamento positivo, em que o paciente sente-se como parceiro de Deus, perdoando-se e aos outros e achando suporte em sua comunidade religiosa (Puchalski, 2001).

Qualquer doença traz ameaça psicológica, mais ainda se for uma doença associada a tantos mitos, preconceitos e inverdades, como o câncer. De acordo com Holland e Rowland (1989), são essenciais os esclarecimentos acerca do câncer e seu tratamento e a aplicação de todos os recursos disponíveis para enfrentá-lo, incluindo aí o amparo dos aspectos espirituais. A religiosidade e a espiritualidade podem auxiliar na formulação de orientações cognitivas e avaliações de situações vitais. Portanto, apresentam potencial para exercer uma função mental de busca de sentidos para viver, tendo, conseqüentemente, uma capacidade preventiva quanto aos transtornos mentais.

Espiritualidade/religiosidade e psiconeuroimunologia

As inter-relações do corpo com os aspectos psicossociais e espirituais do ser humano foram abordadas e estudadas consistentemente, durante o século XX, por diversos médicos, psicólogos, enfermeiros e outros estudiosos da área da saúde. Entre os pesquisadores encontram-se: Freud (1975), Simonton et al. (1987), Mayol (1992), Carvalho (1994), Melo Filho (1979), Figueiró (1999), Kovács (1999), Koenig et al. (2004), Breitbart et al. (2004), Perdicaris (2006) e muitos outros.

Crenças religiosas e conceitos de espiritualidade constituem uma parcela importante da história de vida das pessoas. Com o avanço da psiconeuroimunologia, a comunidade científica e acadêmica em geral começa a perceber que os valores e significados dessas crenças podem atuar sobre o estresse causado tanto pelo diagnóstico quanto pelo tratamento de diversas doenças. Para Benson e Stark (1998), o corpo humano está direcionado a Deus, e crer firmemente em uma força superior produz efeitos benéficos sobre a saúde física. Segundo esses autores, a fé ativa caminhos neurológicos de cura.

Na mesma linha, pesquisas na área de saúde realizadas por Newberg e Lee (2005) têm enfatizado a busca da relação entre espiritualidade e neurociências. Nesses estudos, os achados neurocientíficos têm, consistentemente, demonstrado a associação de modificações neuroelétricas e neuroquímicas com a espiritualidade.

O organismo humano, assim como qualquer outro sistema vivo, possui um padrão de organização em redes interconectadas, que se auto-atualizam constantemente em uma relação sistêmica. Para Freud e Jung, o funcionamento do aparelho psíquico depende das instâncias conscientes e inconscientes que o compõem e da relação de troca destas com o meio ambiente. Esse aparelho capta mensagens vindas tanto do exterior quanto do interior do próprio corpo e responde a elas física e psiquicamente (D'Andrea, 2003).

Sendo assim, todos os eventos que acontecem ao ser humano podem constituir-se em fenômenos psicossomáticos, isto é, encontram correspondência em sua psique (cognição, emoção e intuição) e em seu corpo (soma). Pierre Marty (1993) afirma que o homem é psicossomático por natureza, portanto toda doença o atinge em seu corpo, sua mente e suas emoções.

A fé, como experiência subjetiva, carregada de emoções, pode provocar alterações na ligação entre a psique e o sistema nervoso central, imunológico e endócrino. Pela vivência espiritual, emoções como ansiedade ou esperança podem influenciar os resultados clínicos.

A chave para o enfrentamento emocional de doenças sérias e incapacitantes é freqüentemente encontrada na matriz espiritual do paciente, sendo responsável pela definição de como ele manejará o estresse advindo da doença (Post et al., 2000). Estudos planejados pela Universidade de Stanford e pelo Johns Hopkins Center examinaram a correlação entre prática religiosa e funcionamento endócrino e imunológico do câncer de mama. As pacientes relataram a importância da expressão religiosa e espiritual em sua vida. Na conclusão desses trabalhos, a expressão da religiosidade e espiritualidade apresentou relação com a melhora da contagem de células imunológicas (Schaal et al., 1998; Becker, 2000).

Há evidências quantitativas de forte associação entre o envolvimento religioso e a melhoria de situações de doença, a prevenção de complicações e o bem-estar, tendo esse envolvimento sido correlacionado com o reforço de comportamentos saudáveis, o alívio do estresse, a inspiração de emoções positivas, a estimulação dos sistemas endócrino e imunológico e o incentivo ao desenvolvimento de crenças e estilos de personalidades adequados ao enfrentamento de situações de crise. A prática religiosa/espiritual pode favorecer, ainda, o fortalecimento de redes sociais de apoio mútuo.

Considerando-se que o estado emocional é um importante regulador da vivência dolorosa, a associação depressão-dor pode agravar os sofrimentos físicos, mentais e espirituais, comprometer a adesão ao tratamento e a resposta aos analgésicos, acarretar isolamento social, desesperança e privação de cuidados (Sasdelli e Miranda, 2001). Ainda em relação à dor, pesquisa realizada na Escola de Enfermagem da Universidade de São Paulo (Pimenta et al., 2004) refere que a maioria (71,5%) dos doentes relata a existência de práticas espirituais relevantes, e 21,3% dizem que elas os ajudam no controle da dor. Dos 89 doentes avaliados, dezenove (21,3%) afirmam que práticas espirituais os auxiliam no controle da dor, número esse bastante significativo. Rezar e pensar em Deus, entre outras práticas, pode confortar as pessoas de vários modos, provendo amparo espiritual ou estratégias para diminuir a atenção à dor. Na opinião das pesquisadoras, essa é uma área rica que deve ser mais bem estudada.

Estudo realizado em mulheres com câncer de mama, correlacionando religiosidade com sintomas de depressão e dor, concluiu que a alta religiosidade estava significantemente relacionada com a baixa prevalência de depressão, mas não com a percepção da intensidade de dor. Alto nível de religiosidade esteve mais presente em mulheres mais idosas, com menor nível educacional, desempregadas e com maior número de filhos. O tipo de cirurgia e o estágio do tumor não se associaram com as categorias de depressão ou religiosidade, mas mulheres mastectomizadas pertencentes ao grupo de alta religiosidade tiveram menos depressão (Aukst-Margeti et al., 2005).

Espiritualidade no enfrentamento do câncer de mama em mulheres

Objetivando avaliar a espiritualidade no enfrentamento do câncer de mama em mulheres, foi realizada recentemente uma pesquisa (Macieira, 2007) utilizando um instrumento adaptado à população brasileira, dadas a sua diversidade cultural e as suas especificidades religiosas. Como boa parte da literatura e inúmeros estudos afirmam que o diagnóstico e o tratamento do câncer correspondem a situações de estresse, foi aplicada a escala de *coping* religioso-espiritual abreviada (escala CRE). Adaptada da escala RCOPE e validada por Panzini (2004), a escala CRE é constituída por um conjunto de 87 itens, subdivididos em oito fatores positivos (P1 a P8) e quatro fatores negativos (N1 a N4), determinando a ocorrência da utilização da espiritualidade/religiosidade, tanto em seus aspectos positivos quanto nos negativos.

Os dados sociodemográficos foram avaliados pela análise de variância de Kruskal-Wallis, com o intuito de comparar os grupos quanto a religião, renda, grau de escolaridade e estado civil em relação aos valores médios calculados pela escala CRE. Essa análise foi aplicada, em separado, a cada um dos fatores da referida escala. Fixou-se em 0,05 ou 5% o nível de rejeição da hipótese de nulidade.

Os resultados da análise dos dados mostram que não houve diferença estatisticamente significante quanto à utilização da espiritualidade para enfrentamento do câncer de mama entre os grupos de diferentes religiões, rendas familiares, escolaridades e estados civis.

No entanto, chama a atenção o fato de nenhuma das mulheres da pesquisa ter declarado não professar nenhuma religião. Segundo os dados do Censo 2000 do Instituto Brasileiro de Geografia e Estatística (IBGE), relatados no artigo de Antoniazzi (2003), os católicos representam 73,8% da população brasileira, 15,45% são evangélicos, 3,45% seguem outras religiões e 7,3% se declaram sem religião. Outros dados não considerados pelo Censo: cerca de 25% dos brasileiros praticam mais de uma religião, com aproximadamente metade destes fazendo-o com regularidade. Há ainda, entre os que se declaram católicos, aqueles envolvidos com outros movimentos. A pesquisa Gallup de 1990 encontrou os seguintes números: 76,2% católicos; 14,6% seguidores de outras religiões; 9,2% sem religião. Para Antoniazzi, a declaração "sem religião" mais parece indicar uma "desinstitucionalização" da religião e a emergência da chamada "religião invisível", na qual os indivíduos não aderem mais a uma religião institucionalizada.

A espiritualidade e a religiosidade continuam sendo parcelas importantes da vida dos brasileiros. Ainda que não se declarem como membros de determinada religião, as pessoas vivenciam sua espiritualidade/religiosidade como uma sensação de pertinência ou um sentimento pessoal, íntimo, não acompanhado pela participação em comunidades ou instituições religiosas.

O fato de nenhuma das mulheres participantes do estudo ter se declarado pertencente ao grupo dos sem-religião institucionalizada, embora possam ser espiritualizadas, ou ao grupo dos ateus, pode ser devido ao reduzido tamanho do grupo. No entanto, é possível supor, ainda, que tal fato esteja relacionado à situação específica do enfrentamento de uma doença carregada de estigmas, potencialmente fatal, que gera medos e preocupações quanto à vida, à morte e à pós-morte. Estudos posteriores, com amostras que abrangessem o colorido sociocultural da realidade brasileira, fizessem o pareamento com diversas fases da doença e considerassem a existência de vivência espiritual/religiosa ou de crenças religiosas antes e depois do diagnóstico de câncer, poderiam trazer mais esclarecimentos a essa questão.

O parâmetro arbitrário usado para a análise dos valores médios da escala CRE (escala tipo Likert, com valores atribuíveis de 1 a 5 em cada questão) quanto à utilização da espiritualidade/religiosidade no enfrentamento da situação de estresse apresenta os seguintes números: irrisória ou nenhuma (1 a 1,5), baixa (1,51 a 2,5), média (2,51 a 3,5), alta (3,51 a 4,5) e altíssima (4,51 a 5).

De acordo com esse parâmetro, no estudo, 20% das mulheres com câncer de mama apresentaram utilização média, 76,7% alta e 3,3% mostraram freqüência altíssima do uso do CRE total (*coping* religioso-espiritual total). Esse importante resultado demonstra que todas as mulheres estudadas usaram a espiritualidade/religiosidade no enfrentamento do câncer de mama, 80% delas apresentando uso alto ou altíssimo desse recurso.

Das mulheres participantes, 96,7% se encontravam nas faixas média, alta e altíssima do CRE positivo. Apenas 3,3% delas se encontravam na faixa de baixa utilização dos fatores positivos da espiritualidade/religiosidade.

Quanto à freqüência da utilização dos fatores negativos da espiritualidade/religiosidade no enfrentamento, apenas 6,7% das mulheres pesquisadas apresentaram uso médio, enquanto 93,3% encontravam-se nas faixas de uso irrisório ou baixo do CRE negativo.

Como todas as mulheres declararam pertencer a alguma religião, tais resultados são bastante relevantes. Indicam que a ampla maioria das participantes utiliza a espiritualidade/religiosidade de maneira adequada.

A razão entre a utilização dos fatores negativos e positivos da espiritualidade é o índice obtido pela divisão simples entre os valores médios de CRE negativo (Cren) e os de CRE positivo (Crep). O valor da razão pode situar-se entre 0,2 e 5. Quanto mais baixo esse valor, maior o uso do Crep em relação ao Cren. Estudos sobre a associação entre qualidade de vida e espiritualidade/religiosidade mostram que valores menores ou iguais a 0,5 estão relacionados a indivíduos com melhor qualidade de vida (Panzini e Bandeira, 2004).

No estudo, a proporção entre o uso do CRE negativo e do CRE positivo (razão Cren/Crep) foi menor ou igual a 0,5 para 66,7% das mulheres estudadas. Isso significa que dois terços das mulheres com câncer de mama, colaboradoras naquele trabalho, encontravam-se na faixa que corresponde à qualidade de vida satisfatória, apesar do câncer de mama.

Os cinco principais índices da escala CRE também podem ser utilizados para qualificar os valores médios obtidos pelo conjunto da amostra. O valor médio para o CRE positivo corresponde à utilização positiva dos aspectos ligados à espiritualidade. Nesse estudo, o Crep foi igual a 3,56, indicando alto uso positivo desses fatores. Para o CRE negativo, ou seja, a utilização negativa dos fatores ligados à espiritualidade, o valor médio encontrado foi de 1,67, sugerindo baixo uso negativo desses aspectos. Diante desses resultados, é possível concluir que a relação com os aspectos positivos da espiritualidade/religiosidade encontra-se preservada na população estudada. A não-preservação das crenças que sempre nortearam a vida dessas mulheres e/ou o alto uso da dimensão negativa acarretariam acréscimo de estresse e poderiam comprometer o tratamento.

O CRE total praticado por essa amostra foi igual a 3,74. Ou seja, as mulheres estudadas apresentaram alto uso total da espiritualidade/religiosidade no enfrentamento da situação de tratamento do câncer de mama, denotando a importância dessa dimensão na vida das pacientes analisadas.

Dados obtidos por Holland e Rowland (1989) indicam que o estresse e, conseqüentemente, a qualidade de vida variam de acordo com a fase de tratamento do câncer. As fases de maior estresse são: o período seguinte ao diagnóstico; momentos que antecedem à cirurgia, ao início da quimioterapia ou radioterapia e à possibilidade de alta.

O estudo descrito abrangeu mulheres que se encontravam na fase pós-cirúrgica, mas ainda em tratamento. Possivelmente o resultado seria diferente caso a pesquisa coincidisse com o período imediatamente após o diagnóstico do câncer, devido ao impacto causado por essa notícia.

Entre as médias alcançadas pelos fatores de Crep, aquele que apresentou maior valor foi o P4 – "Posicionamento positivo diante de Deus". Esse fator revela a busca de Deus como fonte de apoio e força, ou ainda em ações individuais independentes da Sua ajuda. O fato de as mulheres dessa amostra, que anteriormente ao câncer de mama já se identificavam com determinada religião, continuarem a buscar amparo em Deus é bastante significativo.

O menor valor médio encontrado foi o do fator P7 – "Busca pessoal de conhecimento espiritual". Esse fator representa a busca por maior conhecimento religioso-espiritual, com o intuito de se fortalecer, entender a situação enfrentada ou lidar com ela. Significa a possibilidade de um acréscimo intelectual, que pode ocorrer por meio da leitura de revistas ou livros com ensinamentos espirituais ou religiosos, cursos e, mais recentemente, pela mídia televisiva. Uma possível interpretação do resultado obtido em relação a esse índice refere-se ao reduzido hábito de leitura que ainda caracteriza o povo brasileiro.

Com relação aos valores médios dos fatores negativos que tiveram menor e maior expressão, o fator N1 – "Reavaliação negativa de Deus" – obteve o menor valor, o que configura poucos pensamentos ou sentimentos de revolta ou mágoa contra Deus, questionando seu amor, proteção ou até sua existência. Mesmo encontrando-se na faixa de baixa utilização, o fator N2 – "Posicionamento negativo diante de Deus" – teve o maior valor médio entre os fatores negativos. Representa o comportamento no qual a pessoa pede ou simplesmente espera que Deus tome o controle da situação e se responsabilize por resolvê-la, sem a sua participação individual. Pode expressar-se pela delegação religiosa passiva perante uma situação diante da qual a pessoa sente-se impotente, incapaz de resolvê-la. De acordo com a experiência clínica, um índice elevado nesse fator, no caso da pessoa com câncer, exigiria melhor estudo para diagnóstico diferencial. Poderia tratar-se de entrega passiva, desistência ou mesmo depressão.

A mudança de padrão de comportamento diante de Deus ou das crenças religiosas como conseqüência do fator estressante configuraria o que no DSM-IV é conhecido como problema espiritual ou da religião. As alterações se caracterizariam pelo *coping* negativo e poderiam se manifestar por insatisfação espiritual, insegurança, pensamentos referentes a um Deus punitivo, descontentamento com as relações intrapessoal e interpessoais ou dúvidas religiosas.

A dimensão espiritual no encontro terapêutico

Deus habita onde O deixam entrar.
Ensinamento hassídico

Normalmente, pensamos muito mais nas dimensões intrapessoal e interpessoal do encontro humano, mas podemos refletir a respeito de outra dimensão, que fundamenta as outras duas e se manifesta por meio delas.

Trata-se da impressão causada pela constatação de que não somos seres isolados. Somos parte de uma totalidade maior da existência e estamos em conexão uns com os outros.

Quando estamos isolados em termos da relação com os outros e do sentido da vida e de uma realidade mais ampla, experimentamos a sensação de vazio e angústia.

Tentamos preencher esse vazio de maneira linear e mecânica, materialista e parcial, e, assim, alastramos muito mais as bordas das nossas feridas.

> O espírito humano nunca pode ser apreendido em termos racionalistas; muito menos pode ser adequadamente tratado dessa forma. Tentar fazê-lo é um desserviço grave para com a nossa existência e apenas contribui para o sentido de alienação e isolamento que já forma o substrato da vida contemporânea. A vida privada do espiritual é uma vida amortecida. Nós nos tornamos tão enamorados de nossas atividades racionais e científicas que nos esquecemos do "milagre" mais primordial de todos: nós existimos. O fato de que nós somos ofusca, de longe, qualquer coisa que, como humanos, possamos fazer. (Hycner, 1995, p. 85)

Nosso viver é completamente atrelado à dimensão espiritual, que possui infinitas formas de manifestação: pela expressão religiosa; pela produção artística e criativa que toca a dimensão arquetípica do mundo; pelos relacionamentos profundos e qualitativos que estabelecemos com nossos pares; pela nossa disponibilidade para suportar e amparar a imensa gama de dores da humanidade; pela atenção que dedicamos à natureza interna e externa, cuidando do universo para que possamos viver em paz e com maior qualidade e ter uma vida comunitária harmoniosa.

"O homem não pode aproximar-se do divino indo além do humano; ele pode aproximar-se Dele, tornando-se humano. Tornar-se humano – é para isso que cada homem foi criado" (Buber, citado em Hycner, 1995, p. 90).

Jung privilegiou o processo de individuação valorizando a tarefa de tornarmo-nos quem somos destinados a nos tornar, o mais completamente possível.

A necessidade de encontrarmos nosso caminho é intimamente verdadeira. Enfrentaremos obstáculos, porém existirão guias para as energias da alma.

Jung (*apud* Hollis, 1995, p. 135) declara que o humano

> [...] possui uma existência inconsciente *a priori*, mas existe conscientemente apenas na medida em que uma consciência da sua natureza peculiar esteja presente [...]. É necessário um processo consciente de diferenciação, ou individuação, para trazer a individualidade à consciência, ou seja, para elevá-la acima do estado de identificação do objeto.

Somos seres sociais, mas também seres espirituais com um *télos* ou um misterioso propósito individual.

Mais uma vez, Jung (*apud* Holllis, 1995, p.136) declara que

> A individuação arranca a pessoa do conformismo pessoal e conseqüentemente da coletividade. Esta é a culpa que a pessoa que passa pelo processo de individuação deixa atrás de si para o mundo, essa é a culpa que ela precisa se esforçar para redimir. Ela precisa oferecer um resgate em seu lugar, ou seja, precisa trazer à tona valores que sejam um substituto equivalente para a sua ausência na esfera pessoal coletiva.

A riqueza da jornada da alma não pode ser descoberta sem nossos recursos espirituais, como armas especiais para que o pequeno herói caminhe corajosamente no seu trajeto.

Espiritualidade e religiosidade nas relações com profissionais de saúde

Um simples questionamento sobre a religiosidade e espiritualidade do paciente, feito pelo médico, aumenta seu entendimento de como ele enfrenta ou aceita sua doença, especialmente em momentos de dor e sofrimento. Pode conduzir, também, a novas formas de enfrentamento, a novas vias de acesso ao suporte social e ao aconselhamento pastoral, ou ainda a novas fontes de coragem e esperança.

Silvestri *et al.* (2003) concluíram que, embora exista uma diferença marcada no modo como pacientes, seus cuidadores e médicos vêem a influência da fé na tomada de decisão médica, o conhecimento, pelo médico, das crenças pessoais do paciente e o respeito a elas levarão, freqüentemente, a uma alta satisfação com o processo de tomada de decisão por parte de todos os envolvidos. Além disso, os estudos de MacLean *et al.* (2003) e os de Breitbart *et al.* (2004) mostraram que os pacientes desejariam maior envolvimento do médico em seus interesses religiosos ou espirituais após o aumento da severidade de sua doença. E, quando os pacientes sentem que suas necessidades espirituais são negligenciadas no meio clínico padrão, muitos deixam de fazer um tratamento médico efetivo.

Conflitos entre a posição dos cuidadores profissionais e as crenças espirituais dos pacientes costumam acontecer quando as doutrinas religiosas e as recomendações médicas são inconciliáveis, em alguns casos envolvendo extensas polêmicas sociais, e, certamente, quando os pacientes escolhem a fé em detrimento do tratamento médico. Nessa hipótese, os médicos tentam persuadir os pacientes a seguir as recomendações médicas (Curlin *et al.*, 2005).

Os estudos sobre o tema têm implicações para a prática de profissionais da saúde, em especial para psicólogos. Nesse sentido, Faria e Seidl (2005) sugerem que se propicie aos pacientes a escuta de conflitos psicológicos de origem religiosa, assim como se faz com os demais aspectos da vida, de forma a possibilitar acolhimento e, quando necessário, a sua ressignificação. A religiosidade é parte relevante da vida de muitas pessoas e não pode ser negligenciada no contexto do atendimento psicológico. As mesmas autoras afirmam que aspectos éticos e pessoais podem estar envolvidos na dificuldade dos psicólogos em abordar a religiosidade em seus atendimentos ou no contexto psicoterapêutico. Portanto, configura-se a necessidade de inclusão desses temas nos estudos e debates desses profissionais, em seu processo de formação e qualificação. As autoras também ressaltam o imperativo da realização de mais pesquisas que investiguem a interface entre religiosidade/espiritualidade e saúde na população brasileira, cujas características culturais englobam aspectos religiosos muito particulares, o que pode levar a resultados diferenciados dos encontrados em outras culturas.

O profissional da saúde, ciente da fundamental unidade do ser humano e do papel integrador da narrativa construída na psicologia cotidiana, promoverá, proveitosamente, a interação dos recursos médicos com os recursos espirituais.

Pacientes procuram o oncologista primeiramente por seu saber médico. Mas os médicos precisam ter, também, recursos disponíveis para responder a difíceis dilemas humanos de maneira empática (Astrow et al., 2005). Assim sendo, a formação médica precisará ser revista. Para Perdicaris (2006, p. 122),

> [...] uma nova base humanística assume importância ímpar, na qual as chamadas ciências comportamentais estabelecem um elo integrador entre o *pensar, o saber, o fazer e o sentir* do estudante de medicina, ampliando seus horizontes gnósticos, para a construção diária do seu conhecimento para si e para os outros, como um alicerce para tomada de decisões cada vez mais compartilhadas.

Em parte como conseqüência desses muitos estudos, a Associação Psiquiátrica Americana passou a incluir no DSM-IV uma nova categoria diagnóstica: "Problemas espirituais e religiosos (emergência espiritual)", que foi incluída no eixo 1, no item "Outras condições que podem ser um foco de atenção clínica", com a intenção de evitar falha de diagnóstico e de tratamento, pesquisa e teoria inadequadas e uma limitação no desenvolvimento pessoal dos próprios psiquiatras ao negligenciar as questões espirituais e religiosas (Almeida et al., 2000).

Pela primeira vez, no DSM-IV (*Diagnostic and statistical manual of mental disorders*, 1994), há o reconhecimento de que problemas religiosos e espirituais podem ser o foco de atendimento e tratamento psiquiátrico, e de que muitos desses problemas não são atribuíveis a um transtorno mental. Os problemas religiosos são: questões associadas à conversão a uma nova religião, intensificação da aderência a crenças e práticas religiosas, perda ou questionamento da fé, discussão de outros valores espirituais que não são necessariamente relacionados a uma igreja organizada ou instituição, experiências místicas, experiências de quase morte (NDE), emergência espiritual e meditação, entre outros (Lukoff, 2003). Essa questão gerou, inclusive, o surgimento, nos Estados Unidos, de formação universitária em religião e problemas relacionados.

Ao conhecer as tradições religiosas e entender o papel da fé e da espiritualidade no tratamento do câncer, os profissionais de saúde sentem-se mais confortáveis para estabelecer diálogos com pacientes e familiares sobre suas preocupações e medos (Ramondetta e Sills, 2003; Chochinov e Cann, 2005). Isso é ter atitude terapêutica, que, do ponto de vista da psicossomática, não deve ser confundida com o exercício da psicoterapia. A atitude terapêutica faz parte do âmbito da consulta médica. Constitui-se em um conjunto de procedimentos que têm em comum o efeito terapêutico sobre o equilíbrio psicossomático do paciente (Riechelmann, 2001).

Reflexões que nascem da experiência vivida: a espiritualidade na doença[1]

Em minhas experiências, nos anos de mocidade, como enfermeira das áreas de Obstetrícia e Neuropediatria, presenciei, inúmeras vezes, o que em antropologia se chamam o rito sagrado do nascer – passagem da vida espiritual para a vida física – e o rito ainda mais sagrado do morrer – passagem da vida física para uma vida mais plena –, convivendo, até os dias de hoje, com centenas de bebês, crianças e jovens portadores de múltiplas deficiências, que, contudo, irradiam coragem e força emersas de suas potencialidades interiores.

Essas experiências me proporcionaram o privilégio e a surpresa de observar como e quanto o bem-estar espiritual pode influenciar nos resultados da reabilitação e na qualidade de vida de todas as pessoas. Principalmente em situação especial de abertura para a interioridade do ser, que ocorre, com intensidade, nos momentos em que nos tornamos pacientes.

É na interioridade do ser que está o centro de nossa natureza espiritual, gratificante compensação às limitações à plenitude da saúde, fruto inesperado da própria limitação.

---
[1] Este tópico foi escrito com a colaboração de Nancy Puhlmann Di Girolamo.

Sobre o tema – a espiritualidade em oncologia – ocorre-me lembrar uma facilidade e uma respeitável dificuldade, pois ele contém uma assertiva ligada a um desafio.

É fácil torná-lo uma afirmativa, cada vez mais incontestada. Porém, é muito difícil explaná-lo de forma adequada à sua relevância, diante da pluralidade cultural que caracteriza a nossa modernidade e da diversidade de propostas contidas na emergente questão da atualidade, colocando a ciência à frente da religiosidade tradicional.

Redefinições e reconceituações se impõem para o encontro de uma terceira posição, capaz de harmonizar o saber experimental, trazido com a ciência, com o saber intuitivo, redespertando as suas potencialidades.

Consigo apenas esboçar idéias, discutíveis e subjetivas, respeitando a importância do tema diante de minha percepção limitada.

Pesquisas em meios hospitalares, em várias partes do mundo, e a publicação de livros de conhecidos terapeutas e ilustres observadores, entre os quais membros de equipes de professores das universidades brasileiras, levam à afirmação de que os aspectos espirituais influem na qualidade de vida de pacientes. Em grandes hospitais e centros de reabilitação vêm sendo incluídos programas de alegria harmoniosa, de "música selecionada" e "grupos de oração" como recursos terapêuticos complementares, com resultados passíveis de mensuração, que vão desde a melhoria do humor e do bem-estar até a diminuição de sintomas dolorosos e a decisiva autoparticipação nos procedimentos de cura.

Lembramos as experiências de O. Carl Simonton, bastante conhecido no Brasil e um dos autores do livro *Com a vida de novo* (1987), ainda atual, além dos estudos de muitos outros.

Em uma parte de seu livro, mais precisamente no capítulo "A mente e o câncer", ele aborda a importância da participação do paciente na própria saúde e nos processos de adoecimento por meio de crenças, sentimentos e atitudes diante da vida. Essa abordagem nos lembra o mestre Jesus pregando o amor ao próximo, o valor do amor a si mesmo, termos que indicam auto-responsabilidade sobre o próprio destino, como pessoa e como ser de natureza gregária, em reciprocidade social.

Em artigos recentes publicados nos jornais de São Paulo, mencionou-se a nova mentalidade, presente até nos meios mais resistentes, que estão relacionados com a medicina ocidental.

Atualmente, esse refletir da comunicação popular é um fio que parece muito fino e frágil. Contudo, é o que provoca curtos-circuitos alteradores da opinião e, no reverso do movimento social, constrói novos paradigmas para a vida humana.

Nesse sentido, quero prestar meu depoimento dizendo que alguns hospitais, há dezenas de anos, já dão atenção a esses cuidados, considerando a pluralidade cultural e a variedade religiosa do meio brasileiro diante dos direitos que reconheciam ser dos pacientes. Refiro-me a fatos ocorridos no Hospital São Paulo, da então Escola Paulista de Medicina, no meu tempo de estagiária e aluna de enfermagem. Éramos internas e nossas mestras de enfermagem eram freiras franciscanas, lideradas por madre Domineuc, uma das fundadoras, juntamente com o saudoso doutor Álvaro Guimarães, do Amparo Maternal de São Paulo.

Eu provinha de uma família espírita e compartilhava o quarto com Edite, filha de conhecido pastor presbiteriano. Todas as outras colegas eram freiras ou postulantes, dominicanas, da Irmandade de São José, de São Camilo e de outras congregações religiosas.

Além dos procedimentos técnicos e da ética de enfermagem, aprendêramos a auxiliar os sacerdotes quando ministravam o sacramento da extrema-unção a pacientes católicos.

Com profunda espiritualidade, por diversas vezes o padre, a protestante e a espírita se reuniram ao redor do paciente. Uma de nós monitorava a pulsação, cada vez mais fraca, enquanto a outra apresentava os materiais ao oficiante. Percebíamos a serenidade da transição, a emocionante paz, a paradoxal felicidade no momento solene em que o corpo fenecia lentamente, enquanto libertava a alma. Estávamos ali, quatro pessoas diferentes unidas por um laço de profunda religiosidade, sentindo-nos diante de Deus. Impossível esquecer momentos como esses!

Quando um paciente se identificava na ficha de entrada como protestante ou como espírita, éramos chamadas, Edite ou eu, para que trouxéssemos os agentes religiosos para confortá-los, e isso era absolutamente respeitado. Notemos que essas ocorrências se passaram há mais de cinqüenta anos, motivo que tornou oportuna sua lembrança.

O que dissemos anteriormente sobre as experiências de Simonton, com seu método de visualização mental, e sobre atos religiosos nos hospitais refere-se à espiritualidade, digamos, operativa: a do poder interior que envolve a consciência humana quando despertada para esse poder, e do poder das religiões quando envolvidas por um autêntico sentimento de fé.

O assunto "aspectos espirituais" passa por esses caminhos, mas os transcende, abrangendo tudo que não está enraizado ou engessado na visão materialista da vida.

Dissemos que o tema tem uma facilidade, essa das observações anteriores, e uma dificuldade, sua dimensão transcendente, atingindo a qualidade intuitiva da mente, a práxis e a essência do ser, mesmo quando manifestada em simples ações do cotidiano.

Nessa dimensão "trans", a primeira dificuldade está na palavra *espiritual*, para a qual as definições dos dicionários comuns são insuficientes, levando-nos ao original consenso de que cada um encontra seu próprio significado e de que este é progressivo e aprofundado, de acordo com o despertar da consciência interior, em busca da essência do próprio ser.

Outra dificuldade é a compreensão de como isso ocorre. Haverá uma área, um espaço delimitado para o espiritual, dentro da pessoa? No seu corpo físico? Na sua alma? O espiritual é difuso ou concentrado? É crença ou é certeza, ou está além das certezas, da razão e das palavras? Então deduzimos que cada um de nós tem, na própria situação em que se encontra, o modelo seguro para a sua resposta, e nela a sua cura ou a sua vitória, que nem sempre está na cura do corpo.

Numa dimensão ligada à práxis, lembremos o IV Congresso Internacional de Transpessoal, ocorrido em Salvador, Bahia, cujo tema central foi original e instigante: a tecnologia do sagrado. Estavam presentes Stanislaw Groff, Pierre Weil, centenas de médicos, psiquiatras, psicólogos, sociólogos, antropólogos de vários países, além de estudantes, grupos folclóricos, xamânicos, representantes de tribos conservadoras e de medicações alternativas, espiritualistas e neopositivistas, enfim, uma miscelânea, permitida pelo desafio contido na junção do sagrado antropológico com a tecnologia dos tempos pós-modernos. A tecnologia do sagrado conseguiu unir mentes diversas em uma mesma busca, identificando a presença do espiritual na práxis da vida e, ao mesmo tempo, situando-a na consciência em seu estado considerado normal, com a expansão para os estados alterados e "estados ampliados" de consciência, segundo a conotação de Stanislaw Groff.

Estudantes de física quântica apresentaram as imensas possibilidades das direções do movimento e a situação da partícula que se torna onda, relacionando forma e energia, abrindo um caminho inédito para novos aspectos que, ousamos dizer, buscavam espiritualidade, embora com nomes variados.

Um respeitável líder espiritualista explicou que há dois elementos gerais no universo: o espiritual e o material, e, acima deles, unindo-os, Deus, o que nos leva a deduzir que o criador dos elementos coloca sua marca criadora tanto no material como no espiritual, de forma que em ambos está a essência divina, bastando encontrá-la.

Existe uma dicotomia: a tradicional oposição entre o materialismo e o espiritualismo. Entretanto, o amadurecimento intelectual leva a pensar que dois opostos, quando considerados em suas abrangências, são, na realidade, complementares, numa inequívoca tendência à religação do conhecimento, renovando um monismo não reducionista mas unificador, para o conhecimento e a expansão do ser.

Lembro a figura dos três Cs – causação circular cumulativa –, utilizada em algumas análises de problemas sociais. Há um círculo de ação e reação, em nível mais complexo de causa e efeito, que pode se tornar repetitivo com pequenas variáveis, fechado sobre si mesmo, formando o círculo vicioso. Por exemplo, o desemprego pode ser o efeito da pobreza (a causa), que por sua vez é efeito de outra causa; a doença é causa e efeito, e assim por diante. Então se diz que o efeito contém a causa, tanto quanto a causa contém em si o efeito. De certa forma, é como dizer, parafraseando *Fernão Capelo Gaivota* (Bach, 2005), que o problema, como causa ou como efeito, é a solução. Nele está a reversibilidade solucionadora. Nele estão embutidos seu significado e, portanto, sua resposta, bastando assim compreendê-lo.

A viciosidade dos três Cs, quando encontra o elemento intrínseco em cada passo, pode quebrar o vínculo e tornar-se espiral ascendente solucionadora.

Ousamos utilizar a causação circular cumulativa, acrescida da idéia da diversidade de possibilidades – lei da probabilística –, envolvendo tanto causas como efeitos multifacetados, para afirmar que o elemento cuja falta fecha os círculos da vida está no "aspecto espiritual", contido em cada unidade de ação e em cada ponto da linha da vida, unificando em si todas as variedades e toda a extensão do movimento.

Na dinâmica da vida, o conteúdo interior não identificado pode ser a "essência da espiritualidade" traduzida na falta de ânimo para o trabalho, que geraria recursos, que criaria pesquisas, que descobriria curas, que venceria a doença. Assim como a presença dos aspectos espirituais aumentaria a força interior do paciente, que acionaria o poder da mente e criaria impulsos que levariam as células doentes a ser substituídas por células sadias, trazendo a saúde. Em situação peculiar, a influência espiritual aumentaria a fé, que destruiria o temor, levando ao renascimento interior, que prepararia a mutação da vida limitada e do corpo cansado em vida plena, e no corpo glorioso a que se referia Paulo de Tarso.

Falamos do conteúdo interior, ainda abstrato, nos aspectos espirituais. É justo lembrarmos que, entre os avanços do nosso tempo, a nova teoria celular vem nos mostrar a admirável e surpreendente potencialidade celular do nosso corpo físico, capaz de tornar as células indiferenciadas em células diferenciadas em processo, até ontem insuspeitado, de auto-regeneração. Experiências com a terapêutica celular, ainda preliminares, causam admiração em nossa inteligência, e nossa alma venera o criador da vida, que assim a dotou, para que, em momento oportuno, pudéssemos atingir a certeza de que não há uma doença sem que a cura esteja prevista, quer por meio de recursos externos, quer de recursos potenciais, otimizando a magnífica, formidável experiência de vida na Terra, em que a espiritualidade está semi-oculta, para resplandecer em outras modalidades de vida fora da Terra, previstas pelas religiões – por todas elas – e ainda a serem descobertas pelas ciências.

O século XXI, ano a ano, está trazendo as bases para o paradigma do futuro, salientando-se, entre elas, a busca da espiritualidade pela convergência entre ciência e religião, fé e razão. Emerge uma visão renovada sobre a tanatologia, por meio de pesquisas sobre a morte, com conseqüências importantíssimas para a valorização da vida em seu *continuum* e oferecendo comprovações às afirmativas sobre a imortalidade da alma, contidas no cerne de todas as religiões. Um repensar ético-moral desafia as consciências individual e coletiva a uma revisão. Surpreendentemente, constata-se que antigos aforismos reaparecem intactos no cenário da modernidade. Impressionante atualidade assumem os conceitos de Hipócrates – o pai da arte de curar – e as frases do mestre nazareno, no Sermão da Montanha.

O centro do paradigma é a espiritualidade. Programas internacionais estão reunindo elites intelectuais e lideranças religiosas para o estudo de questões pela primeira vez propostas em plenário diversificado, como resposta a uma necessidade nova: a revisão do conhecimento diante do mundo em transformação. Está identificada a limitação do materialismo monolítico que não mais satisfaz à maturidade atingida no pensar, no sentir e no fazer.

A inteligência humana é hoje plural, de forma a abranger segmentos que buscam entre si a unificação para subir ao degrau mais alto no caminho da procura da verdade.

Como desdobramento da inteligência emocional, emergiu a inteligência espiritual, ressaltando a importância do questionamento para chegar à autenticidade, também exigida nos tempos modernos.

Estão previstos encontros e conferências internacionais multidisciplinares, sem hegemonias, para estudos de questões como: pode a ciência nos aclarar quanto à espiritualidade? Procedimentos terapêuticos podem incluir ajuda das tradições espirituais da humanidade? Os campos da ciência e da religião são complementares ou mutuamente exclusivos?

As universidades, em todas as partes do mundo, estão discutindo temas que nos lembram a conhecida questão shakespeariana, "Ser ou não ser", e, motivadas por divulgação de partes da física quântica, forma e energia voltam a se encontrar como duas situações unidas por um vértice, que é o espiritual ou a espiritualidade.

As modernas teorias sociológicas, salientando-se a cibernética social de Waldemar de Gregori, superam o positivismo inicial, destacando a relevância dos aspectos espirituais na dinâmica das mudanças e acionam, ostensivamente ou de forma sutil, a movimentação social. Os adeptos dessas novas teorias falam de sistemas e subsistemas sociais interagindo no holograma geral da vida humana, hoje mais possantes que no passado antropológico, quando o espiritual e a espiritualidade eram vistos como sobrenaturais, restritos à teologia.

No conceito de saúde da Organização Mundial da Saúde, como bem-estar físico e psicossocial, não se pode mais omitir o aspecto espiritual, que compõe o bem-estar real do ser.

Existe outra maneira de ver as doenças. Não apenas como situações desagradáveis e inoportunas em nossa vida, mas como oportunidade de aprendizado e crescimento interior, desde que busquemos compreendê-las. Médicos e atentos pesquisadores do comportamento humano estão identificando as relações entre as emoções e as doenças, e entre o sofrimento e a maneira com que as finalidades da vida são vistas.

Vãs têm sido as tentativas do mundo ocidental, inspirado no positivismo e entusiasmado com sucessivas descobertas no campo material, de omitir o espiritual na realidade da vida. A área da saúde se torna cada vez mais multidisciplinar e transdisciplinar, incluindo o paciente como principal terapeuta de si mesmo e uma visão do corpo humano numa perspectiva bio-holística. Os próprios pacientes estão proporcionando aos profissionais a comprovação de que a influência do aspecto espiritual é um fator relevante para o bem-estar humano.

Cada vez mais os meios de comunicação, as universidades e o povo nas ruas, com palavras diversas mas significado único, vêm percebendo que as mudanças mais intensas e velozes, nesse momento peculiar que a Terra atravessa, estão ocorrendo muito mais nas idéias do que nos movimentos ameaçadores para a sobrevivência, e que a direção dessas mudanças diverge: enquanto as alterações físicas amedrontam o futuro físico do planeta, as idéias, como sementes de um novo renascimento histórico, estão germinando no pensar humano (além e apesar dos computadores), gerando, pela primeira vez, jubilosos frutos com sabor de felicidade para a humanidade do porvir.

Com surpresa – e talvez a contragosto – a própria ciência de ponta dos dias atuais reconhece, utilizando nomes arbitrários, que a fonte central da vida e dos seres transcende à matéria e mesmo à energia já incluída na matéria, atingindo o que as religiões denominam Deus, o centro da espiritualidade.

As idéias como sementes, as raízes do alvorecer, estão presentes no encontro com a espiritualidade, cuja descoberta altera profundamente todo o pensar, o sentir e o fazer humano, inclusive aclarando a magnificência e a perfeição do processo da vida. Os opostos mostram sua complementaridade e resolvem dilemas como os caracterizados por justiça e amor, guerra e paz, doença e saúde. Pensamos que a cura realmente decisiva para todas as patologias, físicas, sociais, psíquicas e morais, está à disposição de todos, de acordo com a conscientização de que, sob a natureza material, temos a natureza espiritual, e sua união pode ser denominada espiritualidade. Assim como o Sol, astro que rege nosso sistema planetário, energiza toda a vida física da Terra, a espiritualidade, centro energético dos seres criados por Deus, energiza a vida humana, dentro ou fora do ambiente terreno.

Recomendações

A forma como cada pessoa enfrenta a doença, o tratamento, a reabilitação e mesmo a possibilidade de morte depende de características individuais e da avaliação do significado e da importância da doença naquele momento de vida. Essas características são: aspectos da personalidade, história de vida, contexto sociocultural e familiar e, também, a vivência da espiritualidade.

Quando as pessoas estão doentes, muitas confiam na espiritualidade e nas crenças religiosas para que possam preservar o senso de controle, manter a esperança e o sentido de significado e propósito da vida. Diferentes populações de vários países e culturas relatam os efeitos da espiritualidade/religiosidade na redução do estresse psicológico causado pelo diagnóstico e tratamento do câncer.

Embora a relação espiritualidade/religiosidade e saúde seja um assunto polêmico e de grande atualidade, ainda é reduzido o número de pesquisas que avaliam a utilização do enfrentamento espiritual/religioso em nossa população. As causas prováveis vão desde a existência de poucos instrumentos que possam mensurar se e quanto esse recurso é usado, e sejam facilmente aplicáveis e validados no Brasil, até um possível preconceito do meio acadêmico. Essa situação vem mudando gradativamente nas grandes universidades e meios científicos, em parte como conseqüência do expressivo número de pesquisas e artigos publicados, principalmente em língua inglesa, nos últimos dez anos.

Para Vitor Frankl (1997), "a espiritualidade precisa ser lembrada, pois é ela que nos faz seres humanos". É importante mencionar que a espiritualidade/religiosidade, como parte integrante da vida das pessoas, está presente também no curso da doença, e sua expressão precisa ser eticamente respeitada pelos cuidadores profissionais.

Diante disso, evidencia-se a necessidade de estudos e discussões acerca do desenvolvimento das habilidades essenciais para uma relação melhor entre profissionais de saúde e paciente. Destacamos, ainda, a importância de a formação acadêmica envolver uma ampliação da compreensão do paciente como um ser biopsicossocial e espiritual, além do desenvolvimento de maior habilidade comunicativa como aspecto preponderante da humanização dessa relação.

A expressão da espiritualidade pode se dar, também, em relação às tomadas de decisões acerca dos tratamentos. Pacientes podem confiar inteiramente em suas tradições religiosas e, mais especificamente, na fé como fatores que podem ajudá-los na decisão sobre o tratamento mais adequado ou até na não-adoção de alguns tratamentos. O conhecimento, por parte do médico, das crenças pessoais de seus pacientes e o respeito a elas conduzirão à maior satisfação de todos os envolvidos no processo de tomada de decisão. Esse fato torna-se evidente quando há implicações clínicas severas, dilemas e limitações éticas.

Enquanto o enfrentamento espiritual/religioso positivo traz benefícios para a saúde, o uso negativo pode causar danos. Compreender os estilos de enfrentamento da pessoa doente e como eles se manifestam auxilia o profissional de saúde no manejo de situações carregadas de estresse, como os tratamentos de patologias sérias, incluindo o câncer.

As barreiras mais comuns apontadas pelos médicos são: deficiência de informações e correto treinamento quanto ao papel da espiritualidade/religiosidade na educação médica; inexperiência em pesquisar o histórico espiritual dos pacientes e tempo necessário para balizar todas as responsabilidades e prioridades da prática médica. O mesmo acontece com os demais profissionais de saúde.

O sagrado está à nossa volta, nas coisas mais comuns. Certamente seria de grande ajuda se pudéssemos sensibilizar recursos, quaisquer recursos legítimos e pertinentes à existência humana, para alívio da dor e fortalecimento de uma criatura em sofrimento, travando lutas com a vida.

Temos esperança de que os progressos contínuos, trazidos por novas pesquisas sobre a importância da escuta e do atendimento das necessidades espirituais, resultem em intervenções mais efetivas para todos os pacientes, levando em consideração sua orientação religiosa ou a ausência dela.

E se quereis conhecer Deus, não podeis voar acima das suas esperanças nem aviltar-vos abaixo de seu desespero.

E se quereis conhecer Deus, não procureis transformar-vos em decifradores de enigmas.

Olhai, antes, à vossa volta e encontrá-Lo-eis a brincar com vossos filhos.

E erguei os olhos para o espaço e vê-Lo-eis caminhando nas nuvens, estendendo

Seus braços no relâmpago e descendo na chuva.

E o vereis sorrindo nas flores e agitando as mãos nas árvores.

Kahlil Gibran, *The prophet* (apud Elkins, 2000, p. 249)

Referências bibliográficas

ALMEIDA, A. M. de et al. "Núcleo de estudos de problemas espirituais e religiosos (Neper)". *Revista de Psiquiatria Clínica*, São Paulo, v. 2, n. 2, 2000.

ANTONIAZZI, A. "As religiões no Brasil segundo o Censo de 2000". *Revista de Estudos da Religião*, São Paulo, n. 2, p. 75-80, 2003. Disponível em: <http://www.pucsp.br/rever/rv2_2003/p_antoni.pdf>. Acesso em: 10 mar. 2007.

ASTROW, A. B. et al. "Inter-religious perspectives on hope and limits in cancer treatment". *Journal of Clinical Oncology*, v. 23, n. 11, p. 2569-73, 2005.

ASTROW, A. B.; PUCHALSKI, C. M.; SULMASY, D. P. "Religion, spirituality, and health care: social, ethical, and practical considerations". *The American Journal of Medicine*, v. 110, n. 4, p. 283-7, 2001.

AUKST-MARGETI, B. et al. "Religiosity, depression and pain in patients with breast cancer". *General Hospital Psychiatry*, v. 27, n. 4, p. 250-5, 2005.

BACH, R. *Fernão Capelo Gaivota*. Trad. Ruy Jungmann. 11. ed. Rio de Janeiro: Record, 2005.

BECKER, D. "Prayer in black women with breast cancer". Baltimore: Johns Hopkins Center for Health Promotion, 2000.

BENSON, H.; STARK, M. *Medicina espiritual: o poder essencial da cura*. Trad. Mary Winckler. Rio de Janeiro: Campus, 1998.

BOFF, L. *Espiritualidade: um caminho de transformação*. Rio de Janeiro: Sextante, 2001.

BOWIE, J. et al. "The relationship between religious coping style and anxiety over breast cancer in African American women". *Journal of Religion and Health*, v. 40, n. 4, p. 411-22, 2001.

BREITBART, W. "Spirituality and meaning in supportive care: spirituality- and meaning-centered group psychotherapy interventions in advanced cancer". *Supportive Care in Cancer*, v. 10, n. 4, p. 272-80, 2002.

BREITBART, W.; GIBSON, C.; POPPITO, S. R.; BERG, A. "Psychotherapeutic interventions at the end of life: a focus on meaning and spirituality". *Canadian Journal of Psychiatry*, v. 49, n. 6, p. 366-72, 2004.

BREITBART, W.; HELLER, K. S. "Reframing hope: meaning-centered care for patients near the end of life". *Journal of Palliative Medicine*, v. 6, n. 6, p. 979-88, 2003.

CARVALHO, M. M. M. J. de (coord.). *Introdução à psiconcologia*. Campinas: Psy, 1994.

CHOCHINOV, H. M.; CANN, B. J. "Interventions to enhance the spiritual aspects of dying". *Journal of Palliative Medicine*, v. 8, supl. 1, p. S103-15, 2005.

CHOUMANOVA, I. et al. "Religion and spirituality in coping with breast cancer: perspectives of Chilean women". *The Breast Journal*, v. 12, n. 4, p. 349-52, 2006.

CULLIFORD, L. "Spirituality and clinical care". *BMJ: British Medical Journal*, v. 325, n. 7378, p. 1434-5, 2002.

CURLIN, F. A. et al. "When patients choose faith over medicine: physician perspectives on religiously related conflict in the medical encounter". *Archives of Internal Medicine*, v. 165, n. 1, p. 88-91, 2005.

DAALEMAN, T. P. "Religion, spirituality, and the practice of medicine". *The Journal of the American Board of Family Practice*, v. 17, n. 5, p. 370-6, 2004.

D'ANDREA, F. F. *Desenvolvimento da personalidade*. 16. ed. Rio de Janeiro: Bertrand Brasil, 2003.

DANN, N. J.; MERTENS, W. C. "Taking a 'leap of faith': acceptance and value of a cancer program-sponsored spiritual event". *Cancer Nursing*, v. 27, n. 2, p. 134-41, 2004.

DIAGNOSTIC and statistical manual of mental disorders: DSM-IV. 4. ed. Washington: American Psychiatric Association, 1994.

EDWARDS, B.; CLARKE, V. "The psychological impact of a cancer diagnosis on families: the influence of family functioning and patients' illness characteristics on depression and anxiety". *Psycho-Oncology*, v. 13, n. 8, p. 562-76, 2004.

ELIAS, A. C. de A. "Ressignificação da dor simbólica da morte: relaxamento mental, imagens mentais e espiritualidade". *Psicologia: Ciência e Profissão*, Brasília, v. 23, n. 1, p. 92-7, 2003.

ELKINS, D. N. *Além da religião: um programa personalizado para o desenvolvimento de uma vida espiritualizada fora dos quadros da religião tradicional*. Trad. Saulo Krieger. São Paulo: Pensamento, 2000.

FARIA, J. B. de; SEIDL, E. M. F. "Religiosidade e enfrentamento em contextos de saúde e doença: revisão da literatura". *Psicologia: Reflexão e Crítica*, Porto Alegre, v. 18, n. 3, p. 381-9, 2005.

FIGUEIRÓ, J. A. B. "Aspectos psicológicos e psiquiátricos da experiência dolorosa". In: CARVALHO, M. M. M. J. de (org.). *Dor: um estudo multidisciplinar*. 2. ed. São Paulo: Summus, 1999, p. 140-58.

FRANKL, V. E. *A presença ignorada de Deus*. Trad. Esly R. S. C. Hoersting; Zilda C. de Souza; Walter O. Schlupp. Porto Alegre/São Leopoldo: Imago/Sinodal, 1985.

_____. *Em busca de sentido: um psicólogo no campo de concentração*. Trad. Walter O. Schlupp; Carlos C. Aveline. 7. ed. São Leopoldo/Petrópolis: Sinodal/Vozes, 1997.

FREUD, S. *Obras psicológicas completas de Sigmund Freud*. Trad. Jayme Salomão. Rio de Janeiro: Imago, v. 23, 1975, p. 165-237.

GALL, T. L.; CORNBLAT, M. W. "Breast cancer survivors give voice: a qualitative analysis of spiritual factors in long-term adjustment". *Psycho-Oncology*, v. 11, n. 6, p. 524-35, 2002.

GIMENES, M. da G. G. *A mulher e o câncer*. 2. ed. Campinas: Livro Pleno, 2001.

_____. *Passagem: um desafio ao amor*. São Paulo: Portallis; 2002.

HAAGEDOORN, E. M. L. et al. *Oncologia básica para profissionais de saúde*. São Paulo: Associação Paulista de Medicina, 2000.

HARRISON, M. O. et al. "The epidemiology of religious coping: a review of recent literature". *International Review of Psychiatry*, v. 13, n. 2, p. 86-93, 2001.

HOLLAND, J. C.; ROWLAND, J. H. (eds.). *Handbook of psychooncology: psychological care of the patient with cancer*. Nova York: Oxford University Press, 1989.

HOLLIS, J. *A passagem do meio: da miséria ao significado da meia-idade*. São Paulo: Paulus, 1995.

HYCNER, R. *De pessoa a pessoa: psicoterapia dialógica*. Trad. Elisa Plass Z. Gomes; Enila Chagas; Marcia Portella. São Paulo: Summus, 1995.

IBAÑEZ, N.; MARSIGLIA, R. "Medicina e saúde: um enfoque histórico". In: CANESQUI, A. M. (org.). *Ciências sociais e saúde para o ensino médico*. São Paulo: Hucitec/Fapesp, 2000, p. 49-74.

INCA (Instituto Nacional de Câncer). Disponível em <http://www.inca.gov.br/conteudo_view.asp?id=1793>. Acesso em: 29 jan. 2008.

JUNG, C. G. (ed.). *Man and his symbols*. Garden City: Doubleday, 1964.

KAST, V. *Crises da vida são chances de vida: crie pontos de virada*. Aparecida: Idéias & Letras, 2004.

KINNEY, C. K et al. "Holistic healing for women with breast cancer through a mind, body, and spirit self-empowerment program". *Journal of Holistic Nursing*, v. 21, n. 3, p. 260-79, 2003.

KOENIG, H. G. *The healing power of faith: science explores medicin's last great frontier*. Nova York: Simon & Schuster, 1999.

KOENIG, H. G.; GEORGE, L. K.; TITUS, P. "Religion, spirituality, and health in medically ill hospitalized older patients". *Journal of the American Geriatrics Society*, v. 52, n. 4, p. 554-62, 2004.

KOENIG, H. G.; PARGAMENT, K. I.; NIELSEN, J. "Religious coping and health status in medically ill hospitalized older adults". *The Journal of Nervous and Mental Disease*, v. 186, n. 9, p. 513-21, 1998.

KOVÁCS, M. J. "Pacientes em estágio avançado da doença, a dor da perda e da morte". In: CARVALHO, M. M. M. J. de (org.). *Dor: um estudo multidisciplinar*. 2. ed. São Paulo: Summus, 1999, p. 318-37.

LARSON, D. B.; LARSON, S. S.; KOENIG, H. G. "Religion and coping with serious medical illness". *The Annals of Pharmacotherapy*, v. 35, n. 3, p. 352-9, 2001a.

_____. "The patient's spiritual/religious dimension: a forgotten factor in mental health". *Directions in Psychiatry*, v. 21, n. 21, p. 307-34, 2001b.

LIPP, M. E. N. *Mecanismos neuropsicológicos do stress: teoria e aplicações clínicas*. São Paulo: Casa do Psicólogo, 2003.

LUKOFF, D. "Spiritual emergence and spiritual problems". Oficina realizada no IV Congresso Internacional e I Encontro Alubrat/Atre: Ecologia da consciência – da harmonia interior à reconciliação planetária. Cascais (Portugal), 9-12 out. 2003.

_____. "Spirituality and recovery". California Institute for Mental Health, 6 dez. 2005. Disponível em: <http://cimh.networkofcare.org/downloads/handouts/Handout%20CIMH%20Spirituality%20and%20Recovery.doc>. Acesso em: 12 abr. 2007.

MACIEIRA, R. de C. "A fé e o sagrado no caminho da cura". In: MACIEIRA, R. de C. (org.). *Despertando a cura: do brincar ao sonhar*. Campinas: Livro Pleno, 2004, p. 73-98.

_____. *Avaliação da espiritualidade no enfrentamento do câncer de mama em mulheres*. 2007. 62 p. Dissertação (Mestrado em Saúde Materno-Infantil) – Faculdade de Medicina, Universidade de Santo Amaro, São Paulo, São Paulo.

_____. *O sentido da vida na experiência da morte: uma visão transpessoal em psico-oncologia*. São Paulo: Casa do Psicólogo, 2001.

MACLEAN, C. D.; SUSI, B.; PHIFER, N. et al. "Patient preference for physician discussion and practice of spirituality". *Journal of General Internal Medicine*, v. 18, n. 1, p. 38-43, 2003.

MANNING-WALSH, J. "Spiritual struggle: effect on quality of life and life satisfaction in women with breast cancer". *Journal of Holistic Nursing*, v. 23, n. 2, p. 120-40, 2005.

MARTY, P. *A psicossomática do adulto*. Trad. P. C. Ramos. Porto Alegre: Artes Médicas, 1993.

MAYOL, R. *Câncer, corpo e alma*. São Paulo: Os Magos, 1992.

MCCAFFREY, A. M. et al. "Prayer for health concerns: results of a national survey on prevalence and patterns of use". *Archives of Internal Medicine*, v. 164, n. 8, p. 858-62, 2004.

MCCLAIN, C. S.; ROSENFELD, B.; BREITBART, W. "Effect of spiritual well-being on end-of-life despair in terminally ill cancer patients". *Lancet*, v. 361, n. 9369, p. 1603-7, 2003.

MELO FILHO, J. de. *Concepção psicossomática: visão atual*. 2. ed. Rio de Janeiro: Tempo Brasileiro, 1979, p. 1-19.

MERAVIGLIA, M. "Effects of spirituality in breast cancer survivors". *Oncology Nursing Forum*, v. 33, n. 1, p. E1-7, 2006.

MILSTEIN, G. "Handbook of religion and health – The link between religion and health: psychoneuroimmunology and the faith factor". *American Journal of Geriatric Psychiatry*, v. 12, n. 3, p. 332-4, 2004.

NAIRN, R. C.; MERLUZZI, T. V. "The role of religious coping in adjustment to cancer". *Psycho-Oncology*, v. 12, n. 5, p. 428-41, 2003.

NEWBERG, A. B.; LEE, B. Y. "The neuroscientific study of religious and spiritual phenomena: or why God doesn't use biostatistics". *Zygon*, v. 40, n. 2, p. 469-89, 2005.

OKON, T. R. "Spiritual, religious, and existential aspects of palliative care". *Journal of Palliative Medicine*, v. 8, n. 2, p. 392-414, 2005.

PAIVA, G. J. "Espiritualidade e qualidade de vida: pesquisas em psicologia". In: TEIXEIRA, E. F. B.; MÜLLER, M. C.; SILVA, J. D. T. da (orgs.). *Espiritualidade e qualidade de vida*. Porto Alegre: EDIPUCRS; 2004, p. 119-30.

PANDEY, M. et al. "Quality of life determinants in women with breast cancer undergoing treatment with curative intent". *World Journal of Surgical Oncology*, v. 3, p. 63, 2005.

PANZINI, R. G. *Escala de coping religioso-espiritual (escala CRE): tradução, adaptação e validação da escala*

RCOPE, abordando relações de saúde e qualidade de vida. 2004. 238 p. Dissertação (Mestrado em Psicologia) – Instituto de Psicologia, Universidade Federal do Rio Grande do Sul, Porto Alegre, Rio Grande do Sul.

PANZINI, R. G.; BANDEIRA, E. *Escala CRE: escala de coping religioso-espiritual abreviada*. Porto Alegre: Instituto de Psicologia, Universidade Federal do Rio Grande do Sul, 2004.

PARGAMENT, K. I. *The psychology of religion and coping: theory, research, practice*. Nova York: Guilford Press, 1997.

PERDICARIS, A. A. M. *Além do bisturi: novas fronteiras na comunicação médica*. Santos: Leopoldianum, 2006, p. 122.

PIMENTA, C. A. de M.; CRUZ, D. de A. L. M.; KURITA, G. P. "'Coping' no doente com dor crônica". *Prática Hospitalar*, São Paulo, ano 6, n. 35, p. 46-54, 2004.

POST, S. G.; PUCHALSKI, C. M.; LARSON, D. B. "Physicians and patient spirituality: professional boundaries, competency, and ethics". *Annals of Internal Medicine*, v. 132, n. 7, p. 578-83, 2000.

PUCHALSKI, C. M. "The role of spirituality in health care". *Proceedings*, v. 14, n. 4, p. 352-7, 2001.

RAMONDETTA, L. M.; SILLS, D. "Spirituality and religion in the 'art of dying'". *Journal of Clinical Oncology*, v. 21, n. 23, p. 4460-2, 2003.

RIECHELMANN, J. C. "Psicossomática e a mulher dolorida: interface objetividade/subjetividade das dores do ser mulher". In: ANGERAMI-CAMON, V. A. (org.). *Psicossomática e a psicologia da dor*. São Paulo: Pioneira, 2001, p. 33-51.

SALAZAR, O. M.; MOTTA, N. W. da. "Tumores avançados: epidemiologia, etiopatogenia, diagnóstico e estadiamento clínico". Programa de Qualidade em Radioterapia, 1º Seminário em Radioterapia, Instituto Nacional de Câncer/Ministério da Saúde, p. 117-46. Disponível em: <http://www.inca.gov.br/pqrt/download/tec_int/cap3.pdf>. Acesso em: 19 jan. 2007.

SANFORD, J. A. *A jornada da alma: um analista junguiano examina a reencarnação*. Trad. Cláudia Gerpe Duarte. São Paulo: Paulus, 1998.

SASDELLI, E. N.; MIRANDA, E. M. F. "Ser: o sentido da dor na urgência e na emergência". In: ANGERAMI-CAMON, V. A. (org.). *Psicossomática e a psicologia da dor*. São Paulo: Pioneira, 2001, p. 93-112.

SCHAAL, M. D. *et al*. "Religious expression and immune competence in women with advanced cancer". 106th Annual Meeting of the American Psychological Association, San Francisco, 1998.

SIEGEL, K.; ANDERMAN, S. J.; SCHRIMSHAW, E. W. "Religion and coping with health-related stress". *Psychology and Health*, v. 16, n. 6, p. 631-53, 2001.

SIEGEL, S.; CASTELLAN JR., N. J. *Estatística não-paramétrica para ciências do comportamento*. 2. ed. Porto Alegre: Artmed, 2006, p. 448.

SILVESTRI, G. A. *et al*. "Importance of faith on medical decisions regarding cancer care". *Journal of Clinical Oncology*, v. 21, n. 7, p. 1379-82, 2003.

SIMONTON, O.C. *et al*. *Com a vida de novo: uma abordagem de auto-ajuda para pacientes com câncer*. Trad. Heloísa de Melo M. Costa. 2. ed. São Paulo: Summus, 1987.

SOUSA, P. L. R. *et al*. "A religiosidade e suas interfaces com a medicina, a psicologia e a educação". *Psiquiatria na Prática Médica*, São Paulo, v. 34, n. 4, p. 112-7, 2001.

STRUVE, J. K. "Faith's impact on health: implications for the practice of medicine". *Minnesota Medicine*, v. 85, n. 12, p. 41-4, 2002.

VASCONCELLOS, E. G. *Tópicos de psiconeuroimunologia*. São Paulo: Ipê/IPSPP, 1998.

VASCONCELOS, E. M. (org.). *A espiritualidade no trabalho em saúde*. São Paulo: Hucitec, 2006.

PARTE VIII

ESPECIALIDADES INTEGRADAS AO TRATAMENTO DO PACIENTE ONCOLÓGICO

FISIOTERAPIA EM CÂNCER

Angela G. Marx; Marcia Colliri Camargo

A cirurgia é normalmente o tratamento mais freqüente e eficaz contra o câncer. A retirada total do tumor é uma solução imediata e muitas vezes a única para o problema. A preocupação do cirurgião é incluir margens ao remover o tumor, para prevenir recidivas locais e possíveis metástases. Independentemente da extensão da cirurgia, as recidivas também podem ocorrer nos linfonodos próximos à região ou em áreas distantes (metástases a distância). Por essa razão, além do tumor primário, o cirurgião quase sempre retira um (linfonodo sentinela) ou mais linfonodos próximos. A análise desses linfonodos removidos ajuda o oncologista a avaliar o quadro real da doença e a estabelecer a estratégia do tratamento: quimioterapia ou não? Radioterapia com quimioterapia ou sem?

Não é difícil concluir que a cirurgia pode ser mais ampla ou mais conservadora em função do tamanho, do tipo e do local do tumor. Em todas as situações ocorre um trauma cirúrgico sobre pele, tecido subcutâneo, músculos, nervos e vasos sangüíneos e linfáticos. Essas estruturas ficam alteradas e se inflamam, acarretando sintomas como dores, edemas e dificuldades de movimentação. Apesar de naturais, eventualmente passageiros e esperados, esses sintomas são desagradáveis e podem alterar a qualidade de vida do paciente, além de retardar o ritmo do tratamento e da recuperação. Se o paciente não for orientado e auxiliado adequadamente nessa fase pós-operatória, as dores e os edemas, entre outros sinais e sintomas, persistirão, podendo se agravar, e os movimentos poderão ficar definitivamente restritos. Nesse caso, não só fica prejudicado o andamento do tratamento oncológico (radioterapia) mas também aumenta a possibilidade de complicações, como retrações, aderências, cicatrizes hipertróficas e linfedema.

É de suma importância a intervenção da fisioterapia que possa não apenas contribuir para a diminuição da dor, do edema e da dificuldade de movimentação iniciais, mas também prevenir outras complicações físicas. O fisioterapeuta deverá ter formação em oncologia, pois empregará diversos recursos que normalmente não fazem parte de uma fisioterapia tradicional.

Os principais objetivos do tratamento são:

- diminuir a dor;
- melhorar a função respiratória;
- recuperar os movimentos;
- recuperar a funcionalidade;
- estimular a circulação linfática;
- contribuir para uma cicatrização adequada;
- prevenir complicações físicas, como retrações, aderências, limitação articular e linfedema;
- diminuir a ansiedade;
- tratar de complicações, inclusive linfedema;
- auxiliar na reabilitação psicológica, social e profissional dos pacientes.

Vários estudos comprovam que o paciente que começa um programa fisioterapêutico precoce, já no primeiro dia pós-operatório, tem recuperação de movimentos e remissão da dor mais rápidas, podendo iniciar, quando prescrita, a radioterapia sem atraso e ficando menos vulnerável a complicações respiratórias, circulatórias e de cicatrização.

Programa de intervenção fisioterapêutica

Inicialmente, divide-se a intervenção da fisioterapia em fases:

- *fase imediata*: quando se inicia do primeiro ao décimo dia após a cirurgia;
- *fase tardia*: com início após esse período.

O início imediato proporciona segurança ao paciente, alívio da dor e recuperação dos movimentos mais rapidamente, além de contribuir para o prosseguimento do tratamento oncológico (começo da radioterapia e quimioterapia).

A intervenção fisioterapêutica utiliza recursos como:

- exercícios respiratórios;
- relaxamento;
- exercícios de amplitude de movimentos (quando necessário, com o auxílio do fisioterapeuta);
- técnicas especiais de massagem;
- drenagem linfática manual;
- reeducação urológica;
- reeducação da marcha e do equilíbrio;
- cuidados com a pele;
- orientações de automassagem;
- eletroterapia: *laser*, Tens, dualpex, US, FES.

Fase imediata

Dor e recuperação de movimentos

A primeira preocupação do fisioterapeuta é recuperar os movimentos. Os músculos, já muito contraídos e tensos desde antes da cirurgia pelo estresse do diagnóstico e pela expectativa da cirurgia e do tratamento pós-operatório, ficam ainda mais tensos pela dor da cirurgia e pelo medo de se movimentar e "abrir os pontos" após a cirurgia. A dor, com esse aumento de tensão muscular, também fica exacerbada, tornando, para o paciente, cada vez mais difícil a realização de qualquer movimento.

No entanto, para superar esse problema é preciso quebrar o círculo vicioso constituído por medo, tensão e dor. O primeiro passo é intervir na musculatura para deixá-la mais relaxada. Aqui se iniciam os exercícios de recuperação, que devem ser aplicados de maneira lenta e gradualmente progressiva, respeitando os limites da dor e o processo de cicatrização.

Sugere-se que todos os pacientes submetidos à cirurgia de câncer devam iniciar a fisioterapia com exercícios respiratórios. Além de aumentar a capacidade pulmonar, os exercícios respiratórios acalmam, diminuem a ansiedade e a dor e ajudam no relaxamento muscular. Com isso, preparam os músculos e o paciente para os outros exercícios. Devem ser realizados de maneira lenta e profunda, procurando expandir o máximo possível o tórax e o abdômen; podem ser praticados várias vezes ao dia.

Para a diminuição da dor e da tensão muscular, existem ainda outros meios que o fisioterapeuta pode utilizar: *toques suaves e movimentos de massagem* nas regiões contraturadas (tensas), além de *aparelhos de eletroterapia*, como a *Tens* (estimulação elétrica transcutânea), que produz analgesia.

Após os exercícios respiratórios e o relaxamento, o paciente deve iniciar os exercícios que vão recuperar os movimentos, diminuir a dor e levá-lo a retomar suas atividades normais mais rapidamente. É de extrema importância, nessa fase, que o paciente saiba que os exercícios são imprescindíveis e devem ser feitos de forma suave e lenta, segundo o que for possível naquele momento, e que, por isso tudo, não há risco de prejuízo à cirurgia, de que os pontos abram, de que o dreno saia etc. A relação de confiança entre terapeuta e paciente é fundamental nessa fase. O fisioterapeuta experiente faz uso de técnicas que possam facilitar os movimentos; em geral, ele inicia o processo exercitando as articulações mais distantes da região operada, para melhorar a circulação, relaxar os músculos e preparar o paciente para a realização dos movimentos mais difíceis e dolorosos. Por exemplo, numa paciente recém-operada da mama esquerda, os movimentos do braço esquerdo (principalmente do ombro) são difíceis e provocam dor. Os exercícios começam, então, pelos movimentos do pescoço, braço direito, cotovelo e mão direitos. No final, com a musculatura mais preparada e o paciente mais confiante, realizam-se os movimentos do ombro esquerdo, sempre de maneira suave e respeitando o limite de dor.

Na fase imediatamente pós-operatória, a cicatrização ainda está se processando e os movimentos não devem tracionar as bordas cirúrgicas, o que poderia provocar alteração na cicatrização ou criar condições para outras complicações. Por essa razão, o paciente deve sempre contar com a supervisão e orientação de um fisioterapeuta, que lhe indicará as melhores condutas e o melhor momento para interrompê-las ou incentivá-las.

Independentemente da região que sofreu a operação e também do tipo de cirurgia realizada, todos os pacientes necessitam de intervenção fisioterapêutica, pois com muita freqüência surgem seqüelas e/ou complicações que demandam a ação do fisioterapeuta.

Drenagem linfática manual e automassagem

O edema presente imediatamente após a cirurgia é normal e pode perdurar por meses, dependendo do local e da intensidade da abordagem cirúrgica. Já a retirada de linfonodos isolados ou em bloco das diversas regiões do corpo (axilar, cervical, inguinal), além de diminuir a defesa local, altera a circulação linfática daquela região. A linfa é um líquido incolor, transparente, que circula nos vasos linfáticos, é filtrada pelos linfonodos e posteriormente devolvida ao sistema venoso. É essa terceira circulação, depois da arterial e da venosa, que será responsável pela absorção do excesso de líquido gerado pelo ato cirúrgico. Com a ressecção também dos linfonodos, a passagem da linfa poderá eventualmente ficar mais difícil, lenta, criando um acúmulo; assim sendo, a região vai se tornando mais inchada e o *linfedema* poderá se instalar.

Felizmente, o corpo humano tem outras vias de passagem da linfa: os vasos linfáticos e suas inúmeras anastomoses, as quais, normalmente inativas em situações normais, podem ser ativadas quando houver necessidade. Ainda não está totalmente claro o mecanismo que faz que elas entrem em funcionamento. No entanto, conhece-se a existência de vias anatômicas linfáticas derivativas ou acessórias que entram automaticamente em funcionamento sempre que houver um estímulo adequado. Vários são os mecanismos conhecidos que podem estimular o funcionamento do sistema linfático. A drenagem linfática manual ou linfodrenagem é uma técnica especial de massagem, que começou a ser desenvolvida no final do século XIX por Alexander von Winiwarter como uma técnica de massagem estimuladora da absorção e fluxo linfáticos. As manobras dessa massagem sempre são suaves, lentas, devendo seguir uma direção específica em cada caso e também ser realizadas por um fisioterapeuta habilitado. O paciente é orientado a ajudar no processo de sua recuperação realizando a *automassagem*, um resumo simplificado das principais manobras de drenagem linfática manual, desenvolvido pelo fisioterapeuta.

A automassagem, assim como a drenagem linfática manual, é diferente para cada pessoa e depende de uma série de fatores, como tipo, extensão e local da cirurgia realizada, órgão operado, condições da pele e de cicatrização do paciente.

Cuidados

Muitas vezes, nas cirurgias de câncer, ocorre a retirada de um grupo de linfonodos próximos ao local do tumor. Embora necessária para auxiliar o médico a estabelecer a conduta terapêutica posterior, essa remoção traz algumas conseqüências. Os linfonodos fazem parte da defesa imunológica. A sua remoção significa uma diminuição da defesa da área correspondente. Essa área, pela diminuição da defesa, fica mais sujeita a inflamações e infecções.

Deve-se informar esse fato ao paciente para que ele possa colaborar tomando certos cuidados, como evitar qualquer tipo de lesão – cortes, queimaduras, micoses, assaduras, picadas de insetos, contusões, alergias – na região vulnerável do corpo. Se algum tipo de lesão ocorrer, aumentará o risco de uma infecção (erisipela, celulite ou linfangite).

Os sinais de erisipela ou linfangite podem surgir até 48 horas após a lesão: manchas ou vergões vermelhos, dor, edema e calor na área corporal, ou até mesmo febre. Na presença dessas manifestações, o paciente deve ser orientado a procurar atendimento médico de urgência. Durante o período medicamentoso a fisioterapia fica suspensa, até que termine o processo infeccioso. No entanto, a infecção pode deixar uma seqüela indesejável: o edema crônico da zona afetada, denominado linfedema.

O linfedema é uma doença crônica que, em fase inicial, tem maior probabilidade de cura. Em fases mais adiantadas, pode ser tratado com sucesso, mas requer cuidado e manutenção constantes, pois pode recidivar. Os linfedemas mais comuns em oncologia são o de membro superior, nas mulheres operadas de câncer de mama; e o de membro inferior, nos pacientes que sofreram cirurgias pélvicas (em útero, ovários, vulva, ou ainda pênis e próstata). Embora com menor freqüência, também pode ocorrer o linfedema de face, cabeça e pescoço nas cirurgias com retirada de linfonodos cervicais. O tratamento do linfedema será abordado mais à frente, mas obviamente, por ser uma patologia crônica e de terapêutica prolongada, o ideal é preveni-la. Um dos principais aspectos da prevenção é a adoção de cuidados específicos que diminuam as possibilidades de infecções, inflamações, retrações cutâneas, bridas cirúrgicas, aderências e outros distúrbios linfáticos associados.

Fase tardia

Como já foi dito, o ideal é que haja uma intervenção fisioterapêutica precoce. Quando se iniciam, de preferência logo após o período pós-operatório, os exercícios e a automassagem e o paciente é orientado com relação aos cuidados necessários, sua reabilitação é mais rápida, menos dolorosa, e é possível minimizar várias complicações.

No entanto, algumas vezes o paciente só inicia o programa de fisioterapia posteriormente. Isso pode ocorrer por várias causas:

- o estado clínico inicial do paciente;
- inexistência de fisioterapia especializada;
- falta de encaminhamento médico;
- atraso ou recusa do tratamento por parte do paciente.

É óbvio que é possível começar o tratamento em qualquer momento. Porém, os resultados poderão ser diferentes, assim como os objetivos do tratamento. Mesmo que o paciente tenha se submetido à cirurgia há meses ou anos, as orientações sobre cuidados e automassagem serão importantes; se o paciente não teve complicações, elas ajudarão a preveni-las e, se o paciente apresentar linfedema ou outra complicação, auxiliarão no tratamento. Quanto aos exercícios, serão imprescindíveis se houver limitação de movimentos, contratura ou retração muscular, retração cicatricial, aderência, dor ou alteração postural. Aliás, todas essas situações podem ocorrer exatamente pelo fato de o paciente não ter tido orientações ou intervenção prévia fisioterapêutica.

Pode-se citar como exemplo o caso de uma paciente encaminhada pelo médico para tratamento de linfedema no membro superior. Submetida à mastectomia havia dois anos, nunca tinha feito fisioterapia e apresentava dor no ombro, pescoço e braço. Do ponto de vista oncológico estava muito bem e a saúde geral estava ótima. Psicologicamente, estava abalada pelo incômodo da dor, por não ter disposição para fazer nada e por todo mundo perguntar o motivo de o seu braço estar inchado. Ao exame físico, observou-se uma postura inadequada e alterada, com os ombros protraídos, uma hipercifose e contratura da musculatura cervical e da cintura escapular. A paciente conseguia realizar movimentos com os braços, mas, do lado da cirurgia, o braço não se elevava totalmente (em comparação ao do outro lado) e a dor aumentava. Ela foi, então, orientada a realizar uma série de exercícios e a automassagem em casa. Recebeu também todas as explicações sobre os cuidados gerais necessários e sobre o linfedema. Após algumas terapias, estava bem melhor, sem dor, com movimentos mais amplos, com uma postura melhor e com maior disposição. O linfedema também havia diminuído. O tratamento prosseguiu com drenagem linfática manual, realizada pelo fisioterapeuta no ambulatório, e com as recomendações de exercícios e automassagem em casa. Em um mês, a paciente estava recuperada e recebeu alta da fisioterapia. Esse exemplo mostra uma situação freqüente, em que o paciente sofre desnecessariamente com dores e limitação de movimentos, além de ter um grande risco de adquirir um linfedema crônico – tudo isso pode ser evitado com a fisioterapia pós-operatória imediata.

Independentemente do tratamento médico clínico ou cirúrgico realizado, a partir do momento em que o paciente tiver alterada sua qualidade de vida por restrições físicas, passíveis de ser corrigidas ou amenizadas com a intervenção da fisioterapia, é imprescindível que a equipe multiprofissional que estiver cuidando desse paciente o encaminhe para uma avaliação fisioterapêutica.

Cuidados gerais para pacientes submetidos a tratamento oncológico

A orientação dada pela equipe de fisioterapia a todos os pacientes submetidos a tratamento oncológico visa melhorar sua qualidade de vida, intervindo com medidas profiláticas e curativas o mais precocemente possível. Os principais cuidados necessários serão descritos a seguir.

Alimentação e excesso de peso

A alimentação tem um papel primordial na nossa vida. Principalmente no período pós-operatório, em que há uma natural e esperada debilidade ou fraqueza, ocasionada pela anestesia, pela relativa perda de sangue e pelo estresse emocional, a boa alimentação é necessária para o bem-estar, para uma recuperação mais rápida e uma resposta melhor aos eventuais tratamentos que se seguirão à cirurgia (radioterapia e/ou quimioterapia).

Devem ser evitadas as comidas gordurosas, frituras, carnes gordas, embutidos ou alimentos com gordura saturada, bem como o excesso de doces e massas. O paciente não deve engordar demais, pois a obesidade é um dos fatores de predisposição para o linfedema e piora do quadro, caso já exista. Ele deve então manter hábitos alimentares sadios e, quando necessário, consultar um nutricionista para o estabelecimento de uma dieta adequada.

Atividades manuais

Para os pacientes que gostam de trabalhos manuais, alguns cuidados são imprescindíveis. Atividades como costurar, bordar, tricotar, pintar etc. são realizadas com movimentos repetitivos e, por isso, é aconselhável que sejam acompanhadas de pausas constantes, para descanso da musculatura. É também importante o uso de dedal nas atividades com agulha, para evitar picadas nos dedos. Isso se aplica principalmente às mulheres operadas de câncer de mama.

Atividades domésticas

É impossível impedir uma dona-de-casa de se cortar ou se queimar durante as atividades do lar. No entanto, é importante que o paciente:

- use luva de borracha quando for utilizar algum material de limpeza (detergente, água sanitária, sabão, desinfetante etc.), para evitar irritações, alergias e ressecamento da pele;
- use luva térmica ao manipular forno e fogão, para evitar queimaduras;
- use luvas próprias para jardinagem ao lidar com plantas, para evitar pequenos cortes ou lesões;
- utilize colheres ou garfos de cabo longo em panelas no forno/fogão, para diminuir o risco de queimaduras;
- evite movimentos repetitivos e fortes, como os feitos ao varrer o quintal ou lavar e esfregar a calçada;
- não carregue pesos excessivos, com os quais não esteja acostumado, pois isso pode gerar uma lesão em tendões ou músculos e favorecer o aparecimento do linfedema.

Atividades profissionais

Os pacientes devem retomar suas atividades profissionais assim que tiverem retirados os pontos e drenos, caso não apresentem problemas com a cicatrização. Mas a segurança maior só será atingida quando sua amplitude de movimentos tiver sido restabelecida e a força muscular estiver normal, fazendo que o paciente sinta-se pronto para voltar a realizar a atividade. Não há restrições quanto às atividades profissionais. Apenas devem ser seguidos os cuidados gerais aqui descritos. Por exemplo, as pacientes que são empregadas domésticas, lavadeiras, faxineiras ou cozinheiras devem utilizar luvas de borracha para evitar contato da pele com produtos de limpeza; os pacientes que trabalham como digitadores, caixas ou em outras funções que exijam movimentos repetitivos devem seguir as orientações de pausas periódicas e exercícios de alongamento específicos.

Quando houver metástases ósseas que comprometam o trabeculado ósseo, podendo gerar riscos de fraturas patológicas, a atividade profissional deverá ser avaliada pelo fisioterapeuta, com o médico assistente, para que se decida pela continuação ou não da atividade profissional exercida pelo paciente previamente à cirurgia.

No caso de pacientes que tenham ficado com seqüelas musculares, articulares e ligamentares, pela retirada ou transposição de músculos e de pele, a fisioterapia reeducará outros músculos que possam suprir ou compensar a função das estruturas lesadas ou retiradas. Infelizmente isso nem sempre é possível, pois, principalmente nas cirurgias de cabeça e pescoço, as abordagens cirúrgicas ainda são muito extensas e acarretam muitas seqüelas.

Nesse sentido, é igualmente importante a intervenção de um terapeuta ocupacional, visando encaminhar esse paciente para alguma outra atividade profissional na qual essa seqüela não influencie seu desempenho.

Cuidados médicos

Consideramos aqui os procedimentos adotados em hospitais, laboratórios, farmácias e consultórios.

Deve-se evitar, no lado operado, onde os pacientes foram submetidos a tratamento cirúrgico com linfadenectomias (por exemplo, linfadenectomia axilar direita – membro superior direito):

- aplicação de injeções e vacinas (inclusive de quimioterapia);
- coleta de sangue;
- acupuntura;
- medição da pressão;
- aplicação de calor (compressas ou bolsa de água quente, banhos de luz etc.).

Em todos os tipos de tumor, deve-se evitar a aplicação de calor, pois isso pode aumentar a possibilidade do aparecimento de edema ou linfedema.

Higiene e cuidados pessoais

A pele de toda a região circundante à cirurgia deve sempre estar bem cuidada e hidratada com creme de pH neutro. Ela é a principal condutora da circulação linfática e sua saúde e manutenção são essenciais para a prevenção do linfedema. Qualquer tipo de lesão ou alergia deve ser imediatamente lavada com água e sabão e desinfetada.

Unhas: devem ser cortadas com cuidado e podem ser esmaltadas. No entanto, deve-se evitar a remoção da cutícula com alicate, que normalmente ocasiona pequenos cortes ou lesões e possibilita a entrada de bactérias, podendo gerar infecção e em seguida desencadear o linfedema. A cutícula, sempre que possível, deve ser mantida intacta.

Desodorantes: podem ser utilizados os desodorantes neutros, líquidos e sem perfume. Os desodorantes perfumados contêm álcool, que resseca a pele; os desodorantes em creme bloqueiam o funcionamento adequado das glândulas sudoríparas. Ambos podem favorecer irritações na pele ou lesões dermatológicas. Os antitranspirantes são desaconselhados.

Banhos: recomenda-se não molhar o curativo, mas, assim que o corte estiver cicatrizado, os banhos ou duchas são permitidos, evitando-se o uso de água muito quente e de sabonetes ou outros produtos que provoquem alergia. Após o banho, é importante secar bem e em seguida hidratar a pele da região operada, para evitar o aparecimento de micoses e fungos.

Depilação: a depilação da axila do lado operado, por exemplo, após as cirurgias de mama, só pode ser feita cortando-se os pêlos com uma tesoura pequena ou usando-se depiladores elétricos que aparem os pêlos e não os puxem como pinças. A depilação com cera, cremes ou líquidos depilatórios, lâmina ou pinça pode cortar ou irritar a pele da axila e causar o linfedema.

Sol, piscina e mar

Não há restrições quanto aos banhos de mar ou de piscina após a cicatrização completa da cirurgia. São benéficos os efeitos relaxantes da água para a musculatura e a natação é recomendável assim que o paciente estiver com os movimentos recuperados. As piscinas aquecidas costumam ter uma temperatura adequada, não prejudicial à circulação linfática.

Tomar sol é importante para a saúde, mas devem ser evitadas as exposições prolongadas nos horários mais quentes do dia (das 10 às 16 horas), principalmente no verão. É altamente recomendável o uso de protetores ou bloqueadores solares.

Os pacientes com metástases ósseas se beneficiam da hidroterapia (realizada por fisioterapeuta habilitado) e da hidroginástica, pois as articulações e os ossos passam a ter menor risco de fraturas, assim como a dor pode ser reduzida. O objetivo principal é manter a integridade articular sempre que possível, diminuir contraturas e minimizar a dor.

Esportes

Dependendo do esporte, *hobby* ou atividade de lazer, o paciente pode iniciar sua prática quando:

- a cicatrização estiver completa;
- não existir nenhum tipo de secreção no local da cirurgia;
- a amplitude de movimentos estiver totalmente restabelecida;
- não houver nenhuma dor ou complicação;
- houver liberação do médico e do fisioterapeuta;
- não houver nenhuma contra-indicação.

Não há uma contra-indicação absoluta em relação aos esportes. Os esportes individuais como natação, corrida, ciclismo, caminhadas e hidroginástica não apresentam riscos. No entanto, esportes de contato físico mais direto (vôlei, basquete ou futebol) oferecem maior possibilidade de lesões, e os cuidados devem ser redobrados. Em outros esportes individuais, como tênis, remo, boliche, é fundamental um preparo físico específico prévio, condicionamento muscular e alongamento. Independentemente do esporte, recomenda-se que seu início seja lento e gradativo para prevenir lesões ortopédicas, que o paciente utilize equipamentos adequados à sua prática e vista roupas confortáveis que favoreçam a transpiração normal. O uso de tênis apropriado para o esporte é sempre indicado.

A principal preocupação em relação aos esportes é no que se refere a lesões musculares e tendinosas, pois estas podem favorecer o aparecimento do linfedema. Por esse motivo, sempre que surgir edema ou alguma dor diferente ou persistente durante ou após a prática desportiva, o paciente deve procurar o médico ou o fisioterapeuta.

Vestuário

As mulheres devem evitar o uso de mangas e sutiãs apertados, que possam dificultar a circulação local. Da mesma forma, não é recomendado o uso de anéis, alianças, pulseiras ou relógios no braço do lado operado: esses acessórios podem eventualmente ocasionar alergias que desencadeiam o linfedema.

Para os homens e mulheres que passaram por cirurgia pélvica (de próstata, bexiga, útero etc.), a roupa de baixo deve ser preferencialmente de algodão, evitando-se os modelos justos ou desconfortáveis.

Próteses externas – câncer de mama

Para as mulheres que tiveram a mama retirada é essencial o uso de prótese externa e de sutiã adequado, que pode ser iniciado logo após a cirurgia ou tão logo a cicatrização e as condições locais da pele o permitam. Se não houver nenhuma complicação ou ocorrência, os pontos são retirados de dez a quinze dias após a cirurgia, e a prótese já deve ser usada. O objetivo é suprir a falta da mama, compensando o volume e o peso retirados. Do ponto de vista psicológico, sua importância é enorme: a paciente se sente melhor, mais confiante e não tem necessidade de esconder a ausência da mama (ficando com má postura e os músculos tensos). Do ponto de vista ortopédico, o uso da prótese, além de favorecer uma postura melhor, permite um equilíbrio estático da coluna, evitando tensões e contraturas musculares no pescoço, ombro e braço. Quanto à circulação, sabe-se que as lesões musculares, como as contraturas, impedem que o sangue e a linfa circulem livremente, o que resulta no acúmulo de líquidos na região e favorece o linfedema.

Existem vários tipos de próteses e sutiãs apropriados, encontrados em casas especializadas.

Mesmo para aquelas pacientes que não tiveram, à época da cirurgia, a orientação sobre o uso de prótese externa, ele apresenta benefícios, apesar de a alteração postural já estar presente.

Cuidados para pacientes operados de cabeça e pescoço

Barbear

Os pacientes devem se barbear apenas com barbeador elétrico, que não oferece risco de cortar ou irritar a pele do rosto e pescoço; deve-se evitar fazer a barba com lâminas ou navalhas. É muito importante a hidratação da pele com cremes neutros que não causem alergias.

Boca e dentes

Os dentes, a gengiva e toda a parte interna da boca devem estar saudáveis e sempre ser adequadamente limpos, várias vezes ao dia, com escovação, uso de fio dental e produtos de higiene bucal recomendados pelo dentista ou pelo médico. Devem ser evitadas as alterações da mucosa bucal e da gengiva provocadas por determinados alimentos ou pelo uso de próteses mal-adaptadas.

O trismo é uma das complicações que mais afetam a recuperação do paciente operado de cabeça e pescoço, dificultando desde a deglutição até a fala, respiração e movimentação da mandíbula. Técnicas de manipulação (osteopatia) e de analgesia (Tens) são empregadas pela fisioterapia para a recuperação o mais breve possível e a diminuição dos sintomas.

O tratamento da mucosite, afecção muito freqüente nos pacientes que se submetem à radioterapia, tem uma evolução muito pequena somente com a fisioterapia. Assim sendo, é fundamental a intervenção de outros profissionais, principalmente do fonoaudiólogo.

Cuidados para pacientes submetidos a cirurgias pélvicas (com retirada de linfonodos inguinais e/ou pélvicos)

Os pacientes que tiveram linfonodos removidos da região inguinal ou do abdômen terão comprometida a circulação linfática de membros inferiores, nádegas e abdômen do lado da cirurgia, já se a retirada de linfonodos for bilateral, toda a região do corpo abaixo da cintura (incluindo os membros inferiores) ficará mais sujeita a inflamações e infecções. Os mesmos cuidados descritos se aplicam a esses pacientes. Entretanto, para diminuir a possibilidade de infecções e conseqüente linfedema em membros inferiores, é necessário enfatizar a higiene, os cuidados pessoais e a atenção ao vestuário e aos calçados.

Higiene e cuidados pessoais

Banhos: ao tomar banho, o paciente deve lavar e enxaguar muito bem a área entre os dedos dos pés, para que não fique nenhum resíduo. Da mesma forma, após o banho é fundamental secar bem com a toalha e talvez até com secador essa mesma região, para que não fique úmida: a umidade favorece o aparecimento de fungos e micoses.

Hidratação: a pele das pernas, pés e dedos dos pés deve estar saudável, sem descamações, ressecamento ou rachaduras. Para isso, é muito importante uma boa hidratação com creme neutro, principalmente após o banho.

Depilação: para as pacientes que queiram depilar as pernas, a recomendação é a mesma dada quanto à depilação da axila no caso do câncer de mama – evitar lâminas, cera, líquidos e cremes depilatórios. O ideal é utilizar um depilador elétrico semelhante aos barbeadores.

Cuidados com os pés: as unhas devem ser cortadas de forma reta nos cantos, para evitar a unha encravada. Não é recomendável a retirada da cutícula com alicate, que pode ferir e causar inflamação indesejável; a cutícula pode ser apenas empurrada com cuidado. Não há problema quanto ao uso de esmalte. Ao menor sinal de micose nas unhas ou entre os dedos, o paciente deve procurar um dermatologista para o tratamento.

Vestuário e calçados

Os pacientes que passaram por retirada de linfonodos abdominais ou inguinais devem utilizar roupas e meias confortáveis, não muito justas e que não dificultem a circulação nas pernas, região inguinal e abdômen. As roupas íntimas e as meias devem ser preferencialmente de algodão, para que não provoquem alergias, assaduras e absorvam melhor a transpiração.

Também os calçados devem ser macios e confortáveis, de modo que não machuquem os pés e não favoreçam o aparecimento de calos ou deformidades, por exemplo o joanete.

Automassagem para pacientes que sofreram linfadenectomia

Recomenda-se que todos os pacientes que tiveram linfonodos retirados de qualquer região do corpo, principalmente dos grupamentos linfonodais mais superficiais (axila, inguinal e cervical), realizem a automassagem. Ela visa estimular a absorção e o fluxo linfáticos de outras regiões do corpo, conforme vários relatos da literatura. Essa massagem é realizada nas regiões de grupamentos linfonodais não manipulados pela cirurgia, que estejam íntegros. O grande objetivo é ativar caminhos alternativos, as vias derivativas, presentes no membro superior (por meio das vias supraclavicular e subescapular posterior) e no membro inferior (por meio da via suprapúbica), e também estimular as inúmeras anastomoses linfolinfáticas presentes em abundância em todo o corpo.

Os movimentos são circulares e devem ser realizados por pelo menos cinco minutos, várias vezes ao dia.

Cada região operada requererá uma orientação diferente para o paciente. No entanto, é importante ressaltar que, em qualquer situação, é necessário procurar a orientação do fisioterapeuta especializado, que é o profissional mais indicado para acompanhar o tratamento, informar sobre cuidados especiais com a pele e a cicatriz e ensinar os movimentos de automassagem específicos a cada caso.

Linfedema

Linfedema é uma doença crônica que se caracteriza por um inchaço em determinada região do corpo. Esse inchaço se manifesta pelo acúmulo de líquido nos tecidos, que ocorre em conseqüência de uma dificuldade na circulação linfática. Os pacientes submetidos a linfadenectomias são mais propensos a ter esse distúrbio, pela alteração definitiva na circulação linfática. Entretanto, as cirurgias oncológicas não são as únicas responsáveis pelo aparecimento do linfedema. Outros fatores podem contribuir para esse quadro:

- obesidade;
- radioterapia;
- lesões cutâneas;
- cicatrização complicada;
- infecções pós-cirúrgicas;
- seroma;
- fístulas linfáticas;
- linfocele.

Freqüentemente, as infecções de pele (erisipela), que podem ocorrer após algum ferimento, queimadura ou alergia, são fatores que desencadeiam essa patologia. Com a infecção, a quantidade de líquido no local aumenta muito e a circulação linfática não é capaz de remover o excesso de linfa, que então se acumula.

Por ser crônico, o linfedema raramente tem cura total. No entanto, existe tratamento, capaz de reduzir o edema em cerca de 70%, segundo vários autores. É necessário o controle constante, senão o linfedema pode recidivar, sendo necessária, novamente, a intervenção da fisioterapia, voltando à primeira fase do tratamento.

Tratamento

O linfedema é uma patologia complexa que exige um tratamento complexo. Quando inicial e ainda discreto, é algumas vezes possível revertê-lo com drenagem linfática manual, automassagem e exercícios intensivos durante um período variável de quatro semanas. No entanto, se o edema já tiver atingido grau de moderado a grave, com aumento significativo de volume e aparecimento de fibrose, causada pela organização das proteínas extravasadas no interstício, será necessário um tratamento mais longo. Esse tratamento pode ser realizado com várias técnicas, entre elas a linfoterapia, que é dividida em duas fases:

Primeira fase: tem como objetivo reduzir ao máximo o volume e a dureza do edema. Pode durar desde três semanas até três meses, dependendo de vários fatores, como fase do linfedema, tempo de instalação, modo de desenvolvimento, idade e condições clínicas do paciente. As sessões devem ser diárias ou em dias alternados. Em cada terapia, o fisioterapeuta realiza a drenagem linfática manual e o enfaixamento do membro ou do local acometido com faixas inelásticas, para que os movimentos possam ser executados. O paciente permanece com as ataduras no membro até a sessão seguinte, devendo realizar exercícios e automassagem em casa. O edema se reduz gradualmente, até estacionar ou até que o membro fique com as medidas normais, semelhantes às do lado são. Ao chegar a esse ponto, o tratamento prossegue para a segunda fase.

Segunda fase: é a fase de manutenção, que tem como objetivo manter os resultados obtidos na primeira fase. Nessa etapa, dependendo de cada caso, o paciente é aconselhado a usar uma braçadeira, luva ou meia compressiva medicinal. Seu uso é constante e eventualmente poderá ser acompanhado de um enfaixamento. Além disso, o paciente é orientado a manter os cuidados, principalmente com a pele, além de realizar a automassagem e os exercícios diariamente. O seguimento desse paciente é feito mensalmente, sendo avaliadas as condições da compressão elástica prescrita, o membro acometido, a situação da pele, a postura e a saúde articular e muscular.

É importante ressaltar que, ao menor sinal de edema do membro, o paciente deve logo procurar o tratamento fisioterapêutico, pois, quanto mais cedo for iniciado, melhores serão os resultados obtidos. Os pacientes não tratados e que permanecem com linfedema ficam mais sujeitos a infecções freqüentes (como a erisipela, por exemplo), pelo fato de a linfa não estar circulando adequadamente no local. E, a cada novo processo infeccioso, as condições dos vasos linfáticos e da circulação se agravam, aumentando ainda mais o edema naquele membro.

Evidentemente, o tratamento do linfedema é desagradável, pela necessidade de enfaixamento e uso contínuo de compressão elástica e por exigir rigoroso controle durante toda a vida. Portanto, vale lembrar, *o ideal é a prevenção*: cuidados com a pele, automassagem e exercícios adequados desde os primeiros dias após a cirurgia são meios extremamente eficazes para diminuir os riscos da instalação do linfedema.

O objetivo deste capítulo foi dar uma noção geral da intervenção fisioterapêutica no paciente com câncer ou naquele que se submete ou se submeteu a tratamento oncológico.

Longe de ser conclusivo ou aprofundado, quis-se, simplesmente, fornecer informações básicas e sucintas a outros profissionais da saúde para que estes possam melhor acolher o paciente oncológico.

Muito mais poderia ser dito, mas isso fugiria ao escopo deste capítulo.

ABORDAGEM NUTRICIONAL NO TRATAMENTO DO PACIENTE ONCOLÓGICO

CLAUDIA CRISTINA ALVES; LILIAN MIKA HORIE; LETÍCIA DE NARDI; DAN LINETZKY WAITZBERG

Introdução

O estado nutricional influencia o tratamento do câncer. Distúrbios do estado nutricional contribuem para maior incidência e gravidade dos efeitos colaterais do tratamento da moléstia cancerosa, o aumento do risco de infecções e a redução da sobrevida (Vigano et al., 1994). A desnutrição causa o óbito de 20% a 40% dos portadores de câncer (Zeman, 1991).

Alterações do estado nutricional podem estar presentes já no momento do diagnóstico de moléstias cancerosas. A anorexia está presente em 15% a 25% de todos os doentes com câncer por ocasião do seu diagnóstico e em quase todos os que apresentam metástase (Tisdale, 1993). O conjunto composto de anorexia, anemia e perda de peso (perda de massa muscular e gordurosa) leva o paciente a um estado de desnutrição grave, conhecido por caquexia.

A desnutrição é muito comum no câncer, e sua intensidade varia conforme o tipo e a localização da neoplasia maligna; por exemplo, no caso de câncer de cabeça e pescoço, cerca de 40% dos pacientes se encontram desnutridos antes do diagnóstico e do tratamento (Brookes, 1985).

No Brasil a incidência de desnutrição em pacientes com câncer e as suas consequências foram abordadas em estudo multicêntrico nacional, o Inquérito Brasileiro de Avaliação Nutricional Hospitalar (Ibranutri). Waitzberg et al. (2001) analisaram quatro mil pacientes internados pelo SUS em hospitais de grandes cidades brasileiras e encontraram desnutrição em 47,6% dos enfermos. Os autores identificaram 794 doentes nessa casuística – 19,9% com câncer. Com a comparação da incidência de desnutrição entre os pacientes com câncer e os internados por outras doenças, foi possível averiguar que a desnutrição é mais frequente na vigência de neoplasia maligna (desnutridos com câncer: 66,9% *versus* desnutridos sem câncer: 40,7%, p < 0,01).

As consequências da desnutrição são graves e de alto custo institucional. A presença de desnutrição se associou a maior mortalidade (31,1% de desnutridos *versus* 20,6% de nutridos) e morbidade (14,4% de desnutridos *versus* 5,9% de nutridos), e também a maior número de dias de internação hospitalar, que foi de dez a doze dias para os doentes nutridos contra dezessete a vinte e quatro dias para os desnutridos (Waitzberg et al., 2001).

A alta frequência de alterações nutricionais e suas graves consequências para o doente com câncer justificam esforços para compreender suas causas e mecanismos com o intuito de desenvolver medidas terapêuticas e de suporte.

No presente capítulo pretende-se abordar as principais alterações metabólicas decorrentes da doença oncológica para que possam ser traçadas, a seguir, as linhas mestras da terapia nutricional em câncer.

O primeiro passo para instituir a terapia nutricional e buscar atenuar o quadro de desnutrição do paciente com câncer é a avaliação nutricional. Uma vez identificado o estado nutricional, iniciam-se o planejamento e a terapia nutricional, cujos principais objetivos encontram-se na Quadro 1.

Repercussões do tumor maligno, causando alterações no organismo hospedeiro a partir de determinado estágio de desenvolvimento e na dependência do tipo de câncer, ocorrem em função de reação contra a presença do

Quadro 1: Objetivos da terapia nutricional em câncer.

Prevenir ou corrigir a desnutrição.
Favorecer a tolerância ao tratamento.
Reduzir efeitos colaterais e complicações relacionados com a nutrição.
Preservar a força e a energia.
Manter a capacidade de reagir à infecção.
Auxiliar na recuperação e cicatrização.
Manter ou melhorar a qualidade de vida.

câncer ou são decorrentes da ação de substâncias produzidas pelo próprio tumor. De maneira geral, predomina uma reação inflamatória medida por elevação de hormônios contra-reguladores e citocinas pró-inflamatórias como fator de necrose tumoral (TNF) e interleucinas (IL-1, IL-2 e IL-6) (Tisdale, 2005).

Essa reação inflamatória pode ser acompanhada pela maior produção hepática de proteínas de fase aguda, salientando-se como marcador a proteína C reativa, em detrimento da produção hepática de outras proteínas, como a albumina (Tisdale, 2005).

As alterações neuro-hormonais e relativas a citocinas pró-inflamatórias promovem modificações no metabolismo intermediário que se assemelham à resposta metabólica ao trauma e à infecção (Tisdale, 1997). Assim, em câncer não se encontra resposta metabólica adaptativa ao jejum. Portanto, o organismo necessitará de glicose obtida principalmente pela degradação de proteínas em vez de se adaptar utilizando energia proveniente do tecido adiposo e corpos cetônicos (Inui, 2002).

Alterações metabólicas no paciente com câncer

A caquexia caracteriza-se por grave depleção do tecido adiposo e músculo esquelético refletida na progressiva perda de peso corpóreo em fase avançada do câncer. A perda do tecido adiposo pode atingir 85% da massa gordurosa total e a perda de proteínas do músculo esquelético chega a 75% do total, levando o paciente à eliminação de 30% do peso corpóreo. No entanto, a perda de peso relacionada ao músculo esquelético é provavelmente o fator mais limitante para a sobrevida dos pacientes oncológicos. Isso devido à diminuição de tecido muscular, que compromete funções fisiológicas, causando efeitos como a diminuição da função respiratória e o aumento da suscetibilidade a infecções (Tisdale, 2005; Windsor e Hill, 1988; Fearon, 1992).

Cerca de 50% de todos os pacientes com câncer apresentam perda de peso corpóreo, porém a síndrome da caquexia não está presente em todos os tipos de tumor maligno. Pacientes com câncer pancreático e gástrico têm perda de peso com grande freqüência (83% a 87%), enquanto os pacientes diagnosticados com quadro desfavorável de linfoma não-Hodgkin, câncer de cólon, próstata e pulmão apresentam perda de peso intermediária (48% a 61%). A perda de peso encontra-se em menor freqüência, principalmente nos pacientes com subtipos favoráveis de linfoma não-Hodgkin, câncer de mama, leucemia aguda não linfocítica e alguns sarcomas (31% a 40%). Isso se explica porque os tumores capazes de induzir caquexia têm expressão gênica alterada, produzindo fatores modificadores do metabolismo intermediário, com o intuito de disponibilizar substratos para rápida proliferação das células neoplásicas (Tisdale, 2005; Dewys et al., 1980).

Células cancerosas são ávidas por glicose e cerca de dez a cinqüenta vezes mais capazes de captá-la em relação às células normais proximais ao tumor (Fearon, 1992). Pacientes com câncer desenvolvem alterações importantes no metabolismo da glicose, secundárias ao intenso *turnover* da glicose corpórea, devido ao uso preferencial desse nutriente como fonte de energia pelas células tumorais (Dewys et al., 1980). Observam-se, em pacientes com câncer, redução do uso da glicose pelo tecido muscular e aumento da produção hepática de glicose e do ciclo de Cori para compensar a acidose metabólica conseqüente à produção de lactato resultante da utilização da glicose por via anaeróbica (Shaw e Wolfe, 1987).

Pacientes oncológicos com acentuada perda de peso apresentam aumento no *turnover* de glicerol e ácidos graxos quando comparados com indivíduos sãos ou pacientes oncológicos sem perda de peso. As concentrações plasmáticas de glicerol apresentam-se elevadas, devido ao aumento da lipólise (Thompson et al., 1993).

Os ácidos graxos livres concorrem para o aumento em 20% na taxa de oxidação de gorduras. Em pacientes com câncer não existem evidências para a diminuição dos níveis da enzima lipase lipoprotéica (LPL) no tecido adiposo, porém existe aumento dobrado dos níveis de mRNA para lipase hormônio-sensível (HSL), o que sugere aumento na regulação da hidrólise do triacilglicerol (Thompson et al., 1993).

A atividade lipolítica também pode ocorrer em pacientes portadores de tumor com mediação feita pelo fator de mobilização de lipídeos (FML). Essa substância é produzida por alguns tipos de células tumorais e encontra-se ausente em pessoas saudáveis (Todorov et al., 1998). Os ácidos graxos provenientes de lipólise podem ser utilizados por diferentes vias, incluindo síntese de energia em ciclos metabólicos fúteis, e por meio de reação de beta-oxidação na mitocôndria, síntese de fosfolípides utilizados na composição de membranas celulares e síntese de eicosanóides, que são mediadores inflamatórios, e na produção de calor no tecido adiposo marrom e músculo esquelético (Calder e Deckelbaum, 1999).

Em câncer ocorre predomínio da degradação muscular, com a síntese protéica diminuída. Ocorre aumento da proteólise, em particular das proteínas miofibrilares, com maior liberação de aminoácidos como alanina e glutamina. As alterações metabólicas observadas no câncer conduzem ao aumento da excreção de nitrogênio urinário e à presença de balanço nitrogenado negativo (Tisdale, 2001).

Diferentes vias proteolíticas são responsáveis pelo catabolismo do músculo esquelético. Entre elas, a via ubiquitina dependente de energia é a principal responsável pela acelerada proteólise em condições de estresse, como jejum, sepse, acidose metabólica, diabetes, e durante a caquexia do câncer. Esse processo ocorre por meio da ativação de proteínas intracelulares que são sinalizadas para a degradação por uma pequena proteína denominada ubiquitina (o processo é denominado ubiquitinação). Ocorre a conjugação da proteína-alvo com a ubiquitina, que atua como sinalizador do substrato para a ação da enzima proteolítica proteassoma 26S. Geralmente, as proteínas ubiquitinadas são degradadas pelo complexo enzimático proteassoma 26S, encontrado no núcleo e no citoplasma celular. Esse processo envolve três diferentes etapas dependentes de energia (ATP), resultando em maior gasto energético, e está presente em alguns pacientes que apresentam caquexia causada pelo câncer (Tisdale, 2001; Hasselgren e Fischer, 1997).

O catabolismo do músculo esquelético em pacientes com caquexia ainda pode estar relacionado à produção de uma glicoproteína sulfatada denominada fator de indução de proteólise (PIF). O PIF foi isolado na urina de pacientes com caquexia resultante do câncer, mas não na urina de indivíduos sãos, pacientes com perda do peso devida a trauma ou nos pacientes oncológicos com manutenção do peso (Todorov et al., 1996; Cabal-Manzano et al., 2001).

Pacientes com câncer de pulmão e gastrointestinal com perda de massa muscular apresentam níveis aumentados de proteína C reativa (PCR) (McMillan et al., 1998). Além disso, associa-se a elevação dos níveis de fibrinogênio aos pacientes com câncer pancreático com reduzido tempo de sobrevida (Falconer et al., 1995).

Citocinas podem ser produzidas pelo hospedeiro em resposta ao quadro inflamatório ou pelo próprio tumor. As citocinas IL-6, IL-8 e TNF- induzem a produção de proteínas de fase aguda que podem indicar sua participação na caquexia do câncer (Tisdale, 2005). No entanto, estudos experimentais e clínicos demonstram que a alteração dos níveis de citocinas pode não se correlacionar com a perda de peso. Espat et al. (1996) administraram IL-6 durante sete dias a ratos adultos saudáveis e verificaram aumento nos níveis hepáticos de proteínas de fase aguda, porém sem alteração de peso. Em outro estudo demonstrou-se que níveis séricos de TNF-, IL-1, IL-6 e IFN- não se correlacionam com a perda de peso apresentada por pacientes com câncer avançado ou terminal (Maltoni et al., 1997).

As alterações do metabolismo intermediário descritas repercutem em prejuízo do estado nutricional.

O estado nutricional debilitado tem sido associado a maiores índices de morbidade e mortalidade, com maior risco de infecção, maior tempo de hospitalização, piora da qualidade de vida, menor resposta à quimioterapia e radioterapia e maior custo hospitalar (Buzby et al., 1980; Dempsey et al., 1984; Langstein e Norton, 1991; Waitzberg, 2000; Schattner, 2003). A etiologia da desnutrição em câncer é multifatorial e pode dever-se à anorexia ou diminuição da ingestão dietética, por fatores mecânicos, perda de ciclos metabólicos fúteis, aumento do gasto energético mediante alterações metabólicas causadas pelo tumor, efeito adverso de terapia antineoplásica radical, dor, náusea, vômitos, diarréia, má absorção e depressão (Dempsey et al., 1984; Andreyev et al., 1998; Bosaeus et al., 2002).

Avaliação nutricional

A avaliação nutricional do paciente oncológico deve ser feita já no momento da primeira consulta, sendo repetida periodicamente ao longo de todo o tratamento.

O método de avaliação nutricional mais utilizado na prática clínica é a avaliação nutricional subjetiva global, associada a variáveis antropométricas, laboratoriais e nutricionais.

Questionário de avaliação nutricional

A avaliação nutricional por meio de aplicação de questionário é simples, de baixo custo e possibilita rápida identificação de pacientes com risco nutricional. Pode ser realizada já no primeiro contato com o paciente. Caso se verifique algum grau ou risco de desnutrição, a avaliação nutricional deve ser mais aprofundada mediante a análise de critérios objetivos.

Para pacientes com câncer, três questionários específicos foram validados, como se observa no Quadro 2.

Quadro 2: Características de três questionários para pacientes com câncer, adaptado de Huhmann e Cunningham (2005).

Modelo de avaliação	Itens do questionário	Dados inclusos	Referência bibliográfica
Avaliação nutricional subjetiva global	17	Histórico de perda de peso, ingestão alimentar, sintomas, atividades, demanda metabólica, avaliação física. É realizada pelo paciente e por um avaliador.	Ottery (1996)
Miniavaliação nutricional	18	Histórico de perda de peso, ingestão alimentar, atividades, estresse fisiológico, dados antropométricos. É realizada por um avaliador.	Guigoz et al. (1996)
Instrumento de triagem de desnutrição	3	Histórico de perda de peso, alterações no apetite. É realizada pelo próprio paciente.	Ferguson et al. (1999)

Medidas antropométricas

A antropometria caracteriza-se por ser um método simples, de baixo custo, não invasivo e de alta confiabilidade. Sua finalidade é identificar a quantidade e distribuição dos principais determinantes da composição corporal (Steven *et al.*, 2003).

O peso corporal pode ser utilizado para indicar porcentual de perda de peso, percentual de peso ideal ou peso ajustado, índice de massa corporal (IMC) e como marcador indireto da massa protéica e reservas de energia (Steven *et al.*, 2003).

Mediante a obtenção do peso e da altura do paciente, é possível calcular o índice de massa corporal (IMC) ou índice de Quetelet. O IMC é muito utilizado e difundido como método de avaliação do estado nutricional, sendo obtido pela divisão do peso em quilos pela altura em metros ao quadrado.

O peso atual é útil para o cálculo da porcentagem de alteração de peso habitual do paciente, que pode ser classificada em perda ponderal moderada ou grave (Nitenberg e Raynard, 2000), dependendo do tempo e da quantidade de peso perdido, como ilustra o Quadro 3 (Ottery, 1994).

Considera-se perda de peso corpóreo não intencional de 10% ou mais nos últimos seis meses como déficit nutricional importante e com relação direta com o mau prognóstico dos pacientes com câncer.

Informações referentes à história clínica e aos hábitos alimentares dos pacientes com câncer podem explicar alterações corpóreas recentes. Além disso, o exame físico pode revelar precocemente sinais de desnutrição, como a perda de massa muscular, perda de força muscular e depleção dos estoques de gordura.

Medidas bioquímicas e imunológicas

A avaliação laboratorial nutricional considera medidas bioquímicas de proteínas de síntese hepática, hemograma, leucograma e medidas plasmáticas de minerais, oligoelementos e vitaminas.

Em condições mórbidas os níveis das proteínas plasmáticas de síntese hepática podem estar alterados, como nos casos de doença hepática, metástase, disfunção renal, doença inflamatória intestinal, uso de drogas, estresse e lesão. O Quadro 4 ilustra o uso clínico e as limitações das proteínas plasmáticas.

Quadro 3: Classificação da perda de peso habitual em porcentagem.

Período	Perda moderada	Perda grave
1 semana	≤ 2%	> 2%
1 mês	≤ 5%	> 5%
3 meses	≤ 7,5%	> 7,5%
6 meses ou mais	≤ 10%	> 10%

Fonte: Blackburn *et al.* (1977).

Quadro 4: Proteínas plasmáticas: uso clínico e limitações em avaliação nutricional.

Proteínas	Meia-vida	Uso clínico	Limitações	Valores de referência
Albumina	14-21 dias	Índice prognóstico de gravidade	Hidratação, distúrbio renal e hepático	> 3,5 g/dl = normal 3-3,5 g/dl = depleção leve 2,4-2,9 g/dl = depleção moderada < 2,4 g/dl = depleção grave
Transferrina	8-9 dias	Índice prognóstico e monitorização	Alteração do metabolismo do ferro	150-200 mg/dl = depleção leve 100-150 mg/dl = depleção moderada < 100 mg/dl = depleção grave
Pré-albumina	2 dias	Monitorização e depleção aguda	Distúrbio renal e hepático e inflamação	20 mg/dl = normal 10-15 mg/dl = depleção leve 5-10 mg/dl = depleção moderada < 5 mg/dl = depleção grave
Proteína transportadora do retinol	12 horas	Índice prognóstico de gravidade	Distúrbio hepático, inflamação, diminuição de vitamina A e zinco	Valores inferiores a 3 mg/dl indicam desnutrição

Fonte: Coppini (2004).

A hemoglobina é uma proteína de transformação metabólica muito lenta e sua diminuição ocorre mais tardiamente na depleção protéica. É um índice sensível, mas pouco específico, da desnutrição, podendo alterar-se quando há perda sangüínea, estados de diluição sérica e transfusões sangüíneas (Waitzberg e Ferrini, 2000).

A contagem total de linfócitos (CTL) ou linfocitometria mede as reservas imunológicas momentâneas, indicando condições do mecanismo de defesa celular do organismo. Quando são encontrados de 1.200 a 2.000 linfócitos por milímetro cúbico, tem-se depleção discreta; de 800 a 1.199, depleção moderada; menos que 800, depleção grave.

Necessidades energéticas

A necessidade energética diária de pacientes com câncer varia de acordo com diversos fatores: idade, sexo, peso, altura, atividade, composição corporal e condições fisiológicas (Justino e Waitzberg, 2000).

Necessidades nutricionais

As necessidades nutricionais energéticas de pacientes adultos podem ser calculadas por diversos métodos, como calorimetria indireta, direta e água duplamente marcada, e estimadas por meio de fórmulas. As fórmulas utilizam variáveis como peso, altura, idade, sexo e superfície corporal e são muito utilizadas na prática clínica, pois envolvem cálculos simples, não são invasivas, não têm custo e são de fácil acesso (Matarese, 1997). As equações mais utilizadas para estimar o gasto energético são a de Harris-Benedict (Harris e Benedict, 1919) (Quadro 5) e a de gasto energético total baseado no peso (Quadro 6).

O fator atividade relaciona-se com a capacidade de locomoção do indivíduo, apresentando os seguintes valores: confinado à cama (fator = 1,2), deambulando pouco (fator = 1,25) e deambulando (fator = 1,3).

Segundo Long *et al.* (1979), a pacientes com câncer e também àqueles em tratamento quimioterápico e/ou radioterápico recomenda-se aplicar um fator estresse de 1,25.

O fator térmico relaciona-se à temperatura corporal elevada, correspondendo 38°C ao fator 1,1; 39°C ao fator 1,2; 40°C ao fator 1,3; e 41°C ao fator 1,4.

A recomendação de ingestão protéica e de micronutrientes para pacientes com câncer varia em função de idade, estado nutricional prévio do paciente, tipo de tumor, tratamento adotado e condição clínica. Em geral, seguem-se os critérios apresentados no Quadro 7.

Quadro 5: Fórmula para cálculo da necessidade energética estimada por meio da equação de Harris-Benedict.

	Equação de Harris-Benedict
Homens	GEB = 66,5 + (13,7 × peso) + (5 × altura) – (6,8 × idade)
Mulheres	GEB = 65,5 + (9,6 × peso) + (1,8 × altura) – (4,7 × idade)
GET	GET = GEB × FA × FE × FT

GEB = gasto energético basal (kcal/dia); GET = gasto energético total; FA = fator atividade; FE = fator estresse; FT = fator térmico. Peso em kg; altura em cm; idade em anos.

Quadro 6: Fórmula para cálculo da necessidade energética estimada por meio de valor calórico preestabelecido e peso corpóreo do indivíduo.

Equação de gasto energético total baseado no peso		
Kcal/kg de peso/dia	Tipo de paciente	Objetivo
20-25	Acamado ou sedentário	Manutenção
30-35	Hipermetabólico, anabólico	Ganho de peso, suprimento de maior demanda

Fonte: Justino *et al.* (2004).

Quadro 7: Recomendação de ingestão protéica e de micronutrientes para paciente com câncer.

Eutrófico submetido a estresse terapêutico	
Calorias totais	25 a 35 kcal/kg
Calorias não protéicas	100% a 200% do gasto energético em repouso
Proteínas	Solução padrão de aminoácidos (NPT) ou proteína íntegra (NE) 0,25-0,35 g de nitrogênio/kg/dia ou 1,5 a 2 g de proteína/kg/dia
Vitaminas	Solução padrão balanceada Vitamina K ≥ 10 mg/dia Vitaminas B1 e B6 > 100 mg/dia Antioxidantes: vitaminas A, C, E
Elementos traços	Solução padrão completa Zinco 15-20 mg/dia Selênio 120 µg/dia
Eletrólitos	Adaptação diária – sódio, potássio, cálcio Fósforo > 16 mmol/dia Magnésio > 200 mg/dia

Fonte: Nitenberg e Raynard (2000).

Terapia nutricional

A terapia nutricional em câncer inclui a via oral, enteral e parenteral. Cada qual tem a sua indicação embora por vezes existam situações clínicas em que mais de uma é utilizada.

Nutrição oral

Para o tratamento do paciente oncológico, a terapia nutricional oral é a via preferencial, pois é mais fisiológica e possibilita manejo mais fácil; portanto, deve ser indicada sempre que possível, considerando-se alterações anatômicas e fisiológicas provocadas pela presença do tumor ou pela terapia antineoplásica.

Alguns cuidados especiais devem ser observados devido às complicações orais e gastrointestinais da terapia do câncer. Em certas situações de quimioterapia e radioterapia podem surgir alterações do paladar (disgeusia), diminuição da secreção salivar (xerostomia), inflamação da mucosa oral (mucosite), dor ao engolir (odinofagia) e incapacidade de mastigar e deglutir normalmente (disfagia). Alterações gastrointestinais podem se manifestar por meio de distensão abdominal, náuseas, vômitos, diarréia e, ainda, constipação.

Levando-se em consideração todas as complicações que podem ocorrer, a adequação individual da dieta é essencial. Modificações na consistência e no volume da dieta oral devem ser baseadas nas restrições fisiológicas impostas pela doença. O Quadro 8 mostra os principais efeitos adversos e as possíveis intervenções nutricionais nessas condições (McCallum e Polisena, 2000; Cotrim, 2003).

A via oral sempre deverá ser estimulada e preferencialmente utilizada, com exceção apenas do caso de pacientes cujas necessidades nutricionais não possam ser alcançadas por essa via (Beattie et al., 2000).

Para se adequar às necessidades nutricionais do paciente e considerando sua situação clínica, a complementação do aporte calórico-protéico pode ser realizada com a utilização de suplementos orais, comercialmente disponíveis, ricos em energia e proteína. Os suplementos podem trazer benefícios nutricionais e reduzir o custo e risco de complicações em relação às outras alternativas de terapia nutricional (Beattie et al., 2000; Rivadeneira et al., 1998). O principal inconveniente do uso prolongado de suplementos orais é a fadiga do paladar. Para que se possa contornar essa situação e facilitar sua aceitação, devem-se variar freqüentemente os sabores dos flavorizantes adicionados aos suplementos nutricionais orais.

A liberação da dieta oral no pós-operatório tem sido tradicionalmente realizada com a progressão de alimentos líquidos até sólidos, independentemente do tipo de operação realizada. Entretanto, existem evidências recentes de que o hábito de prescrever as dietas por etapas não só retarda a oferta nutricional adequada e aumenta o tempo de internação como também pode interferir na resposta metabólica (Jeffery et al., 1996; Sanchez, 2001; Carli et al., 2002).

Nutrição enteral (NE)

A nutrição enteral (NE) é indicada quando o paciente está impossibilitado de se alimentar por via oral (cirurgia, disfagia, anorexia, obstrução esofágica, inconsciência) mas apresenta as funções digestivas e absortivas do trato gastrointestinal íntegras. A NE é feita por meio da

Quadro 8: Intervenções nutricionais de acordo com efeitos adversos do tratamento de câncer.

Efeitos adversos	Intervenções nutricionais
Disgeusia	Preferir alimentos picantes, bem temperados. Usar utensílios de plástico.
Xerostomia	Avaliar a necessidade de saliva artificial, estimular o consumo de balas de limão e/ou hortelã, alimentos com consistência de purê à líquida.
Estomatites e mucosites	Evitar alimentos irritantes (picantes, ácidos, salgados) e temperaturas extremas. Preferir alimentos macios, em pequenos pedaços e de fácil deglutição.
Diarréia	Evitar alimentos gordurosos, cafeína, álcool, tabaco, condimentos, leite (temporariamente). Aumentar o consumo de líquidos e fibras solúveis.
Síndrome de *Dumping*	Oferecer refeições pequenas e freqüentes (a cada duas horas) e limitar a ingestão de carboidratos simples.
Constipação	Aumentar gradualmente a ingestão de fibras, líquidos (de preferência sucos laxativos) e a atividade física. Evitar o consumo de maisena, creme de arroz e fubá.
Náuseas e vômitos	Evitar alimentos com odor muito forte, gordurosos e picantes. Dar preferência a alimentos mais secos e frios, não ingerir líquidos durante as refeições e não se deitar logo depois delas.
Saciedade precoce	Evitar a ingestão excessiva de fibras e gorduras. Preferir refeições pequenas e freqüentes (a cada duas horas) e ingerir líquidos somente entre elas.

administração de nutrientes na forma de compostos industrializados (líquidos ou em pó) nutricionalmente completos, utilizando-se sondas de alimentação, que podem ser sondas nasoenterais (com localização gástrica ou pós-pilórica), gastrostomias ou jejunostomias, dependendo da indicação e das condições do trato gastrointestinal do paciente. Nessas condições, a nutrição enteral será sempre preferencial à nutrição parenteral, por ser mais fisiológica, mais segura, mais simples e de menor custo (Nitenberg e Raynard, 2000; Tchekmedyian, 1998; Bozzetti *et al.*, 1999; Braunschweig *et al.*, 2001).

A NE precoce (nas primeiras 48 horas) tem apresentado resultados satisfatórios como alternativa para nutrir o paciente no período de pós-operatório imediato, principalmente se comparada com a nutrição parenteral.

Papapietro *et al.* (2002) avaliaram a tolerância gástrica de 28 pacientes submetidos à gastrectomia total. De forma randômica, receberam nutrição enteral imediatamente após a operação ou após a recuperação do íleo pós-operatório, em paralelo à nutrição parenteral. Os autores não observaram diferença significativa na ocorrência de diarréia. No entanto, após o oitavo dia de pós-operatório, o grupo com nutrição enteral precoce apresentou melhores resultados nos níveis de albumina, pré-albumina sérica e no balanço nitrogenado. O índice de hiperglicemia e a permanência hospitalar foram significativamente menores nos pacientes que receberam nutrição enteral precoce. De acordo com os autores, esse tipo de nutrição seria seguro e efetivo mesmo durante o período de íleo pós-operatório.

A seleção da fórmula de NE dependerá das necessidades nutricionais, das condições fisiopatológicas concomitantes com a doença neoplásica, do acesso ao tubo digestivo, entre outros fatores. A Figura 1 ilustra uma proposta para seleção da fórmula de NE para pacientes com câncer.

Nutrição parenteral (NP)

A nutrição parenteral (NP) está indicada quando há alguma anormalidade no trato gastrointestinal na sua forma anatômica ou funcional. A NP é feita por meio da administração de nutrientes diretamente na corrente circulatória, à custa de um cateter colocado no sistema venoso (veia periférica: soluções isotônicas ou ligeiramente hipertônicas; veia central: soluções hipertônicas) (Waitzberg *et al.*, 2000). Vale lembrar que, no momento adequado, a mudança de regime parenteral para enteral e oral deve ser realizada de maneira gradativa.

O uso da nutrição parenteral em pacientes com câncer é sujeito a controvérsias. Atualmente, a NP é indicada no pré-operatório a pacientes gravemente desnutridos, submetidos a cirurgia gastrointestinal de grande porte, ou a pacientes submetidos a transplante de medula óssea (deve-se considerar a oferta de glutamina). O uso exclusivo de NP no pós-operatório é contra-indicado e pode aumentar a incidência de complicações sépticas (Torosian, 1999).

Em pacientes sob tratamento radioterápico e quimioterápico os resultados da NP são controversos, assim como seu uso em portadores de neoplasia em estágio avançado (Hoda *et al.*, 2005).

Figura 1: Proposta para seleção da fórmula de NE em câncer (Candela *et al.*, 2004).

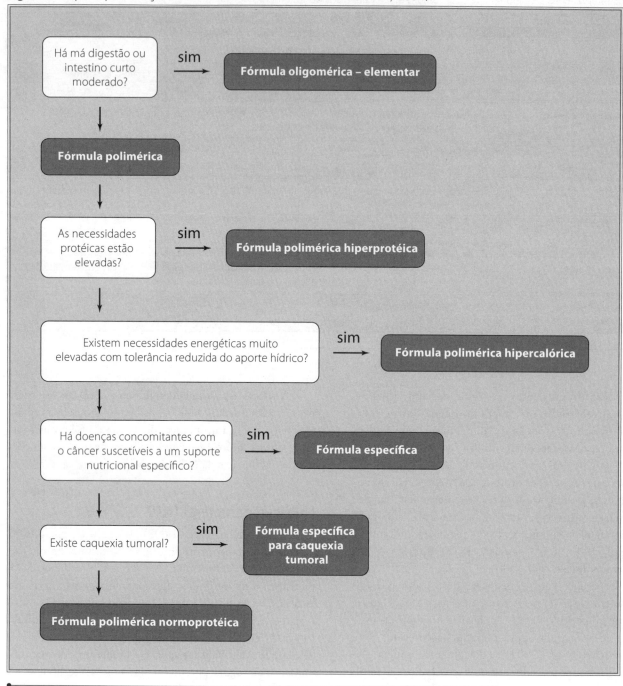

Imunomodulação nutricional

Além das fórmulas-padrão para NE, existem ainda formulações enriquecidas com nutrientes específicos, com funções imunomoduladoras. São eles: glutamina, arginina, aminoácidos de cadeia ramificada, ácidos graxos ômega-3, nucleotídeos, vitaminas e minerais antioxidantes, os quais compõem formulações que podem proporcionar benefícios imunológicos e metabólicos adicionais em condições específicas se comparadas às fórmulas-padrão de nutrição enteral.

Estudo recente verificou que a nutrição enteral precoce enriquecida com nutrientes imunomoduladores melhorou a cicatrização de pacientes com câncer gástrico submetidos a gastrectomia (Farreras *et al.*, 2005).

Pacientes oncológicos apresentam diminuição no quadro infeccioso e no tempo de internação hospitalar pós-operatória depois do uso de fórmulas enterais imunomoduladoras no pré- ou perioperatório se comparado ao uso de fórmulas-padrão (Braga *et al.*, 1999; Waitzberg *et al.*, 2003).

Glutamina

A suplementação com glutamina em pacientes com câncer pode ter efeitos benéficos por diversas razões. A progressão tumoral está associada ao aumento do consumo de glutamina pelas células *natural killer* (NK) devido à diminuição na concentração de glutationa nessas células. Essa suplementação pode aumentar a seletividade de drogas antitumorais por proteger o paciente de danos oxidativos por meio do aumento do conteúdo de glutationa (Rouse et al., 1995; Miller, 1999).

As fontes de glutamina exógena podem promover a recuperação intestinal após trauma causado pela quimioterapia e radiação (Hoda et al., 2005). No entanto, isso não ficou comprovado em estudo randomizado, duplo-cego, com dezoito pacientes, portadores de câncer gastrointestinal e submetidos a quimioterapia com 5-fluorouracil, que receberam suplemento de glutamina oral (16 g/dia) ou placebo. Quando comparados ao grupo controle, os pacientes que receberam glutamina não apresentaram melhora significativa dos efeitos deletérios na mucosa gastrointestinal após quimioterapia (Jebb et al., 1994).

Estudo randomizado, realizado por Decker-Baumann et al. (1999), com 24 pacientes recebendo quimioterapia com 5-fluorouracil avaliou a suplementação com 2 g/m^2 de glutamina oral ofertada duas vezes ao dia. Os autores verificaram significativa diminuição nas ulcerações da mucosa gastroduodenal e aumento da vilosidade duodenal após o terceiro ciclo de quimioterapia.

Daniele et al. (2001) realizaram estudo com setenta pacientes com câncer colorretal, na tentativa de verificar os efeitos da suplementação com glutamina (18 g/dia) no quadro diarréico induzido pela quimioterapia. A suplementação com glutamina ocorreu durante os quinze dias que antecederam o início da quimioterapia. Os autores verificaram que a diarréia decorrente da quimioterapia durou quase dois dias no grupo que recebeu glutamina e 4,5 dias no grupo que recebeu placebo.

Arginina

A síntese endógena de arginina apresenta-se limitada durante estados de trauma, tornando sua suplementação essencial nessas condições (Field et al., 2000).

A suplementação com arginina em pacientes em pós-operatório tem apresentado efeitos benéficos nas células T e na cicatrização (Barbul et al., 1981; Daly et al., 1988; Kirk et al., 1993). Dietas imunomoduladoras com aproximadamente seis gramas de arginina por litro (2% de energia) não provocam alterações benéficas, enquanto soluções com mais de doze gramas por litro (mais que 4% de energia) freqüentemente apresentam efeitos positivos (Brown et al., 1994; Caparrós et al., 2001).

A citotoxicidade inata do hospedeiro é mediada em parte pelas células *natural killer* (NK) e células *killer* ativadas por linfocina (KL). Essas células têm grande importância na inibição do crescimento tumoral e na redução de quadros de metástase (Brittenden et al., 1994).

Park et al. (1992) verificaram o aumento de marcadores da proliferação celular tumoral em pacientes com câncer de mama tratados com suplementos dietéticos de arginina. No entanto, outros estudos concluíram que a suplementação dietética com arginina inibe o crescimento e a disseminação de tumores imunogênicos pela regulação de NK e KL (Brittenden et al., 1994).

Ácidos graxos poliinsaturados ômega-3

Ácidos graxos (AGs) ômega-3 fazem parte do grupo de nutrientes capazes de modular as respostas imunológica e inflamatória sistêmica e estão associados principalmente com a diminuição da intensidade da resposta inflamatória. A capacidade dos AGs ômega-3 em antagonizar a produção de eicosanóides, derivados do metabolismo de AG ômega-6 (série par), com a participação da lipoxigenase ou ciclooxigenase, constitui um ponto-chave de sua propriedade antiinflamatória (James et al., 2000). No entanto, esses ácidos graxos exercem outros efeitos que parecem ser independentes da modulação da produção de eicosanóides.

Os ácidos graxos poliinsaturados ômega-3 podem ser incorporados às membranas celulares, sendo capazes de interagir com elas e liberar substâncias reguladoras da diferenciação e do crescimento celular (Calder e Grimble, 2002).

Experimentalmente, os AGs ômega-3 podem influenciar de forma direta a produção de citocinas inibindo a síntese do fator de necrose tumoral alfa (TNF-alfa) e das interleucinas IL-1 e IL-6 (Calder, 2003).

Especificamente nos casos de câncer, os AGs ômega-3 têm apresentado ainda efeitos protetores em estudos clínicos e experimentais que incluem diminuição de perda de peso e de tecidos adiposo e muscular pelo hospedeiro, inibição da angiogênese, da progressão da resposta de fase aguda e do crescimento tumoral (Barber, 2001; Wigmore et al., 2000).

O efeito do óleo de peixe em pacientes caquéticos com câncer pancreático foi avaliado por Wigmore et al. (1996). Os pacientes que receberam suplementação com óleo de peixe apresentaram inibição no desenvolvimento da caquexia graças à diminuição na produção de citocinas pró-inflamatórias (IL-6 e TNF-alfa).

Evidências sugerem que o óleo de peixe pode interferir de forma positiva no quadro da caquexia relativa ao câncer. No entanto, é importante que quantidades suficientes sejam fornecidas por meio da terapia nutricional, com o intuito de combater ou prevenir a síndrome da caquexia e melhorar a qualidade de vida do paciente oncológico (Méier et al., 2004).

Referências bibliográficas

ANDREYEV, H. J. N.; NORMAN, A. R.; OATES, J.; CUNNINGHAM, D. "Why do patients with weight loss have a worse outcome when undergoing chemotherapy for gastrointestinal malignancies?" *European Journal of Cancer*, v. 34, n. 4, p. 503-9, 1998.

ARGILÉS, J. M.; BUSQUETS, S.; LÓPEZ-SORIANO, F. J. "Metabolic interrelationships between liver and skeletal muscle in pathological states". *Life Sciences*, v. 69, n. 12, p. 1345-61, 2001.

BARBER, M. D. "Cancer cachexia and its treatment with fish-oil-enriched nutritional supplementation". *Nutrition*, v. 17, n. 9, p. 751-5, 2001.

BARBUL, A.; SISTO, D. A.; WASSERKRUG, H. L.; EFRON, G. "Arginine stimulates lymphocyte immune response in healthy human beings". *Surgery*, v. 90, n. 2, p. 244-51, 1981.

BEATTIE, A. H.; PRACH, A. T.; BAXTER, J. P.; PENNINGTON, C. R. "A randomised controlled trial evaluating the use of enteral nutritional supplements postoperatively in malnourished surgical patients". *Gut*, v. 46, n. 6, p. 813-8, 2000.

BLACKBURN, G. L.; BISTRIAN, B. R.; MAINI, B. S.; SCHLAMM, H. T.; SMITH, M. F. "Nutritional and metabolic assessment of the hospitalized patient". *JPEN: Journal of Parenteral and Enteral Nutrition*, v. 1, n. 1, p. 11-22, 1977.

BOSAEUS, I.; DANERYD, P.; LUNDHOLM, K. "Dietary intake, resting energy expenditure, weight loss and survival in cancer patients". *The Journal of Nutrition*, v. 132, supl. 11, p. 3465-6S, 2002.

BOZZETTI, F.; GAVAZZI, C.; MARIANI, L.; CRIPPA, F. "Artificial nutrition in cancer patients: which route, what composition?" *World Journal of Surgery*, v. 23, n. 6, p. 577-83, 1999.

BRAGA, M.; GIANOTTI, L.; RADAELLI, G.; VIGNALI, A.; MARI, G.; GENTILINI, O.; DI CARLO, V. "Perioperative immunonutrition in patients undergoing cancer surgery: results of a randomized double-blind phase 3 trial. *Archives of Surgery*, v. 134, n. 4, p. 428-33, 1999.

BRAUNSCHWEIG, C. L.; LEVY, P.; SHEEAN, P. M.; WANG, X. "Enteral compared with parenteral nutrition: a meta-analysis". *The American Journal of Clinical Nutrition*, v. 74, n. 4, p. 534-42, 2001.

BRITTENDEN, J.; PARK, K. G.; HEYS, S. D.; ROSS, C.; ASHBY, J.; AH-SEE, A.; EREMIN, O. "L-arginine stimulates host defenses in patients with breast cancer". *Surgery*, v. 115, n. 2, p. 205-12, 1994.

BROOKES, G. B. "Nutritional status – a prognostic indicator in head and neck cancer". *Otolaryngology – Head and Neck Surgery*, v. 93, n. 1, p. 69-74, 1985.

BROWN, R. O.; HUNT, H.; MOWATT-LARSSEN, C. A.; WOJTYSIAK, S. L.; HENNINGFIELD, M. F.; KUDSK, K. A. "Comparison of specialized and standard enteral formulas in trauma patients". *Pharmacotherapy*, v. 14, n. 3, p. 314-20, 1994.

BUZBY, G. P.; MULLEN, J. L.; MATTHEWS, D. C.; HOBBS, C. L.; ROSATO, E. F. "Prognostic nutritional index in gastrointestinal surgery". *American Journal of Surgery*, v. 139, n. 1, p. 160-7, 1980.

CABAL-MANZANO, R.; BHARGAVA, P.; TORRES-DUARTE, A.; MARSHALL, J.; BHARGAVA, P.; WAINER, I. W. "Proteolysis-inducing factor is expressed in tumours of patients with gastrointestinal cancers and correlates with weight loss". *British Journal of Cancer*, v. 84, n. 12, p. 1599-601, 2001.

CALDER, P. C. "Long-chain n-3 fatty acids and inflammation: potential application in surgical and trauma patients". *Brazilian Journal of Medical and Biological Research*, v. 36, n. 4, p. 433-46, 2003.

CALDER, P. C.; DECKELBAUM, R. J. "Dietary lipids: more than just a source of calories". *Current Opinion in Clinical Nutrition and Metabolic Care*, v. 2, n. 2, p. 105-7, 1999.

CALDER, P. C.; GRIMBLE, R. F. "Polyunsaturated fatty acids, inflammation and immunity". *European Journal of Clinical Nutrition*, v. 56, supl. 3, p. S14-9, 2002.

CANDELA, C. G.; SUÁREZ, L. R.; PÉREZ, S. C.; BOQUERAS, P. N.; SÁENZ, P. R.; PÉREZ, M. L.; AUÑÓN, P. Z.; MONZÓN, A. Z.; ROJAS, J. C. E.; MARISTANY, C. P.; MASFERRER, J. P. "Organograma prático para a prescrição dietética em câncer". In: WAITZBERG, D. L. (org.). *Dieta, nutrição e câncer*. Rio de Janeiro: Atheneu, 2004.

CAPARRÓS, T.; LOPEZ, J.; GRAU, T. "Early enteral nutrition in critically ill patients with a high-protein diet enriched with arginine, fiber, and antioxidants compared with a standard high-protein diet. The effect on nosocomial infections and outcome". *JPEN: Journal of Parenteral and Enteral Nutrition*, v. 25, n. 6, p. 299-308, 2001.

CARLI, F.; MAYO, N.; KLUBIEN, K.; SCHRICKER, T.; TRUDEL, J.; BELLIVEAU, P. "Epidural analgesia enhances functional exercise capacity and health-related quality of life after colonic surgery: results of a randomized trial". *Anesthesiology*, v. 97, n. 3, p. 540-9, 2002.

COPPINI, L. Z. "Avaliação nutricional no paciente com câncer". In: WAITZBERG, D. L. (org.). *Dieta, nutrição e câncer*. Rio de Janeiro: Atheneu, 2004.

COTRIM, T. H. "Acompanhamento nutricional de pacientes em radioterapia e quimioterapia". In: IKEMORI, E. H. A.; OLIVEIRA, T. de; SERRALHEIRO, I. F. D.; SHIBUYA, E.; COTRIM, T. H.; TRINTIN, L. A.; ASSAF, L. (orgs.). *Nutrição em oncologia*. São Paulo: Lemar/Tecmedd, 2003, p. 205-18.

DALY, J. M.; REYNOLDS, J.; THOM, A.; KINSLEY, L.; DIETRICK-GALLAGHER, M.; SHOU, J.; RUGGIERI, B. "Immune and metabolic effects of arginine in the surgical patient". *Annals of Surgery*, v. 208, n. 4, p. 512-23, 1988.

DANIELE, B.; PERRONE, F.; GALLO, C.; PIGNATA, S.; DE MARTINO, S.; DE VIVO, R.; BARLETTA, E.; TAMBARO, R.; AB-

BIATI, R.; D'AGOSTINO, L. "Oral glutamine in the prevention of fluorouracil induced intestinal toxicity: a double blind, placebo controlled, randomised trial". *Gut*, v. 48, n. 1, p. 28-33, 2001.

DECKER-BAUMANN, C.; BUHL, K.; FROHMÜLLER, S.; VON HERBAY, A.; DUECK, M.; SCHLAG, P. M. "Reduction of chemotherapy-induced side-effects by parenteral glutamine supplementation in patients with metastatic colorectal cancer". *European Journal of Cancer*, v. 35, n. 2, p. 202-7, 1999.

DEMPSEY, D. T.; FEURER, I. D.; KNOX, L. S.; CROSBY, L. O.; BUZBY, G. P.; MULLEN, J. L. "Energy expenditure in malnourished gastrointestinal cancer patients". *Cancer*, v. 53, n. 6, p. 1265-73, 1984.

DEWYS, W. D.; BEGG, C.; LAVIN, P. T. et al. "Prognostic effect of weight loss prior to chemotherapy in cancer patients". *The American Journal of Medicine*, v. 69, n. 4, p. 491-7, 1980.

ESPAT, N. J.; AUFFENBERG, T.; ROSENBERG, J. J.; ROGY, M.; MARTIN, D.; FANG, C. H.; HASSELGREN, P. O.; COPELAND, E. M.; MOLDAWER, L. L. "Ciliary neurotrophic factor is catabolic and shares with IL-6 the capacity to induce an acute phase response". *The American Journal of Physiology*, v. 271, n. 1, p. R185-90, 1996.

FALCONER, J. S.; FEARON, K. C. H.; ROSS, J. A.; ELTON, R. E.; WIGMORE, S. J.; JAMES, O. J.; CARTER, D. C. "Acute-phase protein response and survival duration of patients with pancreatic cancer". *Cancer*, v. 75, n. 8, p. 2077-82, 1995.

FARRERAS, N.; ARTIGAS, V.; CARDONA, D.; RIUS, X.; TRIAS, M.; GONZÁLEZ, J. A. "Effect of early postoperative enteral immunonutrition on wound healing in patients undergoing surgery for gastric cancer". *Clinical Nutrition*, v. 24, n. 1, p. 55-65, 2005.

FEARON, K. C. H. "The mechanism and treatment of weight loss in cancer". *The Proceedings of the Nutrition Society*, v. 51, n. 2, p. 251-65, 1992.

FERGUSON, M.; CAPRA, S.; BAUER, J;. BANKS, M. "Development of a valid and reliable malnutrition screening tool for adult acute hospital patients". *Nutrition*, v. 15, n. 6, p. 458-64, 1999.

FIELD, C. J.; JOHNSON, I.; PRATT, V. C. "Glutamine and arginine: immunonutrients for improved health". *Medicine and Science in Sports and Exercise*, v. 32, supl. 7, p. S377-88, 2000.

GUIGOZ, Y.; VELLAS, B.; GARRY, P. J. "Assessing the nutritional status of the elderly: the Mini Nutritional Assessment as part of the geriatric evaluation". *Nutrition Reviews*, v. 54, n. 1, p. S59-65, 1996.

HARRIS, J. A.; BENEDICT, F. G. *A biometric study of basal metabolism in man*. Washington: Carnegie Institution of Washington, 1919.

HASSELGREN, P. O.; FISCHER, J. E. "The ubiquitin-proteasome pathway: review of a novel intracellular mechanism of muscle protein breakdown during sepsis and other catabolic conditions". *Annals of Surgery*, v. 225, n. 3, p. 307-16, 1997.

HODA, D.; JATOI, A.; BURNES, J.; LOPRINZI, C.; KELLY, D. "Should patients with advanced, incurable cancers ever be sent home with total parenteral nutrition? A single institution's 20-year experience". *Cancer*, v. 103, n. 4, p. 863-8, 2005.

HUHMANN, M. B.; CUNNINGHAM, R. S. "Importance of nutritional screening in treatment of cancer-related weight loss". *The Lancet Oncology*, v. 6, n. 5, p. 334-43, 2005.

INUI, A. "Cancer anorexia-cachexia syndrome: current issues in research and management". *CA: A Cancer Journal for Clinicians*, v. 52, n. 2, p. 72-91, 2002.

JAMES, M. J.; GIBSON, R. A.; CLELAND, L. G. "Dietary polyunsaturated fatty acids and inflammatory mediator production". *The American Journal of Clinical Nutrition*, v. 71, supl. 1, p. 343-8S, 2000.

JEBB, S. A.; OSBORNE, R. J.; MAUGHAN, T. S.; MOHIDEEN, N.; MACK, P.; MORT, D.; SHELLEY, M. D.; ELIA, M. "5-fluorouracil and folinic acid-induced mucositis: no effect of oral glutamine supplementation". *British Journal of Cancer*, v. 70, n. 4, p. 732-5, 1994.

JEFFERY, K. M.; HARKINS, B.; CRESCI, G. A.; MARTINDALE, R. G. "The clear liquid diet is no longer a necessity in the routine postoperative management of surgical patients". *The American Surgeon*, v. 62, n. 3, p. 167-70, 1996.

JUSTINO, S. R.; ROCHA, E.; WAITZBERG, D. L. "Gasto energético e neoplasia maligna". In: WAITZBERG, D. L. (org.). *Dieta, nutrição e câncer*. Rio de Janeiro: Atheneu, 2004, p. 289-96.

JUSTINO, S. R.; WAITZBERG, D. L. "Gasto energético". In: WAITZBERG, D. L. (org.). *Nutrição oral, enteral e parenteral na prática clínica*. 3. ed. São Paulo: Atheneu, 2000, p. 327-42.

KIRK, S. J.; HURSON, M.; REGAN, M. C.; HOLT, D. R.; WASSERKRUG, H. L.; BARBUL, A. "Arginine stimulates wound healing and immune function in elderly human beings". *Surgery*, v. 114, n. 2, p. 155-9, 1993.

LANGSTEIN, H. N.; NORTON, J. A. "Mechanisms of cancer cachexia". *Hematology/Oncology Clinics of North America*, v. 5, n. 1, p. 103-23, 1991.

LONG, C. L.; SCHAFFEL, N.; GEIGER, J. W.; SCHILLER, W. R.; BLAKEMORE, W. S. "Metabolic response to injury and illness: estimation of energy and protein needs from indirect calorimetry and nitrogen balance". *JPEN: Journal of Parenteral and Enteral Nutrition*, v. 3, n. 6, p. 452-6, 1979.

MALTONI, M.; FABBRI, L.; NANNI, O.; SCARPI, E.; PEZZI, L.; FLAMINI, E.; RICCOBON, A.; DERNI, S.; PALLOTTI, G.; AMADORI, D. "Serum levels of tumour necrosis factor alpha and other cytokines do not correlate with weight loss and anorexia in cancer patients". *Supportive Care in Cancer*, v. 5, n. 2, p. 130-5, 1997.

MATARESE, L. E. "Indirect calorimetry: technical aspects". *Journal of the American Dietetic Association*, v. 97, n. 10, supl. 2, p. S154-60, 1997.

McCALLUM, P. D.; POLISENA, C. G. *The clinical guide to oncology nutrition*. Chicago: American Dietetic Association, 2000.

McMILLAN, D. C.; SCOTT, H. R.; WATSON, W. S.; PRESTON, T.; MILROY, R.; McARDLE, C. S. "Longitudinal study of body cell mass depletion and the inflammatory response in cancer patients". *Nutrition and Cancer*, v. 31, n. 2, p. 101-5, 1998.

MÉIER, R.; STEUERWALD, M.; WAITZBERG, D. L. "Imunonutrição em câncer". In: WAITZBERG, D. L. (org.). *Dieta, nutrição e câncer*. Rio de Janeiro: Atheneu, 2004, p. 630-7.

MILLER, A. L. "Therapeutic considerations of L-glutamine: a review of the literature". *Alternative Medicine Review*, v. 4, n. 4, p. 239-48, 1999.

NITENBERG, G.; RAYNARD, B. "Nutritional support of the cancer patient: issues and dilemmas". *Critical Reviews in Oncology/Hematology*, v. 34, n. 3, p. 137-68, 2000.

OTTERY, F. D. "Definition of standardized nutritional assessment and interventional pathways in oncology". *Nutrition*, v. 12, supl. 1, p. S15-9, 1996.

_____. "Rethinking nutritional support of the cancer patient: the new field of nutritional oncology". *Seminars in Oncology*, v. 21, n. 6, p. 770-8, 1994.

PAPAPIETRO, K.; DÍAZ, E.; CSENDES, A.; DÍAZ, J. C.; BURDILES, P.; MALUENDA, F.; BRAGHETTO, I.; LLANOS, J. L.; D'ACUÑA, S.; RAPPOPORT, J. "Early enteral nutrition in cancer patients subjected to a total gastrectomy". *Revista Médica de Chile*, v. 130, n. 10, p. 1125-30, 2002.

PARK, K. G.; HEYS, S. D.; BLESSING, K.; KELLY, P.; McNURLAN, M. A.; EREMIN, O.; GARLICK, P. J. "Stimulation of human breast cancers by dietary L-arginine". *Clinical Science*, v. 82, n. 4, p. 413-7, 1992.

RIVADENEIRA, D. E.; EVOY, D.; FAHEY 3RD, T. J.; LIEBERMAN, M. D.; DALY, J. M. "Nutritional support of the cancer patient". *CA: A Cancer Journal for Clinicians*, v. 48, n. 2, p. 69-80, 1998.

ROUSE, K.; NWOKEDI, E.; WOODLIFF, J. E.; EPSTEIN, J.; KLIMBERG, V. S. "Glutamine enhances selectivity of chemotherapy through changes in glutathione metabolism". *Annals of Surgery*, v. 221, n. 4, p. 420-6, 1995.

SANCHEZ, M. D. *Dieta progressiva versus dieta livre no pós-operatório de operações eletivas sobre o trato digestivo e órgãos anexos*. 2001. Dissertação (Doutorado em Cirurgia) – Faculdade de Medicina, Universidade Federal de Minas Gerais, Belo Horizonte, Minas Gerais.

SCHATTNER, M. "Enteral nutritional support of the patient with cancer: route and role". *Journal of Clinical Gastroenterology*, v. 36, n. 4, p. 297-302, 2003.

SHAW, J. H.; WOLFE, R. R. "Fatty acid and glycerol kinetics in septic patients and in patients with gastrointestinal cancer. The response to glucose infusion and parenteral feeding". *Annals of Surgery*, v. 205, n. 4, p. 368-76, 1987.

STEVEN, B. H.; BAUNMGARTNER, R. N.; PAN, S. "Avaliação nutricional da desnutrição por métodos antropométricos". In: SHILS, M. E.; OLSON, J. A.; SHIKE, M.; ROSS, A. C. (orgs.). *Tratado de nutrição moderna na saúde e na doença*. 9. ed. Barueri: Manole, 2003.

TCHEKMEDYIAN, N. S. "Pharmacoeconomics of nutritional support in cancer". *Seminars in Oncology*, v. 25, n. 2, supl. 6, p. 62-9, 1998.

THOMPSON, M. P.; COOPER, S. T.; PARRY, B. R.; TUCKEY, J. A. "Increased expression of the mRNA for hormone-sensitive lipase in adipose tissue of cancer patients". *Biochimica et Biophysica Acta*, v. 1180, n. 3, p. 236-42, 1993.

TISDALE, M. J. "Cancer anorexia and cachexia". *Nutrition*, v. 17, n. 5, p. 438-42, 2001.

_____. "Cancer cachexia". *Anti-cancer Drugs*, v. 4, n. 2, p. 115-25, 1993.

_____. "Cancer cachexia: metabolic alterations and clinical manifestations". *Nutrition*, v. 13, n. 1, p. 1-7, 1997.

_____. "Molecular pathways leading to cancer cachexia". *Physiology*, v. 20, p. 340-8, 2005.

TODOROV, P.; CARIUK, P.; McDEVITT, T.; COLES, B.; FEARON, K.; TISDALE, M. "Characterization of a cancer cachectic factor". *Nature*, v. 379, n. 6567, p. 739-42, 1996.

TODOROV, P. T.; McDEVITT, T. M.; MEYER, D. J.; UEYAMA, H.; OHKUBO, I.; TISDALE, M. J. "Purification and characterization of a tumor lipid-mobilizing factor". *Cancer Research*, v. 58, n. 11, p. 2353-8, 1998.

TOROSIAN, M. H. "Perioperative nutrition support for patients undergoing gastrointestinal surgery: critical analysis and recommendations". *World Journal of Surgery*, v. 23, n. 6, p. 565-9, 1999.

VIGANO, A.; WATANABE, S.; BRUERA, E. "Anorexia and cachexia in advanced cancer patients". *Cancer Surveys*, v. 21, p. 99-115, 1994.

WAITZBERG, D. L. "Câncer". In: WAITZBERG, D. L. (org.). *Nutrição oral, enteral e parenteral na prática clínica*. 3. ed. São Paulo: Atheneu, 2000.

WAITZBERG, D. L.; CAIAFFA, W. T.; CORREIA, M. I. "Hospital malnutrition: the Brazilian national survey (Ibranutri): a study of 4000 patients". *Nutrition*, v. 17, n. 7-8, p. 573-80, 2001.

WAITZBERG, D. L.; FERRINI, M. T. "Avaliação nutricional". In: WAITZBERG, D. L. (org.). *Nutrição oral, enteral e parenteral na prática clínica*. 3. ed. São Paulo: Atheneu, 2000.

WAITZBERG, D. L.; PINTO JR., P. E.; CECCONELLO, I. "Indicação, formulação e monitorização em nutrição parenteral total central e periférica". In: WAITZBERG, D. L. (org.).

Nutrição oral, enteral e parenteral na prática clínica. 3. ed. São Paulo: Atheneu, 2000, p. 735-51.

WAITZBERG, D. L.; SAITO, H.; PLANCK, L.; JAMIESON, G. G.; SCHMID, A.; BIHARI, D.; JAGANNATH, P.; HWANG, T. L. "Immunonutrition (IMN) for prophylaxis of postoperative infections in major surgery". *Clinical Nutrition*, v. 22, supl. 1, p. S81, 2003.

WIGMORE, S. J.; BARBER, M. D.; ROSS, J. A.; TISDALE, M. J.; FEARON, K. C. "Effect of oral eicosapentaenoic acid on weight loss in patients with pancreatic cancer". *Nutrition and Cancer*, v. 36, n. 2, p. 177-84, 2000.

WIGMORE, S. J.; ROSS, J. A.; FALCONER, J. S.; PLESTER, C. E.; TISDALE, M. J.; CARTER, D. C.; FEARON, K. C. "The effect of polyunsaturated fatty acids on the progress of cachexia in patients with pancreatic cancer". *Nutrition*, v. 12, supl. 1, p. S27-30, 1996.

WINDSOR, J. A.; HILL, G. L. "Risk factors for postoperative pneumonia. The importance of protein depletion". *Annals of Surgery*, v. 208, n. 2, p. 209-14, 1988.

ZEMAN, F. J. "Nutrition and cancer". In: ZEMAN, F. J. (ed.). *Clinical nutrition and dietetics.* 2. ed. Nova York: Macmillan, 1991, p. 571-98.

TERAPIA OCUPACIONAL EM ONCOLOGIA

Marilia Bense Othero

Terapia Ocupacional é um campo de conhecimento e de intervenção em saúde, em educação e na esfera social que reúne tecnologias orientadas para a emancipação e autonomia de pessoas que, por diversas razões ligadas a problemáticas específicas (físicas, mentais, sensoriais, sociais), apresentam – temporária ou definitivamente – limitações funcionais e/ou dificuldades na inserção e participação na vida social.[1]

O câncer implica rupturas na vida do indivíduo acometido pela doença: o tratamento passa a ocupar posição central no cotidiano, a rotina se transforma, alguns projetos precisam ser adiados. Muitas vezes, há dores e outros sintomas, decorrentes da doença e/ou do tratamento, que impossibilitam ao sujeito plena autonomia e independência na realização de suas tarefas e ocupações.

Além disso, o câncer traz um grande impacto emocional, pois está fortemente associado à dor, à morte e, principalmente, a muito sofrimento, o que traz ao indivíduo notáveis vivências de estresse e desequilíbrio.

Nascimento-Schulze (1997) faz referências a algumas importantes mudanças experimentadas pelo paciente com câncer que devem ser consideradas nas ações na área da saúde, como: o choque ao receber o diagnóstico, que pode levá-lo à depressão; perda da auto-estima, negação, sentimento de abandono e ira; a hospitalização, as cirurgias e outros procedimentos terapêuticos que trarão mudanças corporais e períodos de dependência; o retorno ao lar, que exige readaptação de todos os membros da família.

A família é peça fundamental nesse contexto, pois todos os seus membros vivenciam situações de ruptura e mudança. Segundo Silva (2001), a família terá de lidar com diversos aspectos: dor, incapacidades e sintomas relacionados ao adoecimento do ente querido; o ambiente hospitalar e os procedimentos diagnósticos e terapêuticos referentes à doença; o relacionamento com a equipe de saúde; a representação da doença.

Diante de situação tão complexa, na qual muitos fatores estão envolvidos, é essencial a intervenção da equipe de saúde – multiprofissional e interdisciplinar – no tratamento dos aspectos biológicos da doença e no cuidado com o sujeito, levando em consideração seu sofrimento, suas limitações e seus desejos.

De acordo com Pimenta (2003), os profissionais de saúde devem estar atentos a todos esses aspectos, tendo disponibilidade para ouvir e amparar os pacientes e seus familiares. Palm (2007) completa esse raciocínio afirmando que uma boa comunicação entre equipe, paciente e família é um fator que poderá auxiliá-los nas difíceis decisões a serem tomadas e no enfrentamento das situações e rupturas decorrentes da doença.

O papel do terapeuta ocupacional será fundamental, pois mesmo em um contexto de limitações a vida não pode perder seu sentido. Por meio das intervenções desse profissional, serão criadas possibilidades de exercício das ocupações, ou seja, condições físicas e emocionais, de modo que as atividades significativas para esse sujeito e seus familiares possam ser mantidas.

É preciso ressaltar ainda a importância de programas e propostas intersetoriais relativos ao cuidado com o paciente com câncer, integrando as esferas da saúde, educação, esporte e lazer, trabalho, previdência social, assistência social, entre outras, pois as demandas e necessidades que estão envolvidas nesse processo são extremamente amplas e complexas.

Dimensões do câncer e do cuidado

A doença é uma experiência global, que afeta o sujeito nas suas mais variadas dimensões. Guimarães (1999, p. 15), ao abordar o conceito de dor, traz uma definição útil para a compreensão da amplitude dessa vivência: "[dor

---

[1] Texto de abertura do *site* da disciplina de Terapia Ocupacional da Faculdade de Medicina da Universidade de São Paulo: http://medicina.fm.usp.br/to/.

é uma] experiência pessoal, complexa, multidimensional, mediada por vários componentes sensoriais, afetivos, cognitivos, sociais e comportamentais".

Por isso, muitos autores, como Schisler (1997), Kovács (1999), Pimenta (2003) e Pessini (2004), entre outros, utilizam o conceito de *dor total*, que traz contribuições importantes para a reflexão sobre o câncer.

Esse conceito foi proposto pela doutora Cecily Saunders, pioneira no cuidado com pacientes terminais. Para Schisler (1997), dor total significa que não existe apenas o aspecto físico da dor, mas que há uma gama de sofrimentos que cercam a experiência da doença, envolvendo aspectos emocionais, sociais, culturais e espirituais, bem como questões financeiras, o relacionamento interpessoal e familiar. A pessoa em sua totalidade está sofrendo.

O fato de estar doente ou ser doente pode representar uma vida totalmente diferente para o indivíduo, pois poderá estar excluído de suas atividades e papéis sociais, sentir-se impotente, ter seus medos e inseguranças aumentados e sua integridade ameaçada. O adoecimento e o sofrimento podem destruir seus sonhos, projetos e esperanças, e todas essas dimensões devem ser consideradas no processo que envolve saúde e doença (Lacerda e Valla, 2006).

Além disso, não é apenas o portador da doença que sofre; como já mencionado, com o câncer os familiares também enfrentarão situações difíceis. Uma pesquisa (Othero e De Carlo, 2006) relacionou dificuldades bastante relevantes mencionadas pelos familiares, como mudanças e rupturas no cotidiano, situações de sofrimento, medo do diagnóstico, estigma do câncer (relacionado à morte), períodos de hospitalização, entre outras. Incertezas e ambigüidades definem o processo, com momentos de angústia e isolamento, pela própria fase que estão vivenciando. É, de acordo com Silva (2001), uma crise ameaçadora, que exige mudanças de papéis, construção de estratégias para o enfrentamento dos problemas, transformações nas atitudes perante a vida, além de um período de adaptação às mudanças.

Diante de um panorama tão complexo, abranger nas intervenções em saúde apenas o aspecto físico da doença não é mais suficiente. Para que essas vivências possam ser enfrentadas e transformadas, é preciso que paciente e família estejam em um ambiente hospitaleiro, com uma equipe de profissionais que forneça apoio, por meio de acolhimento, escuta e intervenções técnicas. Portanto, surge um novo paradigma como base para a atuação profissional: o cuidar.

Nessa perspectiva, segundo Pessini (2004), as ações estarão orientadas para o alívio do sofrimento, com foco prevalente na pessoa doente e não na doença em si. A dor e o sofrimento devem representar a mais alta prioridade das ações na área da saúde; o compromisso é com o bem-estar do indivíduo, com o "estar junto", fazendo-se todo o possível para aliviar as dificuldades enfrentadas. Com isso, a história de vida, os valores, os projetos, os desejos, as relações, as diferenças precisam ser contemplados na assistência ao paciente com câncer.

Lacerda e Valla (2006) propõem que para compreender a natureza do sofrimento humano e do adoecimento seria preciso transcender a dualidade corpo-mente e cuidar dos sujeitos como uma totalidade, em uma atitude de compaixão, solidariedade e apoio mútuo, implicando uma abordagem e um trabalho interdisciplinares. Os autores afirmam que, para essa compreensão ampliada, os profissionais precisam, em sua prática clínica cotidiana, levar em consideração como cada indivíduo ficou afetado em sua existência, bem como os sentidos e significados trazidos pela situação de adoecimento à vida de cada um.

As ações curativas – quando necessárias – devem ser realizadas, mas o foco das intervenções deverá ser ampliado, abordando todas as demandas e necessidades do paciente e de sua família. As intervenções no campo da saúde devem ser pautadas por referenciais mais amplos e humanizados, sendo construídas de maneira que pacientes, familiares e profissionais possam compartilhá-las, para que a meta de melhoria da qualidade de vida seja efetivamente alcançada.

Para Lacerda e Valla (2006), cuidar é uma atitude interativa que inclui o relacionamento entre as partes envolvidas, compreendendo acolhimento, escuta dos sujeitos e, algo fundamental, respeito pelo seu sofrimento e pelas suas histórias de vida.

Em consonância com esse paradigma, atualmente existe o conceito de cuidados paliativos, referencial muito difundido e utilizado no campo da oncologia. Segundo a Organização Mundial da Saúde (OMS), cuidados paliativos são o conjunto de medidas capazes de prover melhor qualidade de vida à pessoa com alguma doença que ameace a continuidade de sua existência, bem como a seus familiares, com suporte emocional, social e espiritual dado por equipe multiprofissional. Essa abordagem propõe a atenção integral aos pacientes e seus familiares, desde o momento do diagnóstico até a fase final de vida.

Kovács (1999) complementa essa definição ao ressaltar que, nos cuidados paliativos, deve-se favorecer todo e qualquer tratamento que promova a qualidade de vida do paciente e o alívio do sofrimento, até o momento da morte. Segundo Maciel (2006), a grande contribuição dos cuidados paliativos está em: saber cuidar e aliviar a dor e o sofrimento sem abreviar a vida; tornar vivos os momentos que restam ao paciente (tenha ele um prognóstico que lhe dê alguns anos ou alguns dias); estabelecer uma comunicação verdadeira; respeitar a autonomia; orientar os familiares e oferecer a eles suporte adequado; prover assistência durante todo o processo de morte, bem como no período de luto.

Em 1990, a OMS reconheceu e recomendou os cuidados paliativos como um dos pilares integrantes da assistência ao câncer. Esse referencial pode ser adotado em todos os estágios da doença, já que é sempre possível incluir nas propostas terapêuticas o controle de sintomas e o cuidado psicológico, emocional, ocupacional e espiritual, além do suporte aos familiares.

A dimensão do fazer humano

São muitas as dimensões que envolvem o processo de adoecer e o processo de cuidar. Um aspecto a ser discutido é a importância das ocupações e das atividades na vida humana, ou seja, a dimensão do fazer.

De acordo com Ferrari (2005), é por meio da ação que o indivíduo explora, domina e transforma a si e ao mundo que o cerca; cria, descobre, aprende, se relaciona, se realiza, ou seja, constrói sua própria história. A vida é um grande conjunto de ações e fazeres, dependentes da história dos sujeitos, do meio social e da cultura.

O câncer, como já foi dito, impõe limitações a esses fazeres, e possibilitar a sua continuidade é fundamental para a promoção de uma melhor qualidade de vida. Pengo e Santos (2004) acrescentam que os seres humanos, como criaturas ocupacionais, ao deixarem de desenvolver suas ocupações não são considerados saudáveis e podem se tornar incapacitados; daí a importância da diminuição ou eliminação das suas incapacidades funcionais, sociais ou laborativas.

As ações da terapia ocupacional baseiam-se no fazer humano, incluindo as atividades cotidianas, as artes, o trabalho, o lazer, a cultura, o autocuidado, a circulação no meio social. Segundo Castro et al. (2001), as atividades são recursos que proporcionam a conexão entre o sujeito e seu meio, permitindo ampliar o viver, torná-lo mais intenso; são enriquecedoras e possibilitam a reestruturação e integração de diferentes experiências, intensificando o sentimento de vida e potência.

Por meio dos diferentes fazeres é possível ampliar a vida, enriquecer o cotidiano, instituir espaços de criação e experimentação, estabelecer trocas (de saberes, de afetos, de histórias) e encontros, além de integrar o sujeito com seu meio sociocultural, segundo a perspectiva de que a qualidade de vida está diretamente relacionada com a possibilidade de agir sobre o mundo e de ter projetos para o futuro (seja ele próximo ou distante). Mello et al. (2004) complementam esse ponto de vista afirmando que, por meio do seu fazer, o sujeito pode se reconhecer como tal e reelaborar suas questões e experiências, bem como seu processo de adoecimento e hospitalização, além de reconstruir sua história.

Segundo Castro et al. (2001, p. 46),

> [...] o lúdico, o corpo, a arte, a criação de objetos, os estudos e o conhecimento, a organização dos espaços e o cuidado com o cotidiano, os cuidados pessoais, os passeios, as viagens, as festas, as diversas formas produtivas, a vida cultural são alguns exemplos de temas que referendam, conectam e agenciam experiências, potencializam a vida, promovem transformações, produzem valor.

E, portanto, será para essa dimensão que os terapeutas ocupacionais voltarão seus olhares e suas intervenções.

Práticas em terapia ocupacional

No Sistema Único de Saúde (SUS), os serviços que realizam tratamentos oncológicos estão cadastrados pelo Ministério da Saúde como Centros de Alta Complexidade em Oncologia (Cacon), Serviços Isolados de Quimioterapia ou de Radioterapia, além de Unidades de Transplante de Medula Óssea e outros serviços especializados. Essa rede de serviços, de acordo com a Portaria 3.535, de 1998, deve ter critérios mínimos para seu cadastramento, como a existência de serviços específicos e profissionais especialistas em diversas áreas, incluindo o terapeuta ocupacional (Palm, 2007). Muitos serviços privados também contam com terapeutas ocupacionais para assistir seus clientes.

Dividindo-se o âmbito das práticas existentes de maneira teórica e didática, podemos encontrar profissionais da área atuando em diversos campos e serviços de oncologia, havendo diferentes propostas e prioridades, de acordo com as necessidades dos pacientes, os recursos materiais disponíveis e os referenciais teórico-metodológicos utilizados na formação e na prática.

Os hospitais são os locais que tradicionalmente abrigam os serviços de terapia ocupacional, nas suas diversas áreas (enfermaria, unidade de tratamento intensivo, unidade de transplante de medula óssea, unidade de quimioterapia), mas também existem profissionais que atuam em centros de tratamento da dor, ambulatórios de especialidades, no domicílio do paciente, além de participarem em programas preventivos.

Kovács (1999) afirma que a trajetória do câncer envolve vários estágios – diagnóstico, fase dos tratamentos, possibilidade de cura e retomada das atividades normais, a recidiva em alguns casos, novos tratamentos, estágio avançado da doença, terminalidade e proximidade da morte –, e será em todos esses momentos que o terapeuta ocupacional atuará. Pengo e Santos (2004) ressaltam que o objetivo do trabalho da terapia ocupacional com o paciente oncológico é prestar atendimento a ele e a seus familiares desde a fase do diagnóstico, passando pelo processo ambulatorial ou de internação, e chegando ao atendimento domiciliar.

Tendo em mente o período de internação, em uma fase de possibilidade de cura e retomada da vida cotidiana, Lewis (2003) descreve os objetivos do tratamento terapêutico ocupacional, com foco nos aspectos reabilitativos: prevenção do linfedema, ganho de mobilidade articular, controle cicatricial, posicionamento, uso funcional do membro superior, bem como adaptações funcionais para execução das atividades de vida diária.

Porém, nesse período o foco da atuação pode estar na própria hospitalização, enfatizando-se os aspectos emocionais, as rupturas e as limitações decorrentes desse processo. As mudanças no cotidiano são radicais, com restrições e poucas possibilidades de escolha; o terapeuta ocupacional pode ajudar os pacientes a ter, dentro de um espaço despersonalizante, maiores realizações, atividades significativas, autonomia e senso de controle sobre a vida. Essa maneira de intervir pode ser parte do cuidado em todas as etapas da doença, com a ruptura vivenciada pelo processo de hospitalização já requerendo os serviços da terapia ocupacional.

Nos ambulatórios, a ênfase também estará nas possibilidades de reabilitação e ganhos funcionais do paciente, permitindo a ele maior independência na realização de suas atividades. Muitas vezes, o câncer, os tratamentos e os procedimentos feitos podem deixar seqüelas no paciente; sendo assim, o trabalho estará voltado para a melhora da capacidade motora (força, amplitude de movimento, coordenação, destreza), a prevenção e/ou minimização de deformidades, a confecção e indicação de adaptações para a realização das atividades da vida diária, os treinos e exercícios funcionais, entre outros.

No nível ambulatorial, também podem ser desenvolvidas ações de retomada do estudo e do trabalho. Na medida de suas possibilidades, é fundamental que o paciente possa continuar desenvolvendo essas ocupações durante o tratamento; com o seu término, ele precisará ainda de apoio, auxílio e orientações na retomada definitiva dessas atividades.

Quando a ênfase está nos aspectos reabilitativos, é preciso mencionar que o objetivo maior deve ser a qualidade de vida global do paciente com câncer, para permitir-lhe a realização de suas atividades significativas, de maneira autônoma. De acordo com Pengo e Santos (2004), os recursos utilizados pelo terapeuta ocupacional possibilitam ao paciente tornar-se independente em suas atividades de manutenção, profissionais e de lazer.

Nas unidades de transplante de medula óssea, a atuação da terapia ocupacional é indispensável, uma vez que o paciente precisa ficar por muito tempo em situação de isolamento no quarto e, segundo Mastropietro *et al.* (2006), são muitas as limitações decorrentes do próprio tratamento, como impossibilidade de exercer atividades que exijam esforço físico, uso intenso de medicações, retornos ambulatoriais freqüentes, possibilidade de recaídas, entre outras. Para os autores, um papel fundamental do terapeuta ocupacional é ajudar o paciente na reconstrução de seu cotidiano, oferecendo a ele espaços de saúde, nos quais seus fazeres particulares possam acontecer e, assim ampliar suas relações e participações em outros espaços e vivências.

Também existem profissionais atuando em centros de tratamento da dor, utilizando técnicas específicas para controle de dor e fadiga, como abordagens de integração físico-psíquica (relaxamentos, consciência corporal, massagens etc.), exercícios, treinos de atividades, confecção de órteses e outros dispositivos para posicionamento e adaptação. Pengo e Santos (2004) afirmam que fazer atividades significativas facilita o controle da dor, uma vez que o índice de endorfina do indivíduo aumenta e, com isso, diminui a necessidade do consumo de analgésicos. Completam dizendo que as atividades lúdicas, expressivas, musicais, de leitura, somadas às intervenções não medicamentosas, têm mostrado efeitos positivos no alívio da dor.

Nos estágios terminais da doença e no momento da morte, o terapeuta ocupacional, segundo Picard e Magno (1982), terá o papel de dar continuidade aos sentidos que a vida tem segundo o paciente, mesmo que essa vida seja de poucos dias. Toda a atuação estará voltada a adicionar vida aos dias remanescentes do paciente.

Sendo assim, as atividades significativas devem estar presentes até a morte, pois contribuem para que o sujeito continue autônomo, construindo sua história, relacionando-se com pessoas e fazeres, tendo prazer.

Em todas as fases da doença, a atuação também pode acontecer no domicílio do paciente, adequando-o à sua condição de saúde, tornando-o mais acessível e também possibilitando-lhe maior independência na realização de atividades de vida diária e de vida prática no seu ambiente domiciliar.

Um aspecto que deve ser necessariamente ressaltado é a assistência pediátrica, pois traz particularidades importantes. O objetivo geral permanecerá e todas as estratégias citadas poderão ser utilizadas, mas o brincar e a infância deverão ter papel central nas intervenções do terapeuta ocupacional; há, inclusive, espaços específicos de atuação nesse campo, como as brinquedotecas, por exemplo.

Outra questão a ser destacada é o papel da terapia ocupacional nas ações preventivas, cujo trabalho leva em conta o cotidiano, o estilo de vida e a busca dos fazeres significativos. Segundo Lewis (2003), muitos profissionais vêm atuando satisfatoriamente em programas que ajudam o indivíduo a perder o hábito de fumar, por exemplo, bem como no desenvolvimento de estratégias de redução do estresse.

Resumidamente, alguns autores, como Palm (2007) e Oliveira *et al.* (2003), enumeram os objetivos da atuação da terapia ocupacional em oncologia, facilitando a visualização e o entendimento desse vasto campo de práticas. A seguir, serão descritos alguns tópicos levantados por eles.

Para Palm (2007), os objetivos gerais são: intervir no ambiente hospitalar, ambulatorial ou domiciliar para melhorar a qualidade de vida durante e após o tratamento; proporcionar condições para que medos, percepções e sensações do paciente sejam expressados, bem como para a continuidade de seus projetos para a vida; identificar, manter ou desenvolver a capacidade funcional do paciente; favorecer os interesses do doente, suas relações afetivas e sociais, além de valorizar suas potencialidades.

Já Oliveira *et al.* (2003) completam a lista mencionando que o aumento da auto-estima, o retorno às funções (físicas e sociais), o treino de atividades de vida diária, a sensibilização e percepção corporal, o fortalecimento do potencial remanescente e do poder criativo também são objetivos dos atendimentos. A terapia ocupacional possibilitaria, mediante as diversas atividades realizadas com os pacientes (sejam elas lúdicas, expressivas, de autocuidado ou físicas), uma reflexão acerca das atitudes perante as prioridades da vida e das possibilidades dentro de uma nova situação, dos preconceitos sociais e pessoais com relação ao câncer, das relações familiares e sociais, além dos desejos, dos prazeres e da reinserção em espaços cotidianos da vida.

O cuidado com as famílias é parte integrante da assistência terapêutica ocupacional ao paciente com câncer. Ao assistir as famílias, o terapeuta ocupacional terá na ruptura, na desestruturação do cotidiano e nas situações de isolamento o seu foco principal, provendo orientações com relação ao tratamento do paciente e a estimulações que podem ser fornecidas pela família e pelos cuidadores. Os recursos e estratégias para o trabalho com os familiares são diversos: atividades manuais, artísticas e expressivas; abordagens corporais; oficinas; grupos de reflexão e orientações, entre outros.

As práticas são distintas e diversificadas. As abordagens podem ser múltiplas, havendo um amplo campo de possibilidades de atuação, com cada profissional voltando seu olhar a diferentes necessidades, de acordo com a instituição em que atuam e os referenciais teórico-metodológicos adotados.

A ênfase pode estar nos aspectos reabilitativos ou no processo de adoecimento e suas conseqüências; os espaços de atuação podem ser diferentes, mas o objetivo maior dos terapeutas ocupacionais é a qualidade de vida e a autonomia do paciente oncológico e de seus familiares. De maneira geral, podemos dizer que a terapia ocupacional possibilita a construção de brechas de vida, envolvendo potência, criação e singularidade, em um cotidiano por vezes empobrecido e limitado pela doença.

Para Castro *et al.* (2004), atuar em terapia ocupacional significa buscar novas formas de conhecimento, de relação, buscar ações que recuperem uma vida produtiva, em seu mais amplo significado: produção de sentido, de função biológica, de sociabilidade, de participação, de envolvimento em redes sociais, articulando materialidade com as potencialidades dos recursos subjetivos.

Uma experiência prática: terapia ocupacional em cuidados paliativos

Ainda que fundamentais, as intervenções da terapia ocupacional no âmbito dos cuidados paliativos ainda são pouco conhecidas e, infelizmente, são poucos os profissionais atuando nessa área. Assim, para melhor apresentar esse campo e exemplificar a atuação terapêutica ocupacional na oncologia, será descrito um modelo de trabalho, desenvolvido em um hospital amparador privado, na zona sul da cidade de São Paulo, bem como no serviço de atendimento domiciliar da mesma empresa.

O hospital amparador representa um serviço especializado no atendimento de pacientes crônicos com alta dependência, como pessoas com diagnóstico de neoplasias em estágio avançado, além de portadores de doenças crônico-degenerativas sem possibilidades terapêuticas de cura. Para uma assistência digna e integral, deve contar com uma equipe multiprofissional para atender os pacientes: assistentes sociais, profissionais de enfermagem, fisioterapeutas, fonoaudiólogos, médicos paliativistas (e de outras especialidades, quando necessário), nutricionistas, psicólogos, terapeutas ocupacionais, entre outros, que podem contribuir com suas práticas e propostas, pois as intervenções de todos têm como objetivos a qualidade de vida e o conforto dos pacientes e seus familiares e cuidadores. O paradigma em pauta é o cuidar, e, como já foi mencionado, os cuidados paliativos representam o principal referencial de atuação da equipe.

Nessa abordagem, o trabalho do terapeuta ocupacional começa com uma avaliação do paciente, segundo a perspectiva de que ela é o ponto inicial para o estabelecimento de metas e objetivos, além de demonstrar as evoluções durante o tratamento.

Com a avaliação, feita por meio de entrevistas informais, constrói-se um panorama da história de vida do sujeito, de sua família e cuidadores; também são colhidas informações sobre sua situação atual de vida (como capacidade funcional, desempenho ocupacional, habilidades e interesses, possibilidades de interação e participação) e o ambiente em que se encontra (suportes necessários, barreiras, privacidade, estímulos etc.); os familiares e cuidadores são fonte importante de informações acerca do paciente e sua história.

É fundamental conhecer a rotina do paciente, a fim de identificar seu grau de autonomia e independência, as dificuldades e ajudas necessárias para a realização das atividades de vida diária (básicas e instrumentais), bem como a relação entre cuidador e paciente, as técnicas de cuidado e os estímulos oferecidos. Mello *et al.* (2004) ressaltam que a avaliação deve priorizar métodos que apontem as capacidades dos pacientes, não apenas suas debilidades e limitações.

A situação dos familiares e cuidadores também é um foco da avaliação do terapeuta ocupacional, identificando seu cotidiano, as rupturas vividas, as situações de sobrecarga e estresse, além das redes de apoio existentes. A comunicação entre os membros da equipe será fundamental, pois esses dados poderão auxiliar os outros profissionais em sua atuação, especialmente no campo da psicologia e assistência social.

Além disso, Pengo e Santos (2004) destacam que o terapeuta ocupacional deve conhecer as condições anteriores ou concomitantes à doença (estresse, conflitos, traumas), para compreender melhor a situação atual dos pacientes e familiares, considerando as dificuldades e as negações muitas vezes vivenciadas.

Lacerda e Valla (2006) afirmam que o sofrimento pode levar o sujeito a perder a esperança em sua própria existência, não mais acreditando que determinadas situações possam se modificar; porém, afirmam ainda que ao encontrar um sentido para a própria vida e adquirir o controle da situação os sujeitos tornam-se capazes de transformações, e o sofrimento também é aliviado.

Os atendimentos propostos têm como objetivo principal o resgate das potencialidades e dos fazeres dos indivíduos, ou seja, a realização de atividades significativas em um momento de limitações importantes e finitude, preservando o controle sobre a própria vida. Castro et al. (2001, p. 49) arrematam: "A partir do encontro inicial entre terapeutas e pacientes estabelece-se um resgate biográfico no campo das atividades, no qual se descobrem interesses, habilidades e potencialidades que delineiam caminhos possíveis no rol das atividades e produções humanas".

Assim, os atendimentos da terapia ocupacional podem ser individuais ou grupais, e diversas atividades são desenvolvidas – artesanais, manuais, expressivas, musicais –, todas de acordo com a necessidade, o interesse e a história de cada paciente.

Para aqueles com maior grau de limitações e dependência, a música é um importante recurso a ser utilizado, pois possibilita o estímulo à memória afetiva, a (re)criação de sua história e de sua presença no mundo, além de conforto emocional e espiritual. A leitura de poemas, contos e poesias também é um recurso interessante a ser utilizado, com bons resultados observados na prática cotidiana.

Os pacientes em condição clínica mais instável são transferidos para a unidade semi-intensiva do hospital, na qual podem ser monitorados continuadamente. A despersonalização do espaço fica ainda mais marcante, com sons e ruídos constantes, bem como aparelhos ao redor de toda a unidade. Assim, o uso da música também pode propiciar a instauração de um ambiente mais acolhedor, digno e singular para cada um daqueles que ali estão.

No caso de indivíduos com maior capacidade funcional, buscam-se as atividades significativas para eles, sejam atividades que deixaram de fazer pela doença sejam novos projetos de aprendizagem e descoberta. Além disso, também são dadas orientações quanto à realização de atividades de vida diária (autocuidado, higiene, alimentação, comunicação, uso de equipamentos etc.) e são realizados treinos e adaptações, sempre a fim de permitir sua maior autonomia e independência.

Em cada atendimento é feita uma análise das atividades a serem desenvolvidas, integrando aspectos da execução da atividade com as capacidades do indivíduo e seus interesses, contemplando as adaptações e outros recursos que sejam necessários. Esse processo tem como objetivo possibilitar que o sujeito realize a atividade desejada, trazendo a experiência da potencialidade e do controle sobre a vida e sobre as suas ações.

Para cada paciente é criado um projeto terapêutico individualizado, conforme seus desejos, necessidades e interesses, construído pelo olhar conjunto do terapeuta e do paciente, a fim de que o cotidiano seja permeado por atividades significativas, com a realização de projetos em curto prazo e a vivência de experiências de potência. O trabalho em terapia ocupacional não é esvaziado de significados ou distanciado da realidade e das demandas do sujeito.

Os diálogos sobre a morte e o morrer têm espaço no atendimento terapêutico ocupacional. Segundo Kovács (1999), a acolhida e a compreensão do falar sobre a morte (e, às vezes, do "desejo de morrer" – o qual pode ser relacionado com o desamparo, o medo, a insegurança), sem preconceitos ou recriminações, podem aliviar os sentimentos de solidão e incompreensão. E, muitas vezes, fazer atividades possibilita a abertura de outros canais e elos de comunicação, auxiliando o doente nesse processo.

Castro et al. (2004) trazem ainda outra dimensão para as atividades no hospital: a possibilidade de manter a singularidade de cada sujeito dentro de um espaço homogeneizador, construindo com ele um cotidiano mais rico, próprio, e trazendo para o ambiente hospitalar aspectos culturais da vida fora dele.

Segundo Lacerda e Valla (2006), quando privados do convívio social, os sujeitos perdem a referência interna, sua identidade. E, por isso, é fundamental que vivenciem experiências compartilhadas; "vida de humano é memória e convívio. Sem um ou sem o outro, desaparece o Homem, embora possa ele, ainda, sobreviver inteiramente desafortunado" (Valadares apud Lacerda e Valla, 2006, p. 97).

Nessa perspectiva, o atendimento em grupo é uma estratégia fundamental, pois permite a convivência, a interação e as trocas entre seus participantes (trocas de afetos, de saberes, de histórias, de experiências), possibilitando estreitamento de vínculos e construção de diferentes formas de apoio. Além disso, permite que o familiar, o cuidador e a equipe percebam potencialidades remanescentes dos pacientes e que sejam criadas novas formas de relacionamento entre eles.

Oficinas de atividades são uma abordagem grupal utilizada, sendo coordenadas pelo terapeuta ocupacional. Elas possibilitam a existência de espaços de criação, expressão e experimentação, além da ampliação do repertório de atividades dos pacientes, entre outros aspectos já mencionados. Familiares podem participar dos grupos, inclusive crianças, criando momentos de convivência familiar e trocas afetivas muito significativos.

Pintura em tela, em tecido, em madeira, artesanato com jornais, colagem, *découpage*, utilização de cartões em diferentes datas comemorativas, fabricação de bijuterias e reciclagem são alguns exemplos de atividades desenvolvidas nas oficinas.

Para os pacientes que se alimentam por via oral, é indispensável a existência de estratégias para estimular e facilitar a alimentação autônoma e independente. Com essa finalidade, são realizados jantares em uma sala de refeições especial, que permitem aos indivíduos interagir entre si e estar à mesa fazendo refeições com a família, aspectos tão significativos na cultura brasileira.

Esses grupos estão inseridos em um projeto maior, denominado "Cuidando de Quem Cuida", criado pela psicóloga, pela terapeuta ocupacional e pela então psiquiatra do serviço que serviu de modelo para essas observações. Inicialmente planejado como um projeto voltado à atenção e orientação aos familiares, cuidadores e equipe, também desenvolveu atividades nas quais os pacientes estão inseridos.

O projeto inclui sessões mensais de cinema, definidas com base nos temas de interesse dos pacientes e cuidadores que se encontram na instituição naquele momento.

A assistência à família é parte imprescindível do cuidado com o paciente oncológico; portanto, existem ainda as ações especificamente voltadas aos familiares e cuidadores e à própria equipe do hospital, com participação ativa do terapeuta ocupacional. Há grupos de acolhimento e de orientação sobre o cuidado, outros de trocas de saberes e fazeres, dinâmicas sobre o cuidar, entre outras ações.

Em casos mais pontuais e específicos, o terapeuta ocupacional também atende individualmente familiares de pacientes, resgatando atividades que esses cuidadores deixaram de fazer ao assumir esse papel, bem como possibilitando novas experiências de potência, aprendizado e descoberta. Pintura, bordados, *origami* são algumas das atividades já realizadas. Essa modalidade de atuação é proposta nos casos em que o cuidador passa por situação significativa de sobrecarga, podendo ser outra estratégia de cuidado, acolhimento e apoio.

Com algumas produções das oficinas e dos atendimentos são feitas exposições internas, organizadas conjuntamente entre terapeutas, pacientes, familiares e cuidadores. Nelas, a proposta do hospital e dos cuidados paliativos é apresentada, além de as produções ficarem expostas. Toda a equipe, familiares e pacientes que já estiveram no hospital são convidados, criando um momento importante de troca e resgate do processo de fazer atividades.

Nesse sentido, Castro *et al.* (2001, p. 53) afirmam:

> Promover exposições, festas, participação em eventos, feiras, enfim, experiências em espaços de maior liberdade e trânsito social, permite a construção de um novo cotidiano e auxilia na transformação cultural [...]. Essas situações produzem efeitos nos expositores e no público, transformando as relações entre eles e redimensionando o trabalho nos grupos de atividades em que as produções artísticas são realizadas. Processo e produto passam, nesse contexto, a formar uma unidade de sentido.

Atendimento domiciliar

De acordo com a proposta de cuidado integral, é fundamental disponibilizar aos pacientes que têm alta hospitalar um serviço de atendimento domiciliar, com a cobertura de convênios e seguradoras de saúde. Além da tradicional composição da equipe, com a presença de médicos e profissionais de enfermagem, há a necessidade da participação de profissionais de saúde mental de diferentes áreas: serviço social, psicologia e terapia ocupacional.

O paradigma do cuidar e a abordagem dos cuidados paliativos têm servido como referência para as práticas, o que contribui para um olhar mais integral do sofrimento humano, assim como para a atenção aos familiares e cuidadores, além de proporcionar maior autonomia e qualidade de vida aos pacientes.

A atenção ao grupo oncológico é uma das prioridades dessa equipe multidisciplinar, sendo definida pelos seguintes critérios: complexidade das demandas envolvidas e possibilidade de integração com o serviço hospitalar de referência.

Muitas vezes, as limitações trazidas pela doença permanecem quando o paciente está em casa, causando um empobrecimento do cotidiano. Na proposta de atendimento domiciliar, o terapeuta ocupacional mantém seus objetivos principais: o resgate da autonomia e da independência no cotidiano (atividades de vida diária, de vida prática, de lazer e de trabalho), bem como a realização de novas atividades e projetos, com base na vivência da doença e de acordo com os interesses e as possibilidades do paciente.

Com isso, as intervenções podem funcionar como facilitadoras de um processo de reconstrução da autonomia no lar e no convívio familiar e do resgate das atividades significativas para o paciente, ajudando no processo de restabelecimento do sentido da vida e da existência.

A atuação está baseada em uma visita inicial, na qual é feita uma avaliação minuciosa do paciente, tratando de sua história, sua situação atual de vida, seu cotidiano e seu ambiente doméstico. São itens que compõem a avaliação terapêutica ocupacional: aspectos físicos que dificultam as atividades de vida diária; aspectos psíquicos e afetivos; histórico ocupacional; desempenho ocupacional (em atividades de vida diária, básicas, intermediárias e avançadas); adaptações e recursos tecnológicos necessários; interesses/habilidades; rotina (organização do tempo); condições do domicílio; redes de suporte; equipamentos sociais disponíveis; observações e impressões do terapeuta; conduta e seguimento.

Após essa avaliação, toda a equipe terá um novo olhar sobre o paciente, o que contribui para que se considere o sujeito em sua totalidade, suas potencialidades e possibilidades de autonomia.

Nessa primeira visita, já são dadas orientações ao paciente, ao cuidador e à família. A assistência terapêutica ocupacional terá continuidade em visitas pontuais, focadas nos seguintes aspectos: adaptações e mudanças no ambiente domiciliar (mobiliário, segurança, equipamentos de apoio etc.); experimentos com o paciente, com a realização de uma atividade (musical, expressiva, artesanal etc.); determinação daquilo que ele é capaz de fazer; orientações voltadas para a realização de atividades de vida diária; orientação ao cuidador sobre estimulações que podem ser fornecidas no domicílio; acolhimento ao cuidador e à família, voltado às questões cotidianas e ocupacionais.

Em alguns casos, nos quais há a necessidade de atendimentos contínuos, o terapeuta ocupacional poderá fazer visitas de acompanhamento, promovendo treinos específicos de atividades de vida diária, confecção de adaptações funcionais, realização de atividades diversas e experiências de circulação social na comunidade.

Com o trabalho, é possível observar as melhoras com relação ao quadro emocional geral do sujeito – pois ele possibilita a experiência de ser capaz, diante de si e do outro –, os ganhos ou a manutenção da capacidade funcional e cognitiva, além de prevenir quedas e outros riscos do ambiente doméstico, porém mantendo a participação do paciente nos contextos familiares.

A ação sobre os pacientes requer que se criem possibilidades de eles se exercitarem como sujeitos, ao realizarem, de fato, trocas sociais. A vida doméstica e familiar comporta projetos, realizações, sentido, bem-estar, e não apenas rotina, monotonia e isolamento.

Reitera-se aqui a importância do trabalho multiprofissional e interdisciplinar para que sejam construídas ações integrais e humanizadas, considerando o sujeito e seu sofrimento em todas as suas complexas dimensões.

Considerações finais

O câncer traz implicações significativas para o doente e seus familiares: medo, sofrimento, cansaço, rupturas, mudanças e espera são apenas alguns dos aspectos que envolvem tão complexa vivência.

Oferecer uma assistência digna e humanizada ao paciente com câncer e seus familiares é fundamental; os sujeitos devem ser valorizados como seres humanos, históricos, dignos e como cidadãos. A equipe de saúde tem obrigação de atuar segundo um novo paradigma – o cuidar –, devendo sua atuação englobar cada fio dessa densa e intrincada trama que representa o estar doente, o estar com câncer.

As propostas e ações devem ser desenvolvidas por uma equipe multiprofissional e interdisciplinar; e, retomando as palavras de Lacerda e Valla (2006), é preciso levar em consideração que existe um processo de adoecimento e sofrimento que não se restringe à dimensão física, o qual pode minar os projetos de vida do paciente e sua relação com o mundo que o cerca.

Com essa compreensão ampliada, e por meio de um trabalho integrado, os profissionais de saúde atuam como cuidadores, podendo ajudar os pacientes e seus familiares a reelaborar e ressignificar as experiências que causaram dor e sofrimento, a ter maior controle sobre a própria vida e a encontrar um sentido para toda essa vivência.

O terapeuta ocupacional é essencial para a construção de uma atenção integral ao paciente com câncer, tendo seu foco na dimensão do fazer humano e em todas as implicações trazidas por ele. A terapia ocupacional pode acrescentar à experiência de ruptura e limitação novas histórias e registros que enriqueçam o cotidiano e a vida do indivíduo, ressignificando o momento da doença e contribuindo efetivamente para uma vida mais completa, autônoma e de melhor qualidade.

As palavras de Castro et al. (2001, p. 48) definem bem todo o processo terapêutico ocupacional:

> [...] significa construir um trabalho gradual, artesanal, de desconstrução e enfrentamento de problemas e de recomposição e ressignificação dos projetos de vida, buscando novas formas de conhecimento, de relacionamento e de ação sobre o mundo. Nesse âmbito, trabalha-se com o conceito de produção de vida, de sociabilidade, de utilização de formas coletivas de convivência, solidariedade e afetividade.

Num contexto de perdas, no qual o indivíduo "fazia", "podia", "estava", o objetivo principal da atuação terapêutica ocupacional deverá ser trazer os verbos para o presente – mesmo com a doença, é sempre possível fazer e estar, é possível ser um sujeito humano completo, feliz.

Referências bibliográficas

Castro, E. D.; Lima, E. M. F. A.; Brunello, M. I. B. "Atividades humanas e terapia ocupacional". In: de Carlo, M. M. R. do P.; Bartalotti, C. C. (orgs.). *Terapia ocupacional no Brasil: fundamentos e perspectivas*. São Paulo: Plexus, 2001, p. 41-59.

Castro; E. D.; Lima, E. M. F. A.; Castiglioni, M. C.; Silva, S. N. P. "Análise de atividades: apontamentos para uma reflexão atual". In: de Carlo, M. M. R. do P.; Luzo, M. C. de M. (orgs.). *Terapia ocupacional: reabilitação física e contextos hospitalares*. São Paulo: Rocca, 2004, p. 47-73.

Ferrari, M. A. C. "Lazer e ocupação do tempo livre na terceira idade". In: Papaléo Netto, M. (org.). *Gerontologia: a velhice e o envelhecimento em visão globalizada*. São Paulo: Atheneu, 2005, p. 98-105.

Guimarães, S. S. "Introdução ao estudo da dor". In: Carvalho, M. M. M. J. de (org.). *Dor: um estudo multidisciplinar*. 2. ed. São Paulo: Summus, 1999, p. 13-30.

Kovács, M. J. "Pacientes em estágio avançado da doença, a dor da perda e da morte". In: Carvalho, M. M. M. J. de (org.). *Dor: um estudo multidisciplinar*. 2. ed. São Paulo: Summus, 1999, p. 318-37.

Lacerda, A.; Valla, V. V. "As práticas terapêuticas de cuidado integral à saúde como proposta para aliviar o sofrimento". In: Pinheiro, R.; Mattos, R. A. de (orgs.). *Cuidado: as fronteiras da integralidade*. 3. ed. Rio de Janeiro: IMS-Uerj/Cepesc/Abrasco, 2006, p. 91-102.

Lewis, S. C. *Elder care in occupational therapy*. 2. ed. Thorofare: Slack, 2003.

Maciel, M. G. S. "A terminalidade da vida e os cuidados paliativos no Brasil: considerações e perspectivas". *Prática Hospitalar*, São Paulo, ano 8, n. 47, p. 46-9, 2006.

Mastropietro, A. P.; Santos, M. A. dos; Oliveira, E. A. "Sobreviventes do transplante de medula óssea: construção do cotidiano". *Revista de Terapia Ocupacional da Universidade de São Paulo*, São Paulo, v. 17, n. 2, p. 64-71, 2006.

Mello, M. A. F. de; de Carlo, M. M. R. do P.; Barroso, P. N.; Seabra, R. C. "Processo avaliativo em terapia ocupacional". In: de Carlo, M. M. R. do P.; Luzo, M. C. de M. (orgs.). *Terapia ocupacional: reabilitação física e contextos hospitalares*. São Paulo: Rocca, 2004, p. 74-98.

Nascimento-Schulze, C. M. "As contribuições do enfoque psicossocial para o cuidado junto ao paciente portador de câncer". In: Nascimento-Schulze, C. M. (org.). *Dimensões da dor no câncer: reflexões sobre o cuidado interdisciplinar e um novo paradigma da saúde*. São Paulo: Robe, 1997, p. 31-48.

Oliveira, A. S. de; Silva, A. A.; Albuquerque, I.; Akashi, L. T. "Reflexões sobre a prática de terapia ocupacional em oncologia na cidade de São Carlos". *Cadernos de Terapia Ocupacional da UFSCar*, São Carlos, v. 11, n. 2, p. 118-23, 2003.

Othero, M. B.; de Carlo, M. M. R. do P. "A família diante do adoecimento e da hospitalização infantil: desafios para a terapia ocupacional". *Prática Hospitalar*, São Paulo, ano 8, n. 47, p. 100-4, 2006.

Palm, R. C. M. "Oncologia". In: Albuquerque e Souza, A. C. de; Galvão, C. R. C. (orgs.). *Terapia ocupacional: fundamentação & prática*. Rio de Janeiro: Guanabara Koogan, 2007, p. 487-92.

Pengo, M. M. S. B.; Santos, W. A. "O papel do terapeuta ocupacional em oncologia". In: de Carlo, M. M. R. do P.; Luzo, M. C. de M. (orgs.). *Terapia ocupacional: reabilitação física e contextos hospitalares*. São Paulo: Rocca, 2004, p. 233-55.

Pessini, L. "A filosofia dos cuidados paliativos: uma resposta diante da obstinação terapêutica". In: Pessini, L.; Bertachini, L. (orgs.). *Humanização e cuidados paliativos*. São Paulo: Edunisc/Loyola, 2004.

Picard, H. B.; Magno, J. B. "The role of occupational therapy in hospice care". *The American Journal of Occupational Therapy*, v. 36, n. 9, p. 597-8, 1982.

Pimenta, C. A. M. "Dor oncológica: bases para avaliação e tratamento". *O Mundo da Saúde*, São Paulo, v. 27, n. 1. p. 98-110, 2003.

Schisler, E. L. "O conceito de dor total no câncer". In: Nascimento-Schulze, C. M. (org.). *Dimensões da dor no câncer: reflexões sobre o cuidado interdisciplinar e um novo paradigma da saúde*. São Paulo: Robe, 1997, p. 49-62.

Silva, C. N. *Como o câncer (des)estrutura a família*. São Paulo: Annablume, 2001.

Universidade de São Paulo. Disponível em:<www.fm.usp.br/to>. Acesso em: 20 fev. 2008.

FONOAUDIOLOGIA EM CÂNCER

Lica Arakawa Sugueno; Alessandra Cristina dos Santos Fornari

Introdução

No Brasil e no mundo, a atuação do fonoaudiólogo na área oncológica começou com a reabilitação vocal de pacientes com câncer de laringe, tratados cirurgicamente com ressecção total desse órgão. Na década de 1970, instituições brasileiras iniciaram a assistência a esses pacientes, oferecendo-lhes uma possibilidade de comunicação oral.

Atualmente, a assistência a pacientes com câncer envolve todas as áreas da fonoaudiologia. O fonoaudiólogo é o profissional que atua em prevenção, diagnóstico funcional, aperfeiçoamento e tratamento na área de comunicação oral e escrita, voz, audição e deglutição.

Esse profissional exerce uma função importante nas fases de manifestação e tratamento dos sintomas, desde a perda da capacidade de comunicação oral à sobrevida relacionada aos riscos do processo de alimentação não seguro.

A intervenção fonoaudiológica direta pode ocorrer em unidade de terapia intensiva e semi-intensiva, leito de enfermaria, consultório/ambulatório e unidade de exames funcionais. Muitas vezes, o profissional está vinculado às especialidades de oncologia pediátrica e adulta, neurologia, cirurgia de cabeça e pescoço, otorrinolaringologia, gastroenterologia, medicina intensiva, pneumologia, radiologia e odontologia, as quais apresentam uma demanda por seus serviços pois contam com pacientes com disfunções específicas da fonoaudiologia.

Comentaremos, a seguir, as diferentes áreas dessa ciência e sua relação direta com o câncer e os efeitos do tratamento proposto. A Sociedade Brasileira de Fonoaudiologia (SBFa) considera a linguagem, a audição, a voz e a motricidade orofacial como áreas de atuação fonoaudiológica. Essa divisão facilita a compreensão e o estudo; porém, quando o foco é a reabilitação do paciente oncológico, valorizam-se as interfaces das áreas.

Áreas de atuação fonoaudiológica

Linguagem

Para uma comunicação oral, o indivíduo precisa ouvir o sinal acústico da linguagem falada do interlocutor, reconhecê-la como fala e compreender o significado dos sinais. A partir daí, o indivíduo processa, seleciona, organiza e elabora o conteúdo de sua fala, e programa as ações de fonação, respiração e articulação para que a ponha em prática, o que deverá ocorrer a seguir. Esse processo, assim como a linguagem escrita, é realizado de modo simples no dia-a-dia por aqueles que passaram pelo processo normal de aprendizagem, mas é complexo e exige significativa integridade neuroanatômica e fisiológica.

Audição

A orelha humana é composta por orelha externa, média e interna, sendo capaz de perceber e interpretar ondas sonoras em um amplo espectro de freqüências. O pavilhão auricular localiza as ondas sonoras, conduzindo-as à orelha média e interna, onde são gerados impulsos nervosos transmitidos aos centros auditivos do tronco encefálico e do córtex cerebral (Fukuda, 2003), para que sejam processados e interpretados.

Voz

A voz é produzida por meio de uma corrente de ar que sai dos pulmões em direção à cavidade oral, provocando uma vibração das pregas vocais que produz um som. Esse som é modificado pelo trato vocal, pelo mecanismo articulatório, e emitido (Fontes *et al.*, 2000). A utilização da voz adaptada é sugerida em todas as situações nas quais a produção vocal é de qualidade aceitável socialmente, não interfere na inteligibilidade da fala, permite o desenvolvimento profissional do indivíduo, apresenta freqüência, intensidade, modulação e projeção apropriadas para o sexo e a idade do falante, e transmite a mensagem emocional do discurso (Behlau *et al.*, 2001).

Motricidade orofacial

A área de motricidade orofacial envolve as funções estomatognáticas, ou seja, as funções baseadas nas estruturas que compõem o sistema formado pelos ossos fixos da cabeça, a mandíbula, o hióide e o esterno, os músculos da mastigação, da deglutição e faciais, as articulações temporomandibulares e dentoalveolares, os dentes e tecidos anexos, o sistema vascular, e dependem do sistema nervoso central e periférico (Felício, 2004). A fala, sucção, deglutição, respiração, mastigação e mímica facial estão compreendidas nessa área.

A deglutição é um processo complexo, dependente da coordenação e integridade de várias estruturas correlacionadas, desde a cavidade oral, faringe e laringe até o esôfago. Para que ocorra de maneira segura e eficaz, depende de um controle neuromuscular fino coordenado pelos nervos encefálicos, córtex e tronco cerebral. Sua função primordial é conduzir o alimento, a saliva e os resíduos do trato respiratório pela cavidade oral até o estômago, promovendo hidratação e nutrição adequadas e colaborando com a higiene da via aérea (Marchesan, 1996). Disfagia é um conjunto de sintomas que afetam o processo de deglutição durante o transporte do bolo da cavidade oral ao estômago (Gaziano, 2002), em decorrência de alterações orgânicas ou funcionais, interferindo na nutrição, hidratação e proteção da via aérea.

Câncer e fonoaudiologia

Entre as regiões anatômicas, os tumores neurológicos e os que se desenvolvem na região da cabeça e do pescoço são os que mais freqüentemente acometem as funções relacionadas à área fonoaudiológica.

Considerando o câncer de cabeça e pescoço, a alteração decorrente do câncer de laringe é a mais conhecida e estudada no meio fonoaudiológico. Segundo o Ministério da Saúde, aproximadamente 60% dos pacientes que têm câncer de laringe apresentam alterações vocais referidas como "rouquidão", porém essa queixa não necessariamente conduz o paciente brasileiro a um médico, pois a nossa cultura valoriza, de certo modo, a voz discreta ou até moderadamente rouca. Uma campanha internacional iniciada no Brasil, que proclamou o dia 16 de abril o dia da voz, salienta a importante orientação de que a voz agradável deve ser uma voz saudável (Svec e Behlau, 2007).

Independentemente da sua localização específica (pregas vocais, supraglote, subglote), o câncer causa algum tipo de alteração vocal; porém, a mais audível ocorre quando a doença inicia-se no nível glótico, ou seja, das pregas vocais. Os fonoaudiólogos identificarão uma voz rugosa, tensa e soprosa, vista apenas como "rouca" pelo paciente, apresentando as seguintes características: som mais grave, com ruído, saída de ar e esforço maior à fala. Quando a doença se inicia em outras regiões da laringe, nem sempre a mudança na voz é percebida por não especialistas. As queixas relacionadas às funções de deglutição e respiração são mais notadas. Os sintomas ligados à deglutição – dor ao engolir e engasgos – são mais comuns em pacientes com câncer na região supraglótica.

No câncer de boca e orofaringe, o maior comprometimento é na fala e na deglutição. A doença não interfere diretamente na fonte sonora, e sim em sua modulação, devido às alterações no trato vocal. Há uma tendência ao aumento da nasalidade por incompetência do véu palatino ou mesmo pela dificuldade em abrir a boca, direcionando uma quantidade maior de ar para a cavidade nasal. A tensão na região faríngea aumenta, produzindo uma voz com uma característica "metálica", como se estivesse sendo utilizado um microfone com amplificação de baixa qualidade.

A articulação ficará modificada, pois o volume tumoral, a redução na abertura da boca e a dor causada pela lesão afetam os movimentos dos órgãos fonoarticulatórios, prejudicando a inteligibilidade da fala.

Com relação à deglutição, são comuns queixas de dor, engasgos, dificuldade para mastigação e percepção do alimento. A consistência do alimento sólido é referida como a mais difícil.

A mímica facial é um instrumento importante na comunicação não verbal, auxiliando na transmissão de sentimentos, pensamentos e emoções. Tumores do nervo facial podem levar a uma paralisia ou paresia da musculatura da mímica, gerando um impacto estético, emocional e social. Segundo Lazarini *et al.* (2002), a ocorrência de paralisias faciais de origem neoplásica perfaz um total de 5%. São decorrentes da compressão extrínseca do nervo pelo tumor ou de neoplasia de manifestação sistêmica, como a leucemia, levando a um quadro de paralisia facial unilateral ou bilateral.

Pacientes com câncer de tireóide, ou doenças benignas dessa glândula, podem apresentar alterações funcionais mesmo antes do tratamento. A literatura relata, em especial, uma relação da disfonia com o volume tumoral, hipo ou hipertireoidismo e tipo de doença. Tal fato parece estar relacionado com compressão do nervo laríngeo, ramo do décimo par craniano, o vago, edema de pregas vocais ou mesmo alterações respiratórias causadas por distúrbios metabólicos (Stemple *et al.*, 2000; Stojadinovic *et al.*, 2002; Pereira *et al.*, 2003).

Em tumores do sistema nervoso central, o impacto maior ocorre na linguagem, na fala e na deglutição, com risco de complicações pulmonares devido à aspiração de saliva ou alimento. A ocorrência e o grau dos sinais e sintomas funcionais dependem da natureza, extensão e velocidade de crescimento do tumor, e do local da lesão. A manifestação dos sintomas envolve a perda da capacidade de se comunicar e de expressar as necessidades e os desejos; pode haver a súbita necessidade de traqueostomia e de ventilação mecânica, o que exige um intenso programa de intervenção fonoaudiológica. Tumores de lobo frontal têm a disartria como transtorno motor mais freqüente, ou seja, prejuízo na articulação, fonação, ressonância, respiração e prosódia, havendo prejuízo na inteligibilidade da fala. Quando a lesão está em lobo temporal, pode prejudicar a linguagem, causando afasias, com prejuízo principalmente das habilidades discursivas. Prejuízo na percepção e integração das informações somestésicas, quadro apráxico e disfagia podem estar presentes quando o tumor está em lobo parietal. Tumores de tronco cerebral podem ter, entre suas manifestações, a paralisia ou transtorno da sensibilidade facial, a disfagia e a disartria. Já no tumor cerebelar, o aparecimento de quadro de mutismo é relatado, com maior freqüência em crianças (Luiz e Mansur, 2000; Gonçalves et al., 2007).

Na disfagia por tumores do sistema nervoso central, observam-se aumento do trânsito oral e faríngeo, diminuição da sensibilidade oral, incoordenação motora oral e redução de força dos músculos orais e faríngeos (Logemann e Kahrilas, 1990). A alteração do nível de consciência e o uso prolongado de sonda para alimentação apresentam-se como fatores de risco na manutenção de disfagia crônica (Gillespie et al., 2004).

A mudança de voz é comum e está normalmente associada a alterações articulatórias da fala; porém, muitas vezes não é a prioridade da reabilitação. De acordo com a localização do tumor cerebral, as manifestações podem variar.

A paralisia laríngea pode ocorrer por compressão ou invasão dos tumores, estejam eles localizados em área central, em região periférica no nervo vago ou em ramos laríngeos. A manifestação pode incluir, além da disfonia, alteração respiratória e disfagia. No que diz respeito à voz, que sofre o maior impacto nesses casos, ela pode tornar-se discretamente rugosa ou instável e até mesmo ser, em última instância, sussurrada, ou seja, sem nenhuma sonoridade. As alterações de deglutição encontradas variam desde uma discreta presença de resíduo alimentar na região da oro e hipofaringe até a aspiração de alimentos e necessidade de uma via alternativa de alimentação.

Efeitos da radioterapia

Quando o campo de irradiação atinge os órgãos fonoarticulatórios ou nervos relacionados a mobilidade, tônus e sensibilidade dessa região, certamente há um impacto desse tipo de tratamento sobre os aspectos funcionais.

São inúmeros os efeitos esperados da radioterapia. Os que atingem as funções orais são as reações de mucosa e glândulas salivares manifestadas pela inflamação de mucosa que causa dor à fala e deglutição, pela xerostomia, ou seja, secura da boca ou espessamento da saliva, pela alteração no paladar e pelo aumento de infecções orais, e a rigidez e fibrose dos tecidos irradiados.

A voz tende a ser tensa e rugosa, ouvida como áspera, soprosa, muitas vezes sussurrada e bastante instável, com inícios bruscos na fala, finais de palavras ou frases quase sem sonoridade e mudança entre grave e agudo durante uma frase, havendo diplofonia, ou seja, dois sons ao mesmo tempo, em alguns momentos. É importante ressaltar que a mudança no ciclo respiratório é também perceptível. Habitualmente se nota ciclo curto, com queixa de falta de ar. Isso pode ocorrer porque há intenso escape de ar por incoordenação durante a fala, mas também pode ser resultado de obstrução ou alteração na luz da via aérea, que deve ser investigada.

Quando a área envolve a região do terço inferior da face, há evidente comprometimento dos movimentos articulatórios da fala, principalmente devido à falta de abertura da boca causada por rigidez e fibrose tecidual, mas também por retração dos tecidos, quadro inflamatório, dor e secreções mais espessas e viscosas.

Quanto à deglutição, pode haver alteração em todas as fases, levando à disfagia. Nas fases preparatória oral e oral, ocorrem aumento do trânsito do bolo, dificuldade de retração no movimento de posteriorização da base da língua, redução da mobilidade e força da língua, escape prematuro e estase oral (Cintra et al., 2005; Logemann et al., 2006; Lazarus et al., 1996). A alteração de paladar ocorre pela atrofia das papilas gustativas e pelo aumento da viscosidade da saliva (Almeida et al., 2004), associados à restrição alimentar e perda de apetite. Na fase faríngea há mais ocorrências de aumento de resíduos faríngeos, com atraso no início da deglutição faríngea, redução na elevação laríngea, estase valecular, diminuição do tempo de fechamento do vestíbulo laríngeo e de abertura do segmento faringoesofágico (Cintra et al., 2005; Logemann et al., 2006; Lazarus et al., 1996). Observam-se episódios de aspiração de líquido, com prevalência de aspiração após a deglutição. Na fase esofágica têm-se redução da abertura do segmento faringoesofágico e diminuição no peristaltismo esofágico (Lazarus et al., 1996). As seqüelas podem conduzir a uma disfagia severa (Cintra et al., 2005), o que requer intervenção fonoaudiológica imediata e, muitas vezes, uma indicação de via alternativa de alimentação.

Pode haver dificuldade respiratória, e em pacientes cuja irradiação envolve a porção cervical há risco da necessidade de uma traqueostomia para permitir que haja uma via respiratória mais segura durante ou algum tempo após o tratamento.

A radiação cujo campo atinge a região próxima ao osso temporal pode levar a alterações de mímica facial, por retração de tecido ou pelo comprometimento de ramos do nervo facial, e prejuízo da função auditiva ou vestibular. Observam-se casos de perda auditiva condutiva de diferentes graus (Smouha e Karmody, 1995), devidos a alterações em orelha média e/ou orelha interna, que podem surgir de maneira aguda ou tardia.

A indicação da radioterapia para o tratamento do câncer é antiga, mas recentemente os protocolos de preservação de órgãos estão sendo cada vez mais utilizados. Associa-se a radioterapia à quimioterapia em doses não convencionais. A proposta principal é oferecer chance de resposta ao tratamento oncológico similar à tradicional, porém com mínima mutilação cirúrgica. Nos últimos anos, os estudos relacionados à qualidade de vida após o protocolo de preservação de órgãos foram muitos, exatamente porque não há absoluta confiança na afirmação de que esse tratamento oferece melhores resultados e melhor qualidade de vida quando comparado à cirurgia.

As manifestações encontradas podem ser temporárias ou duradouras, de acordo com a dose aplicada e também com a fonoterapia e adaptação do paciente ao tratamento.

Efeitos da quimioterapia

Os efeitos da quimioterapia na voz são pouco abordados na literatura. Muitas vezes há dificuldade em definir o efeito específico das drogas por haver outras causas envolvidas, como a doença em si ou outro tratamento associado – a cirurgia e a radioterapia, por exemplo (Murphy et al., 2006).

As ocorrências de mucosite relacionada à radioterapia ou quimioterapia são similares em suas características clínicas. As manifestações da quimioterapia aparecem após alguns dias de tratamento e as da radiação podem começar apenas na segunda semana de tratamento (Franceschini et al., 2004; Murphy et al., 2006).

Estudos sobre a radioterapia associada à quimioterapia relatam que essa combinação produz um efeito sinérgico, potencializando o grau das alterações inflamatórias da mucosa oral.

Durante o tratamento quimioterápico, pode haver lesão no sistema auditivo dependendo da droga utilizada, afetando desde o sistema auditivo até o vestibular. O comprometimento da base da cóclea interfere na captação das freqüências altas (Fausti et al., 1993; Pasic e Dobie, 1991), podendo, ao atingir seu ápice, danificar também a captação das médias e baixas freqüências (Garcia et al., 2003; Jacob et al., 2006). A administração dessas drogas em doses altas afeta mais a audição do que a mesma dosagem fracionada. A influência da cisplatina é muito estudada devido a seu alto poder de toxicidade. Tem como seqüela a perda auditiva neurossensorial, bilateral e simétrica, principalmente em relação às altas freqüências. No entanto, nem o tratamento nem a droga são imperativos para determinar as seqüelas, devendo ser considerada a individualidade dos pacientes.

Estudos sobre alterações audiológicas e na motricidade oral após quimioterapia nos casos de leucemia são conhecidos; porém, uma pesquisa recente demonstra que há alterações também nos pacientes com tumor de Wilms, com prejuízo da audição, voz e deglutição (Gonçalves et al., 2006).

A combinação da radioterapia com a quimioterapia aumenta a chance de diminuição do limiar audiométrico. A ototoxicidade dos medicamentos é potencializada com a radiação, apresentando como decorrência seqüelas irreversíveis (Menezes, 1999).

É comum que o paciente apresente irregularidade maior nas emissões vocais, com quebras de sonoridade, discreta rugosidade e soprosidade. A falta de potência na voz e a fadiga durante a fala são nítidas devido ao estado físico geral e à dificuldade em utilizar o controle pulmonar adequadamente.

Alterações funcionais após o tratamento cirúrgico

Citaremos aqui alguns tipos de tratamentos cirúrgicos mais realizados e as manifestações funcionais relacionadas à área fonoaudiológica.

Laringectomia total: o trabalho fonoaudiológico na área de cirurgia de cabeça e pescoço iniciou-se com a reabilitação vocal de pacientes que passaram por esse tipo de ressecção, no qual todo o esqueleto cartilaginoso laríngeo e o osso hióide são retirados. A necessidade da ressecção da hipofaringe e do esôfago será determinada pela extensão da doença. A perda da voz laríngea é irreversível e de extremo impacto, assim como a traqueostomia permanente. Há três possibilidades de reabilitação da voz, mas nem sempre há opções, já que cada uma delas necessita de certas condições para a adaptação. São elas: a eletrolaringe, a voz esofágica e a voz produzida com o uso da prótese traqueoesofágica. A reabilitação será abordada a seguir. Quanto à deglutição, podem ocorrer disfagia com a ingestão de sólidos e refluxo nasal com líquidos.

Laringectomia parcial vertical: a ressecção parcial da laringe pode ser realizada de diferentes formas, de acordo com a extensão da doença. São incluídas nessa categoria de cirurgia desde uma cordectomia, ou seja, ressecção de prega vocal unilateral, a uma hemilaringectomia ampliada, na qual a metade da laringe, considerando a linha mediana, e mais uma parte da outra metade são ressecadas. A soprosidade é a característica vocal mais comum nesses doentes, já que falta aproximação de estruturas. Além disso, é esperado que a irregularidade e a rigidez do tecido remanescente não promovam uma qualidade de vibração que produza ciclos de freqüência sonora agradáveis, tornando a voz áspera e tensa. Observa-se disfagia temporária, que muitas vezes não necessita de intervenção fonoaudiológica (Carrara-De Angelis et al., 1998).

Laringectomia parcial horizontal: a ressecção supracricóidea é no nível glótico, ampliando-se para cima ou para baixo em alguns casos. A reconstrução típica é chamada cricoioidoepiglotopexia ou cricoioidopexia, devido à junção das estruturas remanescentes supra e subglótica. A voz possível é produzida pela região vestibular ou falsas pregas vocais. É também chamada voz de banda. Muitas vezes, antes da terapia fonoaudiológica, a qualidade vocal é sussurrada, sem nenhuma produção sonora, pois a ativação compensatória da região supraglótica nem sempre ocorre automaticamente. Outra ressecção horizontal é a supraglótica. Pelo próprio nome, entende-se que nesse tipo de cirurgia a fonte glótica como produtora do som fica preservada. O que comumente ocorre é uma alteração na qualidade do som, e não a impossibilidade de produzi-lo. Por mudanças estruturais no trato vocal, o paciente tende a produzir uma voz mais grave, com reduzida modulação quanto às variações de freqüência (aguda e grave). Outra característica que pode ser identificada nesses pacientes é a dita "voz molhada". Como perdem a sensibilidade laríngea devido à lesão do nervo laríngeo superior, têm grave alteração na deglutição e não percebem a presença de saliva na região laríngea, o que dá a característica de voz com constante secreção. Na laringectomia parcial horizontal há alteração importante da deglutição, com risco de aspiração.

Ressecções de boca e orofaringe: a qualidade vocal pós-operatória tende a ser hipernasal, mesmo quando não há ressecção de estrutura que estabeleça a comunicação entre a cavidade oral e a nasal. Notam-se mais tensão e rugosidade ("rouquidão") também no pós-operatório, porém de modo mais discreto em relação aos pacientes que sofreram ressecções de laringe. Quanto à fala, a inteligibilidade é bastante comprometida, especialmente naqueles cuja ressecção envolve a língua anterior ou quando a nasalidade é extrema. No que se refere à deglutição, pode haver incontinência oral, redução da pressão intra-oral, aumento no tempo de propulsão alimentar, acúmulo de resíduos de alimento, alteração na mastigação, refluxo alimentar para a cavidade nasal, dificuldade no controle e na propulsão do bolo, aumento no tempo de trânsito oral, alteração no início da fase faríngea, penetração do alimento na via aérea, com sua aspiração (Carvalho, 2000).

Tireoidectomia parcial ou total: apresenta disfonia, disfagia e dispnéia como possíveis complicações. Essas disfunções podem estar associadas à manipulação ou lesão do nervo laríngeo durante a cirurgia ou a outras causas, como entubação orotraqueal, hipo ou hipertireoidismo e manipulação da musculatura cervical extralaríngea. Queixas comuns após a tireoidectomia são: dificuldade para falar alto, para cantar, fadiga na fala e dificuldade para engolir líquidos e grãos.

Ressecção de glândulas salivares: o risco de alteração da mímica facial ocorre principalmente com a parotidectomia, e com menor freqüência após a ressecção da glândula submandibular. Escape extra-oral de líquidos e dificuldade na mastigação do lado da paralisia podem ser observados.

A lesão ou ressecção do nervo vestibulococlear durante o ato cirúrgico podem trazer prejuízos à audição, zumbido e/ou falta de equilíbrio.

Intervenção fonoaudiológica

A intervenção fonoaudiológica em relação a pacientes com comprometimento da linguagem exige uma avaliação precisa dos sintomas, das funções motoras e cognitivas. O diagnóstico neurológico é imprescindível para o planejamento da terapia. O objetivo envolve a prevenção dos fatores de risco de complicações, orientação aos familiares e cuidadores sobre as seqüelas temporárias e permanentes e a terapia propriamente dita, tanto na fase aguda como na fase dita de reabilitação, analisando-se a capacidade de aprendizagem do paciente (Luiz e Mansur, 2000). O trabalho envolve os cinco subsistemas da linguagem: pragmática, semântica, sintaxe, morfologia e fonologia (Mota, 2004).

A American Speech-Language-Hearing Association (Asha, 1994) propõe um protocolo para monitorar a função auditiva dos pacientes submetidos a tratamentos com drogas ototóxicas, a fim de otimizar a detecção precoce. Sugere uma anamnese completa, a realização de otoscopia, audiometria tonal liminar bilateral com freqüência convencional e de altas freqüências (acima de 8.000 Hz). O uso da via óssea, da logoaudiometria e de medidas de imitância acústica somente é indicado se forem observados déficits nos exames realizados. Os testes objetivos, como a audiometria de tronco cerebral e as emissões otoacústicas, são indicados na impossibilidade de realização dos testes audiológicos subjetivos. O monitoramento deve ser baseado na programação do tratamento; deve ocorrer entre dois e três dias após a utilização de aminoglicosídeo e semanalmente no caso de tratamentos com cisplatina e derivados. Diante da impossibilidade de seguir o monitoramento, sugere-se manter a máxima freqüência possível. Se a perda auditiva for detectada, o teste deverá ser refeito dentro de 24 horas; caso seja confirmada, é preciso avisar o médico responsável para que avalie a possibilidade de fracionamento da droga.

O acompanhamento fonoaudiológico de crianças na idade escolar e na fase de aquisição de linguagem é imprescindível, a fim de evitar prejuízo no aprendizado decorrente do comprometimento auditivo (Jacob et al., 2005).

Na área de voz, o fonoaudiólogo realiza o diagnóstico essencialmente por meio da avaliação perceptivo-auditiva e acústica. Escalas com classificações de características vocais e graus determinados são utilizadas para mensurar a qualidade vocal, o que é útil não somente para o diagnóstico, mas também para o processo terapêutico e análises comparativas entre sujeitos. Na acústica, diversos programas vêm sendo desenvolvidos para medir parâmetros do sinal sonoro. Entre eles, os mais analisados são a freqüência fundamental do indivíduo, ou seja, a freqüência habitual e os índices de irregularidade de freqüência e intensidade. A eletroglotografia, eletromiografia de superfície, entre outros instrumentos, são também utilizados por fonoaudiólogos, porém não fazem parte da rotina de avaliação.

Exames de imagem devem ser solicitados para avaliação de possíveis lesões em toda a região do trato vocal e também para a análise do comportamento na função fonatória. A nasofibrolaringoscopia é a mais indicada na rotina de atendimento, com melhor análise quando dispõe da luz estroboscópica, que permite uma visão mais minuciosa da mucosa laríngea.

A assistência fonoaudiológica ideal para o paciente oncológico deve ser iniciada antes de qualquer tratamento. Em casos de lesões pré-malignas em prega vocal, como a leucoplasia, pode haver desaparecimento da lesão apenas com tratamento vocal. Obviamente, a possível conduta terapêutica vocal para esses pacientes deve ser bastante analisada, exigindo uma ação conjunta intensa entre médico e fonoaudiólogo. Em casos de doença maligna, independentemente da localização, a atuação envolve a orientação sobre as possíveis alterações devidas à doença ou ao tratamento, mudanças no comportamento vocal de modo preventivo e restrito, fonoterapia antes do tratamento oncológico previsto.

Após a laringectomia total, como já foi dito, as possibilidades de reabilitação estão ligadas ao uso da laringe eletrônica, da voz esofágica e da prótese traqueoesofágica.

A laringe eletrônica é um objeto que produz um som metalizado. Colocada sobre a pele do pescoço, produz uma vibração que transmite ondas sonoras, mas a fala depende da articulação do paciente. O som nem sempre é considerado agradável para o paciente e para o ouvinte, havendo maior dificuldade caso tenha passado por radioterapia após a cirurgia. Outra desvantagem é o custo do aparelho e das baterias necessárias para seu uso. A grande vantagem é que o aprendizado é rápido.

A voz esofágica é o tipo de reabilitação mais antigo, e marca o início da terapia fonoaudiológica voltada a pacientes com câncer. Exige um tempo de aprendizado maior, porque o paciente precisa aprender a técnica de introdução de ar pela boca e emissão sonora pelo esôfago, devolvendo o ar articulado e modulado. A voz resultante é grave e rugosa. Pacientes do sexo masculino, apesar da grande diferença em relação a uma voz laríngea, apresentam maior compatibilidade com esse recurso. Para mulheres, o impacto da voz na qualidade de vida é maior.

A terceira possibilidade de reabilitação é o uso da prótese traqueoesofágica. Trata-se de uma válvula unidirecional que viabiliza a passagem de ar da traquéia para o esôfago. O som emitido vem do esôfago, porém não é necessária a introdução de ar pela boca, o que permite uma fluência maior por uso de ar pulmonar. A colocação dessa prótese pode ser realizada no período intra-operatório ou num segundo momento, desde que seja confeccionada uma fístula que permita sua fixação no trajeto traqueoesofágico. O aprendizado envolve a oclusão do estoma traqueal após a inspiração para que o ar seja direcionado para o esôfago, além de articulação e modulação da fala. As maiores desvantagens são o alto custo da prótese e a necessidade de troca (ambulatorial) de oito em oito meses, aproximadamente. A principal causa da necessidade de troca é a proliferação de cândida.

No caso das ressecções parciais de laringe, a intervenção pós-operatória deve ser iniciada ainda em leito, tanto em relação à voz como à deglutição. Essa intervenção, sempre após discussão entre os membros da equipe sobre possíveis complicações ou contra-indicações, deve ser iniciada em média entre o terceiro e o quinto dia após a cirurgia, com acompanhamento realizado em ambulatório ou consultório, mais freqüente caso haja alteração da deglutição. Técnicas específicas de voz são utilizadas no processo de reabilitação, com foco em coaptação de estruturas remanescentes, equilíbrio ressonantal, regularidade do ciclo vibratório, extensão de freqüência e aumento da intensidade. O paciente deve ser constantemente informado sobre a qualidade vocal esperada, bastante diferente da voz que apresentava antes da doença.

O tratamento da disfagia requer uma equipe multidisciplinar composta de fonoaudiólogo, nutricionista, fisioterapeuta, psicólogo, médicos, cirurgião-dentista, enfermeiros, assistentes sociais e terapeutas ocupacionais.

A utilização de uma via alternativa para alimentação pode ser indicada antes mesmo do início do processo terapêutico do câncer. Ela é recomendada caso haja alteração da deglutição com risco de desnutrição, desidratação e infecções respiratórias decorrentes de aspiração do alimento atingindo a via aérea. Cada caso deve ser analisado separadamente, com o levantamento de sintomas, riscos e prognóstico da alimentação por via oral.

A intervenção fonoaudiológica prévia ao tratamento selecionado fornece ao paciente e aos familiares informações referentes às alterações de deglutição durante ou após o tratamento, orientando a respeito do processo terapêutico, avaliando a capacidade de realização e aprendizado das manobras necessárias para a proteção da via aérea e desenvolvendo um vínculo com o paciente.

A avaliação funcional da deglutição deve abranger uma análise clínica detalhada do sistema estomatognático, com o objetivo de definir o utensílio, volume, consistência, postura e manobras eficazes para uma deglutição segura ou indicar uma via alternativa de alimentação.

Além disso, devem-se verificar: os mecanismos de proteção da via aérea, como força de tosse espontânea e reflexa, capacidade de pigarrear, manutenção de apnéia durante a deglutição; a capacidade para realizar posturas cervicais e manobras de proteção da via aérea, e de reproduzi-las; a presença de sinais indicativos de aspiração, como tosse, voz molhada, alterações dos parâmetros clínicos de freqüência cardíaca e respiratória (Furkim e Silva, 1999).

Os exames funcionais de imagem mais solicitados são a nasofibroscopia e a videofluoroscopia da deglutição, os quais devem ser realizados na presença de um fonoaudiólogo e um médico, sendo de competência do primeiro o laudo funcional e a solicitação de manobras posturais ou de proteção das vias aéreas, a fim de delinear o desempenho do paciente e definir propostas terapêuticas.

Instrumentos complementares são utilizados na rotina de avaliação clínica, possibilitando um maior entendimento da disfagia. O mais utilizado é o estetoscópio ou microfone, acoplado à região cervical, que, por meio dos sons decorrentes da respiração e da fase faríngea da deglutição, pode detectar a disfagia e a probabilidade de aspiração. Apresenta grande potencial para o uso adjunto ao exame clínico na avaliação da disfagia por ser um método não invasivo, requerer pouca cooperação do paciente, poder ser realizado à beira do leito e ter baixo custo. No entanto, são necessários treinamento e experiência do fonoaudiólogo para maior precisão na interpretação dos dados da avaliação.

Outro instrumento é o oxímetro de pulso, que verifica a saturação de oxigênio arterial na circulação periférica e sua variação durante a oferta do alimento. Estudos sugerem que seja utilizado apenas como instrumento clínico adicional, e não como determinante do diagnóstico, por não discriminar a disfagia nem a aspiração (Collins e Bakheit, 1997; Colodny, 2001; Wang et al., 2005).

A terapia

A reabilitação fonoaudiológica deve abranger exercícios de língua, lábios, bochechas e mandíbula, com o propósito de potencializar os movimentos dos órgãos fonoarticulatórios por meio do emprego de técnicas de mudanças posturais de cabeça, de manobras de proteção da via aérea e de estimulações tátil, térmica e gustativa.

Para Logemann (1983), a conscientização do paciente quanto à proteção da via aérea durante a alimentação favorece o controle do bolo alimentar, evitando o escape prematuro. Assim, os pacientes com distúrbios motores apresentam melhor prognóstico do ponto de vista fonoaudiológico, devido à preservação das funções cognitivas, sendo a melhoria da deglutição alcançada mais rapidamente (Logemann e Kahrilas, 1990).

Quando o foco é a fala, trata-se essencialmente da adaptação de novos pontos articulatórios para melhora da inteligibilidade, do aumento da abertura da boca, do aumento da pressão intra-oral com direcionamento de fluxo aéreo e da redução da tensão faríngea para o equilíbrio da ressonância e projeção vocal. A indicação e adaptação da prótese restauradora de palato, assim como da rebaixadora, são comuns nesse tipo de reabilitação, numa ação integrada com o odontólogo e o protético.

A atuação na alteração de mímica facial ocorre de acordo com a fase da manifestação da paralisia: fase flácida ou fase de seqüela. A fase inicial é a flácida, que apresenta flacidez da musculatura no repouso e ausência ou diminuição de movimento; há possibilidade de regeneração e retorno da mobilidade. As reinervações desordenadas do nervo facial podem evoluir para sincinesias, contraturas e graus variados de paralisia, caracterizando a fase das seqüelas (Goffi-Gomez et al., 1999).

Na fase flácida o prognóstico depende do tempo de evolução da paralisia facial, ou seja, uma intervenção fonoaudiológica mais precoce apresenta maior chance de recuperação funcional. No entanto, na fase de seqüela o prognóstico independe do período de evolução da paralisia e está relacionado ao grau de conscientização do paciente (Goffi-Gomez et al., 1999).

O tratamento da paralisia facial deve ser precoce e englobar a estética e a funcionalidade de cada musculatura. Para a fase flácida, são propostos exercícios isométricos repetidos acompanhados de massagens indutoras no sentido do movimento, sendo realizados exercícios isotônicos para estimulação funcional dos grupos musculares envolvidos após a observação de movimento da musculatura. Na fase de seqüela, o foco do trabalho está na dissociação de movimentos associados. Utilizam-se técnicas passivas e ativas de alongamento da musculatura contraída em repouso. O relaxamento e os exercícios isotônicos contribuem para melhorar a elasticidade da musculatura contraída. Todos os exercícios devem contar com o controle voluntário do paciente, pois sem a conscientização, ou seja, a conexão com o sistema nervoso central durante o exercício, o resultado não alcançará seu objetivo de reprogramação (Goffi-Gomes et al., 1999).

A eletroterapia não é muito recomendada, pois o estímulo pode causar espasmos e contraturas que são muito mais difíceis de ser tratados, e, na maioria das vezes, o paciente não obtém melhora significativa (Guedes, 1999).

Ultimamente, cada vez mais o profissional tem se preocupado em criar instrumentos para mensurar a visão do paciente quanto à sua doença e a seqüelas funcionais. Entre eles estão os protocolos específicos de deglutição e voz relacionados à qualidade de vida (McHorney et al., 2002 e 2006; Hogikyan e Sethuraman, 1999). No que se refere à função vocal, o "questionário de avaliação de qualidade de vida em voz", cuja versão para o português do Brasil foi validada em 2006, vem sendo utilizado na clínica hospitalar e em consultórios.

A intervenção fonoaudiológica ideal para o paciente com câncer deve ocorrer assim que a doença for identificada, nos casos em que houver disfunção presente ou previsão de alteração decorrente do tratamento proposto. Durante a radioterapia ou quimioterapia, as sessões terapêuticas fonoaudiológicas devem ser mantidas sempre que possível. Quando há indicação de cirurgia, busca-se a atuação precoce visando minimizar compensações inadequadas e estabelecer adaptações funcionais mais seguras e competentes, levando-se em consideração as condições clínicas e os riscos possíveis. Para tanto, o trabalho integrado com a equipe multiprofissional torna-se imprescindível.

Referências bibliográficas

ALMEIDA, F. C. S. de; CAZAL, C.; DURAZZO, M. D.; FERRAZ, A. R.; SILVA, D. P. da. "Radioterapia em cabeça e pescoço: efeitos colaterais agudos e crônicos bucais". *Revista Brasileira de Patologia Oral*, São Paulo, v. 3, n. 2, p. 62-9, 2004.

ASHA. "American Speech-Language-Hearing Association guidelines for the audiologic management of individuals receiving cochleotoxic drug therapy". *Asha*, v. 36, n. 12, p. 11-9, 1994. Disponível em: <http://www.asha.org/docs/html/GL1994-00003.html#sec1.3>.

BEHLAU, M.; AZEVEDO, R.; MADAZIO, G. "Anatomia da laringe e fisiologia da produção vocal". In: BEHLAU, M. (org.). *Voz: o livro do especialista*. Rio de Janeiro: Revinter, v. 1, 2001, p. 2-51.

CARRARA-DE ANGELIS, E.; BRANDÃO, A. P.; MARTINS, N. M.; FÚRIA, C. L. B. "Rumos atuais da fonoaudiologia em oncologia". *Fonoaudiologia Brasil*, São Paulo, v. 1, n. 1, p. 46-53, 1998.

CARVALHO, V. A. "Influência das próteses obturadoras e rebaixadoras de palato na terapia fonoaudiológica". In: BARROS, A. P. B.; ARAKAWA, L.; TONINI, M. D.; CARVALHO, V. A. *Fonoaudiologia em cancerologia*. São Paulo: Fundação Oncocentro de São Paulo/Comitê de Fonoaudiologia em Cancerologia/Imprensa Oficial, 2000, p. 93-7.

CINTRA, A. B.; VALE, L. P. do; FEHER, O.; NISHIMOTO, I. N.; KOWALSKI, L. P.; CARRARA-DE ANGELIS, E. "Deglutição após quimioterapia e radioterapia simultânea para carcinomas de laringe e hipofaringe". *Revista da Associação Médica Brasileira*, São Paulo, v. 51, n. 2, p. 93-9, 2005.

COLLINS, M. J.; BAKHEIT, A. M. "Does pulse oximetry reliably detect aspiration in dysphagic stroke patients?" *Stroke*, v. 28, n. 9, p. 1773-5, 1997.

COLODNY, N. "Effects of age, gender, disease, and multisystem involvement on oxygen saturation levels in dysphagic persons". *Dysphagia*, v. 16, n. 1, p. 48-57, 2001.

FAUSTI, S. A.; FREY, R. H.; HENRY, J. A.; OLSON, D. J.; SCHAFFER, H. I. "High-frequency testing techniques and instrumentation for early detection of ototoxicity". *Journal of Rehabilitation Research and Development*, v. 30, n. 3, p. 333-41, 1993.

FELÍCIO, C. M. "Desenvolvimento normal das funções estomatognáticas". In: FERREIRA, L. P.; BEFI-LOPES, D. M.; LIMONGI, S. C. O (orgs.). *Tratado de fonoaudiologia*. São Paulo: Roca, 2004, p. 195-211.

FONTES, M. A. S.; MADUREIRA, S.; CAMARGO, Z. A. *Introdução ao estudo dos sons da fala*. São Paulo: Pontifícia Universidade Católica de São Paulo, 2000.

FORNARI, A. C. S.; ANDRADE, C. R. F. de. *Ausculta cervical: estudo dos sons da deglutição*. 2006. Monografia (Conclusão de curso – Capacitação em Fonoaudiologia: voz, comunicação e sociedade num contexto multiprofissional) – Faculdade de Medicina, Universidade de São Paulo, São Paulo.

FRANCESCHINI, C.; ROSA, T. C. da; KADLETZ, B.; AMANTE, C. J. "Osteorradionecrose e necrose de tecidos moles: relato de caso". *Revista Brasileira de Patologia Oral*, Natal, v. 3, n. 1, p. 36-40, 2004.

FUKUDA, Y. "Anatomia da orelha e fisiologia do aparelho auditivo". In: FUKUDA, Y. (org.). *Guia de medicina ambulatorial e hospitalar Unifesp/Escola Paulista de Medicina: otorrinolaringologia*. Barueri: Manole, 2003, p. 4-15.

FURKIM, A. M.; SILVA, R. G. *Programa de reabilitação em disfagia neurogênica*. São Paulo: Frôntis, 1999.

GARCIA, A. P.; IORIO, M. C. M.; PETRILLI, A. S. "Monitoramento da audição de pacientes expostos à cisplatina". *Revista Brasileira de Otorrinolaringologia*, São Paulo, v. 69, n. 2, p. 215-21, 2003.

GASPARINI, G. *Validação do questionário de avaliação de qualidade de vida em voz (QVV)*. 2005. Dissertação (Mestrado em Distúrbios da Comunicação Humana – Fonoaudiologia) – Universidade Federal de São Paulo/Escola Paulista de Medicina, São Paulo.

GAZIANO, J. E. "Evaluation and management of oropharyngeal dysphagia in head and neck cancer". *Cancer Control*, v. 9, n. 5, p. 400-9, 2002.

GILLESPIE, M. B.; BRODSKY, M. B.; DAY, T. A.; LEE, F. S.; MARTIN-HARRIS, B. "Swallowing-related quality of life after head and neck cancer treatment". *Laryngoscope*, v. 114, n. 8, p. 1362-7, 2004.

GOFFI-GOMEZ, M. V. S.; BOGAR, P.; BENTO, R. F.; MINITI, A. "Exercícios miofaciais e paralisia facial idiopática: relato preliminar". *Revista Brasileira de Otorrinolaringologia*, São Paulo, v. 62, n. 4, p. 322-30, 1996.

GOFFI-GOMEZ, M. V. S.; VASCONCELOS, L. G. E.; MORAES, M. F. B. B. de. "Trabalho miofuncional na paralisia facial". *Arquivos Internacionais de Otorrinolaringologia*, São Paulo, v. 3, n. 1, p. 30-4, 1999.

GONÇALVES, M. I. R.; CAMPOS, M. C.; RADZINSKY, T. C.; RUIZ, A.; ARAÚJO, N. S. S.; SILVA, N. S. da; CHIARI, B. M. "Late effects regarding speech pathology alterations in children treated for leukemia and Wilms tumors". *Pediatric Blood & Cancer*, v. 47, n. 4, 2006, p. 490.

GONÇALVES, M. I. R.; RADZINSKY, T. C.; SILVA, N. S. da; CHIARI, B. M.; CONSONNI, D. "Speech-language and hearing complaints of children and adolescents with brain tumors". *Pediatric Blood & Cancer*, 2007.

GUEDES, Z. C. F. *A atuação do fonoaudiólogo na equipe multidisciplinar que atende o paciente portador de paralisia facial periférica*. 1999. Dissertação (Doutorado em Distúrbios da Comunicação Humana – Fonoaudiologia) – Universidade Federal de São Paulo/Escola Paulista de Medicina, São Paulo.

HOGIKYAN, N. D.; SETHURAMAN, G. "Validation of an instrument to measure voice-related quality of life (V-RQOL)". *Journal of Voice*, v. 13, n. 4, p. 557-69, 1999.

JACOB, L. C. B.; AGUIAR, F. P.; TOMIASI, A. A.; TSCHOEKE, S. N.; BITENCOURT, R. F. de. "Monitoramento auditivo na ototoxidade". *Revista Brasileira de Otorrinolaringologia*, São Paulo, v. 72, n. 6, p. 836-44, 2006.

JACOB, L. C. B.; STUMPF, C. C.; BITENCOURT, R. F.; MARQUES, J. M.; PUPPI, C.; GONÇALVES, P. T. "Avaliação audiológica em indivíduos com neoplasias expostos a agentes quimioterápicos". *Fono Atual*, São Paulo, v. 31, n. 8, p. 12-25, 2005.

LAZARINI, P. R.; FERNÁNDEZ, A. M. F.; BRASILEIRO, V. S. B.; CUSTÓDIO, S. E. V. "Paralisia facial periférica por comprometimento do tronco cerebral: a propósito de um caso clínico". *Revista Brasileira de Otorrinolaringologia*, São Paulo, v. 68, n. 1, p. 140-4, 2002.

LAZARUS, C. L.; LOGEMANN, J. A.; PAULOSKI, B. R.; COLANGELO, L. A.; KAHRILAS, P. J.; MITTAL, B. B.; PIERCE, M. "Swallowing disorders in head and neck cancer patients treated with radiotherapy and adjuvant chemotherapy". *The Laryngoscope*, v. 106, n. 9, p. 1157-66, 1996.

LOGEMANN, J. A. *Evaluation and treatment of swallowing disorders*. San Diego: College-Hill, 1983.

LOGEMANN, J. A.; KAHRILAS, P. J. "Relearning to swallow after stroke – application of maneuvers and indirect biofeedback: a case study". *Neurology*, v. 40, n. 7, p. 1136-8, 1990.

LOGEMANN, J. A.; RADEMAKER, A. W.; PAULOSKI, B. R.; LAZARUS, C. L.; MITTAL, B. B.; BROCKSTEIN, B.; MACCRACKEN, E.; HARAF, D. J.; VOKES, E. E.; NEWMAN, L. A.; LIU, D. "Site of disease and treatment protocol as correlates of swallowing function in patients with head and neck cancer treated with chemoradiation". *Head & Neck*, v. 28, n. 1, p. 64-73, 2006.

LUIZ, M. R.; MANSUR, L. L. "Atuação fonoaudiológica em tumores de sistema nervoso central". In: BARROS, A. P. B.; ARAKAWA, L.; TONINI, M. D.; CARVALHO, V. A. *Fonoaudiologia em cancerologia*. São Paulo: Fundação Oncocentro de São Paulo/Comitê de Fonoaudiologia em Cancerologia/Imprensa Oficial, 2000, p. 121-44.

MARCHESAN, I. Q. "Disfagia". In: MARCHESAN, I. Q.; BOLAFFI, C.; GOMES, I. C. D.; ZORZI, J. L. *Tópicos em fonoaudiologia*. São Paulo: Lovise, v. 2, 1996.

MCHORNEY, C. A.; MARTIN-HARRIS, B.; ROBBINS, J.; ROSENBEK, J. "Clinical validity of the SWAL-QOL and SWAL-CARE outcome tools with respect to bolus flow measures". *Dysphagia*, v. 21, n. 3, 2006, p. 141-8.

MCHORNEY, C. A.; ROBBINS, J.; LOMAX, K.; ROSENBEK, J. C.; CHIGNELL, K.; KRAMER, A. E.; BRICKER, D. E. "The SWAL-QOL and SWAL-CARE outcomes tool for oropharyngeal dysphagia in adults: III. Documentation of reliability and validity". *Dysphagia*, v. 17, n. 2, p. 97-114, 2002.

MENEZES, M. *Efeitos da radioterapia sobre a audição em pacientes portadores de tumores de cabeça e pescoço*. Monografia. São Paulo: Centro de Especialização em Fonoaudiologia Clínica (Cefac), 1999.

MOTA, H. B. "Fonologia: intervenção". In: FERREIRA, L. P.; BEFI-LOPES, D. M.; LIMONGI, S. C. O. (orgs.). *Tratado de fonoaudiologia*. São Paulo: Roca, 2004, p. 787-814.

MURPHY, B. A.; BARBARA, A.; LEWIN, J. S.; RIDNER, S.; TROTTI, A. *Mechanisms of weight loss in patients with head and neck cancer who were treated with chemoradiation*. Alexandria: American Society of Clinical Oncology, 2006, p. 340-4.

PASIC, T. R.; DOBIE, R. A. "Cis-platinum ototoxicity in children". *The Laryngoscope*, v. 101, n. 9, p. 985-91, 1991.

PEREIRA, J. A.; GIRVENT, M.; SANCHO, J. J.; PARADA, C.; SITGES-SERRA, A. "Prevalence of long-term upper aerodigestive symptoms after uncomplicated bilateral thyroidectomy". *Surgery*, v. 133, n. 3, p. 318-22, 2003.

SMOUHA, E. E.; KARMODY, C. S. "Non-osteitic complications of therapeutic radiation to the temporal bone". *The American Journal of Otology*, v. 16, n. 1, p. 83-7, 1995.

STEMPLE, J. C.; GLAZE, L. E.; GERDEMAN, B. K. *Clinical voice pathology: theory and management*. 3. ed. San Diego: Singular, 2000.

STOJADINOVIC, A.; SHAHA, A. R.; ORLIKOFF, R. F.; NISSAN, A.; KORNAK, M. F.; SINGH, B.; BOYLE, J. O.; SHAH, J. P.; BRENNAN, M. F.; KRAUS, D. H. "Prospective functional voice assessment in patients undergoing thyroid surgery". *Annals of Surgery*, v. 236, n. 6, p. 823-32, 2002.

SVEC, J. G.; BEHLAU, M. "April 16th: the World Voice Day". *Folia Phoniatrica et Logopaedica*, v. 59, n. 2, p. 53-4, 2007.

WANG, T.-G.; CHANG, Y.-C.; CHEN, S.-Y.; HSIAO, T.-Y. "Pulse oximetry does not reliably detect aspiration on videofluoroscopic swallowing study". *Archives of Physical Medicine Rehabilitation*, v. 86, n. 4, p. 730-4, 2005.

PARTE IX
PSICO-ONCOLOGIA PEDIÁTRICA

ONCOLOGIA PEDIÁTRICA

Maria Lydia Mello de Andréa

Introdução

A oncologia pediátrica é o segmento da medicina que trata das neoplasias da infância.
São patologias provocadas pela multiplicação desordenada de células, na maioria das vezes jovens, que dão origem a tumores ou substituem as células normais de um ou mais órgãos, prejudicando suas funções.

Incidência

As neoplasias da infância são patologias relativamente raras que atingem uma em cada dez mil crianças de 0 a 14 anos (Ries *et al.*, 1999). Em comparação com a população adulta, temos uma proporção de adultos com câncer dez vezes maior.

Apesar de variações entre os diferentes tipos de câncer, a patologia atinge todas as faixas etárias, sexos, raças ou níveis socioeconômicos.

Nos países desenvolvidos é a terceira causa de óbito entre as crianças, e o mesmo já se verifica nos grandes centros em nosso país. Apenas os acidentes e as anomalias congênitas são responsáveis por índices de mortalidade superiores. Se considerarmos os diferentes tipos da doença, com os recursos de diagnóstico e tratamento, hoje 70% dos pacientes são curados.

Os tumores do sistema nervoso central (SNC) (22,1%) e as leucemias (28%) são os tipos mais freqüentes e responsáveis por quase 50% de todos os casos diagnosticados na infância e adolescência. Entre as leucemias, merecem menção os dois principais grupos: a leucemia linfóide aguda (LLA) (23%) e a leucemia mielóide aguda (5%). A seguir, por ordem de freqüência, temos os neuroblastomas (7,9%), o tumor de Wilms (6%), o linfoma não-Hodgkin (5,7%), os tumores ósseos (4,1%), a doença de Hodgkin (3,6%), os rabdomiossarcomas, outros sarcomas (3,6%), os tumores de células germinativas (3,5%), o retinoblastoma (3,2%), os hepatoblastomas (1,3%), o carcinoma da tireóide (1,1%) e o melanoma maligno (1,1%) (Kramárová e Stiller, 1996).

Observando essa distribuição por freqüência, torna-se fácil verificar que a ocorrência de tumores na infância é, via de regra, diferente na fase adulta. Enquanto a criança tem tumores cuja origem celular está nos folhetos embrionários, mesoderma (leucemias, linfomas, tumores renais, tumores de partes moles – sarcomas) e ectoderma (no sistema nervoso central e sistema nervoso simpático), os do adulto, na maioria das vezes, originam-se no ectoderma ou endoderma (carcinomas, tumores de mama, do colo do útero, estômago, intestino e pulmão), cujo comportamento diferente exige abordagens terapêuticas distintas, tendo diferentes prognósticos. Esse fato torna a comparação entre o câncer do adulto e o da criança muito difícil, tanto em relação à abordagem terapêutica quanto à evolução. Os tumores infantis são, em geral, mais sensíveis à quimioterapia, o que a torna a principal arma terapêutica. Nas leucemias e linfomas é o tratamento de eleição, sendo freqüentemente o único. No caso de tumores sólidos ela é muitas vezes a arma inicial, com objetivo de localizar e diminuir o tumor, permitindo uma intervenção cirúrgica com menores seqüelas e/ou mutilações. A radioterapia tem sido cada vez menos usada em crianças, já que sua ação bloqueia organismos em crescimento e desenvolvimento.

Epidemiologia

Alguns conceitos são importantes para que possamos começar a compreender o comportamento do câncer na infância e as suas principais causas. O fato de o câncer não ser distribuído uniformemente nos segmentos da população nos alerta sobre os diferentes agentes causais possíveis. Poucos agentes individuais são suficientes para causar a doença, que resulta de múltiplos fatores endógenos e exógenos. A pergunta mais freqüente entre aqueles que convivem com a criança com câncer – "Por que o meu filho tem câncer?" – dificilmente é respondida. Cada vez mais os estudos mostram que a grande maioria dos cânceres na infância tem um componente genético não hereditário. Uma translocação cromossômica, deleção ou qualquer outra alteração genética ocorrida durante a formação daquele embrião, em determinado clone, e não detectada poderá ser o fator causal. Sabemos, porém, que esse fator não é por si só suficiente para provocar o câncer, necessitando provavelmente de um ou mais fatores exógenos, ambientais, que funcionem como fator desencadeante (Knudson Jr., 1971). Entre os fatores ambientais, merecem citação a exposição às radiações ionizantes, aos raios X no período pré-natal, para exames diagnósticos, o tratamento radioterápico antigamente usado para hipertrofias tímicas benignas, hipertrofias das tonsilas, *tinea capitis* (Ron et al., 1988) e, ainda hoje, para tratamento dos tumores do sistema nervoso central. Não podemos deixar de citar os testes nucleares de Nevada, Hiroshima e Nagasaki, responsáveis por milhares de casos de neoplasia na população atingida. A ação de produtos químicos, como no caso da contaminação da água pela dioxina em Seveso, na Itália, e pelo tricloroetano em Massachusetts, nos Estados Unidos, pode resultar em uma maior incidência de leucemias na população atingida. Os inseticidas de uso agrícola têm sido relacionados à maior incidência de tumor de Wilms em filhos de agricultores. Parece claro, hoje, que há a necessidade de dois eventos para o aparecimento do câncer. Provavelmente, ocorre uma interação entre ambiente e características gênicas. Os estudiosos consideram a alteração genética a arma e o fator ambiental o gatilho.

Hereditariedade

O papel da transmissão hereditária no câncer infantil é pequeno. Associados à transmissão hereditária, temos o carcinoma de adrenal, em 50-80% dos casos, os gliomas ópticos em 45%, os retinoblastomas em 40%, os feocromocitomas em 25% e os tumores de Wilms em 3-5% (Narod et al., 1991).

Algumas patologias genéticas hoje são consideradas fatores de risco de neoplasias, merecendo citação a síndrome de Down, cujos portadores apresentam risco vinte vezes maior que o da população geral de desenvolver uma leucemia (Zipursky et al., 1987; Avet-Loiseau et al., 1995).

Mecanismos genéticos múltiplos aumentam o risco de aparecimento do tumor de Wilms. A síndrome conhecida como WAGR, incluindo tumor de Wilms, aniridia, anormalidades genitais e retardo mental, ocorre em conseqüência da deleção do cromossomo 11p13, envolvendo o gene WT1; a síndrome de Denys-Drash decorre de mutação no WT1; e a hemi-hipertrofia e a síndrome de Beckwith-Wiedemann devem-se a alterações do cromossomo 11p15 (Bonaïti-Pellié et al., 1992; Elliott et al., 1994).

Patologias ligadas aos cromossomos sexuais (X e Y) poderão estar relacionadas a neoplasias: a síndrome de Turner (45X0) relacionada ao gonadoblastoma, e a síndrome de Klinefelter (47XXY) aos disgerminomas, tumores germinativos e ao câncer de mama (Manuel et al., 1976; Chaussain et al., 1980).

Principais neoplasias na infância e suas implicações diagnósticas e terapêuticas

Tumores do sistema nervoso central (SNC)

Os tumores do SNC, como dito anteriormente, estão entre as neoplasias mais freqüentes na infância. A incidência nos últimos anos, maior em relação aos anteriores, parece se dever aos métodos diagnósticos mais apurados, como a ressonância magnética (Steinberg, 1986; Steinberg et al., 1985). Essa incidência é de aproximadamente 3,3 casos a cada cem mil crianças. Os tumores do SNC continuam sendo um desafio para o oncologista pediátrico. Embora os avanços diagnósticos e terapêuticos sejam muito grandes, são os tumores de maior morbidade e mortalidade. A morbidade da doença e a do tratamento, associadas, são responsáveis por seqüelas físicas e intelectuais, o que traz ao doente, à família e à equipe de saúde envolvida maior sofrimento.

Os tipos mais freqüentes são os meduloblastomas (10-20%), os astrocitomas cerebelares (10-20%), os astrocitomas supratentoriais de baixo grau (10-25%) e os de alto grau (10-20%), os gliomas (10-20%), os craniofaringeomas (6-10%) e os ependimomas (5-10%).

Dois fatores são responsáveis por aumentar o risco de aparecimento de tumores do SNC em crianças, embora menos de 10% deles estejam associados a esses fatores: a exposição às radiações ionizantes (Ron et al., 1988; Narod et al., 1991) e algumas síndromes genéticas, como a síndrome de Li-Fraumeni e as neurofibromatoses.

Sinais e sintomas

Os sintomas de um tumor do SNC variam principalmente com a idade da criança. Se o tumor compromete o lactente antes da soldadura das fontanelas, o que permite maior acomodação, os sintomas poderão ser mais insidiosos: perda do apetite, irritabilidade, regressão no desenvolvimento, aumento do perímetro craniano, abaulamento da fontanela, desvio do olhar para baixo, conhecido como "olhar de sol poente".

Para crianças maiores, com mais de 18 meses de idade, os sintomas dependem da localização e do tamanho do tumor. Algumas vezes, antes dos sinais clássicos de hipertensão intracraniana como cefaléia e vômitos, os tumores supratentoriais (do cérebro, gânglios basais, tálamo, hipotálamo e quiasma óptico) podem se manifestar por meio de hemiparesias, perda de sensibilidade, hiper-reflexia, convulsões e queixas visuais. Tumores localizados no lobo frontal podem se manifestar por meio de mudanças de comportamento, algumas vezes por longos períodos.

Os tumores infratentoriais (do cerebelo e tronco) têm como principais manifestações as ataxias e a dificuldade na escrita, na fala e na deglutição. Paralisias oculares e déficits do nervo facial ou trigêmeo são fortes indícios do comprometimento do tronco cerebral.

Os principais sinais de alerta para o diagnóstico de tumores do SNC estão caracterizados em crianças com cefaléia persistente, principalmente noturna, que acordam com dor de cabeça, muitas vezes acompanhada de vômitos, e referem melhora da dor após vomitarem, ou com crise convulsiva mais freqüentemente focal, devendo ser submetidas à tomografia computadorizada ou ressonância magnética cerebral.

Diagnóstico

Após suspeita clínica, o diagnóstico dos tumores do SNC é confirmado por meio da tomografia computadorizada e/ou ressonância magnética do encéfalo. Fazem parte da investigação diagnóstica e da programação terapêutica a ressonância da coluna e a análise do líquido encefalorraquidiano, além dos exames laboratoriais para avaliação global do paciente.

Tratamento

O tratamento dos tumores do SNC varia muito conforme o tipo de tumor, exigindo muitas vezes estratégias individualizadas. Para a maioria desses tumores a cirurgia é o passo inicial, para diagnóstico histológico ou para ressecção total ou parcial. O tratamento de alguns, como os gliomas difusos, biologicamente malignos e muito infiltrativos, tipicamente detectados pela ressonância magnética, não se beneficiará de cirurgia nem mesmo da biópsia, visto que o resultado histológico não o influenciará (Albright et al., 1993). Freqüentemente, a primeira cirurgia visa à colocação de derivação ventrículo-peritoneal, procedimento de emergência que poderá garantir a sobrevivência da criança com hipertensão intracraniana. A radicalidade depende fundamentalmente da localização do tumor e do comprometimento de estruturas vitais.

O tratamento é sempre multidisciplinar, devendo ser coordenado por um oncologista pediátrico. Após o diagnóstico por imagem, exames de estadiamento capazes de definir o grau de evolução do tumor, incluindo averiguação de comprometimento fora do encéfalo (coluna) e avaliação neurocirúrgica, poderão definir a melhor conduta terapêutica: abordagem cirúrgica para tentativa de retirada ou apenas biópsia diagnóstica; em casos mais raros em que o diagnóstico é feito pelo achado de células tumorais no liquor, o primeiro tratamento poderá ser a quimioterapia, visando à diminuição do tumor e à melhora das condições gerais do paciente, com abordagem cirúrgica propriamente dita posterior.

A radioterapia, outra modalidade terapêutica para os tumores do SNC, requer conhecimento dos seus efeitos sobre o desenvolvimento do cérebro da criança, mais rápido durante os três primeiros anos de vida. Os efeitos do tratamento são mais intensos nesses primeiros anos, provocando lesões cerebrais graves, o que constitui seu principal fator limitante. As toxicidades aguda e subaguda do tratamento radioterápico são moderadas e geralmente contornadas sem maiores conseqüências. As seqüelas tardias são as que merecem maior atenção. A irradiação cranioespinal em menores de 3 anos de idade está associada a déficits psíquicos, do desenvolvimento e neuroendócrinos (Kiltie et al., 1997).

A indicação da radioterapia depende fundamentalmente do tipo histológico do tumor – daí a importância da biópsia prévia, a não ser em situações de exceção já citadas – e da idade da criança.

A quimioterapia tem ocupado cada vez mais espaço no tratamento dos tumores do SNC em crianças. Os conhecimentos modernos relativos a drogas capazes de atravessar a barreira hematoliquórica muito contribuíram para o sucesso dessa modalidade terapêutica. Grande parte dos tumores é sensível à quimioterapia, que poderá alcançar bons resultados.

Leucemias

As leucemias também estão entre os tipos de câncer mais freqüentes na infância e adolescência. Correspondem a aproximadamente 30% das neoplasias nessa faixa etária. Noventa e cinco por cento são agudas, sendo apenas 2-5% do tipo crônico.

De acordo com a origem das células responsáveis pela proliferação maligna, as leucemias agudas podem ser linfóides (85-90%) ou mielóides (10-15%).

Leucemias linfóides agudas

Um dos maiores avanços diagnósticos e terapêuticos das últimas décadas refere-se à leucemia linfóide aguda. Os conhecimentos adquiridos quanto ao tratamento quimioterápico e aos meios diagnósticos permitiram que nos últimos cinqüenta anos ela evoluísse de uma doença quase 100% fatal a um mal com 70-80% de chance de cura.

Entre três e quatro em cada cem mil crianças brancas, aproximadamente, desenvolvem leucemia nos Estados Unidos; no Brasil ainda não dispomos desses dados, visto só contarmos com casuísticas regionais. A incidência é maior em meninos do que em meninas, principalmente entre 2 e 5 anos de idade (Avet-Loiseau et al., 1995).

Sinais e sintomas

A leucemia é uma doença da medula óssea. A proliferação de células jovens, blastos leucêmicos, ocupando o espaço medular e impedindo a multiplicação de células normais do sangue, é o fator responsável pelos principais sinais e sintomas.

Não existe um sinal ou sintoma que possamos considerar patognomônico. As manifestações da doença são as mesmas em relação a outras patologias pediátricas. O alerta para o diagnóstico diferencial de leucemia deverá ser dado sempre que alguns sintomas aparecerem juntos e/ou a evolução da criança não condisser com o diagnóstico inicialmente aventado. A associação de anemia com baixa do número das plaquetas (plaquetopenia) e alterações dos glóbulos brancos, havendo aumento ou diminuição à custa de linfócitos, obrigatoriamente nos leva a colocar uma doença medular, como uma leucose, entre os possíveis diagnósticos diferenciais. Os sinais mais freqüentes são: astenia, palidez progressiva, manchas roxas pelo corpo, dores ósseas e/ou articulares e febre. Muitas vezes o comprometimento exterior à medula óssea, principalmente de linfonodos, pode levar à procura do médico. Os diagnósticos diferenciais mais importantes são as púrpuras trombocitopênicas idiopáticas, os processos virais que resultam em leucopenias e neutropenias, as infecções mais graves causadas pela mononucleose, as citomegaloviroses, as leishmanioses e as aplasias de medula óssea.

Diagnóstico

O diagnóstico da leucemia deverá ser feito por meio de punção da medula óssea. O mielograma permite a classificação morfológica das células da medula óssea, baseada em dados como forma, tamanho, relação núcleo-citoplasma, número e proeminência dos nucléolos, presença de grânulos, vacúolos e características da cromatina nuclear. Assim, as leucemias são divididas de acordo com a classificação FAB (*French-American-British*) em L1, L2 e L3. As leucemias L1 estão associadas a melhores respostas ao tratamento, enquanto as L3 relacionam-se a maior agressividade e pior prognóstico (Miller *et al.*, 1981; Wolff *et al.*, 1976).

Além da análise morfológica, a complementação diagnóstica com imunofenotipagem é indispensável. De acordo com os anticorpos monoclonais, é capaz de distinguir a célula leucêmica linfóide da mielóide e confirmar a transformação leucêmica e a expansão clonal nos diferentes estágios de maturação do processo de diferenciação linfóide. Esse método classifica as leucemias linfóides em pré-B, B maduras e de células T. O reconhecimento desses diferentes tipos hoje nos permite, pela análise do comportamento desses pacientes e das diferentes sensibilidades a drogas, tratá-los de forma diferente, com drogas de maior especificidade para cada tipo, esquemas terapêuticos próprios, alcançando resultados cada vez melhores. Ainda faz parte do diagnóstico preciso das leucemias o estudo citogenético, que muito tem contribuído para a compreensão da biologia e o tratamento das LLAs. Algumas alterações cromossômicas estão relacionadas com o prognóstico das leucemias. Exemplos de alterações ligadas a um melhor prognóstico são as leucemias de células hiperdiplóides – com mais de 45 cromossomos e a translocação t(12;21) TEL/AML (Shurtleff *et al.*, 1995). Relacionada a um pior prognóstico, temos, por exemplo, a translocação t(9;22)(q34:q11), que resulta na formação do cromossomo Ph, como o observado nas leucemias mielóides crônicas. Está presente em 5% das LLAs em crianças. Rearranjos envolvendo o cromossomo 11q23 também estão ligados a prognósticos muito piores em comparação com pacientes que não apresentam essas alterações (Pui *et al.*, 1994).

Tratamento

O tratamento das leucemias linfóides agudas é eminentemente quimioterápico. Modernamente segue esquemas terapêuticos denominados protocolos, que visam tratar os diferentes grupos prognósticos, evitando subtratar ou supertratar, e manter os índices de cura.

Os fatores prognósticos variam segundo os diferentes protocolos, mas os mais freqüentemente considerados são: idade (com destaque para menores de 1 ano e maiores de 10 anos); infiltração do SNC ao diagnóstico; as já citadas alterações cromossômicas; hiperleucocitoses e, o mais importante, resposta ao tratamento.

As principais fases do tratamento quimioterápico são: indução da remissão, consolidação, tratamento do SNC e manutenção.

Indução da remissão: dura aproximadamente trinta dias, tendo como objetivos o desaparecimento dos sinais e sintomas, a eliminação dos blastos leucêmicos da medula óssea e a recuperação das três séries, branca, vermelha e plaquetas, do sangue periférico.

Consolidação: acontece nos trinta dias após a indução, visando atingir a chamada doença residual mínima, não detectada pelo mielograma e algumas vezes detectada pela imunofenotipagem.

Tratamento do SNC: feito com doses altas de quimioterapia, com substâncias capazes de atravessar a barreira hematoliquórica, geralmente o metotrexate, associadas à administração de drogas aplicadas diretamente no SNC, após punção liquórica. A radioterapia poderá ser indicada em alguns casos especiais e nos pacientes com doença franca no SNC, ao diagnóstico.

Manutenção: fase de duração variável de acordo com os diferentes subgrupos; na maioria das vezes, prolonga-se por dois a três anos após o diagnóstico.

Alguns protocolos usam reinduções durante o período de manutenção, o que parece melhorar significativamente os índices de cura de alguns pacientes.

Os transplantes de medula óssea, via de regra, não têm papel no tratamento de primeira linha das crianças portadoras de leucemia linfóide aguda. Poderão ser indicados em casos de recidiva da doença.

Tão importante quanto o tratamento quimioterápico é o suporte a esses pacientes. A quimioterapia é responsável por importantes efeitos colaterais, como vômitos, mucosites, infecções oportunistas, perda dos cabelos, alterações intensas da fisionomia, principalmente pelo edema causado pelos corticosteróides, os quais, se não cuidados adequadamente, poderão ter conseqüências tão graves ou maiores que as da doença de base. O tratamento só terá sucesso se for conduzido por equipe multidisciplinar capaz de dar cobertura a todos os aspectos envolvidos. A criança e a família são submetidas a uma enorme agressão física e psíquica devida ao peso do diagnóstico, à agressividade do tratamento e à sensação de risco eminente de morte. O suporte terapêutico para ambos é extremamente importante e poderá ser fundamental no sucesso do tratamento.

Leucemias mielóides agudas

Correspondem a 10-15% das leucemias na infância. Enquanto nas linfóides agudas os índices de cura chegam a 70%, as mielóides continuam sendo um grande desafio para o oncologista pediátrico. Nos centros especializados, com possibilidade de usufruir todos os recursos terapêuticos, incluindo o transplante de medula óssea e o suporte multidisciplinar adequado, os índices de cura não chegam a mais de 40-50%.

São classificadas morfologicamente em M1 a M7, de acordo com a linhagem celular de origem: M1 – mieloblástica imatura (aproximadamente 20% dos casos); M2 – mieloblástica com maturação (25-30%); M3 – promielocítica hipergranular (5-10%); M4 – mielomonocítica (25-30%); M5 – monocítica (15%); M6 – eritroleucemia (menos que 5%); M7 – megacarioblástica (5-10%).

Freqüentemente a observação da morfologia, associada a colorações especiais, é suficiente para distinguir uma leucemia linfóide da mielóide. A coloração com ácido periódico de Schiff (PAS) usualmente apresenta resultado negativo quando se trata de mielóides. A mieloperoxidase (MPO), presente nos grânulos precursores mielóides e monocitóides, é positiva de M1 a M5. Os bastonetes de Auer, formações alongadas de grânulos primários, são freqüentemente observados nos tipos M2, M3 e M5. A coloração estearase não específica distingue os tipos M1 a M3 de M4 e M5, nos quais é geralmente positiva.

Sinais e sintomas

Os sinais e sintomas são freqüentemente os mesmos das leucemias linfóides, sendo difícil para o clínico diagnosticá-las sem o mielograma e a imunofenotipagem. A leucemia mielóide aguda em geral apresenta níveis mais altos de leucócitos, embora o número de neutrófilos maduros em funcionamento seja muito baixo. A presença de febre ao diagnóstico é comum, quer por liberação de substâncias pirogênicas das células leucêmicas, quer por infecções bacterianas.

A anemia costuma ser severa e progressiva e poderá ser responsável por sinais de fadiga, prostração, dor de cabeça, dispnéia e insuficiência cardíaca congestiva.

A hepatoesplenomegalia é encontrada em mais de 50% dos pacientes.

As tumorações devidas à infiltração fora da medula óssea por blastos leucêmicos podem estar presentes na leucemia mielóide aguda. Essas manifestações são chamadas de sarcomas granulocíticos ou cloromas, tendo como característica a coloração cinza-azulada conseqüente ao conteúdo de mieloperoxidase (MPO).

Manifestações de sangramento, como púrpuras e petéquias, são freqüentes.

Sangramento ativo na gengiva, nasal, no SNC, intestinal e/ou metrorragia também podem estar presentes. Essas manifestações se devem à plaquetopenia, coagulação intravascular disseminada por infecção e ainda à liberação de fatores protéicos anticoagulantes, provenientes de grânulos citoplasmáticos dos blastos leucêmicos.

Tratamento

Assim como para as leucemias linfóides agudas, o tratamento das leucemias mielóides agudas é baseado fundamentalmente na quimioterapia. Os esquemas modernos prevêem um tratamento mais intensivo, não metronômico, com quatro a cinco ciclos de quimioterapia baseados em três drogas fundamentais: antracíclicos (doxorrubicina, idarrubicina e/ou mitoxantrona), citarabina (Ara-C) e etoposide (VP16). A necessidade de tratamento e manutenção não é clara para a maioria dos tipos. A profilaxia do SNC é necessária e baseada na aplicação de quimioterapia intratecal. O tempo de tratamento geralmente é mais curto, ao redor de um ano. A leucemia promielocítica, FAB M3, deve ser tratada com quimioterapia convencional associada ao uso de ácido transretinóico (Atra), que melhorou significativamente o prognóstico dessas crianças. O transplante autólogo de medula óssea não parece ter papel no tratamento das leucemias mielóides agudas em crianças, enquanto o transplante alogênico em primeira remissão está indicado a alguns grupos de alto risco, com destaque para os mal respondedores – crianças que não apresentaram remissão após o primeiro ciclo de quimioterapia (Woods *et al.*, 1993; Woods *et al.*, 2001). A radioterapia do SNC faz parte de alguns protocolos terapêuticos modernos (Creutzig *et al.*, 1992).

Neuroblastomas

Neuroblastomas são tumores de linhagem simpático-adrenal da crista neural que podem se desenvolver em qualquer local do sistema nervoso simpático. A maioria ocorre no abdômen (65%), sendo metade destes primários da glândula adrenal. Outras localizações freqüentes incluem o pescoço, o tórax e a pélvis.

Esses tumores são responsáveis por mais de 7% das neoplasias em menores de 15 anos e por aproximadamente 15% de todos os óbitos em pediatria. Essa categoria representa o tumor sólido exterior ao crânio mais comum na infância e a neoplasia mais diagnosticada em lactentes. Tem um comportamento clínico extremamente variável. A probabilidade de cura tem grande variação segundo a idade ao diagnóstico, extensão da doença e características biológicas do tumor. Os neuroblastomas são classificados, de acordo com o grau de disseminação da doença, em cinco estádios: estádio 1 – quando a doença é localizada e passível de ressecção cirúrgica completa; estádio 2 – quando a cirurgia não permite margens microscópicas; estádio 3 – quando existe tumor residual após cirurgia ou linfonodos comprometidos; estádio 4 – quando há comprometimento a distância por via hematogênica, mais freqüentemente nos ossos, medula óssea e/ou fígado; estádio 4S – um grupo especial que acomete lactentes, com tumor primário em estádio 1 ou 2 e comprometimento hepático maciço, envolvimento de medula óssea e de pele, mas sem comprometimento ósseo. Os estádios 1, 2 e 4S são considerados de melhor prognóstico, sendo observada regressão espontânea neste último. Apesar dos avanços das últimas décadas, o neuroblastoma de alto risco, estádios 3 e 4, em crianças maiores de 2 anos de idade e com expressão aumentada do gene N-MYC, permanece um desafio para o oncologista pediátrico, com índices de cura inferiores a 40% (Maris *et al.*, 2007).

Sinais e sintomas

Os sinais e sintomas são muito variáveis e dependem do local primário do tumor e da presença ou não de metástases. Para os tumores localizados (40%), os sinais vão desde a palpação de um tumor cervical ou abdominal até um achado acidental de uma massa supra-renal ou paravertebral em ultra-sonografia pré-natal ou mesmo em raios X de tórax para investigação de processo infeccioso no lactente (Mahoney *et al.*, 2006). Os tumores avançados (estádios 3 e 4) ao diagnóstico apresentam quadro clínico característico de uma criança gravemente enferma, com prejuízo do estado geral, dores ósseas difusas, manchas roxas pelo corpo devido à plaquetopenia, sendo a mais típica na pálpebra superior (*racoon face*), e tumorações ósseas mais freqüentes no crânio. Os neuroblastomas são compostos de catecolaminas que podem provocar diarréia crônica, hipertensão arterial e, algumas vezes, episódios de sudorese intensa e taquicardia.

Diagnóstico

O diagnóstico do neuroblastoma é feito em três etapas. A primeira consiste no exame clínico, quando os sinais e sintomas levantam a hipótese de um tumor com as características descritas. A seguir são feitos os exames de imagem, como os raios X, tomografias e mapeamentos, que poderão determinar a localização precisa do tumor e evidenciar as eventuais metástases. Os locais mais freqüentemente comprometidos, além do local primário, são a medula óssea, o fígado e os ossos. O diagnóstico será confirmado pela biópsia da massa ou pela detecção de células malignas na medula óssea, enviadas aos setores de anatomia patológica e imunoistoquímica. Poderá colaborar com o diagnóstico a dosagem do ácido vanilmandélico ou homovanílico, presentes na urina dos pacientes com neuroblastoma em 90% dos casos. Algumas variáveis biológicas são importantes para o diagnóstico dos neuroblastomas e a classificação de grupos de risco. A aberração genética mais associada ao prognóstico é a amplificação gênica do N-MYC. Ocorre em aproximadamente 20% dos pacientes e está fortemente correlacionada com a doença avançada e falha de tratamento.

Tratamento

O tratamento do neuroblastoma está baseado em quatro armas terapêuticas: cirurgia, quimioterapia, radioterapia e bioterapia; casos especiais como os tumores IVS do lactente poderão sofrer involução espontânea.

Os tumores localizados passíveis de ressecção cirúrgica completa poderão ser curados apenas com essa modalidade terapêutica. Os tumores avançados são o grande desafio dos oncologistas pediátricos, destacando-se que, apesar do uso de quimioterapia, cirurgia, radioterapia e, mais recentemente, com o transplante de medula óssea, permanecem com índices de cura inferiores a 50%. A definição do tipo e da intensidade do tratamento depende da idade do paciente, estadiamento e histopatologia do tumor e expressão do N-MYC.

Tumor de Wilms

O tumor de Wilms, o mais freqüente tumor renal da criança, é responsável por 6% das neoplasias da infância. Acomete crianças com idade média de 3 anos, podendo atingir um ou os dois rins. Pode relacionar-se com algumas síndromes genéticas, como WAGR, Denys-Drash, hemi-hipertrofia, associada ou não à síndrome de Beckwith-Wiedemann (Miller *et al.*, 1964). Na atualidade sabemos que o tumor de Wilms resulta de alterações genéticas ligadas ao gene supressor WT1, o que nos permite compreender sua associação com as síndromes genéticas também ligadas a esse gene. A histologia do tumor de Wilms varia de acordo com a proporção dos três diferentes tipos celulares do rim normal – blastematoso, estromal e epitelial. Uma característica histopatológica importante é a presença ou não de anaplasia. Pacientes em cujo tecido tumoral essa característica se apresenta de forma difusa são considerados de histologia desfavorável e deverão ser tratados de forma mais intensiva. Outros dois tipos de tumor renal na infância são os sarcomas de células claras e os tumores rabdóides, ambos com prognóstico ruim. O tumor de Wilms foi a primeira neoplasia a atingir níveis de cura elevados, que chegam hoje a 90%. Quanto ao grau de disseminação da doença, temos: estádio 1 – pode ser totalmente ressecado; estádio 2 – ressecamento sem margem histológica; estádio 3 – resíduos macroscópicos estão presentes ou há linfonodos comprometidos; estádio 4 – metástases a distância para pulmão, fígado e, mais raramente, para ossos estão presentes; finalmente, estádio 5 – quando os dois rins estão comprometidos.

Sinais e sintomas

As manifestações clínicas do tumor de Wilms na maioria das vezes são discretas. Normalmente o médico é procurado após os pais ou familiares, no momento do banho da criança, terem palpado uma massa tumoral localizada no flanco.

Geralmente não há alterações significativas do estado geral, como emagrecimento e prostração. Vinte e cinco por cento das crianças apresentam hipertensão. Algumas vezes, dor abdominal, febre e hematúria poderão estar presentes. Ao contrário dos neuroblastomas, a maioria dos tumores de Wilms não é metastática ao diagnóstico.

Diagnóstico

O diagnóstico geralmente é feito por meio do ultra-som. A tomografia computadorizada é aconselhável para melhor caracterização da massa e adjacências. Uma imagem tomográfica compatível com o tumor de Wilms em criança na faixa etária mais acometida é suficiente para o diagnóstico e início da conduta terapêutica. É um dos poucos tumores da infância que conta com autorização para o tratamento quimioterápico sem necessidade de confirmação anatomopatológica. O principal local de disseminação metastática é o pulmão, tornando os raios X de tórax imprescindíveis na avaliação inicial para o estadiamento. A confirmação diagnóstica por meio do estudo anatomopatológico se dá por ocasião da cirurgia, na maioria das vezes após tratamento quimioterápico.

Tratamento

O tratamento do tumor de Wilms implica o uso de quimioterapia e cirurgia para todos os estádios e tipos histológicos, com intensidade e tempo de tratamento menor para os tumores localizados. A radioterapia fica reservada para os estádios avançados e tipos histológicos desfavoráveis.

Linfomas

Na categoria dos linfomas estão a doença de Hodgkin e os linfomas não-Hodgkin (LNH). A primeira é responsável por 3,6% das neoplasias da infância, enquanto os linfomas não-Hodgkin por 5,7%.

Doença de Hodgkin

Atinge crianças pré-adolescentes, sendo raro o acometimento na primeira infância. Nos países em desenvolvimento são descritos casos mais precoces, inclusive com crianças acometidas antes dos 2 anos de idade. Existe uma conhecida relação entre o vírus EB e o desenvolvimento da doença de Hodgkin, o que talvez explique a freqüência maior da doença em países onde o vírus é considerado endêmico. Parece ser mais comum em indivíduos com imunodeficiências como ataxia teleangectásica (Gatti e Good, 1971) ou imunodeficiência adquirida (HIV) (Ioachim *et al.*, 1985).

A doença de Hodgkin é na grande maioria das vezes originada nos linfonodos periféricos, comumente acometendo os cervicais. Dois terços dos pacientes apresentam acometimento do mediastino. O comprometimento dos linfonodos axilares e inguinais pode estar presente; porém, um tumor primário abaixo do diafragma é raro (Krikorian *et al.*, 1986). Baço e/ou fígado aumentados indicam doença avançada. Sem que se considerem os linfonodos, pulmão, pleura e pericárdio são os locais mais freqüentemente comprometidos.

Sinais e sintomas

A manifestação mais freqüente da doença de Hodgkin é o aumento de uma ou mais cadeias de linfonodos. Encontram-se habitualmente linfonodos endurecidos, aderidos a planos profundos, associados a linfonodos satélites, sem sinais inflamatórios, pouco dolorosos e de crescimento progressivo. Trinta por cento dos pacientes apresentam, ao diagnóstico, sintomas não específicos, chamados de sintomas B, como febre, fadiga, emagrecimento, sudorese profusa e prurido. A presença desses sintomas está geralmente ligada a uma doença mais agressiva e de pior prognóstico.

Diagnóstico

Após a suspeita de doença de Hodgkin pelos sinais e sintomas descritos, o paciente deverá ser submetido à biópsia do linfonodo mais sugestivo para exame anatomopatológico e imunoistoquímico. A célula de Reed-Sternberg é importante no diagnóstico, que raramente poderá ser feito sem sua presença, porém é preciso lembrar que essas células não são exclusivas da doença de Hodgkin, sendo descritas em outras patologias. Há quatro diferentes tipos histológicos que caracterizam a doença de Hodgkin: predomínio linfocitário, celularidade mista, depleção linfocitária e esclerose nodular. Em nosso meio a celularidade mista tem sido o tipo mais freqüentemente observado em crianças. O predomínio linfocitário está ligado à doença mais localizada e de melhor prognóstico, enquanto a depleção linfocitária à doença mais agressiva, disseminada e de pior evolução. Além do tipo histológico e da presença ou não dos sintomas não específicos de doença avançada (sintomas B), outro fator prognóstico relevante é o estádio da doença. Imediatamente após a confirmação histopatológica o paciente deverá ser submetido a uma série de exames que visam determinar os locais comprometidos. São considerados indispensáveis os raios X de tórax, o ultra-som de abdômen e pélvis, a tomografia computadorizada de tórax e abdômen, o mapeamento com gálio, a biópsia de medula óssea, além do teste hematológico e testes bioquímicos para avaliação de função renal e hepática. Com esses dados o paciente será enquadrado em um dos quatro estádios, o qual, associado aos fatores de risco anteriormente citados, determinará o prognóstico e o melhor tratamento.

A seguir, o estadiamento da doença de Hodgkin segundo a classificação de Ann Arbor:

- Estádio 1: envolvimento de um único linfonodo ou local extralinfático.
- Estádio 2: duas ou mais regiões de linfonodos comprometidas, ou um local extralinfático mais o linfonodo, de um só lado do diafragma.
- Estádio 3: comprometimento acima e abaixo do diafragma, que pode ser acompanhado de envolvimento do baço.
- Estádio 4: envolvimento difuso ou disseminado de um ou mais órgãos extralinfáticos ou tecidos, com ou sem comprometimento de linfonodos.

Todos os estádios são classificados em A ou B de acordo com a presença ou não dos sintomas não específicos.

Tratamento

O tratamento da doença de Hodgkin se baseia em duas armas terapêuticas: radioterapia e quimioterapia.

Pacientes portadores de doença em estádios iniciais (1A, 2A e 3A), acometidos após a fase final de crescimento, têm bom prognóstico com radioterapia exclusiva (35-44 Gy), embora estudos mostrem recidivas de 30% a 50% após essa conduta (Donaldson *et al.*,1990; Barrett *et al.*, 1990). Crianças em fase de crescimento terão seqüelas graves relativas aos tecidos e órgãos irradiados, o que torna essa conduta contra-indicada nesse caso. Para esses pacientes, a melhor escolha terapêutica, via de regra, são três ciclos de quimioterapia associados à radioterapia nos campos envolvidos em dose inferior àquela usada para tratamento radioterápico exclusivo (25Gy) (Oberlin *et al.*, 1992).

Os pacientes portadores de doença no estádio 3B têm melhor evolução com seis ciclos de quimioterapia e radioterapia nos campos envolvidos, feitos de forma alternada, sendo três ciclos de quimioterapia seguidos da radioterapia e, finalmente, mais três ciclos de quimioterapia. Para a doença no estádio 4, a quimioterapia é sempre a modalidade terapêutica de escolha. Nesse caso, ciclos com diferentes drogas são intercalados, evitando-se que cada quimioterápico atinja níveis de toxicidade muito elevados.

Os esquemas terapêuticos mais freqüentemente usados que têm mantido altos índices de cura são o ABVD (doxorrubicina, bleomicina, vimblastina e dacarbazina) e o OPPA (vincristina, procarbazina, prednisona e doxorrubicina), cuja combinação de agentes ativos não tem demonstrado resistência cruzada.

Linfomas não-Hodgkin (LNH)

Muitos dos cânceres são proliferações neoplásicas de um órgão ou tecido em uma localização anatômica circunscrita, podendo disseminar-se do local de origem por invasão das estruturas vizinhas ou por metástases. Os linfomas não-Hodgkin são oriundos de células do sistema imunológico presentes em todo o corpo. Isso nos permite compreender a enorme variação de quadros clínicos. Na maioria das vezes são doenças disseminadas, que obedecem ao padrão de migração das células linfóides normais (Magrath, 1981). A transformação maligna poderá ocorrer em qualquer subpopulação de células linfóides funcionalmente diferente ou, mais provavelmente, em seus precursores.

Muitos dos linfomas não-Hodgkin na faixa etária pediátrica são neoplasias, com altos índices proliferativos, sendo classificados como linfomas de alto grau de malignidade. De acordo com a Organização Mundial da Saúde (OMS), os linfomas não-Hodgkin pediátricos são classificados em três grandes grupos: linfomas de Burkitt, oriundos de linfócitos B maduros; linfomas linfoblásticos, de linfócitos pré-T ou pré-B; e linfomas de grandes células, de células T ou nulas.

Os linfomas não-Hodgkin são muito mais freqüentes em crianças que em adultos, e sua freqüência varia em diferentes locais do mundo. Na África, 50% dos cânceres na infância são linfomas, com prevalência de linfomas de Burkitt (Magrath, 1991). Na Europa e nos Estados Unidos, 30% dos linfomas são linfoblásticos, 50% são linfomas de Burkitt e 15% são de grandes células. No Brasil temos uma freqüência maior de linfomas de Burkitt, cuja ocorrência, em algumas regiões, chega a 70%. O Burkitt africano, também conhecido como endêmico, é diferente do encontrado em outras partes do mundo, conhecido como esporádico. Ele difere dos outros não só pela freqüência como pela proporção de tumores associados ao vírus Epstein-Barr (EBV): 95% dos africanos contra 15% dos de forma esporádica ou do tipo americano. Na maioria das vezes, apresentam alteração cromossômica no gene c-myc. O ponto de quebra observado no cromossomo 8 é também diferente no tipo endêmico em comparação com o esporádico. A realidade brasileira está mais próxima da africana quanto à freqüência de associação com o vírus EB, sendo o ponto de quebra do cromossomo 8 intermediário em relação ao observado no africano e no americano.

Sinais e sintomas

Os sinais e sintomas dos linfomas variam com o local primário de acometimento e com seu tipo histológico e/ou sua origem celular. Como já dissemos, o LNH pode se manifestar em qualquer parte do corpo onde o sistema imunológico esteja presente. Apesar disso, alguns quadros clínicos são mais freqüentemente observados de acordo com cada um desses locais. O linfoma de Burkitt americano acomete principalmente o abdômen. A manifestação primeira de dor abdominal (cólica) é devida à obstrução intestinal da válvula ileocecal. Há, algumas vezes, evacuações sanguinolentas, náuseas e vômitos, pela intussuscepção de alça. É freqüente o envolvimento de linfonodos retroperitoniais, assim como de rins e pâncreas. Os ovários podem ser atingidos; ascite e infiltração de medula óssea poderão estar presentes. O comprometimento do fígado e do baço é menos observado. As doenças no SNC são menos freqüentes nesses pacientes. O Burkitt endêmico, por sua vez, se caracteriza por envolvimento da mandíbula e/ou maxila em uma alta proporção dos casos, principalmente em crianças menores de 5 anos. O envolvimento abdominal é também comum, porém atinge principalmente linfonodos retroperitoniais e o omento, dificilmente acometendo a fossa ilíaca direita. Esses pacientes têm um quadro de evolução mais lenta, com aumento de volume do abdômen, dores difusas, sem características obstrutivas, o que geralmente provoca um atraso no diagnóstico, que é feito mais tardiamente que o do tipo americano. Os LNHs do tipo Burkitt podem ser originários da região paravertebral, passando à compressão medular, o que caracteriza uma emergência, visto que o retardo na descompressão poderá ser responsável por paraplegia irreversível.

Os linfomas linfoblásticos acometem em especial a caixa torácica, particularmente o mediastino (50% a 70%), estando freqüentemente associados a derrame pleural. Os sintomas podem incluir dor, disfagia, dispnéia, edema de pescoço, face e fossa supraclavicular, devido à obstrução da cava superior. Essa situação é extremamente grave, e, ante a suspeita do diagnóstico, é fundamental que se inicie o tratamento para descompressão da cava superior, que poderá salvar a vida da criança. Os procedimentos diagnósticos, principalmente a anestesia geral para a realização de biópsia, poderão ser responsáveis por parada cardiorrespiratória e óbito. Esses pacientes deverão ter o menor grau de manipulação possível; tentativas de diagnóstico por métodos menos invasivos deverão ser feitas. A punção do líquido pleural e/ou o mielograma poderão oferecer diagnósticos rápidos e com menos riscos. Em situações extremas, o tratamento deverá ser iniciado e a biópsia diagnóstica feita assim que as condições forem melhores (Sandlund e Magrath, 1997). Os linfomas linfoblásticos pré-T ou pré-B podem se manifestar ainda por meio de linfadenopatia periférica, sendo a região cervical o local mais acometido. Quanto aos linfomas de grandes células, é nesse grupo que verificamos a maior variação de quadros clínicos. São tumores de progressão mais lenta, muitas vezes com meses de história. Freqüentemente estão associados a sintomas sistêmicos como febre e perda de peso (Reiter e Riehm, 1997; Reiter *et al.*, 1994). Em geral apresentam comprometimento nodal, ao contrário dos demais, que são extranodais. Poderão se manifestar em linfonodos periféricos, abdominais e torácicos. São muitas vezes confundidos com a doença de Hodgkin, principalmente quando o local primário de acometimento é o cervical. Entre os linfomas da infância, são os que mais atacam a pele (Tomaszewski *et al.*, 1999). Podem atingir múltiplos ossos e ser originados neles (Nagasaka *et al.*, 2000). Raramente acometem o SNC e a medula óssea.

Diagnóstico

O diagnóstico dos linfomas não-Hodgkin ainda se baseia na histologia. É importante que essa informação seja complementada com o fenótipo e, sempre que possível, o estudo citogenético. Muito freqüentemente o laudo histopatológico nos fornece o diagnóstico de tumor de células redondas pequenas e azuis, que tem como diagnósticos diferenciais os sarcomas de Ewing, os rabdomiossarcomas e, algumas vezes, os neuroblastomas. O antígeno leucocitário comum, que não está presente nas outras patologias, nos dá a confirmação de uma população linfóide. A partir daí, precisaremos da pesquisa de outros marcadores específicos para o diagnóstico dos diferentes subgrupos de linfomas. Os linfomas de Burkitt têm uma aparência histológica bastante característica e apresentam elevado potencial proliferativo evidenciado por alta positividade do Ki-67 ou MIB-1. O linfoma de Burkitt expressa ainda imunoglobulina de superfície (IgM), associada a cadeias leves capa ou lambda. Outros antígenos relacionados que caracterizam as células B maduras são CD19, CD20, CD22, CD79a e CD77. O CD10 poderá ser positivo, porém a deoxinucleotidil transferase terminal (TdT) é sempre negativa. A confirmação do diagnóstico é feita por meio da citogenética, em que as translocações t(8;14) ou t(14;18) são observadas. Os linfomas linfoblásticos quase invariavelmente apresentam TdT positiva, porém a presença de TdT não determina o diagnóstico de neoplasia linfóide, visto que ela também pode estar presente nos meduloblastomas. A maioria desses linfomas tem sua origem em células T precursoras do timo e expressa os antígenos CD7, CD5, CD2, CD1 ou CD4 dependendo do grau de imaturidade do tumor. Geralmente expressam CD10 (Calla). Finalmente, linfomas anaplásicos de grandes células têm o diagnóstico histopatológico complementado pela positividade do antígeno CD30, antígeno epitelial de membrana (EMA), que pode levar a diagnóstico errôneo de carcinoma. Podem ou não expressar CD45 e CD15 ou outros antígenos associados à linhagem T. Muitos desses tumores apresentam a translocação t(2;5), que não é considerada essencial para o diagnóstico.

Estadiamento

Como ocorre com a totalidade dos tumores pediátricos, o diagnóstico e a condução terapêutica dos linfomas dependem de um estadiamento correto. Todos os pacientes deverão ser submetidos à avaliação hematológica, compreendendo hemograma completo e bioquímica. Também deverão ser feitas provas de função hepática e renal para avaliação do grau de comprometimento desses órgãos. Especificamente a desidrogenase lática (DHL), enzima intracelular, é um fator prognóstico importante, principalmente para os linfomas B, e sua elevação caracteriza doença avançada e de pior prognóstico. São obrigatórios alguns exames de imagem: raios X de tórax, ultra-som de abdômen e pélvis, mielograma de três pontos e análise do liquor. As tomografias não são obrigatórias, mas são freqüentemente úteis para dirimir dúvidas a respeito de locais de comprometimento.

Tratamento

O tratamento do LNH na infância é eminentemente quimioterápico. De início o paciente deverá ser enquadrado em um dos três grupos de linfomas na infância, cada um com seu protocolo terapêutico específico: linfoma de Burkitt ou *Burkitt-like*, linfoma linfoblástico e linfoma de grandes células. Após a definição do protocolo específico, o linfoma em questão, de acordo com suas características prognósticas, será classificado em de baixo risco, risco intermediário e alto risco, e será tratado com intensidades crescentes de quimioterapia, de modo a manter os mesmos índices de cura, evitando que as crianças sejam subtratadas ou supertratadas. A radioterapia, a princípio, não melhora o prognóstico dos pacientes pediátricos e tem sido reservada para situações especiais.

Os transplantes de medula óssea poderão ser indicados a pacientes em segunda remissão, como consolidação terapêutica.

Rabdomiossarcomas

Sarcomas são tumores malignos de origem epitelial. Podem ser de musculatura esquelética, musculatura lisa, gordura, tecido fibroso, ósseo e cartilaginoso. Os rabdomiossarcomas têm origem em células mesenquimais imaturas da musculatura esquelética, mas podem aparecer em locais onde normalmente essa musculatura não é encontrada, como a bexiga. É o sarcoma de partes moles mais comum na infância, com 22% desses tumores atingindo o sistema geniturinário, 18% as extremidades, 16% sendo paramenígeos, 10% de cabeça e pescoço, 9% da órbita e 25% tendo outras localizações (Maurer et al., 1988). A idade média ao diagnóstico é de 5 anos, e a doença é diagnosticada em quase dois terços dos pacientes até os 10 anos. Aproximadamente metade dos doentes apresenta um tumor que não pode ser ressecado ao diagnóstico. De acordo com as características histopatológicas, 53% são do tipo embrionário, 21% alveolar, 6% botrióide, 8% indiferenciado e 1% pleomórfico (Crist et al., 1995).

O estadiamento dos rabdomiossarcomas, segundo o Intergroup Rhabdomyosarcoma Study Group (IRSG), prevê quatro estádios: 1. tumor localizado, confinado ao local de origem, totalmente ressecável; 2. tumor localizado, com possível ressecção macroscópica, porém com tumor residual microscópico; 3. tumor localizado, mas de impossível ressecção – apenas a biópsia pode ser feita; 4. qualquer tumor com metástases a distância.

Algumas variáveis têm apresentado valor prognóstico em relação a esses tumores. Essas variáveis definem grupos de pacientes de excelente prognóstico, muito bom, intermediário e mau prognóstico: a) presença ou ausência de metástases a distância; b) local de origem do tumor, sendo o mais favorável a órbita e o menos favorável as extremidades; c) ressecabilidade cirúrgica, sendo os estádios 1 e 2 melhores que o 3, excluindo-se a órbita; d) histologia: tumores embrionários são melhores que os alveolares e indiferenciados; e) idade: menores de 10 anos têm melhor prognóstico (Gehan et al., 1981). Algumas poucas exceções merecem ser citadas, como pacientes portadores de rabdomiossarcoma alveolar, metastático ao diagnóstico, que, quando apresentam a translocação PAX7-FKHR, têm um prognóstico intermediário (50%).

Sinais e sintomas

Os sinais e sintomas dos rabdomiossarcomas dependerão principalmente do local acometido pelas lesões. Muitos deles são de cabeça e pescoço: 25% de órbita, 50% parameníngeos e 25% não orbitais e não parameníngeos, em localizações como couro cabeludo, face, mucosa da boca, orofaringe, laringe e pescoço. As manifestações clínicas principais são a protrusão do globo ocular e a oftalmoplegia (Wharam et al., 1987).

Os não orbitais parameníngeos surgem mais freqüentemente na rinofaringe e seios paranasais, ouvido médio, mastóide e fossa pterigóide infratemporal. Habitualmente produzem obstrução nasal ou dos seios, algumas vezes com secreção mucopurulenta. A paralisia dos nervos cranianos, em alguns casos múltipla, indica ligação direta com as meninges. Dor de cabeça e vômitos podem ser conseqüências de invasão intracraniana (Raney, 1978; Mandell et al., 1989).

Os tumores do aparelho geniturinário atingem principalmente a bexiga e a próstata. Hematúria, obstrução urinária e, ocasionalmente, a exteriorização de tecido mucossanguinolento podem ocorrer, em particular em casos do tipo botrióide. Os tumores da próstata geralmente produzem grandes massas pélvicas. Podem causar obstipação intestinal e dor. Em geral são tumores disseminados ao diagnóstico, com metástases para pulmões e ossos (Hays et al., 1982; La Quaglia et al., 1990). Nas demais localizações, como extremidades e tronco, os sinais e sintomas são: crescimento progressivo de massa, consistência aumentada, dor no local, sem que haja sinais inflamatórios relevantes.

Diagnóstico

Após suspeita clínica da presença do tumor, o diagnóstico do rabdomiossarcoma será orientado pelos exames de imagem, que ajudarão também no estadiamento. A ultra-sonografia tem sido extremamente útil, em especial como primeira abordagem diagnóstica no caso de tumores abdominais. A indicação da tomografia e/ou ressonância magnética dependerá principalmente do local de origem do tumor. Os tumores de extremidades e de cabeça e pescoço são caracterizados em termos de limites e infiltração, com a ressonância. A tomografia de tórax para investigação de metástases pulmonares é obrigatória. O mapeamento com difosfato de tecnécio 99-m pode ajudar muito na detecção de metástases ósseas. O rabdomiossarcoma pode infiltrar-se na medula óssea; o mielograma de dois pontos diferentes e a biópsia de agulha deverão ser feitos em todos os pacientes, mesmo aqueles com contagens de sangue periférico normais. O diagnóstico propriamente dito virá após a biópsia ou a cirurgia com retirada completa do tumor e o envio para exame anatomopatológico e imunoistoquímico. A indicação de biópsia ou retirada completa do tumor dependerá dos exames para estadiamento. Se for possível a extirpação total do tumor em primeira instância, sendo o resultado da investigação sobre metástase negativo, será considerado de estádio 1 ou 2.

Esses tumores se enquadram na categoria geral dos tumores de células redondas e azuis segundo os dados obtidos pela microscopia de luz convencional, sendo necessárias novas técnicas de imunoistoquímica e biologia molecular que permitirão sua classificação como rabdomiossarcomas.

Tratamento

O tratamento dos rabdomiossarcomas é feito com o uso das três principais armas terapêuticas: cirurgia, quimioterapia e radioterapia. Em linhas gerais todo rabdomiossarcoma necessita de um tratamento sistêmico, quimioterapia e controle local com cirurgia e/ou radioterapia.

Tumores de células germinativas

Os tumores germinativos gonadais e extragonadais são raros na infância. Formam um grupo extremamente heterogêneo, variando com sexo, idade, local de apresentação, histopatologia, potencial maligno da célula de origem e aberrações genéticas específicas. Há quatro subcategorias biologicamente distintas: tumores do testículo do adolescente, tumores da infância, tumores extragonadais do adolescente e tumores de ovário da adolescente. A classificação histológica dos tumores pediátricos gonadais e extragonadais inclui tumores de ovário, tumores do testículo e tumores de células germinativas não gonadais.

Tumores de ovário: de células germinativas (teratomas maduros e imaturos, disgerminoma, tumor de seio endodérmico, carcinoma embrionário, germinativos malignos mistos, coriocarcinoma e gonadoblastoma) e de células não germinativas (epiteliais, tumores da granulosa, Sertoli-Leydig e mistos).

Tumores do testículo: de células germinativas (tumor de seio endodérmico, carcinoma embrionário, teratoma, teratocarcinoma, gonadoblastoma e outros) e de células não germinativas (de células de Leydig, células de Sertoli).

Tumores de células germinativas não gonadais: teratomas (sacral, mediastinal, retroperitonial, pineal e outros), tumores de seio endodérmico e carcinomas embrionários.

Marcadores tumorais

O papel dos marcadores tumorais no diagnóstico e seguimento desses pacientes é bem determinado. Têm sido usados para avaliação de resposta e de presença de doença residual ou progressiva (Bale, 1984). A alfafetoproteína (AFP), uma alfa-1 globulina, é a mais precoce, e também predominante, proteína plasmática no feto, atingindo seu pico de concentração entre doze e catorze semanas de gestação e caindo gradualmente até níveis inferiores a 10 ng/dl, quando a criança está com cerca de 1 ano de idade (Gitlin *et al.*, 1972). Desde 1974 foi estabelecida a relação entre a elevação de AFP e a história natural dos tumores germinativos de adultos. Níveis elevados no sangue ou coloração indicativa de alfafetoproteína denotam a presença de componentes malignos, especialmente tumores do seio endodérmico (*yolk sac tumor*) ou carcinoma embrionário.

A elevação de beta-HCG em pacientes com tumores germinativos implica a presença de coriocarcinoma ou de células gigantes do sinciciotrofoblasto, encontrado com freqüência nos germinomas (seminomas puros ou disgerminomas) e ocasionalmente no carcinoma embrionário. A alfafetoproteína poderá ser detectada pela coloração com imunoperoxidase (Nakahuma *et al.*, 1983).

A elevação rápida de alfafetoproteína e/ou beta-HCG pode surgir durante a lise tumoral pós-quimioterapia sem significar piora do quadro, mas sim resposta à terapia.

Tumores de ovário

Os tumores de ovário são raros; representam aproximadamente 1% das neoplasias da infância. Podem acometer qualquer idade, com uma incidência aumentada entre 8 e 9 anos e o pico aos 19 anos (Bernstein *et al.*, 1999). Dor abdominal é o sintoma mais freqüente, muitas vezes indicando abdômen agudo (Cronen e Nagaraj, 1988). Muitas dessas pacientes têm torção do ovário e são encaminhadas à cirurgia exploradora com diagnóstico de apendicite. Outros sinais e sintomas incluem massa palpável, febre, constipação, amenorréia, sangramento vaginal e, raramente, disúria (Lovvorn *et al.*, 1998). A puberdade precoce está mais comumente associada com tumores estromais. Tem sido descrita em casos de tumor do seio endodérmico, coriocarcinoma e teratoma misto com elementos sarcomatosos e carcinomatosos que não são de células germinativas. O exame que em geral leva à suspeita diagnóstica é a ultra-sonografia abdominopelviana. A tomografia computadorizada é útil para a identificação de local de origem, extensão do tumor, calcificações ou gordura e metástases. Pacientes portadoras de tumor de ovário podem apresentar metástases para linfonodos, pulmão e, em poucas ocasiões, para ossos. A investigação diagnóstica deve incluir tomografia de tórax e cintilografia óssea. A averiguação da dosagem de alfafetoproteína e beta-HCG é essencial.

Tumores testiculares

Os tumores testiculares são raros e representam 2% das neoplasias em meninos (Brosman, 1979). O maior fator de risco de desenvolvimento de tumores testiculares é a presença de um testículo fora da bolsa escrotal (criptorquidia) (Giwercman *et al.*, 1987). Aproximadamente 75% desses tumores são de células germinativas; dois terços são de seio endodérmico e uma pequena proporção é de teratomas. Quase todos os tumores de testículos são identificados como massas sólidas irregulares e endurecidas. A falta de sinais e sintomas associados é a principal responsável pelo atraso diagnóstico de meses e até anos (Brosman, 1979). Pode haver metástases para linfonodos retroperitoniais e pulmão. A observação do nível sérico de alfafetoproteína e beta-HCG é essencial para o diagnóstico, estadiamento e seguimento. A ultra-sonografia é a principal arma para a localização da massa, permitindo o diagnóstico diferencial entre uma simples hidrocele e uma hidrocele reativa associada a um tumor testicular. A avaliação para o estadiamento deverá incluir ultra-sonografia, tomografia de abdômen, pélvis e tórax e cintilografia óssea.

Tumores extragonadais

Os tumores germinativos extragonadais ocorrem usualmente na linha média, como evidência de mudança no padrão de migração das gônadas embrionárias. As localizações mais freqüentes são: sacrococcígeas, mediastinais (pericárdio, coração e pulmão), intracranianas, retroperitoniais e uterinas. Os sinais e sintomas dependem da localização e histologia do tumor. Estudo do Pediatric Oncology Group/Children's Cancer Group (POG/CCG) reporta 80% de sobrevida livre de doença e 100% de sobrevida em casos de ressecção completa de teratomas imaturos, mesmo quando focos microscópicos de tumor de seio endodérmico estão presentes (Marina *et al.*, 1999).

Tumores sacrococcígeos

Os teratomas sacrococcígeos são os tumores germinativos mais freqüentes, correspondendo a 40% deles e a mais de 78% dos tumores extragonadais. Representam a neoplasia fetal mais freqüente; 75% dos pacientes são do sexo feminino, havendo anomalias congênitas associadas em 18% dos casos. Os teratomas sacrococcígeos do tipo 1 (47%) são tumores predominantemente exteriorizados e limitados à região sacral. Nos tumores que crescem para fora, o diagnóstico é geralmente feito nos primeiros dias de vida. Em geral são benignos. Os do tipo 2 (34%) são tumores com componente externo e extensão para dentro da pélvis; os do tipo 3 (9%) são tumores com componente externo mínimo e significante extensão para o interior do abdômen; os do tipo 4 (10%) são tumores pré-sacrais, totalmente internalizados e sem evidências externas. A incidência de malignidade é relativa ao tipo (38% no tipo 4 e 8% no tipo 1), à idade ao diagnóstico e ao sexo. Os elementos malignos mais freqüentes são os tumores do seio endodérmico e o carcinoma embrionário. A principal arma terapêutica é a cirurgia.

Tumores do mediastino

São mais comuns no sexo masculino. Adolescentes geralmente apresentam uma evolução assintomática, e o diagnóstico na maioria das vezes é acidental. Lactentes e crianças pequenas desenvolvem insuficiência respiratória severa, inclusive hemoptise. Estão quase sempre associados à síndrome de Klinefelter. Mais recentemente esses tumores, considerados de péssimo prognóstico devido à freqüente impossibilidade de cirurgia radical, tiveram um aumento do índice de sobrevida (57-88%) com o uso dos derivados da platina (Baranzelli et al., 1999).

Tumores intracranianos

Os tumores intracranianos de células germinativas podem estar localizados na glândula pineal (62%), na região supra-selar (31%) ou em ambas (7%). Os sinais e sintomas dependem da intensidade do crescimento e do tipo histológico do tumor. Podem se manifestar por meio de distúrbios visuais, diabetes insípido, hipopituitarismo, síndrome de Parinaud (nistagmo convergente), anorexia e puberdade precoce. Os níveis de alfafetoproteína e beta-HCG podem ficar elevados. A tentativa inicial de cirurgia para ressecção do tumor ou para realização de biópsia deverá ser feita. Os germinomas respondem bem à radioterapia; muitos desses tumores respondem a esquemas terapêuticos com carboplatina (Hoffman et al., 1991; Finlay et al., 1992).

Tumores ósseos

Sarcoma osteogênico

É o mais freqüente tumor primário ósseo na infância e adolescência. O pico de incidência ocorre na segunda década da vida, durante o estirão da adolescência (Huvos, 1991).

O diagnóstico de osteossarcoma é baseado em critérios histopatológicos e sua correlação com os achados radiológicos. O diagnóstico histopatológico depende da presença de estroma sarcomatoso francamente maligno associado com a produção de tumor osteóide. Compõem a família do sarcoma osteogênico o fibrossarcoma, o condrossarcoma, o osteossarcoma convencional, o osteoblástico, o condroblástico, o fibroblástico, o teleangectásico, o osteossarcoma de células pequenas, o multifocal, o paraosteal (osteossarcoma justacortical) e o periosteal (condrossarcoma justacortical) (Dahlin e Unni, 1986). Cada um deles com características distintas em relação à faixa etária mais atingida, ao local primário comumente afetado, aos aspectos radiológicos e ao curso clínico.

Em geral o paciente é levado ao médico com queixa de dor. A presença de tumor no local, a princípio, pode não ser notada. Mais comumente acomete ossos longos, próximos aos joelhos (fêmur distal e tíbia proximal). O comprometimento de ossos chatos é mais raro.

Cerca de 15% a 20% dos pacientes com osteossarcoma têm doença metastática ao diagnóstico. Os locais mais atingidos são o pulmão, principalmente, e outros ossos (Dahlin e Unni, 1977).

O tratamento do sarcoma osteogênico implica controle local da doença pela cirurgia, visto que a sensibilidade à radioterapia é baixa. Por outro lado, com a cirurgia radical (amputação), mais de 50% dos pacientes apresentaram metástases pulmonares nos primeiros seis meses. As séries históricas deixaram claro que 80% dos pacientes sem doença metastática visível tinham metástases microscópicas, no momento do diagnóstico, não detectáveis pelos métodos disponíveis. Até a década de 1970, o prognóstico de pacientes com sarcoma osteogênico era péssimo e a expectativa de vida além de cinco anos não passava de 20%. A quimioterapia adjuvante, segundo alguns trabalhos, levou à melhora da sobrevida, que não foi confirmada por outros. Mais recentemente, o uso de quimioterapia pré-cirúrgica, visando facilitar cirurgias conservadoras, e de endopróteses vem melhorando significativamente as chances de cura desses pacientes. Os métodos de avaliação de resposta à quimioterapia prévia, como tomografias, ressonância magnética e cintilografias, nem sempre se correlacionam de forma perfeita com o grau de resposta histológica do tumor. Pacientes que respondem intensamente à quimioterapia – com menos de 2% de células viáveis após ressecção cirúrgica – têm melhor prognóstico. Hoje em dia, diante da suspeita de um tumor ósseo é realizada uma biópsia diagnóstica; após a confirmação, os sarcomas osteogênicos recebem quimioterapia intensiva e, na seqüência, os pacientes são submetidos à cirurgia conservadora, se possível, ou à amputação. A resistência do sarcoma osteogênico à quimioterapia é bastante conhecida, e as drogas que têm mostrado resultados mais promissores são a doxorrubicina, altas doses de metotrexate, a cisplatina e a ifosfamida (Winkler et al., 1988).

Embora os resultados do tratamento do sarcoma osteogênico venham melhorando, a morbidade relacionada ainda permanece bastante elevada. Muitos pacientes ainda precisam passar pela amputação para o controle da doença primária. Apesar dos avanços nas técnicas de cirurgia conservadora, a toxicidade do tratamento e os efeitos tardios ainda precisam ser levados em conta. Os efeitos emocionais dos procedimentos cirúrgicos de amputação e mesmo da cirurgia conservadora são dramáticos.

Tumores da família do sarcoma de Ewing

O sarcoma de Ewing recentemente teve confirmada a sua origem neural. Embora seja mais freqüentemente um tumor ósseo, hoje sabemos que pode se originar de estruturas não ósseas (partes moles), sendo denominado sarcoma de Ewing extra-ósseo. Uma espécie ainda mais diferenciada, conhecida como tumor neuroectodérmico primitivo periférico (PPNET) ou neuroepitelioma, poderá ter origem no osso ou em partes moles. O termo que hoje engloba todos esses tipos e que usaremos a seguir é tumores da família do sarcoma de Ewing (ESFT). Sabe-se que 87% desses tumores se originam nos ossos, 8% são extra-ósseos e 5% são tumores neuroectodérmicos primitivos periféricos (PPNETs) (Hashimoto et al., 1983).

Os ESFTs ocorrem com maior freqüência na segunda década da vida, porém podem acometer crianças muito pequenas. São mais comuns no sexo masculino e na raça branca. Esses tumores apresentam, em mais de 80% dos casos, a translocação cromossômica (11;22) (q24;q12), cuja identificação poderá ajudar no diagnóstico da patologia (Sreekantaiah et al., 1994). O diagnóstico deverá ser feito por meio das características histopatológicas, da imunoistoquímica e dos marcadores de anticorpos monoclonais e policlonais, que poderão ser essenciais em sua determinação (Horowitz et al., 1992; Tsokos, 1992). Os marcadores geralmente positivos no caso da presença desses tumores são: vimentina, citoqueratina, HNK-1, beta-2-microglobulina e HBA-71.

Características clínicas e principais sinais e sintomas

Os ESFTs podem ter sua origem nas extremidades (53%) ou no eixo central do corpo (47%). Quando na extremidade, aparecem praticamente na mesma proporção, distais ou proximais. Quando no eixo central, são um pouco mais freqüentes na pélvis (45%).

A queixa mais importante é a dor no local primário, que aparece em 96% dos casos. Observa-se tumor palpável em 61% das crianças; 16% têm fratura patológica e 21% apresentam queixa de febre persistente (Wilkins et al., 1986).

A mais completa avaliação clínica e por imagens desses pacientes, visando mapear, com a maior precisão possível, estruturas comprometidas, é fundamental para a escolha terapêutica e determinação de prognóstico.

Tratamento

O tratamento dos ESFTs, como de todas as neoplasias sistêmicas, depende da quimioterapia para lidar com a doença sistêmica e da cirurgia e/ou radioterapia para controle local. O tipo de cirurgia dependerá do local primário do tumor e do grau de comprometimento sistêmico. Todo paciente portador de um tumor da família do sarcoma de Ewing deverá ser tratado por uma equipe multidisciplinar experiente, treinada para utilizar, em cada momento, a melhor arma terapêutica. A quimioterapia sistêmica deverá incluir a vincristina, adriamicina e ciclofosfamida. Para pacientes com doença localizada, a ifosfamida e o etoposide têm mostrado bons resultados.

Fatores prognósticos

O mais importante fator prognóstico é, sem dúvida, a presença ou ausência de doença metastática detectável ao diagnóstico. Para pacientes com tumores localizados, o tamanho do tumor pode influenciar o prognóstico. Como acontece com a maioria das neoplasias, a resposta ao tratamento é fundamental para a sobrevida dessas crianças. Pacientes mais jovens apresentam evolução melhor que os de maior idade, e, finalmente, os níveis de desidrogenase lática (DHL) têm se mostrado importantes nessa evolução. Crianças com nível de DHL normal ou pouco elevado têm maior sobrevida livre de doença (Marina et al., 1989).

O conhecimento sobre esses tumores obtido por meio da citogenética e biologia molecular nos permite pensar que estamos no início de uma nova era em relação ao tratamento dos ESFTs. Esse tratamento poderá servir como modelo para o desenvolvimento de uma terapia baseada na genética molecular. Esperamos que esses recursos possam ser disponibilizados de modo a permitir essa realização.

Retinoblastoma

O retinoblastoma é responsável por apenas 3% das neoplasias na infância. É o tumor intra-ocular mais freqüente e merece atenção redobrada por servir como modelo na compreensão da genética e hereditariedade no câncer infantil. É um tumor congênito, embora em geral não seja diagnosticado ao nascimento. Cerca de 90% dos casos são diagnosticados em crianças com até 2 anos. Pode ter manifestações em um único olho (unilaterais) ou em ambos. É importante lembrar que o acometimento do segundo olho poderá se dar meses após o do primeiro. Pode ser um tumor esporádico ou hereditário. A maioria aparece esporadicamente (60%). Os hereditários costumam ser bilaterais. São transmitidos de acordo com a típica transmissão mendeliana: autossômica dominante com alta penetrância. Análises genéticas mostram que uma pequena proporção de pacientes apresenta uma deleção do cromossomo 13 em todas as células constitucionais. Os avanços em biologia molecular possibilitaram a detecção de uma mutação microscópica no lócus RB1, que parece ser a segunda etapa do mecanismo de tumorigênese desses pacientes (Francke, 1976).

Aconselhamento genético

Aproximadamente 40% dos pacientes com retinoblastoma apresentam a forma hereditária da doença. O filho de um paciente com retinoblastoma tem 45% de chance de ter a doença. Todas as crianças com história familiar da doença devem ser antecipadamente avaliadas por um oftalmologista experiente; dessa forma, torna-se possível a detecção precoce do tumor, aumentando a chance de salvar o olho e a visão.

Manifestações clínicas

A maioria dos casos de retinoblastoma diagnosticados nos Estados Unidos caracteriza-se por ser intra-ocular, sem apresentar invasão local ou metástases a distância. No Brasil e nos países em desenvolvimento, ainda é comum que o diagnóstico seja feito com o aumento de volume do olho ou extensão grosseira extra-ocular. Os sinais e sintomas dependem especialmente do tamanho e da localização do tumor. O chamado "olho de gato", brilho branco no olhar, é a principal razão para os pais procurarem o médico. Infelizmente, esse já é um sinal de doença intra-ocular avançada, e a chance de perda de visão nesse momento é muito grande. O estrabismo também poderá ser a primeira manifestação clínica do retinoblastoma. Geralmente o diagnóstico é feito por oftalmoscopia, radiografia e ultra-sonografia. A confirmação histopatológica é desnecessária.

Fatores prognósticos

Para o tumor unilateral o prognóstico relativo à visão é excelente. Após três anos, o desenvolvimento de tumor no olho contralateral é raríssimo. O prognóstico relativo à visão para o tumor bilateral depende da extensão do tumor e efetividade das modalidades terapêuticas. A sobrevida referente ao retinoblastoma aumentou de 13% para 90% nos dias atuais. A principal responsável por essa melhora é, sem dúvida, a capacidade de detecção precoce desses tumores. A doença metastática ainda apresenta prognóstico ruim (Magramm et al., 1989). Os fatores prognósticos mais importantes para o aparecimento de metástases são a presença de tumor no nervo óptico posterior à lâmina cribosa, no local da ressecção cirúrgica, e a extensão extra-escleral do tumor na órbita (Karcioglu et al., 1997).

A invasão da coróide maciça aumenta a possibilidade de disseminação hematogênica. A ressonância magnética poderá ser útil para a avaliação da extensão do envolvimento da coróide ou do nervo óptico. Outro fator prognóstico importante é o grau de diferenciação do tumor. Tumores pobremente diferenciados tendem a ser mais agressivos e ter pior prognóstico.

Tratamento

O tratamento do retinoblastoma é bastante complexo. É fundamental a melhor avaliação possível do tumor para a escolha terapêutica. Obter altos índices de cura e manter a visão deverão ser as metas do tratamento. A enucleação tem diminuído gradualmente nos últimos anos, com o avanço de outras técnicas terapêuticas, mas ainda costuma ser o tratamento mais seguro para os tumores unilaterais. Outras modalidades terapêuticas, como a radioterapia externa, placa radioativa, fotocoagulação com *laser*, crioterapia e quimioterapia, têm papel importante no tratamento desses tumores, e cada uma delas deverá ser analisada diante de cada caso, para que sejam escolhidas aquelas com maior garantia de cura e menores seqüelas.

Considerações finais

A oncologia pediátrica é, sem dúvida, uma das mais envolventes, desafiantes e intrigantes especialidades da medicina. Poucos tratamentos tiveram, em tão pouco tempo, tamanha evolução. Nos anos 1970, as chances de cura de uma criança com câncer em geral não passavam dos 30%. Hoje vivemos a realidade dos 70% de cura. Essa tremenda evolução se deve a alguns fatores essenciais: evolução no tratamento, descoberta de novas drogas, técnicas cirúrgicas e radioterápicas, sendo tão importante quanto as armas terapêuticas dirigidas à célula tumoral o suporte oferecido a esses pacientes.

Ocorreram grandes avanços relativos à antibioticoterapia, ao tratamento antifúngico, aos antivirais, ao conhecimento dos distúrbios eletrolíticos e metabólicos gerados pela lise tumoral, ao suporte transfusional e, mais recentemente, às técnicas de transplante de medula óssea, que possibilitaram o aumento da sobrevida de algumas crianças. A maior dificuldade experimentada pela equipe médica e pela família é conviver com a idéia de 30% de óbito. Esse dado estatístico, quando se trata de crianças, é aterrorizante. O ser humano, na maioria das culturas, tem muita dificuldade de conviver com essa inversão. Podemos aceitar a morte dos idosos, porém jamais a perda de um filho.

Outro fator importante é o preço da cura. O tratamento exige muita dedicação, aceitação e garra do paciente e da família. Altera toda a rotina familiar, fazendo que, muitas vezes, ou o pai ou a mãe seja obrigado(a) a se afastar de suas atividades profissionais para acompanhar a criança em seu tratamento. A criança precisa se afastar da escola, dos amigos e de suas atividades de lazer. Freqüentemente, ocorre grande mudança na imagem corporal – emagrecimento intenso, obesidade devido ao corticosteróide, alopecia (itens transitórios) e as mutilações definitivas, como enucleação ocular e amputação de um membro. O diagnóstico precoce e preciso é um dos mais importantes contribuintes para a melhoria da sobrevida e da qualidade de vida.

Não se concebe hoje um diagnóstico de patologia neoplásica sem análise patológica, imunoistoquímica e citogenética. No caso das doenças hematológicas, a morfologia da célula doente, imunofenotipagem, citogenética e biologia molecular são responsáveis por um diagnóstico completo, capaz de determinar o grupo de risco do paciente, permitindo a escolha terapêutica ideal, com altos índices de cura e poucas seqüelas. No Brasil, e na maioria dos países em desenvolvimento, a maior dificuldade dos oncologistas pediátricos, sendo o fator que nos distancia dos grandes centros europeus e americanos de tratamento, é o diagnóstico precoce. Ainda hoje, poucos são os pediatras com uma formação que os capacite a diagnosticar precocemente o câncer na infância.

Não existe um sinal ou sintoma patognomônico do câncer infantil. O câncer mimetiza as doenças pediátricas, e só sua evolução e o seguimento com proximidade da criança permitem ao médico perceber que a sua primeira suspeita não parece se confirmar e que uma chave mais ampla de diagnósticos diferenciais, da qual o câncer deverá fazer parte, permitirá o diagnóstico. Um sistema de saúde em que raras vezes a criança é vista seguidamente pelo mesmo médico impede o acompanhamento real dos sintomas. Invariavelmente, crianças com queixa de dor abdominal recebem tratamento para verminose, sem que seja feita uma investigação mais detalhada. Outro fator capaz de interferir de forma grave é o estigma da doença. O enfrentamento do diagnóstico é muito difícil para a família e para o pediatra geral. O otimismo que nega a hipótese muitas vezes atrasa o diagnóstico. Por outro lado, algumas vezes o pessimismo após a confirmação da hipótese, marcado pela idéia de que é inútil correr porque o óbito é certo, ainda tem prejudicado nossas crianças.

O diagnóstico precoce e preciso é indispensável. Quanto mais rapidamente a criança chegar a um centro especializado com os recursos necessários, mais cedo poderá conseguir resultados. Alto índice de suspeição e competência clínica são a chave do sucesso.

Referências bibliográficas

Albright, A. L.; Packer, R. J.; Zimmerman, R. et al. "Magnetic resonance scans should replace biopsies for the diagnosis of diffuse brain stem gliomas: a report from the Children's Cancer Group". *Neurosurgery*, v. 33, n. 6, p. 1026-9, 1993.

Avet-Loiseau, H.; Mechinaud, F.; Harousseau, J. L. "Clonal hematologic disorders in Down syndrome: a review". *Journal of Pediatric Hematology/Oncology*, v. 17, n. 1, p. 19-24, 1995.

Bale, P. M. "Sacrococcygeal developmental abnormalities and tumors in children". *Perspectives in Pediatric Pathology*, v. 8, n. 1, p. 9-56, 1984.

Baranzelli, M. C.; Kramar, A.; Bouffet, E. et al. "Prognostic factors in children with localized malignant nonseminomatous germ cell tumors". *Journal of Clinical Oncology*, v. 17, n. 4, p. 1212, 1999.

Barrett, A.; Crennan, E.; Barnes, J.; Martin, J.; Radford, M. "Treatment of clinical stage I Hodgkin's disease by local radiation therapy alone". *Cancer*, v. 66, n. 4, p. 670-4, 1990.

Bernstein, L.; Smith, M. A.; Liu, L. et al. "Germ cell, trophoblastic, and other gonadal neoplasms". In: Ries, L. A. G.; Gurney, J. G.; Linet, M. et al. (eds.). *Cancer incidence and survival among children and adolescents: United States SEER program 1975-1995*. Bethesda: National Cancer Institute/SEER Program, 1999, p. 125.

Bonaïti-Pellié, C.; Chompret, A.; Tournade, M. F. et al. "Genetics and epidemiology of Wilms' tumor: the French Wilms' tumor study". *Medical and Pediatric Oncology*, v. 20, n. 4, p. 284-91, 1992.

Brosman, S. A. "Testicular tumors in prepubertal children". *Urology*, v. 13, n. 6, p. 581-8, 1979.

Chaussain, J. L.; Lemerle, J.; Roger, M. et al. "Klinefelter syndrome, tumor, and sexual precocity". *The Journal of Pediatrics*, v. 97, n. 4, p. 607-9, 1980.

Creutzig, U.; Ritter, J.; Heyen, P. et al. "Effect of cranial irradiation on rate of recurrence in children with acute myeloid leukemia: initial results of the AML-BFM-87 study". *Klinische Pädiatrie*, v. 204, n. 4, p. 236-45, 1992.

Crist, W.; Gehan, E. A.; Ragab, A. H. et al. "The Third Intergroup Rhabdomyosarcoma Study". *Journal of Clinical Oncology*, v. 13, n. 3, p. 610-30, 1995.

Cronen, P. W.; Nagaraj, H. S. "Ovarian tumors in children". *Southern Medical Journal*, v. 81, n. 4, p. 464-8, 1988.

Dahlin, D. C.; Unni, K. K. "Bone tumors: general aspects and data on 8,542 cases". 4. ed. Springfield: Thomas, 1986.

_____. "Osteosarcoma of bone and its important recognizable varieties". *The American Journal of Surgical Pathology*, v. 1, n. 1, p. 61-72, 1977.

Donaldson, S. S.; Whitaker, S. J.; Plowman, P. N.; Link, M. P.; Malpas, J. S. "Stage I-II pediatric Hodgkin's disease: long-term follow-up demonstrates equivalent survival rates following different management schemes". *Journal of Clinical Oncology*, v. 8, n. 7, p. 1128-37, 1990.

Elliott, M.; Bayly, R.; Cole, T. et al. "Clinical features and natural history of Beckwith-Wiedemann syndrome: presentation of 74 new cases". *Clinical Genetics*, v. 46, n. 2, p. 168-74, 1994.

FINLAY, J.; WALKER, R.; BALMACEDA, S. et al. "Chemotherapy without irradiation for primary central nervous system germ cell tumors: report of an international study". *Proceedings of the American Society for Clinical Oncology*, v. 11, p. 150, 1992.

FRANCKE, U. "Retinoblastoma and chromosome 13". *Cytogenetic and Cell Genetics*, v. 16, n. 1-5, p. 131-4, 1976.

GATTI, R. A.; GOOD, R. A. "Occurrence of malignancy in immunodeficiency diseases: a literature review". *Cancer*, v. 28, n. 1, p. 89-98, 1971.

GEHAN, E. A.; GLOVER, F. N.; MAURER, H. M. et al. "Prognostic factors in children with rhabdomyosarcoma". *National Cancer Institute Monograph*, n. 56, p. 83-92, 1981.

GITLIN, D.; PERRICELLI, A.; GITLIN, G. M. "Synthesis of -fetoprotein by liver, yolk sac, and gastrointestinal tract of the human conceptus". *Cancer Research*, v. 32, n. 5, p. 979-82, 1972.

GIWERCMAN, A.; GRINDSTED, J.; HANSEN, B. et al. "Testicular cancer risk in boys with maldescended testes: a cohort study". *The Journal of Urology*, v. 138, n. 5, p. 1214-6, 1987.

GURNEY, J. G.; SEVERSON, R. K.; DAVIS, S.; ROBISON, L. L. "Incidence of cancer in children in the United States: sex-, race-, and 1-year age-specific rates by histologic type". *Cancer*, v. 75, n. 8, p. 2186-95, 1995.

HASHIMOTO, H.; KIRYU, H.; ENJOJI, M. et al. "Malignant neuroepithelioma (peripheral neuroblastoma): a clinicopathologic study of 15 cases". *The American Journal of Surgical Pathology*, v. 7, n. 4, p. 309-18, 1983.

HAYS, D. M.; RANEY JR., R. B.; LAWRENCE JR., W. et al. "Bladder and prostatic tumors in the Intergroup Rhabdomyosarcoma Study (IRS-I): results of therapy". *Cancer*, v. 50, n. 8, p. 1472-82, 1982.

HOFFMAN, H. J.; OTSUBO, H.; HENDRICK, E. B. et al. "Intracranial germ-cell tumors in children". *Journal of Neurosurgery*, v. 74, n. 4, p. 545-51, 1991.

HOROWITZ, M. E.; TSOKOS, M. G.; DELANEY, T. F. "Ewing's sarcoma". *CA: A Cancer Journal for Clinicians*, v. 42, n. 5, p. 300-20, 1992.

HUVOS, A. G. "Bone tumors: diagnosis, treatment, and prognosis". 2. ed. Filadélfia: WB Saunders, 1991.

IOACHIM, H. L.; COOPER, M. C.; HELLMAN, G. C. "Lymphomas in men at high risk for acquired immune deficiency syndrome (AIDS): a study of 21 cases". *Cancer*, v. 56, n. 12, p. 2831-42, 1985.

KARCIOGLU, Z. A.; AL-MESFER, S. A.; ABBOUD, E. et al. "Workup for metastatic retinoblastoma: a review of 261 patients". *Ophthalmology*, v. 104, n. 2, p. 307-12, 1997.

KILTIE, A. E.; LASHFORD, L. S.; GATTAMANENI, H. R. "Survival and late effects in medulloblastoma patients treated with craniospinal irradiation under three years old". *Medical and Pediatric Oncology*, v. 28, n. 5, p. 348-54, 1997.

KIMBALL DALTON, V. M.; GELBER, R. D.; LI, F. et al. "Second malignancies in patients treated for childhood acute lymphoblastic leukemia". *Journal of Clinical Oncology*, v. 16, n. 8, p. 2848-53, 1998.

KNUDSON JR., A. G. "Mutation and cancer: statistical study of retinoblastoma". *Proceedings of the National Academy of Sciences of the United States of America*, v. 68, n. 4, p. 820-3, 1971.

KRAMÁROVÁ, E.; STILLER, C. A. "The international classification of childhood cancer". *International Journal of Cancer*, v. 68, n. 6, p. 759-65, 1996.

KRIKORIAN, J. C.; PORTLOCK, C. S.; MAUCH, P. M. "Hodgkin's disease presenting below the diaphragm: a review". *Journal of Clinical Oncology*, v. 4, n. 10, p. 1551-62, 1986.

LA QUAGLIA, M. P.; GHAVIMI, F.; HERR, H. et al. "Prognostic factors in bladder and bladder-prostate rhabdomyosarcoma". *Journal of Pediatric Surgery*, v. 25, n. 10, p. 1066-72, 1990.

LOVVORN 3RD, H. N.; TUCCI, L. A.; STAFFORD, P. W. "Ovarian masses in the pediatric patient". *Aorn Journal*, v. 67, n. 3, p. 568-76, 1998.

MAGRAMM, I.; ABRAMSON, D. H.; ELLSWORTH, R. M. "Optic nerve involvement in retinoblastoma". *Ophthalmology*, v. 96, n. 2, p. 217-22, 1989.

MAGRATH, I. T. "African Burkitt's lymphoma: history, biology, clinical features, and treatment". *The American Journal of Pediatric Hematology/Oncology*, v. 13, n. 2, p. 222-46, 1991.

_____. "Lymphocyte differentiation pathways: an essential basis for the comprehension of lymphoid neoplasia". *Journal of the National Cancer Institute*, v. 67, p. 501-14, 1981.

MAHONEY, N. R.; LIU, G. T.; MENACKER, S. J.; WILSON, M. C.; HOGARTY, M. D.; MARIS, J. M. "Pediatric Horner syndrome: etiologies and roles of imaging and urine studies to detect neuroblastoma and other responsible mass lesions". *American Journal of Ophthalmology*, v. 142, n. 4, p. 651-9, 2006.

MANDELL, L. R.; MASSEY, V.; GHAVIMI, F. "The influence of extensive bone erosion on local control in non-orbital rhabdomyosarcoma of the head and neck". *International Journal of Radiation Oncology, Biology, Physics*, v. 17, n. 3, p. 649-53, 1989.

MANUEL, M.; KATAYAMA, P. K.; JONES JR., H. W. "The age of occurrence of gonadal tumors in intersex patients with a Y chromosome". *American Journal of Obstetrics and Gynecology*, v. 124, n. 3, p. 293-300, 1976.

MARINA, N. M.; CUSHING, B.; GILLER, R. et al. "Complete surgical excision is effective treatment for children with immature teratomas with or without malignant elements: a Pediatric Oncology Group/Children's Cancer Group Intergroup Study". *Journal of Clinical Oncology*, v. 17, n. 7, p. 2137-43, 1999.

MARINA, N. M.; ETCUBANAS, E.; PARHAM, D. M. et al. "Peripheral primitive neuroectodermal tumor (peripheral neuroepithelioma) in children: a review of the St. Jude experience and controversies in diagnosis and management". *Cancer*, v. 64, n. 9, p. 1952-60, 1989.

MARIS, J. M.; HOGARTY, M. D.; BAGATELL, R.; COHN, S. L. "Neuroblastoma". *Lancet*, v. 369, n. 9579, p. 2106-20, 2007.

MAURER, H. M.; BELTANGADY, M.; GEHAN, E. A. et al. "The Intergroup Rhabdomyosarcoma Study-I: a final report". *Cancer*, v. 61, n. 2, p. 209-20, 1988.

MILLER, D. R.; LEIKIN, S.; ALBO, V. et al. "Prognostic importance of morphology (FAB classification) in childhood acute lymphoblastic leukaemia (ALL)". *British Journal of Haematology*, v. 48, n. 2, p. 199-206, 1981.

MILLER, R. W.; FRAUMENI JR., J. F.; MANNING, M. D. "Association of Wilms' tumor with aniridia, hemihypertrophy and other congenital malformations". *The New England Journal of Medicine*, v. 270, p. 922-7, 1964.

NAGASAKA, T.; NAKAMURA, S.; MEDEIROS, L. J. et al. "Anaplastic large cell lymphomas presented as bone lesions: a clinicopathologic study of six cases and review of the literature". *Modern Pathology*, v. 13, n. 10, p. 1143-9, 2000.

NAKAHUMA, K.; TASHIRO, S.; UEMURA, K. et al. "Alpha-fetoprotein and human chorionic gonadotropin in embryonal carcinoma of the ovary: an 8-year survival case". *Cancer*, v. 52, n. 8, p. 1470-2, 1983.

NAROD, S. A.; STILLER, C.; LENOIR, G. M. "An estimate of the heritable fraction of childhood cancer". *British Journal of Cancer*, v. 63, n. 6, p. 993-9, 1991.

OBERLIN, O.; LEVERGER, G.; PACQUEMENT, H. et al. "Low-dose radiation therapy and reduced chemotherapy in childhood Hodgkin's disease: the experience of the French Society of Pediatric Oncology". *Journal of Clinical Oncology*, v. 10, n. 10, p. 1602-8, 1992.

PUI, C. H.; BEHM, F. G.; DOWNING, J. R. et al. "11q23/MLL rearrangement confers a poor prognosis in infants with acute lymphoblastic leukemia". *Journal of Clinical Oncology*, v. 12, n. 5, p. 909-15, 1994.

RANEY, R. B. "Spinal cord 'drop metastases' from head and neck rhabdomyosarcoma: Proceedings of the Tumor Board of the Children's Hospital of Philadelphia". *Medical and Pediatric Oncology*, v. 4, n. 1, p. 3-9, 1978.

REITER, A.; RIEHM, H. "Large cell lymphomas in children". In: MAGRATH, I. T. (ed.). *The non-Hodgkin's lymphomas*. 2. ed. Londres: Edward Arnold, 1997, p. 813-28.

REITER, A.; SCHRAPPE, M.; TIEMANN, M. et al. "Successful treatment strategy for Ki-1 anaplastic large cell lymphoma of childhood: a prospective analysis of 62 patients enrolled in three consecutive Berlin-Frankfurt-Münster group studies". *Journal of Clinical Oncology*, v. 12, n. 5, p. 899-908, 1994.

RIES, L. A.; PERCY, C. L.; BUNIN, GR. "Introduction – SEER pediatric monograph". In: RIES, L. A. G.; GURNEY, J. G.; LINET, M. et al. (eds.). *Cancer incidence and survival among children and adolescents: United States SEER program 1975-1995*. Bethesda: National Cancer Institute/SEER Program, 1999, p. 1-15.

RON, E.; MODAN, B.; BOICE JR., J. D. et al. "Tumors of the brain and nervous system after radiotherapy in childhood". *The New England Journal of Medicine*, v. 319, n. 16, p. 1033-9, 1988.

SANDLUND, J.; MAGRATH, I. T. "Therapy of lymphoblastic lymphoma". In: MAGRATH, I. T. (ed.). *The non-Hodgkin's lymphomas*. 2. ed. Londres: Edward Arnold, 1997, p. 813-28.

SHURTLEFF, S. A.; BUIJS, A.; BEHM, F. G.; et al. "TEL/AML1 fusion resulting from a cryptic t(12;21) is the most common genetic lesion in pediatric ALL and defines a subgroup of patients with an excellent prognosis". *Leukemia*, v. 9, n. 12, p. 1985-9, 1995.

SREEKANTAIAH, C.; LADANYI, M.; RODRIGUEZ, E.; CHAGANTI, R. S. "Chromosomal aberrations in soft tissue tumors: relevance to diagnosis, classification, and molecular mechanisms". *The American Journal of Pathology*, v. 144, n. 6, p. 1121-34, 1994.

STEINBERG, E. P. "The status of MRI in 1986: rates of adoption in the United States and worldwide". *AJR: American Journal of Roentgenology*, v. 147, n. 3, p. 453-5, 1986.

STEINBERG, E. P.; SISK, J. E.; LOCKE, K. E. "X-ray CT and magnetic resonance imagers: diffusion patterns and policy issues". *The New England Journal of Medicine*, v. 313, n. 14, p. 859-64, 1985.

TOMASZEWSKI, M. M.; MOAD, J. C.; LUPTON, G. P. "Primary cutaneous Ki-1 (CD30) positive anaplastic large cell lymphoma in childhood". *Journal of the American Academy of Dermatology*, v. 40, n. 5, p. 857-61, 1999.

TSOKOS, M. "Peripheral primitive neuroectodermal tumors: diagnosis, classification, and prognosis". *Perspectives in Pediatric Pathology*, v. 16, p. 27-98, 1992.

WHARAM, M.; BELTANGADY, M.; HEYN, R. et al. "Localized orbital rhabdomyosarcoma: an interim report of the Intergroup Rhabdomyosarcoma Study Committee". *Ophthalmology*, v. 94, n. 3, p. 251-4, 1987.

WILKINS, R. M.; PRITCHARD, D. J.; BURGERT JR., E. O.; UNNI, K. K. "Ewing's sarcoma of bone: experience with 140 patients". *Cancer*, v. 58, n. 11, p. 2551-5, 1986.

WINKLER, K.; BERON, G.; DELLING, G. et al. "Neoadjuvant chemotherapy of osteosarcoma: results of a randomized cooperative trial (COSS-82) with salvage chemotherapy based on histological tumor response". *Journal of Clinical Oncology*, v. 6, n. 2, p. 329-37, 1988.

WOLFF, L. J.; RICHARDSON, S. T.; NEIBERGER, J. B. et al. "Poor prognosis of children with acute lymphocytic leukemia and increased B cell markers". *The Journal of Pediatrics*, v. 89, n. 6, p. 956-8, 1976.

Woods, W. G.; Kobrinsky, N.; Buckley, J. *et al.* "Intensively timed induction therapy followed by autologous or allogeneic bone marrow transplantation for children with acute myeloid leukemia or myelodysplastic syndrome: a Children's Cancer Group pilot study". *Journal of Clinical Oncology*, v. 11, n. 8, p. 1448-57, 1993.

Woods, W. G.; Neudorf, S.; Gold, S. *et al.* "A comparison of allogeneic bone marrow transplantation, autologous bone marrow transplantation, and aggressive chemotherapy in children with acute myeloid leukemia in remission". *Blood*, v. 97, n. 1, p. 56-62, 2001.

Zipursky, A.; Peeters, M.; Poon, A. "Megakaryoblastic leukemia and Down's syndrome: a review". *Pediatric Hematology and Oncology*, v. 4, n. 3, p. 211-30, 1987.

EFEITOS TARDIOS DO TRATAMENTO DO CÂNCER NA INFÂNCIA E NA ADOLESCÊNCIA

Elisa Maria Perina; Maria José Mastellaro; Nely Aparecida Guernelli Nucci

A partir da década de 1960, com o advento de novas drogas e a abordagem multidisciplinar e multiprofissional, o tratamento de crianças e adolescentes com câncer resultou em significante aumento da sobrevida, passando de 28% para 75% na década de 1990 (Bleyer, 1990). No entanto, os efeitos secundários à doença e ao tratamento oncológico só passaram a ser conhecidos no fim da década de 1970 (Smith *et al.*, 1980), impactando a saúde e a qualidade de vida dos jovens recuperados do câncer e inaugurando a discussão sobre os limites da cura diante da toxicidade da terapia.

Se há vinte anos a cura significava sucesso terapêutico, hoje a sobrevida por si só não basta: a verdadeira cura exige alcançar o potencial biológico, intelectual, psíquico, emocional e social que acompanhava a criança quando foi acometida pelo câncer e submetida ao tratamento. A assistência multiprofissional deve promover a cura biopsicossocial do jovem após o término da terapia, contribuindo para melhorar a sua qualidade de vida.

Atualmente, um em cada novecentos adultos jovens é sobrevivente de câncer na infância. A estimativa para o ano de 2010 é de que essa proporção seja de um para 210 (Meadows *et al.*, 1980). A mudança na perspectiva de cura levou os profissionais que atuam na área de oncologia infanto-juvenil a se preocupar não só com a sobrevida, mas também com a qualidade de vida de seus pacientes após o término da terapia.

Aspectos biológicos

A quimioterapia, a radioterapia e a cirurgia são armas essenciais para o tratamento do câncer, sendo responsáveis por grande parte do sucesso terapêutico alcançado nas últimas décadas. Entretanto, são também responsáveis pela toxicidade tardia relacionada à terapia.

Devido às características próprias do crescimento e desenvolvimento, as crianças e os adolescentes submetidos à terapia antineoplásica apresentam potencial predisposição aos efeitos orgânicos adversos, além das dificuldades emocionais e de adaptação social após o término da terapia (Schwartz, 1999; Friedman e Meadows, 2002). A presença e intensidade dos efeitos tardios dependem da suscetibilidade e idade do paciente na época da terapia, do mecanismo de ação e da dose dos agentes antineoplásicos.

A ação dos quimioterápicos (Quadro 1) é dependente do ciclo celular, por isso a toxicidade aguda ocorre nos tecidos de alta proliferação, como os da medula óssea, mucosa do trato gastrointestinal, testículos, epiderme e fígado. Já as células que não se multiplicam, ou se dividem lentamente, como no caso de neurônios, músculos e tecido cojuntivo, são menos suscetíveis à toxicidade aguda, porém poderão sofrer alterações crônicas ou permanentes (Dreyer, Blatt e Bleyer, 2002). Portanto, as crianças e os adolescentes são mais vulneráveis aos efeitos adversos que poderão aparecer anos depois do término da terapia, como a deficiência de crescimento e desenvolvimento (Dalton *et al.*, 2003), infertilidade (Cicognani *et al.*, 2003), disfunções miocárdicas (Steinherz e Steinherz, 1991), endócrinas (Gleeson e Shalet, 2001) e neurológicas (Gamis e Nesbit, 1991).

A radioterapia (Quadro 2), outra modalidade terapêutica utilizada no tratamento do câncer, pode afetar os tecidos e acarretar disfunções musculoesqueléticas depois de o desenvolvimento completar-se, tornando as seqüelas tanto mais graves quanto menor a idade de exposição. A radioterapia craniana, como tratamento preventivo da leucemia meníngea em crianças, provoca desaceleração da velocidade de crescimento, com alto risco de baixa estatura final, obesidade, puberdade precoce em meninas e dificuldades relativas a raciocínio, memória e concentração (Pui *et al.*, 2003). Doses mais altas de irradiação para tratamento de tumores do sistema nervoso central levam a baixa estatura final, deficiência intelectual, alopecia permanente e atraso no desenvolvimento puberal da maioria dos adolescentes e adultos jovens tratados de câncer na infância (Gurney *et al.*, 2003).

Quadro 1: Efeitos tardios da quimioterapia.

Órgão/Sistema	Droga	Efeitos
Ossos	Corticosteróides	Necrose avascular, osteopenia/osteoporose
Coração	Antraciclina	Cardiomiopatia, falência cardíaca congestiva
Coração	Ciclofosfamida (altas doses)	Falência cardíaca
Pulmões	Bleomicina, BCNU	Fibrose pulmonar
Pulmões	Metotrexate	Pneumonia intersticial
Nervoso central/periférico	Metotrexate	Alterações estruturais, alterações neuropsiquiátricas, hemiplegia, convulsões
Nervoso central/periférico	Cisplatina	Neuropatia periférica, perda da audição neurossensorial
Nervoso central/periférico	Alcalóide da vinca	Neuropatia periférica
Rins	Ifosfamida	Síndrome de Fanconi
Rins	Cisplatina	Diminuição do *clearance* de creatinina, acidose tubular renal, hipomagnesemia
Rins	Carboplatina	Insuficiência renal
Rins	Nitrosuréia	Falência renal
Geniturinário	Ciclofosfamida, ifosfamida	Cistite hemorrágica, fibrose de bexiga, carcinoma de bexiga
Gônadas	Agentes alquilantes, procarbazina	Esterilidade masculina e menopausa precoce em mulheres
Gastrointestinal	Metotrexate	Disfunção hepática, fibrose, cirrose
Gastrointestinal	BCNU	Disfunção ou falência hepática
Medula óssea	Ciclofosfamida e outros agentes alquilantes, procarbazina, epipodofilotoxinas	Leucemia mielóide aguda secundária

Fonte: Lopes *et al.* (2000).

Os procedimentos cirúrgicos (Quadro 3) deixam seqüelas cicatriciais e podem levar a mutilações musculoesqueléticas e eventual ausência de órgãos, dependendo o comprometimento estético e funcional da amplitude cirúrgica e da capacidade do jovem em adaptar-se física e psicologicamente às suas limitações.

Cerca de 8% a 10% de crianças e adolescentes submetidos ao tratamento de câncer correm o risco de desenvolver uma segunda neoplasia, relacionada ao potencial mutagênico da quimioterapia e radioterapia associado aos fatores genéticos predisponentes (Cullen, 1991).

Um estudo cooperativo realizado com uma amostra de 16.540 adultos sobreviventes de hemopatias malignas na infância mostrou 133 segundas neoplasias, cuja quantidade variou de 2,4% após o tratamento de leucemias agudas a 31,9% após o tratamento de linfoma de Hodgkin; em comparação com a população geral, sobreviventes da doença de Hodgkin apresentaram um risco onze vezes maior de desenvolvimento de câncer (Maule *et al.*, 2007).

Oeffinger e Hudson (2004) relataram os efeitos tardios da terapia do câncer em extensa revisão de estudos. Oeffinger *et al.* (2006) fizeram um estudo retrospectivo com 10.397 sobreviventes de câncer tratados entre 1970 e 1986 e verificaram que, após trinta anos do término da terapia, três quartos dos sobreviventes apresentaram um problema crônico de saúde, com múltiplos efeitos tardios em um terço dos casos.

Em outro estudo, Oeffinger *et al.* (2000) analisaram 96 adultos jovens, maiores de 18 anos, encontrando trinta sem evidência de efeitos tardios. Nos demais 66 pacientes, encontraram um total de 115 efeitos tardios, sendo 29 com seqüelas de toxicidade de moderada a severa.

Quadro 2: Efeitos tardios da radioterapia.

Órgão/Sistema	Efeitos/Seqüelas
Todos os tecidos	Segunda neoplasia
Ossos	Diminuição do crescimento, dores, escolioses, baixa estatura, discrepância de crescimento, deformidades estéticas
Pele/tecido subcutâneo/músculos	Estéticos, atrofias, fibroses
Dentes/glândulas salivares	Malformação de esmalte e raízes, xerostomia, aumento de risco de cáries e doença periodontal
Olhos	Catarata, ceratoconjuntivite, retinopatia
Cardiopulmonar	Pericardite, doença coronariana precoce, fibrose pulmonar
Nervoso central	Deficiência neuropsicológica, problemas estruturais (calcificações, atrofia, perda de substâncias, hidrocefalia)
Rins	Insuficiência, hipertensão
Geniturinário	Contratura, fibrose
Endócrino	Deficiência do hormônio do crescimento, hipopituitarismo, hipotireoidismo, esterilidade, disfunções gonadais, menopausa precoce
Gastrointestinal	Má absorção, disfunção hepática, estreitamento intestinal

Fonte: Lopes *et al.* (2000).

Quadro 3: Efeitos tardios da cirurgia.

Procedimento	Efeitos
Esplenectomia	Diminuição da função imune e aumento do risco de sepse por bactérias encapsuladas
Amputação	Problemas funcionais, deformidades estéticas, problemas psicossociais
Cirurgias abdominais	Risco de obstrução intestinal, ausência de órgãos
Cirurgias pélvicas	Infertilidade, impotência, incontinência

Fonte: Lopes *et al.* (2000).

Geenen *et al.* (2007) estudaram 1.362 sobreviventes de câncer na infância, cuja média de idade por ocasião do estudo era de 24,4 anos. Encontraram em 40% dos sobreviventes pelo menos uma seqüela de risco para a saúde física, relacionada principalmente com a radioterapia.

Ness *et al.* (2005) analisaram o desempenho físico e as limitações nas atividades diárias de 11.481 sobreviventes de câncer na infância, comparando-os com seus irmãos. Concluíram que há um risco 4,7 vezes maior, em relação ao grupo controle, de perda de habilidades cotidianas e referentes a cuidados pessoais e 5,9 vezes maior de surgimento de dificuldades no trabalho e na escola.

O grupo cooperativo americano Children's Oncology Group (COG), sob a coordenação da doutora Melissa Hudson, desenvolveu um guia de efeitos tardios, com base no programa de estudos de sobreviventes de câncer na infância, relatando todos os fatores de risco e apresentando orientação para a intervenção multidisciplinar precoce relativa às seqüelas. Esse guia foi publicado por Landier *et al.* (2004) e está disponível em http://www.survivorshipguidelines.org.

Além das conseqüências físicas, o jovem recuperado do câncer pode apresentar manifestações neuropsicossociais, comprometendo a aprendizagem escolar, a reintegração na sociedade, o convívio familiar, a conquista de empregos e a vivência afetiva (Nagarajan *et al.*, 2003).

Aspectos psicossociais

As implicações psicológicas, tanto da etiologia como do manejo da doença, têm ocupado posição de destaque na literatura especializada, devido ao fato de estarmos diante de uma doença hoje concebida como grave e crônica. Pelas características e necessidades envolvidas no tratamento, ela age sobre todos os âmbitos da vida da criança, assim como das pessoas a ela relacionadas, fazendo que o campo da pediatria oncológica vá além dos aspectos estritamente médicos (Bearison e Mulhern, 1994).

A vida de uma criança ou de um adolescente ao receber um diagnóstico de câncer é alterada em vários aspectos. Esse diagnóstico representa o início de experiências muito sofridas, que podem gerar as mais diversas emoções.

Segundo Nucci (2002), os problemas psicossociais desses pacientes, assim como de seus familiares, são completamente diferentes dependendo do estágio da doença. Inicialmente ocorre o impacto do diagnóstico, seguido pelo longo e sofrido tratamento, o qual requer hospitalizações, consultas e exames médicos constantes. Essas necessidades, que são inevitáveis, têm um importante significado na vida do paciente, alterando sua rotina, forçando-o a se ausentar da escola e a interromper as demais atividades sociais e domésticas nas quais sempre esteve envolvido.

Valle (1994) descreve o momento da descoberta do diagnóstico como um período bastante difícil, no qual tanto a criança ou o adolescente quanto os familiares vivenciam incertezas, angústias, reações de incredulidade, questionamentos e demora na aceitação da realidade.

Durante o tratamento os pacientes apresentam alterações de peso (que diminui ou aumenta pelo efeito edemático das drogas), períodos de debilitação, perda dos cabelos, vulnerabilidade a infecções, seqüelas cirúrgicas, entre outros sintomas. Devido a essas ocorrências, surgem alterações na aparência física, na auto-imagem corporal, bem como limitações e impedimentos relativos a atividades que exijam grandes esforços ou àquelas realizadas em ambientes com muitas pessoas, o que pode prejudicar o desenvolvimento da auto-estima e a socialização desses pacientes (Wasserman, 1992).

Particularmente, os adolescentes apresentam problemas específicos em relação às mudanças na aparência física, revelando vergonha do próprio corpo, medo de ser ridicularizado ou de não suportar brincadeiras inconvenientes dos colegas ou desconforto ao falar sobre a doença com os companheiros e professores. Os procedimentos médicos geralmente são vistos como invasivos, causando ansiedade, aflição e angústia, sendo a punção lombar e a aspiração de medula consideradas por adolescentes os métodos mais desagradáveis no tratamento do câncer, segundo Sexson e Madan-Swain (1993).

Vasconcellos e Perina (2006), estudando grupos de adolescentes com câncer e utilizando a técnica da arteterapia, observaram que durante o período de doença e tratamento a natureza das relações interpessoais apresentava variações que estavam ligadas ao estigma do câncer, à continência oferecida pelo meio sociofamiliar e à própria vivência intrapsíquica dos adolescentes diante do processo do adoecer. Pelos desenhos e discursos, notaram que alguns pacientes se afastaram do convívio social, pois os conflitos gerados pelas alterações na imagem corporal e pela própria hostilidade projetada no vínculo intersubjetivo repercutem na interação do sujeito com o meio, trazendo dificuldades de integração com o grupo de adolescentes sadios. Concluíram que, quando o tratamento é finalizado com sucesso, os adolescentes tendem a retomar a rotina diária, restabelecendo os vínculos sociais rompidos ou provisoriamente suspensos e redirecionando a energia psíquica para novos investimentos em projetos de crescimento e desenvolvimento pessoal e interpessoal.

Rait et al. (1992) ressaltam que, algumas vezes, o adolescente que sobrevive ao câncer parece sofrer com maior intensidade a transição da infância para a adolescência, pois é encorajado pelos pais a ter maior independência e a participar de atividades sociais após as restrições e dependências do período de tratamento. Essa boa intenção pode ser percebida pelo adolescente como uma separação prematura da proteção parental, fazendo que se sinta despreparado para assumir abruptamente essa independência e uma postura auto-suficiente. Na impossibilidade de atenderem às expectativas dos pais, muitas vezes processos psicossomáticos são desencadeados, levando os jovens a desenvolver constantes estados de adoecimento, preocupações com sua saúde, busca freqüente de médicos e dificuldades de reinserção psicossocial.

Temos de considerar também a situação inversa, em que os pais, em virtude do medo exagerado de que o filho adoeça novamente, assumem atitudes superprotetoras que acabam impedindo o desenvolvimento psicossexual normal. Abordando essa temática, encontramos vários autores que descrevem a síndrome de Dâmocles, que corresponde ao intenso medo da recaída, acentuado pelo fim do tratamento, o qual traz, muitas vezes, a sensação de que o paciente ficará "desprotegido" se não receber drogas. Com o passar do tempo, o temor vai desaparecendo, ficando apenas no nível inconsciente, e retorna-se à vida normal. Se o medo exagerado se prolongar por muito tempo, pode constituir-se em um fator de risco de desencadeamento de processos psicopatológicos no futuro, segundo Cadiz e Rona (2004).

Sylos et al. (2006) realizaram um estudo com adolescentes curados e com suas mães, para compreender os aspectos psicodinâmicos da relação mãe-filho. Os resultados demonstraram que as mães mantêm predomínio de atitudes superprotetoras decorrentes do medo da recidiva, dos sentimentos de culpa pelo adoecimento da criança e das inseguranças relacionadas à sua capacidade em cuidar adequadamente do filho. Por outro lado, a maioria dos adolescentes apresentou um sentimento de bem-estar, retomada dos vínculos sociais e afetivos e ampliação do universo pessoal e social, encontrando-se mais bem adaptados do que seus pais.

As reações das crianças e dos adolescentes a uma doença e ao seu tratamento refletem interferências não apenas de sua idade mas também do estágio de desenvolvimento cognitivo, emocional, social em que se encontram; do desconforto gerado pela doença e pela dor; do tipo de tratamento e das limitações impostas por ele, bem como de seus efeitos colaterais; do entendimento da doença e dos significados atribuídos a ela; das reações da família, comunidade, sociedade; das informações e orientações sobre os efeitos tardios físicos e psicológicos, assim como da constituição emocional de cada um deles (Wasserman, 1992).

Assim, a etiologia psicossocial ainda necessita de maiores estudos e investigação. Se, por um lado, os fatores predisponentes ao câncer ainda não são totalmente conhecidos, o comprometimento da esfera psicossocial guarda íntima relação com o processo de desenvolvimento de doença/tratamento e a particular subjetividade na maneira de enfrentamento de cada paciente.

Preconceitos e expectativas dos adultos que rodeiam a criança ou o adolescente doente interferem nas atitudes tomadas por eles perante a doença, influenciando suas reações à situação vivenciada, já que o adulto traz, de alguma maneira, a expressão da aceitação social.

A piora da função psicológica muitas vezes pode ser atribuída à toxicidade do tratamento, bem como à perda da motivação por diminuição de energia física. Os efeitos tóxicos da quimioterapia e/ou radioterapia e o isolamento que o paciente sofreu, imposto pela doença ou pelo tratamento, podem ocasionar déficits neuropsicológicos, com seqüelas psicológicas como a diminuição do desempenho escolar ou social.

Pesquisas realizadas por Moore et al. (1992) para investigar os efeitos tardios da terapêutica médica do câncer têm demonstrado que as crianças curadas, quando comparadas com grupos de controle, apresentam, em diferentes graus: pior desempenho escolar, declínio intelectual, déficits cognitivos de atenção e memória, especialmente quando submetidas à irradiação e quimioterapia direcionadas ao sistema nervoso central.

Um trabalho realizado por Jannoun e Chessells (1987) com crianças tratadas de leucemia mostrou que 50% delas revelaram problemas de aprendizado após cinco anos do término do tratamento e 61% apresentaram concentração diminuída.

Por meio da literatura pode-se observar que os desajustamentos psicológicos não parecem estar diretamente associados à morbidade do tratamento sofrido; porém, aspectos ligados ao desempenho escolar estão claramente associados ao tempo de ausência das salas de aula. Essas crianças tendem a demonstrar sintomas de depressão, e os estudos geralmente os associam ao período de hospitalização durante o tratamento (Lopes et al., 2000).

A preocupação com o desenvolvimento da aprendizagem e a socialização da criança e do adolescente com câncer encontra-se na interface entre a busca da recuperação da saúde e a preservação do direito à educação. Cabe aos profissionais que lidam com o paciente (e seus familiares), numa intervenção preventiva primária, buscar formas de tratá-lo dignamente, procurando favorecer a percepção das suas condições de desenvolvimento e o incentivo a elas, respeitando suas competências e a possibilidade de participação ativa no processo de construção do conhecimento e da cidadania. Tais iniciativas objetivam prevenir e minimizar possíveis seqüelas psicológicas e cognitivas, além de garantir a melhora da qualidade de vida e o cumprimento dos princípios estabelecidos especificamente em nosso país pelo Estatuto da Criança e do Adolescente – Lei 8.069, de 13 de julho de 1990.

A abrangência dos aspectos relacionados ao tratamento do câncer e suas interligações com a qualidade de vida dos pacientes curados tem estimulado novos estudos e aumentado o interesse pelo tema.

A avaliação da qualidade de vida dos sobreviventes do câncer na infância é um novo campo de pesquisa, importante para obter melhor entendimento da percepção do paciente durante o tratamento e poder aprimorá-lo (Parsons e Brown, 1998).

Nos últimos anos, tem sido freqüente e cada vez maior a preocupação com o que se chama de "qualidade de vida" e sua abrangência nas mais diversas dimensões. O conceito passa a ser objeto de indagação e ação, sendo estudado com base em valores humanos, evidentemente multíplices em todos os seus aspectos (Wallander et al., 2001).

De acordo com Aaronson (1991) e outros estudiosos (Gotay e Moore, 1992; Fraser, 1993), é consensual afirmar que qualidade de vida é um constructo multidimensional, com contribuições de vários e diferentes campos ou domínios da vida, sendo mais do que só uma ponderação sobre o estado de saúde (isto é, bem-estar físico, psicológico e social) porque incorpora outras experiências de vida, tais como aspectos econômicos, ocupacionais e doméstico-familiares.

A partir da definição de saúde dada pela Organização Mundial da Saúde (OMS), como um estado de completo bem-estar físico, mental e social e não meramente de ausência de doenças, percebe-se uma redução da dimensão biomédica, reconhecendo-se a importância do componente subjetivo, psicológico, da saúde mental como fator importante para a qualidade de vida dos indivíduos e dos grupos, como aspecto essencial que não pode ser omitido no planejamento dos cuidados com a saúde em qualquer nível (WHO, 1946).

Qualidade de vida representa, assim, a sensação subjetiva de bem-estar que envolve a avaliação feita pelo indivíduo sobre vários aspectos que considera importantes na sua vida atual e, de forma global, em sua vida inteira (García Riaño, 1991).

O WHOQOL Group (1998), da Organização Mundial da Saúde, inclui em sua definição a percepção do indivíduo quanto à sua posição na vida, no contexto cultural e no sistema de valores em que vive, em relação a seus objetivos.

A qualidade de vida como importante aspecto de medida da significância clínica de práticas e resultados terapêuticos tem estimulado inúmeros estudos e o desenvolvimento de vários instrumentos, voltados principalmente para a população adulta. Em relação à população infantil, é grande a carência de trabalhos. Entretanto, a relevância dessa avaliação e a preocupação com aspectos conceituais e metodológicos estão trazendo reflexões sobre sua utilização de modo a garantir às crianças o atendimento de suas necessidades de desenvolvimento e a manutenção do seu bem-estar (Harding, 2001; Wallander *et al.*, 2001).

Para crianças e adolescentes doentes o "bem-estar" pode significar quanto seus desejos e esperanças se aproximam do que realmente está acontecendo. Portanto, as condições promotoras da saúde são essenciais em função da vida que terão pela frente.

Com o objetivo de avaliar a qualidade de vida em pacientes curados após transplante autólogo de medula óssea, Kanabar *et al.* (1995) analisaram seus pacientes segundo os sinais e sintomas apresentados. Esses pacientes foram submetidos a altas doses de quimioterapia e apresentavam chance de morte bastante grande. Nesse estudo, de 81 pacientes que receberam tratamento com autotransplante (Atmo), após recidiva, foram avaliados trinta pacientes. A distribuição quanto à doença de base foi a seguinte: sete pacientes com neuroblastoma, cinco com rabdomiossarcoma, seis com sarcoma de Ewing, quatro com linfoma não-Hodgkin, dois com doença de Hodgkin, quatro com leucemia linfóide aguda, um com tumor de Wilms e um com tumor de células germinativas. Destes, dez apresentaram alterações quanto à sensação ou mobilidade. Na avaliação de sensação, quatro pacientes apresentaram alguma dificuldade visual, necessitando de óculos, ou alguma dificuldade auditiva, exigindo o uso de aparelhos. Quando avaliados em relação à mobilidade, seis pacientes não conseguiam andar, correr, pular tão rápido quanto pessoas da mesma idade. Todos os pacientes, exceto um, apresentaram bom desempenho referente aos cuidados pessoais: comer, beber, tomar banho, vestir-se e tratar da própria higiene. Na avaliação relativa à dor, em sete pacientes ela foi considerada ocasional, não interferindo nas tarefas do dia-a-dia e não requerendo analgesia. Apenas um paciente precisava de analgesia freqüente, e outro, apesar da analgesia, encontrava-se incapacitado para a realização das atividades diárias. Quanto ao estado emocional, cinco pacientes ficavam ocasionalmente deprimidos ou de mau humor e dois sentiam-se assim freqüentemente.

Considerando qualidade de vida como um conceito que envolve fatores objetivos e subjetivos, derivados dos valores, sentimentos e crenças do paciente, esses estudos representam uma contribuição científica para futuras pesquisas e programas de ação preventiva direcionados às crianças e adolescentes com câncer, durante e após o tratamento.

Nem sempre o que consideramos qualidade de vida corresponde à visão dos pacientes. Nem sempre aquilo que consideramos como seqüelas é percebido pelos pacientes como algo prejudicial à sua qualidade de vida.

Isso nos leva a considerar a possibilidade de desconhecimento, negação emocional ou adaptação biopsicossocial. A severidade da doença e as seqüelas decorrentes do tratamento marcam a história do sujeito de maneira particular, dependendo de sua capacidade de adaptação e aceitação da realidade vivida.

Percebe-se, então, que o câncer traz, desde seu início, uma série de conseqüências psicossociais que perduram, alteram-se ou somam-se durante o tratamento e mesmo após a alta. Essas complicações exigem, sempre, uma atenção especial e envolvem variados aspectos da vivência psíquica e social da criança ou adolescente com câncer e de seus familiares.

Seguimento após o término da terapia

O programa de acompanhamento de sobreviventes dará ao paciente e sua família a oportunidade de esclarecimento sobre a doença e o tratamento que enfrentaram no passado, além de educá-los quanto aos riscos de seqüelas tardias e orientá-los a respeito de como preveni-las, ou pelo menos minimizá-las, e conviver com as limitações.

Pais, médicos e os próprios pacientes curados precisam de orientações claras para saber o que devem esperar para os próximos anos, uma vez que a maioria dos sobreviventes de câncer infanto-juvenil tem probabilidade de apresentar pelo menos um efeito tardio, o qual pode trazer seqüelas graves limitantes ou ameaça à vida.

O Comitê Psicossocial da Sociedade Internacional de Oncologia Pediátrica (Siop), que tem como objetivo definir algumas diretrizes para a assistência psicossocial à criança com câncer nas diferentes etapas do tratamento, elaborou as orientações necessárias para a assistência aos curados, ressaltando a importância da promoção da saúde física, psicossocial e socioeconômica, além da produtividade. A proposta do programa de curados definido pelo Comitê estabelece que o atendimento às necessidades psicossociais da criança com câncer deve ter início no momento do diagnóstico, continuando até o fim do tratamento, e ajudá-la na fase de reinserção social. Para isso, deve contar com uma equipe multiprofissional que estabeleça um plano de ação de acordo com as necessidades individuais de cada criança curada, considerando suas particularidades bem como seu desenvolvimento, e elabore uma documentação com todas as informações disponíveis sobre as crianças curadas, para que esses dados possam ser utilizados por outros serviços médicos, quando necessário. É importante salientar que o programa tem como base a assistência médica e psicossocial preventiva, marcada pelo aconselhamento psicológico, pela reabilitação física e pelo suporte informativo. Traz, ainda, contribuições ao campo da educação da população, enfatizando a necessidade de informar e conscientizar o público em geral a respeito da normalidade e da produtividade dos curados de câncer, de ajudar na criação de políticas públicas para prevenir discriminações ou fazer frente a elas e de educar curados para que sejam protagonistas de seu futuro econômico e social (Masera et al., 1996). Essas orientações da Siop (2004) podem ser encontradas em português no site da Sociedade Brasileira de Psico-Oncologia (SBPO).

Ainda são poucos os serviços de oncologia pediátrica que oferecem uma atenção específica ao seguimento após o término de terapia, apesar de ser um consenso, entre os membros da equipe oncológica, a necessidade desse cuidado especial.

Segundo Oeffinger e Wallace (2006), algumas dificuldades afastam o paciente do serviço de oncologia, como a ampla distância etária envolvendo a transição do pediatra para o clínico geral, mudança de endereço, falta de motivação para freqüentar um serviço médico. Por insegurança, ausência de orientação ou porque foi dissipada a chance de recorrência, a família pode não querer voltar a um ambiente que traz más lembranças.

A atenção ao jovem curado de câncer deve ser multiprofissional e multidisciplinar, incluindo a monitorização do crescimento e do desenvolvimento, atenção aos aspectos emocionais, integração social, aconselhamento genético, estímulo aos hábitos saudáveis de vida, orientação e favorecimento quanto à inclusão no mercado de trabalho.

A equipe multiprofissional deve estar atenta ao modo de vida anterior ao câncer e buscar recursos físicos, emocionais e socioeconômicos que privilegiem o bem-estar do paciente, sua individualidade e suas necessidades.

O seguimento a longo prazo dos jovens curados de câncer na infância deve ter como meta a promoção da qualidade de vida e do desenvolvimento de pesquisas cujos resultados possam contribuir para o melhor conhecimento dos efeitos tardios da terapia antineoplásica em todos os seus aspectos biológicos, emocionais e sociais, além de colaborar para a elaboração de novos protocolos de tratamento, procurando aumentar a sobrevida ao minimizar a toxicidade.

Apesar das seqüelas, devem ser consideradas as alternativas que assegurem o bem-estar do jovem por meio da satisfação de suas necessidades básicas, respeitando sua individualidade. A assistência multiprofissional deve fortalecer a recuperação biopsicossocial do jovem após o término da terapia, contribuindo para que assuma seu espaço social e possa ser o agente da construção de seu futuro e sua história.

Referências bibliográficas

AARONSON, N. K. "Methodologic issues in assessing the quality of life of cancer patients". *Cancer*, v. 67, supl. 3, p. 844-50, 1991.

BEARISON, D. J.; MULHERN, R. K. (eds.). *Pediatric psychooncology: psychological perspectives on children with cancer*. Nova York: Oxford University Press, 1994.

BLEYER, W. A. "The impact of childhood cancer on the United States and the world". *CA: A Cancer Journal for Clinicians*, v. 40, n. 6, p. 355-67, 1990.

BOTTOMLEY, S. J.; KASSNER, E. "Late effects of childhood cancer therapy". *Journal of Pediatric Nursing*, v. 18, n. 2, p. 126-33, 2003.

CADIZ, D. V.; RONA, R. E. "Problemas psicológicos después de finalizado el tratamiento en el niño y su familia". In: BECKER, K. A.; VARGAS, P. L. *Dejé atrás el cáncer: una guía para el futuro*. Santiago: Fundación Niño y Cáncer/Pinda, 2004, p. 47-67.

CHILDREN'S ONCOLOGY GROUP. *Long-term follow-up guidelines for survivors of childhood, adolescent, and young adult cancers*, 2006. Disponível em: <http://www.survivorshipguidelines.org/>. Acesso em: 15 ago. 2007.

CICOGNANI, A.; PASINI, A.; PESSION, A. et al. "Gonadal function and pubertal development after treatment of a childhood malignancy". *Journal of Pediatric Endocrinology & Metabolism*, v. 16, supl. 2, p. 321-6, 2003.

CULLEN, J. W. "Second malignant neoplasms in survivors of childhood cancer". *Pediatrician*, v. 18, n. 1, p. 82-9, 1991.

DALTON, V. K.; RUE, M.; SILVERMAN, L. B. et al. "Height and weight in children treated for acute lymphoblastic leukemia: relationship to CNS treatment". *Journal of Clinical Oncology*, v. 21, n. 15, p. 2953-60, 2003.

DREYER, Z. E.; BLATT, J.; BLEYER, A. "Late effects of childhood cancer and its treatment". In: PIZZO, P. A.; PO-

PLACK, D. G. (eds.). *Principles and practice of pediatric oncology*. 4. ed. Filadélfia: Lippincott Williams & Wilkins, 2002, p. 1431-62.

FRASER, S. C. "Quality-of-life measurement in surgical practice". *The British Journal of Surgery*, v. 80, n. 2, p.163-9, 1993.

FRIEDMAN, D. L.; MEADOWS, A. T. "Late effects of childhood cancer therapy". *Pediatric Clinics of North America*, v. 49, n. 5, p. 1083-106, 2002.

GAMIS, A. S.; NESBIT, M. E. "Neuropsychologic (cognitive) disabilities in long-term survivors of childhood cancer". *Pediatrician*, v. 18, n. 1, p. 11-9, 1991.

GARCÍA RIAÑO, D. G. "Calidad de vida: aproximación histórico-conceptual". *Boletín de Psicología*, v. 30, n. 20, p. 55-94, 1991.

GEENEN, M. M.; CARDOUS-UBBINK, M. C.; KREMER, L. C. et al. "Medical assessment of adverse health outcomes in long-term survivors of childhood cancer". *JAMA: The Journal of the American Medical Association*, v. 297, n. 24, p. 2705-15, 2007.

GLEESON, H. K.; SHALET, S. M. "Endocrine complications of neoplastic diseases in children and adolescents". *Current Opinion in Pediatrics*, v. 13, n. 4, p. 346-51, 2001.

GOTAY, C. C.; MOORE, T. D. "Assessing quality of life in head and neck cancer". *Quality of Life Research*, v. 1, n. 1, p. 5-17, 1992.

GURNEY, J. G.; NESS, K. K.; STOVALL, M. et al. "Final height and body mass index among adult survivors of childhood brain cancer: childhood cancer survivor study". *The Journal of Clinical Endocrinology and Metabolism*, v. 88, n. 10, p. 4731-9, 2003.

HARDING, L. "Children's quality of life assessments: a review of generic and health related quality of life measures completed by children and adolescents". *Clinical Psychology & Psychotherapy*, v. 8, n. 2, p. 79-96, 2001.

JANNOUN, L.; CHESSELLS, J. M. "Long-term psychological effects of childhood leukemia and its treatment". *Pediatric Hematology and Oncology*, v. 4, n. 4, p. 293-308, 1987.

KANABAR, D. J.; ATTARD-MONTALTO, S.; SAHA, V.; KINGSTON, J. E.; MALPAS, J. E.; EDEN, O. B. "Quality of life in survivors of childhood cancer after megatherapy with autologous bone marrow rescue". *Pediatric Hematology and Oncology*, v. 12, n. 1, p. 29-36, 1995.

LANDIER, W.; BHATIA, S.; ESHELMAN, D. A. et al. "Development of risk-based guidelines for pediatric cancer survivors: the Children's Oncology Group Long-Term Follow-Up Guidelines from the Children's Oncology Group Late Effects Committee and Nursing Discipline". *Journal of Clinical Oncology*, v. 22, n. 24, p. 4979-90, 2004.

LOPES, L. F.; CAMARGO, B. de; BIANCHI, A. "Os efeitos tardios do tratamento do câncer infantil". *Revista da Associação Médica Brasileira*, São Paulo, v. 46, n. 3, p. 277-84, 2000.

MASERA, G.; CHESLER, M.; JANKOVIC, M. et al. "Siop Working Committee on Psychosocial Issues in Pediatric Oncology: guidelines for care of long-term survivors". *Medical and Pediatric Oncology*, v. 27, n. 1, p. 1-2, 1996.

MAULE, M.; SCÉLO, G.; PASTORE, G. et al. "Risk of second malignant neoplasms after childhood leukemia and lymphoma: an international study". *Journal of the National Cancer Institute*, v. 99, n. 10, p. 790-800, 2007.

MEADOWS, A. T.; KREJMAS, N. L.; BELASCO, J. B. "The medical cost of cure: sequelae in survivors of childhood cancer". In: VAN EYS, J.; SULLIVAN, M. P. (eds.). *Status of the curability of childhood cancers: the University of Texas System Cancer Center, M. D. Anderson Hospital and Tumor Institute 24th Annual Clinical Conference on Cancer*. Nova York: Raven, 1980, p. 263-76.

MOORE 3RD, B. D.; COPELAND, D. R.; RIED, H., LEVY, B. "Neurophysiological basis of cognitive deficits in long-term survivors of childhood cancer". *Archives of Neurology*, v. 49, n. 8, p. 809-17, 1992.

NAGARAJAN, R.; NEGLIA, J. P.; CLOHISY, D. R. et al. "Education, employment, insurance, and marital status among 694 survivors of pediatric lower extremity bone tumors: a report from the childhood cancer survivor study". *Cancer*, v. 97, n. 10, p. 2554-64, 2003.

NESS, K. K.; MERTENS, A. C.; HUDSON, M. M. et al. "Limitations on physical performance and daily activities among long-term survivors of childhood cancer". *Annals of Internal Medicine*, v. 143, n. 9, p. 639-47, 2005.

NUCCI, N. A. G. *A criança com leucemia na escola*. Campinas: Livro Pleno, 2002.

OEFFINGER, K. C.; ESHELMAN, D. A.; TOMLINSON, G. E. et al. "Grading of late effects in young adult survivors of childhood cancer followed in an ambulatory adult setting". *Cancer*, v. 88, n. 7, p. 1687-95, 2000.

OEFFINGER, K. C.; HUDSON, M. M. "Long-term complications following childhood and adolescent cancer: foundations for providing risk-based health care for survivors". *CA: A Cancer Journal for Clinicians*, v. 54, n. 4, p. 208-36, 2004.

OEFFINGER, K. C.; MERTENS, A. C.; SKLAR, C. A. et al. "Chronic health conditions in adult survivors of childhood cancer". *The New England Journal of Medicine*, v. 355, n. 15, p. 1572-82, 2006.

OEFFINGER, K. C.; WALLACE, W. H. "Barriers to follow-up care of survivors in the United States and the United Kingdom". *Pediatric Blood & Cancer*, v. 46, n. 2, p. 135-42, 2006.

PARSONS, S. K.; BROWN, A. P. "Evaluation of quality of life in childhood cancer survivors: a methodological conundrum". *Medical and Pediatric Oncology*, supl. 1, p. 46-53, 1998.

PUI, C. H.; CHENG, C.; LEUNG, W. et al. "Extended follow-up of long-term survivors of childhood acute lymphoblastic leukemia". *The New England Journal of Medicine*, v. 349, n. 7, p. 640-9, 2003.

RAIT, D. S.; OSTROFF, J. S.; SMITH, K.; CELLA, D. F.; TAN, C.; LESKO, L. M. "Lives in a balance: perceived family functioning and the psychosocial adjustment of adolescent cancer survivors". *Family Process*, v. 31, n. 4, p. 383-97, 1992.

SCHWARTZ, C. L. "Long-term survivors of childhood cancer: the late effects of therapy". *The Oncologist*, v. 4, n. 1, p. 45-54, 1999.

SEXSON, S. B.; MADAN-SWAIN, A. "School reentry for the child with chronic illness". *Journal of Learning Disabilities*, v. 26, n. 2, p. 115-25, 1993.

SIOP (Sociedade Internacional de Oncologia Pediátrica). *Orientações sobre aspectos psicossociais em oncologia pediátrica*. Trad. Luciana Pagano Castilho Françoso; Elizabeth Ranier Martins do Valle. Ribeirão Preto: Grupo de Apoio à Criança com Câncer, 2004. Disponível em: <http://www.sbpo.org.br/images/pdf/siop_2004.pdf>.

SMITH, M. A.; RIES, L. A. G. "Childhood cancer: incidence, survival and mortality". In: PIZZO, P. A.; POPLACK, D. G. (eds.). *Principles and practice of pediatric oncology*. 4. ed. Filadélfia: Lippincott Williams & Wilkins, 2002, p. 1-12.

STEINHERZ, L.; STEINHERZ, P. "Delayed cardiac toxicity from anthracycline therapy". *Pediatrician*, v. 18, n. 1, p. 49-52, 1991.

SYLOS, M. D.; PERINA, E. M.; MASTELLARO, M. J.; AGUIAR, S. S. "Childhood cancer and cure: reflections on the mother-child relationship" (8th World Congress of Psycho-Oncology). *Psycho-oncology*, v. 15, supl. 2, p. S426, 2006.

VALLE, E. R. M. do. "Vivências da família da criança com câncer". In: CARVALHO, M. M. M. J. (org.). *Introdução à psico-oncologia*. Campinas: Psy, 1994, p. 219-42.

VASCONCELLOS, E. A.; PERINA, E. M. "Recursos arteterapêuticos na psicoterapia de grupo: compreendendo a expressão lúdica e imagética de adolescentes com câncer". In: PERINA, E. M.; NUCCI, N. A. G. (orgs.). *As dimensões do cuidar em psiconcologia pediátrica: desafios e descobertas*. Campinas: Livro Pleno, 2006, p. 204.

WALLANDER, J. L.; SCHMITT, M; KOOT, H. M. "Quality of life measurement in children and adolescents: issues, instruments and applications". *Journal of Clinical Psychology*, v. 57, n. 4, p. 571-85, 2001.

WASSERMAN, M. D. A. "Princípios de tratamento psiquiátrico de crianças e adolescentes com doenças físicas". In: GARFINKEL, B. D.; CARLSON, G. A.; WELLER, E. B. *Transtornos psiquiátricos na infância e adolescência*. Porto Alegre: Artes Médicas, 1992.

WHO (World Health Organization). Constitution of the World Health Organization: basic documents. Genebra, 1946.

WHOQOL GROUP. "Development of the World Health Organization WHOQOL-BREF quality of life assessment". *Psychological Medicine*, v. 28, n. 3, p. 551-8, 1998.

O CÂNCER NA CRIANÇA: A DIFÍCIL TRAJETÓRIA

Elizabeth Ranier Martins do Valle; Mirian Aydar Nascimento Ramalho

Todas as pessoas, sejam elas crianças, jovens, adultos ou idosos, algumas vezes são acometidas por uma doença. Febre, dores, mal-estar podem ser alguns dos sintomas mais freqüentes. Há doenças que são passageiras, duram poucos dias e, após alguns cuidados e uso de medicamentos, a pessoa se restabelece logo, retomando os afazeres de sua vida cotidiana. Entretanto, há doenças mais graves, complicadas e duradouras, que requerem tratamentos mais prolongados e complexos, com hospitalizações freqüentes, podendo mesmo levar à morte, em certas situações. Entre essas doenças está o câncer, que apresenta cerca de seis milhões de casos novos por ano no mundo todo, 98% ocorrendo em adultos e 2% em crianças. Desse modo, considera-se o câncer infantil como uma doença rara, pois se calcula que uma a cada seiscentas crianças possa vir a ter câncer ao longo da infância.

O câncer infantil provoca comoção emocional e transtornos psicossociais no meio familiar. Seu tratamento, em termos nacionais, implica investimentos de grande monta, envolvendo pesquisas, recursos, instituições, e requer profissionais da área da saúde, familiares e voluntários que mobilizem a sociedade a fim de garantir as condições necessárias para que alcance bons resultados, conforme preconização internacional. Esse esforço visa proporcionar uma vida com melhor qualidade aos pequenos pacientes e seus familiares, amenizando os sofrimentos que a hospitalização, os procedimentos médicos e as modificações de diversas naturezas provocam em seu existir.

Considerando esses aspectos, é importante apresentar algumas noções sobre o câncer infantil, abordar as questões psicossociais que envolvem a criança com câncer e seus familiares, deixando entrever as situações vivenciadas por eles e pela equipe de saúde.

A criança com câncer e sua família

Sabe-se que o câncer é uma doença que existe desde o início dos tempos e pode acometer pessoas em qualquer idade, não distinguindo sexo, raça, cultura, nível socioeconômico. Há diferentes tipos de câncer e cada qual pode atingir diferentes grupos populacionais; alguns afetam os mais jovens, outros os mais idosos, uns surgem com maior freqüência em mulheres, outros em homens e, ainda, há aqueles predominantes em determinadas raças, com raras ocorrências em outras (AECC, 2008).

É importante saber que a palavra *câncer* engloba mais de duzentas enfermidades diferentes, cada uma com seu próprio nome, origem, evolução, tratamento e prognóstico. Por isso, em um centro de tratamento de câncer são encontradas crianças com diversos tipos de câncer e, conseqüentemente, diversos tipos de tratamento.

"O que é isso, doutor?" (pai de Geraldo, 5 anos).

O câncer é uma doença que evolui com o aumento desordenado do número de células (hiperplasia/tumor), em qualquer parte do corpo. Essas células encontram-se prejudicadas em sua forma e função e têm a capacidade de invadir outras partes do corpo que estão próximas, além de "viajar" para outros locais por meio do sistema linfático e do sangue, podendo dar origem a tumores secundários (metástases), distantes do tumor original.

Nas crianças, as enfermidades cancerosas mais freqüentes são: as leucemias, os linfomas, os tumores do sistema nervoso central, o neuroblastoma, o tumor de Wilms e os tumores ósseos, que incluem o osteossarcoma, mais comumente observado na adolescência (AECC, 2008).

O tratamento de câncer na criança deve ser realizado por uma equipe de saúde especializada, composta de oncologistas, patologistas, cirurgiões oncológicos, enfermeiros, assistentes sociais, psicólogos, nutricionistas, entre outros. Esses profissionais devem manter comunicação constante e esclarecedora com a família e com a criança sobre a doença e seu tratamento, em todas as suas etapas. O início do tratamento sempre ocorre com a hospitalização da criança. Tanto ela como sua família, ainda sob o forte impacto do diagnóstico e do afastamento do lar, passarão a conviver com pessoas estranhas em um ambiente regido por regras que dificilmente são modificadas, relativas a realização de exames, horários de refeições e dietas especiais, por exemplo. Os modos de enfrentamento da doença e do tratamento são diversos, dependendo da idade da criança e de seu nível maturacional, além do modo como ela e sua família lidam com situações adversas. Por isso, a equipe de saúde deve estar preparada para atender às variadas necessidades físicas, psicoemocionais e sociais que poderão surgir no curso da doença e de sua terapêutica.

É importante salientar que desde o diagnóstico da doença, e durante os procedimentos terapêuticos e possíveis complicações, é preciso realizar uma série de exames e investigações para acompanhar a evolução do tratamento. Os mais comuns são: *exame de sangue*, que é retirado de uma veia no braço ou na mão, eventualmente podendo surgir uma mancha roxa no local da punção (hematoma); *exame de urina*, que é recolhida em recipiente estéril; *punção lombar*, para obtenção do líquido cefalorraquidiano, mediante a punção do canal da medula óssea por meio de uma seringa com uma agulha longa e fina. Esse procedimento pode causar sensações de mal-estar que costumam desaparecer após o repouso da criança por cerca de 24 horas. Além desses temos a *radiografia*, que permite a visualização de imagens do interior do corpo por meio dos raios X; as *tomografias*, que possibilitam a obtenção de imagens de cortes transversais do local examinado; a *ressonância magnética*, em que a criança é colocada em um tipo de túnel, também para que sejam obtidas imagens do interior do corpo. Esses procedimentos são indolores, mas exigem que a criança permaneça quieta durante sua realização. A *ecografia* por ultra-som é especialmente útil para o estudo dos órgãos internos, sendo realizada com a aplicação de um gel sobre a pele próxima da região a ser examinada. A *endoscopia* também possibilita a visualização do interior de órgãos como esôfago, estômago, intestino e pulmões, mediante a introdução de um endoscópio (tubo flexível conectado a uma câmera minúscula). Os *exames histológicos* são realizados por estudo microscópico de tecidos para que se descubra se a doença está sendo ou não controlada. Nem todos esses exames são necessários. Sua necessidade dependerá do tipo de câncer que a criança desenvolveu, tumor sólido ou leucemia (AECC, 2008). É preciso ser ressaltado, em relação ao diagnóstico, que tanto a família como a criança devem receber explicações prévias sobre o *porquê* desses procedimentos e *como* eles serão realizados. Conforme se constata na prática, pais e filhos participam mais ativamente do tratamento, com maior colaboração, quando adequadamente informados.

"Eu queria saber, como numa aula, os caminhos e os cuidados para o tratamento dessa doença" (pai de Cláudia, 13 anos).

Atualmente o tratamento pode ser feito por meio de três métodos, utilizados isoladamente ou em associação: quimioterapia, radioterapia e cirurgia. Cada qual tem suas indicações, limites, efeitos positivos e complicações. Os médicos especialistas na área definirão o tratamento mais apropriado após a consideração dos benefícios e dos riscos potenciais em cada caso.

Quimioterapia: consiste no emprego de medicações que exterminam as células cancerosas. No entanto, pode afetar as células de outros tecidos de crescimento rápido, como as do cabelo e das mucosas. O tratamento quimioterápico é muito complexo, podendo variar de meses a anos, e as medicações podem ser ministradas em casa e/ou no hospital, por via oral ou por meio de injeções, com a utilização de soros. A freqüência de sua aplicação varia de acordo com o tipo de câncer, podendo ocorrer em dias seguidos, alternados, em intervalos semanais, quinzenais ou até anuais. A quimioterapia costuma causar apatia; perda de apetite; queda de cabelo (que crescerá novamente após o término do período de medicação); diminuição da resistência da criança devido à diminuição de um dos componentes do sangue, os glóbulos brancos, responsáveis por combater as infecções; hematomas (manchas azuladas na pele) e sangramento nasal provocados pela baixa taxa de plaquetas no sangue (células responsáveis por sua coagulação); edemas (inchaços); aftas na boca; náuseas; vômitos; diarréia.

Radioterapia: utiliza radiações produzidas por uma máquina, em local do corpo delimitado pelo radioterapeuta por meio de marcas de fucsina (espécie de tinta) feitas na pele, que não devem ser apagadas. O número de sessões é determinado pelo especialista e varia conforme cada caso. Para esse tipo de tratamento, a família e o filho devem ser informados com antecedência de que a criança ficará sozinha em uma sala especial onde deverá permanecer na posição indicada pelo técnico. Esse ambiente deve ser visitado antes do início das aplicações. Também se deve frisar que o tratamento é indolor e não a tornará radioativa. O contato prévio com o local do tratamento e as explicações dos especialistas, de modo simples e claro, aliviam medos e reduzem as fantasias a respeito desse tipo de terapêutica. Alguns efeitos secundários podem surgir com a radioterapia, tais como: alterações cutâneas no local da irradiação (maior sensibilidade, descamação, prurido, edema/inflamação); queda de cabelo; modificação do paladar; diminuição da salivação; surgimento de aftas (quando a irradiação é na cabeça); alterações digestivas (ligeira dificuldade para engolir, diarréias, perda de apetite), quando a irradiação é feita no tórax e abdômen; fadiga.

Cirurgia: é o método mais antigo utilizado nos tratamentos oncológicos e a terapêutica de eleição para a maioria dos tumores. Consiste em extrair o tumor e os tecidos próximos a ele. Após a cirurgia, e dependendo de sua extensão, a criança costuma ter dores que podem ser controladas por medicamentos analgésicos. Nos casos de grandes cirurgias, como as amputações, ocorrem deficiências ou impedimentos de algumas funções do corpo, o que demandará uma readaptação e reabilitação dessas funções, muitas vezes por meio do uso de próteses. Nesse momento é muito importante a participação da equipe e da família no sentido de ajudar a criança a ter uma boa recuperação e a levar uma vida integrada à sociedade.

Outros tratamentos podem ser utilizados, como a *imunoterapia*, que visa ao fortalecimento do sistema imunológico da pessoa; a *braquiterapia*, também chamada radioterapia interna, porque a fonte radioativa é introduzida no organismo em cápsulas com doses de radiação pequenas se comparadas com as da radioterapia externa; o *transplante de medula óssea (TMO)*, indicado quando algum tipo de câncer, como, por exemplo, a leucemia mielóide aguda, não responde bem às terapias convencionais. O TMO pode ser autólogo, quando o doador é o próprio paciente; ou alogênico, quando a medula é de um doador compatível, geralmente um irmão, ou de um doador estranho à família, encontrado por meio do chamado banco de medula.

Qualquer que seja o tratamento, é importante relembrar que a família e a criança devem estar muito bem informadas acerca do porquê de sua realização, dos procedimentos que serão utilizados, dos esperados efeitos colaterais, com disponibilidade constante por parte da equipe para aclarar dúvidas e acolher preocupações.

"Por que tem crianças que ficam internadas e outras que vêm fazer a quimio e vão embora pra casa?" (mãe de Tiago, 4 anos).

O tratamento de câncer pode ser feito, em boa parte do tempo, de forma ambulatorial, isto é, sem que a criança fique hospitalizada. Conforme o tratamento prescrito para sua doença, ela chega ao hospital pela manhã, geralmente se colhe o sangue e, dependendo dos resultados do exame de sangue, são aplicados os quimioterápicos ou a radioterapia. Não havendo intercorrências, ela volta para casa. Isso significa que ela pode preservar parte de sua rotina doméstica e escolar. As internações no hospital acontecem quando ocorrem infecções, quando há necessidade de cirurgia ou de um tratamento mais agressivo, ou ainda quando o estado geral da criança não é bom ou se agrava.

Os médicos costumam fazer algumas recomendações à família e à criança para prevenir possíveis complicações durante o tratamento, uma vez que a criança, nesse período, pode estar imunodeprimida, isto é, com as defesas do sangue baixas. Entre tais recomendações podem ser citadas as seguintes:

- A criança não deve ter contato com pessoas portadoras de doenças infectocontagiosas, como rubéola, varicela, gripes etc.
- A criança não deve permanecer em lugares fechados com muitas pessoas. Se ela freqüentar a escola, deve sentar-se em local ventilado, próximo às janelas, e evitar aglomeração na sala ou no pátio.
- Em caso de febre, a criança deve ser levada imediatamente ao hospital onde realiza seu tratamento. Tentar controlar a febre por conta própria pode custar a vida dessa criança.
- As vacinas próprias a determinadas idades só poderão ser ministradas com a autorização expressa do médico responsável.
- A higiene pessoal (relativa ao corpo, cabelos e dentes) e alimentar precisa ser muito bem feita. Verduras e outros alimentos crus não devem ser ingeridos, a não ser quando preparados conforme orientação do médico e/ou do nutricionista.
- Não se deve permitir que a criança realize atividades violentas, como jogar bola, andar de bicicleta ou correr, pois durante o tratamento quimioterápico pode haver a diminuição do número das plaquetas do sangue, podendo ocasionar hemorragias se a criança sofrer quedas ou impactos. É importante também observar a cor da urina, para detectar uma possível hemorragia.
- É preciso que a criança tenha o repouso necessário, pois freqüentemente ela pode sentir cansaço devido ao tratamento e às suas conseqüências, entre elas a anemia.
- Deve-se buscar a orientação do médico se houver problemas de pele ligados à radioterapia. Ele poderá indicar medicações e pomadas adequadas caso haja coceiras ou manchas no local irradiado.

Apesar de todos esses cuidados, é essencial que a família procure manter a vida no lar o mais normal e ativa possível, sendo orientada e recebendo suporte para tal.

O impacto do câncer no desenvolvimento da criança

Embora o curso de desenvolvimento da criança possa ser alterado pela doença, o processo evolutivo básico continua, com as necessidades próprias de cada idade, que incluem os aspectos psicossociais e emocionais, a escolaridade e o relacionamento com os pares.

Holland e Rowland (1989) apresentam o desenvolvimento infantil, considerando os aspectos físicos, cognitivos, emocionais e sociais do nascimento à adolescência, segundo uma estrutura cronológica que inclui os períodos descritos a seguir.

Do nascimento aos 2 anos

O bebê parte de uma inteira dependência, passando pelo processo maturacional, que o tornará capaz de andar, falar, alimentar-se de forma independente. As primeiras experiências com seus cuidadores, em especial a mãe, e o meio ambiente lhe possibilitarão desenvolver um sentimento de confiança básica, conforme conceitua Erikson (1972). Trata-se da aquisição de uma segurança advinda da conduta dos seus provedores externos, mas também de si próprio e da capacidade dos próprios órgãos de responder aos seus impulsos e anseios.

Os pais de um bebê acometido por uma doença grave sentem-se frustrados e muitas vezes incapacitados para atender às demandas do tratamento, sendo necessário que a equipe de saúde volte sua atenção para eles, apoiando-os e cuidando deles, para que possam lidar com seus sentimentos e suprir as necessidades de seu filho.

Nesse período, a presença física e emocional dos pais é fundamental, apresentando, nas relações com o bebê, sensibilidade às suas necessidades e demonstrando a convicção de que existe um significado nas suas ações. O senso de confiança e esperança da criança surge não só de seus estímulos internos, mas também do reconhecimento de padrões consistentes de resposta de seus provedores (Erikson, 1972).

Dos 3 aos 5 anos

Com o aumento das habilidades motoras, a criança desenvolve a autonomia e o autocontrole, marcando a sua primeira emancipação em relação à mãe. Ela passa por um aperfeiçoamento da linguagem, entendendo e indagando incessantemente, amplia a imaginação, apresenta um sentimento de iniciativa e associa-se aos pares de sua idade.

Segundo Erikson (1972), a criança, nesse estágio, envolve-se no empreendimento, planejamento e realização de tarefas (iniciativa *versus* culpa), e manifesta um senso primitivo de moralidade.

Holland e Rowland (1989) destacam o fato de que crianças nessa fase acreditam que há regras para a manutenção da saúde, sentindo-se culpadas quando adoecem. Podem apresentar níveis altos de estresse durante procedimentos médicos (colocação de cateteres, punções lombares) ao se sentirem confusas e ameaçadas, ou punidas por suas más ações. Nessa idade, a criança depende de seus pais para protegê-la. Sua inabilidade em ajudá-la a lidar com os procedimentos dolorosos pode provocar muita ansiedade. As respostas à dor e o medo tornam-se exacerbados, e a criança pode apresentar retraimento, pânico, obstinação, acesso de raiva ou agitação motora.

Rodrigo, de 3 anos, apresentou acessos de raiva quando necessitava ter uma veia puncionada: esperneava e gritava palavrões, principalmente dirigidos à sua mãe. Esta, por sua vez, quando ele exigia, permitia que lhe batesse no rosto. Tal fato deixava a equipe de enfermagem desnorteada e ofendida com tanta agressividade. Quando questionado sobre o porquê de sua atitude, o menino disse: "Essa bruxa [a mãe] deixou essa mulher [enfermeira] me furar, agora ela tem que apanhar".

Os pais tentam proteger a criança, seguindo instruções médicas, em especial relacionadas à prevenção de quedas, limitando seu entusiasmo e iniciativa. Muitas vezes tentam uma compensação ao não impor limites e fazer mimos excessivos. Tais atitudes podem ter como resultado uma criança medrosa, passiva, dependente dos adultos, ou mesmo um "pequeno tirano", dificultando sua vida em sociedade.

Dos 6 aos 11 anos

Esse período é marcado principalmente pelo início da escolaridade formal, sendo a escola um ambiente de socialização fundamental para a criança nessa faixa etária. Ela aprende a ser competente e eficaz em atividades valorizadas pelos pais e adultos em geral. A enfermidade pode interferir nos relacionamentos com os companheiros, pois as constantes idas ao médico implicam faltas às aulas, mudanças corporais, como queda de cabelo e perda ou aumento de peso, cansaço e limitação da participação em jogos e brincadeiras. Essas diferenças podem levar os colegas a evitar ou isolar a criança doente. No modelo eriksoniano, o senso de competência e atividade pode ser prejudicado se a criança se sente inadequada entre seus pares, insegura em relação à sua capacidade de realização, com perda da auto-estima e um sentimento de inferioridade, provocando uma falta de perspectiva e descrença quanto ao retorno à vida normal.

Em nosso meio, nas classes sociais menos favorecidas, é comum que a família não encoraje a volta à escola, mesmo quando é uma proposta médica.

"Minha mãe disse que eu não preciso ir à escola porque estou doente e eu não quero ir porque vão rir de mim" (Joana, 9 anos).

Adolescência: dos 12 aos 18 anos

Esse período é marcado pela transição de criança a adulto, quando o jovem adquire uma identidade pessoal, assumindo um papel sexual adulto e desenvolvendo relacionamentos maduros com seus pares de ambos os sexos. Ele busca obter independência do núcleo familiar e começa a se preparar para o futuro, vislumbrando seu auto-sustento e a formação de sua própria família.

O adolescente com câncer enfrentará as alterações físicas, a falta de autonomia e a dependência forçadas pela presença da enfermidade e do tratamento, em um momento em que se preocupa com a aparência e valoriza o fato de ser fisicamente atraente, inviabilizando a construção de uma identidade física e sexual segura, bem como de um conceito positivo de si próprio. Esses conflitos podem afastar o adolescente do convívio social e do estabelecimento de relacionamentos significativos com companheiros de ambos os sexos, retardando ou distorcendo seu desenvolvimento psicossexual sadio (Vendruscolo e Valle, 2007).

Um aspecto importante a ser observado é a possível incapacidade reprodutiva após os tratamentos. Os jovens devem ser informados sobre essa questão e sobre os recursos disponíveis, como bancos de sêmen e óvulos. Com a ameaça representada pela doença, tendem a pensar mais intensamente no futuro, visualizando uma família com filhos. A impossibilidade de se tornarem pais os leva a um grau elevado de frustração e ansiedade, que pode implicar o abandono do tratamento.

"Como vou ter uma mulher se não posso ter filhos? Não vou poder casar" (Marcelo, 12 anos, ao ser comunicado sobre a necessidade de radioterapia nos testículos devido à infiltração leucêmica).

O adolescente com câncer é mais suscetível à não-adesão ao tratamento pela negação da doença, com conseqüente ameaça à sua vida. Nessa fase, quando o jovem está buscando sua independência, e tem de se submeter a dependências forçadas pela enfermidade e pelo tratamento, pode se recusar a seguir ou boicotar as orientações médicas (Vendruscolo e Valle, 2007). O contato com ex-pacientes que vivenciaram o câncer na adolescência promove a esperança e maior aceitação da situação por aqueles que estão iniciando o tratamento.

José, 16 anos, mostrava-se depressivo e decidido a abandonar o tratamento de leucemia, quando lhe foi proposto conversar com Válter (22 anos), que terminara o tratamento há cinco anos, também de leucemia. Este lhe contou que havia passado por momentos muito difíceis com os efeitos adversos da quimioterapia, mas que tinha valido a pena ter insistido, pois terminara seu curso escolar, tinha emprego, estava noivo e pretendia se casar em breve.

"Foi bom conversar com Válter; o cabelo dele cresceu de novo e ele leva uma vida normal" (José).

Conforme descrito, podemos observar como o desenvolvimento da criança e do adolescente implica a superação de várias etapas. Enfrentar um câncer é uma experiência devastadora para a criança e sua família, deixando muitas marcas. Com os recentes avanços no tratamento, a atenção da equipe de profissionais tem se voltado para a qualidade de vida durante e após o tratamento, minimizando-se os efeitos negativos da doença.

O conhecimento dos diferentes aspectos e demandas de cada período de desenvolvimento da criança e do adolescente torna-se primordial para os profissionais, de forma que possam reconhecer e antecipar o estresse de seus pacientes a fim de ajudá-los, e também a seus familiares, a lidar com a doença, o tratamento e suas conseqüências de forma adequada.

À medida que o câncer infantil foi se tornando uma doença passível de cura, pelos avanços da ciência, observou-se que aspectos psicológicos relacionados ao impacto do diagnóstico e ao tratamento vêm sendo enfatizados pela relevância dos serviços de suporte psicossocial para a criança e sua família. A Sociedade Internacional de Oncologia Pediátrica (Siop), em 1991, constituiu um comitê de trabalho sobre os aspectos psicossociais em oncologia pediátrica, que desenvolveu um documento relacionando objetivos e recomendações e resumindo as experiências dos maiores centros de tratamento. Esse documento foi publicado em 1993 e atualizado em 2003, tendo sua divulgação recomendada à comunidade de oncologia pediátrica; recebeu tradução brasileira em 2004 (Siop, 2004).

Nessa mesma linha de recomendações, foi publicado pelo National Institute for Health and Clinical Excellence, de Londres, o manual *Improving outcomes in children and young people with cancer* (Nice, 2005).

Mitchell *et al.* (2006) realizaram uma pesquisa no Reino Unido com 303 famílias, na qual pais e crianças submetidas ao tratamento de câncer responderam sobre sua satisfação com os serviços de suporte e também sobre áreas de necessidades psicossociais não atendidas pelos serviços. Os resultados encontrados mostraram que os seguintes aspectos psicossociais foram satisfatórios:

- suporte oferecido pelos profissionais;
- informação médica e preparação para o tratamento;
- oportunidade de envolvimento e participação no planejamento de cuidados;
- suporte aos familiares e amigos;
- oferta de lazer e jogos.

Os fatores deficientes foram:

- insuficiente espaço de estacionamento no hospital e custo elevado;
- a qualidade das refeições: os centros não oferecem comida adequada ao gosto infantil e não é permitido que a família prepare sua própria refeição;
- edifícios e atividades não apropriados à idade da criança, especialmente aos adolescentes;
- informações oferecidas sem adequação à idade do paciente e aos diferentes grupos étnicos;
- escassez de psicólogos e de serviços de suporte emocional e aconselhamento;
- falta de suporte para avós e irmãos das crianças e adolescentes com câncer;
- pouca atenção aos procedimentos de transição na volta ao lar e à escola e pouca informação e discussão sobre a fertilidade.

Os resultados, embora limitados a uma amostra constituída por uma população predominantemente branca e de uma região desenvolvida, oferecem pontos para reflexão no que concerne aos aspectos psicossociais a serem observados em serviços de suporte de forma que atendam de modo mais satisfatório às reais necessidades da criança com câncer e de sua família.

A família e a história da doença e do tratamento

O período pré-diagnóstico

A história do câncer infantil geralmente tem início com o aparecimento de alguns sinais e sintomas: febre de origem ignorada, palidez, dor óssea, manchas roxas (petéquias) pelo corpo, massas palpáveis, transtornos neurológicos, entre outros. Por serem alguns desses sintomas comuns a diversas doenças infantis e até por o câncer ser raro na infância, há uma queixa geral das famílias de haver uma demora muito grande, em muitos casos, em se chegar ao diagnóstico de câncer, às vezes de vários meses.

"Levei meu filho a três pediatras, eles diziam que ele estava com anemia e davam ferro. O quarto médico foi quem desconfiou e mandou o Rodrigo para Ribeirão para fazer exame no Hospital das Clínicas. Ele estava é com leucemia" (mãe de Rodrigo, 6 anos).

A família fica extremamente preocupada nesse período de pré-diagnóstico, diante da demora em se descobrir o que a criança realmente tem. De algum modo, costuma pressentir que alguma grave ameaça paira sobre seu filho, algo desconhecido e incontrolável contra o qual não encontra condição para se defender, nem a seu filho. Esses momentos são vividos com intensa apreensão relacionada à revelação do mal que acomete a criança, e podem levar a culpas futuras dos pais ou acusação por parte destes contra os médicos que não souberam, de pronto, dar-lhes o diagnóstico.

O diagnóstico

"Quando o médico falou que era câncer, pareceu que um buraco se abriu no chão e eu afundei lá dentro, e não conseguia mais sair de dentro dele" (mãe de Lídia, 4 anos).

A partir da revelação do diagnóstico de câncer, os temores da família se concretizam e ela passa a sofrer profundas alterações – a unidade familiar fica afetada, como também o relacionamento de seus membros com outras pessoas. Mesmo com todos os avanços médicos e medicamentosos que vêm ocorrendo e mostram altos índices de cura em grande parte dos cânceres infantis, o diagnóstico de câncer referente a um filho marca um momento de incertezas, de angústia diante da possibilidade de morte. São comuns as reações iniciais de incredulidade, de desespero, de busca de uma causa. Nas hipóteses explicativas da família e mesmo da criança, há uma tentativa de relacionar o aparecimento da doença a alguma situação que lhes faça sentido: por a criança não comer determinado alimento (como, por exemplo, o feijão, fazendo que a anemia virasse leucemia – o que não é verdadeiro), por um familiar já ter tido a doença, por uma "falta" cometida pela criança ou pelos pais, por um castigo por algo que foi ou deixou de ser feito.

Atualmente, cada vez mais há um consenso entre equipes médicas de todo o mundo segundo o qual o diagnóstico deve ser ouvido conjuntamente pelos pais e pela criança, devendo o médico procurar utilizar palavras simples e informativas que possam ser compreendidas por uma família em desespero. Assim, ele deve nomear as partes do corpo afetadas, explicar como chegou ao diagnóstico, mencionar os possíveis meios de tratamento, a sua provável duração, as chances de cura e, então, falar da esperança dessa cura. A esperança permite que as pessoas se defrontem com uma realidade hostil e conservem razões para lutar, enfrentar um tratamento agressivo, confiando que a criança se cure. A esperança nos ajuda a investir na vida enquanto há vida.

Além da "verdade" médica é preciso que o profissional também permita que a família e a criança contem as suas "verdades" acerca do adoecimento, sejam elas claras ou obscuras, coerentes, fragmentadas ou aberrantes. Isso pode acontecer não só no primeiro encontro, possibilitando ao médico a compreensão desses momentos vividos pela família, o que ensejará o esclarecimento de dúvidas e favorecerá a construção de laços de confiança indispensáveis nessa relação. O reconhecimento por parte do médico dos modos pelos quais a família encara o adoecer de seu filho permite que ela se sinta considerada e integrada à realidade que está vivenciando, e não afastada pelo poder médico (Oppenheim, 1989).

A família espera do médico não apenas competência técnica, mas também o compromisso de uma presença constante ao longo de todo o tratamento. Ela espera contar com ele para que possa ter confrontadas suas interrogações e inquietações relativas à doença e aos sentidos que ela vai tomando, buscando tecer uma história compartilhada. A família precisa ter a "garantia" de que não estará só.

No momento do diagnóstico e nos primeiros tempos que se seguem a ele, há uma grande dificuldade em aceitar tal acontecimento na vida do filho e na própria vida. Muitos pais afirmam que a vida sofre uma paralisação: eles não conseguem trabalhar nem cuidar da casa e dos outros filhos, não têm vontade de sair nem para ir ao supermercado, não querem tomar banho ou se arrumar. As dificuldades estendem-se também à compreensão do câncer e de seu tratamento, o que para eles é muito complexo. Muitas são as dúvidas e preocupações, principalmente porque não são encontradas explicações causais para a doença, e isso pode interferir na própria decisão sobre realizar o tratamento. Além dos médicos, toda a equipe de saúde precisa mostrar-se acolhedora, numa circunstância de tanta vulnerabilidade familiar.

O tratamento

"[...] ela já operou, agora está começando a quimioterapia e passa mal... Tenho medo da químio, é muito sofrimento, mas sei que é a única coisa que pode salvar minha filha" (mãe de Janaína, 9 anos).

O enfrentamento da realidade de ter um filho em tratamento de câncer significa conviver em um novo mundo – o mundo do hospital, com idas e vindas para acompanhar procedimentos dolorosos (como tirar sangue, fazer quimioterapia, tirar líquidos da medula), com períodos de internação, com a necessidade de um planejamento doméstico (Com quem ficam os outros filhos? Quem pode cuidar da casa? Quem vai levar os outros filhos à escola?), com problemas financeiros (Como conseguir transporte? Como comprar medicamentos que o hospital não fornece?) e problemas profissionais (ausências freqüentes do emprego, "não ter cabeça" para trabalhar).

Ao lado de seus medos, inquietações e preocupações, a família precisa encontrar forças para ajudar a criança doente a reagir bem, tanto física como emocionalmente, diante das condições que a doença e o tratamento impõem e que levam a criança a intenso sofrimento.

Por ver o filho passando por tais situações de sofrimento e pelo medo de vir a perdê-lo, uma das atitudes mais comuns manifestadas pela família durante o tratamento é a superproteção à criança. Ela passa a ser tratada de forma diferente da que tinha sido empregada até então: sente-se observada o tempo todo, apalpada freqüentemente para que se verifique se tem febre, controlada em seus comportamentos, não lhe sendo permitido jogar bola, andar de bicicleta, sair sozinha ou com os amiguinhos, ir à escola. Os pais acabam por transmitir ao filho toda a sua inquietação e angústia, e ele pode se ver como um ser que não está correspondendo às expectativas de sua família, podendo advir, assim, sentimentos de fracasso, de fragilidade, de ameaça à própria vida.

A família diante dessa realidade costuma fazer concessões à criança doente, tanto de ordem material (dá mais presentes, compra alguns alimentos exclusivos para ela, pois nem sempre dispõe de recursos para gastar com os outros filhos) como de ordem afetiva (a poupa de atividades que antes fazia, dedica-lhe mais tempo e atenção, dá prioridade a seus desejos e vontades, preterindo os outros filhos). Assim, pouco a pouco a criança pode ir se transformando em uma pequena tirana, cheia de manhas e vontades, exigente e egoísta, conforme o que é muitas vezes relatado pelos pais (Valle, 1997).

"A Fernanda é chantagista. Está usando a doença para obter coisas... Mas o que eu posso fazer? Já basta o sofrimento dela aqui... leva picadas... Então em casa eu poupo: ela quer, a gente cede. Eu me sinto melhor fazendo tudo que ela pede. Ela já sabe que em casa é dona da situação" (mãe de Fernanda, 6 anos).

Aspectos regressivos de seu desenvolvimento podem também aparecer devido ao tratamento da doença, requerendo ainda mais a presença dos pais: o filho não come a não ser que a comida lhe seja dada diretamente na boca; só toma a medicação quando a mãe é quem lhe dá; às vezes é preciso que lhe dêem banho e o troquem por ter sido submetido à cirurgia e estar com o corpo limitado ou por realmente se sentir debilitado por causa do tratamento.

"O Roberto pediu que eu desse sopa na boca dele" (mãe de Roberto, 10 anos).

As transformações pelas quais uma criança em tratamento de câncer pode passar – desde o emagrecimento, cicatrizes e queda de cabelo até amputações, enucleação ocular e esterilidade – acarretam conseqüências às famílias que variarão conforme sua cultura, o meio social e a idade das crianças.

"Quando olho o meu filho e vejo como ele mudou depois do tratamento, ponho na minha cabeça que esse vai ser o preço para tê-lo comigo" (mãe de Gabriel, 11 anos).

Para Oppenheim (1989), o olhar dos pais sobre seu filho é o resultado de um compromisso frágil entre três imagens: a imagem ideal – da criança maravilhosa com quem eles sempre sonharam; a imagem real – à qual, pouco a pouco, eles estão se habituando; a imagem futura, com planos para o destino de seu descendente e na qual investem as expectativas para o seu futuro.

O câncer e seu tratamento podem transtornar todas essas expectativas, de modo que os pais eventualmente se sintam traídos pela própria vida. Ficam confusos diante da situação não escolhida nem esperada por eles, revelando, por vezes, uma grande revolta:

"Eu me sinto impotente, tenho que aceitar um tratamento que é um jogo... e minha filha é um objeto desse jogo, que pode ser ganho ou perdido... Não se pode fazer nada... é um sofrimento geral" (pai de Cláudia, 13 anos).

Outras vezes, surge forte ressentimento para com as pessoas estranhas ao ambiente hospitalar que demonstram curiosidade ou aversão pela aparência da criança:

"No começo da doença eu até evitava sair de casa para ir ao supermercado. O Bruno estava barrigudo, as pessoas olhavam, perguntavam... Parecia que todo mundo comentava... era desagradável" (mãe de Bruno, 4 anos).

O medo e a insegurança sempre aparecem:

"Tenho observado a postura da Ana. Ela está diferente, não sei se é dela ou próprio da doença. O jeito de andar, de correr com insegurança... tortinha" (pai de Ana, 6 anos).

Os pais sentem-se confusos diante das incertezas e inseguranças que vivenciam durante o tratamento. Em grande parte das vezes podem mostrar passividade e conformismo em relação ao que têm de passar, apoiando-se na religião e em Deus para suportar tamanha provação:

"A gente fica triste, sofre, mas tem que aceitar. Se eu pudesse, tirava essa doença, mas como é impossível a gente tem que confiar em Deus, aceitar o filho que Deus deu e se conformar..." (mãe de Roberval, 9 anos).

Assim, os pais, durante o tratamento, parecem procurar por uma força dentro de si, geralmente calcada na fé e na religião. No fundo, permanece a intensa preocupação com a doença, que os incomoda o tempo todo. Ao mesmo tempo que dizem confiar em Deus, na cura do filho, questionam-se sobre a razão que faz que ele não sare e choram.

Os irmãos

Os outros filhos, durante o tratamento de câncer, sentem-se "deixados de lado", podendo manifestar revolta com a proteção e com a atenção especial que os pais dão à criança doente.

"O Flávio [irmão mais velho] está revoltado. Ele não se conforma com essa situação, que está sem pai e sem mãe. Eu estou sentindo muita rejeição dele. Acho que ele pensa que fui escolher justo agora que ele está de férias para ficar longe dele [no hospital, com o irmão]. O pai já explicou que porque o Rafael está doente tem que ficar no hospital, mas ele não compreende" (mãe de Rafael, 5 anos).

Portanto, além de todas as dificuldades e da agressividade do tratamento vivenciadas pelos pais, é preciso enfrentar o ciúme do irmão doente manifestado pelos demais filhos e sua carência afetiva pela ausência dos pais, que necessitam acompanhar o filho doente ao hospital para o tratamento; há ambivalência afetiva em relação ao irmão doente com a presença de sentimentos contraditórios, como dó, raiva, rejeição, vergonha de seu aspecto físico, preocupação e tristeza (Pedrosa e Valle, 2000). Os pais sentem-se tão assoberbados por tantas dúvidas e temores ao cuidar de seu filho doente que quase nunca conseguem lidar com os problemas dos outros filhos ou manter com eles uma interação adequada, de modo a poder aliviar suas tensões. O irmão de uma criança com câncer, pelo afastamento a que é submetido, costuma fantasiar sobre o tratamento e seus procedimentos.

É comum também, durante o tratamento, que o irmão sadio apresente alguns sintomas, como dor de cabeça e dor de barriga, para "chamar a atenção" dos pais sobre si. A falta às aulas, alegando os sintomas mencionados, é outro recurso utilizado, que culmina em uma queda do seu desempenho escolar. É preciso que a equipe de saúde fique atenta a essas questões e possa, efetivamente, propor condições para amenizar essa situação: permitir que o irmão visite o hospital e acompanhe um dia de tratamento da criança com câncer, que tenha um atendimento psicológico de apoio para que suas dúvidas possam ser esclarecidas, assim como seus sentimentos contraditórios e suas preocupações relacionados ao irmão doente. Atualmente, existem livretos interativos que tratam da situação de ter um irmão em tratamento de câncer, os quais podem ser utilizados para um trabalho com o irmão sadio, funcionando como um instrumento de ajuda nessa situação (Pedrosa, 2001).

O fim do tratamento: a sobrevivência da criança ao câncer

"Eu guardei uma garrafa de champanhe para estourar hoje, para comemorar a nossa vitória... o fim do tratamento. Está todo mundo muito feliz lá em casa. Mas, doutor, sem o remédio... dá um medo de a doença voltar... Mas tenho fé que não" (pai de Felipe, 7 anos).

Quando o tratamento termina, é comum que os pais se sintam divididos, isto é, se por um lado estão felizes por o filho ter superado um "inimigo" tão agressivo e temeroso, por outro lado têm medo de que, sem a "proteção" dos medicamentos, a doença possa voltar. Portanto, nessa fase, não é simples retomar o mundo anterior, livre da doença, com as trivialidades de um cotidiano do qual se afastaram, posto que todas as questões dos últimos tempos giravam em torno do câncer de seu filho (Valle, 1997).

"Será que não seria bom dar umas químios de vez em quando, por garantia?" (pai de Márcio, 5 anos, na consulta em que foi finalizado o tratamento quimioterápico).

Nesse sentido, é importante lembrar que os laços que unem a família ao hospital não são cortados imediatamente com a finalização do tratamento. Mesmo fora do processo terapêutico, as crianças voltam periodicamente ao hospital para uma avaliação médica para verificar o desenvolvimento infantil e se a doença não recidivou. Inicialmente mensal, esse retorno ambulatorial é gradativamente ampliado para três meses, seis meses, um ano. Costuma-se dizer que, após cinco anos sem doença, as chances de o câncer retornar são bastante remotas. Nesses retornos surge a oportunidade à criança e à família de reavivarem os relacionamentos com a equipe e com outros pacientes e seus familiares. É importante que, além do médico, outros profissionais da equipe, como enfermeiro, psicólogo, nutricionista e assistente social, possam também acompanhar a família e seu filho após o final do tratamento. Para lidar com certas questões, relacionadas a escolaridade, sexualidade, carreira profissional, por exemplo, é necessário adquirir maior segurança no manejo da vida, que se apresenta em toda a sua diversidade. Por essa razão, não só os aspectos físicos da criança devem ser avaliados, mas também os aspectos psicossociais.

Cada família evolui de acordo com suas possibilidades pessoais e as condições em que viveu a doença, incluindo-se aí o tipo de cuidado que recebeu por parte da equipe e a ajuda de familiares, dos empregadores, dos amigos, dos vizinhos, enfim, de todos aqueles que, de algum modo, puderam cooperar para a realização de um tratamento tão longo e tão doloroso. Algumas famílias passam a sentir-se mais fortalecidas do que antes, julgando-se vitoriosas por terem vencido a luta contra o câncer. Outras ficam fragilizadas, sentem ameaças pairando o tempo todo sobre si, constituindo um grupo de risco (Valle, 1997).

A morte da criança com câncer

Apesar de estatísticas de cura animadoras, o câncer infantil ainda é uma doença que mata. A criança pode não responder bem ao tratamento, ter uma recaída ou uma infecção grave e sua condição de saúde se complicar.

Quando o quadro da criança se agrava e se prolonga o seu sofrimento, os pais chegam aos limites do suportável, diante da ameaça de perda iminente de seu filho, depositário das suas esperanças e seus projetos. A angústia que os pais sentem não pode ser eliminada, pois pertence à própria condição de ser humano, defrontando-se com a finitude, com a inexistência do filho. Pode surgir um dilema entre resistir e desistir dessa luta contra a doença. Muitas vezes, nessa situação desesperadora, pais e até outros familiares podem buscar tratamentos alternativos ou voltar-se para a religião, fazendo promessas para que ocorra a cura do filho. A equipe, nesse momento, deve ouvir e acolher os familiares e orientá-los sobre essas questões, principalmente no que diz respeito a certos produtos milagrosos, tais como as chamadas "garrafadas", as quais podem ser fabricadas com péssimas condições de higiene e até mesmo com produtos tóxicos que podem comprometer, ainda mais, o estado da criança.

Diante do estado de sofrimento do filho, os pais sentem-se impotentes e, para eles, é inimaginável não poder fazer mais nada para aliviá-lo. Nesse momento, quando os médicos também nada mais podem fazer para mantê-lo vivo, alguns pais reúnem coragem e assumem-se autenticamente, marcados por sua angústia, como pais de uma criança com uma doença grave que está à morte. São pais que encaram de fato a situação em que foram lançados, sem recorrer a subterfúgios e sem esquivar-se. Enfrentam a situação e, revelando um amor maior, aceitam perder o filho à custa de sua própria dor, pois vêem na morte a libertação da criança de tanto sofrimento (Valle, 1988).

"Vejo meu filho sofrer muito... Agora eu enfrento o que meu filho passa, antes eu só chorava... Meu choro não resolveu nada, ele não sarou... Se Deus for tirar ele de mim, eu não quero que ele fique sofrendo, quero que tire rápido e dê toda a força para mim" (mãe de Rodrigo, 3 anos).

Alguns pais podem se sentir aliviados da angústia pelos caminhos da religião e da fé. Então, na experiência religiosa, pode surgir a aceitação da realidade pessoal – ser mãe ou pai de uma criança que está morrendo.

"Sou conformada... a gente não pode fazer nada. O que Deus faz está bem-feito. O que Deus fizer estará bem... e a gente aceita" (mãe de Rogério, 8 anos).

Os pais buscam um sentido para o que está acontecendo. Parece haver uma necessidade de reescrever a história da vida com seu filho; buscam suas falhas, suas culpas:

"Quando engravidei do Jean, eu não queria... Pensei em fazer um aborto" (mãe de Jean, 4 anos).

Procuram ligações entre fatos que nem sempre têm relação entre si, numa tentativa de compreender por que estão passando por tão terrível experiência de vida.

"Para mim foi uma convulsão. A partir daí tudo foi piorando para ele. Para mim foi alguma coisa do remédio, porque ele tomou muito remédio... às vezes" (pai de Marcelo, 3 anos).

Todas essas cogitações surgem, pois os pais não conseguem entender racionalmente por que têm de passar por esse sofrimento. É preciso que eles sejam ouvidos e ajudados por uma equipe multi/interprofissional acolhedora, que lhes permita construir suas histórias, pôr em palavras todos os sentimentos, toda a angústia que estão vivenciando, e lhes possa trazer conforto, muitas vezes esclarecendo suas dúvidas, aliviando suas "culpas", ajudando-os a vislumbrar outras verdades, outras possibilidades.

Para os pais há algo de intolerável na possibilidade de sobreviver ao seu filho, e tal acontecimento os deixa impotentes diante da doença e do que ela significa: a morte do filho, revertendo, para eles, a "lei natural" segundo a qual os pais devem morrer antes dos filhos.

O luto familiar

A partir da aceitação da perda do filho, sentimentos de luto já começam a cercar os pais. A morte de uma criança cronicamente doente é mais bem suportada quando os pais podem passar por um trabalho de luto progressivo, após terem cuidado dela e lhe dado o melhor de si (Valle, 1997).

O enlutamento pode ter início no momento da comunicação do diagnóstico de câncer, quando os pais podem reagir com entorpecimento e negação da realidade (Bromberg, 1996). A dificuldade de separação da criança pode ser maior quando, na fase terminal, há uma grande aproximação entre ela e os pais, uma vez que geralmente são necessários cuidados diretos e intensos nessa fase.

Entretanto, o luto antecipatório é uma situação delicada, revestida de grande complexidade, já que não pode ser expresso, pois a criança que está morrendo não deve perceber que os pais não estão mais investindo nela como ser vivo, diante da ameaça que paira. Os pais precisam de tempo e repetidas oportunidades para discutir o que está acontecendo e compartilhar seus sentimentos com outros familiares e com a equipe de profissionais.

Para Herbert (1996), apesar de qualquer tipo de preparo e de expectativa dos pais, a morte do filho, inevitavelmente, é um trauma devastador. Os últimos instantes de vida e o momento da morte requerem muita dedicação dos pais e dos profissionais.

É um consolo saber que o filho querido foi bem cuidado, que tudo que foi possível foi feito por ele. Isso também pode auxiliar no processo de elaboração do luto.

"Na hora da morte da Aline, no meio de todo aquele desespero, eu vi uma lágrima brilhando no canto do olho do médico que cuidou dela. Aí eu tive a certeza de que fizeram tudo por ela, mas tinha chegado a hora dela mesmo" (mãe de Aline, 7 anos).

Essa mãe voltou espontaneamente ao hospital algumas semanas após a morte da criança. Dizia ela que o motivo de estar ali era rever o hospital e agradecer às pessoas que cuidaram tão bem de sua filha. Para essa mãe, esse foi um modo de lidar com a perda de sua menina, com o seu luto. Entretanto, há outras famílias que nunca mais querem sequer ver de longe o hospital ou alguém que fez parte dos momentos tão sofridos ali passados. Cada um (pai ou mãe) expressa o luto ao seu modo. E é preciso que isso seja compreendido e respeitado por todos – familiares e profissionais.

Portanto, quando a criança morre no hospital, os profissionais de saúde devem acolher os sentimentos dos pais, compartilhar sua perda e dar-lhes tempo para ficar com seu filho morto, tocá-lo, prepará-lo e cuidar de seu corpo, se quiserem. Devem descobrir se eles preferem ter alguém do seu lado, nesse momento, ou estar a sós com seu filho. Desse modo, já estarão ajudando a família a elaborar o seu luto.

Também para os profissionais esse é um momento muito difícil. Sentimentos de fracasso, de impotência, as exigências para a retirada do corpo revelam o lado desencantado do cuidar. Françoso (1993) traz o depoimento de uma enfermeira que mostra quão conflitante pode ser essa situação, pois muitas vezes a instituição hospitalar exige rapidez no preparo do corpo e em sua retirada da enfermaria onde ocorreu o óbito, não dando espaço nem tempo para que a família possa estar com o filho que acaba de morrer e chorar ao seu lado.

Quando deixam o hospital levando a criança morta, em geral os pais sentem grande desamparo, vivenciando sozinhos a enorme perda. Isso ocorre porque, no caso do câncer, é freqüente que a criança passe períodos prolongados no hospital, com o rompimento dos vínculos com a equipe de saúde representando uma perda adicional para a família. Cientes dessa realidade, existem hospitais que mantêm uma equipe de ligação com a família da criança que morreu, oferecendo-lhe apoio e cuidados nos primeiros tempos após o óbito (Herbert, 1996).

Há equipes que enviam uma carta aos pais ou lhes telefonam, mostrando-se sensibilizadas com o acontecido e compreensivas quanto à sua dor, colocando-se à disposição para conversar com eles. Para Alby (1983), é preciso que os pais tenham a opção de vir ou não ao hospital após a morte da criança. Deixar a porta aberta para a família significa que ela virá se quiser, mesmo porque, em alguns casos, o luto se faz à custa de uma ruptura com o lugar onde a criança morreu. Cada um constrói o luto de acordo com o seu modo de ser e com o que lhe faz sentido: indo todos os dias ao cemitério, ou não indo nunca, conservando ou doando todos os pertences da criança, falando ou silenciando a seu respeito, revisitando o hospital e reencontrando ali os cuidadores de seu filho ou nunca mais retornando.

Bromberg (1996) discorre com bastante clareza e propriedade sobre o luto familiar, vivenciado como uma crise de ordem emocional e relacional que desaba sobre todos os membros após a morte de um ente querido e desorganiza toda a família. Podem ocorrer: sintomas físicos, decorrentes do próprio enlutamento, que podem se autoperpetuar pelas preocupações do enlutado em relação à sua saúde futura; solidão e isolamento, freqüentemente aumentados pela inabilidade das outras pessoas em mencionar algo relacionado à morte da criança; necessidade de lidar com o luto de outros familiares, principalmente dos outros filhos, que pode envolver experiências extremamente desgastantes para quem está tentando elaborar o seu próprio luto; medo de um colapso nervoso; falta de um espaço, de um contexto para a expressão de seus sentimentos de tristeza, de raiva, de culpa, entre outros.

"Fui pôr isso na minha cabeça depois de um mês, mais ou menos, de que a Bianca não ia voltar. Fico no calmante até hoje" (mãe de Bianca, 6 anos).

Quando morre um filho, a família sofre efeitos devastadores. A perda mescla-se com raiva, revolta, culpa, autoreprovação pela incapacidade de impedir a morte, sentimentos de injustiça. A morte de um filho quebra de maneira definitiva um padrão familiar estabelecido, pondo em risco a estabilidade possível e necessária para a convivência familiar. Muitas famílias buscam algum tipo de explicação para a doença e para a morte que possa consolá-las:

"Eu acho que a doença, por algum motivo, veio nela... talvez para a purificação plena dela... para que ela levasse isso lá pro alto... ou para me ensinar alguma coisa" (mãe de Elaine, 7 anos).

Após a morte da criança, cabe à família a realização de algumas tarefas, as quais, de algum modo, ajudam na elaboração do luto: decidir o que fazer com os objetos pessoais, com as roupas, com os brinquedos, com o quarto, o que pode levar certo tempo; rever fotos e rememorar momentos significativos nos quais o filho ainda era saudável; ter de falar sobre a morte do filho com pessoas que não souberam do ocorrido, encontradas casualmente ou ao telefonarem (Sousa e Valle, 2000).

Nos primeiros tempos após a perda, é bastante comum, segundo Reimer e Davies (1995), que a mãe sonhe freqüentemente com seu filho, pense ouvir seus passos ou sua voz chamando-a. Rememorações de seu jeito de ser, de suas qualidades, fazem parte de um cotidiano de saudade:

"Ela era a minha flor... era a mais doce... sempre sorrindo... sempre de bem com a vida... não reclamava... Gostava tanto de sorvete!" (mãe de Janaína, 9 anos).

Mas, gradualmente, quase imperceptivelmente, muitas coisas vão mudando no modo como os pais sentem e percebem a perda. Começam a se envolver com as pequenas coisas do dia-a-dia, tomando parte nos acontecimentos familiares com maior facilidade. Essa mudança não significa que eles pararam de sofrer, mesmo porque não há um progresso linear. Há dias melhores e piores, mas pouco a pouco notam que já podem suportar melhor a vida e estão sobrevivendo ao acontecido.

"Vai passar? Não sei. As lágrimas vão parar? Não sei se isso passa, mas vou tentando levar a vida o mais próximo do normal possível" (mãe de Elaine, 7 anos).

Os pais também percebem que não são mais as mesmas pessoas e a família já não é a mesma. Não é possível dizer quando as coisas começam a mudar, pois o ritmo do processo de luto varia de acordo com o modo de ser de cada um.

O luto é um tempo de buscas, um tempo em que há um esforço para encontrar um sentido para tudo que aconteceu. Alguns pais dizem que, quando seu filho morre, uma parte deles morre também e que não são mais os mesmos depois da perda. Mudam suas relações com o cônjuge, com os outros filhos, com as outras pessoas (Reimer e Davies, 1995).

"Parece que fiquei até com birra das pessoas que não têm nada a ver com o que aconteceu [morte da filha]... com o marido... com a família até mesmo... uma frieza egoísta" (mãe de Maíra, 5 anos).

Uma forte característica da vivência do luto de mães de crianças com câncer é a ambigüidade, que faz que a proximidade de parentes ora seja louvada, ora seja absolutamente indesejável; que seja triste lembrar, mas se mantenha contato com os companheiros de tratamento; que tenham raiva das pessoas ou as queiram ao seu redor (Sousa e Valle, 2000).

A morte de um filho jamais é esquecida. Algumas pessoas relatam que parte delas permanece triste para sempre. Entretanto, aprendem a acalentar as lembranças do filho, a viver com sua dor e a levar a vida adiante. Permanece o amor que elas compartilharam com a criança como parte integrante do seu ser.

Finalizando, vale mencionar que as citações das crianças e de pais aqui incluídas foram coletadas ao longo de seu convívio com os profissionais. O intuito ao citá-las foi de aproximar o leitor das vicissitudes relacionadas ao câncer infantil, propondo caminhos para um melhor enfrentamento da situação, tanto por parte da criança e sua família como da equipe de saúde.

[...] longa ou breve, a existência é sempre a mesma: ela tem um começo e um fim, e entre os dois ela nos dá o tempo de viver e de descobrir o nosso mundo.

É assim que acontece para as plantas, para os animais, para as pessoas jovens ou velhas... Mesmo para os menores insetos... Para todos!

Mellonie e Ingpen (1989)

Referências bibliográficas

AECC (Asociación Española contra el Cáncer). *El cáncer en los niños*. Disponível em: <http://www.todocancer.com/NR/rdonlyres/02E0C816-0875-4528-BBB8-0C900A-D57A94/0/GUIAREDUCIDA.pdf>. Acesso em: 4 jan. 2008.

ALBY, N. "La mort chez l'enfant, son retentissement chez le parents et les soignantes". Bruxelas, 1983 (conferência não publicada).

BROMBERG, M. H. P. F. "Luto: a morte do outro em si". In: BROMBERG, M. H. P. F. et al. (orgs.). *Vida e morte: laços da existência*. São Paulo: Casa do Psicólogo, 1996.

ERIKSON, H. E. *Identidade, juventude e crise*. Trad. Álvaro Cabral. Rio de Janeiro: Zahar, 1972.

FRANÇOSO, L. P. C. *Enfermagem: imagens e significados do câncer infantil*. 1993. 145 p. Dissertação (Mestrado em Enfermagem) – Escola de Enfermagem de Ribeirão Preto, Universidade de São Paulo, Ribeirão Preto.

HERBERT, M. *Supporting bereaved and dying children and their parents*. Leicester: The British Psychological Society, 1996.

HOLLAND, J. C.; ROWLAND, J. H. (eds.). *Handbook of psychooncology*. Nova York: Oxford University Press, 1989.

MELLONIE, B.; INGPEN, R. *Le temps de la vie: la naissance, la vie, la mort*. Toulouse: Milan, 1989.

MITCHELL, W.; CLARKE, S.; SLOPER, P. "Care and support needs of children and young people with cancer and their parents". *Psycho-oncology*, v. 15, n. 9, p. 805-16, 2006.

NICE (National Institute for Health and Clinical Excellence). *Improving outcomes in children and young people with cancer: the manual*. Londres, 2005. Disponível em: <http://www.nice.org.uk/nicemedia/pdf/C&YPManual.pdf>.

OPPENHEIM, D. "L'enfant, son cancer, ses parents, ses soignants". In: LEMERLE, J. (ed.). *Cancers de l'enfant*. Paris: Flammarion, 1989, p. 218-31.

PEDROSA, C. M. *João e seu irmão*. Ribeirão Preto: Fapesp/Gacc/Abraccia, 2001 (livreto).

PEDROSA, C. M.; VALLE, E. R. M. do. "Ser irmão de criança com câncer: estudo compreensivo". *Pediatria (São Paulo)*, São Paulo, v. 22, n. 2, p. 185-94, 2000.

REIMER, J. C.; DAVIES, B. *Finding your way: grieving the death of your child*. Vancouver: Canuck Place, 1995.

SIOP (Sociedade Internacional de Oncologia Pediátrica). *Orientações sobre aspectos psicossociais em oncologia pediátrica*. Trad. Luciana Pagano Castilho Françoso; Elizabeth Ranier Martins do Valle. Ribeirão Preto: Grupo de Apoio à Criança com Câncer, 2004. Disponível em: <http://www.sbpo.org.br/images/pdf/siop_2004.pdf>.

SOUSA, J. P. M.; VALLE, E. R. M. do. *A vivência do luto de mães de crianças com câncer*. 2000. Trabalho de conclusão de curso (Bacharelado em Psicologia) – Faculdade de Filosofia, Ciências e Letras de Ribeirão Preto, Universidade de São Paulo, Ribeirão Preto, São Paulo.

VALLE, E. R. M. do. *Câncer infantil: compreender e agir*. Campinas: Psy, 1997.

_____. *Ser no mundo com o filho portador de câncer: hermenêutica de discursos de pais*. 1988. 123 p. Dissertação (Doutorado em Psicologia) – Instituto de Psicologia, Universidade de São Paulo, São Paulo.

VENDRUSCOLO, J.; VALLE, E. R. M. do. "Câncer infantil: o impacto no desenvolvimento". Disponível em: <http://www.sbpo.org.br>. Acesso em: 27 abr. 2007.

A REINSERÇÃO ESCOLAR DE CRIANÇAS COM CÂNCER: DESENVOLVIMENTO DE UMA PROPOSTA INTERPROFISSIONAL DE APOIO EM ONCOLOGIA PEDIÁTRICA

GISELE MACHADO DA SILVA; ELIZABETH RANIER MARTINS DO VALLE

As diversas perspectivas diante da reinserção escolar de crianças com câncer: revisando a literatura

Atualmente o câncer infantil é considerado uma patologia potencialmente curável; contudo, sua terapêutica longa e agressiva dificulta a manutenção do estilo de vida da criança, favorecendo o abandono escolar. No período de adoecimento a escola pode ser uma fonte de estresse para a criança devido à debilidade física ou mesmo por resistências e preconceitos de diferentes ordens. Todavia, retornando para a escola, a criança pode exercer o controle sobre uma parte de sua vida, adquirindo uma postura mais ativa que muitas vezes lhe é negada em questões inerentes à sua doença. O papel de estudante permite à criança desenvolver independência e habilidades sociais, melhorando sua auto-estima e a relação com seus pares (Baysinger et al., 1993).

Gonçalves e Valle (1999b) estudaram o significado que o abandono escolar tem para crianças com câncer e concluíram que o absentismo representa muito mais que apenas prejuízo acadêmico. Isolamento e sentimentos de abandono social provocados pela perda de contato com os colegas da escola foram experienciados pelas crianças, que viram as mudanças na sua aparência decorrentes do adoecimento (perda total ou parcial do cabelo, emagrecimento, marcas na face causadas pelo tratamento radioterápico, entre outras) como elementos complicadores dos relacionamentos sociais. Foram apresentadas pelas crianças como empecilhos à escolaridade questões inerentes ao adoecimento e tratamento (problemas de saúde como febre, dor, fraqueza, sonolência), questões sociais (curiosidade que despertavam na escola pela alopecia e pelo uso de máscara de proteção) e, ainda, barreiras impostas pela própria escola (burocracia, inflexibilidade quanto a datas de provas).

A preocupação das crianças doentes de câncer com problemas psicossociais na escola tem sido freqüentemente citada na literatura. Henning e Fritz (1983) apontam o medo como sentimento comum entre crianças de todas as idades. Segundo esses autores, as crianças têm medo da implicância de seus colegas para com elas, medo de embaraços devidos a mudanças em sua aparência e medo de sentirem dificuldade em falar sobre sua doença. Eles afirmam que o medo da relação com colegas de classe e professores pode chegar a ser tão intenso a ponto de impedir a reinserção escolar da criança. Observam também que, para os adolescentes, os medos podem ser exacerbados por causa do aumento da preocupação corporal e outras especificidades dessa fase do desenvolvimento humano.

Moreira (2002) conclui que a reinserção escolar é estressante para as crianças com câncer por envolver aspectos subjetivos, como ansiedade e problemas de integração social, decorrentes do estranhamento que a doença gera no ambiente escolar. Hostilização verbal e apelidos pejorativos foram citados pelas crianças doentes como formas de reação dos colegas diante delas, causando-lhes vergonha, irritação, depressão e indignação. As limitações físicas das crianças impostas pela doença e pelo tratamento são constantemente sentidas no ambiente acadêmico, com destaque para o uso da máscara de proteção, do boné (em casos de alopecia) e para a não-participação em atividades físicas intensas, como jogos com bola.

Segundo Moreira (2002), mesmo em situações escolares pouco acolhedoras as crianças mantêm-se firmes em seus propósitos de continuar freqüentando a escola. Para tanto, desenvolvem alternativas como isolar-se dos colegas na cozinha, contando com a proteção das merendeiras; pedir o auxílio da mãe e da professora para intercederem aos colegas; tentar não se aborrecer por não compartilhar o pátio com a turma durante o recreio.

Em geral, o momento da reinserção escolar tem sido apontado como um período difícil para as crianças doentes, tanto que as questões escolares aparecem como algumas das preocupações mais comuns em crianças sobreviventes ao câncer. Entre os pontos mais conflitantes estão:

o desempenho acadêmico comprometido pelas faltas, a assistência inadequada da escola por não saber lidar com a situação, relações sociais e de amizade enfraquecidas e envolvendo certo estranhamento (Chesler, 1990).

Normalmente as crianças com câncer têm boa compreensão dos efeitos da doença e do tratamento em sua vida e se preocupam em conseguir cumprir as exigências físicas e acadêmicas requeridas pela freqüência escolar, a qual se configura como um problema para metade das crianças participantes do estudo de Henning e Fritz (1983).

Lähteenmäki et al. (2002) ressaltam que o conhecimento acumulado pela literatura internacional sobre a escolaridade de crianças com câncer inclui problemas emocionais e adaptativos, como: fadiga, introversão, mudanças de humor, depressão, baixa auto-estima, habilidades sociais empobrecidas, comprometimentos somáticos, dificuldades de aprendizado e memória, baixos níveis de competência atlética e freqüência em atividades físicas. O estudo desses autores, realizado na Finlândia, envolveu a participação de crianças e adolescentes com diversos tipos de câncer, exceto casos de câncer no sistema nervoso central, seus irmãos, professores e crianças saudáveis componentes de um grupo controle. Esses participantes responderam a questionários específicos voltados para questões escolares abrangendo as realizações acadêmicas (percepção sobre problemas de aprendizagem, necessidade de programas de educação especial), os relacionamentos na comunidade escolar (amigos, problemas com professores), além de problemas escolares. Os resultados desse estudo mostraram que 7% dos pacientes e seus irmãos haviam iniciado a escolaridade mais tarde que o normal, o que não ocorreu com nenhuma criança do grupo controle. Todavia, com relação à necessidade de repetir o ano escolar, não houve diferença estatisticamente significativa entre pacientes, seus irmãos e o grupo controle. Nenhum paciente ou irmão integrou programas de educação especial, devendo ser ressaltado que 30% dos pacientes requereram professores particulares extras, contra 15% das crianças do grupo controle. No que tange ao absentismo escolar, também não foram encontradas diferenças estatisticamente significativas entre os pacientes e os demais participantes; porém, no período imediatamente posterior ao diagnóstico, o número de faltas tendeu a ser maior. As notas escolares não diferiram de modo significativo entre os grupos de participantes; entretanto, as notas em matemática e línguas foram piores entre os pacientes do que entre os demais grupos.

Os autores verificaram, ainda, que apenas 53% dos pacientes tinham certeza de que seus colegas haviam sido informados sobre sua doença, o que é feito usualmente pelos professores. Cerca de metade das crianças com câncer participantes do estudo acreditava que a informação sobre sua doença poderia ser dada pelo professor ou por um representante do hospital. Somente 15% das crianças pensavam que a informação poderia ser dada por um dos pais ou por elas mesmas.

O maior problema encontrado após esse estudo entre as crianças com câncer na escola foi a intimidação, relatada três vezes mais pelos pacientes em comparação com os demais grupos, sendo igualmente relatada por professores. Os autores sugerem que a intimidação esteja relacionada à aparência das crianças doentes e ressaltam a importância da atenção a esse aspecto durante a sua reinserção escolar.

Casos de câncer no sistema nervoso central (SNC) apresentam especificidades com relação aos demais tipos da doença e se constituem em uma experiência de morbidade física e psicossocial graças às seqüelas que comumente se seguem à terapêutica. Segundo Glaser et al. (1997), as crianças curadas de câncer no SNC demonstram relutância em participar de atividades físicas organizadas e dificuldades cognitivas, emocionais e de auto-estima, preocupam-se mais que seus irmãos (grupo controle), mas freqüentam a escola com boa vontade, interagem normalmente com seus pares e têm expectativas. Assim, a despeito das dificuldades apresentadas, o ajustamento social e a integração escolar são considerados bons, refletindo o intensivo suporte social e terapêutico recebido pelas crianças participantes do estudo durante o tratamento.

Visando sintetizar os aspectos comportamentais mais comuns entre crianças com câncer em sala de aula, contamos com a colaboração de Vance e Eiser (2002), que, revisando a literatura a esse respeito, citaram dezenove estudos pertinentes a essa temática. Esses autores enfatizam que, internacionalmente, as pesquisas sobre aspectos comportamentais de crianças com câncer na escola tendem a usar as escalas comportamentais *child behavior checklist* (CBCL), de Achenbach (1991 apud Vance e Eiser, 2002, p. 13), e *Deasy-Spinetta behavioral questionnaire* (DSBQ) (Deasy-Spinetta e Spinetta, 1980). Ressaltam ainda que, usando o CBCL, os estudos geralmente não encontram diferenças comportamentais entre as crianças com câncer e grupos controle, de acordo com a visão de pais e professores. Entretanto, com o uso do DSBQ, alguns problemas foram notados, tais como menos energia e maior mudança de humor nas crianças doentes. Todavia, as crianças mantiveram boa vontade com relação à freqüência escolar, não sendo mais apegadas aos adultos ou dependentes deles que os demais (Vance e Eiser, 2002).

Os estudos de Noll et al. (1990 e 1992) indicam que professores tendem a considerar as crianças com câncer como diferentes das crianças saudáveis em áreas-chave, como a social, tendo restringidas as habilidades sociais e de liderança.

Em estudo posterior, Noll et al. (1999) observaram que as crianças com câncer foram mais freqüentemente citadas por seus pares no que tange a sensibilidade/isolamento do que as crianças saudáveis. Essas diferenças não foram encontradas nas respostas das próprias crianças doentes. De modo idêntico, os colegas não relataram diferenças entre crianças com câncer e as demais no que diz respeito à popularidade ou à quantidade de amigos.

Segundo Vance e Eiser (2002), pode-se concluir, com base na literatura, que para professores, colegas e também para os pais, as crianças com câncer têm empobrecidas suas habilidades sociais no ambiente escolar.

Com referência ao desempenho acadêmico, nota-se a presença de associações entre menores índices de aprendizagem e câncer infantil, embora a maioria das crianças apresente um bom desempenho considerando-se os limites da normalidade. Os fatores que mais contribuem para as dificuldades acadêmicas são: aspectos psicossociais, radioterapia craniana, distúrbios de aprendizagem[1] e os efeitos cumulativos do absentismo escolar.

É compreensível que os efeitos colaterais do tratamento, a doença e/ou as seqüelas psicossociais associadas provavelmente contribuam para o absentismo; entretanto, não se deve deixar que a criança se acostume a ficar em casa, apresentando queixas somáticas para tal. O tempo entre o choque inicial diante do diagnóstico e o retorno escolar deve ser considerado, pois a criança e a família necessitam dele para se adaptar às mudanças práticas e psicossociais decorrentes da situação de adoecimento. A natureza e o grau da doença, assim como o estágio de desenvolvimento em que a criança se encontra, são fatores mutáveis que afetam o aprendizado e a escolaridade das crianças, que também têm íntima relação com os padrões comportamentais e emocionais preexistentes ao diagnóstico de câncer. A tolerância individual aos efeitos adversos do câncer e do tratamento é variável, sendo que algumas crianças podem ter saúde e condições físicas suficientes para realizar suas atividades na escola (Valle, 1990).

Há vários aspectos que precisam ser reconhecidos no momento em que a criança e o adolescente retornam à escola ou iniciam sua vida escolar como sobreviventes ao câncer, tais como a intimidação a que as crianças podem ser submetidas na escola, a curiosidade e o preconceito em torno da aparência modificada pela doença, o incentivo a atividades de socialização, a atenção às necessidades físicas peculiares que as crianças podem ter.

Apesar dos problemas apresentados, as crianças revelam uma visão muito positiva com relação à escolaridade, manifestando esforço pessoal e boa vontade, a fim de evitar o absentismo. Os problemas de socialização ou aprendizagem associados às crianças com câncer não inibem a freqüência escolar nem mesmo interferem de modo significativo em sua progressão no sistema de ensino. Todavia, os efeitos do preconceito, da curiosidade e do medo da exposição social na escola são estressantes para as crianças doentes, causando-lhes sofrimento psíquico. Entende-se também que o atendimento psicossocial prestado às crianças com câncer pelos centros de saúde possa ter influência em sua adaptação e bem-estar no ambiente escolar, bem como no período de seu absentismo (Vance e Eiser, 2002).

Quando indagadas, as crianças doentes referem o desenvolvimento de atividades informativas sobre o câncer em sua escola como um importante apoio no momento da reinserção, contribuindo para a compreensão dos colegas a respeito da doença e facilitando, assim, o acolhimento às suas necessidades e a obtenção da tranqüilidade necessária para o desempenho das atividades acadêmicas e sociais pertinentes à sua faixa etária (Moreira, 2002). A discriminação e o isolamento que, por vezes, acometem as crianças com câncer são manifestações da ignorância e do medo relativos à doença. A alternativa a esses problemas é uma educação informativa a toda a equipe escolar, a fim de criar um ambiente mais "responsivo" à criança doente (Chesler, 1990).

Tal como todas as doenças graves, o câncer infantil confronta a família com sofrimentos e expectativas de diferentes ordens, desencadeando profundas mudanças na vida de pais, mães, irmãos, avós, tios, enfim, daqueles que convivem em maior proximidade com a criança doente e seu principal cuidador (Valle, 1997).

O câncer infantil traz consigo a perda do filho saudável e da rotina, a separação dos membros da família em decorrência da hospitalização, muitas vezes a separação das pessoas do círculo social mais amplo, a incerteza quanto ao sucesso terapêutico, entre muitos sentimentos angustiantes.

Desde o período pré-diagnóstico, a família é imersa em um contexto de crise, o qual, de acordo com a cultura oriental, é entendido pelo contraponto "perigo *versus* oportunidade", podendo trazer à família tanto transformações destrutivas, por exemplo o isolamento dos seus membros e a separação conjugal; como construtivas, ampliando os canais de comunicação existentes (Lopes, 2001).

O modo como a família reage e age diante do câncer infantil é dinâmico e relaciona-se diretamente com as características da doença, com as estruturas psicossociais da criança que adoece e da própria família, com as possibilidades práticas de cuidado disponíveis (condição financeira, proximidade do centro de tratamento), entre outros aspectos (Lopes, 2001).

A família de crianças com câncer vivencia um verdadeiro turbilhão emocional que inclui desde o medo da confirmação da doença a sentimentos de raiva, culpa e isolamento. Aos poucos, a família vai desenvolvendo modos de lidar com a nova situação, havendo uma tendência à super-

---

1 As deficiências de aprendizagem são definidas como uma discrepância entre a habilidade e o desempenho. Por exemplo: as crianças que apresentam um distúrbio de aprendizagem têm um coeficiente intelectual (QI) dentro dos limites da normalidade, mas seu desempenho acadêmico mostra-se inferior em decorrência do comprometimento das habilidades de aprender (processamento auditivo, cálculos mentais). Os distúrbios do aprendizado podem preceder o diagnóstico de câncer ou ser adquiridos como resultado da doença e do tratamento, quer direta ou indiretamente (Noll *et al.*, 1990).

proteção da criança, gerada por medos diversos calcados em um medo maior, que é o da perda. Até que ocorra o desfecho positivo da doença, com a cura da criança, tem-se um momento de adaptação a uma nova realidade, que pode criar incertezas e ansiedades no seio familiar (Valle, 1997).

Os familiares também têm de aprender a se relacionar com a equipe de saúde, distinguir as funções de cada profissional e os modos de ser de cada um. O ideal é que se estabeleça uma aliança terapêutica entre as famílias e a equipe de saúde, na qual todos tenham seus direitos e deveres respeitados.

Cabe às equipes de saúde respeitar as famílias em suas diferenças subjetivas, culturais ou econômicas, além de assegurar a compreensão do diagnóstico e da terapêutica. O suporte psicossocial deve ser oferecido com o incentivo do retorno da autonomia após os retrocessos e restrições ocorridos durante o tratamento (Siop, 2004).

Por outro lado, à família também são atribuídos deveres como os de assegurar uma comunicação aberta entre seus membros, solicitar informações à equipe, dar informações relevantes para as intervenções médicas ou psicossociais, entre outros (Siop, 2004).

Nesse contexto emocionalmente complexo e abrangente encontra-se a questão da reinserção escolar da criança. O absentismo começa, geralmente, no período que se segue ao diagnóstico. O início do tratamento requer atenção e cuidados intensos relacionados à saúde da criança, sendo comum a ocorrência do abandono escolar decorrente de demandas do adoecimento, tais como hospitalizações prolongadas devido a cirurgias, quimioterapias mais invasivas e freqüentes, entre outras situações. Entretanto, com o avanço do tratamento ambulatorial, a família pode se reorganizar a fim de se adaptar à nova situação, voltando-se para as responsabilidades corriqueiras do dia-a-dia, sendo posta em pauta, nesse período, a questão da escolaridade.

A própria equipe de saúde deve encorajar a família a manter a criança na escola. Cabe ao médico fornecer um parecer sobre a saúde da criança, ressaltando suas possibilidades físicas, além dos prováveis riscos à saúde encontrados na escola, para que a família seja orientada quanto aos cuidados necessários com a criança fora de casa (Siop, 2004).

Nesse ponto, a preocupação dos pais com a integridade física da criança é primordial, e eles necessitam estar seguros de que seu filho não estará sujeito a lesões ou a infecções na escola. Após essa questão, os aspectos referentes à importância social e profissional da escolaridade da criança podem ser discutidos. A reação das famílias no que concerne à escolaridade da criança está interligada com as características próprias de seu modo de ser, de suas crenças e de sua história. Algumas famílias podem recear e protelar essa escolaridade, outras podem ser mais abertas e flexíveis; todavia, a preocupação com o bem-estar físico e emocional da criança é comum (Valle, 1997).

Fonte de estabilidade e segurança, a família é, portanto, indispensável à criança no momento de enfrentar o câncer, mas também pode se constituir em um problema para a reinserção escolar. Os pais podem isolar o filho do ambiente da escola na tentativa de protegê-lo do estresse físico e emocional exigido pelas atividades escolares e pelo e receio de que ele seja objeto de preconceitos, entre outras possibilidades.

Nesse sentido, entende-se que uma postura clara e atuante da equipe de saúde para incentivar a escolaridade e criar canais de comunicação com a escola pode auxiliar a família e a criança na tarefa de retomar a atividade escolar (Siop, 2004).

Por outro lado, o confronto com o câncer infantil também gera conflitos no ambiente escolar, de acordo com o que é ilustrado no exemplo seguinte:

> Para a professora era impossível tratar aquela criança como uma criança normal, bem como responder ao pedido dos pais tal como era formulado. Prensada entre a representação da criança normal e a da criança que encarnava a morte, ela também não sabia como abordá-la. Exasperada pelos bons conselhos dos pais, de qualquer forma resolve um dia estimulá-la e vê, encantada, a criança se pôr a brincar, a dançar, a comportar-se, enfim, como os outros. Mas, diante dela, que já não esperava tanto, a criança acaba caindo e "rachando a cabeça no aquecedor"! A expressão é exagerada, naturalmente, mas foi a que ela empregou para explicar o medo que sentiu. Medo esse redobrado pelo fato de que a criança havia sido operada e tratado dois anos antes de um tumor no cerebelo. (Brun, 1996, p. 12-3)

A citação anterior relaciona-se ao contexto francês, mas é representativa do conflito vivenciado por professores de crianças com câncer nas mais diversas partes do mundo (Nucci, 2002; Moreira, 2002).

O estigma de fatalidade incutido no diagnóstico de uma neoplasia maligna pode se tornar maior que a própria percepção que o professor tem das possibilidades e dos limites da criança, criando-se uma dificuldade emocional no relacionamento com esse aluno que pode oscilar entre a superproteção e o distanciamento (Brun, 1996).

Baskin et al. (1983) já salientavam a importância de se pensar a respeito das necessidades emergentes dos professores no confronto com suas atitudes e seus medos diante do adoecimento e da possibilidade de morte de seu aluno. Isso porque o desconforto dos professores perante a criança doente certamente seria comunicado a ela de algum modo.

Os professores ficam inseguros em relação ao que esperar da criança que retorna à escola durante o tratamento oncológico, necessitando de apoio informativo sobre a doença (Sloper et al., 1994).

Estudos mostram que, freqüentemente, os professores tendem a avaliar as crianças com câncer como sendo diferentes de crianças saudáveis pertencentes a grupos de controle. No estudo de Sloper *et al.* (1994) foram detectados, pelos docentes, problemas de concentração, de desempenho acadêmico e de popularidade das crianças com câncer, ressaltando-se que, para os pais, seus filhos doentes também apresentavam dificuldades de ajustamento social. Em contrapartida, quando ouvidas, as próprias crianças com câncer não revelaram a percepção de diferenças entre elas e seus colegas no que se refere à auto-estima, ansiedade, competência e relação com os pares. Os autores referidos sugerem que as distinções entre crianças com câncer e saudáveis encontradas nos relatos dos professores podem ser o reflexo de expectativas negativas nutridas em relação a pacientes oncológicos ou à doença em si.

As questões emocionais e culturais ligadas ao medo do câncer e ao estigma que o associa à morte permeiam a convivência da criança com a doença nos vários espaços sociais envolvidos e no ambiente escolar. Desse modo, é importante que se reconheçam alguns desses aspectos psicológicos, buscando lidar mais objetivamente com o aluno, numa relação mais profissional e menos pessoal ou subjetiva (Chekryn *et al.*, 1987).

Nucci (2002) realizou uma pesquisa envolvendo 129 professores de crianças com leucemia, distribuídos por oito estados brasileiros, e suas conclusões indicaram que cerca de 70% dos professores apresentavam conhecimentos adequados, embora parciais, sobre a leucemia e seu tratamento, havendo, entretanto, a tendência a uma visão emocional da experiência de ter um aluno com câncer, com a priorização da atenção às necessidades psicológicas da criança em detrimento das pedagógicas. Entre as necessidades psicológicas atribuídas às crianças doentes citadas com maior freqüência pelos professores estão a necessidade de igualdade, de afeto e de atenção. Já entre as necessidades referentes aos professores de crianças com câncer estão as condições psicológicas, a informação, a necessidade de preparo acadêmico específico e de interação entre professor, família e equipe de saúde.

Em outro estudo realizado no interior paulista, os professores de crianças com câncer também referiram sentir a necessidade de maior informação sobre a doença de seu aluno, a presença de uma reação emocional diante da situação e a dificuldade em falar com a classe sobre o adoecimento da criança (Gonçalves e Valle, 1999a).

Segundo Baysinger *et al.* (1993), para promover o bom ajustamento social da criança com câncer na escola os professores devem ser adequadamente informados sobre as especificidades da doença de seu aluno, sobre os avanços terapêuticos recentes, sobre problemas e questões que podem surgir durante a reinserção dessa criança, entre outros temas.

Além disso, informações sobre a concepção que a criança tem de seu adoecimento e da morte, de acordo com seu nível intelectual, são consideradas importantes instrumentos para os professores no momento de receber o aluno com câncer em sala de aula.

Orientações sobre as peculiaridades da família em lidar com o adoecimento da criança podem facilitar o relacionamento entre a escola e os pais, criando um ambiente acolhedor para ambos.

As informações e orientações são importantes instrumentos de ação para os professores, pois lhes permitem antecipar e identificar questões, podendo intervir no sentido de amenizar problemas apresentados pela criança doente ou em seu relacionamento com os demais alunos (Baskin *et al.*, 1983).

Professores do Reino Unido que participaram de palestras antes do retorno do aluno doente à escola relataram que as discussões e reflexões proporcionadas os auxiliaram a explicar aos demais alunos o que esperar da criança com câncer e a orientá-los sobre as atitudes a serem tomadas no dia-a-dia com essa criança. Alguns professores encorajaram a própria criança a contar aos colegas sobre seu adoecimento (Gregory *et al.*, 1994).

Os professores são cruciais para o sucesso da reinserção escolar de crianças com câncer, pois eles julgam a *performance* acadêmica dos alunos e estabelecem os padrões de relacionamento a serem seguidos pela turma. Desse modo, o clima em torno do câncer infantil pode ser mais velado ou, ao contrário, a doença pode ser tratada com naturalidade e as informações requeridas pela classe podem ser transmitidas realisticamente, dependendo da postura do professor e do diálogo estabelecido entre este, a família da criança e a equipe de saúde.

A aceitação dos colegas também é um aspecto relevante para o sucesso da reinserção escolar de crianças com câncer. No entanto, em geral eles têm um conhecimento apenas parcial a respeito da problemática enfrentada pela criança enferma, apresentando uma visão distorcida da doença. A educação e a informação ensinam os colegas a diferenciar verdades e mitos sobre o câncer, diminuindo os medos no contato com a criança doente. Quando as fantasias são derrubadas, os colegas revelam maior disposição na interação com ela (Baysinger *et al.*, 1993).

A literatura sugere que informações sobre o adoecimento devem ser transmitidas aos colegas antes mesmo da reinserção escolar da criança com câncer. Deve ser enfatizado que a criança continua sendo a mesma pessoa de antes e que o relacionamento com ela também deve ser o mesmo (Treiber *et al.*, 1986).

Treiber *et al.* (1986) buscaram compreender o impacto de um *workshop* informativo sobre o câncer infantil nos alunos, e as conclusões desse estudo mostraram que os colegas tinham conhecimento limitado a respeito do câncer, com os de menor idade apresentando as maiores limitações. Os colegas manifestaram atitudes negativas dirigidas à criança com câncer antes das atividades informativas. A eficácia do *workshop* foi marcada pelo significante aumento do conhecimento sobre o câncer e pela maior predisposição para a interação com a criança doente. Houve, contudo, diminuição da preocupação e do contato com a criança com câncer, manifestada um mês após o trabalho, sugerindo a necessidade de retomar o tema com os colegas, o que pode ser feito por meio de intervenções mais breves no dia-a-dia das crianças em sala de aula.

Mabe *et al.* (1987) e Benner e Marlow (1991) também estudaram a eficácia de atividades informativas dirigidas aos colegas de crianças com câncer, que responderam ao *cancer knowledge questionnaire* (CKQ) antes e depois dessas atividades. O CKQ mede o conhecimento e o conceito sobre o câncer, além do desejo de interação com a criança doente. Os autores dos dois estudos referidos concluíram que as atividades informativas são a chave para um contato mais positivo entre ambos: colegas e crianças doentes.

Outro ponto a ser considerado é o fato de que colegas informados sobre o câncer são menos propensos a intimidar fisicamente as crianças doentes (Lähteenmäki *et al.*, 2002).

Programas de apoio à reinserção escolar de crianças com câncer

Ajudar a criança a viver plenamente durante e após o adoecimento pelo câncer vem sendo o objetivo de equipes de saúde e também dos programas de comunicação entre hospital e escola – os chamados programas de reinserção escolar. Em síntese, esses programas visam gerar uma atitude na família e na escola que permita à criança crescer e se desenvolver normalmente, do mesmo modo que seus pares, a despeito de seu adoecimento. De maneira geral, as estratégias para encorajar o retorno precoce da criança com câncer à escola são consideradas importantes do ponto de vista educacional e social. Ressalta-se a necessidade de informar os professores sobre o câncer, sobre o diagnóstico, prognóstico e protocolo terapêutico do aluno, para que possam ajudá-lo no momento da reinserção escolar (Labay *et al.*, 2004).

Deve ser enfatizada a importância da compreensão por parte dos pais da necessidade da escolaridade do filho doente e da criação de uma boa comunicação com a escola. Família e hospital, juntos, devem transmitir à escola informações claras sobre as necessidades da criança, favorecendo, assim, seu processo de aprendizagem e não a extensão do hospital ao ambiente acadêmico. Devido à longevidade do tratamento e suas peculiaridades, a comunicação deve ser contínua e não restrita ao momento do diagnóstico (Deasy-Spinetta, 1981).

Com o intuito de estreitar relações entre hospital e escola, Larcombe e Charlton (1996) propuseram a professores britânicos que participassem de um "dia de estudos" sobre o câncer infantil em um centro médico regional. Após essa atividade, os professores demonstraram significantes ganhos em conhecimento a respeito da doença e confiança para lidar com problemas e situações típicos encontrados no retorno da criança com câncer à escola. Os ganhos relatados pelos professores referem-se a itens como: entendimento dos efeitos da quimioterapia e da radioterapia, conhecimento sobre o impacto de uma doença infectocontagiosa na saúde do aluno com câncer, esclarecimento sobre o tipo de atenção médica que pode ser oferecida ao aluno doente na escola, instrumentalização para responder a perguntas dos colegas a respeito da saúde do aluno com câncer e informá-los sobre o câncer infantil, mais familiaridade com possíveis reações emocionais que a criança doente possa apresentar, conhecimento sobre a possibilidade de participação do aluno doente em atividades físicas, nos deveres de casa e atividades em classe, ajuda para evitar o absentismo, compreensão sobre os efeitos do tratamento na aprendizagem do aluno e sobre suas experiências no hospital, conscientização da possibilidade de ajuda efetiva no relacionamento entre os colegas e a criança doente. Antes do "dia de estudos", 37% dos professores tinham sentimentos negativos quanto ao câncer infantil; e, após as atividades informativas, esse percentual foi reduzido para 3%. Pode-se entender que todos os pontos citados como sendo mais bem compreendidos após as atividades informativas têm o potencial de se configurar como pontos conflitantes para os professores, o que pode ser minimizado após uma ação específica voltada aos docentes, conforme o estudo mostrou.

Enquanto a criança está no hospital, destaca-se a importância de atividades lúdicas, recreacionais e da classe hospitalar. Quando a criança pode voltar à escola regular, é essencial o papel dos programas de reinserção escolar, que devem incluir a abertura de canais de comunicação entre o hospital e a escola, cabendo à equipe de saúde informar os professores sobre as condições médicas específicas da criança, estando, ainda, pronta para falar sobre a doença aos colegas de classe do paciente, se possível com a presença de um médico. O fornecimento de material impresso, como manuais para professores, incluindo informações sobre a doença e sobre como lidar com a criança doente, que os ajude a lembrar que seu papel é ensinar, enquanto o do hospital é tratar, é altamente recomendável. Os programas devem propor estratégias que auxiliem a criança doente na manutenção do contato com sua escola, mesmo quando ela estiver em casa. Devem ser feitas sugestões aos professores sobre como facilitar a adaptação da criança doente na escola, reduzindo a ansiedade relacionada à sua doença, mas dando a ela liberdade para expressar o que quiser (Siop, 2004).

Há o reconhecimento de que os programas devem responder a algumas questões que podem surgir na escola:

"O aluno doente vai morrer?"; "Ele está muito fraco?"; "Por que a criança doente é enviada à escola? Ela não pode simplesmente brincar?" (Baskin *et al.*, 1983).

Gregory *et al.* (1994) atribuem ao programa de reinserção escolar proposto a crianças tratadas na unidade de câncer infantil do Royal Victoria Infirmary, na Inglaterra, com a participação dos professores em seminários sobre o câncer infantil, a inexistência de diferenças entre crianças com câncer, seus irmãos e um grupo controle em termos de dificuldades de aprendizagem, socialização e problemas comportamentais. Nesse centro, duas enfermeiras e três assistentes sociais são contratadas para prover suporte e informação a pais e professores durante o tempo em que a criança passa pelo tratamento de câncer e freqüenta a escola.

Baysinger *et al.* (1993) desenvolveram um programa de reinserção escolar que visa: proporcionar uma experiência educacional positiva para que as crianças com câncer se tornem adultos produtivos e bem-sucedidos; reduzir o impacto dos efeitos tardios do tratamento na *performance* educacional de crianças com câncer; promover uma intervenção na comunidade de base, incluindo avaliação psicológica e de saúde mental, direcionada a crianças com maior risco de apresentar dificuldade de aprendizagem devido ao tratamento oncológico. O programa de intervenção educacional proposto pelos autores citados baseia-se na trajetória do tratamento da criança, com intervenções que ocorrem desde o período do diagnóstico até o de sobrevivência à doença, sendo voltado aos pais, pacientes, professores e colegas e conduzido por enfermeiros especializados em oncologia pediátrica.

Sachs (1980) descreve um programa bastante amplo de atenção à reinserção escolar de crianças com câncer desenvolvido em Cleveland (Estados Unidos), abrangendo a solução de problemas práticos relacionados a transporte, acesso a salas de aula para crianças amputadas ou com dificuldades sensoriais, necessidade de informar a equipe escolar sobre a doença, entre outros. Essa autora, assim como Chesler (1990), atenta para o fato de que a informação clara e consistente sobre o câncer pode substituir o medo e os rumores muitas vezes provocados por ele, promovendo, no ambiente escolar, uma experiência positiva de aprendizagem e dando aos colegas e professores o suporte necessário para atender o aluno doente.

Mabe *et al.* (1987) estudaram o conhecimento de crianças sobre o câncer utilizando um questionário específico, o *cancer knowledge questionnaire* (CKQ). Concluíram que o conhecimento sobre o câncer aumenta com a idade, mas é limitado, e se beneficia de um contato prévio com a doença, o que pode acarretar menos medo da doença, menor preocupação com a criança doente e uma atitude que predispõe à sua aceitação e à interação com ela. Benner e Marlow (1991), estudando o efeito de um *workshop* sobre o conhecimento dos estudantes a respeito do câncer infantil, suas concepções sobre a doença e o desejo de interação com um colega com câncer e utilizando o mesmo CKQ, atingiram resultados muito semelhantes no que se refere à associação entre conhecimento e desejo de interação com a criança doente.

Vance e Eiser (2002), revisando a bibliografia sobre a experiência escolar de crianças com câncer no período de 1981 a 2000, encontraram onze estudos acerca dos programas de reinserção escolar. Analisando esses estudos, as autoras concluíram que os colegas podem se beneficiar de sessões interventivas breves que tratem da etiologia e terapêutica do câncer, assim como os professores, que passam a ter mais confiança em suas ações.

No Brasil, em um recente levantamento bibliográfico efetuado por Silva *et al.* (2005), abrangendo o período de 1998 a 2004, foram encontrados cinco trabalhos específicos sobre a escolaridade de pacientes oncológicos, sendo dois capítulos de livro (Gonçalves e Valle, 1999b; Moreira e Valle, 2001), uma dissertação de mestrado (Moreira, 2002), um livro publicado com base em uma dissertação de mestrado (Nucci, 2002) e um artigo (Gonçalves e Valle, 1999a).

De acordo com esse levantamento, percebe-se, na atualidade, maior interesse pelas questões relacionadas à escolaridade de crianças com câncer no contexto nacional, visto que, até 1998, não foram referidos estudos brasileiros específicos sobre o assunto e, a partir desse ano, foram encontrados trabalhos integralmente publicados.

A história de um programa de reinserção escolar de crianças com câncer desenvolvido juntamente com o GACC-RP[2]

Em um estudo bibliográfico sobre publicações brasileiras relacionadas a aspectos psicossociais do câncer infantil (Moreira e Valle, 1999b), que abrangeu o período de 1980 a 1997, foi traçado um panorama sobre as pesquisas brasileiras em psico-oncologia pediátrica, sendo possível a veri-

---

2 O Grupo de Apoio à Criança com Câncer de Ribeirão Preto (GACC-RP) é uma entidade filantrópica. Conta com uma casa de apoio, situada dentro da Universidade de São Paulo, *campus* de Ribeirão Preto, cedida pela universidade. Conta também com a participação de docentes da Escola de Enfermagem de Ribeirão Preto (USP) e da Faculdade de Medicina de Ribeirão Preto (USP), profissionais do Hospital das Clínicas da Faculdade de Medicina de Ribeirão Preto (HCFMRP-USP), profissionais contratados, estagiários da área de psicologia da Faculdade de Filosofia, Ciências e Letras de Ribeirão Preto (USP) e voluntários, que atuam nas áreas técnico-científica e assistencial. O atendimento é prestado à criança com câncer e à sua família, visando a uma atenção física e psicossocial. Para tanto, o GACC-RP, conta com uma equipe multiprofissional, composta de médicos, dentista, psicólogos, assistente social, nutricionista, entre outros, que trabalham no HCFMRP-USP e na própria casa de apoio. Há reuniões semanais da equipe para a discussão dos casos, na busca de um atendimento global à criança e sua família. São desenvolvidas atividades de pesquisa nas diversas áreas de atuação profissional do GACC-RP, e o conhecimento produzido tem sempre se revertido na melhora do atendimento à clientela.

ficação de tendências e lacunas. Entre as lacunas apontadas, a inexistência de trabalhos discutindo especificamente a escolaridade das crianças saltou aos olhos da equipe multiprofissional do GACC-RP, o que a levou a refletir sobre a emergente demanda por uma atenção voltada ao tema.

Em meio a esse contexto, a professora doutora Elizabeth Ranier Martins do Valle passou a supervisionar um novo estudo (Moreira e Valle, 1999a). Tratava-se de uma pesquisa exploratória com o objetivo de investigar como crianças saudáveis, escolares, sem contato anterior com o câncer infantil, entre 8 e 12 anos de idade, receberiam informações sobre a doença, tendo um desenho animado da turma do Snoopy como disparador temático. Os resultados indicaram que as crianças compreenderam as questões biológicas e emocionais suscitadas pelo câncer e se mostraram potencialmente solícitas e abertas ao convívio com um colega doente.

As conclusões desse estudo reforçaram a relevância da informação sobre a doença como forma de facilitar o convívio escolar das crianças em tratamento de câncer. Vale ressaltar que, nessa época, as queixas apresentadas ao serviço de psicologia do GACC-RP por pais e pacientes indicavam discriminação e preconceitos decorrentes da ignorância quanto ao câncer infantil, manifestados por colegas em relação à criança doente, como os principais entraves à sua escolaridade.

A seguir, após pesquisa com base na literatura existente, a fim de buscar maior compreensão acerca do fenômeno da escolaridade de crianças com câncer para que pudesse ser revertida em alguma forma de atuação terapêutica, constatou-se que as demandas por atividades de intervenção relacionadas à escolaridade das crianças em tratamento de câncer, sentidas na prática pelos profissionais do GACC-RP, se inspiravam nos estudos internacionais, dada a escassez de pesquisas brasileiras.

Assim iniciou-se uma proposta de intervenção que culminaria na dissertação de mestrado *A criança com câncer vivenciando a reinserção escolar: estratégia de atuação do psicólogo* (Moreira, 2002). Esse estudo ouviu crianças doentes cujas escolas participaram de uma estratégia de intervenção pautada na informação sobre o câncer, que se revelou facilitadora da escolaridade por criar um clima acolhedor, com menos preconceitos e curiosidades suscitados pela doença e seus efeitos.

Desse modo, foram lançadas as bases do Programa de Reinserção Escolar de Crianças com Câncer atendidas no HCFMRP, em desenvolvimento ainda hoje e subsidiado pelo GACC-RP. O referido programa será descrito a seguir, passo a passo, com o intuito de aumentar a compreensão do leitor referente à proposta de intervir diretamente no contexto escolar das crianças doentes.

O contato com as crianças com câncer, suas famílias e escolas

O primeiro passo é a identificação de crianças em fase de reinserção escolar atendidas no HCFMRP-USP, por meio de contatos com a equipe de saúde (psicólogos, assistente social, nutricionista e médicos).

Então ocorre o contato com a criança com câncer e sua família para a apresentação do trabalho informativo que poderá ser desenvolvido na escola. Explica-se que esse trabalho pretende informar sobre o câncer infantil, sua etiologia, tratamento e efeitos colaterais, bem como esclarecer que o câncer não é contagioso, que a queda dos cabelos se deve à medicação, que o uso da máscara tem a função de proteger a criança doente, entre outras questões.

Ressalta-se à família que o diagnóstico da criança se tornará público na escola após o trabalho informativo.

Após o consentimento da criança e de sua família, contata-se a escola (direção e professores) e uma reunião é agendada na própria escola com o objetivo de informar a direção sobre o diagnóstico de câncer de seu aluno e sobre o câncer infantil e suas implicações no cotidiano escolar da criança, tais como faltas, não-participação nas aulas esportivas, cuidados especiais com higiene e alimentação e possível medicação dessa criança na escola. São entregues materiais impressos elaborados pelo GACC-RP: "Carta ao professor de uma criança com câncer" (Tone et al., 1990) e "Seu colega tem uma doença chamada câncer" (Sgarbieri, 2000), por exemplo. Nessa reunião, uma assistente social e uma psicóloga representam a equipe de saúde.

Na seqüência é proposta, na escola, a realização do trabalho informativo, a ser executado por uma psicóloga do GACC-RP.

Com a obtenção das autorizações por parte da família da criança com câncer e da escola, é iniciado o trabalho informativo com os alunos que estudam no mesmo período que a criança doente.

O trabalho informativo

O trabalho informativo sobre o câncer realizado na escola obedece aos seguintes passos: apresentação da psicóloga aos alunos, exposição feita pela pesquisadora acerca do motivo de sua presença e exibição de filme informativo.

A exibição do filme, com duração aproximada de 22 minutos e intitulado *Não tem choro* (Schulz, 1990), é feita aos alunos que estudam no mesmo período que a criança doente e aos respectivos professores, em sala de aula, utilizando uma fita de vídeo. Nesse filme, sob a forma de desenho animado, é contada a história de uma menina que adoece de câncer e interrompe a freqüência às aulas para se tratar. O desenho trata da questão do câncer infantil de modo simples, didático, natural e lúdico, sendo, portanto, instrutivo e divertido, apesar de abordar a questão de forma séria e real. Traz informações esclarecedoras a respeito da etiologia do câncer, de seu tratamento, das questões de relacionamento social relacionadas com a problemática, entre outras.

É feita uma recapitulação livre, com os alunos, dos principais aspectos abordados no filme, levantando questões como: etiologia da doença, diagnóstico, tratamento, possibilidade de cura, importância do apoio à criança doente.

No começo, não é dito o nome da criança doente. Após os alunos assistirem ao desenho, durante os comentários finais, menciona-se o retorno do colega que se encontra em tratamento de câncer no HCFMRP. Retomando o filme exibido, são discutidas as necessidades e condições da criança que retorna à escola durante o tratamento de câncer.

Após a execução do trabalho informativo, são deixados os telefones do hospital, colocando-se a pesquisadora e a equipe de saúde à disposição para quaisquer esclarecimentos ou eventualidades.

Com o estabelecimento desse programa, como parte da rotina de atendimento às crianças com câncer em idade escolar, configurou-se uma situação na qual pesquisas acadêmicas[3] puderam ser revertidas simultaneamente e a médio prazo em uma atuação terapêutica.

Todavia, novas inquietações se apresentaram e levaram à realização de um trabalho com o objetivo de ouvir mães, professores e colegas de crianças com câncer cujas escolas foram atendidas pelo programa (Silva, 2006). Com os relatos obtidos nesse novo estudo, foi vislumbrada a possibilidade de traçar um panorama sobre o fenômeno da escolaridade de crianças com câncer precedido por estratégias de intervenção informativa.

Apesar do reconhecimento formal da importância da reinserção escolar durante o tratamento de câncer, as crianças doentes, as mães, os professores e colegas têm sentimentos ambíguos quanto a essa atividade, prevalecendo ora o desejo da reinserção, ora o medo de enfrentar o desafio que se apresenta.

A reinserção escolar é estressante para os envolvidos por ser algo novo em sua vida, sendo necessária a conciliação de sentimentos e emoções pessoais e necessidades práticas em uma situação de convívio social na qual existem objetivos acadêmicos predefinidos a serem cumpridos.

Considera-se a reinserção escolar de crianças com câncer uma atividade difícil, que gera grande expectativa, repleta de mitos e fantasias negativas, mas na prática acaba por se revelar menos ameaçadora. Prevalecem as dificuldades advindas do estranhamento das demais crianças relativo à alteração da aparência física do colega decorrente do adoecer (careca, mais magro, usando máscara protetora, entre outras mudanças já mencionadas).

A reinserção escolar durante o tratamento oncológico é vista como geradora de benefícios emocionais e sociais às crianças doentes, adquirindo uma conotação que extrapola os ganhos acadêmicos comumente atribuídos a essa atividade.

Informações sobre o câncer infantil disseminadas na escola por meio de um programa de reinserção escolar são importantes e bem-vindas por sanar dúvidas e incompreensões práticas sobre o processo de adoecimento e suas implicações no cotidiano escolar e por facilitar a comunicação entre os envolvidos na situação. O programa de reinserção escolar constitui-se em um ponto de apoio emocional, dando tranqüilidade e amenizando as responsabilidades individuais quanto ao sucesso da tarefa empreendida.

Tais informações, além disso, fazem parte de um programa educacional que, tendo em vista as futuras gerações, ajuda a desmitificar e desmistificar o câncer.

Considerações finais

Na atualidade, ecoa unanimemente a idéia de uma atenção inter e multiprofissional às crianças com câncer. Há uma efervescência na literatura em favor dessa idéia, e novas especificidades de atuação na área da oncologia pediátrica se descortinam, tal como a psico-oncologia. No momento, as publicações de pesquisas nacionais e o relato prático dos centros brasileiros de atendimento ao câncer infantil caminham lado a lado com as tendências mundiais.

Todavia, quando se adentra nos meandros desse atendimento interprofissional buscando uma atuação que saia do âmbito da doença, física ou emocional, e visando à atenção aos aspectos de integração social, qualidade de vida e qualificação profissional, percebe-se, no Brasil, uma escassez de propostas nesse sentido e de estudos publicados.

Programas de reinserção escolar desenvolvidos nos moldes aqui propostos não foram encontrados na literatura nacional, o que não significa necessariamente que não estejam sendo empregados esforços nessa direção, mas sim que não se tem publicado estudos a esse respeito. Algumas hipóteses, descritas a seguir, podem ser apresentadas a fim de melhor entender o porquê dessa constatação.

Dificuldades financeiras dos centros de saúde levam à primazia do atendimento médico e assistencial sobre a atenção a aspectos psicossociais, sobretudo àqueles que envolvem outras esferas institucionais, tal como a educacional.

Há, também, a indisponibilidade de profissionais ligados à saúde dispostos e autorizados a cumprir uma jornada de trabalho fora da instituição hospitalar.

---

3 Todos os estudos desenvolvidos no GACC-RP são submetidos à apreciação da chefia do Departamento de Pediatria e Puericultura e do Comitê de Ética em Pesquisa do HCFMRP-USP, respeitando a exigência da assinatura, pelos participantes ou responsáveis, de um termo de consentimento pós-informado, que explicita os objetivos da pesquisa e seus procedimentos, além de assegurar sigilo e prever possíveis desconfortos dos participantes e/ou benefícios a eles.

Outro fator a ser considerado é a migração das crianças pelo território nacional em busca de tratamento, que costuma ser encontrado em centros de excelência distantes de sua cidade. Isso as afasta da sua escola e as direciona para as classes hospitalares durante o período em que estão sendo tratadas.

É preciso mencionar também a valorização de uma "cultura" de atuação curativa em saúde, voltada principalmente para o tratamento das patologias, em detrimento de ações dirigidas à prevenção. Nesse caso, os programas de reinserção escolar são entendidos como ações preventivas de seqüelas emocionais e sociais ligadas ao adoecer.

Apesar de serem uma novidade no Brasil, os programas de reinserção escolar são uma realidade nos países da Europa, nos Estados Unidos e no Canadá, sendo considerados essenciais para a oncologia pediátrica (Siop, 2004).

A reinserção das crianças com câncer na sociedade como um todo faz parte de uma mentalidade inclusiva, difundida no mundo ocidental, voltada não só às crianças doentes e/ou deficientes, mas a grupos considerados excluídos culturalmente, como os negros, os índios, os homossexuais e as mulheres. Os movimentos inclusivos retomam a luta pelo cumprimento da Declaração Universal dos Direitos Humanos, de 1948.

Em se tratando de escolaridade, a inclusão retoma o ideal de uma educação de qualidade para todos, abrangendo não só as crianças com algum tipo de deficiência mas também aquelas que, mesmo sem déficits orgânicos, são excluídas do processo formal de aprendizagem, princípio defendido na Declaração de Salamanca, de 1994. Nesse contexto, entende-se que a escola reflete os sentimentos e atitudes da sociedade como um todo e, por isso, deve ser a base para a inclusão social, constituindo-se no cerne da mudança de atitude (Amiralian, 2005).

Segundo Amiralian (2005), para que as escolas possam cumprir satisfatoriamente a responsabilidade de incluir/integrar seus alunos com algum grau de dificuldade ou de deficiência é preciso que haja uma verdadeira compreensão a respeito desse aluno: de suas limitações, desvantagens, potencialidades e capacidades, a fim de evitar atitudes baseadas em preconceitos. Além disso, é importante que haja a mudança do foco do processo de educação do *ensino* para a *aprendizagem*, de modo a não importar o *que* o professor ensina, mas *como* ele ensina e quanto seu aluno aprende. O acompanhamento da equipe escolar por pessoal especializado na área da educação é considerado fundamental para que haja a discussão e o esclarecimento das peculiaridades do aluno. O esclarecimento pode possibilitar a mudança de aspectos técnicos, comportamentais e afetivos, para facilitar a aceitação da diferença e, com isso, favorecer a composição de uma comunidade escolar verdadeiramente integrada.

Assim, entende-se como essencial o apoio da equipe de saúde à equipe escolar quando um dos alunos é acometido por um câncer, pois aquela será responsável por informar, esclarecer e preparar os profissionais da escola, o que legitima e enfatiza o desenvolvimento dos programas de reinserção escolar em oncologia pediátrica (Siop, 2004).

Nesse sentido, há consonância entre o que é ressaltado na literatura e as necessidades das pessoas envolvidas no processo de reinserção escolar das crianças com câncer, já que, segundo as próprias crianças doentes, sua mãe, seus professores e seus colegas reafirmam a importância do programa de reinserção escolar na facilitação da tarefa de voltar às aulas durante o tratamento (Moreira, 2002).

Somente com o apoio dos institutos de fomento à pesquisa (Capes e Fapesp) e de instituições não governamentais como o GACC-RP foram possíveis a idealização e o desenvolvimento do programa de reinserção escolar proposto. Atualmente esse programa está integrado ao serviço do GACC-RP; todavia, não existem garantias formais que assegurem sua continuidade a médio e longo prazos.

A publicação e divulgação de estudos como esse, em meios científicos, podem ser uma forma de voltar a atenção dos profissionais de saúde para as necessidades existentes durante o processo de reinserção escolar das crianças com câncer. E, além disso, podem incentivar a participação direta desses profissionais nessa realidade.

Referências bibliográficas

AMIRALIAN, M. L. T. M. "Desmistificando a inclusão". *Psicopedagogia*, São Paulo, v. 22, n. 67, p. 59-66, 2005.

BASKIN, C. H.; SAYLOR, C. F.; FUREY, W. M. et al. "Helping teachers help children with cancer: a workshop for school personnel". *Children's Health Care*, v. 12, n. 2, p. 78-83, 1983.

BAYSINGER, M.; HEINEY, S. P.; CREED, J. M.; ETTINGER, R. S. "A trajectory approach for education of the child /adolescent with cancer". *Journal of Pediatric Oncology Nursing*, v. 10, n. 4, p. 133-8, 1993.

BENNER, A. E.; MARLOW, L. S. "The effect of a workshop on childhood cancer on students' knowledge, concerns, and desire to interact with a classmate with cancer". *Children's Health Care*, v. 20, n. 2, p. 101-7, 1991.

BRUN, D. *A criança dada por morta: riscos psíquicos da cura*. Trad. Joaquim Pereira Neto; José de Souza e Mello Werneck. São Paulo: Casa do Psicólogo, 1996.

CAREY, P.; SLOPER, P.; CHARLTON, A.; WHILE, D. "Cancer education and the primary school teacher in England and Wales". *Journal of Cancer Education*, v. 10, n. 1, p. 48-52, 1995.

CHEKRYN, J.; DEEGAN, M.; REID, J. "Impact on teachers when a child with cancer returns to school". *Children's Health Care*, v. 15, n. 3, p. 161-5, 1987.

CHESLER, M. A. "Surviving childhood cancer: the struggle goes on". *Journal of Pediatric Oncology Nursing*, v. 7, n. 2, p. 57-9, 1990.

DEASY-SPINETTA, P. "The school and the child with cancer". In: SPINETTA, J. J.; DEASY-SPINETTA, P. (eds.). *Living with childhood cancer*. St. Louis: Mosby, 1981, p. 153-68.

DEASY-SPINETTA, P.; SPINETTA, J. "The child with cancer in school". *American Journal of Pediatric Hematology /Oncology*, v. 2, n. 1, p. 89-94, 1980.

GLASER, A. W.; ABDUL RASHID, N. F.; U C. L.; WALKER, D. A. "School behavior and health status after central nervous system tumours in childhood". *British Journal of Cancer*, v. 76, n. 5, p. 643-50, 1997.

GONÇALVES, C. F.; VALLE, E. R. M. do. "A criança com câncer na escola: a visão das professoras". *Acta Oncológica Brasileira*, São Paulo, v. 19, n. 1, p. 280-7, 1999a.

_____. "O significado do abandono escolar para a criança com câncer". In: VALLE, E. R. M. do; FRANÇOSO, L. P. C. (orgs.). *Psico-oncologia pediátrica: vivências de crianças com câncer*. Ribeirão Preto: Scala, 1999b, p. 123-43.

GREGORY, K.; PARKER, L.; CRAFT, A. W. "Returning to primary school after treatment for cancer. *Pediatric Hematology and Oncology*, v. 11, n. 1, p. 105-9, 1994.

HENNING, J.; FRITZ, G. K. "School reentry in childhood cancer". *Psychosomatics*, v. 24, n. 3, p. 261-9, 1983.

LABAY, L. E.; MAYANS, S.; HARRIS, M. B. "Integrating the child into home and community following the completion of cancer treatment". *Journal of Pediatric Oncology Nursing*, v. 21, n. 3, p. 165-9, 2004.

LÄHTEENMÄKI, P. M.; HUOSTILA, J.; HINKKA, S.; SALMI, T. T. "Childhood cancer patients at school". *European Journal of Cancer*, v. 38, n. 9, p. 1227-40, 2002.

LARCOMBE, I. J.; CHARLTON, A. "Children's return to school after treatment for cancer: study days for teachers". *Journal of Cancer Education*, v. 11, n. 2, p. 102-5, 1996.

LOPES, D. de P. L. "A organização familiar e o acontecer do tratamento da criança com câncer". In: VALLE, E. R. M. do (org.). *Psico-oncologia pediátrica*. São Paulo: Casa do Psicólogo, 2001, p. 13-74.

MABE, P. A.; RILEY, W. T.; TREIBER, F. A. "Cancer knowledge and acceptance of children with cancer". *The Journal of School Health*, v. 57, n. 2, p. 59-63, 1987.

MOREIRA, G. M. S. *A criança com câncer vivenciando a reinserção escolar: estratégia de atuação do psicólogo*. 2002. 175 f. Dissertação (Mestrado em Ciências: Psicologia) – Faculdade de Filosofia, Ciências e Letras de Ribeirão Preto, Universidade de São Paulo, Ribeirão Preto, São Paulo.

MOREIRA, G. M. S.; VALLE, E. R. M. do. "A continuidade escolar de crianças com câncer: um desafio à atuação multiprofissional". In: VALLE, E. R. M. do (org.). *Psico-oncologia pediátrica*. São Paulo: Casa do Psicólogo, 2001, p. 215-46.

_____. "Conhecendo o câncer infantil: intervenção junto a escolares do 1º grau". *Doxa: Revista Paulista de Psicologia e Educação*, Araraquara, v. 5, n. 1, p. 7-30, 1999a.

_____. "Estudos bibliográficos sobre publicações brasileiras relacionadas a aspectos psicossociais do câncer infantil". *Revista Brasileira de Cancerologia*, Rio de Janeiro, v. 45, n. 2, p. 27-35, 1999b.

NOLL, R. B.; BUKOWSKI, W. M.; ROGOSCH, F. A.; LEROY, S.; KULKARNI, R. "Social interactions between children with cancer and their peers: teacher ratings". *Journal of Pediatric Psychology*, v. 15, n. 1, p. 43-56, 1990.

NOLL, R. B.; GARTSTEIN, M. A.; VANNATTA, K.; CORRELL, J.; BUKOWSKI, W. M.; DAVIES, W. H. "Social, emotional, and behavioral functioning of children with cancer". *Pediatrics*, v. 103, n. 1, p. 71-8, 1999.

NOLL, R. B.; RIS, M. D.; DAVIES, W. H.; BUKOWSKI, W. M.; KOONTZ, K. "Social interactions between children with cancer or sickle cell disease and their peers: teacher ratings". *Journal of Developmental and Behavioral Pediatrics*, v. 13, n. 3, p. 187-93, 1992.

NUCCI, N. A. G. *A criança com leucemia na escola*. Campinas: Livro Pleno, 2002.

SACHS, M. B. "Helping the child with cancer go back to school". *The Journal of School Health*, v. 50, n. 6, p. 328-31, 1980.

SCHULZ, C. M. *Não tem choro*. [Desenho animado.] Stanford: Mendelson & Charles M. Schulz Creative Production Association, 22 min., 1990.

SGARBIERI, U. "Seu colega tem uma doença chamada câncer". Ribeirão Preto: Grupo de Apoio à Criança com Câncer, 2000.

SILVA, G. M. da. *Compreendendo a escolaridade de crianças com câncer: visão de mães, professores e colegas assistidos por um programa de reinserção escolar*. 2006. Tese (Doutorado em Ciências: Psicologia) – Faculdade de Filosofia, Ciências e Letras de Ribeirão Preto, Universidade de São Paulo, Ribeirão Preto, São Paulo.

SILVA, G. M. da; TELES, S. S.; VALLE, E. R. M. do. "Estudo sobre as publicações brasileiras relacionadas a aspectos psicossociais do câncer infantil – período de 1998 a 2004". *Revista Brasileira de Cancerologia*, Rio de Janeiro, v. 51, n. 3, p. 253-61, 2005.

SIOP (Sociedade Internacional de Oncologia Pediátrica). *Orientações sobre aspectos psicossociais em oncologia pediátrica*. Trad. Luciana Pagano Castilho Françoso; Elizabeth Ranier Martins do Valle. Ribeirão Preto: Grupo de Apoio à Criança com Câncer, 2004. Disponível em: <http://www.sbpo.org.br/images/pdf/siop_2004.pdf>.

SLOPER, T.; LARCOMBE, I. J.; CHARLTON, A. "Psychosocial adjustment of five-year survivors of childhood cancer". *Journal of Cancer Education*, v. 9, n. 3, p. 163-9, 1994.

TONE, L. G.; VALLE, E. R. M. do; FREITAS, D. M. V. de; LIMA, R. A. G.; SPANÓ, C. M.; CARVALHO, A. M. P.; CORREA,

C. C.; Zanetti, R. M.; Issa, A. A.; Vieira, M. N. C. M.; Retamal, E. M.; Sgarbieri, U. C. R.; Riul, S.M. "Carta ao professor de uma criança com câncer". *Revista Brasileira de Saúde Escolar*, Porto Alegre, v. 1, n. 3/4, p. 6-13, 1990.

Treiber, F. A.; Schramm, L.; Mabe, P. A. "Children's knowledge and concerns towards a peer with cancer: a workshop intervention approach". *Child Psychiatry and Human Development*, v. 16, n. 4, p. 249-60, 1986.

Valle, E. R. M. do. "A importância da escola para a criança com câncer". XVII International School Psychology Colloquium/II Congresso Nacional de Psicologia Escolar. Campinas, 1994.

____. *Câncer infantil: compreender e agir*. Campinas: Psy, 1997.

____. "Fragmentos do discurso da família da criança com câncer: no hospital, em casa, na escola". *Pediatria Moderna*, São Paulo, v. 25, n. 1, p. 21-5, 1990.

Vance, Y. H.; Eiser, C. "The school experience of the child with cancer". *Child: Care, Health and Development*, v. 28, n. 1, p. 5-19, 2002.

PARTE X
EQUIPE MULTIDISCIPLINAR EM PSICO-ONCOLOGIA

SERVIÇOS DE PSICO-ONCOLOGIA: CONFIGURAÇÃO E IMPLEMENTAÇÃO

Maria Teresa Veit

Justificativa

Na trajetória do paciente oncológico, de seus familiares, da equipe de cuidados – profissional ou leiga –, existe sempre um momento em que se instala a relação institucional, seja por conta dos procedimentos diagnósticos ou terapêuticos – como exames de imagem, biópsias, cirurgias, radioterapias, quimioterapias e tantos outros –, seja em virtude de cuidados de diversas ordens, cuja necessidade pode se impor em algum momento.

A instituição hospitalar ou similar acaba por constituir-se, em determinadas circunstâncias, em um elemento a mais na constelação que envolve e compõe a realidade do câncer.

Compreendê-la, incluindo seus mecanismos implícitos e explícitos, agrega novas possibilidades de entendimento à complexa realidade oncológica, na qual se verificam diversos fatores múltiplos, como a multicausalidade, a multiprofissionalidade, a multiplicidade de caminhos propedêuticos e terapêuticos.

Se, além de compreendê-la, estivermos aptos a contribuir para sua construção em termos mais amplos, de acordo com a percepção da integralidade da saúde e dos infinitos fatores que para tanto concorrem, estaremos cumprindo um papel mais efetivo em relação ao paciente com câncer, a seus familiares e ao grupo de cuidados, conforme preconiza a conceituação de psico-oncologia que tomamos por referência. Essa área específica do saber cria corpo a partir da última década do século XX.

Para Holland e Rowland (1989), as ações em psico-oncologia deveriam voltar-se ao impacto do câncer na função psicológica do paciente, na sua família e nos profissionais de saúde que dele cuidam e ao papel que as variáveis psicológicas e comportamentais podem ter quanto ao risco do câncer e à sua sobrevivência; já o grupo brasileiro que estuda, aplica e desenvolve os conceitos estabelecidos decide agregar uma visão mais abrangente da problemática, assim delimitando seu campo de ação:

- *assistência* ao paciente oncológico, à sua família e aos profissionais de saúde envolvidos com a prevenção, o tratamento, a reabilitação e a fase terminal da doença;
- *pesquisa* e estudo de variáveis psicológicas e sociais relevantes para a compreensão da incidência, da recuperação e do tempo de sobrevida após o diagnóstico do câncer;
- organização de *serviços oncológicos* que visem ao atendimento integral ao paciente (físico e psicológico), enfatizando de modo especial a formação e o aprimoramento dos profissionais de saúde envolvidos nas diferentes etapas do tratamento (Gimenes, 1994, p. 46, grifos da autora).

É, portanto, no terceiro pilar de sustentação da conceituação de psico-oncologia que fundamentamos as justificativas para os conteúdos que se seguem.

Queremos observar, no entanto, que a revisão de literatura sobre o assunto evidencia que os modelos sistemáticos para implantação e desenvolvimento de serviços de atendimento às necessidades do paciente oncológico ainda não estão plenamente estabelecidos. A situação mais freqüente com que deparamos é a da oferta fragmentada de recursos, muitas vezes fisicamente dispersa na instituição de saúde, com pouca ou nenhuma interação entre os elementos que a compõem.

Iniciam-se, aqui e ali, movimentos de construção de modelos que possam ser ajustados às necessidades específicas de cada contexto. Como contribuição, procuramos articular princípios e conteúdos provenientes das áreas de oncologia, psicologia hospitalar, psico-oncologia, sociologia, psicologia organizacional e cuidados paliativos que venham a auxiliar a estruturação de propostas de implantação de serviços. Tomamos por base referenciais teóricos já estabelecidos, portanto uma bibliografia que não é recente mas apóia-se nas linhas mestras de cada uma das áreas de conhecimento envolvidas.

Visão geral da correlação psico-oncologia e instituição

Ainda no plano conceitual, a fim de estabelecermos uma correlação entre os propósitos da psico-oncologia e as instituições de saúde, propomo-nos a compreender estas últimas como organizações dotadas de valores que, guiados por uma visão, serão colocados a serviço do alcance da missão institucional relacionada à saúde, pela atuação de uma equipe de alto desempenho.

Assim estabelecemos, como premissa, que nosso foco, tendo em mente a psico-oncologia, deve incluir a organização e o desenvolvimento de serviços oncológicos cujos valores, visão, missão e estratégias sejam compatíveis com as necessidades do paciente oncológico e disponham de um corpo profissional que o atenda integralmente, tanto no plano físico quanto no psicológico.

Conceituação e explicitação das referências institucionais

Os indicativos sobre a instituição de saúde que se propõe a prestar atendimento em oncologia devem ser profundamente compreendidos e analisados, pois servirão de base para o trabalho de idealização, de construção e de implementação de todos os serviços de psico-oncologia. No caso de serviços já instalados e em funcionamento, esses referenciais permitem uma análise orientada para a formulação de propostas coerentes de ajustes, expansões e melhorias. É preciso, portanto, que tenhamos claros os conceitos envolvidos.

Os valores institucionais formam a moldura ética da organização. A falta de clareza a seu respeito pode criar oportunidades para a corrupção em diversos níveis. Os princípios de uma instituição de saúde devem contemplar, essencialmente, a valorização da vida, a saúde em sua integralidade, o ser humano em sua singularidade. É imprescindível que tomem por base os conceitos amplos de saúde, conforme definidos na carta de constituição do Comitê da Organização Mundial da Saúde (OMS) em 1983: "completo bem-estar físico, social e mental e não apenas ausência de doença ou enfermidade".

Por outro lado, a visão institucional pode ser entendida como uma força poderosa a ser utilizada para a exploração de novas dimensões. Freqüentemente esse componente foi o passo inicial empreendido em momentos precoces, por vezes anteriores à própria constituição formal da organização. Seus determinantes situam-se em esferas objetivas ou subjetivas, e a identificação dessa força propulsora requer, em muitos casos, escuta refinada e cuidadosa. Caso o ideal que propulsiona uma instituição não seja identificado, pode ser instaurado um clima de confusão e dispersão entre seus colaboradores.

Uma vez acionada a força motivacional, por meio da missão institucional serão traçados os caminhos para que os objetivos sejam atingidos. Eles podem ser revistos e redimensionados ao longo da vida da organização. Devem ter a flexibilidade necessária às acomodações impostas pelos contextos – internos e externos – que se apresentam durante o percurso. Uma missão não compartilhada entre os integrantes da equipe de saúde resulta em difusão de ações e na queda da qualidade de atendimento às necessidades do paciente oncológico.

O alcance da missão será obtido pelo cumprimento de objetivos e metas, a curto e longo prazos, prévia e periodicamente discutidos pela equipe de trabalho. As estratégias selecionadas consistem nas formas de ação tidas como mais adequadas aos objetivos estabelecidos.

A Figura 1 representa, de forma esquemática, esses conceitos.

Grupo/equipe

Equipe é um grupo de trabalho altamente efetivo, coeso, constituído por indivíduos que atuam juntos, comprometidos em alcançar um objetivo comum. Equipes não surgem naturalmente, são desenvolvidas. Transformar um grupo em equipe é um trabalho sistemático e essencial à sobrevivência de qualquer organização. O próprio processo de transformação pode ser extremamente enriquecedor para todos os participantes, e o resultado final, sem dúvida, é muito gratificante.

Os cinco elementos que definem uma equipe são: liderança compartilhada, habilidades de trabalho em grupo, clima, coesão e nível de contribuição dos membros do grupo.

Liderança compartilhada: para que ocorra o compartilhamento da liderança entre os membros da equipe é imprescindível que todos sejam bem informados, que tenham iguais oportunidades de expressão, independentemente de experiências e habilidades individuais, e, ainda, venham a considerar apropriadas as decisões tomadas pelo líder.

Evidentemente, nem todos os participantes do processo decisório poderão ter seus anseios individuais satisfeitos. Porém, a participação nesse processo lhes permite a compreensão da decisão tomada e facilita sua adesão às tarefas que lhes cabem.

Vale lembrar que, ao mesmo tempo que é altamente recomendável o compartilhamento do processo de liderança em uma equipe de alto desempenho, as tomadas de decisão são prerrogativas da autoridade legítima em cada instância e ocorrem, predominantemente, de forma isolada e solitária. A receptividade e a colaboração diante das decisões tomadas serão resultantes da forma como o processo decisório foi conduzido.

Habilidades de trabalho em grupo: refletem a capacidade de tomada de decisões, solução de problemas, obtenção

Figura 1: Visão esquemática da missão institucional.

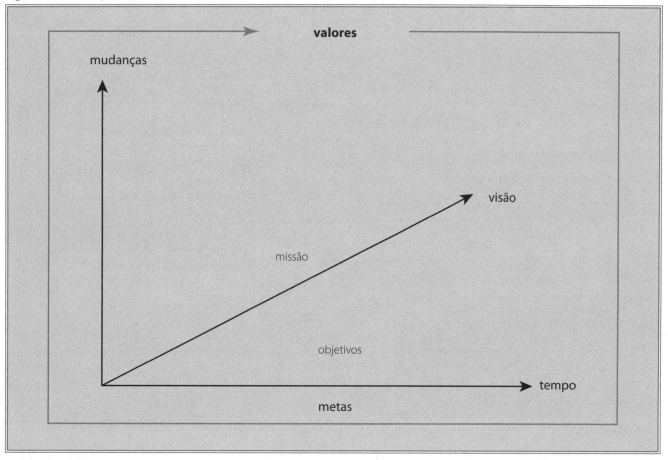

Fonte: Rangel (1994).

de consenso e manejo de encontros e reuniões. A habilidade de trabalhar efetivamente durante um encontro ou uma reunião indica a eficácia do desempenho do grupo no dia-a-dia.

Clima: o modo como os membros se sentem a respeito da forma de funcionamento do grupo, incluindo as normas de comportamento predefinidas, constitui o clima de trabalho. Se este não for positivo, honesto e aberto, não haverá confiança plena entre os integrantes da equipe, o que a enfraquece. Os processos de comunicação intra e extragrupal são indicativos importantes, que merecem atenção cuidadosa.

Coesão: refere-se ao nível de realização que o grupo é capaz de atingir. A coesão requer acordos e compromissos diante do propósito comum (definição de objetivos e metas) e também a seleção de meios para alcançá-lo (estabelecimento de prioridades e procedimentos).

Nível de contribuição dos membros do grupo: diz respeito à compreensão que cada membro do grupo tem daquilo que se espera dele, como parte do time, e à sua condição de corresponder a essa expectativa. Espera-se que membros de uma equipe compartilhem informações, comuniquem-se abertamente, tenham participação ativa e mostrem compromisso e afinidade com os objetivos e valores do grupo. Adicionalmente, devem assumir iguais responsabilidades pelo sucesso comum e reconhecer que os comportamentos e as posturas individuais afetam, de alguma forma, a efetividade da equipe.

O desenvolvimento e fortalecimento de cada um dos elementos identificadores de uma equipe de alto desempenho requerem instrumentos adequados de análise diagnóstica, que serão discutidos mais adiante. A proposta de transformação de grupos de trabalho em equipes de alto desempenho será muito mais bem-sucedida se o processo de atenção aos indicadores mencionados se tornar um hábito. A esquematização de sua dinâmica pode ser verificada na Figura 2.

Multiprofissionalidade, multidisciplinaridade, interdisciplinaridade, transdisciplinaridade

A proposta de trabalho de equipe em psico-oncologia precisa levar em conta uma postura integrada, compatível com a visão integral do ser humano e a inter-relação permanente em que operam seus diferentes componentes orgânicos, afetivo-emocionais, intelectuais e espirituais.

Figura 2: Esquema de transformação de grupos de trabalho em equipes de alto desempenho.

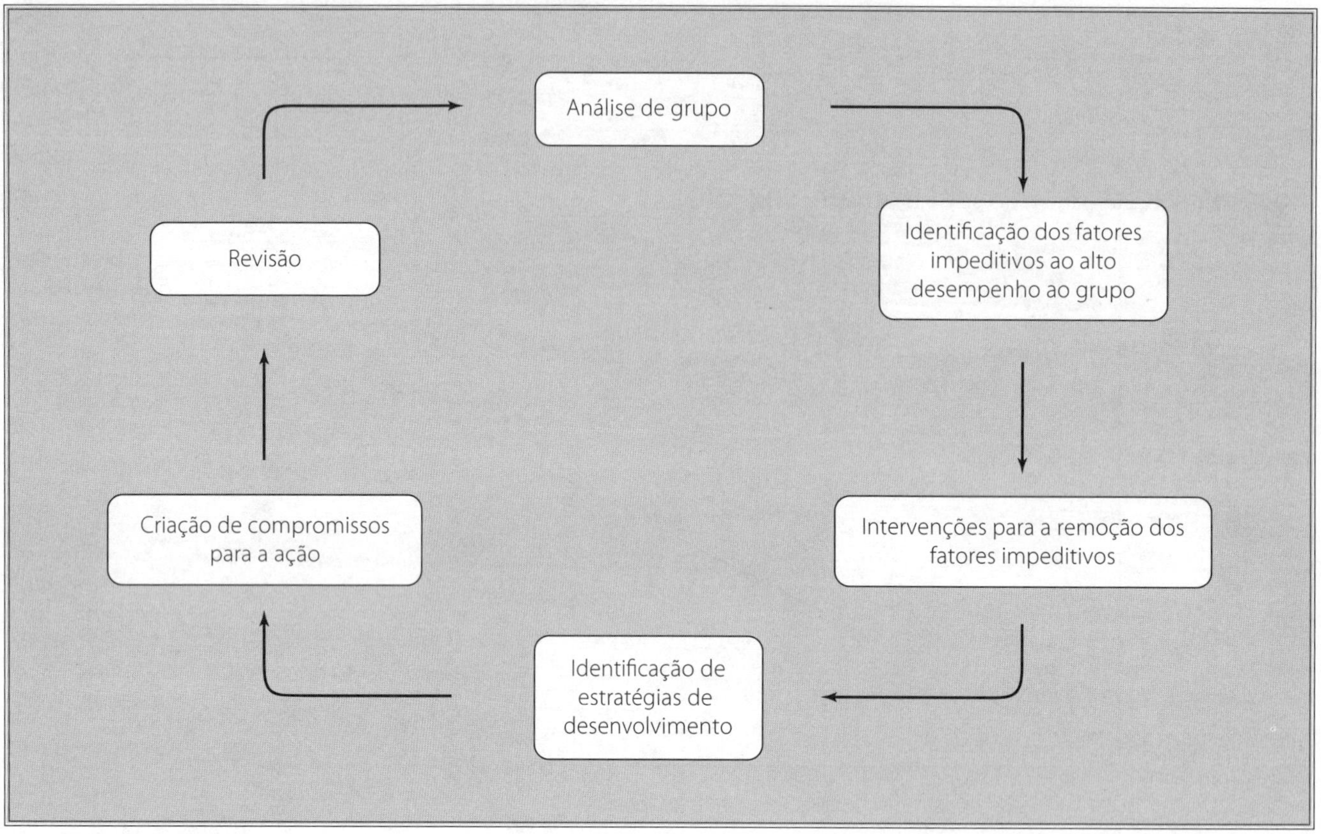

```
         ┌──────────→ Análise de grupo ──────────┐
         │                                        │
         │                                        ↓
      Revisão                          Identificação dos fatores
         ↑                              impeditivos ao alto
         │                              desempenho ao grupo
         │                                        │
         │                                        ↓
   Criação de compromissos          Intervenções para a remoção dos
      para a ação                        fatores impeditivos
         ↑                                        │
         │                                        │
         └──────── Identificação de ←─────────────┘
                    estratégias de
                    desenvolvimento
```

Fonte: Rangel (1994).

A idéia de interdisciplinaridade originou-se dos conceitos de multiprofissionalidade e multidisciplinaridade. Começaremos, então, por estes últimos.

Um grupo de profissionais de diferentes especialidades e formações atua em conjunto, de forma multiprofissional, uma vez que cada um coloca a serviço do paciente os conhecimentos e técnicas de sua área de competência. Lado a lado e em paralelo, são desenvolvidas as ações médicas, psicológicas, de enfermagem e tantas outras que compõem o cuidado dedicado às múltiplas necessidades do paciente com câncer.

Quando, além da atuação clínica, esses profissionais se dispõem a elaborar trabalhos científicos que abarquem as diversas linhas de conhecimento que eles representam, temos uma postura de multidisciplinaridade.

Configura-se a interdisciplinaridade quando ocorre a integração de dois ou mais componentes curriculares na construção do conhecimento. Ela surge como uma das respostas à necessidade de uma reconciliação epistemológica, processo necessário devido à fragmentação dos conhecimentos que ocorreu com a Revolução Industrial e à conseqüente demanda por mão-de-obra especializada.

A interdisciplinaridade teve por objetivo a conciliação entre conceitos de diferentes áreas do saber, visando, com isso, aos avanços na produção de novos conhecimentos ou à instituição de novas subáreas de conhecimento. Acontece, portanto, a transposição de uma postura *multi* para uma postura *inter*, em que não é mais suficiente apenas somar, é preciso integrar. Partimos da fragmentação rumo à integração.

Já a transdisciplinaridade visa articular uma nova compreensão da realidade *entre* as disciplinas especializadas e *para além* delas. O termo foi criado por Piaget, que, no I Seminário Internacional sobre Pluri e Interdisciplinaridade, realizado na Universidade de Nice, divulgou-o pela primeira vez, dando então início ao seu estudo e convidando os participantes a pensar no assunto.

A transdisciplinaridade é, em suma, uma abordagem feita entre as disciplinas, além e por meio delas, em busca da compreensão da complexidade de fenômenos e processos.

Atualmente, o Centre International de Recherches et Études Transdisciplinaires (Ciret), na França, é um dos principais centros mundiais de estudos em transdisciplinaridade (http://nicol.club.fr/ciret/index.htm).

Em termos ideais, a proposta de um caminho para responder à complexidade das questões levantadas em psico-oncologia deve passar pela construção de uma forma de trabalho interdisciplinar e transdisciplinar. O resultado seria uma atuação harmônica dos integrantes da equipe, oferecendo ao paciente, à família e ao cuidador o produto de ações e conhecimentos que transcendem as dimensões do somatório do conhecimento das especialidades.

Documentação institucional (rotinas, descritivos de cargo, planos de carreira e benefícios)

Trata-se de documentos descritivos das diversas formas de atuação dos profissionais que integram a equipe multiprofissional, que devem ser expressos em linguagem precisa e basear-se no referencial teórico da área a que se aplicam. Constam das exigências de muitos sistemas de certificação de qualidade e têm por objetivos a padronização da atuação, a revisão e a crítica aos modelos em utilização, o compartilhamento de informações entre os vários membros da equipe multiprofissional, a desmitificação de procedimentos especializados pouco conhecidos pelos membros da equipe e a parametrização para treinamentos e garantia da continuidade.

A formatação de rotinas, protocolos e dos descritivos de cargos e planos de carreira e benefícios obedece a alguns padrões preestabelecidos, visando à classificação, à organização e ao controle de versões e revisões. Seu conteúdo deve incluir cabeçalho, conceituação, indicação de agentes, definição clara de objetivos, descrição das ações mencionadas, indicadores de desempenho esperado e menção a pontos críticos e riscos.

Constituem-se em ferramentas de trabalho que facilitam o exercício da inter e da transdisciplinaridade.

Ferramentas de análise

O diagnóstico de cada um dos elementos que compõem a fisionomia institucional é o primeiro passo para que se possa traçar o esboço de um planejamento destinado à implantação ou ao desenvolvimento de serviços de psico-oncologia. A formulação de um diagnóstico acurado inclui o levantamento de aspectos formais e informais da instituição analisada e também as condições inter-relacionais em que operam seus colaboradores.

Os *aspectos formais* de uma análise institucional são levantados de modo sistemático por meio de observação direta, entrevistas abertas ou semidirigidas, consulta a documentação ou outras formas adequadas ao contexto específico. É preciso que contemplem o maior número possível de informações. Apresentamos, no Quadro 1, o modelo de psicodiagnóstico institucional desenvolvido por Maria da Glória Gonçalves Gimenes e Maria Teresa Veit, adaptado do roteiro utilizado no curso de psicologia hospitalar do Instituto de Ensino e Pesquisa (IEP) da Associação de Combate ao Câncer em Goiás.

Além dos dados levantados na análise formal, aspectos subjetivos e contextuais estão permanentemente presentes e interferem de forma significativa na dinâmica institucional. Conhecê-los e compreendê-los permite a atribuição de sentido e significado a cada um dos aspectos formais, motivo pelo qual merecem atenção e estudos adequados.

O modelo metafórico proposto por Gareth Morgan (1996) defende a utilização de metáforas como forma de pensar e de ver a instituição e pode ser útil para o estabelecimento do diagnóstico de problemas e situações organizacionais.

Cada uma das metáforas propostas faz a leitura institucional de acordo com um ângulo específico, o que conduz a conclusões sobre diferentes aspectos.

A metáfora da *máquina* parte de uma visão organicista da instituição. Ilustra a presença desse estilo de pensamento nos alicerces do desenvolvimento da organização burocrática. Nesse caso, organizadores tendem a administrar e planejar suas instituições como máquinas compostas de partes que se interligam, cada uma com um papel isolado e perfeitamente definido, para o funcionamento do todo. Esse enfoque, muitas vezes altamente eficaz, pode ser desastroso, por não levar em conta aspectos relacionais que interferem diretamente no resultado final.

Se as organizações forem vistas como *organismos*, o foco passará a ser, em vez das partes do todo, a compreensão e a administração das necessidades organizacionais e de suas relações com o ambiente, das quais a visão burocrática faz parte. Apresentam-se diferentes espécies, mais ou menos talhadas para lidar com as demandas de ambientes diversos. Dessa forma, aumenta-se a capacidade de desenvolver interessantes teorias sobre as relações entre organizações e ambientes, passando pelas fases de nascimento, crescimento, desenvolvimento, declínio e morte, além de adaptações a ambientes em mutação. Enfatizam-se, nessa visão metafórica, as relações entre as espécies e os padrões de evolução encontrados na ecologia inter e intra-organizacional, que muito têm contribuído para teorias modernas de administração.

E se usarmos o modelo do *cérebro* para a análise da subjetividade que permeia a organização? Nesse caso, os focos seriam o processamento de informações, a aprendizagem e a inteligência presentes em todos os processos. Transpondo esse referencial para as instituições oncológicas, procuraríamos identificar, tanto nos profissionais quanto nos pacientes e familiares, como circulam as informações – inclusive aquelas voltadas à comunicação de diagnósticos e prognósticos –, como acontecem os aprendizados de especialidades e de formas de conduta e, também, de que forma a inteligência e a intelectualidade são colocadas a serviço do melhor tratamento. A utilização do paradigma do cérebro deve ser precedida por uma reflexão sobre suas funções: podemos entendê-lo como um

Quadro 1: Modelo de psicodiagnóstico institucional.

Estrutura física – instalações:

- endereço;
- estrutura do prédio: andares e recursos físicos;
- estrutura de funcionamento: consultórios, enfermarias, ambulatórios de quimioterapia e radioterapia, centro cirúrgico, centro de diagnóstico por imagem, laboratórios, especialidades atuantes (médicos, fisioterapeutas, nutricionistas, psicólogos, assistentes sociais, terapeutas ocupacionais, entre outros);
- referenciais de localização geográfica: tipo de bairro, localização em relação à comunidade atendida etc.

Caracterização da instituição e do serviço:

- público-alvo (federal, municipal ou estadual);
- particular (sociedade familiar, único dono, sociedade anônima, empresa de convênios etc.);
- filantrópica (ligada a instituição religiosa, social etc.);
- acadêmica (ligada a escola pública ou particular com determinadas especialidades de formação).

História e desenvolvimento do serviço:

- idade;
- origem;
- crescimento;
- mudanças;
- evoluções;
- tradições;
- situação atual.

Relações com outros serviços:

- discriminar os serviços e as formas de relação.

Visão, missão, objetivos e metas do serviço:

- identificar tanto os manifestos quanto os não manifestos.

Estratégias para atingir objetivos e metas manifestos e não manifestos:

- especificá-las.

Recursos humanos:

- organograma geral de funções;
- relações com clientela interna e externa: inter e intragrupais; equipe/pacientes/familiares;
- formação profissional dos integrantes do quadro funcional;
- planos de carreira e incentivos.

Organização do serviço e métodos que o regem:

- estatutos;
- regimentos internos;
- normas funcionais.

Protocolos e rotinas de atuação profissional (formais e informais):

- documentação: acesso e atualização.

Fluxo de atendimento ao paciente.

Avaliação de resultados dos serviços prestados:

- parâmetros qualitativos e quantitativos;
- periodicidade;
- instrumentos;
- fluxo de encaminhamento dos resultados.

Avaliação e auto-avaliação de desempenho e potencial:

- parâmetros para questões relacionais de equipe e desempenho individual;
- periodicidade;
- instrumentos;
- fluxo de encaminhamento de resultados.

Trabalho psicológico:

- histórico com psicólogos e ação psicológica;
- avaliação de demanda: para equipe, pacientes e familiares;
- expectativas quanto ao trabalho psicológico: percepção de necessidade, resistências implícitas e explícitas, abertura à visão psicológica, visão multiprofissional e multidisciplinar do serviço.

Síntese:

- principais características da instituição;
- áreas de concentração de pontos críticos;
- recursos disponíveis para prevenção e resolução de problemas;
- prioridades a serem atendidas.

Observação: os instrumentos para realização do diagnóstico institucional devem incluir: observação direta; entrevistas abertas, semi-abertas e fechadas; aplicação de testes para avaliar relações intra e intergrupais, com atenção a questões de ética e sigilo. Deve-se manter uma postura empática, procurando não suscitar sentimentos de ansiedade ou persecutórios nos entrevistados.

sistema operacional semelhante aos computadores ou, diferentemente, compará-lo com um holograma, capaz de explorar e estabelecer novas dimensões com base nos dados disponíveis.

Como *culturas*, as instituições serão vistas conforme idéias, valores, normas, rituais e crenças que se explicitam em suas ações e relações. É imprescindível que qualquer proposta de implantação ou desenvolvimento de serviços na área da saúde leve em conta os determinantes culturais institucionais e que o projeto proposto respeite os limites impostos por eles.

Se tomarmos por ponto de partida uma metáfora *política*, esta privilegiará o olhar sobre diferentes conjuntos de interesses, conflitos e jogos de poder. O conhecimento de princípios políticos que delineiam a vida organizacional é estrategicamente valioso para a aceitação de propostas que venham a ser apresentadas às organizações.

Outro olhar se configura quando tomamos por base idéias, pensamentos e crenças que se originam na dimensão inconsciente dos indivíduos e os levam às tomadas de decisão e atitudes que nortearão a vida organizacional. A metáfora da *prisão psíquica* oferece importante contribuição para o levantamento da psicodinâmica e dos aspectos ideológicos que regem a organização.

Metaforizar o contexto institucional como *fluxo contínuo em transformação* significa procurar a compreensão da lógica da mudança, que dá forma à vida social como um todo. Enfatizam-se três diferentes lógicas: a primeira é a dos sistemas autoprodutores, que se criam com base em suas próprias imagens; a segunda sublinha os ciclos de *feedback* positivo e negativo como geradores dos movimentos; a última sugere que os fluxos são produtos da lógica dialética, em que cada fenômeno tende a gerar o seu oposto.

Finalmente, podemos considerar a metáfora do *poder*, que entende a organização como instrumento de dominação e foca seu interesse em seus aspectos potencialmente exploradores. A organização, por vezes, repousa sobre um processo de dominação, em que certas pessoas impõem seus desejos a outras.

A utilização de ferramentas que levem aos componentes subjetivos das instituições de saúde deve, necessariamente, trazer à discussão as implicações dessa subjetividade na relação médico-paciente, nas formas de tomadas de decisões clínicas, nas posturas quanto à participação de pacientes e familiares nas decisões sobre tratamentos, nas práticas diante da terminalidade, no exercício de interdisciplinaridade e nos demais aspectos presentes nas necessidades do paciente oncológico, conforme discutido em outros capítulos desta obra.

Aspectos interativos ou, em outras palavras, a forma como se relacionam internamente os profissionais que atendem o paciente oncológico e seus familiares também são relevantes. À medida que o grupo profissional, por meio de inter-relações adequadas, forma uma equipe de alto desempenho, as questões referentes aos interesses dos pacientes vão sendo mais bem equacionadas, permitindo o alcance de melhores propostas terapêuticas e de manejo geral.

A observação das inter-relações pode utilizar diferentes referenciais, entre os quais salientamos, como indicador, a qualidade da administração de conflitos interpessoais e intergrupais apresentada. Cabe assinalar que a emersão de conflitos, simplesmente, não se constitui em indicativo suficiente, uma vez que estes fazem parte das relações saudáveis e são esperados em ambientes onde exista o exercício da liberdade de expressão e de manifestação. Assim sendo, sua inexistência seria alvo de preocupação, indicando repressão de assuntos que merecem atenção e cuidado. São os recursos de administração dos conflitos naturais que caracterizam uma inter-relação tida como saudável.

Em termos metodológicos, consideramos aconselhável o levantamento dos indicativos de configuração de equipes de trabalho de alto desempenho apresentados no item "Grupo/equipe" deste capítulo. Entrevistas semi-abertas, grupos de discussão e observação sistemática são extremamente úteis para esse fim. O material desenvolvido por Leslie Bendaly (1996) apresenta um caminho prático para o diagnóstico inter-relacional.

Ferramentas de avaliação

A medição sistemática de resultados é uma rotina imprescindível ao crescimento dos serviços de psico-oncologia. Trata-se de meios de aferição dos resultados relativos a indicadores preestabelecidos, que trarão informações sobre a necessidade – ou não – de reajustes de ação e conduta.

A seleção de indicadores é parte integrante do planejamento de implantação e sua aferição é obrigatória para o desenvolvimento dos processos.

A *avaliação de desempenho* é fundamental e consiste no acompanhamento das ações definidas como rotinas ou protocolos de determinado serviço a fim de que se constate se seus objetivos e o desempenho esperado estão sendo alcançados.

A natureza dos indicadores é diretamente ligada aos objetivos de cada atividade. Se, por exemplo, pretendermos determinar a eficácia de encontros clínicos interdisciplinares – considerando-os uma ação útil à definição de planos terapêuticos e ao crescimento da equipe interdisciplinar –, poderemos estabelecer como indicativos a presença dos membros da equipe aos encontros (indicador quantitativo) e seu grau de participação nas discussões (indicador qualitativo).

Uma vez compilados e discutidos os resultados da avaliação, planos de intervenção específica devem ser implementados.

A *avaliação de satisfação* permite um olhar que nasce de outro ângulo de observação, o do cliente.

O cliente é, por definição, aquele a quem se presta algum tipo de serviço. Assim sendo, configuram-se como clientes, entre outros, os pacientes de um médico ou de uma clínica, os fregueses de determinada loja, os constituintes dos advogados.

Também são considerados clientes os profissionais que trabalham em determinada organização, tendo em vista os serviços prestados a eles pelo departamento de recursos humanos, por exemplo. No serviço de saúde, recepcionistas agendam exames, constituindo um serviço prestado aos médicos, psicólogos e demais integrantes da equipe. Configura-se aqui o cliente interno, enquanto, no parágrafo anterior, falamos do cliente externo.

Tanto o cliente interno quanto o cliente externo têm expectativas e fazem avaliações referentes ao serviço que lhes é devido e/ou prestado. A satisfação dessas expectativas, medida por instrumento adequado, serve como indicador adicional para as aferições de resultados.

É imensa a variedade de instrumentos que se prestam às avaliações de satisfação, e sua escolha depende de fatores como cultura da organização, estratégias globais de *marketing* e outros. No entanto, consideramos relevantes alguns critérios para apreciação de material existente ou desenvolvimento de novos, a saber:

- possibilidade de anonimato para o autor de avaliações de satisfação, dando-lhe liberdade de expressão isenta de riscos e constrangimentos;
- formulações não indutoras, que garantam a autenticidade das apreciações;
- proposição clara de itens constantes das avaliações de desempenho, indicando os parâmetros que devem ser levados em conta;
- preservação do direito de reserva e não-exposição dos avaliados, no caso da avaliação de desempenho;
- caráter interativo de avaliações de desempenho, permitindo a justificativa de cada um dos itens e reflexões sobre motivos que interferem no referido desempenho;
- fornecimento de *feedback* sempre que se proceder a algum tipo de avaliação.

Se, por alguns momentos, pudermos abstrair os profissionais do serviço e levarmos em conta apenas seus movimentos gerais, poderemos propor algumas questões de avaliação dos rumos que este vem seguindo, configurando a *avaliação do serviço em si*. Nesse caso, quatro questões devem ser consideradas, cujas respostas servirão como base para importantes planejamentos estratégicos de melhoria continuada. Essas questões são apresentadas no sistema conhecido como Swot (do inglês: *strenghts, weaknesses, opportunities* e *threats*; em português: forças, fraquezas, oportunidades e ameaças). A análise Swot é um sistema simples, destinado a determinar ou verificar a posição estratégica de empresas no ambiente em questão. Essa técnica é creditada a Albert Humphrey, que liderou um projeto de pesquisa na Universidade de Stanford nas décadas de 1960 e 1970, usando dados da revista *Fortune* sobre as quinhentas maiores corporações. Não há registros precisos sobre a origem desse tipo de análise; segundo Hindle (1994), ela foi criada por dois professores da Harvard Business School: Kenneth Andrews e Roland Christensen. Por outro lado, Tarapanoff (2001, p. 209) afirma que a idéia da análise Swot já era utilizada há mais de dois mil anos ao citar, em uma epígrafe, um conselho de Sun Tzu (c. 500 a.C.): "Concentre-se nos pontos fortes, reconheça as fraquezas, agarre as oportunidades e proteja-se contra as ameaças". Apesar de ser um conceito bastante divulgado e citado por autores, é difícil encontrar obras que abordem diretamente esse tema.

Quais são (ou podem vir a ser) os pontos fortes desse serviço? Quais são (ou podem vir a ser) as fragilidades desse serviço? Quais são (ou podem vir a ser) as oportunidades do caminho que temos a percorrer? Quais são (ou podem vir a ser) os riscos do caminho que temos a percorrer? O objetivo dessas formulações é a definição de planejamentos estratégicos que potencializem pontos fortes, combatam fragilidades, aproveitem oportunidades e definam mecanismos de prevenção de riscos.

Ferramentas de intervenção

A escolha de ferramentas de intervenção deve ser feita após a identificação dos elementos que necessitam de aprimoramento ou fortalecimento, e o instrumental a ser utilizado faz parte das técnicas da psicologia clínica e organizacional e da pedagogia.

Identificados a natureza e o foco da ação, deverão ser utilizadas todas as ferramentas adequadas a esses fatores.

Temos aplicado, com resultados bastante efetivos, técnicas grupais que envolvem vivências e dinâmicas de conteúdo lúdico e componentes metafóricos, cujos aspectos são facilitadores de um clima prazeroso, havendo retorno rápido e possibilidade de retomada posterior.

Utilizamos, de forma complementar, uma abordagem didática, que inclui o ensino de estratégias para aplicação no dia-a-dia. Prestam-se a essa abordagem, entre outras, estratégias para a administração de conflitos, de exposição adequada de situações de desconforto e de manejo situacional de estresse profissional.

Além disso, levando-se em conta uma proposta de prevenção primária diante da potencial emersão de dificuldades, vemo-nos permanentemente empenhados no desenvolvimento de ferramentas facilitadoras das relações que se desenvolvem na realidade institucional. Citamos, a título de exemplo:

- programação cuidadosa de discussões clínicas, que não sejam restritas ao manejo de questões referentes aos pacientes, mas ampliem-se e contemplem as implicações que recaem sobre cuidadores informais e equipe profissional;
- programas de cuidados aos cuidadores, com o intuito de prevenir o *burnout* profissional;
- disponibilidade de ciclos de compartilhamento de conteúdos didáticos de cada especialidade entre todos os componentes da equipe interdisciplinar;
- desenvolvimento de prontuário eletrônico integrado, especificamente destinado à oncologia, com ênfase na integração dos pareceres das especialidades e na oportunidade de acesso de cada um dos profissionais às demais áreas de atendimento ao paciente;
- avaliações de desempenho interativas, com participação ampla do avaliado nas reflexões sobre as condições de trabalho oferecidas pelo serviço.

Processos de acreditação e credenciamento

Referendar um serviço ou uma instituição permite aos usuários em geral a discriminação da ampla gama de possibilidades que lhes é apresentada em termos de opções de diagnósticos e tratamentos, sem que corram o risco de submeter sua saúde ou a de seus entes queridos a estruturas pouco sérias ou responsáveis.

É nesse contexto que se inserem alguns organismos que, mediante critérios isentos e técnicos, dispõem-se a emitir suas chancelas às organizações de saúde.

A Organização Internacional para Padronização (International Organization for Standardization – ISO) é uma organização internacional que aglomera os órgãos de padronização/normalização de 157 países. A ISO aprova normas internacionais em todos os campos técnicos, exceto nas áreas de eletricidade e eletrônica. Numa visão sistêmica da organização e de seus objetivos, a série ISO 9000 foi desenvolvida por iniciativa do Instituto Nacional de Metrologia, Normalização e Qualidade Industrial (Inmetro) e do Comitê Brasileiro da Qualidade da Associação Brasileira de Normas Técnicas (ABNT/CB-25), disponibilizando, de forma mais eficiente, informações sobre empresas com certificação oferecida por organismos credenciados pelo Inmetro na área de gestão de sistemas da qualidade. Trata-se de instrumento de referência para a gestão da qualidade. Além da infra-estrutura formal, são enunciados os princípios da qualidade e os mecanismos de sistematização de análises críticas de resultados, comunicação interna e externa, melhorias contínuas do desempenho. Adicionalmente, apresentam-se as abordagens de processo, precondição para as gestões competitivas.

Novas séries e versões da ISO vão-se tornando disponíveis para o atendimento das necessidades de diferentes organismos.

Já a Joint Commission (antiga Joint Commission on Accreditation of Healthcare Organizations – JCAHO) é uma organização norte-americana, sem fins lucrativos, que tem como objetivos desenvolver padrões de qualidade na área de cuidados com a saúde e avaliar instituições de saúde quanto à sua adequação a esses padrões.

Ela toma por padrões para análise quinze funções (assuntos), divididos em três grupos: funções voltadas ao paciente; funções organizacionais e funções estruturais. Aponta como vantagens para a instituição a garantia de qualidade em todos os serviços, diferenciando-a dos demais hospitais, e a competitividade por meio da melhoria constante baseada em competências.

Para que o processo de certificação aconteça, supervisores são enviados às instituições de saúde para avaliar suas práticas operacionais. Desde janeiro de 2006, as vistorias não são mais anunciadas, diferentemente do que ocorria até então, quando as visitas e auditorias eram previamente agendadas.

Os procedimentos necessários à acreditação são extremamente valorizados, pelo fato de que a certificação passa a atuar como facilitadora de determinadas condições de reembolso de serviços prestados.

As duas entidades mencionadas gozam de credibilidade nacional e internacional, por sua conduta idônea e responsável.

Cronograma de ações para os serviços de psico-oncologia

- Definição de valores, missão, objetivos e metas do projeto.
- Análises formal, subjetiva e relacional da organização.
- Elaboração do diagnóstico institucional.
- Planejamento de ações e intervenções.
- Definição de indicadores.
- Apresentação do projeto para aprovação das instâncias decisórias.
- Implementação das ações, se necessário em módulos.
- Elaboração de documentação institucional.
- Seleção das ferramentas de atendimento à equipe de trabalho.
- Levantamento de resultados, segundo os indicadores preestabelecidos.

É preciso, continuamente, observar:

- o foco em prevenção, tratamento e/ou cura do câncer;

- o desenvolvimento e a seleção de instrumental ou meios de encaminhamento para o atendimento às necessidades globais do paciente oncológico;
- o empenho na produção de conhecimento;
- a realização de avaliações permanentes de satisfação e desempenho;
- o planejamento de intervenções adequadas às necessidades.

A representação gráfica do processo de implantação de um serviço de psico-oncologia está ilustrada nas Figuras 3 e 4.

Sustentação financeira e fontes pagadoras

Não é possível encerrar este capítulo sem trazer à reflexão aspectos que se referem à viabilidade prática da instalação de serviços de psico-oncologia. Estes dizem respeito, basicamente, às possibilidades de custeio de algumas ações e às fontes para remuneração dos profissionais prestadores de serviço.

O primeiro movimento voltado à composição de uma equipe interdisciplinar deve priorizar o recrutamento de grupos já atuantes na instituição. Algumas vezes, essa fase suscita percepções de perda de identidade ou de *status* já adquiridos. Grupos que têm sua forma de atuação já estabelecida, por exemplo grupos da área de dor, de fisioterapia, de psicologia, podem temer a diluição de sua força ao se tornarem integrantes de uma equipe de psico-oncologia. Torna-se necessária, portanto, uma abordagem clara, que demonstre os objetivos maiores que estão em jogo e garanta o respeito às especificidades e dimensões de cada área de atuação.

Mais adiante terá de ser considerada a questão da remuneração das ações empreendidas. Atualmente, no Brasil, não há uma postura única quanto à remuneração de alguns desses profissionais, especialmente psicólogos, terapeutas ocupacionais e assistentes sociais. O que predomina é a situação na qual estes são contratados pela instituição de saúde, cobrando-se produtividade expressiva, que venha a compensar os custos que representam. Fica assim criado um cenário em que produtividade pode significar insuficiente dedicação a diversos aspectos que não se prestam à quantificação por uma medida de tempo.

De certo modo há de se considerar que ações de psico-oncologia representam valores agregados. Em verdade, seus resultados, na maioria das vezes, se somam aos de outras especialidades, garantindo maior índice global de sucesso no atendimento ao paciente oncológico, a seus familiares e à equipe de cuidados.

Determinadas ações podem e devem ser alvo de remuneração específica, para a qual cabe a cobertura de segura-

Figura 3: *Timing* de implantação de instituições.

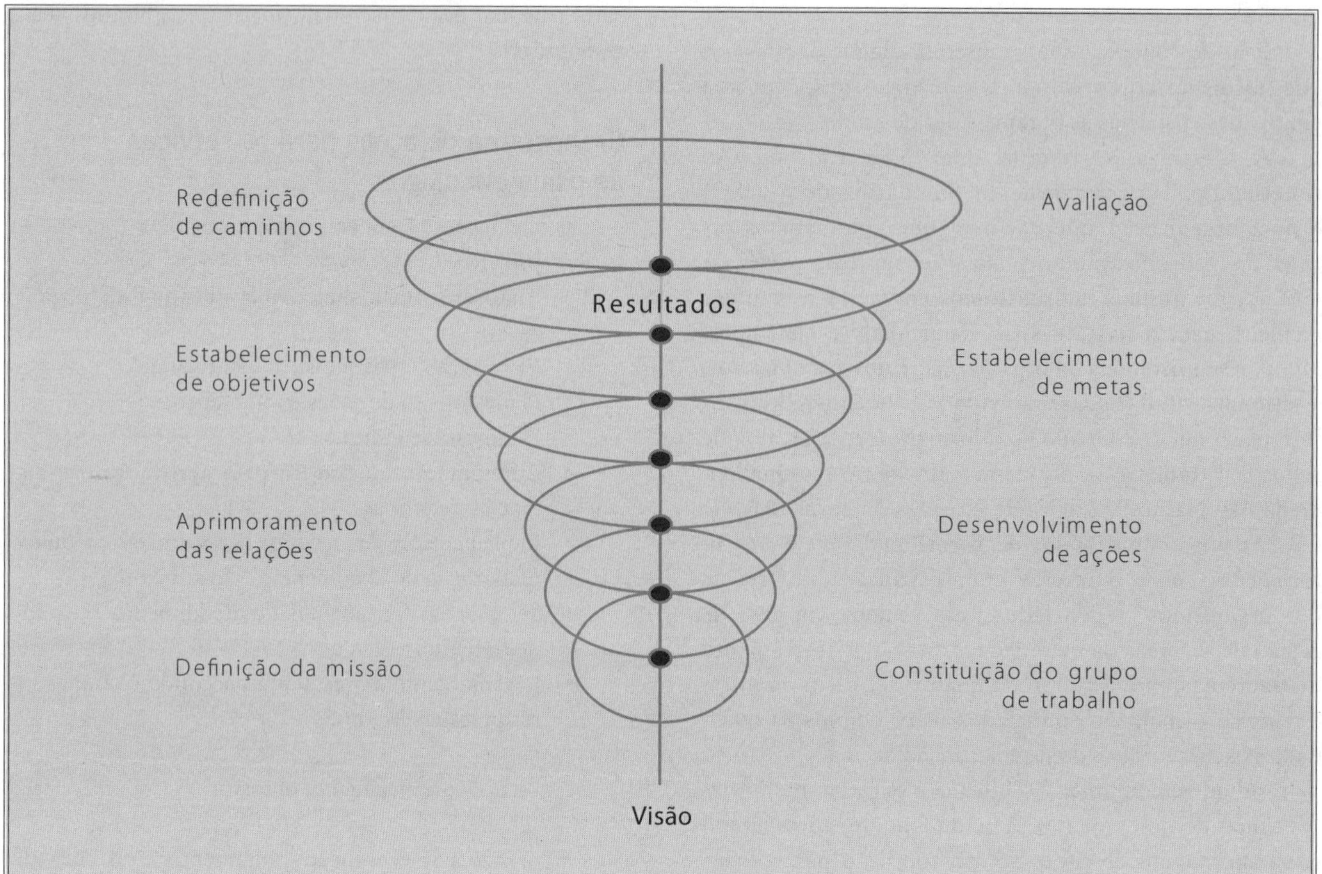

Figura 4: Ciclo permanente em instituições de saúde.

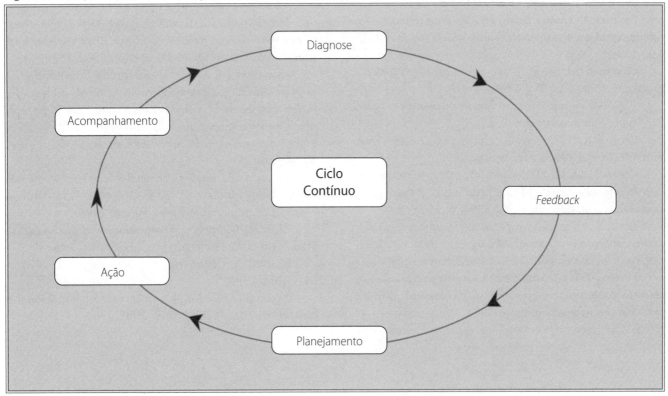

doras, convênios e demais operadores de saúde. É o caso de programas de psicoterapia breve focal, de grupos terapêuticos com objetivos e focos específicos, de programas de terapia ocupacional. Em todas essas situações, nossa experiência aponta para a escolha de um sistema misto: avaliações de todas as áreas seriam absorvidas pela instituição (em alguns casos cabendo a esta o reembolso às devidas fontes) e *pacotes* de planos de cuidados teriam direta remuneração aos profissionais, feita por convênios e seguradoras.

É imprescindível observar, no entanto, que o exercício profissional em psico-oncologia requer formação específica, respaldada e referendada por instituição idônea. Em 2006, a Sociedade Brasileira de Psico-Oncologia instituiu a Certificação de Distinção de Conhecimento na Área de Psico-Oncologia e certificou profissionais por todo o Brasil que cumpriram os pré-requisitos básicos ao exercício da modalidade. A certificação não se restringiu a psicólogos, mas contemplou também, entre outros, médicos, enfermeiros, musicoterapeutas, terapeutas ocupacionais, advogados e educadores. Está prevista a repetição periódica dessa certificação.

Conclusão

A psico-oncologia institucional não dispõe, ainda, de sistematização suficiente. Apesar disso, muito se tem feito no sentido de estabelecer regras e orientações eficientes e adequadas para a inserção dessa modalidade em hospitais, clínicas e demais serviços de atendimento em oncologia. Instituições públicas e privadas, órgãos governamentais, como o Instituto Nacional de Câncer (Inca) e o Ministério da Saúde, e ONGs, além de profissionais independentes, têm se dedicado à regulamentação do exercício da especialidade e à definição do seu campo de ação.

Admiráveis programas de atendimento às necessidades de pacientes com câncer e de seus familiares são postos em prática nas mais diversas regiões do Brasil, com resultados que estimulam o desejo de que se multipliquem e se expandam.

Se pudermos estabelecer bases para uma formatação menos dispersa das muitas ações empreendidas, certamente contaremos com melhores condições para o compartilhamento do conhecimento adquirido, para a comparação entre as diferentes abordagens e para a implementação de novos projetos.

As idéias aqui apresentadas têm por finalidade propor a discussão sobre uma matriz de referência que viabilize a comunicação entre serviços e a integração de suas conquistas, em prol dos pacientes com câncer.

Referências bibliográficas

BENDALY, L. *Games team play: dynamic activities for tapping work team potential*. Whitby: McGraw-Hill Ryerson, 1996.

CARVALHO, M. M. M. J. de (org.). *Introdução à psico-oncologia*. Campinas: Psy, 1994.

_____. *Psico-oncologia no Brasil: resgatando o viver*. São Paulo: Summus, 1998.

CHANG, R. Y. *O sucesso através das equipes*. Trad. Eduardo Laserre. São Paulo: Futura, 2000.

GIMENES, M. G. "Definição, foco de estudo e intervenção". CARVALHO, M. M. M. J. de (org.). *Introdução à psico-oncologia*. Campinas: Psy, 1994, p. 35-56.

GUNS, B. *A organização que aprende rápido: seja competitivo utilizando o aprendizado organizacional*. Trad. Bazán Tecnologia e Lingüística. São Paulo: Futura, 1998.

HINDLE, T. (ed.). *Field guide to strategy: a glossary of essential tools and concepts for today's manager*. Boston: Harvard Business School Press, 1994.

HOLLAND, J. C.; ROWLAND, J. H. (eds.). *Handbook of psychooncology: psychological care of the patient with cancer*. Nova York: Oxford University Press, 1989.

KRAKOWSKI, I. et al. "Organisation coordonnée de la prise en charge des symptômes et du soutien à toutes les phases de la maladie cancéreuse: vers la mise en place de structures pluridisciplinaires de soins oncologiques de support". *Bulletin du Cancer*, v. 88, n. 3, p. 321-8, 2001.

LUCAS, J. R. *Ilusões gerenciais: como evitar que as ilusões impeçam o sucesso de sua empresa*. Trad. Nivaldo Montingelli Júnior. São Paulo: Futura, 1998.

MORGAN, G. *Imagens da organização: edição executiva*. Trad. Geni G. Goldschmidt. São Paulo: Atlas, 1996.

RANGEL, A. *Cliente interno: o mexilhão*. São Paulo: M. Cobra, 1994.

TARAPANOFF, K. (org.). *Inteligência organizacional e competitiva*. Brasília: Ed. UnB, 2001.

FORMAÇÃO PROFISSIONAL EM PSICO-ONCOLOGIA

Maria Julia Kovács; Rita de Cássia Macieira; Vicente Augusto de Carvalho

O câncer sempre foi visto como sinônimo de dor, sofrimento e morte, e, apesar de grandes progressos terem sido alcançados, esses elementos ainda se mantêm. Gimenes et al. (2000) retomam a obra A doença como metáfora, de Sontag (1984), que traz representações da doença ainda vigentes: imagens de combates, lutas, radiação, guerras químicas, invasões e traições. Uma doença nada gloriosa que, algumas vezes, ainda envolve degeneração e sujeira.

Muitas coisas mudaram nos dias de hoje, com aumento significativo dos índices de cura, diagnósticos cada vez mais precoces e tratamentos mais efetivos. Por essa razão, profissionais necessitam cada vez mais de constante atualização, tendo em vista cuidados relativos a várias áreas, que atualmente fazem parte da formação dos psico-oncologistas.

Câncer é um nome genérico para um grande número de doenças com etiologia multifatorial e diversas manifestações nas várias esferas do existir humano, demandando um atendimento multiprofissional.

A psico-oncologia, segundo Gimenes (1994), representa a área de interface entre a psicologia e a oncologia e utiliza conhecimentos educacionais, profissionais e metodológicos provenientes da psicologia da saúde, envolvendo:

a) assistência ao paciente oncológico, à sua família e aos profissionais de saúde envolvidos com a prevenção, o tratamento, a reabilitação e a fase terminal da doença;
b) pesquisa e estudo das variáveis psicológicas e sociais relevantes para a compreensão da incidência da doença, da recuperação e do tempo de sobrevida após o diagnóstico do câncer;
c) organização de serviços oncológicos que visem ao atendimento integral ao paciente, incluindo as dimensões físicas e psicológicas e enfatizando a formação e o aprimoramento dos profissionais de saúde envolvidos nas diferentes etapas do tratamento.

A ação na área da psico-oncologia se vincula aos três níveis de prevenção: primária, secundária e terciária. É preciso levar em conta a trajetória da doença de acordo com as seguintes fases: exames e procedimentos diagnósticos, tratamentos ativos envolvendo cura e remissão da doença, reabilitação e remissão da doença. Ou, em outra trajetória: recidiva, agravamento dos sintomas, fase terminal da doença e aproximação da morte.

O trabalho em psico-oncologia envolve a unidade de cuidados – o paciente e a família –, enquanto a equipe de saúde caracteriza-se pelo trabalho multidisciplinar.

A formação em psico-oncologia é fundamental, o que pode ser atestado pela Portaria 3.535 do Ministério da Saúde, publicada no Diário Oficial da União de 14 de outubro de 1998, que determina a presença obrigatória de profissionais especialistas em psicologia clínica nos serviços de suporte como um dos critérios de cadastramento de centros de atendimento em oncologia pelo SUS. Uma recomendação da Sociedade Brasileira de Psico-Oncologia (SBPO) é a de que esse profissional tenha, além da formação clínica, especialização em psico-oncologia, para que possa cuidar das especificidades dos pacientes com câncer e familiares.

Em 2005, o Ministério da Saúde publicou a Portaria 2.439 (que substituiu a Portaria 3.535), de 8 de dezembro de 2005, instituindo uma política nacional de atenção oncológica e estabelecendo as exigências aos hospitais que tratam do câncer, o planejamento da rede de alta complexidade em oncologia e a definição de processos relacionados à informação oncológica e ao acesso a exames de média complexidade. Essa portaria determina que nos organogramas dos centros ou unidades de assistência de alta complexidade em oncologia estejam representados profissionais de saúde mental como integrantes obrigatórios. A Sociedade Brasileira de Psico-Oncologia, em uma luta contínua, pleiteia que esses profissionais tenham especialização em psico-oncologia.

Seguindo as recomendações da Organização Mundial da Saúde (OMS), a SBPO reforça que a unidade de cuidados é constituída pelo paciente e por sua família, a qual deve ser alvo de todos os cuidados. Os tratamentos a serem realizados deverão ser os mais eficientes, e o paciente deverá ser devidamente informado sobre benefícios e eventuais efeitos colaterais, para que possa participar de forma plena do processo decisório, envolvendo procedimentos diagnósticos e tratamento. O paciente e sua família têm direito à assistência multidisciplinar, cujo objetivo principal deve ser a qualidade de vida, nas dimensões: física, social, psíquica e espiritual, como é preconizado pela OMS.

Dadas as evidências científicas atualmente conhecidas, a SBPO recomenda que o atendimento psico-oncológico passe a fazer parte dos protocolos de atendimento de todas as instituições de saúde do país que tratem de pacientes oncológicos.

Os cuidados com pacientes e familiares devem obedecer a princípios éticos, favorecendo os conceitos de beneficência e não-maleficência, a autonomia do paciente e a eqüidade. Os esforços devem visar, antes de tudo, à qualidade de vida, à dignidade e à diminuição do sofrimento.

As pesquisas em psico-oncologia devem obedecer aos princípios norteadores do Conselho Nacional de Saúde, segundo a Resolução 196/96. Os procedimentos não devem colocar em risco a vida dos pacientes nem causar sofrimento adicional. O paciente deve receber explicações de forma clara e compreensível. Sua não-inclusão em protocolos de pesquisa não deve excluí-lo dos tratamentos aos quais precisa ser submetido; além disso, o paciente tem o direito de abandonar a pesquisa sem que isso resulte em alteração de seu tratamento.

A educação e a psico-oncologia

Siqueira (2005) refere que, na formação médica e, diríamos, em outros cursos de formação, só se privilegiam os aspectos biológicos, deixando de lado os aspectos psicossociais e espirituais. O autor lembra que as doenças se instalam em pessoas que têm histórias de vida, com um temperamento próprio e com experiências peculiares. O indivíduo expressa a doença com traços singulares. Dado o caráter multidisciplinar da psico-oncologia, é também importante que os profissionais da área de saúde mental e de assistência social, membros que compõem a equipe de psico-oncologia, tenham conhecimento de aspectos médicos da doença e de seus sintomas.

Educar não é só instruir, engloba também a formação de um caráter, de pessoas que tomem decisões pautadas no conhecimento e na ética. É fundamental que se garanta a flexibilidade profissional para que possam ser reconhecidos valores, direitos e a realidade de uma pessoa, e principalmente para que a diversidade seja respeitada, algo essencial quando se trata desse conjunto de doenças que recebem o nome de câncer e das características pessoais e singulares daqueles que são acometidos por essa enfermidade.

Educação tem também um caráter preventivo, por preparar profissionais ou estudantes, oferecendo-lhes recursos para que possam enfrentar a rotina de trabalho.

Gimenes *et al.* (2000) apresentam o histórico da formação em psico-oncologia no Brasil. Um dos principais pilares do desenvolvimento dessa área em nosso país se vincula aos Congressos Brasileiros de Psico-Oncologia, que tiveram início em 1989, em Curitiba, e já abordaram várias temáticas. Em 2006 agregou-se a esse evento o II Encontro Internacional de Psico-Oncologia e Cuidados Paliativos, ocorrendo o primeiro desses encontros no Chile, em janeiro de 2004.

Em 1993, foi criado o curso de expansão cultural, no Instituto Sedes Sapientiae, em São Paulo, organizado e coordenado pela professora Maria Margarida Moreira Jorge de Carvalho, que originou o livro *Introdução à psico-oncologia* (1994), trazendo na forma escrita as aulas desse curso. Em 1998, esse curso se transformou em um curso de especialização e passou a ser coordenado por Vicente Augusto de Carvalho, em conjunto com a professora Maria Margarida. Um pouco mais adiante foram incluídas no grupo de coordenação as professoras Maria Helena Pereira Franco Bromberg, Maria da Glória Gimenes e Marisa Terra. Posteriormente, passaram a fazer parte da coordenação Mirian Aydar Ramalho, no lugar de Marisa Terra, e Regina Liberato. O programa desse curso será apresentado a seguir.

A Sociedade Brasileira de Psico-Oncologia encampou esse projeto e passou a colocá-lo em prática em várias regiões do país, formatado em módulos, tornando-se o seu curso oficial. Além de São Paulo, esse curso foi ministrado no Rio de Janeiro, em Brasília, Belo Horizonte e Fortaleza. Os módulos são mensais, com dois professores coordenando cada um dos temas. A prática de pesquisa e atendimento a pacientes oncológicos e seus familiares é supervisionada por professores convidados e profissionais credenciados da região na qual está sendo ministrado o curso.

Os cursos que formam profissionais da área devem incluir os seguintes pontos, no que diz respeito à informação:

1. Apresentar teorias e práticas contemplando diferentes modelos de intervenção que permitam uma atuação eficiente.
2. Oferecer fundamentação que capacite os profissionais a compreender estratégias de pesquisa.
3. Desenvolver competência para avaliar a implicação de estudos na área em sua prática profissional.
4. Fornecer subsídios teóricos para a atuação do profissional em equipe multi e interdisciplinar.

É importante ressaltar que a prática da psicoterapia só pode ser empregada por psicólogos ou psiquiatras que já tenham comprovada formação para isso.

A formação do profissional que trabalha na área de psico-oncologia deve fornecer subsídios para que ele possa atuar em programas de prevenção e atendimento a pessoas com câncer, envolvendo tópicos como informações, crenças e atitudes do profissional que influenciem diretamente o sucesso de sua atuação.

Essa formação deve abranger os seguintes pontos:

a) percepção do estigma que envolve o câncer;
b) significado da experiência pessoal relacionada ao câncer;
c) percepção das especificidades de cada doença e das características do paciente;
d) percepção e compreensão do mundo interno do outro;
e) habilidades de comunicação, envolvendo a escuta atenta e o estímulo à expressão de conteúdos e sentimentos;
f) continência do sofrimento das pessoas sob seu cuidado dentro do contexto de sua atuação profissional;
g) reconhecimento dos limites de sua atuação profissional, desenvolvendo recursos para lidar com as próprias frustrações;
h) reflexão sobre aspectos éticos;
i) sensibilidade e disponibilidade para lidar com dor, perdas e sofrimento, em vários momentos do processo da doença, e particularmente quando da aproximação da morte;
j) elaboração de parâmetros de avaliação do sucesso da intervenção, tendo em vista a qualidade de vida do paciente e de seus familiares.

Aprendizagem significativa em psico-oncologia

A proposta pedagógica dos cursos de psico-oncologia deveria envolver os princípios da aprendizagem significativa. Segundo essa abordagem, seria difícil isolar aspectos cognitivos e afetivos; ela leva em consideração três alicerces: teoria, prática e desenvolvimento pessoal – proposta que deveria nortear o processo de formação dos profissionais de saúde. Essa formação deve abranger muito mais do que apenas o fornecimento de informações, tratando da elaboração, do questionamento e confronto destas com as perspectivas e valores do aluno, e, com isso, favorecer o seu desenvolvimento e aperfeiçoamento, ampliando o conhecimento já acumulado (Morato, 1998 e 1999; Morato e Schmidt, 1999).

Segundo Rogers (1983) e Rosenberg (1987), o grande desafio à formação em psico-oncologia é criar as condições facilitadoras para que a aprendizagem possa ocorrer em vários locais, incluindo universidades, instituições de educação e saúde. Para um processo significativo de aprendizagem, é muito importante viver a experiência, buscar o sentido próprio, poder falar sobre si, sobre as descobertas, sobre a criação, e voltar ao grupo, um grande reverberador dos sentidos percebidos. Gendlin, citado por Morato (1999), afirma que a aprendizagem significativa implica transformar experiências cognitivas e afetivas na possibilidade de criar sentido. O sentido é próprio de cada um, e construído individual e coletivamente.

No caso da formação dos profissionais de saúde na área de psico-oncologia, é preciso lembrar que um dos instrumentos de trabalho é o próprio profissional. Ou seja, é fundamental que se busque compreender o que se faz cotidianamente, propondo-se, não de maneira ingênua, mas como um espaço-momento de reflexão deliberado e consciente, uma fusão entre a interiorização do sujeito e sua relação com o objeto, ou seja, o cuidado com os pacientes com câncer e seus familiares. Segundo Bleger (1977 e 1984), é importante que se faça uma constante revisão, constatando conflitos, frustrações, sentimentos despertados pelo câncer relacionados aos pacientes e familiares atendidos.

Um dos objetivos da formação na área de psico-oncologia é promover a reflexão sobre a atuação do profissional. Para isso, são programados encontros com especialistas convidados, que relatam sua experiência de trabalho em várias instituições públicas e privadas, envolvendo o ambiente hospitalar, domicílio ou consultório.

Como recurso para a dinamização da disciplina, uma modalidade que pode ser empregada é o *role-playing*, em que se podem vivenciar atendimentos a pessoas em situações de recebimento de diagnóstico, tratamentos invasivos, comunicação de recidivas e aproximação da morte. São propostas atividades de discussão em pequenos grupos e em círculo, para favorecer um envolvimento com os temas propostos; o objetivo é facilitar o contato com as próprias idéias e sua expressão, oferecendo, também, a possibilidade de ouvir opiniões ou sentimentos diferentes – experiência fundamental para um profissional de saúde em formação.

As técnicas de dramatização favorecem a possibilidade de se colocar no lugar do profissional. Em seguida à dramatização, pode ocorrer o relato da experiência e dos sentimentos em cada um dos papéis. Os assistentes, então, se manifestam, discutindo o que a experiência despertou neles e o que fariam em cada uma das posições. São propostas, também, discussões sobre filmes, literatura, peças de teatro.

Após a vivência, é importante que se reserve um tempo para a discussão e o processamento.

Com a reflexão sobre essa experiência, procura-se mostrar que essas situações não são simples, que várias reações e sentimentos são possíveis e que as dificuldades que cada um encontra podem ser diferentes. As dramatizações podem favorecer vários tipos de ação, uma vez que cenas podem ser montadas, interrompidas, rearranjadas e remontadas – o que, infelizmente, não é possível diante de um cliente de carne e osso. Por isso, trata-se de uma excelente oportunidade de reflexão (Kovács, 2003).

Supervisão e cuidados na área da oncologia

A dificuldade da equipe de saúde em lidar com os problemas que surgem durante a sua convivência diária com pacientes, familiares e outros profissionais de saúde tem contribuído para gerar situações de estresse de difícil resolução. O sentimento resultante dessas situações, muitas vezes, se traduz em impotência, frustração, revolta, entre outros.

Historicamente, a maneira de lidar com a doença, em particular com o câncer, e a morte mudou muito a partir dos grandes avanços envolvendo procedimentos diagnósticos, tratamentos cirúrgicos e farmacológicos. A morte, atualmente, é algo oculto, interdito, vergonhoso, e não mais uma contingência da vida, como aponta Ariès (1977). A imagem da morte vem acompanhada da idéia de fracasso do corpo, do sistema de atenção médica, da sociedade, das relações com Deus e com os homens (Pitta, 1994).

Torres (1998) aponta que há um conflito entre dois sistemas de símbolos: o da esfera privada, pessoal e subjetiva; e o da esfera pública, tecnológica e racional, ou seja, entre a atitude maternal e a tecnológica, entre a morte em casa ou nas UTIs, entre a livre expressão de sentimentos e a necessidade de controle. Cada um desses sistemas produz demandas diferentes aos profissionais envolvidos. E, no caso do câncer, ambos se encontram presentes.

Entre essas duas ordens, às vezes antagônicas, encontram-se a equipe de saúde e, particularmente, os enfermeiros, que precisam dar conta dos procedimentos indicados pela equipe médica e das demandas apresentadas pelos pacientes e familiares referentes ao alívio do sofrimento e aos cuidados com as necessidades básicas. Surge o conflito entre salvar o paciente, evitar ou adiar a morte a todo custo; e o cuidar, relacionado com uma boa qualidade de vida, o que se torna uma questão fundamental quando o quadro do câncer se agrava. Entre os diversos conflitos dentro da instituição hospitalar, coexistem o lidar com a vida e a morte, o bem-estar e o ataque à doença, o curar e o cuidar (Pitta, 1994).

Se a ocorrência da morte for vista como fracasso, o trabalho da equipe de saúde pode ser percebido como frustrante, desmotivador e sem significado. Essa percepção pode ser agravada quando os procedimentos médicos a serem realizados em pacientes sem possibilidade de cura não são compartilhados com toda a equipe, sendo esse fato apontado como uma das razões para o estresse. Não conseguir evitar a morte, ou aliviar o sofrimento, pode trazer ao profissional a vivência de sua própria morte ou finitude, o que pode ser extremamente doloroso (Kovács, 1992).

A equipe de cuidados voltados a pacientes com câncer avançado tem como função o cuidado diário com eles, estando em contato constante com sua dor e seu sofrimento. Em certas situações, esses profissionais são procurados pelos pacientes para que possam falar de suas questões mais íntimas, fazendo perguntas que podem levar a situações constrangedoras, tanto pelo fato de as respostas não estarem disponíveis quanto por trazerem consigo a possibilidade de eclosão de sentimentos intensos. Uma das situações mais difíceis é a comunicação do agravamento da doença e da proximidade da morte.

A equipe de enfermagem acaba tendo um contato mais constante com os familiares que acompanham o paciente. Esses familiares muitas vezes vivem situações de ansiedade e desespero diante do sofrimento e da possível perda do ente querido. Buscam respostas, querem a confirmação de sua esperança e, em razão dessas demandas, podem sobrecarregar ainda mais a equipe, que já conta com grande quantidade de funções a desempenhar. Essa sobrecarga pode ser aumentada pelos seguintes fatores: complexidade das tarefas a serem cumpridas, número insuficiente de profissionais disponíveis, alterações nas escalas de plantão, grande número de pacientes nas unidades.

Observamos que os enfermeiros, em muitos casos, ficam no meio de um fogo cruzado, entre aquilo que é proposto pela equipe médica e as queixas dos pacientes e familiares.

Alguns profissionais se queixam de que, ao procederem à escuta de seus pacientes, sentando-se à beira do leito, poderiam ser acusados de não estarem fazendo nada, ou de não estarem cumprindo as suas tarefas.

Pacientes e familiares podem nutrir sentimentos ambivalentes em relação à equipe de cuidados, sendo estes manifestados em primeiro lugar àqueles que estão em contato contínuo com eles. Entre os sentimentos mais comuns, podem existir tanto o reconhecimento pelo cuidado quanto a raiva pelo sofrimento infligido, a culpa pelo agravamento da doença e outros tantos. São sentimentos possíveis quando a pessoa se vê diante da perda, da aniquilação e do sofrimento.

Os profissionais, empenhados em sua tarefa de cuidar dos sintomas, nem sempre conseguem controlar a situação. Podem perceber que o seu trabalho não está sendo reconhecido e se sentir agredidos pelos sentimentos expressos pelos pacientes e familiares, sem ter como assimilá-los, por falta de tempo, e com quem compartilhá-los. Seja qual for o motivo, esse fato pode levar a uma sobrecarga afetiva, que pode se manifestar por meio de sintomas físicos e adoecimento, resultando na síndrome de *burnout*, entendida como uma reação à tensão emocional crônica de pessoas que cuidam cotidianamente de outros seres humanos (Shimizu, 2000). Tamayo (1997, *apud* Shimizu, 2000) afirma que a síndrome de *burnout* tem três componentes relacionados: exaustão emocional, despersonalização e diminuição da realização pessoal. Segundo Carvalho (1994), essa síndrome envolve profissionais submetidos a estresse emocional crônico, manifestando-se também por meio de sintomas psicológicos e comportamentais. Os sintomas somáticos são: exaustão, fadiga, cefaléias, distúrbios gastrointestinais, insônia e dispnéia. Entre os sintomas psíquicos, observam-se: presença de humor depressivo, irritabilidade, ansiedade, rigidez, negativismo, ceticismo e desinteresse.

Pitta (1994) enumera algumas das defesas que profissionais de saúde apresentam diante de ansiedades provocadas pelo trabalho, entre as quais: fragmentação da relação profissional-paciente; despersonalização e negação da importância da pessoa; distanciamento e negação de sentimentos; tentativa de eliminar decisões e redução do peso da responsabilidade. Esses fatores estão bem menos presentes em programas de cuidados paliativos, principalmente pela filosofia que os embasa.

Ainda percebemos a mentalidade segundo a qual, se o profissional expressar os seus sentimentos, será acusado de apresentar uma atitude inadequada a um profissional de saúde. Portanto, vemos profissionais tendo de ocultar seus sentimentos, algo que, se acontecer de forma constante, pode levar a sérios riscos de adoecimento. Essa supressão de sentimentos também ocorre quando da perda de um paciente, causando fortes emoções, o que configura o processo de luto não autorizado.

Diante do sofrimento imposto pelas situações-limite, destacamos as seguintes questões:

- Como comunicar o diagnóstico de doença oncológica?
- Como informar o paciente e os familiares sobre o agravamento da doença e a proximidade da morte?
- Como lidar com pacientes que expressam fortes emoções, principalmente raiva, medo, tristeza?
- Como proceder ao tratamento de pacientes sem possibilidade de cura, garantindo um cuidado com excelência?
- Como cuidar de sintomas incapacitantes?
- Como abordar a família quando há possibilidade iminente de morte? Como acolher seus sentimentos nessa situação?
- O que fazer quando o paciente pede ajuda para morrer?
- Como lidar com a perda de pacientes com os quais se estabeleceu forte vínculo ou alguma forma de identificação?

Uma proposta que tem sido muito utilizada com profissionais de saúde é a do grupo Balint: discussão entre profissionais de área clínica coordenados por um profissional de saúde mental, tratando de aspectos da relação do profissional de saúde com pacientes e familiares (Carvalho, 2004; Esslinger *et al.*, 2004). Esse trabalho ajuda a identificar sentimentos ambivalentes e pontos não percebidos pelos profissionais de área clínica no processo de cuidado com os pacientes.

Outra forma de cuidado com o profissional da área de psico-oncologia é a supervisão individual ou em grupo, discutindo os casos atendidos, lidando com as dúvidas, debatendo formas alternativas de cuidados, esclarecendo pontos obscuros. O compartilhamento desses pontos pode facilitar a discussão e favorecer o sentido de competência e o trabalho em equipe, diminuindo o sentimento de solidão.

Entre as opções de cuidado no local de trabalho, podem ser propostas atividades individuais ou dinâmicas de grupo, visando à facilitação da emergência das dificuldades e conflitos vividos por esses profissionais. É importante que sejam oferecidas intervenções que busquem a identificação e o alívio dessas questões ou, se isso não for possível, que os casos sejam encaminhados a outros profissionais, sempre procurando privilegiar a melhor qualidade de vida do profissional e evitando ou diminuindo a ocorrência da síndrome de *burnout*.

Formação de estudantes na área da psico-oncologia

A fé com que ele [o paciente] *enfrenta o efeito imediato de um procedimento médico depende, de um lado, de seu desejo de curar-se e, de outro, da certeza de que deu os primeiros passos corretos nessa direção – isto é, em seu respeito geral pela técnica médica – e mais, do poder que atribui à personalidade do médico e mesmo da simpatia puramente humana nele despertada por este.*

Freud (1976c)

A natureza dos cuidados com o paciente oncológico, em geral, e com aqueles no fim da vida, em particular, coloca uma nova ênfase na educação, formação e qualificação dos profissionais de saúde. Visando à prevenção do adoecimento médico, programas de atendimento à saúde física e mental dos estudantes das áreas médicas têm sido desenvolvidos, com treinamento de atuação em equipes multiprofissionais e interdisciplinares, aperfeiçoamento de habilidades de comunicação e manejo de situações estressantes.

Para Pessini (2002, p. 54), existe muito sofrimento à espera de alívio, e a esperança de solução se encontra na "intervenção nas escolas de formação dos profissionais da saúde, na reformulação curricular, que contemple esta visão antropológica", suprindo, assim, lacunas importantes em relação ao conhecimento sobre o câncer, seus tratamentos, prevenção e controle, como aponta Perdicaris (2004).

O médico hoje está sujeito a pressões constantes para prover cuidados cada vez mais abrangentes, que englobem não apenas o manejo dos aspectos técnicos e científicos do diagnóstico e tratamento (Struve, 2002). Pouco tempo para atender a tantas demandas e falta de treinamento no que diz respeito aos aspectos psicossociais podem ser responsáveis pelas dificuldades no relacionamento médico-paciente. Como conseqüência, gera-se um atendimento parcial das múltiplas necessidades da pessoa doente, especialmente quanto a suas dimensões sociais, espirituais e psicológicas.

Estudantes da área de saúde são muito beneficiados pela integração da psico-oncologia no currículo de cada uma das especialidades envolvidas. Em entrevista concedida à *Oncology News International* (Island, 2006), a doutora Teresa Woods afirma que os estudantes estão ávidos por conhecimentos relativos aos aspectos psicossociais no tratamento de câncer, mas que estes precisam ser inseridos no currículo das instituições formadoras. O programa deve cobrir os tópicos mais relevantes desde o diagnóstico até o término do tratamento, incluindo os transtornos afetivos, abordagens psicológicas para manejo da dor, estresse dos cuidadores, relaxamento e imaginação dirigida, perdas, luto e treinamento de habilidades de comunicação efetiva com pacientes e familiares.

Os cancerologistas e psico-oncologistas no Brasil

A dimensão científico-tecnológica da medicina tornou-se predominante, orientando os processos de trabalho atuais e impondo um novo padrão de formação escolar, ancorado na estrutura altamente técnica do hospital-escola, que valoriza a aquisição de conhecimentos científicos e a integração ao mercado de trabalho por meio da especialização. Porém, existem especificidades e particularidades no trabalho médico que geram altas demandas psicológicas, de difícil controle: aliviar a dor e o sofrimento e ter a morte como situação rotineira (Nascimento Sobrinho *et al.*, 2006).

Embora médicos, enfermeiros, assistentes sociais, terapeutas ocupacionais, psicólogos, fisioterapeutas, fonoaudiólogos compartilhem vários aspectos da atividade profissional, alguns são mais marcantes na área médica, entre os quais podemos citar: aliviar a dor e o sofrimento, curar doenças, salvar vidas, diagnosticar corretamente, sentir-se competente, ensinar, aconselhar, educar, prevenir doenças, ser alvo de reconhecimento. Esses atributos fazem da medicina uma área ainda muito atraente e gratificante (Nogueira Martins, 2002).

Porém, a síndrome de estafa profissional (*burnout*) é freqüente entre os cancerologistas e os psico-oncologistas brasileiros, e sua prevenção é fundamental para a manutenção da qualidade do atendimento dos pacientes com câncer (Tucunduva *et al.*, 2006).

A síndrome de *burnout* é caracterizada pela exaustão física e intelectual, pela despersonalização e sensação de fracasso pessoal e profissional. Os sintomas são: fadiga física, intelectual e sexual prolongada, sensação de cansaço e variadas perturbações psicossomáticas. Desmotivação, auto-avaliação negativa, sentimentos de incompetência, insatisfação profissional e dificuldades em relacionamentos pessoais e sociais são também bastante comuns.

Embora a cultura das áreas de saúde em geral não atribua a importância devida à saúde mental dos médicos e paramédicos, a significativa freqüência das desordens de humor e o número crescente de suicídios entre esses profissionais têm causado grande preocupação entre estudiosos (Center *et al.*, 2003; Katz *et al.*, 2006).

As barreiras mais comuns à procura por ajuda por parte dos médicos são medo da discriminação no meio médico e repercussão profissional. Nogueira Martins (2002) afirma que o mesmo acontece com profissionais de enfermagem, fisioterapia, serviço social, psicologia, fonoaudiologia e outras áreas, com o agravante de essas profissões serem exercidas por uma população predominantemente feminina, o que acarreta a dupla jornada de trabalho.

O consenso recomenda uma transformação nas atitudes profissionais e mudanças nas políticas institucionais de forma a encorajar a procura de auxílio para que a depressão e a possibilidade de suicídio sejam confrontadas e mais freqüentemente reconhecidas e tratadas, no que diz respeito aos pacientes, profissionais e estudantes da graduação.

Para Nogueira Martins (2004), a tendência à autodestruição é prevalente entre os profissionais de saúde, particularmente médicos. Por esse motivo, é necessário que sejam estabelecidas medidas políticas e institucionais para minorar o impacto sobre a saúde mental dos estudantes, ainda na graduação. Distúrbios emocionais e disfunções acadêmicas precisam ser reconhecidos e tratados em ambiente que promova cuidados de maneira mais sistemática, mas garantindo-se o sigilo. De maneira geral, durante os programas de tratamento costumam surgir desconforto pela percepção e/ou sensação de incompetência diante das responsabilidades e perdas, ansiedade e irritabilidade, além de queixas somáticas, como dores de cabeça ou musculares, alergias, resfriados constantes, dificuldades com o sono e falta de apetite.

A educação médica

Na área médica, em particular, os currículos têm sido elaborados para formar profissionais capazes, instruídos e hábeis. No entanto, alguns aspectos do processo de formação e treinamento podem estar trazendo influências negativas para a saúde física e mental do estudante. Alguns estudos sugerem que estudantes experimentam alta incidência de estresse, com potenciais conseqüências adversas no desempenho acadêmico, na competência, no profissionalismo e na saúde do aluno, comprometendo a qualidade do serviço das instituições e do atendimento à população (Souza Neto et al., 2001; Nogueira Martins, 2002; Williams, 2005; Dyrbye et al., 2005). O mesmo grau de sofrimento pode estar presente nos outros cursos da área de saúde, mais especificamente nos alunos de enfermagem.

No nível pessoal, esse sofrimento durante a formação pode contribuir para a incidência de patologias psíquicas e síndromes em estudantes de medicina e médicos, entre as quais: comportamentos de adição (abuso de álcool e drogas); sofrimento referente às relações profissionais e interpessoais (divórcios e ruptura de relações afetivas); comportamentos psicopatológicos (ansiedade, depressão e suicídio) e disfunção profissional (insatisfação, erros, afastamento, perda da compaixão etc.). Carvalho (2004) cita uma estatística aterradora: entre os estudantes de medicina, essa sintomatologia se agrava com a progressão do curso, com incidência de 11% no terceiro ano e chegando a 74% no quinto ano.

No nível profissional, o estresse do estudante pode conduzir ao cinismo, o qual pode afetar o cuidado com o paciente e o relacionamento com a faculdade, causar reprovações, dúvidas éticas e, por último, abalar a própria cultura da profissão médica (Dyrbye et al., 2005).

Algumas medidas preventivas ainda precisam ser instaladas na formação dos futuros médicos. É fundamental a criação de serviços de orientação psicopedagógica para os estudantes, assim como deve ser estimulada a organização de serviços de assistência psicológica e psiquiátrica aos alunos e profissionais da saúde. A adoção de recursos para prevenir as conseqüências da insalubridade psicológica no trabalho médico, como a implantação de medidas profiláticas, deve, compulsoriamente, começar pela inclusão da dimensão psicológica na formação do estudante de medicina.

Para Nogueira Martins (2004), o trabalho de sensibilização do jovem aluno em relação aos seus aspectos psicológicos – motivações para a profissão, idealização do papel de médico etc. – e às suas reações vivenciais durante o curso de medicina é uma medida de atenção primária, que pode ser concretizada mediante modificações curriculares que incluam o ensino de psicologia médica, centrado nas vicissitudes do curso médico e do exercício da medicina, propiciando ao estudante um espaço para entrar em contato com seus sentimentos e emoções, diante dos seres humanos que está começando a atender. Um espaço que priorize a reflexão e a troca de experiências. Segundo diferentes estratégias, trata-se de utilizar a vivência como instrumento de aprendizado e de semiologia.

O ensino médico que não promove a reflexão sobre o ser humano que há no médico participa de modo altamente significativo das deformações adaptativas do futuro profissional. Nas escolas médicas, os discursos enfatizam os deveres e as responsabilidades, mas mantém um eloqüente silêncio quanto aos direitos, às prerrogativas e limitações do médico (Nogueira Martins, 2002).

A criação de espaços em que os estudantes possam trocar experiências, refletir sobre suas emoções e sentimentos é uma necessidade e, ao mesmo tempo, um instrumento de aprendizagem. Leva o estudante a se interessar pelas relações humanas em geral e pela relação médico-paciente, em particular. Descobrir o colorido emocional, o sofrimento psíquico e a história da vida de seu paciente, tendo como base sua experiência pessoal, é algo que pode alterar sua visão do binômio saúde-doença.

Do ponto de vista dos alunos, as queixas mais freqüentes são: sobrecarga de trabalhos, escassez de tempo, cobranças, cansaço, insegurança e falta de preparo para lidar com situações difíceis. Pouco tempo para o lazer, a família e os amigos também contribui para o aparecimento do processo de estresse. Outras condições agravantes podem ser citadas: falta de treinamento para o trabalho em equipe multiprofissional, contato íntimo e constante com a dor e o sofrimento, necessidade de lidar com questões emocionais, falta de habilidade no manejo dos aspectos psicológicos, sociais e espirituais, atendimento a pacientes difíceis, com muitas queixas ou em processo de morte, e a inabilidade em prover cuidados paliativos.

O aprendizado no necrotério

Em sua apresentação a estudantes de medicina durante a II Jornada de Oncologia e Psico-Oncologia da Universidade de Santo Amaro (Unisa), em 2007, o doutor André Perdicaris afirmou que o lugar onde mais aprendeu sobre a vida foi o necrotério. De fato, o estágio no necrotério pode representar um grande aprendizado, possibilitando que os estudantes repensem a própria vida e seus valores.

No entanto, sem ajuda ou orientação adequada, essa experiência pode ser causa de disfunções psíquicas. Exemplos: uma aluna sensível e aplicada não consegue se concentrar nas aulas seguintes da tarde, chorando excessivamente, depois de passar a manhã em contato com cadáveres. Outro, vestindo a armadura de durão, brinca com o fato. Essas duas formas de enfrentamento – a sensibilização excessiva e a negação – constituem maneiras disfuncionais de lidar com a situação.

Ao entrarem em contato, no necrotério, com o que Kovács (2003) chama de morte despersonalizada, vazia de história e identidade, os futuros médicos são obrigados a ocultar seu sofrimento. Sem que possam exteriorizar seus medos, repulsas, nojos e desesperos, resguardam-se com o uso de mecanismos defensivos.

Qualquer que seja a reação emocional, o auxílio de um professor orientador, que discuta o significado da morte e do morrer com cada um dos alunos, é imprescindível. Acolher a fragilidade ou os mecanismos defensivos de negação, projeção ou racionalização, aprimorar a escuta, acompanhar o aluno em seus momentos de sofrimento são ações que podem fazer toda a diferença no que concerne à saúde psíquica do estudante de medicina.

As vivências no necrotério e as conseqüências do falecimento de pacientes logo no início dos atendimentos clínicos indicam a necessidade de apoio e treinamento referentes à questão da morte e do luto. As reações emocionais são fortemente ligadas às características individuais de personalidade e a padrões habituais de comportamento. Mas, nos cursos da área de saúde, o ensino que privilegia a formação técnico-científica e propicia pouco espaço para a abordagem dos aspectos emocionais, espirituais e sociais eterniza o despreparo dos futuros profissionais para lidar com a perda e a morte. Por outro lado, a formação acadêmica e a elaboração das experiências pessoais podem amenizar o sofrimento dos alunos, porém, para que isso aconteça, é imprescindível que haja mudanças nos currículos dos cursos de medicina.

Ensino à beira do leito

A implementação de um paradigma mais abrangente, que inclua as dimensões socioculturais e psicológicas da saúde, é essencial também para a aprendizagem à beira do leito. Koenig (2004) lembra que pacientes são indivíduos com histórias, expectativas, reações emocionais à doença, e possuem relacionamentos sociais e familiares que afetam sua doença e são afetados por ela. São pessoas com propósitos e significados de vida, que deparam com mudanças em sua qualidade de vida e bem-estar que podem obrigá-las ao confronto com a sua mortalidade.

Uma pesquisa realizada por Fletcher *et al.* (2005) demonstrou que os pacientes se sentem confortáveis quando a equipe se mostra cuidadosa, aparentemente relaxada, disposta a ouvir e alegre. Não se sentem bem quando é usada uma linguagem difícil ou quando são examinados muitas vezes. Entre os pacientes que participaram da pesquisa, 66% prefeririam estar presentes durante discussões médicas a respeito deles e 88% queriam ser envolvidos na conversação. Apresenta particular interesse para a educação médica o fato de que a maioria dos pacientes aprecia a oportunidade de ser envolvida no processo de aprendizagem dos problemas médicos, testes e terapias. Além disso, há evidências de que a atenção e o carinho da equipe fazem que se sintam respeitados e participativos. O aprendizado à beira do leito é uma oportunidade para ensinar conceitos e condutas em relação à humanização da abordagem do profissional de saúde ao paciente.

As disciplinas que envolvem humanidades

Segundo Figueiredo (2006), com raras exceções, o ensino da clínica esquece as dimensões emocionais, espirituais e sociais do ser humano e privilegia o saber da técnica e da terapêutica medicamentosa. Com isso, é responsável pela dificuldade no relacionamento paciente–profissional de saúde. A forma como o profissional usa sua personalidade, seu corpo, seus comportamentos e suas convicções, mesmo sem intenção ou consciência de sua ação, tem repercussão sobre o paciente e seus familiares.

Para Freud (1976a), no decorrer do ato médico jamais desaparecerão completamente os esforços psicoterápicos. Pela presença do que ele chamava "fé expectante" do paciente, a palavra do médico seria "a forma mais antiga de terapia existente na medicina" (Freud, 1976c), mesmo diante de outros recursos terapêuticos. Mas alertava em "Sobre o ensino da psicanálise nas universidades" (1976b) que, como conseqüência da falta de interesse pelos problemas mais absorventes da vida humana, tanto na saúde quanto na doença, e ainda pela inabilidade do futuro médico no trato com os pacientes, mesmo charlatães e curandeiros teriam mais efeito sobre esses pacientes do que ele.

Os futuros médicos e demais profissionais de saúde precisam ser preparados por meio das disciplinas humanísticas para acolher o paciente como um todo, medicar, ouvir e não apenas considerar a evolução da doença, o que Balint (*apud* Missenard, 1994) chama de patologia da pessoa total ou medicina da pessoa total. Essa visão possibilita ao paciente compreender a si mesmo e a seu processo de adoecimento e cura. Segundo Buffon (2006), os profissionais precisam, também, suportar o sofrimento e o desgaste emocional desse trabalho, para que não abandonem o paciente por não saberem como tratá-lo paliativamente ou por não terem desenvolvido habilidades relativas ao cuidado com o paciente terminal.

Kovács (2003) verifica em seus estudos que os profissionais médicos, enfermeiros e psicólogos, ao cuidarem de pacientes próximos da morte, realizam suas atividades de maneira rotineira, para não estabelecer vínculos mais intensos, supervalorizando os aspectos técnicos, como proteção, e evitando o envolvimento com o sofrimento diante da morte. Enfatiza, também, na maioria dos cursos de graduação e pós-graduação, a inexistência de disciplinas que envolvam o processo de cuidar e a formação integral do cuidador, principalmente em relação à morte, um fenômeno tão crucial.

Um terço das escolas médicas americanas inclui o ensino de humanidades em seu currículo, para desenvolver a sensibilidade e a fluidez narrativa do aluno. A competência narrativa estimula a capacidade de adotar outras perspectivas, de seguir o encadeamento de histórias complexas e difíceis, que, algumas vezes, podem ser verbalizadas de maneira confusa, permitindo o reconhecimento, com base nesses estudos, dos significados das experiências e fatos da vida, como a vivência do adoecimento, o medo da proximidade da morte e as relações significativas entre o doente, os familiares e a equipe de cuidados.

As disciplinas que abordam as questões humanas auxiliam os futuros profissionais a desenvolver uma abordagem ao paciente e escuta mais profundas, favorecendo a prática do atendimento integral à pessoa enferma.

A reconstrução das vivências dos atendimentos e a elaboração em grupos

As reuniões durante os estágios supervisionados propiciam o estudo e a reflexão a respeito dos conflitos e das contradições presentes no atendimento, deixando o aluno dividido entre a identificação com o doente e seu sofrimento ou com a instituição e o discurso médico. Mais do que a obtenção de dados sobre a doença, a discussão em grupo permite a problematização e a reflexão conjunta, que levam à construção de recursos por meio do uso da linguagem, ampliando a tolerância à incerteza da prática clínica e propiciando uma atenção empática aos pacientes.

Os objetivos principais dessas supervisões em grupo são: contribuir para a reflexão crítica dos alunos sobre sua prática e preservar a sensibilidade, a capacidade de perceber a si próprios e seus pacientes como seres humanos com história, nome, vivências, significados e valores.

Souza (1998) afirma que a disciplina de psicologia médica, mantendo a interrogação da prática clínica, apresenta a possibilidade de criar um espaço compartilhado constituindo o modelo preferencial de identificação para o aluno, o qual pode, ao relatar a sua experiência, legitimar a pertinência da dúvida, a ambivalência e o questionamento de sua própria prática. O mesmo acontece com as demais disciplinas que abordam questões humanas, como a medicina psicossomática, bioética, psiquiatria e outras.

Relacionamento com educadores

O professor deveria ser o facilitador da articulação do conhecimento com a experiência vivida. Caberia a ele criar um clima emocional de integração e aprendizagem grupal e, ao mesmo tempo, incentivar a subjetividade no atendimento. No entanto, dificuldades de relacionamento com professores considerados inacessíveis e falta de recursos materiais completam o quadro de sofrimento a que são submetidos os alunos.

O trabalho de prevenção do adoecimento inclui a atenção e os cuidados com os futuros profissionais. O ato terapêutico na relação vincular professor–aluno consiste em relembrar o que antes se sabia, compartilhar (compartir o ar, ou seja, respirar junto, no mesmo sopro) o desejo e o sonho. Dessa forma, é possível ao professor favorecer a formação de pessoas sensíveis, solidárias e comprometidas com seus ideais.

Para *dame* Cicely Saunders (*apud* Pessini, 2002, p. 51), "o sofrimento somente é intolerável quando ninguém cuida". A pergunta que se faz necessária agora é: como estão sendo cuidados nossos futuros profissionais de saúde, aqueles que terão sob sua responsabilidade, em tempo bastante próximo, a vida de tantos? Estarão eles sendo devidamente orientados no que diz respeito a suas dificuldades? Seus sofrimentos têm sido ouvidos e suas necessidades atendidas? E qual o papel daqueles que, sendo seus mestres, são também, e ao mesmo tempo, seus modelos de identificação?

É preciso começar a pensar na preparação dos futuros cuidadores profissionais, com medidas profiláticas que incluam uma revisão e modificação da formação acadêmica dos médicos, passando de uma visão totalmente curativa para uma postura mais humana, abrangendo também os cuidados consigo e com a própria saúde e, ainda, a dimensão psicológica na formação do estudante de medicina.

Em nossa experiência na faculdade de medicina, notamos que os alunos chegam ainda adolescentes. São jovens esforçados, que lutaram muito para conquistar uma vaga no curso. Idealistas, em sua maioria. No terceiro ano, começam a entrar em contato com aquilo que não conseguirão curar e resolver, enquanto muitos amigos estão se formando em outros cursos e começando a ganhar autonomia. No quinto ano, vêem amigos de outras profissões se auto-sustentando, constituindo família, enquanto eles permanecem dependentes de seus pais. O último ano representa uma situação dicotômica: a alegria de aproximar-se do momento da formatura e o medo de enfrentar o exame de residência, o mundo profissional e o mercado de trabalho.

Por esse motivo, é importante lembrar que os alunos querem e precisam ser ouvidos, sobretudo quanto a seus conflitos, que expressam a ambivalência do medo e do desejo de apropriação do saber e poder médicos (Souza, 1998).

A formação médica deve abrilhantar o ser humano que está presente no médico, e não escondê-lo em comportamentos estereotipados.

A formação dos demais profissionais de saúde

Assim como ocorre na medicina, a formação dos demais profissionais de saúde tem enfatizado o aprendizado de procedimentos técnico-científicos, subvalorizando o enfoque humanista. Raramente se abordam temas como: psico-oncologia, comunicação de más notícias, cuidados paliativos, suicídio, morte e luto. Independentemente das características próprias de cada profissão, no que diz respeito à saúde ocupacional, o sofrimento psíquico inerente ao trabalho é compartilhado por médicos, enfermeiros, assistentes sociais, terapeutas ocupacionais, psicólogos, fisioterapeutas, fonoaudiólogos e outros (Igue et al., 2002; Nogueira Martins, 2002; Kovács, 2003; Marcucci, 2005).

Os processos educativos devem favorecer a reflexão dos alunos sobre conflitos, ambigüidade e limites do exercício profissional, de forma a prepará-los para o confronto com situações aparentemente devastadoras como o diagnóstico e tratamento do câncer e permitir que forneçam cuidados integrais ao paciente e seus familiares. Cuidar significa apresentar escuta e atitude terapêuticas, constituindo-se em um conjunto de procedimentos que exercem efeitos terapêuticos sobre o equilíbrio psicossomático do paciente. No trato com o paciente oncológico, o cuidar envolve sentimentos, valores, atitudes e técnicas científicas com o intuito de conferir qualidade à assistência (Mallar e Capitão, 2004; Campos, 2005; Nascimento Sobrinho et al., 2006; Tucunduva et al., 2006; Macieira, 2007).

A aprendizagem para o trabalho em equipe multiprofissional

Koseki (2002) observa que, devido à ampliação do campo de competência e responsabilidade da atuação profissional, impõem-se a criação, adaptação e implementação de novas tecnologias de atenção às necessidades recentemente identificadas, aspectos, até então, pouco valorizados na formação profissional, como o treinamento para o trabalho em equipe multiprofissional. A integração de diferentes profissionais de saúde na equipe de cuidados é benéfica, pois facilita a incorporação de novos conhecimentos e a revisão de idéias e posturas, propiciando a articulação de novos saberes, políticas e práticas.

Aos programas educacionais da área da saúde devem ser acrescentados: a capacitação em comunicação; subsídios para que se descubra como transmitir informações graves; reflexões sobre bioética; os conceitos da filosofia de cuidados paliativos, que visam cuidar da dor e do sofrimento dos pacientes sem possibilidades terapêuticas de cura, passando-se de uma visão totalmente curativa para uma postura mais humana, que preze também o cuidado com os próprios profissionais.

Para Pessini (2002), um desafio lançado à comunidade científica é a criação de programas de educação fundamentados em alguns princípios, a saber:

1. Visão da dor nas suas diferentes dimensões. A dor é uma experiência em que aspectos biológicos, emocionais e culturais estão ligados de modo indivisível, e, no seu ensino, deve-se prover informação para que esses aspectos possam ser adequadamente considerados, investigados e abordados.
2. Valores éticos e a importância da qualidade de vida. A valorização da qualidade de vida da pessoa fragilizada pela dor e sofrimento, provavelmente em um momento de contemplação de sua finitude, o respeito pela dignidade do ser humano bem como a sensibilidade no processo de tomada de decisões terapêuticas devem permear as atividades de ensino, pesquisa e assistência.
3. Presença da equipe multiprofissional. O atendimento aos doentes deve ser realizado por diversos profissionais de saúde, habilitados para trabalhar de forma integrada.

Todas as atitudes do profissional repercutem no paciente, agindo em seu sistema imunológico, e terão significado terapêutico ou antiterapêutico, dependendo do contexto. Mas a construção de uma aliança terapêutica é possível, mesmo em situações tão difíceis e complexas. Para isso, é preciso resgatar a verdadeira dimensão do ser humano integral, tanto na pessoa do profissional quanto na do paciente.

Bifulco (2006, p. 166) acrescenta que o fracasso não é a perda de um paciente por morte; é não proporcionar uma finitude digna, respeitosa. Mata-se o paciente ainda em vida quando este é abandonado.

Segundo Pessini (2002, p. 65), quem cuida e se deixa tocar pelo sofrimento do outro se torna um radar de alta sensibilidade, humaniza-se no processo e, para além do conhecimento científico, obtém a preciosa chance e o privilégio de crescer com sabedoria.

Critérios para a elaboração de cursos de especialização na área de psico-oncologia

Em 2003, a Sociedade Brasileira de Psico-Oncologia elaborou algumas recomendações mínimas para a formação de profissionais nessa especialização, reproduzidas a seguir.

A SBPO, considerando a Resolução CNE/CES N1, de 3 de abril de 2001, que estabelece normas para o funcionamento de cursos de pós-graduação, define que as instituições que desejarem realizar cursos de especialização em psico-oncologia devem preencher os critérios que se seguem.

Alunos: deverão ter formação em terceiro grau em cursos da área de saúde, com comprovação por meio de diplomas e certificados de conclusão de graduação nessas áreas. Podem ser realizadas entrevistas e análise curricular para que seja verificada a presença de estágios e outros cursos de aperfeiçoamento realizados pelo aluno.

Corpo docente: pelo menos 50% dos professores deverão ter o título de mestre ou doutor obtido em programa de pós-graduação *stricto sensu* reconhecido.

Instituições associadas: deverão ser citadas as instituições vinculadas à realização do estágio obrigatório.

Metodologia: a SBPO recomenda que o curso contenha aulas expositivas, seminários, vivências e discussões em grupo, incluindo as propostas antes mencionadas.

Carga horária: deverá contar com 360 horas de aulas teóricas, além de horas dedicadas ao estudo individual e em grupo. Devem ser previstas horas extras para elaboração de monografia de conclusão de curso.

Estágio obrigatório supervisionado: a realização do estágio deverá ocorrer em instituições associadas ao curso. Ele deverá ser supervisionado regularmente pelos docentes do curso, sendo, ao final, emitido um parecer sobre o desempenho do aluno.

Avaliação final: será aprovado o aluno que tiver 75% de presença e demonstrar aproveitamento do curso em provas presenciais e avaliação de conteúdo. Será avaliada a monografia de conclusão do curso com tema escolhido pelo aluno. Os itens que devem constar na monografia são: levantamento bibliográfico atualizado, objetivos, métodos (se for uma pesquisa), discussão de resultados. A nota mínima para aprovação é sete.

O conteúdo básico obrigatório dos cursos de especialização deve apresentar os seguintes temas:

- introdução à psico-oncologia;
- aspectos médicos do câncer;
- personalidade e câncer;
- prevenção primária, secundária e terciária;
- teoria e técnicas de enfrentamento do câncer;
- qualidade de vida;
- família do paciente com câncer;
- teorias e técnicas psicoterápicas aplicadas à psico-oncologia;
- aspectos médicos e psicológicos da dor;
- viver e morrer com dignidade;
- pesquisa em psico-oncologia;
- cuidados paliativos;
- luto;
- bioética;
- espiritualidade e câncer;
- implantação de serviços na área de psico-oncologia.

Certificação: a SBPO emitirá o certificado de conclusão de curso de especialização de acordo com o padrão especificado por resolução federal, com os seguintes pontos: relação de disciplinas, período e local de realização do curso, título da monografia, carga horária, declaração da instituição de que o curso cumpriu todas as disposições da resolução. A diretoria da SBPO contou com a colaboração de Luciana Holtz de Camargo Barros para a elaboração desses critérios.

Quanto aos parâmetros para a elaboração de cursos de aperfeiçoamento em psico-oncologia, serão considerados os mesmos critérios utilizados para os cursos de especialização, com exceção da carga horária, que deve ser de menos de 180 horas. A monografia e o estágio supervisionado não são obrigatórios.

Em 2006, foi realizada, no IX Congresso Brasileiro de Psico-Oncologia, a certificação de profissionais em psico-oncologia por meio de duas modalidades: análise da experiência na área, com verificação de títulos e comprovantes emitidos por conselhos regionais; e prova de conhecimentos.

A elaboração dos critérios para certificação foi coordenada por Maria Teresa Veit e a comissão de titulação foi composta por profissionais com comprovada experiência na área da psico-oncologia. Em 2006, receberam certificação 134 profissionais, cujos nomes constam do *site* da SBPO (http://www.sbpo.org.br). Esse processo deverá continuar nos próximos congressos de psico-oncologia.

Ao finalizar este capítulo, observamos um aumento do número de profissionais que gostariam de se aprofundar em tópicos relacionados ao cuidado integral com pacientes com câncer e seus familiares. Há diversas opções de cursos, *workshops*, congressos e outras atividades didáticas que, acreditamos, firmarão cada vez mais os alicerces da psico-oncologia em nosso país. Esperamos que algumas das idéias que esboçamos aqui possam servir como subsídios para o aperfeiçoamento dos profissionais de saúde na área psico-oncológica. Com a formação de profissionais mais capacitados, poderemos pressionar os nossos governantes com o intuito de que os serviços de oncologia passem a contratá-los.

Referências bibliográficas

ARIÈS, P. *A história da morte no Ocidente: da Idade Média aos nossos dias*. Trad. Priscila Vianna de Siqueira. Rio de Janeiro: Francisco Alves, 1977.

BIFULCO, V. A. "A morte na formação dos profissionais de saúde". *Prática Hospitalar*, São Paulo, ano 8, n. 45, p. 164-6, 2006.

BLEGER, J. *Psico-higiene e psicologia institucional*. Trad. Emilia de Oliveira Diehl. Porto Alegre: Artes Médicas, 1984.

_____. *Temas de psicologia: entrevistas e grupos*. Trad. Rita Maria M. de Moraes. São Paulo: Martins Fontes, 1977.

BUFFON, V. R. "O estudante de medicina diante da finitude do homem". *Prática Hospitalar*, São Paulo, ano 8, n. 45, p. 159-61, 2006.

CAMPOS, R. G. de. *Burnout: uma revisão integrativa na enfermagem oncológica*. 2005. 159 p. Dissertação (Mestrado em Enfermagem) – Escola de Enfermagem de Ribeirão Preto, Universidade de São Paulo, Ribeirão Preto, São Paulo.

CARVALHO, M. M. M. J. de (org.). *Introdução à psico-oncologia*. Campinas: Psy, 1994.

CARVALHO, V. A. de. "Cuidados com o cuidador". In: PESSINI, L.; BERTACHINI, L. (orgs.). *Humanização e cuidados paliativos*. São Paulo: Edunisc/Loyola, 2004, p. 305-19.

CENTER, C. et al. "Confronting depression and suicide in physicians: a consensus statement". *The Journal of the American Medical Association*, v. 289, n. 23, p. 3161-6, 2003.

DYRBYE, L. N. et al. "Medical student distress: causes, consequences, and proposed solutions". *Mayo Clinic Proceedings*, v. 80, n. 12, p. 1613-22, 2005.

ESSLINGER, I.; KOVÁCS, M. J.; VAICIUNAS, N. "Cuidando do cuidador no contexto hospitalar". *O mundo da saúde*, São Paulo, v. 28, n. 3, p. 277-83, 2004.

FIGUEIREDO, M. T. de A. "O estudante de medicina e a vivência em cuidados paliativos". *Prática Hospitalar*, São Paulo, ano 8, n. 48, 2006, p. 98.

FLETCHER, K. E.; RANKEY, D. S.; STERN, D. T. "Bedside interactions from the other side of the bedrail". *Journal of General Internal Medicine*, v. 20, n. 1, p. 58-61, 2005.

FREUD, S. "Sobre a psicoterapia". In: FREUD, S. *Obras psicológicas completas de Sigmund Freud: edição standard brasileira*. Trad. Jayme Salomão. Rio de Janeiro: Imago, 1976a.

_____. "Sobre o ensino da psicanálise nas universidades". In: FREUD, S. *Obras psicológicas completas de Sigmund Freud: edição standard brasileira*. Trad. Jayme Salomão. Rio de Janeiro: Imago, 1976b.

_____. "Tratamento psíquico (ou mental)". In: FREUD, S. *Obras psicológicas completas de Sigmund Freud: edição standard brasileira*. Trad. Jayme Salomão. Rio de Janeiro: Imago, 1976c.

GIMENES, M. G. G. "Definição, foco de estudo e intervenção". In: CARVALHO, M. M. M. J. de (org.). *Introdução à psico-oncologia*. Campinas: Psy, 1994, p. 35-56.

GIMENES, M. G. G.; CARVALHO, M. M. M. J. de; CARVALHO, V. A. de. "Um pouco da história da psico-oncologia no Brasil". In: ANGERAMI-CAMON, V. A. (org.). *Psicologia da saúde: um novo significado para a prática clínica*. São Paulo, Pioneira, 2000, p. 47-72.

GUTIERREZ, B. A. O. *A morte no cotidiano do trabalho dos profissionais de enfermagem de Unidade de Terapia Intensiva: buscando compreender os significados e as estratégias de enfrentamento visando uma prática humanizante e humanizada*. 2003. Dissertação (Doutorado em Enfermagem) – Escola de Enfermagem, Universidade de São Paulo, São Paulo.

IGUE, C. E. et al. "O suicídio e suas representações sociais: esquemas organizadores da comunicação acerca do fenômeno". 8º Simpósio Brasileiro de Comunicação em Enfermagem, Escola de Enfermagem de Ribeirão Preto (USP), Ribeirão Preto, 2002.

ISLAND, A. "Young doctors are hungry for psychological oncology training". *Oncology News International*, v. 15, n. 4, 2006. Disponível em: http://www.cancernetwork.com/showArticle.jhtml?articleID=185300077.

KATZ, E. D. et al. "Depression among emergency medicine residents over an academic year". *Academic Emergency Medicine*, v. 13, n. 3, p. 284-7, 2006.

KOENIG, H. G. "Religion, spirituality, and medicine: research findings and implications of clinical practice". *Southern Medical Journal*, v. 97, n. 12, p. 1194-200, 2004.

KOSEKI, N. M. *Descentralização do atendimento a pacientes com câncer avançado sem possibilidade de cura*. 2002. 133 p. (Doutorado em Tocoginecologia) – Faculdade de Ciências Médicas, Universidade Estadual de Campinas, Campinas.

KOVÁCS, M. J. *Educação para a morte: desafio na formação de profissionais de saúde e educação*. São Paulo: Fapesp/Casa do Psicólogo, 2003.

KOVÁCS, M. J. (coord.). *Morte e desenvolvimento humano*. 3. ed. São Paulo: Casa do Psicólogo, 1992.

MACIEIRA, R. de C. *Avaliação da espiritualidade no enfrentamento do câncer de mama em mulheres*. 2007. Dissertação (Mestrado em Saúde Materno-Infantil) – Faculdade de Medicina, Universidade de Santo Amaro, São Paulo, São Paulo.

MALLAR, S. C.; CAPITÃO, C. G. "Burnout e hardiness: um estudo de evidência de validade". *Psico-USF*, Itatiba, v. 9, n. 1, p. 19-29, 2004.

MARCUCCI, F. C. I. "Fisioterapia em cuidados paliativos". *Revista Brasileira de Cancerologia*, Rio de Janeiro, v. 51, n. 1, p. 67-77, 2005.

MISSENARD, A. (org.). *A experiência Balint: história e atualidade*. São Paulo: Casa do Psicólogo, 1994.

MORATO, H. T. P. (org.). *Aconselhamento psicológico centrado na pessoa: novos desafios*. São Paulo: Casa do Psicólogo, 1999.

_____. "Experiências do Serviço de Aconselhamento Psicológico do Ipusp: aprendizagem significativa em ação". *Boletim de Psicologia*, São Paulo, v. 47, n. 106, p. 5-19, 1998.

MORATO, H. T. P.; SCHMIDT, M. L. S. "Aprendizagem significativa e experiência: um grupo de encontro em instituição acadêmica". In: MORATO, H. T. P. (org.). *Aconselhamento psicológico centrado na pessoa: novos desafios*. São Paulo: Casa do Psicólogo, 1999, p. 35-47.

NASCIMENTO SOBRINHO, C. L. et al. "Condições de trabalho e saúde mental dos médicos de Salvador, Bahia, Brasil". *Cadernos de Saúde Pública*, Rio de Janeiro, v. 22, n. 1, p. 131-40, 2006.

NOGUEIRA MARTINS, L. A. "Saúde mental dos profissionais de saúde". In: BOTEGA, N. J. (org.). *Prática psiquiátrica no hospital geral: interconsulta e emergência*. Porto Alegre: Artmed, 2002, p. 130-44.

NOGUEIRA MARTINS, L. A. et al. "The mental health of graduate students at the Federal University of São Paulo: a preliminary report". *Brazilian Journal of Medical and Biological Research*, v. 37, n. 10, p. 1519-24, 2004.

PERDICARIS, A. A. M. (org.). *Temas de saúde coletiva: desafios e perspectivas*. Santos: Leopoldianum, 2004, p. 103-25.

PESSINI, L. "Humanização da dor e sofrimento humanos no contexto hospitalar". *Bioética*, Brasília, v. 10, n. 2, p. 51-72, 2002.

PITTA, A. *Hospital, dor e morte como ofício*. 3. ed. São Paulo: Hucitec, 1994.

ROGERS, C. *Em busca de vida: da terapia centrada no cliente à abordagem centrada na pessoa*. Trad. Afonso Henrique L. da Fonseca. São Paulo: Summus, 1983.

ROSENBERG, R. (org.). *Aconselhamento psicológico centrado na pessoa*. São Paulo: EPU, 1987.

SHIMIZU, H. E. *As representações sociais de trabalhadores de enfermagem não enfermeiros (técnicos e auxiliares de enfermagem) sobre o trabalho em UTI em um hospital-escola*. 2000. Dissertação (Doutorado em Enfermagem) – Escola de Enfermagem, Universidade de São Paulo, São Paulo.

SIQUEIRA, J. E. de. "Reflexões éticas sobre o cuidar na terminalidade da vida". *Bioética*, Brasília, v. 13, n. 2, p. 37-50, 2005.

SONTAG, S. *A doença como metáfora*. Trad. Márcio Ramalho. Rio de Janeiro: Graal, 1984.

SOUZA, A. R. N. D. *Formação médica, racionalidade e experiência: o discurso médico e o ensino da clínica*. 1998. 290 p. Dissertação (Doutorado em Psiquiatria) – Instituto de Psiquiatria, Universidade Federal do Rio de Janeiro, Rio de Janeiro.

STRUVE, J. K. "Faith's impact on health: implications for the practice of medicine". *Minnesota Medicine*, v. 85, n. 12, p. 41-4, 2002.

TORRES, W. da C. "A morte, o morrer e a ética". *Arquivos de Geriatria e Gerontologia*, Rio de Janeiro, v. 2, n. 1, p. 23-7, 1998.

TUCUNDUVA, L. T. C. de M. et al. "A síndrome da estafa profissional em médicos cancerologistas brasileiros". *Revista da Associação Médica Brasileira*, São Paulo, v. 52, n. 2, p. 108-12, 2006.

WILLIAMS, B. C. "Medical education and JGIM". *Journal of General Internal Medicine*, v. 20, n. 5, p. 450-1, 2005.

ESTRESSE E SÍNDROME DE *BURNOUT* EM EQUIPES QUE CUIDAM DE PACIENTES COM CÂNCER: CUIDANDO DO CUIDADOR PROFISSIONAL

Regina Paschoalucci Liberato; Vicente Augusto de Carvalho

Certo dia, ao atravessar um rio, Cuidado viu um pedaço de barro.

Logo teve uma idéia inspirada. Tomou um pouco do barro e começou a dar-lhe forma. Enquanto contemplava o que havia feito, apareceu Júpiter.

Cuidado pediu-lhe que soprasse espírito nele, o que Júpiter fez de bom grado.

Quando, porém, Cuidado quis dar um nome à criatura que havia moldado, Júpiter o proibiu. Exigiu que fosse imposto o seu nome.

Enquanto Júpiter e Cuidado discutiam, surgiu, de repente, a Terra. Quis também ela conferir o seu nome à criatura, pois fora feita de barro, material do corpo da Terra.

Originou-se então uma discussão generalizada.

De comum acordo pediram a Saturno que funcionasse como árbitro. Este tomou a seguinte decisão, que pareceu justa: "Você, Júpiter, deu-lhe o espírito; receberá, pois, de volta este espírito por ocasião da morte dessa criatura. Você, Terra, deu-lhe o corpo; receberá, portanto, também de volta o seu corpo quando essa criatura morrer. Mas como você, Cuidado, foi que, por primeiro, moldou a criatura, ficará sob seus cuidados enquanto ela viver. E uma vez que entre vocês há acalorada discussão acerca do nome, decido eu: esta criatura será chamada Homem, isto é, feita de húmus, que significa terra fértil".

Leonardo Boff (1999)

Introdução

Todos os dias nos vemos envolvidos em inúmeras situações que nos remetem à experiência de cuidar. Eventos que implicam cuidar do nosso corpo e da nossa alma, dos nossos companheiros e filhos, dos nossos amigos, das pessoas que nos prestam algum serviço; cuidar de pessoas desconhecidas ao enfrentar situações imprevistas que cruzam o nosso caminho, de animais e plantas e também do nosso planeta.

Quando lidamos com o cuidado, em qualquer dimensão da vida, é importante observar os dois pólos participantes dessa experiência: aquele que é cuidado e o cuidador. Cada lado tem suas singularidades, porém ambos são igualmente afetados pela especificidade e intensidade dessa relação.

Muitas vezes exercemos o cuidado institucionalizado por uma autoridade ou entidade qualquer, com regras específicas demais para algo que faz parte da essência do ser humano.

Heidegger, em seu livro *Ser e tempo* (2000), ressalta o cuidado como parte da nossa dimensão ontológica. Para ele, do ponto de vista existencial, o cuidado surge antes de toda e qualquer atitude e situação envolvendo o ser humano, demonstrando que toda atitude e toda situação vêm acompanhadas do cuidado. Fundamentou sua teoria sobre o cuidado na mitologia e considerou o cuidar como um modo de ser essencial, que se encontra na base da existência do ser humano.

Observando o legado universal da alma humana, encontramos na mitologia diversos caminhos de revelação da psique, que se apresentam como relevantes fatores de estruturação e organização da consciência.

Campbell, em seu livro *O poder do mito* (1990), atribui à mitologia a função de literatura do espírito, alimento da alma humana. Defende que essas informações, advindas de todas as culturas com temas atemporais, deram sustentação à vida humana, construíram civilizações e forneceram uma estrutura às religiões. Estão relacionadas aos profundos mistérios do universo e problemas interiores. Referem-se a histórias sobre deuses e seus atributos, que representam a nossa busca pela verdade, por sentido e por significação através dos tempos. Atuam como base para um sistema de valores que reflete os poderes do corpo e da natureza e funciona para a vida humana e para o universo.

Todos nós precisamos compreender e contar a nossa história, para harmonizar nossa vida com a realidade. Os mitos funcionam como pistas para as potencialidades espirituais da humanidade, falando sobre uma realidade que transcende o poder de controle dos homens e tratando das forças divinas que podem ser invocadas em nosso auxílio. Segundo o mito sobre o cuidado, nós, seres humanos, fomos criados pela inspiração do deus Cuidado, quando ele encontrou um torrão de barro pelo caminho e começou a moldá-lo. A partir daí, ficou comprometido a acompanhar essa criatura por toda a sua existência.

Assim começa a nossa história. O cuidado é o suporte real para uma vida criativa, livre e plena. Ele sempre nos acompanha e nele se encontra o etos fundamental do humano.

Cuidado

Cuidar é estabelecer relações e participar ativamente delas. Como no mito, é perceber que não estamos sós e somos responsáveis por nós e pelos outros. Cuidar pressupõe uma relação de amor consigo e com o outro. É uma atitude que facilita o desenvolvimento evolutivo da existência humana, que faz que nos dediquemos a um sistema de trocas com atenção e empenho. Representa um envolvimento afetivo que implica, inicialmente, a descoberta do significado das nossas feridas e o conseqüente reconhecimento daquilo que em nós precisa ser cuidado.

Considerar o cuidado como uma atitude espontânea e não somente como algo expresso em atos isolados aplicados a determinadas situações leva a uma nova maneira de estabelecer relações, que se manifestam com mais respeito e harmonia. O cuidado abrange muito mais que um momento específico de atenção e de zelo; implica preocupar-se com quem ou com o que está sendo cuidado, ocupando-se dele, com responsabilidade e envolvimento afetivo. É sentir-se membro partícipe do encontro, fazer parte de uma relação com interesses e tarefas comuns e a incumbência de tratar uns dos outros. Aproxima o indivíduo de sua essência e de seus pares.

No exercício do cuidar identificamos os princípios, os valores e as atitudes que caracterizam a vida em sua plenitude; nas ações se revela o verdadeiro etos.

Nossa cultura nos ensina com maestria a dirigir nossa força de cuidar para o outro, o que é constantemente reforçado. Mas não há como exercermos integralmente algo que desconhecemos. Transformarmos o cuidado em exercício diário e atento ao detectarmos nossas necessidades e desejos; considerar nossa singularidade, conhecer nosso corpo e nossa alma é uma fonte de aprendizado inesgotável.

Aprender a respeito da vida que emerge do próprio corpo, do relacionamento que se estabelece com o mundo real por meio da atenção voltada a uma alimentação saudável, da preocupação com nossa higiene, inclusive mental, observar a maneira como nos apresentamos diante do espelho e do outro, a forma como nos situamos nos espaços que administramos e freqüentamos e a atenção e o investimento que dedicamos ao nosso espaço ecológico circundante são modos de abrir espaços para mudanças importantes com relação ao nosso futuro, tendo em vista uma vida mais qualitativa.

As chagas dos profissionais da área de saúde estão associadas à nossa condição humana, às dores da profissão e à impotência diante das diversas situações pertinentes à nossa existência. Aceitar as feridas propicia a conscientização mais profunda da condição humana, o despertar de sentimentos de solidariedade e amorosidade que cicatrizam nossos machucados, a coragem para lidar com a ferida do outro sem se sentir ameaçado, o desabrochar da compaixão que aproxima a natureza interna da natureza do universo, tendo em mente que uma relação autêntica pode favorecer o envolvimento no processo dinâmico em busca da cura, com sua amplitude e complexidade.

É fundamental olhar para nossos sentimentos e emoções com dedicação e esmero, em busca daquilo que nos coloca em harmonia com os demais parceiros da vida. Essa observação se refere ao encontro interpessoal, aos processos de criatividade que brotam quando nos reunimos para ser contaminados pelos conhecimentos alheios, ao compartilhamento das nossas preocupações, que nos tornam parte de uma comunidade que acolhe, aceita e protege os seus, aos nossos anseios pela descoberta do desconhecido, que nos trará mais informações e conhecimentos, mas, ao mesmo tempo, mais mistérios e enigmas, e às emoções que, se deixarmos que sigam o fluxo natural, ajudarão a compor uma canção genuína, autêntica, que brotará do fundo do nosso coração em sintonia.

Cuidar de si significa buscar formas cada vez mais eficientes para conciliar os acontecimentos da vida, que se apresenta plena em sua multiplicidade de aspectos, com graduações diversas em termos de importância, significado, dificuldade e intensidade, assimilando de maneira dinâmica e criativa a dor e o prazer, os sucessos e os fracassos, a saúde e a doença.

Segundo o filósofo existencialista Martin Buber (1965), que muito contribuiu para a psicologia dialógica, os indivíduos constroem o mundo e suas relações com base na fala. Para ele, o indivíduo somente se constitui como ser definido mediante diálogo com o outro. Existe um rosto com fisionomia e olhar, que torna impossível a indiferença. A sua presença provoca, evoca e convoca a participação.

O envolvimento afetivo é imprescindível para podermos perceber o outro, assimilar as diferenças com compreensão, havendo a possibilidade de considerar nossas emoções como um campo fértil para conhecimento da dinâmica da doença.

Diferentemente do que nos esforçamos para acreditar, não há nenhuma possibilidade de não nos envolvermos com pessoas ou com demandas que encontramos ao longo de nossa vida.

É possível, com relativa assertividade, determinarmos até que ponto nosso envolvimento acontecerá. Isso está de certa forma sob o nosso controle. Na maioria das vezes, pode ser uma escolha nossa.

Todos os dias, os profissionais de saúde se vêem em contato com a dor, a angústia, o medo e a solidão, sentimentos intensos, fortes e denunciadores da fragilidade humana. Quando se observa um ser em situação de dor e de sofrimento, esses mesmos sentimentos são provocados no cuidador.

A formação dos profissionais que lidam com seres em situações de crise, de modo geral, tem como aspecto central a preocupação com a objetividade e a resposta imediata e circunstancial aos tratamentos, desenvolvidos e aplicados em uma clínica baseada em "curas" de natureza mais prática e objetiva, dissociadas das histórias de vida dos pacientes e dos processos emocionais que possam emergir.

Não há prioridade na clínica médica tradicional para a interação e a integração da razão com a emoção, e o enfoque da atenção concentra-se na racionalidade e na perícia técnica.

A neutralidade científica distancia o profissional de seu "objeto" de intervenção – o sujeito –, e as emoções, quando emergem, em vez de ser consideradas uma oportunidade de conhecimento sobre si e sobre o outro, são quase sempre relegadas ao descrédito e à desvalia (Serino, 2001).

É inquestionável o fato de que essas condutas são necessárias para uma intervenção clínica adequada; contudo, a questão é até que ponto as emoções daquele que cuida, se não forem identificadas e atendidas, podem influenciar a sua atuação profissional e sua interação com outros profissionais e com a unidade de cuidados (paciente, familiares, cuidadores informais e profissionais de saúde).

As qualidades humanas que capacitam o paciente a enfrentar de modo mais eficaz as mudanças que a doença causa são igualmente úteis para que o profissional enfrente essa participação na demanda provocada pela doença. Sem contato com suas emoções, distante de sua intuição e imaginação, sem acessar seus recursos criativos e espirituais, longe de sua alma, o profissional de saúde fica vulnerável e adoece silenciosamente.

Quando tratamos dos enfermos, muitas vezes confundimos cuidar com curar, embrenhamo-nos numa teia complexa, correndo riscos com a falta de discriminação de papéis, tarefas, possibilidades, limites etc., e, então, esquecemo-nos da tarefa essencial do cuidado conosco.

Curar e cuidar

A etimologia de curar e cuidar é a mesma. Curador é aquele que zela, cuida, tem função mantenedora. Cuidado vem do latim *cura*, ou ainda *coera*, palavra que alude à amizade e ao amor. Outra possibilidade etimológica se relaciona às palavras *cogitare/cogitatus*, significando mostrar interesse. Curar e cuidar são sinônimos e remetem a uma postura cautelosa, zelosa e delicada.

Cuidar é uma palavra de origem gótica com o sentido de importar-se, enquanto *curar* nos leva a pensar na eliminação da doença e obtenção da saúde. A mentalidade médica atual distanciou esses dois verbos, desprezando sua origem idêntica, e tornou o curar mais nobre, mais valioso, mais valorizado pela classe médica e pela sociedade leiga em geral.

Segundo o dicionário *Aurélio* (Ferreira, 1999), a primeira acepção de curar é restabelecer a saúde. Quando isso é possível? O que é saúde, afinal? Qualquer pessoa sã pode adoecer. A doença pode alcançar qualquer um de nós. Nada nos protege, de forma absoluta, dessa experiência.

No seu livro *Saber cuidar: ética do humano, compaixão pela Terra*, Leonardo Boff (1999) refere-se à doença como um dano à existência. Não é mais possível pensar em saúde como ausência de danos. A discussão sobre qualidade de vida nos faz considerar que uma boa parte dos males que nos cercam será composta de doenças crônicas, visto que o avanço das terapêuticas trouxe consigo uma expectativa maior de tempo de vida.

Enfrentaremos doenças que estarão presentes por muito tempo, impondo a administração de eventuais procedimentos que repercutirão em situações de dor e sofrimento, porém insertas numa experiência de vida que continuará proporcionando também situações plenas de prazer. Adoecemos enquanto vivemos e continuamos vivendo enquanto administramos a nossa doença cotidianamente.

A vida não pára, o que denuncia sua diversidade de aspectos em todos os sentidos.

Saúde é a força para viver com os danos que a vida apresenta. É acolher e amar a vida como ela é. A maneira com que enfrentamos as situações que se apresentam a nós é que pode ser doentia ou sã. É influenciada pela capacidade de cada um para formular e colocar em prática as suas escolhas com relação a questões que afetam nosso bem-estar, que se relacionam com o estilo de vida, o ambiente e as tensões, exigindo que cada um de nós escolha por si mesmo e o faça da melhor forma possível (Boff, 1999).

Nenhum ser humano vivo pode evitar totalmente as tensões, o estresse, os conflitos, as repressões, as depressões e as decepções. Na realidade, complexos psicológicos e crises são fundamentais na construção da personalidade.

Ajudar e salvar

Existem diferenças básicas e significativas entre ajudar e salvar. Há perigos para quem deseja ser salvador. O comportamento daquele que tenta salvar parte de um ponto de vista de que existe uma vítima, a qual não pode ser ele mesmo. Há riscos também para quem se coloca no lugar de vítima. Uma vítima não tem influência sobre a situação em que se encontra. Portanto, aquele que tenta salvar trata o paciente como se ele não tivesse influência sobre si mesmo. Ao acreditar que não tem poder em relação ao seu tratamento, o indivíduo se sente desamparado, e assim podem crescer de forma significativa o medo, a ansiedade e a depressão. O paciente a quem se tenta salvar perde a noção da sua responsabilidade e da sua capacidade de reagir e participar.

Muitas vezes, as pessoas que adotam atitudes salvadoras não reconhecem seus sentimentos e suas emoções, não cuidam de suas necessidades e canalizam toda a energia para o paciente. Remen (1993) afirma que a repressão da emoção pode ser um dos principais provocadores do esgotamento psicológico. Observa que parte da fadiga é atribuída à natureza do trabalho e ao empenho em negar constantemente as emoções para adquirir a objetividade imprescindível. Por essa razão, há necessidade de que sejam desenvolvidos trabalhos abrangendo questões como o estresse, a ansiedade, a qualidade de vida e outros aspectos que envolvam a rotina técnica e emocional da equipe de saúde.

O vínculo profissional

Não existe prática clínica sem contato humano. O vínculo se estrutura com empatia e interesse pela pessoa que adoece. Para estabelecer um vínculo precisamos de um contato mais humano e um profissional curioso, pronto para explorar o relacionamento que se revela.

Quem adoece necessita de acolhimento. Naturalmente, ao enfrentarem uma notícia dramática como o aparecimento de uma doença grave e crônica, os pacientes apresentam uma regressão em sua personalidade, requerendo muita atenção e proteção.

A vinculação do profissional com seu paciente alimenta afetivamente tanto o paciente quanto o profissional. Podemos considerar que é necessário preservar um espaço para lidar internamente com o preço extremado que pagamos ao nos aproximarmos do sofrimento do outro. O profissional sente a força da projeção intensa do paciente e defende-se ao se distanciar do acontecimento e tornar objeto o sujeito, que passa a não ter mais uma identidade, e sim um nome genérico pertencente a uma categoria ou um número qualquer. Porém, esse distanciamento terá um alto custo e propiciará um movimento interno desgastante para o profissional.

Resgatar emoções e sentimentos envolvidos nessa demanda e tomar consciência deles sem precisar atuar concretamente são atitudes que influenciarão na ampliação do conhecimento sobre o humano e a especificidade da dinâmica da doença. Ainda resta a possibilidade de modificar o espaço da relação, de acordo com a escolha do momento. É preciso lembrar que o ato de escolher está relacionado com um processo consciente que envolve os próprios desejos, sentimentos e emoções, e implica a responsabilização pela vida que se desenvolve naturalmente. Esse espaço é suficiente para que se lide de maneira mais verdadeira com essas vivências e consigo mesmo, desenvolvendo uma relação mais adequada e saudável com o outro.

É também um procedimento de economia da energia psíquica estarmos atentos para que não julguemos moralmente o paciente. Julgar demandas psicológicas precocemente ajuda a criar preconceitos, estigmas e dogmas. Preconceitos criam percepções alteradas da realidade, comportamentos e procedimentos impulsivos, relações mal construídas e um desperdício considerável de energia.

É comum que nos sintamos compelidos a apoiar ou reprovar a maneira como as pessoas lidam com suas crises existenciais e suas relações estabelecidas. Porém, uma postura profissional curiosa pode ajudar a compreender melhor a psicodinâmica do paciente, facilitando a amplitude necessária da abordagem clínica.

Por fim, precisamos pensar em como definir uma clara noção dos nossos limites e responsabilidades, relacionados à influência que podemos ter sobre os nossos pacientes. Reconhecermos que nossas ações têm uma participação restrita diante dos desejos, recursos e possibilidades do outro acarretará uma possível aceitação da nossa limitação perante o destino alheio.

Vale lembrar novamente a psicologia dialógica, quando afirma:

> Por força de seu caráter dialógico, a vida humana toca no absoluto. A despeito de sua singularidade, o homem, ao mergulhar nas profundezas de sua vida, jamais consegue encontrar um ser completo em si mesmo e que, assim sendo, toque no absoluto. O homem não pode tornar-se inteiro em virtude de uma relação consigo mesmo, mas somente em virtude de uma relação com outro *self*. Esse outro *self* pode ser tão limitado e condicionado quanto ele; no existir juntos, o ilimitado e o incondicionado são experienciados. (Buber, 1965, p. 168)

O câncer parece ser um evento que traz consigo uma função social: a incumbência de nos ensinar que sozinhos somos pouco; que, independentemente de nossos desejos, a vida tem um encaminhamento próprio e, muitas vezes, inatingível; que, quando estamos acompanhados para a realização de qualquer tarefa, conseguimos uma abrangência muito maior quanto a resoluções dos problemas da existência humana; que o etos humano se constrói enquanto traçamos juntos o nosso trajeto.

Sem a participação consciente na trajetória de cada indivíduo e o desdobramento dessa participação na constelação da comunidade, viveremos cada vez mais afastados de princípios éticos, especialmente necessários para a evolução da nossa espécie e do universo.

Relação transferencial

Vinculação é um compromisso, uma manobra bem-intencionada, construída paulatinamente, movida basicamente pela intuição e pelo sentimento do profissional. A base mais profunda do vínculo profissional é a relação transferencial. É um fenômeno que desperta interesse desde o início da psicanálise. É elaborada teoricamente em termos psicodinâmicos com base no modelo do atendimento analítico, mas se observa em qualquer relacionamento humano. Todas as relações são cheias de vivências transferenciais, quer leves, densas, fugazes, quer permanentes e mediadas pela nossa dinâmica psicológica consciente e inconsciente.

Estar em relacionamento é lidar com suas crenças, convicções, afetos, esperanças, dúvidas, certezas, e sempre algo influenciado pela carga afetiva que lhe dá base, consciente ou inconsciente, em interação com o aparelho psíquico do outro, com sua carga afetiva respectiva (Benetton, 2002).

Na transferência ocorre um recurso defensivo que protege a pessoa de uma confrontação com os aspectos, em si mesma, que sente como negativos e ameaçadores, assim como dos aspectos positivos que não consegue, por bloqueios ou repressões, desenvolver. Assim, projetamos nas relações conteúdos afetivos que por algum motivo não podemos assumir naquele momento. Então, cria-se um jogo transferencial, independentemente da vontade e da atenção das pessoas envolvidas, tocando nossos pontos fracos e nossos lados mais luminosos.

Uma relação plena de vida, constituída por participação ativa, acompanhamento, compartilhamento e autonomia, pressupõe a presença de componentes singulares com diferenças específicas – que, oferecidas em prol do relacionamento, contribuem para a evolução e o desenvolvimento dos indivíduos envolvidos.

Essa força pulsante é suficiente para mobilizar os recursos criativos que temos dentro de cada um de nós, que podem compor os instrumentos utilizados para o tratamento clínico do paciente e ampliar a experiência de vida do profissional.

Intoxicação psíquica

É de nosso conhecimento o desgaste que sofrem aqueles que cuidam de pessoas doentes. Muitas vezes, surgem sentimentos ambivalentes, conscientes ou não, que causam situações estressantes, de intensa tensão. Sabe-se que qualquer circunstância continuamente estressante pode gerar sentimentos contraditórios que necessitam de adaptação.

O profissional de saúde tem um desgaste muito além do comum.

O fenômeno do encontro profissional–paciente é amplo e rico em particularidades, e mesmo que se estabeleça uma política de indiferença afetiva em relação aos conteúdos não compatíveis com o raciocínio clínico ou protocolo de procedimentos, esses conteúdos espalham-se e contaminam profundamente a alma, agindo inclusive de maneira inconsciente e provocando reações (Benetton, 2002).

A indiferença afetiva embasada na eleição dos dados da anamnese voltada ao raciocínio clínico é pouco eficaz. Tem-se a sensação de selecionar o que é relevante, porém esses dados também refletem um lado mais humano e sofrido do paciente, e a própria relação que se estabelece propõe um contato íntimo com esse sofrimento.

O espaço de encontro, a consulta, é preenchido por ruídos internos e imagens simbólicas advindos de dados concretos que emergem dos aspectos da personalidade do paciente, da maneira como ele apresenta e vivencia sua doença e dos recursos que possui para dar significado à sua vida, constituindo, assim, um invólucro para a queixa apresentada.

O ritual que caracteriza uma consulta, marcada por alguns protocolos, não prevê a experiência de ser e estar diante do outro. Ao agirmos de acordo com dados protocolares, padronizados e institucionalizados, nos vemos ameaçados por conteúdos que se manifestam de maneira estranha e tóxica, compelindo-nos a criar mecanismos de adaptação para neutralizá-los.

Encontramos na produção científica de Carl Gustav Jung alguns trechos, citados por Luiz Geraldo Benetton em seu livro *Temas de psicologia em saúde: a relação profissional–paciente* (2002), que nos auxiliam a entender o tema e a refletir sobre ele:

> O campo amplo e vasto do inconsciente, não alcançado pela crítica e pelo controle da consciência, acha-se aberto e desprotegido para receber todas as influências e infecções psíquicas possíveis. Como sempre acontece quando nos vemos numa situação de perigo, nós só podemos nos proteger das contaminações psíquicas quando ficamos sabendo o que nos está atacando, como, onde e quando isso se dá. (Jung, 1993)
> Pelo fato de debruçar-se com interesse, compreensão e solicitude sobre o sofrimento psíquico do paciente, o médico fica exposto aos conteúdos do inconsciente que o oprimem e conseqüentemente à ação indutiva dos mesmos. Começa a "preocupar-se" com o caso. (Jung, 1999)
> Resistimos naturalmente contra o fato de admitir que possamos ser afetados, no mais íntimo de nós mesmos, por um paciente qualquer. Quanto mais inconsciente o caso, porém, maior a tentação do médico de assumir uma postura apotrópica, isto é, de recusá-lo. Para tanto a "persona medici" por detrás da qual nos ocultamos pode ser, ou parece ser, um instrumento ideal. A rotina, o "já saber de antemão", são inseparáveis da persona, requisitos apreciadíssimos pelo clínico experiente, como, aliás, por toda autoridade infalível. (Jung, 1999)

A intoxicação psíquica se dá em razão de o profissional ver-se assolado por conteúdos que o paciente apresenta e não possuir treino para lidar com eles. Sente-se envenenado. Contaminado em alguma instância. Vulnerável, intoxicado, desperdiça força e energia, talentos e potencialidades, experimenta fadiga, desilusão e frustração.

Em razão da falta de formação em psicologia da saúde, o profissional recorre ao arsenal de possibilidades pessoais, muitas vezes não elaboradas e desadaptadas para o enfrentamento, aumentando o risco de formação de defesas que visem neutralizar a intoxicação, mas podem acarretar a neurotização do profissional e conseqüente adoecimento. É preciso desenvolver recursos apropriados para que se possa lidar profissionalmente com a intoxicação psíquica e ativar maneiras mais eficientes de enfrentar a tensão.

Deve-se investir numa compreensão empática do paciente, possibilitando tornar íntimo, com consciência, limite e responsabilidade, o relacionamento que se estabelece, para aproximar-se de um diagnóstico complementar constituído pela psicodinâmica do paciente, pela simbologia do seu adoecimento e pelo desvendar de seu trajeto de vida, seja ele qual for.

Estresse e síndrome de *burnout* em cuidadores profissionais

Ao falarmos de síndrome de *burnout* em cuidadores profissionais, vale destacar que os profissionais de saúde, muitas vezes intensamente empenhados em cuidar de seus pacientes, não têm a mesma disponibilidade interna para cuidar de si mesmos ou de seus companheiros de trabalho e notar quando esses cuidados são necessários, em função do estresse a que estão submetidos na lida diária com os pacientes com os quais trabalham. Em muitos casos os profissionais de saúde vivem situações-limite, nas quais exigências ligadas a tomadas de decisão ou à própria prática profissional são intensas.

As exigências podem também ter origem em aspectos internos do cuidador, além daquelas oriundas das situações-limite já citadas. Fatores ligados à formação pessoal e/ou profissional do cuidador podem dar origem a tensões importantes. Lembramos que, na formação tradicional do profissional de saúde, sobretudo na do médico, a morte geralmente é sentida como um fracasso. Apesar de, algumas vezes, essa afirmação poder ser verdadeira, ela não deve se aplicar a todas as situações em que ocorre a morte.

Os profissionais de saúde têm sido forjados segundo a idéia de que deve-se combater a morte sempre. Se, por um lado, essa atitude tem contribuído significativamente para a melhora das condições de vida da população e para o claro aumento da expectativa de vida, por outro, ela traz em si o risco de contribuir para a elevação do estresse profissional. Se em lugar de adotar a idéia de sempre curar passarmos a adotar a de sempre cuidar, o estresse que diz respeito ao aspecto em foco necessariamente diminuirá. A atitude de curar está contida na de cuidar sempre; a vantagem da valorização do cuidado está em evitar a percepção de que nada mais há a fazer com o paciente que não tiver possibilidade de cura, o que acarretaria o seu abandono. Dessa forma, estaria presente a idéia de que sempre há o que fazer, mesmo quando a cura não é mais possível. Não evitaria, no entanto, os possíveis conflitos contidos na decisão a respeito do momento de interrupção do investimento na cura.

Um rápido olhar histórico

A morbidade psicológica dos profissionais de saúde é um assunto que tem despertado o interesse de pesquisadores há bastante tempo.

Alguns trabalhos tornaram-se clássicos, como o da doutora Caroline Thomas *et al.* (1979), que acompanhou 1.300 estudantes de medicina da Johns Hopkins Medical School entre os anos de 1948 e 1964. Foi aplicado a esses alunos o teste de Rorschach, sendo utilizados também instrumentos de avaliação de atitudes de pais com filhos e de filhos com seus pais.

Constatou-se que aqueles indivíduos que tinham pais ambiciosos, rigorosos, distantes, duros, imprevisíveis ou turbulentos apresentaram maior incidência de patologias orgânicas, entre elas o câncer. Note-se que 10% não conseguiram realizar seus potenciais como médicos e, quanto às mortes prematuras, 34% foram por suicídio.

Outro trabalho que merece ser citado é o de Vaillant (1977), psicólogo da Universidade de Harvard que analisou uma pesquisa desenvolvida com alunos daquela universidade. Vaillant identificou algumas características que atribuiu ao que considerou personalidades imaturas, como uso freqüente de projeções, presença de fantasias, *acting out*, comportamentos passivo-agressivos e hipocondria. Esses traços estavam associados à maior incidência de adoecimento orgânico, cerca de quatro vezes mais em relação à população que não apresentava essas características.

Entre nós, Nogueira-Martins (1989-1990) tem estudado a questão do *burnout* e cita Tokarz, que afirma que várias das características de personalidade que levam muitos indivíduos a escolher a medicina como profissão, como compulsão, rigidez, controle excessivo sobre emoções e fantasias não realistas sobre o futuro, são as mesmas encontradas em indivíduos com doenças emocionais, distúrbios mentais e problemas relacionados ao alcoolismo e abuso de drogas.

Nogueira-Martins também cita um trabalho de Colford e Mcphee, no qual esses autores, tendo como objeto de estudo médicos residentes, encontraram distúrbios emocionais que classificaram em quatro grupos:

1. Comportamentos de adição (abuso de álcool e drogas).
2. Sofrimento ligado às relações interpessoais (divórcios e ruptura de relações afetivas).

3. Comportamentos psicopatológicos (ansiedade, depressão e desejos suicidas).
4. Disfunção profissional (insatisfação no trabalho, afastamento, licenças, excesso ou falta de confiança, ceticismo e perda de compaixão).

É ainda de Nogueira-Martins a menção de um quadro sindrômico, descrito por Small, em estudantes de medicina que se caracteriza por distúrbios cognitivos episódicos, raiva crônica, ceticismo, discórdia familiar, depressão, ideação suicida e abuso de drogas. Algumas das alterações presentes nessa síndrome foram as seguintes: alterações do sono, dores abdominais, diarréia, meteorismo, hiperfagia, cefaléia e sudorese excessiva. Os resultados desse estudo mostraram que essa sintomatologia se agravava à medida que o aluno progredia no curso, com ocorrência de 11% no terceiro ano e chegando a 74% no quinto ano.

Dahlin e Runeson (2007), pesquisando a presença de *burnout* em estudantes de medicina por meio de entrevista no primeiro ano e seguimento no terceiro ano do curso, constatam alta possibilidade de *burnout* naqueles que apresentam impulsividade e sintomas depressivos além de preocupações financeiras.

Vimos a descrição de alguns quadros psicopatológicos desenvolvidos por estudantes e por médicos com personalidades que mostram uma predisposição ao adoecimento, os quais, além disso, estão expostos a ambientes de trabalho de alta insalubridade, como é o caso de instituições de saúde que tratam de pacientes graves.

Ao se pensar nos cuidados a serem dirigidos ao cuidador, como profissional de saúde, é importante que se tenham em mente dados como os que foram citados, para que possam ser desenvolvidos programas preventivos, contando com o surgimento de certas dificuldades envolvendo o profissional que exijam intervenção adequada.

Como mencionado, a equipe de saúde pode estar sujeita a diversas causas de estresse. É possível constatar que, atualmente, há insuficiência de verbas destinadas à saúde. Isso tem tido como conseqüência a impossibilidade de atendimento adequado e a tempo. Pacientes que necessitam de procedimentos como exames e cirurgias permanecem, muitas vezes durante meses, em filas aguardando o momento do atendimento. Tal situação pode tornar tênue a diferença entre vida e morte, dependendo da patologia presente. Temos testemunhado esse fato em várias instituições que atendem pacientes portadores de doenças graves, entre elas o câncer. O estresse se implanta tanto no nível da administração hospitalar quanto no da equipe médica, que fica numa posição de absoluta impotência, já que depende de verbas governamentais para o atendimento.

Simultaneamente, há um gradual avanço tecnológico, sendo então criados procedimentos mais complexos e, portanto, mais caros, levando a um acentuado aumento do custo do atendimento médico. Isso implica, muitas vezes, a impossibilidade de atender à demanda por meio de certos procedimentos, a despeito da necessidade dos pacientes.

Essa mesma complexidade é, por si só, fonte de tensões. Assim, alguns tratamentos trazem riscos ao paciente. No tratamento de pacientes oncológicos, podemos citar, como exemplo, o transplante de medula óssea.

É possível também observar uma progressiva diminuição da remuneração dos profissionais de saúde, o que acarreta aumento do estresse, da insatisfação com o trabalho e, eventualmente, sentimento de falta de perspectiva profissional. Médicos freqüentemente têm três ou mais empregos, um fator de estresse que compromete a qualidade de vida do profissional, levando-o a jornadas de trabalho extensas e cansativas, com possível diminuição do nível do atendimento ao paciente.

A própria carga de trabalho pode se constituir num fator desencadeador de *burnout*. Shaha e Rabenschlag (2007) afirmam que o aumento da carga de trabalho pode ser um fator desencadeante de estresse e *burnout*, que podem ocorrer tanto em nível individual como institucional. Esses eventos podem comprometer as interações da equipe de trabalho.

Essa situação pode eventualmente levar ao surgimento da síndrome de sobrecarga de trabalho, que se caracteriza por fadiga, irritabilidade, distúrbio do sono, dificuldade de concentração, depressão e queixas físicas. Podem estar também presentes quadros de depressão e ansiedade.

Por outro lado, se houver entusiasmo pelo trabalho, a incidência de *burnout* pode diminuir, como afirma Sandovich (2005). Entusiasmo pelo trabalho é definido como atitude de envolvimento e compromisso profissional, evidenciada por criatividade, receptividade ao aprendizado e habilidade de perceber oportunidades na atividade cotidiana.

Fatores preditivos do entusiasmo pelo trabalho são as adaptações do ambiente de trabalho e um bom clima, além de oportunidades de crescimento e desenvolvimento.

Pode-se afirmar que, à medida que o entusiasmo pelo trabalho cresce, há um correspondente decréscimo de exaustão emocional e despersonalização, elementos presentes na síndrome de *burnout*. Além disso, o sentimento de realização pessoal tem uma relação direta com o entusiasmo pelo trabalho.

Nos últimos anos, tem havido uma progressiva mudança nas relações de poder dentro das instituições hospitalares. Hoje o setor administrativo adquiriu uma dimensão e poder que antes cabiam basicamente aos médicos e a alguns outros profissionais de saúde, como os enfermeiros. Essa alteração trouxe sentimentos de vulnerabilidade a esses profissionais.

Não podemos deixar de citar também a mudança de atitude da própria população, que, mais informada e participativa, apresenta maior demanda quanto ao atendimento, tomando parte no processo decisório, o qual há algum tempo cabia exclusivamente ao médico.

No entanto, a população geral também pode desenvolver fantasias segundo as quais a medicina possui poderes ilimitados de cura e de evitação da morte. O próprio avanço científico e tecnológico, o estabelecimento de novos conceitos de saúde e higiene e a prevenção de inúmeras doenças levaram a um aumento significativo da expectativa de vida, o que favorece a criação dessas fantasias. Esse fato, por sua vez, acaba por estabelecer uma demanda que, quando não atendida, motiva reações de frustração e conseqüente hostilidade contra a equipe de saúde, considerada responsável pelo "insucesso".

Existem trabalhos que mostraram que o nível de estresse dos profissionais de saúde é semelhante ao daqueles pacientes que apresentam quadro de transtorno do estresse pós-traumático conseqüente a desastres.

Alguns estudos têm identificado diferentes níveis de estresse entre profissionais de saúde, dependendo do modelo de instituição em que trabalham. Assim, Bram e Katz (1989) compararam enfermeiras trabalhando em *hospices* com outras trabalhando em hospital oncológico e constataram que as primeiras apresentavam menor índice de síndrome de estresse profissional[1] (*burnout syndrome*). Da mesma forma, Beck-Friis *et al.* (1993) compararam enfermeiras que trabalhavam em hospital com serviço de cuidados domiciliares (*home-care*) com aquelas que trabalhavam em hospital geral, chegando a conclusões semelhantes, ou seja, as enfermeiras atuando em hospital com cuidados domiciliares apresentavam menores índices de síndrome do estresse profissional.

Serviços como *hospices* ou aqueles em que a equipe tem sólidas relações e pode expressar seus pontos de vista, tendo sua opinião considerada, apresentam menos *burnout*. Da mesma forma, naqueles serviços em que há mais afeto do que reconhecimento pela qualidade do trabalho e nos quais o cuidador sente-se também cuidado, tem-se observado aumento da produtividade.

Outros trabalhos mostram que há forte relação entre o grau de satisfação com o trabalho e a qualidade do sistema de suporte social à equipe de saúde oferecido pela instituição (Bram e Katz, 1989).

Riscos ocupacionais podem também se transformar em fatores de estresse. Como exemplos, podemos citar a exposição à radiação ou a manipulação de drogas quimioterápicas, sobretudo antes do estabelecimento de normas estritas de segurança, quando apresentavam maior risco de provocar câncer de tireóide, leucemias, linfomas, anomalias congênitas ou abortos. Podiam levar ainda ao aumento do risco de infecções, como hepatite, tuberculose e infecção por citomegalovírus.

Lederberg (1998) afirma que muitos estudos, atualmente, têm como foco a questão da comunicação entre a equipe de saúde e pacientes e seus familiares. Esses estudos mostram que pacientes e familiares suportam melhor as más notícias, desenvolvendo menos sentimentos de raiva contra a equipe, do que falhas na comunicação da equipe. Claro está que eventos dessa natureza acabam por se tornar elementos geradores de tensão, já que podem se constituir em fonte de atrito entre equipe, paciente e família.

Em nossa experiência, sempre que temos disponibilidade para informar adequadamente os pacientes e seus familiares a respeito dos procedimentos médicos, observamos diminuição da ansiedade por parte dos pacientes e maior adesão aos tratamentos, além da redução de solicitações à equipe de saúde.

Para obter esse resultado, instituímos o atendimento em grupo de pacientes que seriam submetidos à cirurgia. Participavam desse grupo uma psicóloga, uma enfermeira, uma nutricionista e uma assistente social, que prestavam todos os esclarecimentos necessários relativos à sua área de atuação, além de responder a todas as dúvidas dos pacientes.

Nesse programa de atendimento, os pacientes eram estimulados a vencer suas inibições, freqüentemente estabelecidas por questões culturais, e, então, pedir aos seus médicos todas as informações específicas que fossem pertinentes à atuação desse profissional. Devemos lembrar também que as informações que causam grande impacto emocional em geral não podem ser assimiladas de imediato, sendo sua elaboração um processo que exige tempo, de forma que novas questões surgirão gradualmente. É importante que o profissional de saúde considere esse fato, estando disponível para ouvir e atender à demanda do paciente.

Quando falamos em ouvir, queremos dar a esse verbo um significado especial, qual seja, o do estabelecimento de contato com o conteúdo emocional subjacente à fala do paciente. Sempre que pudermos apreender a emoção que motiva a fala e a decodificarmos para o paciente, este se sentirá compreendido e terá, geralmente, suas tensões presentes aliviadas.

Aspectos ligados à relação profissional que envolve saúde e paciente podem manter correlação com a instalação de um quadro de *burnout*. Holmqvist e Jeanneau (2006), estudando as emoções dos profissionais de saúde ao lidarem com pacientes, constataram que a presença de sentimentos positivos dos profissionais para com os pacientes (como sentimentos de satisfação pessoal) se relacionava a baixos índices de *burnout*, enquanto a presença

---
[1] Síndrome de estresse profissional, chamada em inglês de *burnout syndrome*, é um quadro que aparece em profissionais comprometidos com o seu trabalho e se caracteriza por sintomas somáticos, psíquicos e comportamentais. Os sintomas somáticos são: exaustão, fadiga, cefaléias, distúrbios gastrointestinais, insônia, dispnéia. Os sintomas psíquicos são: humor depressivo, irritabilidade, ansiedade, rigidez, negativismo, ceticismo, desinteresse. Os sintomas comportamentais são caracterizados basicamente por condutas de evitação, como consultas rápidas, falta de contato visual, rótulos depreciativos geralmente atribuídos ao cliente, atitude crítica e ataques às pessoas e instituições.

de sentimentos negativos (como sentimentos de inutilidade e de rejeição pelo paciente) se relacionava a altos índices dessa síndrome.

Estresse relacionado ao câncer

Em relação ao câncer, existem estresses específicos. Podem ser classificados segundo a natureza da doença: aqueles relacionados ao tratamento em si, aos efeitos colaterais e seus tratamentos; aqueles ligados à tomada de decisões e desentendimentos internos da equipe de saúde; por último, aqueles relacionados às respostas dos pacientes.

No que diz respeito ao estresse relacionado à natureza da doença, podemos citar as fantasias ligadas aos estigmas do câncer. Embora hoje em dia seja claro que o câncer pode muitas vezes ser curado ou se transformar numa doença crônica, seu diagnóstico sempre encerra medos relacionados a desfiguração, mutilação, deterioração, sofrimento, dor e morte. Essas fantasias ocorrem de forma universal. Assim sendo, tanto pacientes como familiares e profissionais podem sofrer angústias diante dessa doença.

Outro aspecto que pode estar presente se relaciona à imprevisibilidade da doença. Esse aspecto, como o anterior, pode ser considerado fator de estresse tanto para profissionais quanto para pacientes e familiares. No que diz respeito ao cuidador profissional, temos sempre de levar em conta os aspectos subjetivos presentes, por exemplo o desejo de obter bons resultados de sua atuação profissional.

Outros elementos subjetivos podem estar envolvidos. Já mencionamos a questão da formação médica, em que o curar sempre foi mais valorizado do que o cuidar. Estabelece-se uma hierarquia de valores, em que especialidades relacionadas à ação curativa são mais valorizadas que outras, mais ligadas ao ato de cuidar. Nem sempre se atina que, se o referencial fosse transferido do curar para o cuidar, muito se ganharia em termos de distensão emocional. Podemos pensar que o ato médico é um cuidar contínuo. Podemos mesmo afirmar que já cuidamos de um indivíduo antes de seu nascimento, quando a gestante passa pelo acompanhamento pré-natal. Cuidamos dele ao longo da vida, nos processos de prevenção e nos momentos de adoecimento. Cuidamos quando nossa função é paliar, nas ocasiões em que já não há a possibilidade de cura. Cuidamos no momento da morte e, por fim, continuamos cuidando quando acompanhamos o luto das pessoas ligadas àqueles de quem cuidávamos.

No que diz respeito à formação, vale lembrar que ensina-se, desde os primórdios, que o não saber e o errar são sempre seguidos de alguma punição. Portanto, estar em uma situação que exige decisões difíceis e ações complexas pode ser um importante elemento de tensão. Assim, podem surgir reações de ansiedade, angústia ou comportamentos de evitação.

Da mesma forma, experiências negativas anteriores podem também se constituir em fator de risco de estresse. A existência de impressões carregadas de afetos negativos que podem ser reativadas por situações atuais poderá interferir na qualidade da relação com o paciente ou familiar, bem como na clareza de julgamentos sobre quais condutas adotar.

Há elementos relacionados à natureza do tratamento que podem ser estressantes. Entre eles, os ligados à radioterapia. Na Era Pós-Moderna, foi-se firmando o medo de contaminação radioativa. Desde a Segunda Guerra Mundial, após os ataques às cidades de Hiroshima e Nagasaki, quando a humanidade testemunhou cenas de horror e suas duradouras conseqüências, foi-se desenvolvendo a consciência do risco de contaminação radioativa. Essas lembranças podem ter povoado o imaginário de muitas pessoas, manifestando-se em comportamentos fóbicos.

Não é incomum vermos pacientes que, submetidos à radioterapia, temem ter se tornado "radioativos", constituindo, portanto, um risco para aqueles com quem convivem. Não é impossível que profissionais de saúde tenham os mesmos medos.

Os transplantes de medula, como já mencionado, podem também se constituir num elemento de estresse para os profissionais envolvidos, em função da complexidade e do alto risco que esse procedimento apresenta.

Cirurgias amplas e mutiladoras podem também mobilizar emoções na equipe e, conseqüentemente, provocar reações de estresse. É possível observar esse comportamento em relação às cirurgias de cabeça e pescoço, que podem causar mutilações muito evidentes. Há de se considerar que o rosto é a parte de nosso corpo diretamente relacionada ao primeiro contato social. Mutilações nessa área causam reações psicossociais bastante intensas e, aqui também, de forma universal, ou seja, envolvendo paciente, familiares, profissionais de saúde e pessoas do círculo de relações do paciente.

Essa condição pode, portanto, provocar na equipe reações de ordem emocional, como dor, tristeza, medo, vergonha, culpa, comportamento de evitação, ou um excessivo envolvimento compensatório. É possível que, nessas circunstâncias, o membro da equipe que assim esteja reagindo necessite de cuidados que o ajudem a elaborar seus sentimentos.

Outro elemento desencadeador de tensões a ser considerado refere-se às questões de ordem ética, no que diz respeito à alta tecnologia atualmente disponível e ao momento de supressão dos tratamentos aplicados a pacientes terminais, ao suicídio assistido e à eutanásia.

Aqui valem rápidas considerações quanto ao momento de supressão dos tratamentos. Temos observado que o desejo de manter o paciente vivo, aliado aos recursos tecnológicos hoje amplamente disponíveis, além da questão da formação médica já citada, tem levado muitas vezes a um esforço descabido para a manutenção da vida a qualquer custo, resultando num processo de sofrimento para pacientes, familiares e equipe. Isso se caracteriza, em muitos casos, como tratamento fútil, ou seja, aquele que "não mais beneficia o doente em estado crítico, terminal, em estado vegetativo persistente, ou o neonato concebido com seríssimas deficiências congênitas, e torna-se, portanto, fútil e inútil. A insistência em implementá-lo vai resultar numa situação que caracterizamos como distanásia" (Pessini, 2001, p. 163).

Ao criticarmos condutas médicas que se dedicam à manutenção da vida a qualquer preço, não estamos, de forma alguma, desprezando um dos grandes objetivos das ciências médicas, qual seja, empenhar-se para o aumento da longevidade e garantir que não ocorram mortes prematuras. Defendemos incondicionalmente essa posição, mas falamos aqui do momento em que se perde de vista a função de cuidar, insistindo na de curar ou sempre "salvar". Vale lembrar que são nobres funções médicas proporcionar alívio e, no caso do paciente moribundo, criar condições para que a morte do doente seja acompanhada do menor sofrimento possível.

O envolvimento emocional do médico com o paciente ou a família, o medo da reação desta à proposta da supressão dos tratamentos e os próprios aspectos pessoais do médico podem fazer que haja perda de clareza a respeito da melhor conduta nesse momento. É comum observarmos, sobretudo em relação à população que tem mais acesso aos recursos médicos (muitas vezes pelo simples fato de poderem contar com mais recursos técnicos), a tentativa de prolongar a vida quando na realidade o que se prolonga é o sofrimento, impondo-se, algumas vezes, verdadeira violência ao paciente.

É importante reconhecer o momento em que de fato se está diante da morte do paciente, contudo sem abandoná-lo.

Nesse sentido, têm-se desenvolvido conhecimentos na área de cuidados paliativos, o que vem possibilitando o acompanhamento e tratamento de pacientes sem possibilidades terapêuticas de cura, trazendo conforto e diminuição do sofrimento no processo de morrer.

Ampla discussão ética tem sido travada em todo o mundo em relação a questões como o suicídio assistido e a eutanásia. Alguns países têm adotado a eutanásia como procedimento legalizado, a despeito dos esforços desenvolvidos no sentido da paliação.

Há ainda de se levar em conta os efeitos colaterais que sempre acompanham os tratamentos do paciente com câncer. Quando se trata da quimioterapia, são devidos à citotoxicidade desses tratamentos. Assim, podemos citar, entre outros, alopecia, sepse, fadiga, hiperêmese. Esses eventos podem desencadear reações emocionais nos pacientes ou pô-los em risco de morte. Ambas as situações podem resultar em estresse para a equipe.

Há pacientes que reagem de forma muito intensa, por exemplo, à alopecia. E a fadiga é outro sintoma de difícil abordagem, que acarreta muitas vezes intensas e persistentes queixas do paciente. Algumas medidas podem ser tomadas, nem sempre com resultados eficazes, o que pode resultar em frustração e aumento da tensão para a equipe.

A sepse dispensa comentários pelo óbvio risco que contém. Já a hiperêmese traz desconforto ao paciente e alguns riscos, embora hoje possamos contar com drogas antieméticas eficientes. É preciso lembrar que muitos pacientes apresentam quadro de náuseas antecipatórias, que resiste a qualquer abordagem que use a lógica como elemento de ação, exigindo do profissional o domínio de técnicas psicológicas específicas que possam obter algum resultado.

Pode ainda estar presente na equipe a angústia pela possibilidade de iatrogenia, um elemento que pode levar à necessidade de que se cuide do profissional.

Há também outras preocupações severas que enlutam a equipe, podendo ser notadas quando, por exemplo, pacientes jovens são submetidos a procedimentos que podem levar à esterilidade, principalmente nos casos de impossibilidade de contar com recursos como o banco de sêmen.

O desenvolvimento tecnológico que temos testemunhado gradualmente pôs à disposição da equipe maior número de alternativas, pela variedade de tratamentos possíveis. Por outro lado, pacientes passaram a ter acesso a mais informações a respeito da doença e seus tratamentos. Desenvolveu-se também a convicção de que a participação mais ativa dos pacientes em seus tratamentos traz benefícios, fato que gerou a necessidade de mais discussões sobre a alternativa a ser adotada. Escolhas de condutas a serem adotadas podem ser menos ambíguas no início do tratamento ou no seu final. No entanto, entre esses momentos, muitas vezes podem não existir parâmetros claramente definidos, o que pode ser um fator desencadeante de angústia sentida pelo paciente e seus familiares, constituindo-se em mais um peso para o profissional.

A mudança da fase de tratamento – de curativa para paliativa – é outro momento que pode gerar reações emocionais na equipe. Nessa etapa, podem surgir ansiedade, confusão, depressão, reações negativas, divergências entre equipe e família bem como divergências internas da equipe.

Há sempre de se considerar as diferenças pessoais quanto à forma com que cada membro da equipe lida com as questões impostas por esse momento tão delicado. Dependendo de posicionamentos filosóficos, de experiências anteriores, do papel que determinado profissional desempenha na equipe e da disciplina de cada um, temos modos diferentes de lidar com o estresse. Esse pode ser um elemento de conflito entre a equipe, expresso no momento em que um profissional ou grupo de profissionais não aceitar a posição de outros.

Quanto a esse aspecto, cabe lembrar que em geral é o médico quem detém o maior número de informações técnicas sobre a doença e sua evolução. Assim sendo, é esperado que tenha uma abordagem mais intelectual e racional, fato que eventualmente pode causar mal-estar e conflitos na equipe; sendo normalmente o responsável pelas decisões, aqueles que dão maior valor aos aspectos emocionais em jogo poderão entender sua atitude como fria e insensível. O não-reconhecimento dessas diferentes abordagens ou o privilégio a alguma delas poderão agravar as tensões presentes na equipe.

Convém lembrar que, numa equipe multidisciplinar, esses aspectos podem ser exacerbados, sobretudo quando está presente apenas a idéia da multidisciplinaridade, sem a preocupação de estabelecer uma linguagem mais uniforme no grupo. Somente a preocupação referente ao atendimento da exigência de contar com vários profissionais que dêem assistência às diversas necessidades do paciente com câncer pode não ser suficiente. Serviços em que essa visão predomina podem ter de enfrentar, com mais freqüência, embates entre membros da equipe, resultando em piora do ambiente de trabalho, maior desgaste emocional e perda da qualidade do atendimento.

Outro fato a ser considerado é o de que pacientes diferentes podem apresentar respostas psicológicas distintas. Essas respostas podem também diferir segundo a fase em que se encontra a doença. Assim, podem estar presentes respostas como embotamento da sensibilidade ou negação, medo ou regressão, pensamento mágico e esperanças irreais, apelos e barganhas, desapontamento, raiva e agressividade contra os cuidadores por culpá-los pelo mau desenlace dos tratamentos.

Pitta (1994) afirma que reações emocionais também estão presentes nos familiares, que podem manifestar vários sentimentos. Alguns deles podem ser ligados a afetos positivos, como apreço, gratidão, afeição, respeito e crença no funcionamento do hospital; essas pessoas podem ser prestimosas e mostrar preocupação com os membros da equipe. No entanto, os sentimentos também podem ter um colorido negativo, como nos casos de inveja da equipe de saúde, percebida como mais competente para lidar com o paciente, ressentimento pela relação de dependência, não-aceitação da disciplina hospitalar, comportamento exigente, possessivo, ciumento e crítico à equipe. Quando destituídas de razão, essas críticas podem revelar um mecanismo de projeção de sentimentos de fracasso.

Conflitos dessa natureza requerem a intervenção de um psicólogo adequadamente treinado. Esse é um dos escopos da psico-oncologia[2], ou seja, além de cuidar do paciente, poder cuidar dos familiares envolvidos e da equipe, dissolvendo os conflitos que possam estar presentes.

Alguns pacientes podem ser mais difíceis, como, por exemplo, aqueles que apresentam transtorno de caráter ou personalidade *borderline*. O funcionamento psíquico desses pacientes ocorre por meio de diversos tipos de manipulação, trazendo dificuldades e sofrimento para aqueles com quem convivem. Geralmente são desencadeadas, na equipe, reações hostis ao comportamento do paciente, ou sentimentos de inadequação e impotência. O desejo de afastamento e abandono desses pacientes é muito freqüente, às vezes concretizando-se, e esses sentimentos ou ações podem, muitas vezes, conflitar com preceitos profissionais e provocar sentimentos de culpa.

Outros pacientes podem ser considerados singulares. Geralmente são as crianças, sobreviventes especiais e grandes lutadoras. Em muitos casos elas podem demandar um superenvolvimento, o que pode gerar um comprometimento do julgamento, desentendimentos entre componentes da equipe e lutos não resolvidos.

Há um momento em que o paciente apresenta um declínio de seu estado de saúde. Várias são as reações que podem ocorrer nessa fase. Não é raro que o paciente tente se agarrar à vida, usando de todos os instrumentos que lhe estejam à mão. Nessa fase, a família também pode apresentar uma reação de desespero. Tais comportamentos podem afetar a equipe de saúde, desencadeando diversas reações, desde a perda de sua capacidade de julgamento, ao se empenhar de forma exagerada em cuidar do paciente, até o comportamento de evitação de um contato mais estreito, passando por sentimentos de culpa por não ser capaz de atender à demanda do paciente e da sua família.

Vale a pena lembrar que estudos têm mostrado que, quando o paciente entra na fase de terminalidade, as visitas médicas diminuem sensivelmente, refletindo, provavelmente, a dificuldade de os médicos se confrontarem com esse momento da vida de seus pacientes. Muitas vezes esse comportamento é acompanhado pela justificativa racionalizada de que nada mais há a fazer pelo paciente, e as atenções médicas passam a ser dirigidas a pacientes que apresentam condições de recuperação. Nesses casos, mais uma vez pode-se fazer necessário o atendimento psicológico à equipe. É essencial fazer que os sentimentos venham à superfície para, uma vez tornados conscientes, ser elaborados e reestruturados em termos da aceitação do que é inevitável. Isso pode permitir que a autoconfiança e auto-estima sejam reparadas.

Quando se trata do trabalho com pacientes sem possibilidade terapêutica de cura, para os quais a morte é mais do que uma perspectiva, fazendo que a equipe de saúde esteja em contato freqüente com esse evento, podem-se observar reações como a perda precoce do sentimento de invulnerabilidade e a consciência dolorosa

---

[2] Usamos neste texto, assim como em todo o livro, a grafia "psico-oncologia", fugindo da norma culta da língua portuguesa, que determina a grafia sem hífen (psiconcologia). A Sociedade Brasileira de Psico-Oncologia escolheu essa grafia para deixar clara a relação entre as áreas envolvidas, ou seja, a psicologia e a oncologia.

de sua própria mortalidade. A freqüência aumentada da exposição à morte pode se constituir numa experiência traumática (Lederberg, 1998).

Como defesa a essas reações, pode surgir um comportamento caracterizado pelo desejo de "ir em frente", sem que o profissional se atenha ao que com ele está ocorrendo. Isso impede que se estabeleça um processo de elaboração de sentimentos e emoções. Como resultado, poderá haver aumento de tensões, comportamento de evitação, abortamento do luto, com conseqüente medo constante da morte, e culpa por ser sobrevivente. Essa situação pode gerar comportamentos inadequados, como, mais uma vez, adoção de supertratamentos, desmedido envolvimento emocional com o paciente e inabilidade de se desligar plenamente do trabalho.

Já comentamos antes e reforçamos agora que outro fator de estresse, tanto para pacientes quanto para familiares, relaciona-se a problemas de comunicação. Tem-se observado que dificuldades de comunicação podem desencadear situações de crise na relação equipe de saúde–paciente, da mesma forma que uma boa comunicação pode ser grandemente eficaz na diluição de tensões. Sempre que o profissional for percebido como mais humano, interessado e disponível para dar explicações e conforto, haverá uma predisposição por parte de pacientes e familiares para o estabelecimento de uma relação mais solidária e, portanto, menos ansiosa. Isso facilita a aceitação dos tratamentos e a colaboração com a equipe. Daí a importância de que os cuidadores tenham domínio de técnicas de comunicação.

O adequado treinamento de profissionais no que concerne a técnicas que facilitem o contato com o paciente ou seu familiar e a percepção do conteúdo emocional subjacente à sua fala podem ser de grande utilidade na diminuição do estresse de todos.

Quando o profissional sente ter sido hábil e eficiente na comunicação com o paciente, há outro desdobramento dessa prática, agora em relação ao próprio profissional: trata-se da satisfação em função de um trabalho eficiente, além da diminuição de seu próprio estresse, já que o paciente bem atendido geralmente acaba tendo diminuído o seu nível de ansiedade, com conseqüente redução da freqüência de suas solicitações.

Segundo Mineis (1970), existem alguns mecanismos de defesa estruturados socialmente que podem ser adotados pelos membros da equipe de saúde. São eles:

- Fragmentação da relação profissional de saúde–paciente.
- Despersonalização e negação da importância do indivíduo.
- Distanciamento e negação dos sentimentos.
- Tentativa de eliminar decisões.
- Redução do peso das responsabilidades.

No primeiro caso, a fragmentação da relação profissional de saúde–paciente, o profissional pode estabelecer uma relação apenas com alguns dos aspectos do paciente que estão presentes. Dessa forma, somente os aspectos físicos poderão ser considerados, não dando oportunidade ao paciente de se referir aos temas que possam representar risco de tensão, pela dificuldade emocional que possam conter. O profissional também dividirá suas tarefas de forma a reduzir o tempo de contato com o doente.

No segundo caso, a despersonalização e negação da importância do indivíduo, adota-se a idéia de que nenhum paciente é diferente do outro. Isso é embasado numa racionalização: a de que todos têm os mesmos direitos e, portanto, têm de ser tratados de forma igual. Ao se nivelar um paciente aos outros, impede-se o estabelecimento de vínculos afetivos diferenciados. Evita-se, assim, um contato com o que existe de pessoal em determinado indivíduo e com sua subjetividade.

O terceiro mecanismo de defesa socialmente estruturado, distanciamento e negação de sentimentos, é por si só explicativo. Pelo mesmo motivo – a dificuldade de lidar com emoções –, leva o profissional a se distanciar de todas as situações mobilizadoras. Identificações perturbadoras são evitadas e sentimentos não são percebidos. É interessante comentar um trabalho desenvolvido por Klafke (1991), em que estuda aspectos da relação médico–paciente terminal em cancerologia. A autora constatou que certo percentual dos médicos pesquisados conversaria com seus pacientes sobre a morte, mas nunca o haviam feito porque os pacientes não haviam tocado nesse assunto. Ora, essa afirmação nos chama a atenção e suscita a pergunta: será que o desejo de falar da morte esteve presente, sendo manifestado por alguma forma de expressão, e apenas não foi percebido pelo médico, como conseqüência do mecanismo de negação?

No quarto caso, decisões a serem tomadas podem se constituir em foco de angústias e tensões. Os membros das instituições adiam esse momento e, mediante um "ritual de desempenho de tarefas" (Pitta, 1994, p. 66), tentam eliminar essas decisões. Assim, a

> Eterna procura de rotinas e padronizações de condutas não tem justificativa apenas na economia objetiva de gestos e procedimentos. Embora exista sempre nas instituições concretas um dispêndio de tempo no esforço de padronizar os processos de cuidados dos enfermos, tal dispêndio de tempo e energia funciona como um ritual de postergação e controle de decisões a serem tomadas frente a numerosas demandas que cada doente é capaz de produzir. (Pitta, 1994, p. 66)

Por fim, temos a tentativa de redução do peso da responsabilidade como forma de alívio da angústia gerada por ela. O parcelamento e a fragmentação das tarefas acabam por exigir todo um sistema de verificações e contraverificações quanto ao andamento dos trabalhos. Pode-se dizer que

> O peso psicológico da ansiedade gerada por uma decisão final e total feita por uma única pessoa é dissipado de inúmeras maneiras, de forma a reduzir seu impacto [...] uma proteção adicional contra o impacto da responsabilidade específica para tarefas específicas é fornecida pelo fato de que a estrutura formal e o sistema de papéis não logram definir de maneira suficientemente clara quem é responsável pelo que e por quem. (Menzies, 1970, p. 22)

Assim, pode haver um elaborado jogo entre profissionais de uma mesma equipe, envolvendo uma tentativa de não ter de assumir decisões que podem ser difíceis. Esse jogo pode gerar, por outro lado, aumento de tensões dentro da própria equipe. Menzies (1970, *apud* Pitta, 1994, p. 25) menciona esse aspecto, citando o caso das enfermeiras:

> As enfermeiras enquanto subordinadas tendem a se sentir muito dependentes de suas superioras, sobre quem elas investem psicologicamente através de projeção de algumas de suas partes melhores e mais competentes. Elas sentem que suas projeções lhes dão o direito para esperar que suas superioras assumam seu trabalho e tomem decisões por elas. Por outro lado, as enfermeiras, na condição de superioras, sentem que não podem confiar inteiramente em suas subordinadas, nas quais psicologicamente colocam as partes irresponsáveis e incompetentes de si mesmas.

Intervenções possíveis

Consideraremos aqui formas de intervenção que podem ser adotadas por cuidadores profissionais.

Quando o cuidador é um profissional de saúde, podemos ter modalidades de intervenção que dizem respeito a:

- Seleção de profissionais.
- Medidas organizacionais.
- Apoio.
- Treinamento específico.

A primeira das medidas a se considerar, ou seja, a seleção de profissionais, deve levar em conta critérios como competência, capacidade de assumir responsabilidades e integridade do profissional.

Há necessidade também de que o profissional selecionado tenha habilidades de comunicação, um aspecto bastante importante e talvez determinante, dependendo da atribuição que lhe será dada.

Ao se contratar um profissional, deve-se também considerar sua habilidade de estabelecer bons contatos sociais. Pessoas que têm sólida estrutura emocional e boa auto-estima geralmente são capazes de criar em torno de si uma considerável rede social de apoio.

Também é preciso verificar se houve experiências anteriores com doenças graves, como foram essas experiências e de que forma influenciaram a vida do candidato. Essas vivências podem tê-lo instrumentalizado de forma a capacitá-lo para um trabalho mais eficiente, mas eventualmente podem ter se constituído em experiências traumáticas. Elas podem ser ativadas por experiências atuais, com interferências negativas no desempenho profissional.

Muitas vezes o problema que resulta em estresse pode se referir a aspectos da própria instituição. Quando isso ocorre, torna-se necessário definir que aspectos de determinado serviço precisam de intervenções, visando a correções ou adaptações às demandas surgidas. Assim, é fundamental que se avaliem o que é possível mudar e o grau de autonomia e poder real do chefe imediato para fazer as mudanças necessárias. A não-avaliação adequada pode resultar em insucessos e frustrações, com o aumento das tensões dentro da equipe.

Cabe a um chefe de equipe promover a competência, a auto-estima e o autocuidado em seus comandados. Deve ainda propiciar a eles ampliação de conhecimentos que levem a um enriquecimento educacional e profissional, além de apoiar interesses. Como vimos, em equipes cujos membros se percebem ouvidos e considerados estabelecem-se melhores vínculos com a instituição e geralmente há melhora da produtividade.

Também é função do chefe de equipe garantir que haja predominância de estratégias intelectuais de enfrentamento. Deverá ser claro na atribuição de tarefas, não dando margem a ambigüidades, e oferecer retornos positivos. Deverá, ainda, encorajar a coesão grupal e estimular o diálogo entre os profissionais da equipe.

Quando o apoio é a intervenção necessária, ele pode ocorrer tanto em grupo como individualmente. É função do chefe saber quando indicar uma ou outra opção. Essa intervenção deverá lidar com aspectos cognitivos, comportamentais e emocionais.

Em serviços que temos acompanhado nos últimos anos, têm partido dos próprios profissionais os pedidos para que as instituições criem formas de atendimento a suas necessidades emocionais. Algumas dessas instituições têm-se mostrado sensíveis a essa demanda e estão começando a organizar seu atendimento.

Na etapa da resolução de problemas, é necessário identificar o que exatamente está prejudicando o andamento do trabalho, encontrar os antecedentes do problema e determinar as conseqüências presentes. A partir daí, deve-se pensar em soluções alternativas, custos e benefícios de cada solução, para então chegar-se à discussão e ao ensaio de um plano de ação. Na seqüência, após a aplicação do plano, é preciso acompanhá-lo e avaliá-lo.

A quarta e última forma de intervenção mencionada é o treinamento específico do profissional. O bom treinamento leva a melhor desempenho profissional, maior sensação de competência e segurança durante as ações e conseqüente diminuição do estresse.

O treinamento deve ter um caráter específico e privilegiar aspectos informativos e formativos.

O aspecto informativo é técnico. Envolve informações teóricas e treinamentos práticos que desenvolvam habilidades profissionais. Atenção especial, no entanto, deve ser dada à formação do profissional. Assim, é necessário que o autoconhecimento seja desenvolvido da forma mais profunda possível, podendo tornar bem mais fácil o relacionamento do profissional com o paciente que estará sob seus cuidados, bem como com seus familiares e com a própria equipe à qual pertence.

Assim, no processo de formação do profissional, é importante que se desenvolvam habilidades para que haja compreensão intelectual das situações com as quais estará envolvido, para que possa identificar suas superstições, elaborá-las e eliminá-las. É desejável que o profissional adote uma atitude voltada para a resolução de problemas, reconhecendo em si todos os elementos que possam comprometer essa atitude; que tenha controles emocionais confiáveis, de forma a poder funcionar bem mesmo sob pressão.

É ao longo do processo de formação e com vistas ao maior autoconhecimento que deverão ser exploradas as crenças inconscientes que poderão estar presentes no profissional. Para isso, é necessário que ele apresente disponibilidade interna para explorá-las ou receber informações que possam revelá-las. Aspectos idiossincráticos devem ser aclarados, já que podem levar a medos e comportamentos irracionais. Cabe lembrar que essas crenças, quando inconscientes, provocam comportamentos involuntários, mistificados ou racionalizados. Quando as crenças são conscientes, podem ser rotuladas como fraquezas e então escondidas; nesse caso, perde-se a possibilidade de elaborá-las e eventualmente transformá-las.

É importante que o profissional possa exercer domínio sobre situações atemorizantes, identificar e aplacar sentimentos de culpa, reconhecer e controlar impulsos voyeurísticos, sádicos ou masoquistas. Ao se conhecer melhor o profissional, poderá também ser evitado o *acting out* de fortes situações familiares.

Aspectos éticos devem ser amplamente discutidos, de forma a se estabelecer a consciência de sua importância. Ter presentes conceitos éticos é algo fundamental para uma boa prática profissional, aqui entendida de forma ampla, ou seja, no que diz respeito ao paciente mas também no que concerne às próprias relações profissionais.

O profissional deverá também ser capaz de lidar com emoções, suas e daqueles com quem terá de conviver ao longo de sua carreira.

Considerações finais

É inegável que a tarefa do profissional de saúde é atender sua clientela. Não há especialidade que cure tudo, apesar de todos os esforços, e o que não pode ser curado deve ser cuidado.

O trabalho na área de saúde é em si muito desgastante, e esse desgaste pode ser agravado por fatores pessoais, culturais, econômicos e políticos.

O profissional de saúde necessita de um espaço reservado à reflexão e autocrítica de sua atuação. Seu cotidiano agitado e sobrecarregado de tarefas demanda espaço e tempo para que possa ocupar o lugar de observador de si mesmo. O ideal seria que pudesse compartilhar suas dores, dúvidas e anseios, ou mesmo discutir sua experiência profissional, submetendo-a a outros olhares e considerações.

É muito provável que um profissional que apresente fadiga excessiva e ausência de sentido em relação à sua profissão esteja suficientemente anestesiado para não perceber a deformação profissional que o atingiu. O automatismo faz que nos movimentemos em diversas direções, sem perceber o caminho que trilhamos.

O medo da autocrítica e do autoconhecimento faz parte de uma cultura comprometida com a perfeição, o sucesso, a hiperatividade, a alegria e a fantasia de resolução imediata dos problemas.

Aproveitamos para mencionar um acontecimento recente: um médico muito querido, cirurgião plástico, nos apresentou um livro com fotos de mulheres que passaram pela reconstrução mamária. Mulheres parcialmente nuas, em situações que envolviam prazer, afetividade, amorosidade. Elas exibiam liberdade, sensualidade, beleza, alegria e marcas. Cicatrizes que contam histórias. Histórias que são reflexos da expressão do destino de cada um daqueles seres humanos.

Podemos viver com marcas, e essa suposta imperfeição é perfeita num contexto que representa muito mais do que a soma de todas as partes.

Corremos o risco de esquecer que um rosto, um olhar tornam impossível a indiferença e exigem uma postura e participação.

Podemos utilizar nossas dificuldades, apreensões pessoais ou lucidez em relação às experiências de sofrimento como matrizes do entendimento do sofrimento do outro, e considerar que nossas emoções também se caracterizam como um campo fértil de percepções, um portal de codificação da dinâmica da doença.

Temos percebido, acompanhando pessoas com câncer, que, aturdidos pela experiência dolorida da doença, pacientes oncológicos se sentem incapazes de aproveitar os recursos colocados à sua disposição pelo hospital e pela equipe de cuidados (profissionais de saúde e acompanhantes), como se nada mais pudessem fazer por sua vida a não ser cumprir à risca as propostas sugeridas por aqueles que são os "detentores do saber". Sentem-se inaptos para cuidar de si mesmos, perdendo a força de vida, componente essencial do tratamento global.

Observamos freqüentemente que "protegidos" e isolados, cuidadores e pacientes, sem poder transformar criativamente suas limitações, estimulam um movimento que afia a espada do destino e transforma a experiência em algo desértico, ao considerar o outro como um objeto qualquer, uma mera abstração e não um ser humano. O outro não é mais uma pessoa, com uma história e identidade; passa a ser um conceito coletivo ("paciente do hospital", "o CA do leito X", "o terminal do quarto X"), acompanhado de protocolos, absolutamente necessários para a administração hospitalar e o controle da doença, que, porém, propõem a padronização da diversidade humana.

Andamos pelos corredores do hospital, observamos rostos assustados e carentes de contato nas salas de espera, passamos por tantas almas sem nos dar conta do tamanho do sofrimento que elas carregam; pagamos um preço alto pela atitude de tantos profissionais de saúde que recomendam não expressar o choro àquele que acabou de saber sobre o seu diagnóstico e prognóstico, que envolve sofrimento e incertezas, que implica um vislumbre de dor e sofrimento; tantos profissionais que despem homens e mulheres como se fossem pedaços de carne em exposição; cuidadores que reprimem a lágrima na beira da pálpebra, porque, afinal, precisam ser fortes; que preservam a morte interdita dentro do hospital, velada em cada canto das pequenas salas de atendimento, esquecendo que mortos insepultos assombram os vivos. Atrelados à nossa sombra, acusam-nos e impõem pesados fardos à nossa existência.

Corremos o risco, pacientes e profissionais, de permanecer num local infértil, desprovidos de personalidade e abandonados por nós mesmos.

Talvez tenhamos de reconsiderar e reformular alguns conceitos, como cura, saúde, qualidade de vida, doença, cuidado e seus desdobramentos, refletindo e ponderando sobre eles.

É preciso sensibilizar e conscientizar os "cuidadores" quanto à importância do autocuidado, de um olhar diferente para a imagem refletida no espelho da alma. Mas, para tanto, é necessário que haja intimidade com as dimensões emocional, imagética, corporal e espiritual, pois funcionam como canais de expressão, de autoconhecimento e também como matrizes do entendimento do sofrimento humano.

Referências bibliográficas

BECK-FRIIS, B.; STRANG, P.; SJÖDÉN, P. O. "Caring for severely ill cancer patients: a comparison of working conditions in hospital-based home care and in hospital". *Supportive Care in Cancer*, v. 1, n. 3, p. 145-51, 1993.

BENETTON, L. G. *Temas de psicologia em saúde: a relação profissional–paciente*. São Paulo: L. G. Benetton, 2002.

BOFF, L. *Saber cuidar: ética do humano, compaixão pela Terra*. 3. ed. Petrópolis: Vozes, 1999.

BRAM, P. J.; KATZ, L. F. "A study of burnout in nurses working in hospice and hospital oncology settings". *Oncology Nursing Forum*, v. 16, n. 4, p. 555-60, 1989.

BUBER, M. *Between man and man*. Trad. Ronald Gregor Smith. Nova York: Macmillan, 1965.

CAMPBELL, J. *O poder do mito*. Org. Betty Sue Flowers. Trad. Carlos Felipe Moisés. São Paulo: Palas Athena, 1990.

CARVALHO, M. M. M. J. de (org.). *Introdução à psico-oncologia*. Campinas: Psy, 1994.

_____. *Psico-oncologia no Brasil: resgatando o viver*. São Paulo: Summus, 1998.

DAHLIN, M. E.; RUNESON, B. "Burnout and psychiatric morbidity among medical students entering clinical training: a three year prospective questionnaire and interview-based study". *BMC Medical Education*, v. 7, p. 6, 2007.

FERREIRA, A. B. de H. *Novo Aurélio século XXI: o dicionário da língua portuguesa*. 3. ed. Rio de Janeiro: Nova Fronteira, 1999.

GIMENES, M. da G. G.; FÁVERO, M. H. (orgs.). *A mulher e o câncer*. Campinas: Psy, 1997.

HEIDEGGER, M. *Ser e tempo*. Trad. Márcia de Sá Cavalcante. 9. ed. Petrópolis: Vozes, 2000, 2 v.

HOLMQVIST, R.; JEANNEAU, M. "Burnout and psychiatric staff's feelings towards patients". *Psychiatry Research*, v. 145, n. 2-3, p. 207-13, 2006.

HYCNER, R. *De pessoa a pessoa: psicoterapia dialógica*. Trad. Elisa Plass Z. Gomes; Enila Chagas; Marcia Portella. São Paulo: Summus, 1995.

JUNG, C. G. *Ab-reação, análise dos sonhos, transferência*. Trad. Maria Luiza Appy. 4. ed. Petrópolis: Vozes, Obras completas de C. G. Jung, v. 16/2, 1999.

_____. *Psicologia em transição*. Trad. Lucia Mathilde Endlich Orth; Marcia de Sá Cavalcante; Elva Bornemann Abramowitz. Petrópolis: Vozes, Obras completas de C. G. Jung, v. 10, 1993.

KLAFKE, T. E. "O médico lidando com a morte: aspectos da relação médico-paciente terminal em cancerologia". In: CASSORLA, R. M. S. (org.). *Da morte: estudos brasileiros*. Campinas: Papirus, 1991, p. 25-50.

LEDERBERG, M. "Oncology staff stress and related interventions". In: HOLLAND, J. C. et al. (eds.). *Psycho-oncology*. Nova York: Oxford University Press, 1998, p. 1035-48.

LESHAN, L. *O câncer como ponto de mutação: um manual para pessoas com câncer, seus familiares e profissionais de saúde*. Trad. Denise Bolanho. São Paulo: Summus, 1992.

LIBERATO, R. M. P. "Feridas invisíveis: o papel do câncer ginecológico na individuação feminina". *Jung & Corpo*, São Paulo, ano 3, n. 3, 2003.

____. "O resgate do feminino na saúde". Salvador: Anais do III Congresso Latino-Americano de Psicologia Junguiana – Desafios da prática: o paciente e o continente, 2003.

MENZIES, I. "The functioning of organizations as social systems of defense against anxieties". Institute of Human Relations, 1970. *Apud* PITTA, A. *Hospital, dor e morte como ofício*. 3. ed. São Paulo: Hucitec, 1994.

NOGUEIRA-MARTINS, L. A. "Morbidade psicológica e psiquiátrica na população médica". *Boletim de Psiquiatria*, São Paulo, n. 22-23, p. 9-15, 1989-1990.

OLBRICHT, I.; BAUMGARDT, U. (orgs.). *Um caminho para começar de novo*. Trad. Ingrid Lena Klein. São Paulo: Círculo do Livro, 1991.

PEREIRA, A. M. T. B. (org.). *Burnout: quando o trabalho ameaça o bem-estar do trabalhador*. São Paulo: Casa do Psicólogo, 2002.

PESSINI, L. *Distanásia: até quando prolongar a vida?* São Paulo: Editora do Centro Universitário São Camilo/Loyola, 2001.

PITTA, A. *Hospital, dor e morte como ofício*. 3. ed. São Paulo: Hucitec, 1994.

RAMOS, D. G. *A psique do corpo: uma compreensão simbólica da doença*. São Paulo: Summus, 1994.

REMEN, R. N. *O paciente como ser humano*. Trad. Denise Bolanho. São Paulo: Summus, 1993.

SANDOVICH, J. M. "Work excitement in nursing: an examination of the relationship between work excitement and burnout". *Nursing Economics*, v. 23, n. 2, p. 91-6, 2005.

SERINO, S. A. L. *Diagnóstico compreensivo simbólico – Uma psicossomática para a prática clínica*. São Paulo: Escuta, 2001.

SHAHA, M.; RABENSCHLAG, F. "Burdensome situations in everyday nursing: an explorative qualitative action research on a medical ward". *Nursing Administration Quarterly*, v. 31, n. 2, p.134-45, 2007.

THOMAS, C. B.; DUSZYNSKI, K. R.; SHAFFER, J. W. "Family attitudes reported in youth as potential predictors of cancer". *Psychosomatic Medicine*, v. 41, n. 4, p. 287-302, 1979.

VAILLANT, G. *Adaptation of life*. Boston: Little, Brown and Company, 1977.

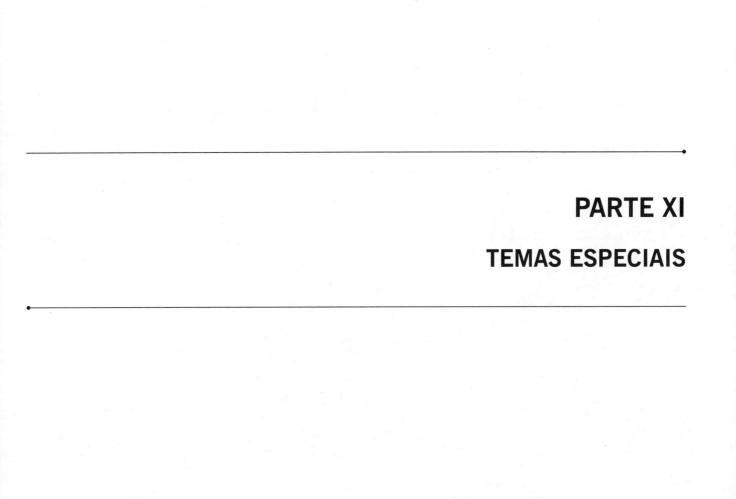

PARTE XI
TEMAS ESPECIAIS

QUESTÕES LEGAIS E DE DIREITO NO CÂNCER

Maria Cecília Mazzariol Volpe

Saúde como direito de todos

A Constituição Federal, a lei maior de nosso país, em seus artigos 5º, *caput*, e seu inciso LXIX, 6º, 23, II, e 196 a 200, assegura a todos os cidadãos residentes no território brasileiro o direito à vida e o *direito à saúde* como conseqüência constitucional *indissociável* do *direito à vida*.

De acordo com José Afonso da Silva (1998, p. 201), o "direito à existência consiste no direito de estar vivo, de lutar pelo viver, de defender a própria vida, de permanecer vivo; é o direito de não ter interrompido o processo vital senão pela morte espontânea e inevitável".

O referido autor prossegue:

> A saúde é concebida como direito de todos e dever do Estado, que a deve garantir mediante políticas sociais e econômicas que visem à redução do risco de doença e de outros agravos. *O direito à saúde rege-se pelos princípios da universalidade e da igualdade de acesso às ações e serviços que a* promovem, protegem e *recuperam*. Responsável, pois, pelas ações e serviços de saúde é o Poder Público, falando a constituição, neste caso, em *ações e serviços públicos de saúde* [...]. (Silva, 1998, p. 202)

O professor Alexandre de Moraes (1999, p. 60-1) assim se manifesta:

> O direito à vida é o mais fundamental de todos os direitos, já que se constitui em pré-requisito à existência de todos os demais direitos [...]. *A Constituição Federal proclama, portanto, o direito à vida, cabendo ao Estado assegurá-lo em sua dupla acepção, sendo a primeira relacionada ao direito de continuar vivo* e a segunda de se ter vida digna quanto à subsistência.

O sempre lembrado José Cretella Júnior (1997, p. 4331), citando Zanobini, afirmou que:

> nenhum bem da vida apresenta tão claramente unidos o interesse individual e o interesse social como o da saúde, ou seja, do bem-estar físico que provém da perfeita harmonia de todos os elementos que constituem o seu organismo e de seu perfeito funcionamento. Para o indivíduo saúde é pressuposto e condição indispensável de toda atividade econômica e especulativa, de todo prazer material ou intelectual. O estado de doença não só constitui a negação de todos estes bens, como também representa perigo, mais ou menos próximo, para a própria existência do indivíduo e, nos casos mais graves, a causa determinante da morte. Para o corpo social a saúde de seus componentes é condição indispensável de sua conservação, da defesa interna e externa, do bem-estar geral, de todo progresso material, moral e político.

Em nosso país, o Sistema Único de Saúde (SUS), integrado a uma rede regionalizada e hierarquizada de ações e serviços, constitui o meio pelo qual o poder público cumpre seu dever na relação jurídica de saúde. O SUS visa ao atendimento de qualquer pessoa e da comunidade, já que o direito à promoção e à proteção da saúde é também um direito coletivo. Compreende ações e serviços federais, estaduais, distritais e municipais, regendo-se pelos princípios da descentralização, com direção única em cada esfera de governo, garantindo atendimento integral.

Forçoso é concluir que a legislação brasileira determina que o Estado dê atendimento universal a todos os brasileiros doentes, inclusive aos acometidos por neoplasia maligna.

No caso de idosos, crianças e adolescentes, existem leis específicas determinando a obrigatoriedade do atendimento universal por parte do SUS.

A neoplasia maligna ou câncer é considerada doença grave por força de lei, logo deveria gozar de atendimento universal oferecido pelo Estado; porém, essa é só a teoria, já que a prática se mostra bem diferente.

Para fazer valer o seu direito e conseguir o tratamento, o cidadão brasileiro tem de, muitas vezes, apelar ao Poder Judiciário para compelir o SUS, nas suas diversas esferas de atuação – municipal, estadual ou federal –, a cumprir sua obrigação.

A situação é ainda mais grave para os pacientes com câncer, uma vez que as drogas usadas nas terapias para tratamento oncológico são extremamente caras e sofrem inovação constante. E sabe-se que as novas drogas são o resultado de pesquisas em que são investidos milhares de dólares.

Em entrevista à revista *ABCâncer* (Gonçalves, 2007), o oncologista Sérgio Simon justifica o uso de drogas caras no tratamento oncológico da seguinte forma: "estamos falando do direito de cada um a uma chance de sobreviver mais e melhor".

As drogas oncológicas mais modernas não constam na lista de medicamentos excepcionais do Ministério da Saúde, a qual foi atualizada pela última vez em 2004; logo, não estão disponíveis para distribuição gratuita pelo SUS.

Como vivemos em um país extremamente burocrático, é necessário, ainda, que a droga seja liberada pela Agência Nacional de Vigilância Sanitária (Anvisa), o que, também, demora muito a acontecer.

Anualmente, em especial por ocasião do Congresso Anual da Sociedade Americana de Oncologia Clínica (Asco), são lançadas novas drogas para o combate ao câncer aprovadas pela Food and Drug Administration (FDA), órgão regulador dos alimentos e medicamentos nos Estados Unidos, e é natural que o paciente oncológico queira fazer uso desses medicamentos quando receitados pelo seu oncologista.

Ocorre que drogas novas são drogas caras, estando absolutamente além da capacidade econômica da maioria dos brasileiros, não restando outra possibilidade a não ser ingressar em juízo para que o Estado pague e forneça o medicamento que poderá prolongar sua vida ou proporcionar-lhe melhor qualidade de vida.

O Poder Judiciário tem tomado uma posição extremamente louvável: ele avalia que, se o médico receitou o medicamento e o doente é hipossuficiente, o Estado tem de fornecer a droga.

As decisões judiciais, em todas as esferas do Judiciário, são unanimemente favoráveis ao paciente oncológico. A seguir, faremos menção de trechos de decisões.

No agravo de instrumento (AI) 452312, interposto pelo município de Porto Alegre, RS (TJ/RS), o ministro Celso de Mello, do Supremo Tribunal Federal, afirmou:

> O direito público subjetivo à saúde representa prerrogativa jurídica indisponível assegurada à generalidade das pessoas pela própria Constituição da República (art. 196). Traduz bem jurídico constitucionalmente tutelado, por cuja integridade deve velar, de maneira responsável, o poder público, a quem incumbe formular – e implementar – políticas sociais e econômicas que visem a garantir, aos cidadãos, o acesso universal e igualitário à assistência médico-hospitalar. O caráter programático da regra inscrita no art. 196 da Carta Política – que tem por destinatários todos os entes políticos que compõem, no plano institucional, a organização federativa do Estado brasileiro – não pode converter-se em promessa constitucional inconseqüente, sob pena de o Poder Público, fraudando justas expectativas nele depositadas pela coletividade, substituir, de maneira ilegítima, o cumprimento de seu impostergável dever, por um gesto irresponsável de infidelidade governamental ao que determina a própria Lei Fundamental do Estado. Precedentes do STF.

E prosseguiu:

> Na realidade, o cumprimento do dever político-constitucional consagrado no art. 196 da Lei Fundamental do Estado, consistente na obrigação de assegurar, a todos, a proteção à saúde, representa fator, que, associado a um imperativo de solidariedade social, impõe-se ao poder público, qualquer que seja a dimensão institucional em que atue no plano de nossa organização federativa. Entre proteger a inviolabilidade do direito à vida e à saúde, que se qualifica como direito subjetivo inalienável assegurado a todos pela própria Constituição da República (art. 5º, "caput" e art. 196), ou fazer prevalecer, contra essa prerrogativa fundamental, um interesse financeiro e secundário do Estado, entendo – uma vez configurado esse dilema – que razões de ordem ético-jurídica impõem ao julgador uma só e possível opção: aquela que privilegia o respeito indeclinável à vida e à saúde humanas. [...] Nesse contexto, incide, sobre o poder público, a gravíssima obrigação de tornar efetivas as prestações de saúde, incumbindo-lhe promover, em favor das pessoas e das comunidades, medidas – preventivas e de recuperação –, que, fundadas em políticas públicas idôneas, tenham por finalidade viabilizar e dar concreção ao que prescreve, em seu art. 196, a Constituição da República.
> O sentido de fundamentalidade do direito à saúde – que representa, no contexto da evolução histórica dos direitos básicos da pessoa humana, uma das expressões mais relevantes das liberdades reais ou concretas – impõe ao poder público um dever de prestação positiva que somente se terá por cumprido, pelas instâncias governamentais, quando estas adotarem providências destinadas a promover, em plenitude, a satisfação efetiva da determinação ordenada pelo texto constitucional.
> Vê-se, desse modo, que, mais do que a simples positivação dos direitos sociais – que traduz estágio necessá-

rio ao processo de sua afirmação constitucional e que atua como pressuposto indispensável à sua eficácia jurídica (José Afonso da Silva, *Poder constituinte e poder popular*, p. 199, itens ns. 20/21, 2000, Malheiros) –, recai, sobre o Estado, inafastável vínculo institucional consistente em conferir real efetividade a tais prerrogativas básicas, em ordem a permitir, às pessoas, nos casos de injustificável inadimplemento da obrigação estatal, que tenham elas acesso a um sistema organizado de garantias instrumentalmente vinculado à realização, por parte das entidades governamentais, da tarefa que lhes impôs a própria Constituição.

Não basta, portanto, que o Estado meramente proclame o reconhecimento formal de um direito. Torna-se essencial que, para além da simples declaração constitucional desse direito, seja ele integralmente respeitado e plenamente garantido, especialmente naqueles casos em que o direito – como o direito à saúde – se qualifica como prerrogativa jurídica de que decorre o poder do cidadão de exigir, do Estado, a implementação de prestações positivas impostas pelo próprio ordenamento constitucional.

Cumpre assinalar, finalmente, que a essencialidade do direito à saúde fez com que o legislador constituinte qualificasse, como prestações de relevância pública, as ações e serviços de saúde (CF, art. 197), em ordem a legitimar a atuação do Ministério Público e do Poder Judiciário naquelas hipóteses em que os órgãos estatais, anomalamente, deixassem de respeitar o mandamento constitucional, frustrando-lhe, arbitrariamente, a eficácia jurídico-social, seja por intolerável omissão, seja por qualquer outra inaceitável modalidade de comportamento governamental desviante. [...]

No recurso extraordinário (RE) 195192/RS (Rio Grande do Sul), o ministro Marco Aurélio (relator), do Supremo Tribunal Federal, asseverou: "Incumbe ao Estado (gênero) proporcionar meios visando a alcançar a saúde, especialmente quando envolvida criança e adolescente. O Sistema Único de Saúde torna a responsabilidade linear alcançando a União, os Estados, o Distrito Federal e os Municípios".

O ministro Francisco Peçanha Martins, do Superior Tribunal de Justiça, assim se posicionou: "Eventual ausência de cumprimento de formalidade burocrática não pode obstacularizar o fornecimento de medicamento indispensável à cura e/ou a minorar o sofrimento de portadores de moléstia grave que, além disso, não dispõem dos meios necessários ao custeio do tratamento" (RMS 11129/PR, Segunda Turma, LEXSTJ 151/57).

Segundo o Tribunal de Justiça do Estado de São Paulo, tendo como relator o desembargador Osvaldo Magalhães (Segunda Câmara de Direito Público, agravo de instrumento 373.230 5-4, RSTJ 138/52):

A existência, a validade, a eficácia e a efetividade da Democracia estão na prática dos atos administrativos do Estado voltados para o homem. A eventual ausência de cumprimento de uma formalidade exigida não pode ser óbice suficiente para impedir a concessão de medida porque não retira, de forma alguma, a gravidade e a urgência da situação da recorrente: a busca para garantir o maior de todos os bens, que é a própria vida.

Tendo em vista as particularidades do caso concreto, faz-se imprescindível interpretar a lei de forma mais humana, teológica, em que princípios de ordem ético-jurídica conduzam a um único desfecho justo: decidir pela preservação da vida. Não se pode apegar, de forma rígida, à letra fria da lei, e sim, considerá-la com temperamentos, tendo-se em vista a intenção do legislador, mormente perante preceitos maiores esculpidos na Carta Magna garantidores do direito à saúde, à vida e à dignidade humana, devendo-se ressaltar o atendimento das necessidades básicas dos cidadãos.

Só podemos terminar proclamando a todos os doentes que lutem pelo seu direito a um tratamento de acordo com as últimas conquistas científicas. Se isso lhes for negado, que ingressem com ação no Poder Judiciário para fazer valer seu direito de cidadão, buscando preservar a própria vida.

Direitos dos doentes

O doente, acometido por qualquer doença, deverá ter assegurados os direitos listados a seguir.

1. Ter um atendimento digno, atencioso e respeitoso.
2. Ser identificado e tratado pelo seu nome e sobrenome.
3. Não ser identificado e tratado por números, códigos ou de modo genérico, desrespeitoso ou preconceituoso.
4. Ter resguardado o sigilo sobre seus dados pessoais, desde que não acarrete riscos a terceiros ou à saúde pública.
5. Poder identificar as pessoas responsáveis direta e indiretamente por sua assistência, por meio de crachás visíveis e legíveis que contenham: nome completo; função; cargo; nome da instituição.
6. Receber informações claras, objetivas e compreensíveis sobre: a) hipóteses diagnósticas; b) diagnósticos confirmados; c) ações terapêuticas; d) riscos, benefícios e inconvenientes provenientes das medidas diagnósticas e terapêuticas propostas; e) duração prevista do tratamento proposto; f) necessidade ou não de anestesia, tipo de anestesia a ser aplicado, instrumental a ser utilizado, partes do corpo afetadas,

efeitos colaterais, riscos e conseqüências indesejáveis e duração esperada dos procedimentos; g) exames e condutas a que será submetido; h) finalidade dos materiais coletados para exame; i) alternativas de diagnóstico e terapêuticas existentes no serviço em que está sendo atendido e em outros serviços; j) qualquer tema ainda não esclarecido relacionado ao seu estado de saúde.

7. Consentir ou recusar, de forma livre, voluntária, esclarecida e com adequada informação, procedimentos cirúrgicos, diagnósticos e/ou terapêuticos a que será submetido, para os quais deverá conceder autorização por escrito, por meio de termo de consentimento.
8. Ter acesso às informações existentes em seu prontuário.
9. Receber, por escrito, o diagnóstico e o tratamento indicado, com a assinatura, o nome do profissional e o seu número de registro no órgão de regulamentação e controle da profissão.
10. Receber as prescrições médicas: a) com o nome genérico das substâncias; b) impressas ou em caligrafia legível; c) sem a utilização de códigos ou abreviaturas; d) com o nome legível do profissional, a assinatura e seu número de registro no órgão de controle e regulamentação da profissão.
11. Conhecer a procedência do sangue e dos hemoderivados e poder verificar, antes de recebê-los, os carimbos que atestaram a origem, as sorologias efetuadas e os prazos de validade.
12. Ter anotados em seu prontuário, principalmente se inconsciente durante o atendimento: a) todas as medicações, com as dosagens utilizadas; b) o registro da quantidade de sangue recebida e dos dados que permitam identificar a sua origem, as sorologias efetuadas e os prazos de validade.
13. Ter assegurados, durante as consultas, internações, procedimentos diagnósticos e terapêuticos, com a satisfação de suas necessidades fisiológicas: a) sua integridade física; b) sua privacidade; c) sua individualidade; d) respeito aos seus valores éticos e culturais; e) sigilo referente a toda e qualquer informação pessoal; f) segurança do procedimento.
14. Ser acompanhado, se assim o desejar, nas consultas, exames e no momento da internação por uma pessoa por ele indicada.
15. Ser acompanhado, se maior de 60 anos, durante todo o período da internação, de acordo com o que dispõe o Estatuto do Idoso.
16. Ser acompanhado nas consultas, exames e durante todo o período da internação se for menor de idade, de acordo com o que dispõe o Estatuto da Criança e do Adolescente, incluindo o fornecimento da alimentação ao acompanhante.
17. Ter garantidas, durante a hospitalização, a sua segurança e a dos seus pertences que forem considerados indispensáveis pela instituição.
18. Poder desfrutar, se criança ou adolescente, de alguma forma de recreação, segundo a Resolução 41, do Conselho Nacional de Direitos da Criança e do Adolescente, e a Lei federal 11.104/05, que prevê a criação e implementação de brinquedotecas nos hospitais e postos de saúde que atendam crianças e adolescentes.
19. Poder desfrutar, durante longos períodos de hospitalização, de ambientes adequados para o lazer.
20. Ter garantia de comunicação com o meio externo, por exemplo acesso ao telefone.
21. Ser prévia e claramente informado quando o tratamento proposto for experimental ou estiver relacionado a projeto de pesquisa em seres humanos, observando o que dispõe a Resolução 196, de 10 de outubro de 1996, do Conselho Nacional de Saúde.
22. Ter liberdade de recusar a participação ou retirar seu consentimento em qualquer fase da pesquisa.
23. Ter assegurada, após a alta hospitalar, a continuidade da assistência médica.
24. Ter asseguradas, durante a internação e após a alta, a assistência para o tratamento da dor e as orientações necessárias para o atendimento domiciliar, no decorrer de toda a evolução da doença.
25. Receber ou recusar assistência moral, psicológica, social ou religiosa.
26. Recusar tratamentos dolorosos ou extraordinários para tentar prolongar a vida.
27. Optar pelo local de morte.

Primeiros passos para a obtenção dos direitos

Documentos

Atestados, laudos médicos, resultados de exames de laboratório, biópsias e outros são extremamente importantes, pois servirão para fundamentar todos os pedidos e conseguir efetivar todos os direitos do paciente.

É recomendável que todos os documentos sejam copiados, autenticados em cartório/tabelionato e que os originais sejam guardados em lugar seguro.

Um documento autenticado por cartório/tabelionato tem o mesmo valor do documento original. Por isso, é importante que se mantenha o original em local seguro e se utilizem apenas as cópias autenticadas.

Todo requerimento ou pedido deve ser feito em duas vias, para que a cópia funcione como um comprovante de entrega. Deve-se exigir, sempre, o protocolo de entrega, com data, nome legível ou carimbo e assinatura, o qual precisa ser guardado. A contagem dos prazos sempre começa a partir dessa data.

Documentos para ações judiciais não precisam ser autenticados, com exceção das ações na Justiça Federal.

Acesso aos dados médicos

Pelo Código de Ética Médica, os dados dos prontuários médicos ou hospitalares, fichas médicas e exames médicos de qualquer tipo são protegidos pelo sigilo (segredo) profissional e só podem ser fornecidos aos doentes interessados ou seus familiares. Ambos, no entanto, têm direito de acesso a todas as informações existentes sobre o paciente em cadastros, exames, fichas, registros, prontuários médicos, relatórios de cirurgia, enfim, a todos os dados referentes à doença.

Os exames e seus laudos pertencem ao paciente.

Para que o doente possa exercer seu direito, é necessário que encaminhe um requerimento à entidade ou ao médico que detenha as informações. O requerimento sempre deve ser feito em duas vias, para que possa ser protocolado e a cópia fique em poder do requerente.

Os documentos são essenciais porque servem de suporte ao exercício dos direitos.

Saúde suplementar – planos e seguros-saúde

Compete ao plano ou seguro-saúde comprovar o conhecimento da doença pelo cliente antes da assinatura do contrato. Caso a existência (conhecida) da doença não seja informada, a operadora do plano ou seguro tem de mandar o caso para a apreciação da Agência Nacional de Saúde Suplementar (ANS), órgão que regulamenta o setor, vinculado ao Ministério da Saúde. Durante a discussão, o atendimento ao doente não pode ser suspenso, mas, se a ANS decidir contra ele, terá de pagar por todo o tratamento realizado.

O plano ou seguro de saúde só poderá negar cobertura integral a uma doença caso o comprador tenha conhecimento dela antes da assinatura do contrato e sua existência tenha sido informada na declaração de saúde.

A declaração de saúde integra o contrato de plano ou seguro de saúde e deve ser preenchida e assinada exclusivamente pelo comprador, sem nenhuma rasura.

O fornecimento de informações falsas na declaração de saúde implica fraude, que pode levar ao cancelamento do contrato e à cobrança de todo o tratamento que porventura tenha sido realizado, bem como às conseqüências criminais decorrentes dessa fraude.

Ninguém poderá ser impedido de participar de plano de saúde em razão de idade, por ser portador de deficiência física ou por ter qualquer doença.

Nos planos ou seguros-saúde feitos por empresas (planos empresariais), não existem restrições ou "cobertura parcial temporária", ou seja, o atendimento ao doente tem de ser integral desde a assinatura do contrato.

É proibida a limitação do prazo de internação hospitalar, mesmo em centro e/ou unidades de tratamento intensivo, no caso dos contratos firmados após janeiro de 1999.

Independentemente do tipo de plano ou seguro-saúde contratado, o menor de idade doente terá direito de ser acompanhado por um dos pais ou responsáveis durante todo o período de internação. O plano ou seguro de saúde deverá, inclusive, oferecer a alimentação ao acompanhante.

No caso de pacientes com mais de 60 anos, também há o direito da permanência de um acompanhante durante a internação, que independe do tipo de acomodação contratado.

Crianças e idosos (maiores de 60 anos) deverão ter prioridade na marcação de consultas.

As órteses e próteses usadas no ato cirúrgico devem ser obrigatoriamente fornecidas pelos planos de saúde, desde que tenham finalidade restauradora. Incluem-se na categoria de restauradoras as cirurgias para reconstrução nos casos de câncer de mama. As órteses e próteses com finalidade estética, mesmo que ligadas ao ato cirúrgico, não serão cobertas.

Nos casos de câncer de mama, o plano de saúde deve assegurar a cirurgia plástica reparadora, desde que os contratos tenham sido firmados após 1º de janeiro de 1999.

No caso de problemas com o plano de saúde, deve-se entrar em contato com a Agência Nacional de Saúde Suplementar (ANS) ou a Fundação de Proteção e Defesa do Consumidor (Procon) local.

Se os direitos do doente estiverem sendo negados, é preciso que se procure um advogado para propor uma ação judicial. O Poder Judiciário tem dado liminares e ganho de causa aos doentes em quase todos os casos de ações contra planos ou seguros de saúde.

Direitos específicos

Os doentes graves

A legislação brasileira garante direitos especiais aos portadores das seguintes doenças graves:

- moléstia profissional;
- esclerose múltipla;
- tuberculose ativa;
- hanseníase;
- neoplasia maligna (câncer);
- alienação mental;
- cardiopatia grave;
- doença de Parkinson;
- espondilartrose anquilosante;
- nefropatia grave;
- estado avançado da doença de Paget (osteíte deformante);

- síndrome de deficiência imunológica adquirida (aids);
- fibrose cística (mucoviscidose);
- moléstias resultantes da contaminação por radiação;
- hepatopatia grave.

Em todos os casos são sempre necessários laudos médicos e exames comprovando a existência da doença.

Existem outras doenças graves que ainda não estão previstas nas leis; os portadores podem, no entanto, mover ações judiciais exigindo seus direitos com base no princípio da isonomia (igualdade).

Em muitas ocasiões o Judiciário decidiu favoravelmente nesse sentido.

As crianças e os adolescentes doentes

O Estatuto da Criança e do Adolescente (ECA) estabelece inúmeros direitos contemplando crianças (até 12 anos) e adolescentes (de 12 a 18 anos). Destacaremos, apenas, os relacionados aos doentes.

Quando for necessária ação judicial para defender os direitos da criança ou do adolescente, esses processos terão andamento prioritário.

As crianças e adolescentes têm assegurado, por meio do SUS, o acesso *universal* e *igualitário* às ações e aos serviços que visem à promoção, proteção e recuperação da saúde.

Os hospitais e postos de saúde que tiverem atendimento pediátrico deverão contar, obrigatoriamente, com brinquedotecas em suas dependências.

A criança deficiente também tem direito a renda mensal vitalícia.

Independentemente do plano ou seguro-saúde contratado, ou no caso de internação pelo SUS, o menor de 18 anos terá direito a um acompanhante durante o período de internação.

Os idosos doentes

O Estatuto do Idoso estabelece os diversos direitos dos idosos; destacaremos, apenas, aqueles relativos aos idosos doentes.

O doente maior de 60 anos tem direito a companhia durante a internação, por determinação do Estatuto do Idoso, seja ela custeada pelo plano ou seguro de saúde ou pelo SUS.

O trabalhador, doente ou não, com mais de 70 anos pode sacar o fundo de garantia por tempo de serviço (FGTS) sem o desconto do imposto de renda.

É assegurado ao maior de 70 anos o andamento prioritário de processos administrativos e judiciais.

Ao maior de 65 anos, quando a família não tiver possibilidade de mantê-lo, é garantida a renda mensal vitalícia ou prestação de benefício continuado (BPC), de acordo com os critérios estabelecidos em lei (Lei Orgânica da Assistência Social – Loas).

É assegurado o direito à isenção de imposto de renda no pagamento a entidade de previdência privada, até o valor de R$ 1.257,12 por mês, a partir do mês em que o contribuinte completar 65 anos de idade, sem prejuízo da parcela isenta prevista na tabela de incidência mensal do imposto.

Os deficientes

Considera-se pessoa portadora de deficiência a que apresenta: deficiência física, deficiência auditiva, deficiência visual e/ou deficiência mental.

Os deficientes devem ser tratados com igualdade e ter oportunidades na sociedade, sem privilégios nem paternalismo.

A União, os estados e os municípios são obrigados a assegurar a plena integração da pessoa portadora de deficiência à sociedade.

O poder público é obrigado, ainda, a garantir aos deficientes o pleno exercício de seus direitos assegurados pela Constituição e pelas leis.

Deve ser garantida, ainda, sua acessibilidade, ou seja, a possibilidade e condição de alcance para utilização dos bens e serviços por parte das pessoas portadoras de deficiência, mediante a eliminação de barreiras e obstáculos e criação de facilitadores de acesso.

A legislação assegura aos portadores de deficiência o acesso gratuito aos transportes públicos. Ocorre, porém, que medidas judiciais têm suspendido esses direitos. Assim, muitas vezes essa gratuidade não se confirma.

Uma alternativa para suprir a necessidade de locomoção dos deficientes físicos é a concessão de isenção de tributos na aquisição de veículos automotores adaptados à deficiência.

Existe a possibilidade da compra de veículo automotor com isenção mesmo quando o deficiente físico não puder dirigir o carro. Nesse caso, o responsável poderá adquirir o veículo com isenção de impostos para viabilizar o transporte do deficiente.

Em contrapartida à isenção de impostos, o portador de deficiência deverá permanecer com o veículo por pelo menos dois anos. Para o caso de venda antes desse prazo, é necessária a autorização do delegado da Receita Federal, e o IPI só não será devido se o veículo for vendido a outro deficiente físico.

Por meio de ações judiciais é possível tentar obter autorização para isenção na compra de outro veículo antes de dois anos, no caso de roubo ou perda total do veículo anterior.

A seguir serão apresentadas algumas definições importantes.

Deficiência constitui-se em toda perda ou anormalidade de uma estrutura ou função psicológica, fisiológica ou anatômica que gere incapacidade para o desempenho de atividades, dentro do padrão considerado normal para o ser humano.

Deficiência permanente é aquela que se manteve durante um período suficiente para não permitir recuperação ou ter probabilidade de alteração, apesar da ação de novos tratamentos.

Incapacidade é uma redução efetiva e acentuada da capacidade de integração social, requerendo equipamentos, adaptações, meios ou recursos especiais que permitam que a pessoa portadora de deficiência receba ou transmita informações necessárias ao seu bem-estar pessoal e ao desempenho de função ou atividade a serem exercidas.

Deficiência física é a alteração completa ou parcial de um ou mais segmentos do corpo humano, acarretando o comprometimento da função física, que pode se apresentar nos casos de paraplegia, paraparesia, monoplegia, monoparesia, tetraplegia, tetraparesia, triplegia, triparesia, hemiplegia, hemiparesia, ostomia, amputação ou ausência de membro, paralisia cerebral, nanismo, membros com deformidade congênita ou adquirida, exceto as deformidades estéticas e as que não produzem dificuldades para o desempenho de funções.

Deficiência auditiva é a perda bilateral, parcial ou total de 41 decibéis (dB) ou mais, aferida por audiograma nas freqüências de 500, 1.000, 2.000 e 3.000 hertz (Hz).

Deficiência visual caracteriza-se pela cegueira, na qual a acuidade visual é igual a ou menor que 0,05 no melhor olho, com a melhor correção óptica; pela baixa visão, que significa acuidade visual entre 0,3 e 0,05 no melhor olho, com a melhor correção óptica; pelos casos nos quais o somatório da medida do campo visual em ambos os olhos for igual a ou menor que 60° ou pela ocorrência simultânea de quaisquer das condições anteriores.

Deficiência mental caracteriza-se pelo funcionamento intelectual significativamente inferior à média, com manifestação antes dos 18 anos e limitações associadas a duas ou mais áreas de habilidades adaptativas, tais como: comunicação; cuidado pessoal; habilidades sociais; utilização dos recursos da comunidade; saúde e segurança; habilidades acadêmicas; lazer; trabalho.

Deficiência múltipla é a associação de duas ou mais deficiências.

Isenções

Imposto de renda na aposentadoria e pensão

A isenção do imposto de renda aplica-se aos proventos de aposentadoria e/ou reforma e pensão recebidos pelos portadores de doenças graves.

O doente tem direito à isenção mesmo que a doença tenha sido identificada após a aposentadoria por tempo de serviço ou à concessão da pensão.

Caso o pensionista seja portador de doença grave, ele também terá direito à isenção de imposto de renda na pensão.

O aposentado ou pensionista poderá solicitar a isenção dirigindo-se ao órgão competente, isto é, o órgão pagador da aposentadoria (Instituto Nacional do Seguro Social – INSS, Prefeitura, Estado, União), mediante requerimento feito em duas vias, que deverá ser protocolado no respectivo órgão.

É necessário laudo pericial oficial emitido pelo serviço médico da União, do estado ou do município, comprovando a existência da doença ou deficiência.

Depois de apresentados, os documentos serão analisados, e o pedido de isenção poderá ser deferido. Após o deferimento, a isenção é automática.

Os documentos necessários que devem ser anexados ao pedido de isenção são: cópia do laudo histopatológico ou outro exame que comprove a doença; laudo oficial, de médico da União, do estado ou do município, que contenha:

a) diagnóstico expresso da doença;
b) código da doença de acordo com a Classificação Internacional de Doenças (CID);
c) menção às Leis 7.713/88, 8.541/92 e 9.250/95 e à Instrução Normativa SRF 15/01;
d) data de início da doença;
e) estágio clínico atual da doença e do paciente;
f) carimbo legível do médico, com seu nome, assinatura e número do CRM.

A isenção deve ser concedida a partir da comprovação da doença e/ou deficiência por laudo oficial ou exame.

Se a isenção for pedida após algum tempo da descoberta da doença, é possível solicitar a restituição retroativa do imposto de renda pago. A restituição é feita até, no máximo, os últimos cinco anos.

A Receita Federal tem um impresso próprio para esse pedido de restituição do imposto de renda pago após a descoberta da doença, sendo obrigatório levar comprovantes da aposentadoria e da doença (laudo médico oficial).

É possível, ainda, requerer a antecipação da restituição do imposto de renda pago na fonte, pelo doente ou seu responsável, à Receita Federal, com a apresentação de todos os comprovantes (exames) e laudo médico.

Os portadores de doenças graves que não estão aposentados devem procurar o Poder Judiciário para tentar conseguir igual isenção, pelo princípio da isonomia.

Imposto na compra de veículos (IPI, ICMS, IPVA, IOF)

Imposto sobre produtos industrializados (IPI)

Para gozar das isenções de impostos na compra de veículos é necessário que a pessoa seja portadora de deficiência física que a impossibilite de dirigir automóveis comuns de fabricação nacional.

O direito às isenções não é uma decorrência da presença de doenças graves; é preciso que ela ocasione deficiência física, de acordo com as condições descritas. Nesse caso, o paciente deve pedir ao seu médico um laudo que descreva sua deficiência, acompanhado de exame que comprove o fato.

As Leis Federais 10.690, de 16 de junho de 2003, e 10.754, de 31 de outubro de 2003, estenderam a isenção do IPI a todas as pessoas portadoras de deficiências física, visual, mental severa ou profunda e aos autistas, diretamente ou por intermédio de seu representante legal.

As características especiais do veículo serão aquelas, originais (de fábrica) ou resultantes de adaptação, que permitam sua adequada utilização pela pessoa portadora de deficiência, tais como: câmbio automático, direção hidráulica, acelerador do lado esquerdo ou acessado manualmente etc.

O pedido de isenção deve ser dirigido ao delegado da Receita Federal ou ao inspetor da Receita Federal de Inspetoria de Classe "A", do domicílio do deficiente físico (em três vias).

Para obter a isenção do IPI, o interessado deverá passar pelas etapas descritas a seguir:

1. Obter, no departamento de trânsito do estado onde residir, os seguintes documentos:
   a) laudo de perícia médica, atestando o tipo de deficiência física e a total incapacidade para conduzir veículos comuns, com a indicação do tipo de veículo, incluindo as características especiais necessárias, que está apto a dirigir;
   b) carteira nacional de habilitação (CNH) com a especificação do tipo de veículo, incluindo suas características especiais, e a autorização para dirigir, conforme o laudo de perícia médica (se for o caso).

Caso o deficiente físico não tenha carteira de motorista, ele deverá obtê-la no prazo máximo de 180 dias, a contar da data de solicitação no departamento de trânsito.

2. Apresentar requerimento de acordo com o modelo, em três vias, dirigido ao delegado da Receita Federal ou ao inspetor da Receita Federal da Inspetoria de Classe "A", do local onde resida o deficiente, com cópias dos documentos mencionados no item anterior.
3. Não ter pendências com a Secretaria da Receita Federal relativas aos impostos federais, por exemplo o imposto de renda.
4. Apresentar certidão negativa do INSS ou declaração do próprio requerente de que não é contribuinte obrigatório do INSS ou de que é isento.
5. Apresentar declaração de disponibilidade financeira.

Nos casos em que o condutor do veículo é o responsável legal, a documentação necessária para obtenção da isenção é a mesma que foi descrita, com exceção do item 1b, pois nesse caso a CNH não precisa ser mudada.

Imposto sobre a circulação de mercado e serviços (ICMS)

O imposto sobre circulação de mercadorias e serviços (ICMS) é um imposto estadual. Cada estado da federação tem sua lei própria regulando-o.

Por determinação do Conselho Nacional de Política Fazendária (Confaz), a isenção para a compra de veículo a ser dirigido pelo próprio deficiente existe em todos os estados da União.

A isenção do ICMS só é válida para carros de fabricação nacional no valor de até R$ 60.000.

Não existe, ainda, decisão concedendo a isenção do ICMS na compra de veículo feita por representante legal (pais, tutores).

Por ser um tributo estadual, as exigências para a isenção variam de estado para estado. Em São Paulo, é preciso fazer um requerimento à Secretaria da Fazenda do Estado, acompanhado dos seguintes documentos:

1. Declaração do vendedor do veículo em que conste: a) CNPJ ou CPF (no caso de carros seminovos); b) a informação de que a isenção será repassada ao deficiente; c) menção ao fato de o veículo se destinar ao uso exclusivo do deficiente ou de seu representante legal.
2. Laudo de perícia médica do departamento estadual de trânsito (conforme o descrito no caso da isenção de IPI).
3. Comprovação, referente ao deficiente ou seu representante legal, de capacidade econômico-financeira compatível com a compra do veículo.

Imposto sobre a propriedade de veículos automotores (IPVA)

O imposto sobre a propriedade de veículos automotores (IPVA) é um imposto estadual, pago anualmente. Cada estado da federação tem sua lei própria regulando-o.

No estado de São Paulo, na lei referente ao IPVA existe previsão expressa a respeito da isenção do imposto para os deficientes que adquirirem seu carro com isenção de IPI e ICMS.

A isenção não atinge outras taxas, como licenciamento e seguro obrigatório.

Se no estado em que o deficiente físico reside não existir previsão legal de isenção, o único caminho é procurar o governador, para que ele envie à Assembléia um projeto de lei de isenção do IPVA.

No caso do estado de São Paulo, o requerimento deverá ser encaminhado à Secretaria da Fazenda do Estado, acompanhado dos seguintes documentos: